南汇卫生志

《南汇卫生志》编纂委员会　编

主　编　康向清

方　志　出　版　社

图书在版编目（CIP）数据

南汇卫生志 /《南汇卫生志》编纂委员会编. —北京：方志出版社，2012.6
ISBN 978-7-5144-0500-2

Ⅰ.①南… Ⅱ.①南… Ⅲ. ①卫生志—南汇区 Ⅳ.① R199.2

中国版本图书馆 CIP 数据核字（2012）第 121669 号

南汇卫生志

编　　者：《南汇卫生志》编纂委员会
责任编辑：徐　宏
出 版 者：方志出版社
（北京市东城区夕照寺 14 号院富瑞苑公寓 6 层）
邮编　100061
网址　http：//www.fzph.org
发　　行：方志出版社发行部
（010）67120966-6008
经　　销：新华书店总店北京发行所
法律顾问：北京市大禹律师事务所
印　　刷：上海新华印刷有限公司
开　　本：787 × 1092　　1/16
印　　张：50.5
字　　数：1292 千
版　　次：2012 年 6 月第 1 版　　2012 年 6 月第 1 次印刷
印　　数：0001-1500 册
ISBN 978-7-5144-0500-2/K・407　　定价：150.00 元

南汇卫生志

总结过去

作鉴未来

張文康

二〇一一年十月

原卫生部部长张文康题词

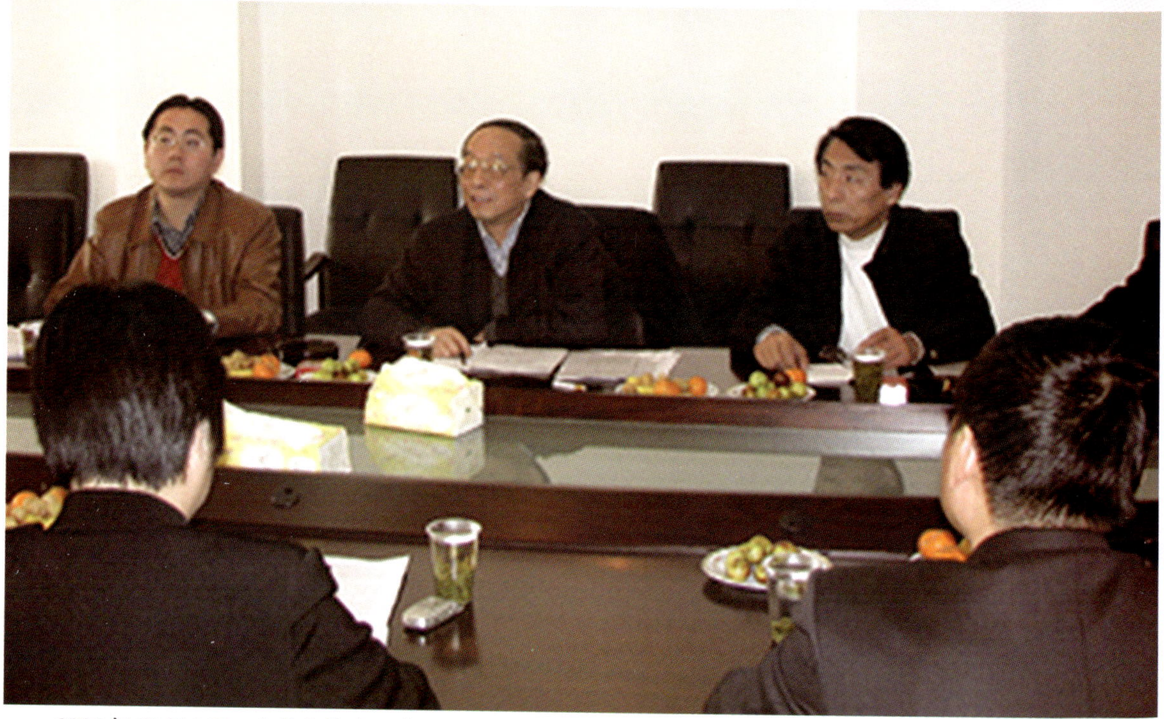

2006年12月7日，中共上海市卫生局委员会书记、局长陈志荣（中）一行到南汇调查督导治理医药购销领域商业贿赂工作情况。

（瞿雪映　摄）

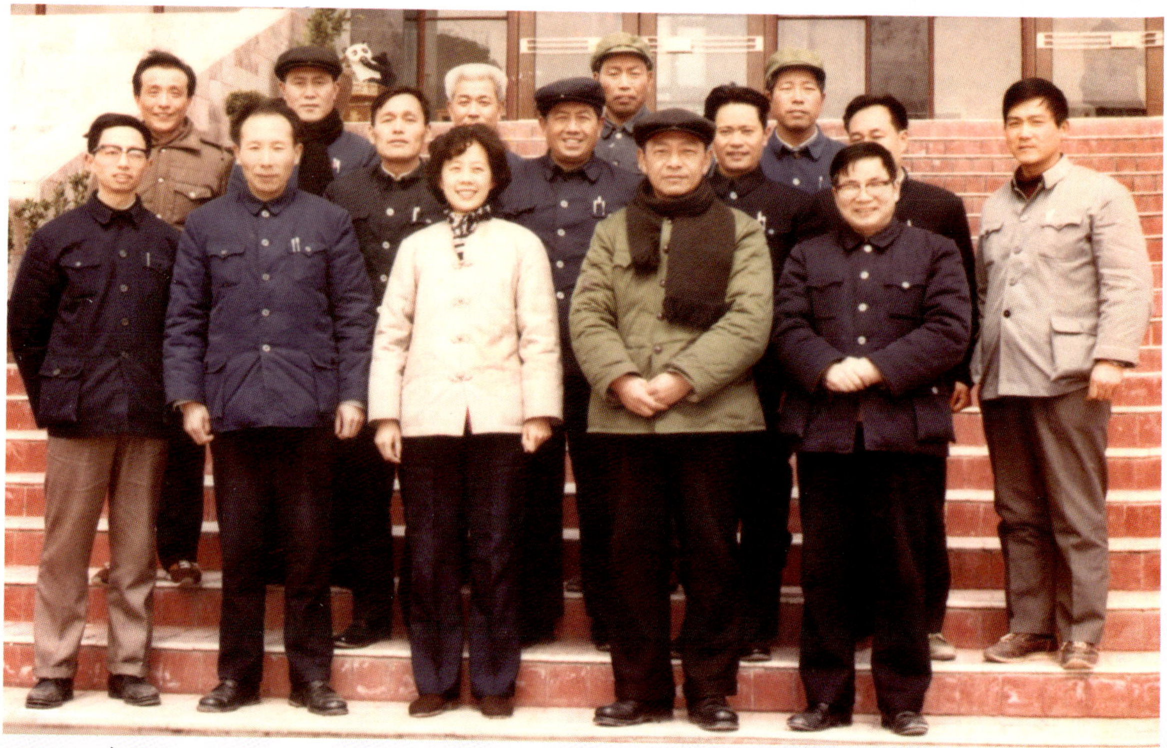

1985年9月24日，中共南汇县委召开南汇县消灭血吸虫病表彰大会后，县委领导与部分血防领导小组成员合影。左四为县委书记沈守梅，左五为县长韩坤林，左三为副县长吴岭，左一为市血防办潘汉鼎。

（徐庭昌　供稿）

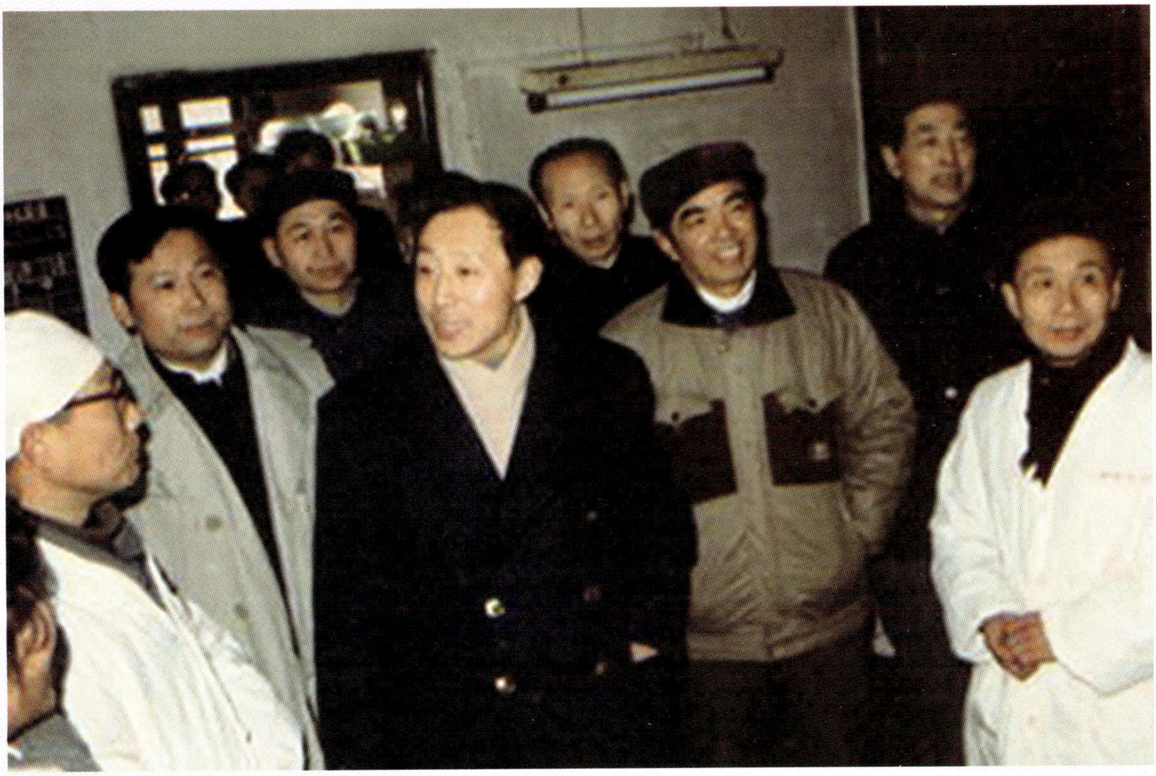

1988年2月17日，南汇县县长陈文泉率县四套班子领导到周浦医院春节慰问。（徐庭昌 供稿）

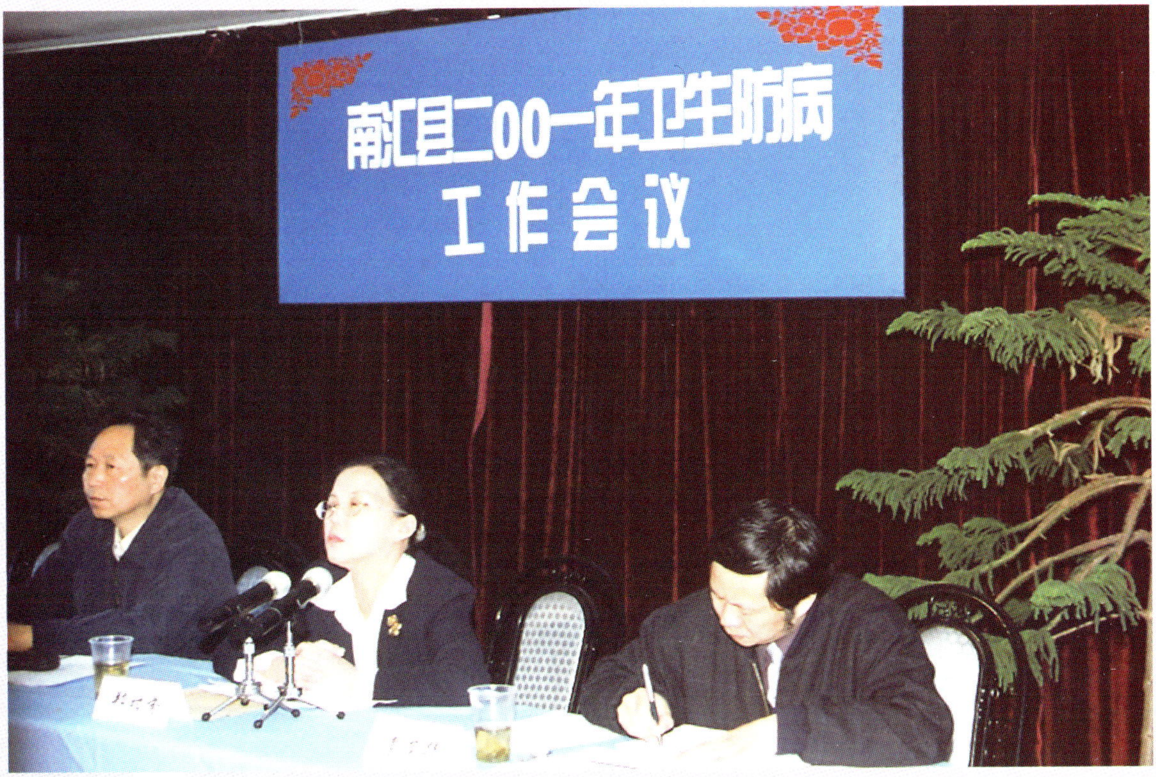

2001年1月18日，南汇县副县长郑时芬（中）对全县年度卫生防病工作作指示。（周林海 摄）

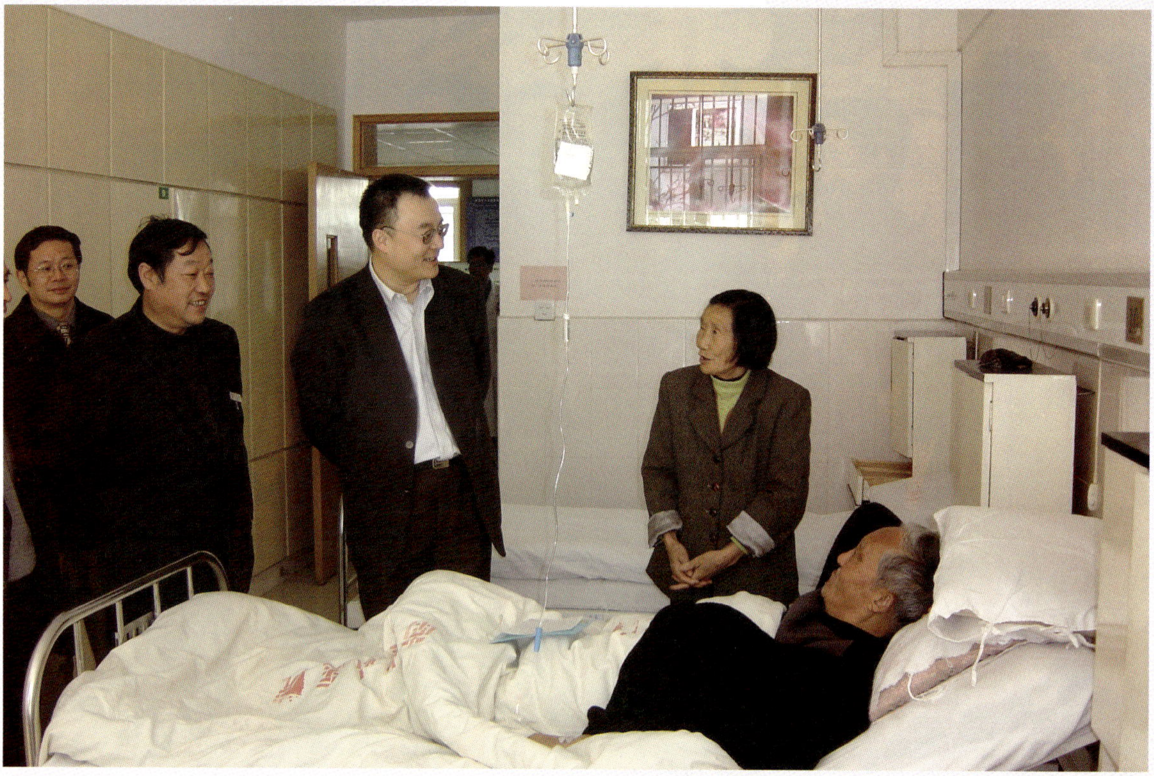

2004年12月9日，中共南汇区委书记戴海波在南汇中心医院病房调研。 （南汇区中心医院 供稿）

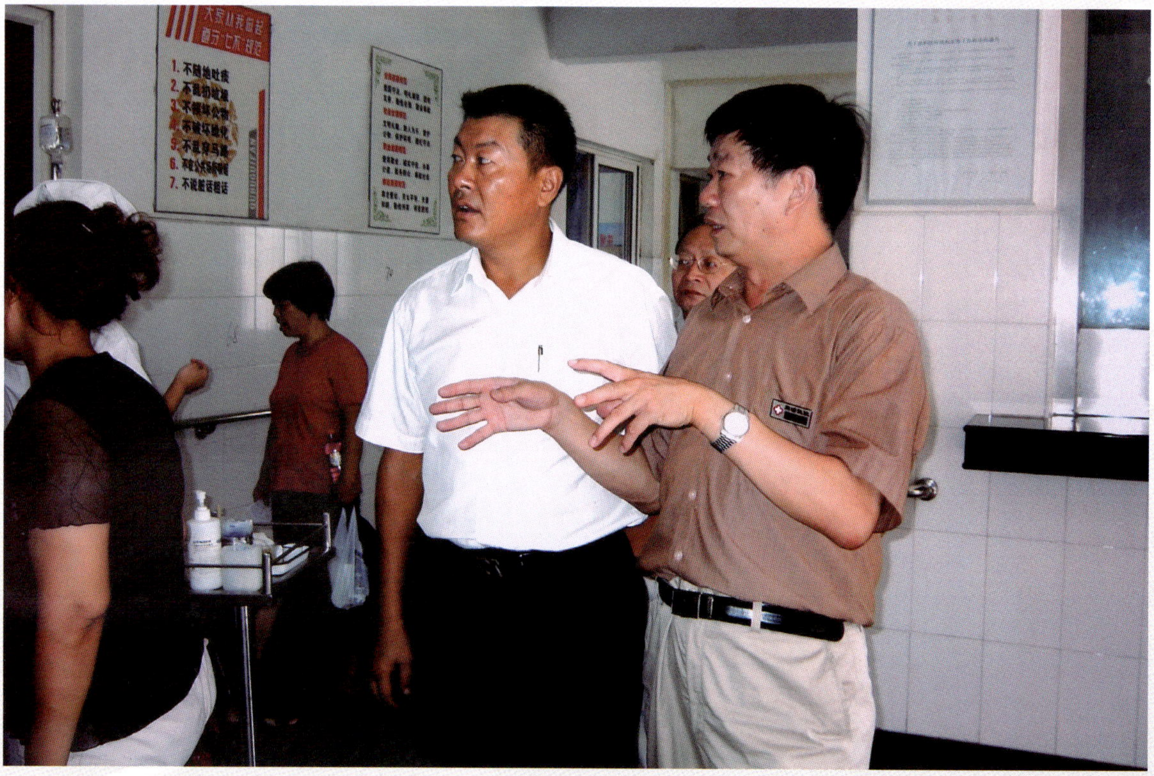

2005年9月21日，南汇区区长张建晨（中）到周浦医院调研。 （赵展兴 摄）

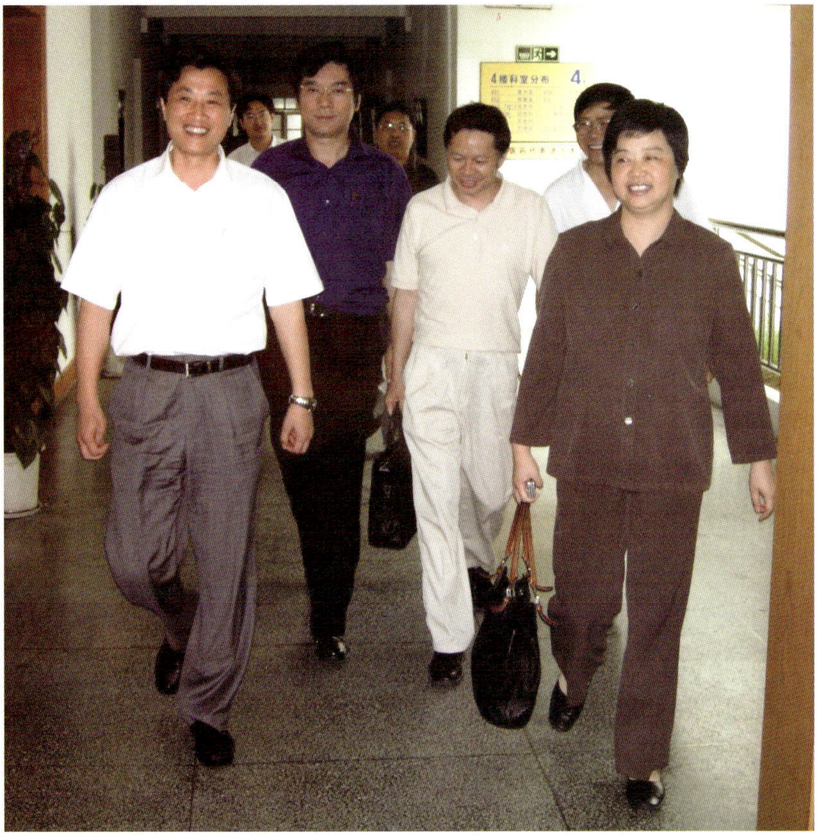

2006年10月11日，中共南汇区委副书记周平（左一）在光明中医医院调研。
（陆雷云　摄）

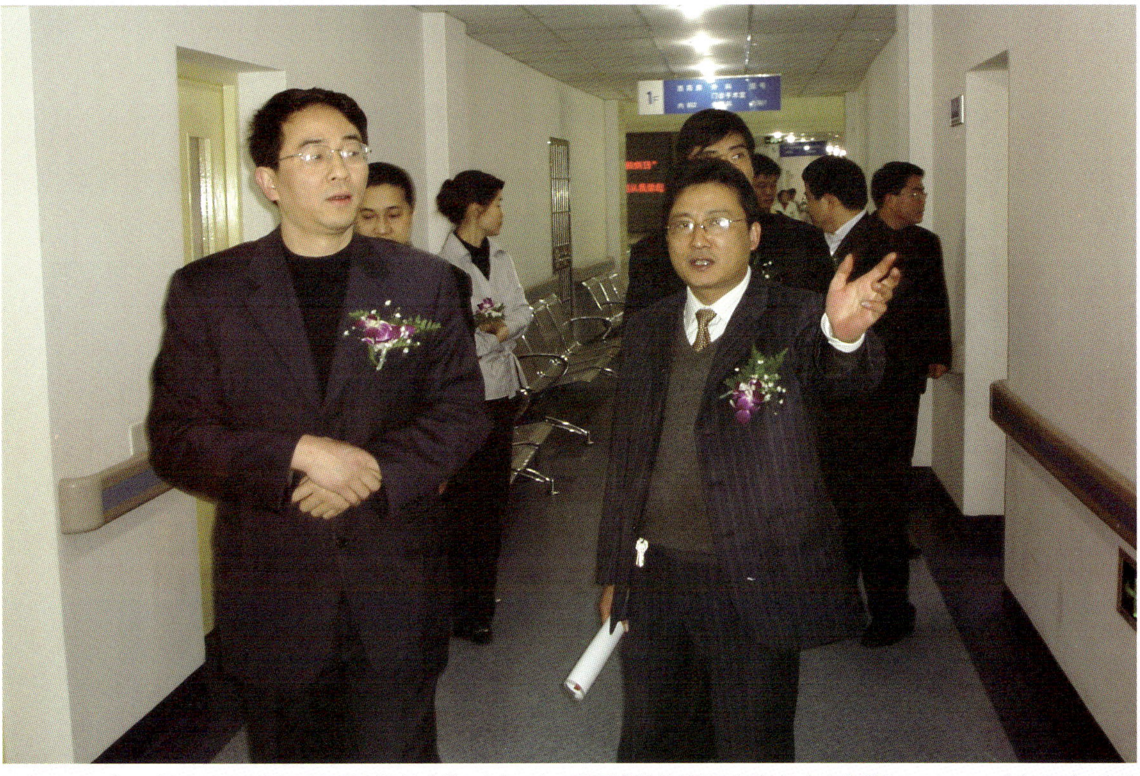

2007年3月24日，南汇区副区长吴力坚（左一）到周浦镇社区卫生服务中心调研。　（张淑燕　摄）

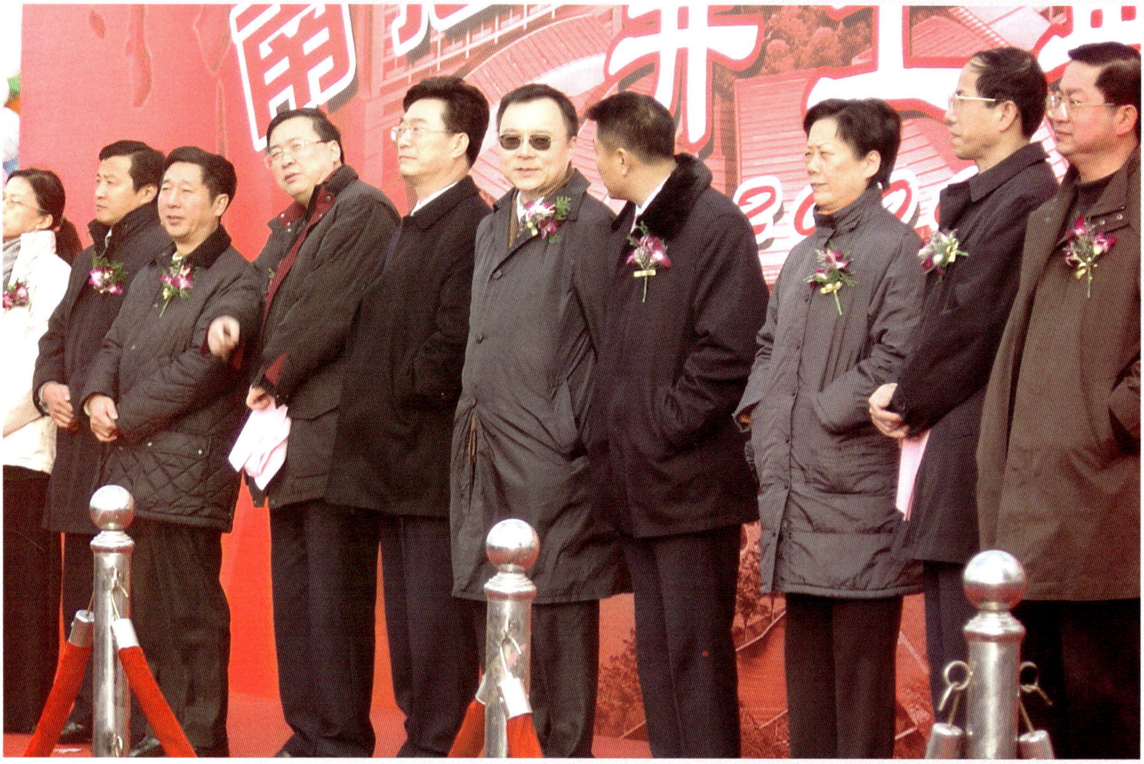

2006 年 1 月 23 日，上海市卫生局领导和南汇区四套班子领导在区医疗卫生中心开工仪式现场。

（董亚士　摄）

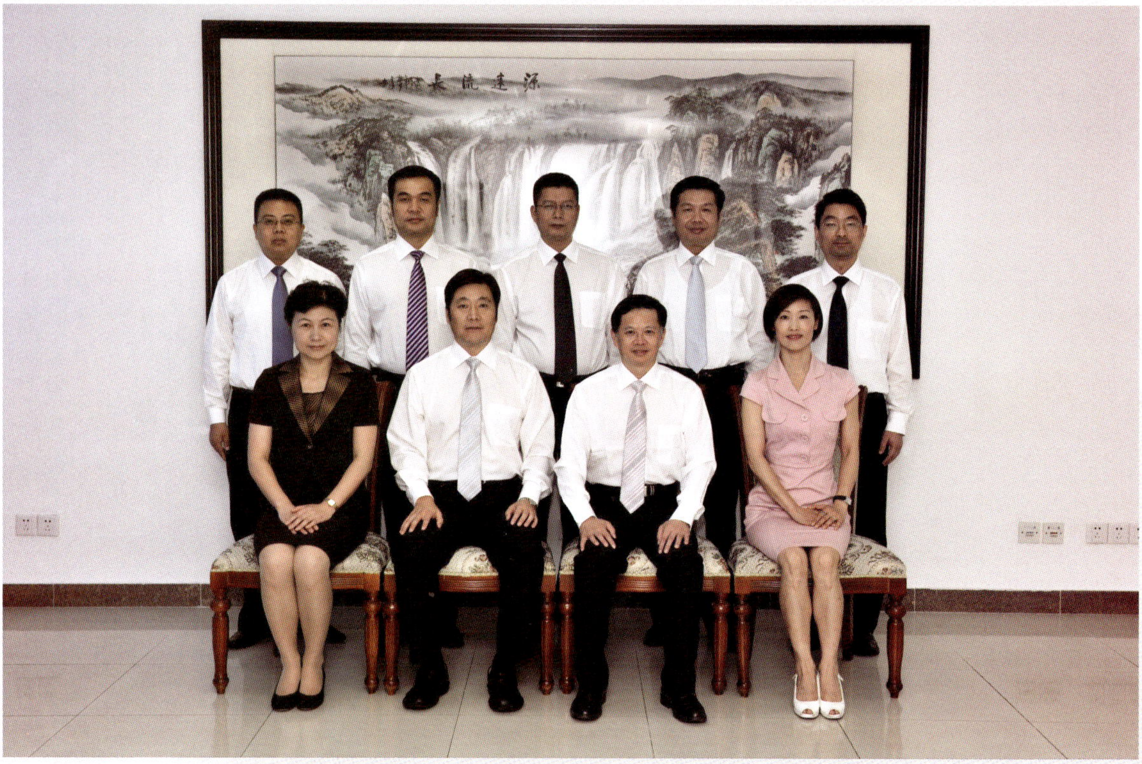

2009 年 8 月 18 日，南汇区卫生局最后一届党政领导班子成员合影。　（倪慧钧　摄）

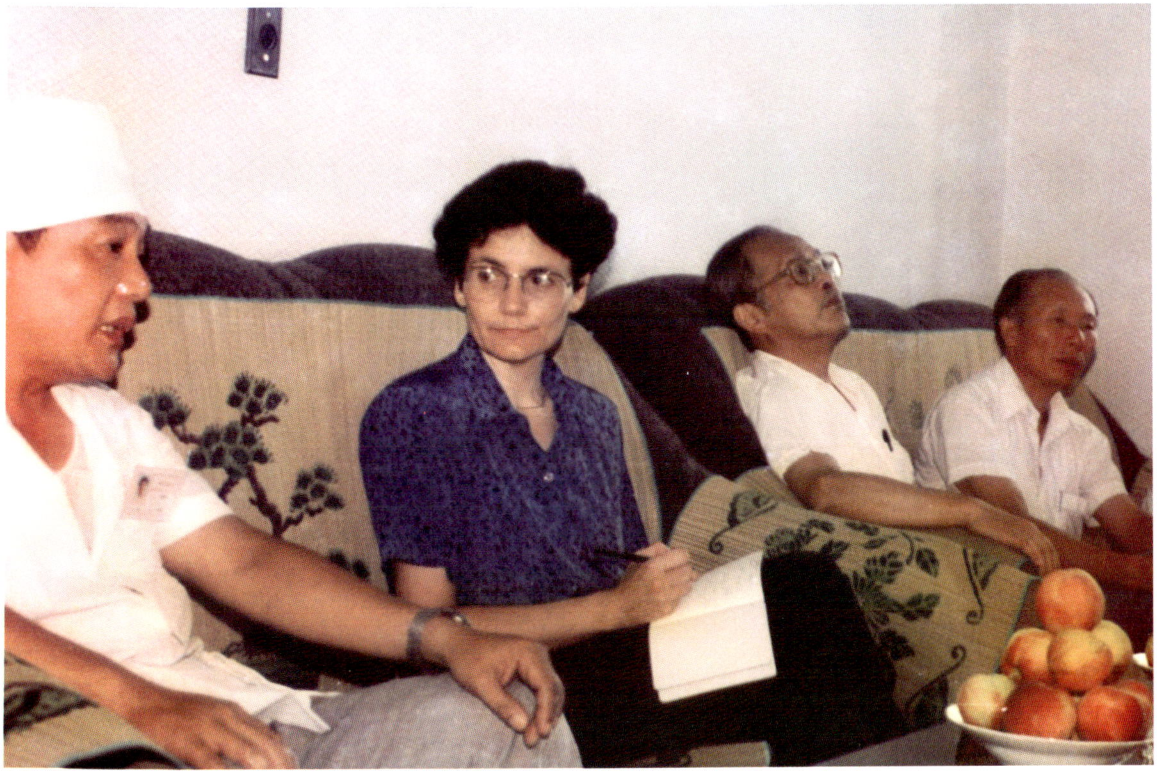

1990 年 7 月，美国雅鲁大学教授戴维斯女士（左二）参观南汇区老年护理院。 （南汇区老年医院 供稿）

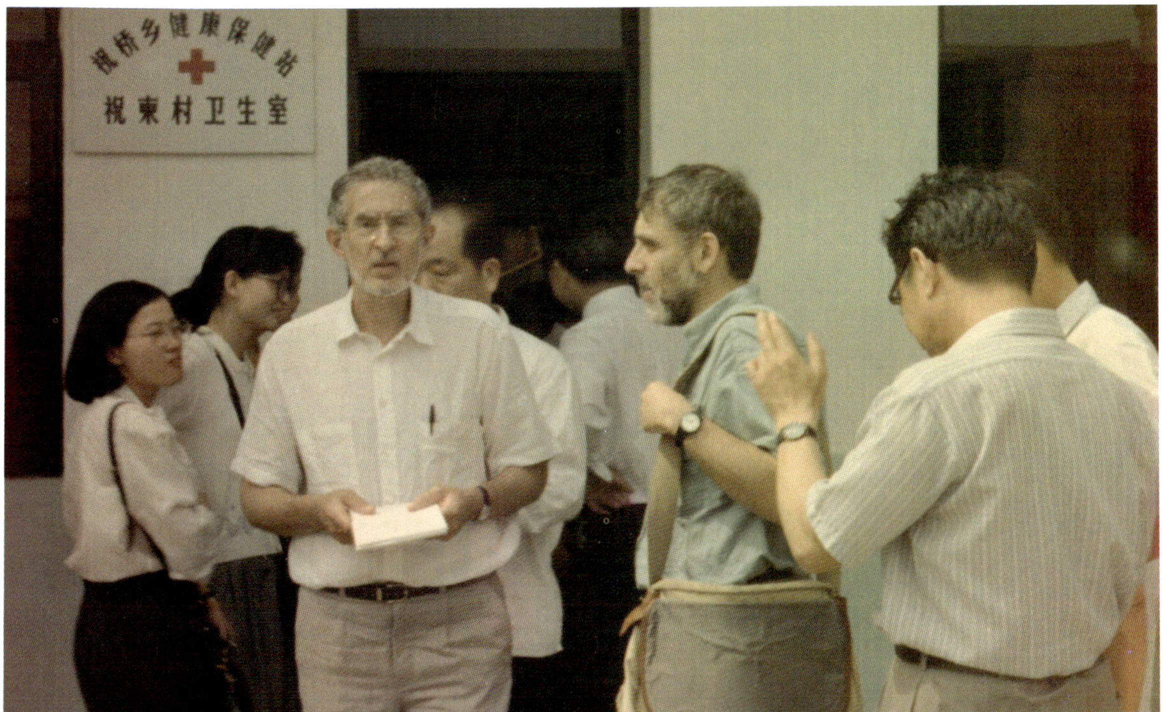

1993 年 6 月 9 日，联合国世界卫生组织在祝桥镇祝东村卫生室调研。 （南汇区卫生局档案室 供稿）

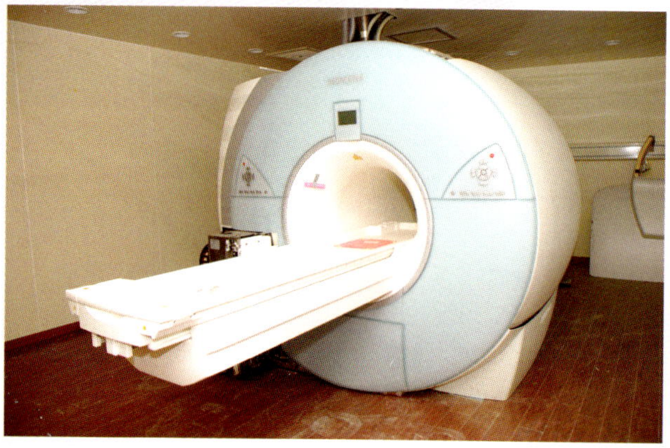

南汇区中心医院的核磁共振。 （朱纯洁 摄）

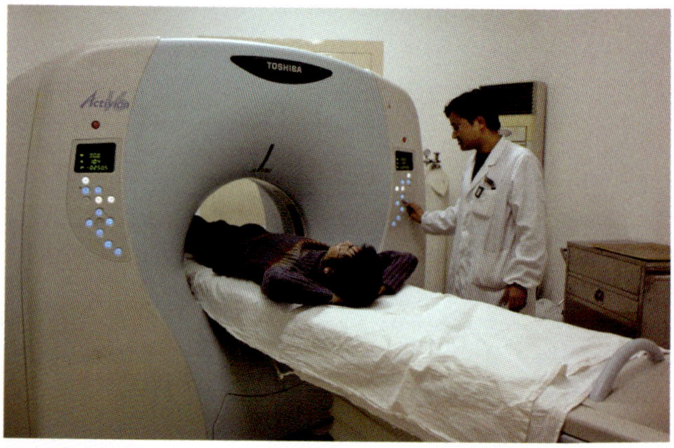

周浦医院的东芝 CT 机。 （赵展兴 摄）

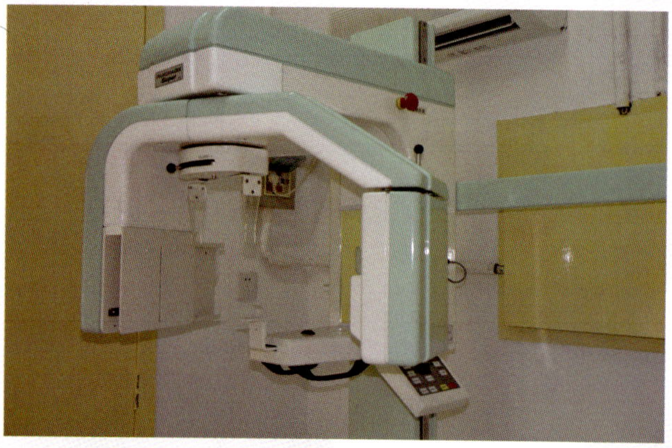

周浦医院新置的日本 X 光口腔全景机。
（赵展兴 摄）

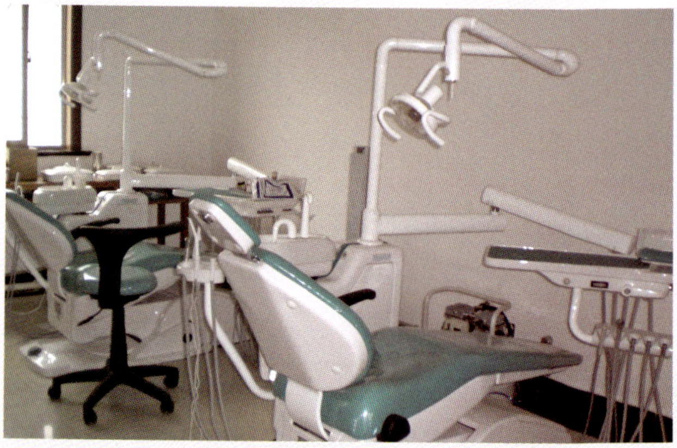

书院镇社区卫生服务中心投资 6 万元购买 HJ638A 型全电脑牙科综合治疗机。（严彩华 摄）

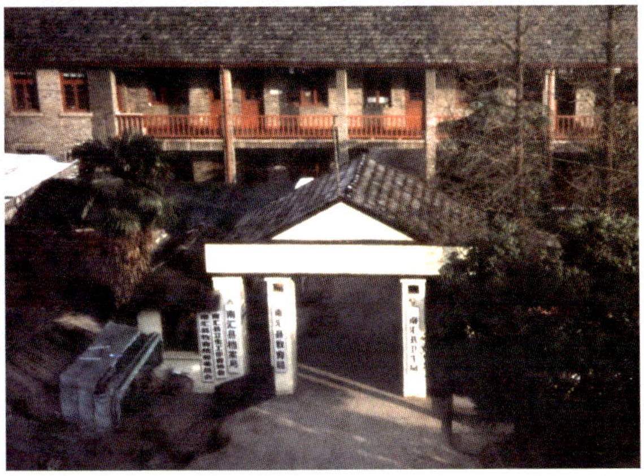

1997年前，在惠南镇人民路47号的南汇县卫生局。 （董亚士 摄）

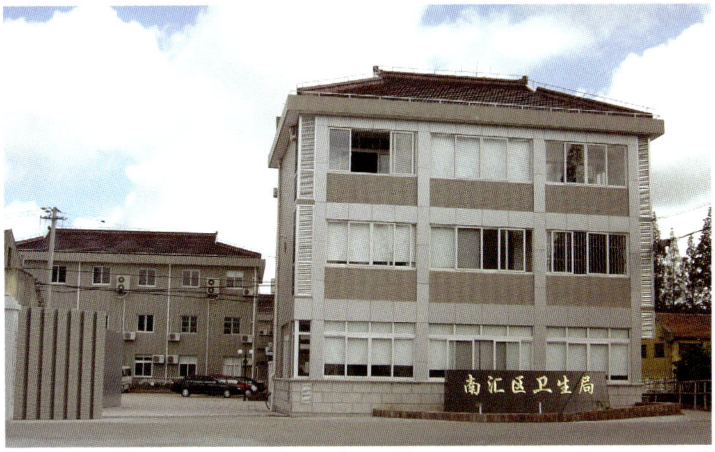

2003年改建后，惠南镇城北路8号的南汇区卫生局。 （董亚士 摄）

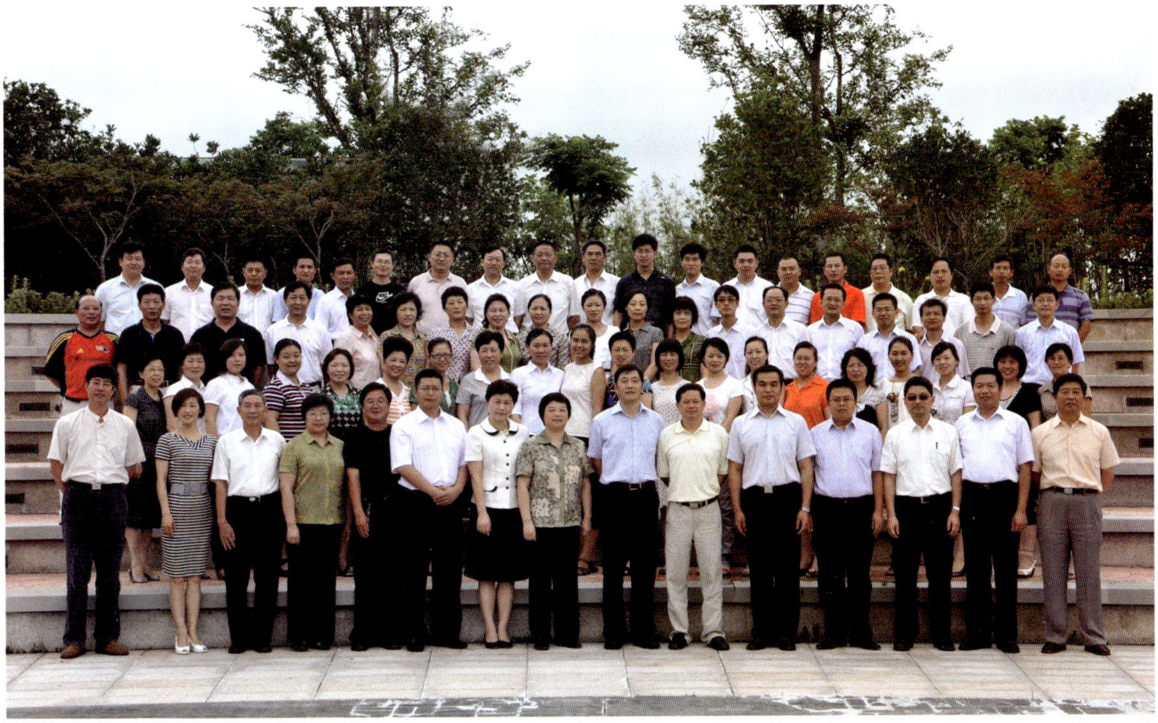

2009年7月31日，南汇区卫生局机关全休工作人员合影。 （倪慧钧 摄）

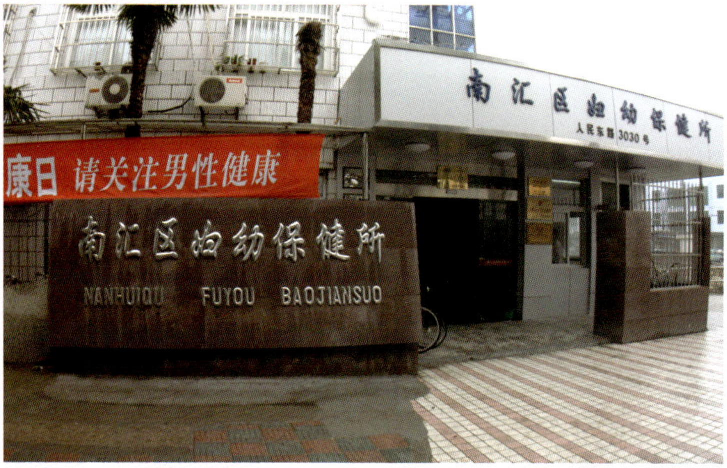

南汇区妇幼保健所。（妇保所　供稿）

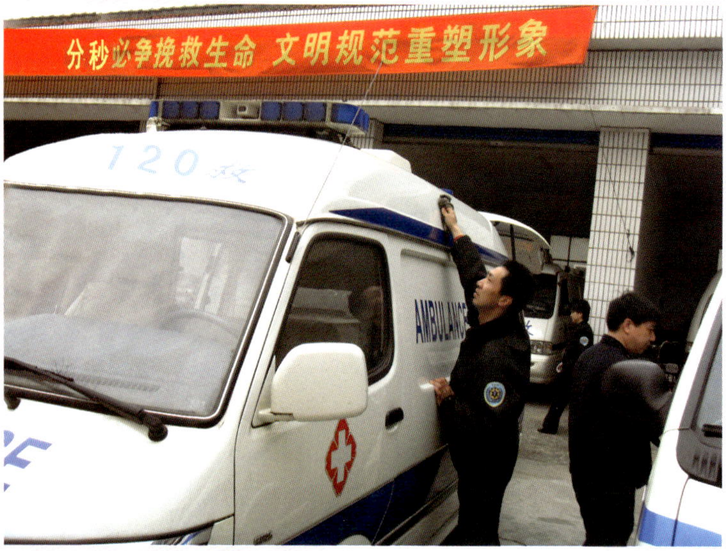

南汇区医疗救护站的职工正在进行出车前的保养。（缪　燕　摄）

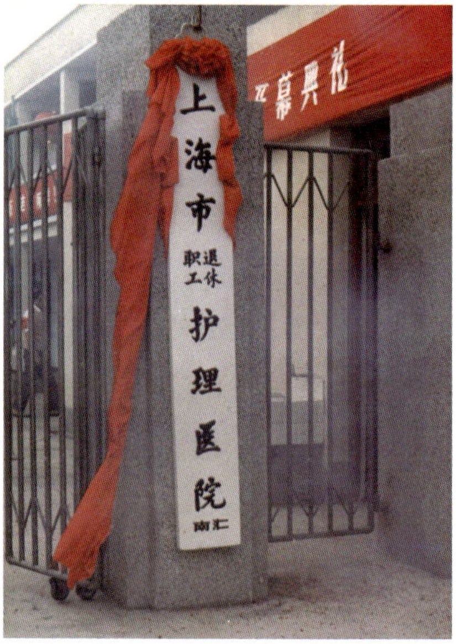

1988 年成立的南汇县退休职工护理院。（护理院　供稿）

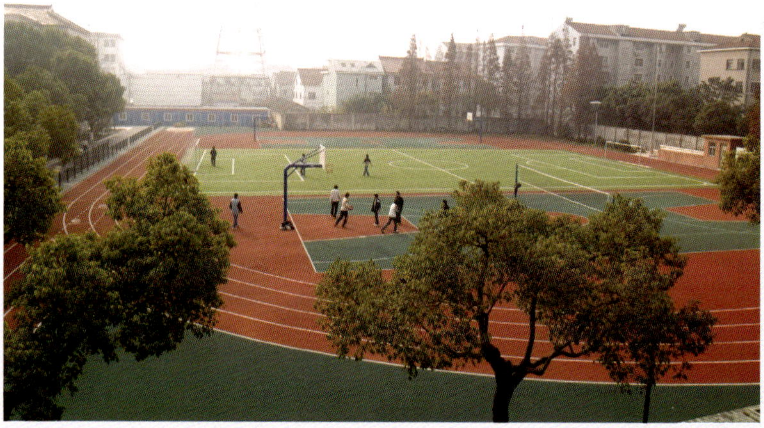

2003 年修建的南汇区卫生学校塑胶操场。（卫生学校　供稿）

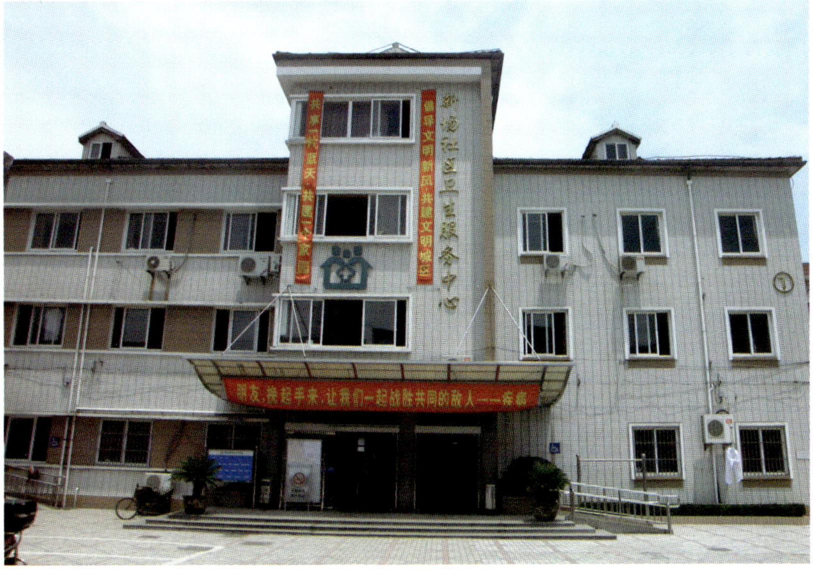

2001 年，南汇第一家创建成功的新场镇社区卫生服务中心。

（新场镇社区卫生服务中心 供稿）

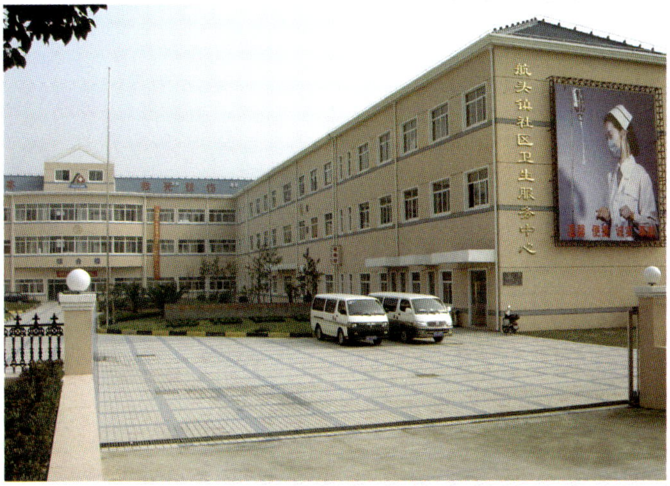

2003 年新建的航头镇社区卫生服务中心。

（董亚士 摄）

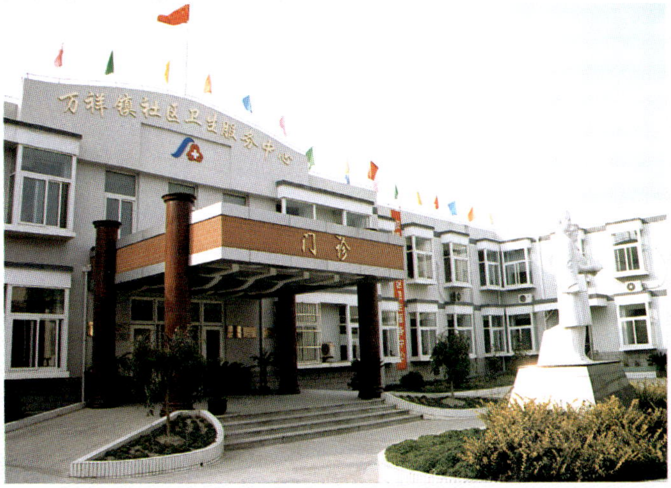

2003 年新建的万祥镇社区卫生服务中心。

（万祥镇社区卫生服务中心 供稿）

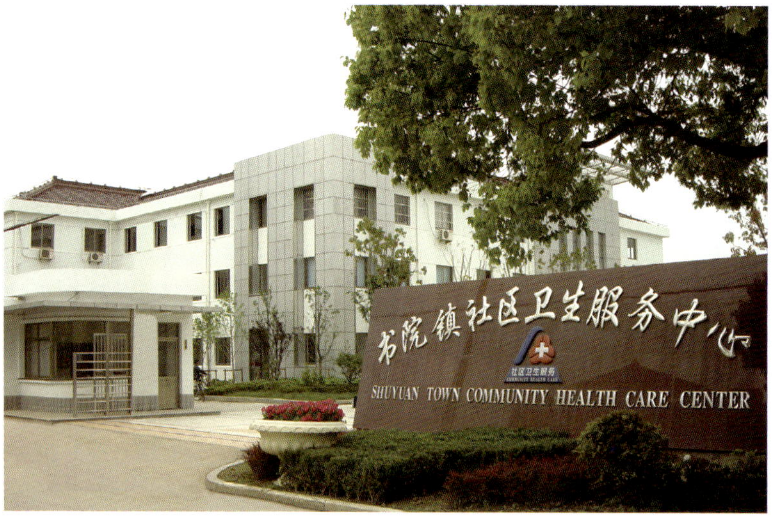

书院镇社区卫生服务中心。
（董亚士　摄）

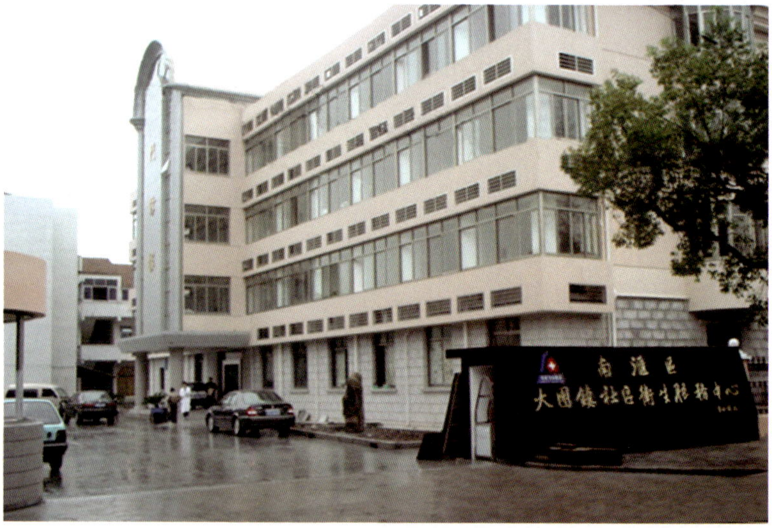

2003年改建的大团镇社区卫生服务中心。　（中心　供稿）

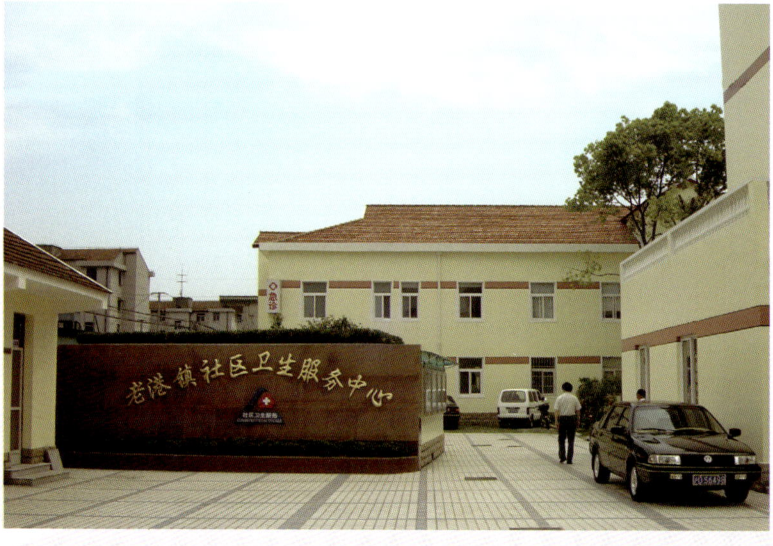

2004年改建后的老港镇社区卫生服务中心。　（董亚士　摄）

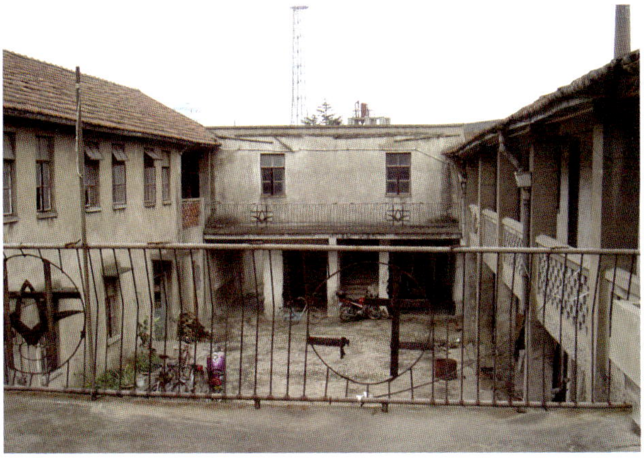

1960 年，由泥城社办袜厂（今高桥村 1 组）改建的泥城公社卫生院旧址。（董亚士 摄）

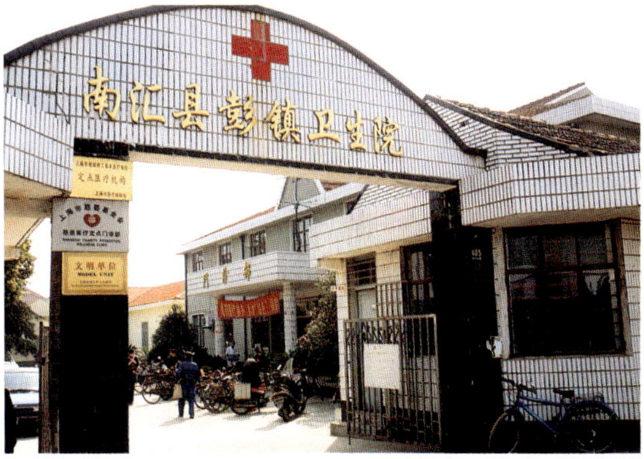

2003 年与泥城镇卫生院合并前的彭镇卫生院。（董亚士 摄）

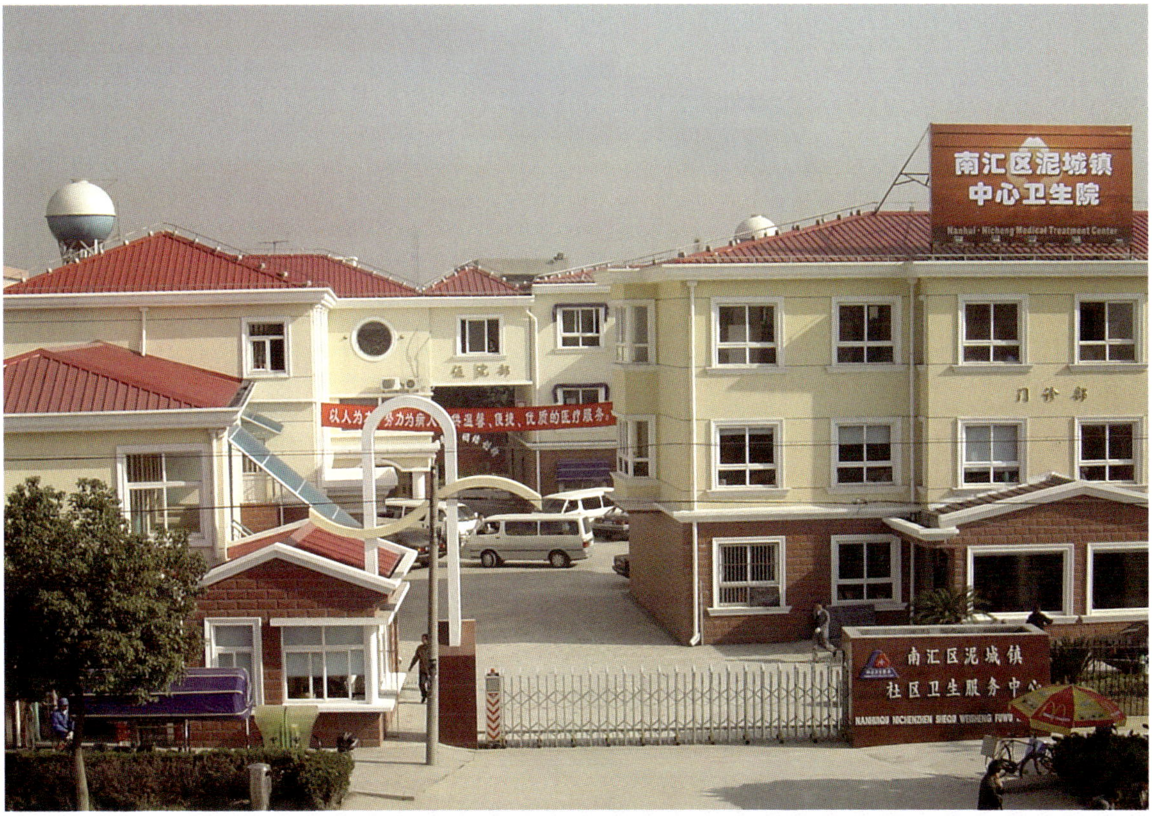

2003 年改建后的泥城镇社区卫生服务中心。（董亚士 摄）

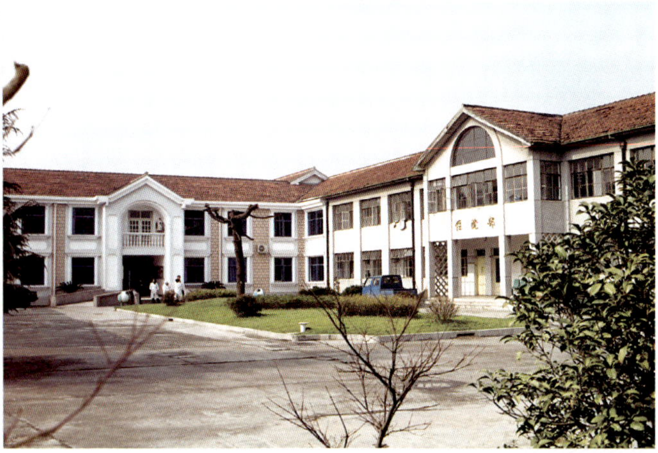

瓦屑镇卫生院。 （董亚士 摄）

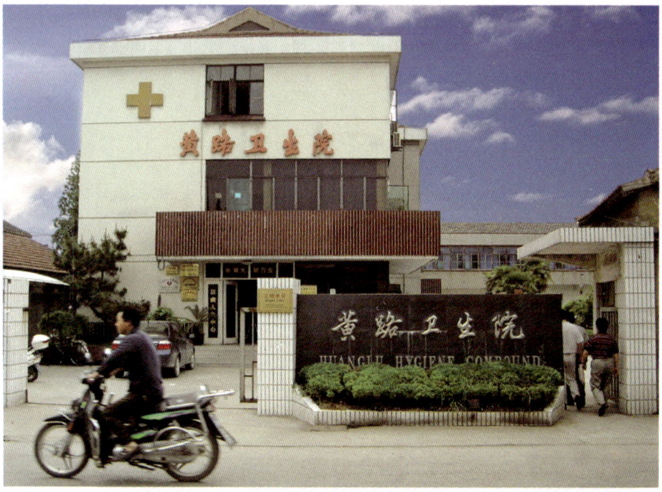

黄路镇卫生院。 （董亚士 摄）

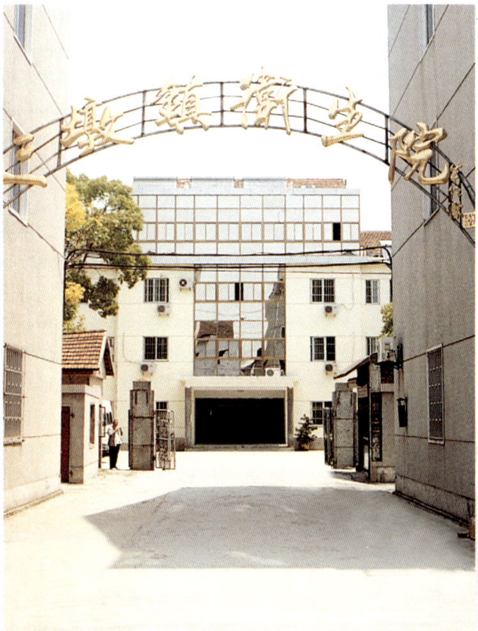

三墩镇卫生院。 （卫生院 供稿）

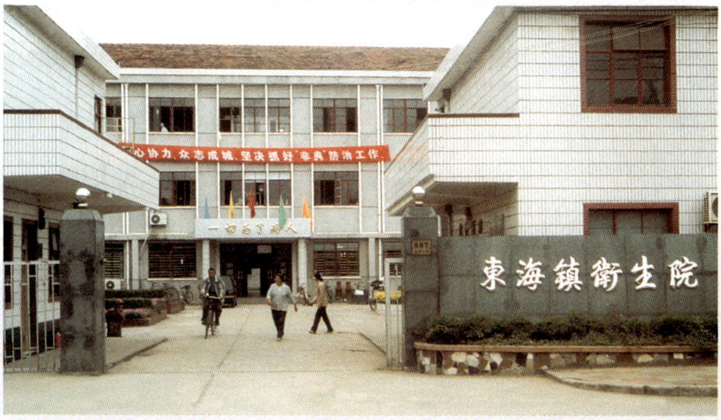

东海镇卫生院。 （卫生院 供稿）

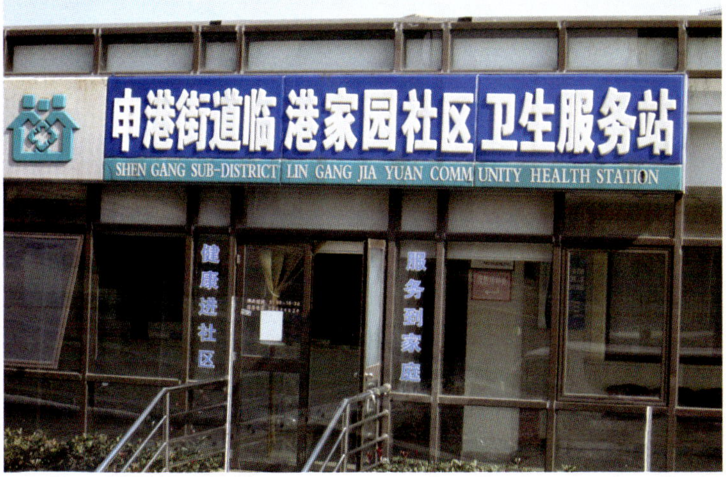

临港家园社区卫生服务站。 （泥城镇社区卫生服务中心 供稿）

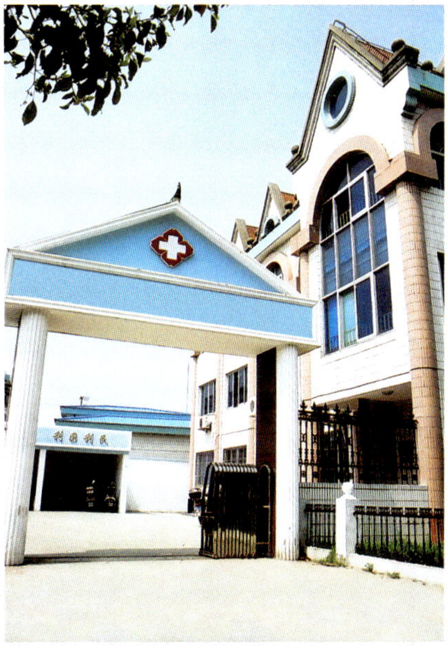

东海镇合作医疗管理站。
（祝桥镇社区卫生服务中心 供稿）

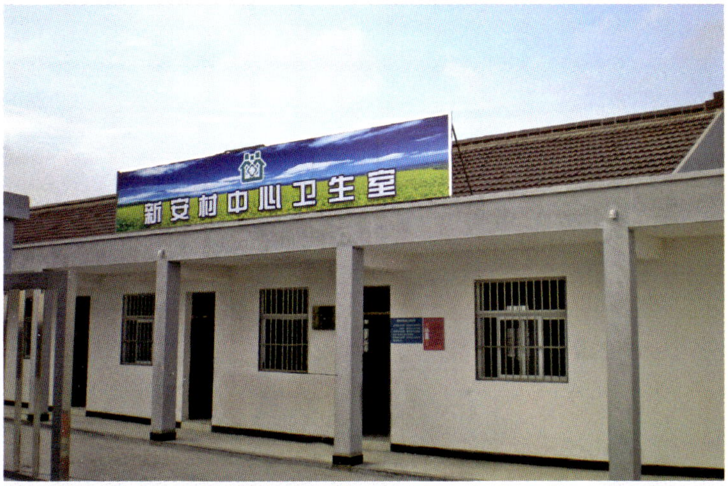

宣桥镇新安村标准化建设的中心卫生室。 （方志军 摄）

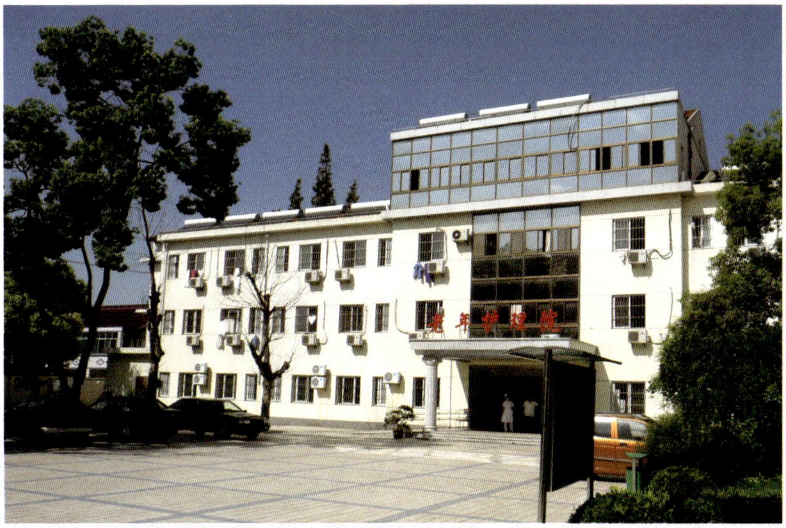

东海老年护理院。 （护理院 供稿）

《南汇卫生志》编纂人员名录

编纂委员会

名誉主任：孙晓明　顾兵兵

主　　任：范金成　李荣华

副 主 任：李晓明　康向清

委　　员：诸维祥　马蓉芳　李　明　郁东海　张　斌　蒋鲁艺　嵇晨清
王海明

编委会办公室

主　　任：范金成　康向清

副 主 任：马蓉芳　王海明　施国平

成　　员：董亚士　郁铭中　顾关良　王培英　王　俐　乔飞英　瞿雪映
高　山　董引福　朱慧芬

编纂工作人员

特约编审：吴才珺　马振雄

特约顾问：徐庭昌

主　　编：康向清

副 主 编：马蓉芳　王海明　董亚士

编　　辑：董亚士　沈志清

审稿单位：上海市浦东新区地方志办公室

审定人员：葛方耀　吴才珺　马振雄　金达辉　冯秉锐　孟　渊　邵　微

采稿人员：（以姓氏笔画为序）

丁建英	卫美华	马创奇	马金娟	方志军	方厚贤	王小弟
王建红	王金荣	王轶华	冯　科	叶　英	叶建军	任莉莉
华爱光	朱　祺	朱大友	朱友才	朱海平	朱惠兰	许　忠
严秀娟	严美峰	吴　娟	吴中华	吴振刚	宋明山	宋雅琴
张　毅	张为民	张建伟	张建刚	张海红	张淑燕	张逸萍
李忠表	杨燕婷	汪　坚	沈　扬	陆国荣	陆忠良	陆雷云
陆德观	陈晓玲	周　琦	周　勤	周丽娜	周林海	周惠邦
季国芹	范　玲	金　姬	胡　燕	姚中华	赵展兴	倪伯元
倪响明	唐　英	唐一多	唐火官	夏力明	徐　敏	徐玉龙
陶燕琼	顾友文	顾文昌	顾鸣沙	顾洁华	康　辉	康玉龙
戚万丰	曹宝祥	黄　瑶	黄　慧	黄　燕	黄昊鹰	黄爱民
谢建明	缪　燕	蔡蓓倩	潘育忠	瞿其超	瞿晓竹	

1984年《南汇县卫生志》（内部版）编写人员名单

《南汇县卫生志》编写领导小组

组　长：顾志仁（1983年6月至1984年6月）

　　　　瞿迎冠（1984年6月起）

副组长：蔡　莲（1983年6月至1984年6月）

　　　　王声扬

　　　　赵一鸣（1984年6月起）

组　员：倪根娣　沈汉勋

《南汇县卫生志》编写人员

主　编：王声扬

编　辑：顾梦生　张燮君　黄石钦　严锡珉

协　编：（以姓氏笔画为序）

王其祥　王裕芝　王景超　卢永庚　叶菊人　朱福祥　沈旦白

沈利观　孙长风　杨依方　陈洁如　杜文才　吴丛瑜　周金德

袁兴隆　金百令　姚治邦　张义勇　张其维　张积余　张健明

徐　青　唐一龙　唐大德　唐祝尧　倪菊芳　倪根娣　陆文杰

黄志民　黄忠飞　董伯祥　龚正荣　曹济时　郭惠乾　顾唯一

邬湘舟　潘鹤鸣　樊龙飞　魏家英　瞿金根　张守信

审　稿：徐庭昌　瞿迎冠　顾雅根　倪根娣　王声扬　沈汉勋

修　改：周福宝

校　对：黄石钦　倪菊芳　陆文杰

摄　影：杨师颐　康根明

凡　例

一、本志编纂的指导思想是马列主义、毛泽东思想、邓小平理论和“三个代表”重要思想，遵循辩证唯物主义、历史唯物主义和科学发展观，力求全面、系统、准确地记述南汇卫生事业的历史和现状，存真求实，垂鉴后世。

二、本志坚持“横排竖写、纵横结合、详今略古、古为今用”的编纂原则，分章、节、目结构展开叙述。全志设16章64节。卷首设总述，以概全篇。卷末设专记、附录。

三、本志体裁采用述、记、志、传、图、表、录等，以志为主体。大事记以编年体为主、辅以记事本末体。本志文体为记叙白话文。凡引用或摘录的资料，均按原文转载。

四、本志上限随历史上溯，下限为2009年8月南汇区建制撤销，整体并入上海市浦东新区。本志记述南汇区（县）辖区内医疗卫生事业的事和人，与南汇区（县）医疗卫生事业有关、由南汇区（县）辐射出去的事亦记述在内。按“详今略古”原则，本志着重记载中华人民共和国成立以后60年南汇区（县）医疗卫生事业的发展历史。为力求表述事物的完整性，个别统计数据下限至2009年底，个别事物下限延伸至2010年。

五、本志纪年，中华人民共和国成立以前采用历史纪年括注公元纪年，中华人民共和国成立后，采用公元纪年。南汇县于1949年5月16日全境解放，本志“解放前”指此前，“解放后”指此后。

六、本志传略人物以卒年排序。未入传的历代著名中西医、有贡献的医药卫生界人物、省市及以上劳动模范、国务院特殊津贴获得者、卫生系统的离休干部、2009年底以前获得副高及以上职称者、历年被评为南汇区（县）级及以上先进工作者、历届南汇区（县）及以上中共代表大会代表、人民代表大会代表、政协委员等入人物表。

七、本志行文规范参照国务院2006年5月18日颁发的《地方志工作条例》和《上海市志（1978～2010）编纂行文规范》。行文标点、数字书写、计量单位均以国家有关规定为准。

八、本志记述机构或事物名称第一次出现时用全称，以后则用简称；本志中出现的“人民公社”字样一般都用“公社”表述。

九、本志统计资料以统计部门的数据为准，其余资料主要取自档案、文件、旧志、年鉴、专著、报纸、期刊、历史文献以及口碑、实物等调查材料，限于篇幅，不一一注明出处。

目　录

第一章　卫生管理机构

第二章　医疗机构

第三章 卫生专业机构

第四章 人事 财务 审计

第五章　医疗服务

第六章　中医　中药

第七章 医政 药政 药品

第八章 卫生保健

第九章 爱国卫生运动

第十章 疾病控制

第十一章 卫生监督 卫生检验检测

第十二章 教学 科研

第十三章 政党 团体

第十四章　精神文明建设

第十五章　荣誉榜

第十六章　人　物

专 记

序　一

经过4年多的辛勤努力，南汇地区有史以来第一部公开出版的《南汇卫生志》终于面世了。作为一部记述南汇地区卫生事业发展的专业志书，全面记录南汇地区的卫生管理机构、医疗卫生机构、中西医医疗服务、中药、医政药政管理、卫生保健、卫生活动、疾病控制、卫生监督、检验检测、教学科研、政党团体、精神文明建设、人物等内容。在整个修志过程中，《南汇卫生志》编纂委员会、编辑室始终本着指导思想明确、史料真实可靠、符合志书体例的原则，力求做到内容翔实，脉络清晰，可读性强；努力修成一部精品良志，以达到志书存史、资治、教化的目的。《南汇卫生志》结构合理，内容丰富，资料翔实，文字流畅，是一部统观古今，纵览兴衰，并具有鲜明时代特征、专业特点、地方特色的好志书。

修志是一项承前启后，造福后代的工作。我认为经验是共同的借鉴，成果是共同的财富，历史是后代的明镜，和谐是发展的基础。《南汇卫生志》真实地记载了南汇地区医疗卫生发展的历史，展示了一代又一代有志于卫生事业的仁人志士救死扶伤、关爱生命所作出的贡献和取得的可喜成果。南汇卫生系统在完善服务机制，优化硬件、软件建设，卫生改革等方面都创造和积累了诸多宝贵经验，这些为开创浦东新区卫生工作的新局面留下了一笔精神财富，为今后工作的开展提供了有益的启迪。

光阴荏苒，沧桑巨变。了解昨天和今天，就是为了拓展明天。浦东新区是上海市区域最大、人口最多的一个区，是先行先试改革发展的前沿阵地，为了经济社会的进一步发展，为了市民健康水平的进一步提高，我们回首昨日的辉煌，直面明天的挑战，任重而道远。全区卫生工作者要在二次创业精神的鼓舞下，同心同德，为之作出新的贡献。相信浦东新区的卫生事业也定会在新的历史起点上，续写更新更灿烂的篇章。

上海市浦东新区卫生局局长

2011年12月

序　二

“以史为鉴可以知兴替，以志为鉴可以明事理”。《南汇卫生志》在浦东新区及原南汇区地方志办公室领导和专家的悉心指导下，在原南汇区卫生局领导和现浦东新区卫生局领导的重视和关心下，经过全体修志人员和各修编单位的共同努力，几易其稿，终于出版问世了。这是我们卫生系统完成的一项具有深远意义的实事工程，值得庆贺。

《南汇卫生志》上溯至唐代，下限至2009年，对这段跨度千年的历史进行追根寻源，寻找其兴衰起伏的轨迹，对于了解南汇医疗卫生事业的发展有着十分重要的意义。唐代，南汇地区已有中医设诊行医，宋代、元代逐步发展，明代、清代大盛。元代，四团徐信之，配服和药，并好施予亲属邻里，免费用药，医好万余人，备受百姓爱戴。明代，“一代宗师”李中梓（惠南镇人），著有《医宗必读》等著作，至今仍是学医者的必读书。清代，中医流派更是精彩纷呈。南汇地区西医始于清宣统二年（1910年）。解放前，南汇县医疗卫生事业发展缓慢，至解放时，全县仅有公立、私立医院10所，床位40张，医技人员423人，平均每千人只有医生1.1人。

中华人民共和国成立后，尤其是在改革开放后，在中国共产党的卫生工作方针指引下，南汇区（县）卫生事业在各个领域取得巨大的成绩。南汇区（县）卫生系统不断优化卫生资源，健全医保制度，强化医德教育，开展优质服务，建立起融预防、医疗、教学、科研、保健为一体的三级医疗卫生服务网络。曾经严重危害人民健康的一些传染病和地方病被消灭或基本消灭，群众自我保健意识和健康水平日益提高，人均期望寿命接近发达国家的水平。至2009年底，南汇区有各级各类医疗卫生机构310所，其中：南汇区卫生局所属45所，3所二级医院、3所专科医院和14个镇社区卫生服务中心，编制床位4075张，实际开放床位5423张；全系统有职工5813人，有各类卫生技术人员4898人。平均每千人床位7.3张，平均每千人卫技人员6.6人，平均每千人有医生3人。全区各级医疗机构按照各自服务功能定位，初步形成布局合理、科室齐全、设备配套、各具特色的医疗服务体系。

时代在进步，事业在发展。在这新的历史时期，需要我们全体医务工作者继续同舟共济，共同努力，深化卫生改革，增强服务意识，完善服务体系，提高服务能力，为经济建设和构建和谐社会作出更大的贡献。

上海市浦东新区卫生局副局长
原上海市南汇区卫生局局长
2011年12月

总　述

南汇区位于上海市东南郊，黄浦江东岸，杭州湾畔。东临东海，南濒杭州湾，西南与奉贤区交界，西与闵行区接壤，北与浦东新区毗邻。位于北纬30°53′～31°09′，东经121°35′～121°51′，总面积860.1平方公里，海岸线长59.5公里。至2008年底，医疗卫生服务范围和对象为全区14个建制镇，1个街道办事处，183个村、90个居民委员会。户籍人口74.31万人，常住人口超过120万人。

抗日战争胜利后，南汇县属江苏省管辖。1949年5月16日，南汇解放，隶属苏南行政公署松江专署管辖。1952年江苏省建置恢复，南汇隶属江苏省松江专署。1958年3月松江专署撤销，改归苏州专署，同年11月划归上海市管辖。2001年8月，南汇撤县建区。2009年8月，撤销南汇区并入浦东新区。

一

南汇地区的卫生行政管理机构始设于元代。至元年间，松江府设有官医提领所。明、清两代，松江府设府医学。南汇建县前先后由松江府府医学、上海县县医学管辖。南汇建县后设县医学，负责管理境内卫生行政包括施医施药、医户差役、医药诉讼、方剂鉴定以及医学教育等事项。县医学无固定办公地点。

1840年鸦片战争后，地方卫生行政机构及医官任用制度逐渐废弃。清光绪末年（1908年），南汇县医学已名实俱亡，县衙无专人治理卫生事宜。辛亥革命后，全县医药卫生事宜由警察局和民政局兼管。民国21年（1932年），南汇县办起第一座由国民政府创办的医院——南汇公立医院。至南汇县解放（1949年5月）前夕，仅有1名公共卫生护士管理全县卫生行政工作。

二

1949年5月南汇县解放后，军管会、人民政府先后接管南汇县卫生院、周浦辅善医院，分别改名为南汇县人民医院、周浦人民医院，负责全县的医疗卫生业务。1952年5月4日，南汇县政府建立卫生科，卫生行政工作有了专职的管理机构。以后又陆续建立妇幼保健所、16个乡人民医院、中心医院血库、工农兵医院、精神病防治院、传染病医院、中医医院、医疗救护站、血站等医疗机构。南汇县的医疗技术力量、设备规模逐步壮大，医疗服务质量不断提高。20世纪80年代后期，发展家庭病床、增设老干部病房、开设专家门诊。医疗救护实现无线通讯调度，救护网络、车辆装备、医疗器材、随车救护、应急救护不断完善更新。全面实施公民义务献血，提倡和推广无偿献血活动，志愿无偿献血者逐年增多。90年代，开展大小医院业务挂钩协作，开设协作联合病房；组织医务人员巡回医疗，送医下乡。21世纪初，开展援外医疗，不断拓展服务层次和服务能力。全区各级医疗机构按照各自服务功能定位，初步形成布局合理、科室齐全、设备配套、各具特色的医疗服务体系。

解放后，中国共产党和人民政府十分重视人民群众的医疗卫生事业，每年拨出专款，兴办医疗卫生保健事业，医疗卫生事业得到迅速发展，至1985年，南汇县设有县级综合性医院2所，专科医院4所，卫生单位9所等。全县建立25所具有一定防治能力的乡卫生院，4个县属镇都建立卫生所，346个村建立合作医疗卫生室343个，形成县、乡、村三级医疗卫生保健网。全县设有病床2213张，村卫生室观察床230张，平均每千人有病床3.36张。全县医技人员2906人，其中医生1139人，护士552人，村卫生室乡村医生、保健员2323人，平均每千人有医技人员3.47人、医生1.46人。医疗卫生设施和设备不断改善。至2001年底，区、镇两级医疗卫生机构房舍建筑面积18.28万平方米，业务用房面积12.05万平方米，医疗卫生单位万元以上主要设备有18种266台。至2001年，全县投入卫生事业费28170万元。

2001年8月南汇撤县建区后，南汇区医疗卫生事业有新的发展。2008年，南汇区卫生局所属医疗卫生机构有45所，包括二级综合性医院2所、二级中医医院1所、专科医院3所、社区卫生服务中心26所（含12所社区分中心）、其他卫生机构13所；辖区内其他部门办医疗机构有3所；民办医疗机构有8所；个体诊所有24所；单位内部医疗机构有68所；村卫生室有162所。编制床位4075张，实际开放床位5423张。全系统有职工5813人，有各类卫生技术人员4898人、执业（助理）医师2226人。平均每千人床位7.3张，平均每千人卫技人员6.6人，平均每千人医生数3人。全区门、急诊疗443.9万人次，手术1.57万人次，是年，出院人数8.24万人次，治愈好转率90.50%，病床使用率91.17%，平均住院日18.95天。全区孕产妇死亡率为30.69/10万，围产儿死亡率4.59‰，婴儿死亡率为2.76‰，5岁以下儿童死亡率为5.73‰。

2009年，全区医疗卫生机构有固定资产62940.5万元。其中：房屋建筑面积30.64万平方米，土地占用面积34.76万平方米，房屋23713.2万元；专用设备26113万元，一般设备10327.7万元，其他2239万元，万元以上设备1935台，其中50万元～100万元设备33台，100万元以上设备16台，总价值达2.61亿元；南汇区卫生局所属医疗卫生单位职工人数4234人，卫生技术人员3663人；卫生技术人员中博士17人、硕士122人、本科1423人、大专1148人、中专817人；正高级职称32人、副高级职称172人、中级职称1184人；执业（助理）医师1549人（其中执业医师1405人，执业助理医师144人），注册护士1198人，分别占全区的69.59%（68.34%，84.71%），83.37%。

随着劳保、公费医疗制度的实施，职工、干部的医疗待遇有了保障。20世纪90年代中期，劳保医疗制度逐步被城镇企业职工医疗制度取代。2001年，公费医疗享受单位和享受人员全部纳入“上海市城镇职工基本医疗保险”。由政府引导、农民自愿参与的互助互济农村合作医疗和大病医疗费统筹制度的建立，成为农村社会保障体系的重要组成部分。2008年，南汇区医疗保险登记参保人数100978人，实际缴费参保人数90177人，其中在校学生和幼儿童参保人数74953人。

三

南汇地区的卫生防病事业可追溯到清代。解放以前，城乡卫生条件极差，瘟疫流行频繁。据光绪《南汇县志》、民国《南汇县续志》和档案资料记载，从清雍正四年（1726年）到辛亥革命的180多年时间内，瘟疫大流行就达15次之多。从辛亥革命到1949年的37年内，瘟疫大流行9次。当时流行于南汇地区最猖獗的传染病是霍乱，还有天花、白喉、麻疹、流脑、疟疾、血吸虫病等。染疫死亡者众多，危害甚烈，传染病的死亡人数居死亡原因之首。解放后，南汇县贯彻第一届全国卫生会议精神和中国共产党的卫生工作方针：卫生工作面向工农兵、预防为主、团结中西医和与群众运动相结合，防治严重危害人民健康的各种疾病。1950年，南汇县防疫委员会、南汇县卫生委员会先后成立；1953年初，南汇县卫生委员会撤销，建立南汇县爱国卫生运动委员会（简称“南汇县爱委会”），领导全县的卫生工作；1958～1960年，南汇县掀起以除“四害”、讲卫生、消灭疾病为中心的爱国卫生运动，连续开展大规模群众性突击卫生活动高潮，有效改善镇乡卫生面貌。此后，卫生防病逐步转入经常化，正常化，集中力量预防疾病。逐步建立起食品卫生、劳动卫生、职业卫生、学校卫生、环境卫生、放射卫生等卫生管理体系及专业工作机构。深入进行各类传染病的预防接种，至1985年，全县形成计划免疫网和建立起传染病疫情报告及检疫制度。1988年始，每年四苗（脊髓灰质炎疫苗、麻疹疫苗、百白破、卡介苗）接种率达99%以上，覆盖率达99.5%以上。

南汇解放60年来，卫生防病取得显著的成效，先后消灭天花、霍乱、白喉、脊髓灰质炎、血吸虫病、血丝虫病，基本消灭疟疾、布鲁氏杆菌病、麻风病。麻疹、乙型脑炎、百日咳、流行性脑脊髓膜炎、结核病、狂犬病、流行性出血热等急性传染病得到有效控制。进入21世纪，南汇区（县）对新出现的传染病如艾滋病（HIV）、传染性非典型肺炎（SARS）、高致病性禽流感等，加强预防控制，建立应急预案，有力地防止这些新传染病的发生。南汇区（县）的急性传染病总发病率从1980年的1073.2/10万下降到2008年的143.23/10万，低于全市平均水平。传染病死亡率逐年下降，其死因顺位从1950年的首位下降到2008年的第八位。居民平均期望寿命从解放前的35岁上升到2008年的全区平均期望寿命81.53岁（其中男性78.69岁，女性84.26岁），比解放前增长46.53岁。

20世纪50～70年代，南汇县的公共卫生管理依据国务院卫生行政部门发布的条例、办法、规定，由各级爱国卫生运动委员会、卫生行政部门和防疫防治机构以宣传教育、技术指导、相互检查、现场评比、经验交流等实施管理，促进公共卫生工作的落实和管理水平的提高。1983年7月，《中华人民共和国食品卫生法（试行）》实施后，食品卫生管理由行政管理走向法制管理轨道。1987～2002年，随各项实施细则、卫生标准、管理监督办法的颁布、施行后，卫生行政部门对公共卫生领域中的食品卫生、公共场所卫生、职业病防治、传染病防治监督管理有法可依，经营者的卫生法制意识逐渐形成、加强。

解放前，南汇县的妇幼保健工作处于空白状态。生小孩绝大多数是老法接生，新生儿死亡率高达36.68%，难产妇女死亡屡见不鲜。解放后，南汇县的妇幼卫生事业得到发展。1952年8月，南汇县妇幼保健所成立。1954年，南汇县人民政府卫生院开设妇产科、儿科。至1958年，拥有床位453张，接生员410人，推行新法接生，新法接生率上升为89.6%。初步形成县、乡妇幼保健网。1986年后，定期开展妇女病查治和学龄前儿童健康体检。1998年后，全县以降低孕产妇和婴儿死亡率、提高出生人口素质为目标，加强宣传母乳喂养、开展婚前保健和计划生育、妇女常见疾病筛查；加强0～6岁儿童系统保健管理、保健队伍培训；加强托幼机构卫生保健指导、提高妇幼卫生工作质量。启动妇幼保健保偿责任制工作。2005年始，妇幼保健工作列入医防、医政共管，全区妇幼保健管理网络得到健全和保障，修订危重孕产妇抢救制度，完善救治网络，做好孕产妇、儿童保健的全覆盖管理，对地区高危对象进行免费孕前保健，对辖区内农村妇女实行免费早孕建册服务，预防和控制出生缺陷的发生。开展“生殖保健进校园”青春期健康教育活动。2009年，南汇地区孕产妇系统管理率为94.48%，孕产妇保健覆盖率为98.36%；孕产妇死亡率为10.61/10万、围产儿死亡率4.76‰；3岁以下儿童系统保健管理率为99.47%，7岁以下儿童保健覆盖率为99%，婴儿死亡率为2.44‰，5岁以下儿童死亡率为5.52‰。妇女病普查率为97.31%。

四

南汇地区的医学教育始于传统人才的培养，以家传、收徒或自学方式进行。元、明、清各代所设医学对习医满师者进行考试，合格者准予行医。西医人员的培养始于1958年。1958年，南汇县护士学校始建，后更名为南汇县卫生学校，先后开设护士、中医士、西医士、助产士、检验士、乡村医士、社区医士等专业。1958～2008年，全日制中专毕业学生有2607人。1996～2009年，全日制中专联合办学毕业学生有1022人。1995～2005年，全日制自学中专毕业学生有659人。21世纪初，上海医药高等专科学校、上海医疗器械高等专科学校落户于国际医学园区内。医学教育由单一的中专层次向大专、本科发展，专业设置丰富多样。历届毕业生中许多成为各级医疗卫生、科研单位的部门领导或业务骨干。在办好全日制教育的同时，贯彻“两条腿走路”的方针，采取多种形式，举办高等、中等业余医学教育和函授教育，组织职工脱产或在职、短期进修或系统提高。

1986年始，南汇县卫生系统开展科研工作。1994年9月，上海市开展医学领先学科工作，南汇县有4项被列为上海市医学领先专业特色专科。2001年，2004年，南汇区各有一项目入选上海市卫生局特色专科和上海市医学重点专科建设规划。1986～2001年，南汇县卫生系统获得县以上科技成果奖44项，其中获得县级科技成果奖32项；获得上海市卫生局科技成果奖5项；获得上海市科委科技成果奖5项；获得卫生部科技成果奖2项。2003～2007年，南汇区卫生系统获得区级课题奖3项，区级科技成果奖11项，上海市级、上海市卫生局级科研结题3项，另有1个项目得到上海市级科研课题立项，38个项目得到区级科研课题立项，10个项目得到区卫生局级科研课题立项。2008年4月，全区医疗机构申报科研课题76项，经专家评审，获区级课题立项25项。

2001年，上海国际医学园区在卫生部支持下，经上海市政府同意，由南汇区政府负责实施的医学科技园区开始筹备。其以医疗服务业和医疗器械制造业为核心，以打造高端医疗服务平台、建设高科技医疗器械产业基地为目标，以国际化、现代化、多元化为导向，集“医、教、研、产”为一体的新型综合性医学园。2002年3月，上海国际医学园区筹建领导小组成立，上海市副市长杨晓渡、卫生部副部长朱庆生任正、副组长。2003年4月，上海国际医学园区有限公司成立。同年6月，原上海市市长汪道涵为上海国际医学园区题词。同年，上海医疗器械检测所、上海医药高等专科学校签约入驻。2005年，上海国际医学园区开发建设正式启动，园区列为上海市生产性服务业示范功能区之一，专辟医谷商务园、留学生创业园、产学研基地等项目；设有国际医院区、医学院校区、医疗器械及生物医药产业区、国际康复区、医学研发区、国际商务区六大功能区。至2009年底，上海市“十一五”规划重点工程项目上海质子重离子治疗中心开工建设，西门子医疗亚洲科技园，德尔格（医疗）上海有限公司，上海先声药业有限公司，上海华谊生物技术有限公司，上海常隆生命医学科技有限公司等数十家医疗器械及医药企业签约入驻。医学园区占地11.79平方公里（其中公共绿地212公顷），位于南汇区周浦镇周祝公路337号，东临申江路，南依申嘉湖高速公路，西靠罗山路延伸段，北缘周邓公路。

五

1988～2008年，南汇区（县）卫生系统先后开展各种主题的精神文明建设活动，规范服务、提高医疗服务质量和病人满意度；开展巩固规范服务行业达标成果和行风评议工作；开展政风行风建设活动；创建文明行业；开展“优化服务质量、优化就医环境”活动；开展“弘扬白求恩精神，做新时期白求恩式医务工作者”宣传教育活动；开展“规范服务标兵”评选活动；开展向陈海新学习“用心服务、创造感动”医患间感人故事讲演赛；开展文明城区创建工作等。通过一系列精神文明创建活动，南汇区（县）卫生系统涌现一大批全国、省（市）、区（县）级先进集体、先进个人。

南汇自清雍正四年（1726年）设县，至2009年8月撤区，历经283年。特别是1949年5月至2009年8月的60年间，南汇区（县）的卫生事业日新月异，取得了可喜可歌的成效；展望未来，随着南汇融入大浦东的这块热土，在二次创业精神的推动下，将进一步深化卫生改革，强化管理，充分动员和依靠广大卫生医务人员，发展浦东的现代化卫生事业，为人民健康和经济建设作出更大的贡献。

大事记

明

正德年间（1506～1521年）

境内有霍乱发生。

清

乾隆五十五年（1790年）

全县人口普查，总人口448338人，其中男性240804人，女性207534人。

道光元年（1821年）

南汇县城设同善堂，承办舍棺、掩埋、施衣、散药等义举。

宣统元年（1909年）

南汇县霍乱大流行。

宣统二年（1910年）

西医朱伯裳在周浦镇观音弄开业，开创南汇县西医之先河。

中华民国

民国12年（1923年）

2月　瞿崇俭、仲景明创办协济医院于大团镇中市煤炭弄（中大街37弄）。盛先之、盛始达兄妹创办南汇医院于惠南镇西门丁宅。

民国14年（1925年）

是年　全县霍乱大流行。

民国18年（1929年）

是年　全县霍乱大流行。

民国19年（1930年）

是年　据年报《中央卫生试验所》记载：陈方之、李赋京两氏调查，南汇县周浦、航头，惠南地区均有钉螺繁殖，证实南汇县确有血吸虫病流行。

是年　由地方绅士发起，在周浦镇悦和桥西南隅，募捐筹建辅善医院。

是年　药业同业公会成立，陶采章为理事长，郑辅之等3人为常务理事，会址设于新场镇。

民国20年（1931年）

是年　南汇县国医公会成立。会址设于惠南镇同善堂。

民国21年（1932年）

夏秋间　始建南汇公立医院，张鉴千任院长。

民国22年（1933年）

是年　辅善医院建成开业，位于悦和桥西南，院长朱允长。

民国26年（1937年）

秋　全县霍乱大流行。

民国27年（1938年）

是年　中国红十字会赠予南汇县一批简单的医疗器械，供夏履之等在大团创办大团时疫医院。

民国28年（1939年）

秋　南汇县抗日自卫总队第二大队（简称“抗卫二大”）为开展抗日武装斗争，组织“流动医院”，由王渭香兼任院长。

民国29年（1940年）

秋　全县霍乱大流行。

民国34年（1945年）

春　全县流行性脑脊髓膜炎大流行。

10月　新四军淞沪支队奉命北撤，“流动医院”遂告停办。

民国35年（1946年）

春　南汇县国医公会整理委员会成立，后更名为南汇县中医师公会，会址设于惠南镇东门外三角街利泰堂。同时复办《南汇医报》周刊。

是年　全县霍乱大流行。

是年　南汇县禁烟（鸦片）委员会成立，并开办戒烟所。附设于南汇县卫生院。

民国36年（1947年）

2月9日　南汇县医师公会成立。

民国38年（1949年）

5月14日　南汇县惠南镇解放，中国人民解放军军事管制委员会接管南汇卫生院，改名南汇县人民医院。

中华人民共和国

1950年

1月1日　南汇县人民医院在坦直乡试点，建立具有合作医疗性质的坦直乡人民治疗所。

12月　南汇县建立第一个联合医疗机构——三灶联合诊所。

1951年

2月25日　南汇县医务工作者协会成立。同年6月23日，改组为南汇卫生工作者协会。

7月26日　辅善医院改名为周浦人民医院。

10月6日　南汇县卫生工作者协会第一届第一次会员大会召开。

是年　南汇县医务界捐款购买飞机大炮，支持抗美援朝运动。计捐款折新版人民币561.66元。

1952年

1月　筹建南汇县接生员辅导委员会，各区设分会、各乡设小组。

4月3日　南汇县政府接管周浦人民医院后，原辅善医院的院董事会撤销，医院为全民所有制。

5月4日　南汇县政府卫生科成立。

7~8月　南汇县发动一次声势浩大的禁毒（禁鸦片烟）运动。

8月　南汇县妇幼保健所建立.。

12月1日　南汇县血吸虫病防治站成立。

是年　南汇县公费医疗预防实施管理委员会成立，始实行全民所有制职工公费医疗制度。

1953年

年初　将原南汇县卫生委员会、防疫委员会归并，建立南汇县爱国卫生运动委员会。

4月　松江专区血吸虫病防治干部培训班调防治干部25人，充实南汇县血吸虫病防治站力量。

是年　南汇县公费医疗预防管理委员会成立，由南汇县财政科、卫生科共同管理。

1954年

10月　南汇县政府卫生科设立卫生防疫股，专管卫生防疫工作。

1955年

秋　大团供销合作社所属卫生部进行第一例阑尾切除术成功，成为南汇县东南沿海医院的手术创举。

年底　中共南汇县委防治血吸虫病领导小组成立，由中共南汇县委副书记李钧任组长，沈海峦任副组长。

年底　南汇县在农村各乡、社设立不脱产的保健员，协助预防注射、报病、卫生宣传。

是年　组织社会医务人员，组成5个治疗组，治疗血吸虫病患者2901人。

1956年

5月　南汇县药材公司成立，管理全县中药店业务。

是年　根据《全国农业发展纲要》宣传和推行节制生育，提倡计划生育子女的规定。

1957年

是年　制定《南汇县消灭血吸虫病十年规划》。

是年　南汇县成立除“五害”（蚊、蝇、鼠、雀、钉螺）办公室，兼负爱国卫生和“血防”领导小组两个办公室工作。

1958年

7月下旬　全县各乡建立保健委员会。全县39个联合诊所改建为16个乡人民医院，各乡实行半劳保医疗制度。全县医药商店也从商业部门划并入医院，形成医药合一。做到“乡乡有医院，社社有保健站，队队有保健员，那里有医就有药”。

9月7日　南汇县人民医院创办南汇县护士学校，招收学员45人。

9月　上海市民政局将上海市区的上海市残疾人教养院四队迁至南汇县，与南汇县安老院合并成立南汇县教养院。

10月　16个乡人民医院改为10个公社医院。同时每个大队设一名不脱产的保健员。

冬　卫星河开挖，集中20万民工上工地。工地发生麻疹大流行，卫生大队转向为民工服务和麻疹防治工作。

年底　南汇县麻疹、百日咳、流行性感冒流行。为防治流行病，对全县保健员进行业务培训。

是年　公社化后，南汇县对农村妇女实行“四期”（月经期、怀孕期、哺乳期、产假期）保护。

是年　中共上海市委、上海市政府抽调上海市区医务人员500多人，组成卫生工作大队到南汇县，协助灭四病（血吸虫病、钩虫病、丝虫病、疟疾）工作。

1959年

4月27日　周浦人民医院与中心乡人民医院合并，下放给周浦公社，改名为周浦公社医院。

6月　随着行政区划的变动，将原有的10个公社医院划分成21个公社医院。由公社医院派医生下大队，与大队保健员组成保健站。初步形成县、社、队三级医疗网。

8月　南汇县科普技术协会卫生医药学组成立。

秋　白喉疫情流行，横沔地区发病最严重，全县发病571例，死亡16例。

年底　南汇县名中医献“三方”（验方、秘方、单方）1.5万张，辑成《祖国医学采风集》。

是年　中共南汇县委血防领导小组更名为中共南汇县委除害灭病领导小组，由中共南汇县委副书记王西平任组长、严维宸任副组长。

是年　南汇县教养院更名为南汇精神病疗养所，设床位250张。

1960年

春　随卫生部门体制改变，南汇县县级卫生单位（南汇县卫生科、南汇县血吸虫病防治站、南汇县妇幼保健所、南汇县中心医院、南汇县卫生工作者协会）合署办公。

4～5月　南汇县掀起以消灭血吸虫病为中心的“灭十病”（血吸虫病，钩虫病、丝虫病、疟疾、砂眼、牙病、麻风、头癣、精神病、性病）运动。

5月　南汇县人民医院改称南汇县中心医院。

5月　恢复血防站建制。卫生科、血防站、妇保所建立中共联合支部，直属中共南汇县县级机关委员会领导。

10月　全县21个公社医院更名为公社卫生院。

是年　南汇县护士学校更名为南汇县卫生学校。

1961年

6月　南汇县科普技术协会卫生医药学组改建为南汇县医药卫生学会。“文化大革命”中停止活动。

秋　周浦地区、大中砖瓦厂等一些工厂，相继出现浮肿病，后南汇县县级机关也有发生。经调查，为营养不良所致，南汇县卫生防疫站建议有关单位研制糠饼干等进行防治。

是年　疟疾流行，全县发病7811人。

是年　试制成功机械灭螺船、提高工效40倍。受到上海市、中央血防办的肯定。

1963年

5～10月　全县霍乱大流行。上海市卫生局局长王聿先率医务人员在老港公社卫生院蹲点。

8月　卫生部卫生防疫司副司长罗冬祥到南汇县指导扑灭霍乱疫情。

1964年

7月1日　南汇县人口普查，结果：全县122085户，常住人口502782人。

秋　上海市、南汇县组成计划生育手术队下乡。

冬　上海市、南汇县分别召开表彰计划生育工作者大会。南汇县评出上海市先进集体3个、先进个人3人；评出南汇县先进集体45个，先进个人55人。

是年　南汇精神病疗养所更名为上海市第二精神病疗养院。

1965年

夏秋季　南汇县流行性乙型脑炎流行。全县发病476人，死亡52人。患有各种后遗症者40余人。

是年　毛泽东发出“把医疗卫生工作的重点放到农村去”的“6·26”指示后，上海市卫生局组织卫生工作队到南汇县。12月起，为南汇县培训半农半医506人。

1966年

春　流行性脑膜炎流行，蔓延全县，发病4098人，死亡123人。

1967年

1月中旬　“文化大革命”的“一月风暴”席卷上海市，南汇县政府卫生科被“造反派”夺权。

12月21日　南汇县卫生学校被校外“造反派”打砸，学生被打受重伤3人；最严重的被砍12刀，转院到上海救治；被砸坏教学仪器门窗等，损失1000多元。

是年　南汇县工农兵医院竣工，地址在沪南线张家桥北侧。南汇县副县长吴天明题名为“工农兵医院”。

1969年

3月　祝桥公社亭东大队首先建立起由“赤脚医生”组成的大队卫生机构——大队卫生室（又称合作医疗站）。年底，全县有69个大队相继成立卫生室。

4月　南汇县县级卫生单位（南汇县卫生科、南汇县血吸虫病防治站、南汇县妇幼保健所、南汇县中心医院、南汇县卫生工作者协会）合并成立南汇县卫生局革命委员会，南汇县血吸虫病防治站和南汇县妇幼保健所为外勤组，负责全县血吸虫病防治、卫生防疫和妇幼保健工作。行政办公设在南汇县中心医院，各业务组室仍留原址。

7月　召开现场会议，推广大队卫生室合作医疗制度。

1970年

年初　全县335个大队相继建立卫生室。

1月　南汇县教育局、卫生局合并，易名为南汇县教育卫生局革命委员会。原南汇县血吸虫病防治站、妇幼保健所成立南汇县卫生防疫站革命委员会，增加原妇幼保健所的业务工作。

5月 在上海市南市区卫生工作队的支援下，在南汇县中学开设收治血吸虫病人治疗点。全县大规模收治病人，全年治疗血吸虫病人33327人。行切除脾脏手术33人。

7～8月 南汇县红眼病（急性传染性结膜炎）严重流行，遍及全县。

冬 全县开展修筑灭螺带的群众运动。全年出动49万人次，在历史有螺河道上修筑灭螺带1000万余平方米。

1971年

7～8月 全县乙型脑炎流行，发病165例，死亡7例。

是年 中央血防领导小组在上海市召开中央血防领导小组和南方13省市血防领导小组组长会议。会议期间，组织参观六灶、下沙公社等地的灭螺现场。

1972年

4月5日 《文汇报》报道《农村卫生院斗、批、改中“三个怎么办？”——祝桥公社卫生院调查报告》。

7月 南汇县教育、卫生分开，南汇县革命委员会卫生局成立，并建立中共南汇县卫生局委员会。

夏 南汇县各公社卫生院由公社集体所有制转为南汇县县属大集体所有制。

1973年

5月 南汇县中心医院肺科整体迁入工农兵医院。

10月 南汇县妇幼保健所建制恢复，原妇幼保健所人员及业务从南汇县卫生防疫站革命委员会划出。

是年 南汇县卫生防疫站在惠南镇建立固定的大气监测点，开展大气监测。

1976年

4月 南汇县结核病防治所成立，办公室设在南汇县卫生局内（1977年2月，所址迁至惠南镇南门大街156号）。

6月 芦潮港农场职工医院成立。

1977年

9月6日 南斯拉夫总统铁托参观周西公社百曲大队卫生室。

12月21日 巴基斯坦总统齐亚·哈克参观新场公社果园大队卫生室。

年底 南汇县结核病防治所移址张家桥工农兵医院内，与南汇县工农兵医院合署办公，实行一套班子、两块牌子。

1978年

2月　南汇县革命委员会卫生局改名为南汇县卫生局。

4月　南汇县精神病防治院竣工，位于惠南镇城北桥北首。

9月　共青团南汇县卫生局委员会成立。

10月　南汇县医药卫生学会恢复重建。

12月　南汇县卫生战线第一批医务人员评定晋升技术职称，评出副主任医师7人。

是年　南汇县对妇女“三病”（子宫脱垂、尿瘘、会阴Ⅲ度撕裂）开展查治工作，并按规定实行免费治疗。

是年　南汇县卫生局工会工作委员会恢复，开展工作。

是年　南汇县爱国卫生运动委员会恢复，下设办公室在县卫生局内。

1979年

1月17日　上海市革命委员会副主任杨恺，上海市卫生局副局长王希孟视察新场卫生城镇。

春　南汇县医学会举行首次年会，进行学术交流。

6月29日　美国卫生福利代表团参观南汇县中心医院、新场公社卫生院、新场公社果园大队卫生室。

6月　卫生部部长钱信忠陪同美国卫生代表团参观新场公社果园大队卫生室及草药园。

7～9月　世界卫生组织非洲国家公共卫生专业考察组7人、菲律宾初级卫生保健组5人、希腊“欧华”游船美、英、澳等国客人55人、世界卫生组织西太平洋区主任中岛宏，办事处顾梅纽等4批外宾先后到南汇县卫生防疫站考察。

8月26日　世界卫生组织考察南汇县中心医院、新场公社卫生院、新场公社果园大队卫生室。

9月底　霍乱传入南汇县引起流行，上海市卫生局副局长王希孟蹲点泥城公社指导防病工作。

10月1日起　按上海市规定实行对国家机关、事业单位职工家属医疗费补贴。

1980年

2月　日本医疗卫生考察团到南汇县卫生防疫站参观、考察。

4月15日　南汇县卫生局药品检验所成立。

6月29日　卫生部领导视察新场卫生城镇。

7月上旬　全县霍乱大流行，中共上海市委、上海市政府，上海市农委、上海市卫生局、上海市防疫站领导杨堤、韩哲一、杨恺、燕明、王希孟、柳向光、徐辉等到南汇县检查、指导防病工作。

7月13日　中共南汇县委召开五千人卫生防病电话会议，提出5条防治措施，要求迅速扑灭疫情。

7月14日　中共南汇县委，南汇县政府各部、委、办、局、行领导和机关干部63人下乡参加防病工作。

7月30日　南汇县中心医院传染科分出，成立南汇县传染病医院，迁入惠南镇北门外新址。

8月3日　卫生部副部长黄树则，中央爱卫会副主任李九如一行到南汇县检查卫生防病工作。

8月12日　卫生部部长钱信忠肯定南汇县治霍乱防病工作的5条经验。

是年　南汇县精神病防治康复工作领导小组成立，由南汇县分管卫生工作的副县长任组长，卫生、公安、民政部门领导任组员。

1981年

3月2日　上海市卫生局批复同意将周浦公社卫生院改制为南汇县县属集体性质，改名为周浦医院。

4月27日　中央血防办副主任郑岗、上海市血防办副主任鞠洛夫等领导到南汇县检查血防工作。

5月29日　政协上海市委员会副主席李干成率政协上海市委员会委员、在沪全国政协委员20人到南汇县检查卫生防病工作。

6月25日　上海市教卫办副主任舒文，上海市卫生局副局长王希孟等到南汇县检查防病工作，并深入泥城等公社检查、指导。

10月11日　下沙镇旅居尼日利亚华侨和香港同胞沈正刚、沈财霖先生分别赠款2万元和1.5万元，资助下沙公社卫生院，扩建病房，改善病房设备。

是年　经卫生部调查、考核，授予南汇县基本消灭血丝虫病证书。

1982年

7月1日　上海市副市长杨恺、上海市卫生局副局长王希孟等到南汇县检查防病工作。

是年　南汇县医药卫生学会改名为南汇县医学会。

1983年

1月　开展计划生育宣传月活动，大力提倡一对夫妇只生育一个孩子。

3月4日　上海市卫生局在南汇县宣桥公社三德大队卫生室召开卫生室经济体制改革现场会议，向全市郊县推广。

3月29日　中央爱卫办副主任张明照等到南汇县检查改水工作。

4月21日　卢湾区一行145人到南汇县参观城镇卫生。

同月　上海市农村改水会议在南汇县召开。

6月　卫生部防疫司副司长曹庆等一行到南汇县卫生防疫站检查防病工作。

12月26日　中央爱卫会改水项目办公室副主任曾幼德、于卫力一行到南汇县检查农村改水工作。

是年　全县人口平均期望寿命达69岁，比中华人民共和国成立前提高34岁。

1984年

4月　因全县甲型肝炎流行，南汇县卫生局在书院乡卫生院增设肝炎床位26张（1989年底撤销）。

5月　上海市卫生局副局长邵浩奇到南汇考察、处理祝桥乡金星村14组因堆放上海市区生活垃圾引起的环境污染问题。

7月　上海市卫生局确定下沙乡卫生院为上海市卫生系统集体医疗机构经济体制改革试点单位。南汇县卫生局确定航头、三墩乡卫生院为南汇县卫生系统集体医疗机构经济体制改革试点单位。

9月13日　经上海市验收考核，南汇县达到中央血吸虫病防治领导小组“关于消灭血吸虫病的标准”。

11月13日　南汇县卫生工作者协会恢复组织与活动。

11月14日　卫生部副部长陈敏章视察下沙乡卫生院。

12月17日　上海市卫生局批准成立南汇县中医医院，挂靠在南汇中心医院内。

1985年

1月1日　南汇县医疗救护站成立。

3月27日　上海市卫生局批准建立惠南镇、周浦镇、新场镇和大团镇卫生所。

7月10日　中共上海市委血防领导小组《对南汇县消灭血吸虫病情况报告的批复》，同意宣布消灭血吸虫病。并向全县人民表示热烈祝贺。

7月12日　《解放日报》、《文汇报》公布南汇县消灭血吸虫病。

是月　上海市卫生局副局长袁焕章到大团乡卫生院检查指导防病工作。

9月24日　中共南汇县委召开南汇县消灭血吸虫病表彰大会。上海市副市长、中共上海市委血防领导小组组长杨恺发来祝贺信。

12月10日　中共上海市委、上海市政府召开上海市消灭血吸虫病庆功表彰大会。南汇县卫生防疫站顾梦生被评为全国血防先进个人，南汇县卫生防疫站被评为上海市先进集体，全县18人记大功，86人获大会表扬。

至年底　全县打井10.3万口，农村99.2%的社员饮用井水。

1986年

2月17日　南汇县中医医院人、财、物单独核算，成为南汇县卫生局直属单位。

7月11日下午2时许　南汇县的新场、坦直、六灶一线遭受龙卷风袭击，医务人员全力抢救伤员。

7月12日下午　中共上海市委书记芮杏文、上海市市长江泽民、上海市人大常委会主任胡立教、上海市副市长黄菊等领导及上海市卫生局局长王道民等到周浦医院慰问“7·11”龙卷风受伤病员和医务人员，对周浦医院的抢救工作予以充分肯定。

11月 上海市编制委员会确定南汇县中心医院为副处级事业单位。上海市红十字会命名南汇县中心医院为南汇县红十字医院。

是年 下沙镇卫生院被卫生部命名为“全国卫生文明先进集体”。

是年 经上海市考核验收，南汇县基本消灭疟疾。

1987年

2月 南汇县牙病防治所、性病防治所成立，附设在南汇县中心医院内。

4月 南汇县妇幼保健所被上海市卫生局确定为南汇县唯一的婚前医学检查定点单位。

5月 南汇县工农兵医院与南汇县结核病防治所合并，改名为南汇县结核病防治医院

6月 南汇县卫生史上的第一部志书《上海市南汇县卫生志》刊印出内部版。编写历时4年，全志共12章，27万字，主编王声扬。

同月 南汇县献血办公室建立，设在南汇县中心医院内。行政事务由南汇县中心医院代管，采血业务由南汇县献血办公室和南汇县中心医院协调完成。

7月 以王佰生捐资为主建造的祝桥乡卫生院门诊大楼竣工。

9月25日 上海市第四次农村卫生系列改革工作研讨会在下沙镇卫生院召开。

10月3日 香港爱国同胞王佰生第一次回大陆，中共南汇县委书记王梦秋、南汇县县长陈文泉等4套班子领导陪同到祝桥乡卫生院考察工作。

11月25日至1988年1月25日 南汇县万祥乡新一村因村办简易自来水厂消毒不严引发伤寒疫情，上海市副市长谢丽娟率有关人员到现场督察、指导防病工作。

是年 下沙镇卫生院被卫生部第二次命名为“全国卫生文明先进集体”。

1988年

1月中旬 受上海市区甲肝暴发流行冲击波的影响，疫情波及南汇县周浦镇等地。2月达到高峰，发病672例，病人集中在周浦镇、惠南镇、东海农场3个地区。3月，疫情始下降。

2月 万祥乡新一村因自来水厂制水消毒不严引发伤寒疫情后，副市长谢丽娟、市农委主任张燕到南汇县召开部分郊县分管领导会议，加强对乡镇村自来水厂的卫生管理。

4月14日 南汇县政府印发《关于深化卫生改革，搞活搞好医疗卫生单位的若干意见》，推动卫生改革。

4月 为昭彰爱国同胞王佰生捐款助医义举，上海市卫生局同意将祝桥乡卫生院更名为祝桥乡光明医疗院（1990年5月21日，上海市卫生局批复同意：鉴于祝桥乡光明医疗院名称给病人医疗费报销带来不便而改名祝桥乡光明医院）。

7月初 祝桥地区因上海市区生活垃圾污染水源引起甲肝暴发流行。7月，发病114例。

8月 苏浙沪毗邻地区渔港检疫协作会议在南汇县召开，会议决定建立“苏浙沪毗邻地区渔港检疫霍乱联防协作组”。

10月 经上海市卫生局批准，南汇县结核病防治院和上海市退休职工管理委员会合作，创立上海市第一家临终关怀医院——上海市退休职工南汇护理院，作为南汇县结核病防治院的第二冠名。

1989年

10月10日　周浦医院搬迁至关岳路135号新址。

1990年

2月3日　中共南汇县卫生局委员会发出通知，在全县卫生系统开展“学习雷锋、白求恩，树立时代新风尚，为病员、社会做好事”活动。

2月　南汇县政府决定：搬迁南汇县中医医院，在原惠南乡卫生院内以及其北侧动迁商业用房、民居后建造南汇县中医医院门急诊大楼。南汇县中医医院建成后，惠南乡卫生院与之合并。

6月14日　上海市卫生局批复同意南汇县惠南乡卫生院改建为南汇县中医医院，同时将惠南乡卫生院并入改建后的南汇县中医医院。为表彰王佰生的爱国之心，同意改建后的南汇县中医医院更名为南汇县光明中医医院。

7月13日　南汇县卫生局增设计划财务股。

7月　美国雅鲁大学教授戴维斯女士参观全国首家临终关怀护理院——上海市退休职工南汇护理院。

11月　南汇县计划生育办公室从南汇县卫生局分出，成立单独建制的南汇县计划生育委员会。

是年　南汇县肿瘤办公室成立，办公室设于南汇县结核病防治院内。

是年　经上海市考核、验收，南汇县基本消灭布鲁氏杆菌病。

1991年

3月1日　南汇县编制委员会核定县爱卫办为相当行政正科级事业单位，事业编制6人，办公室附设在南汇县卫生局内。

6月　南汇县、各镇（乡）成立初级卫生保健委员会，下设办公室，形成管理网络。

7月　新场镇居民王道成在中南海怀仁堂受到全国人大常委会委员长万里、国务委员李铁映等领导的接见，并被授予“无偿献血”金杯奖。

8月　由王佰生捐资110万元兴建的南汇县中医医院门诊楼竣工。

9月1日　南汇县中医医院更名为南汇县光明中医医院，举行新医院开诊典礼。市卫生局局长王道民为门诊楼揭牌，县长陈文泉为捐资人王佰生授奖牌。

9月20日　南汇县编制委员会同意南汇县卫生局在乡村医生中吸收15名具有大、中专学历人员进卫生院工作。

10月29日　南汇县卫生局增设监察审计股。

12月17日　南汇县芦潮港镇卫生所成立，与县卫生防疫站的芦潮港检疫站合署办公。

是年　云南省卫生考察团到南汇县考察防疫工作。

是年　经国家有关部门考核、验收，南汇县基本消灭麻风病。

1992年

3月　南汇县血站批准建立。

6月22日　南汇县卫生局各股改设为科建制。

10月　王佰生捐资12万元，为祝桥光明医院征用农田0.34公顷。

11月20日　上海市副市长谢丽娟到南汇县光明中医医院视察。

是年　新场乡被确定为上海郊县2000年人人享有卫生保健试点乡，年底，通过上海市初级卫生保健委员会验收评估，授予“试点先进乡”称号。

是年　香港同胞王剑伟、康玉麟等捐资70万港币，上海市、南汇县、坦直乡政府投资125万元，新建坦直乡卫生院。

1993年

2月19日　南汇县政府在泥城乡横港村召开“建设南汇县甲级卫生室现场会”，学习“我国农村实现2000年人人享有卫生保健规划目标”。

4月10日　在惠南镇西潭子欢乐村举办“为老年事业奉献一片情大会”，为南汇护理院募捐善款近20万元。

5月10日　南汇县政府批转南汇县卫生局、人事局《关于深化南汇县医疗卫生改革的几点意见》（试行），进一步推进卫生改革。

6月9日　卫生部副部长殷大奎、国务院研究室教育卫生局邹力行、国务院发展研究项目代表、世界银行驻华代表处，英国某大学发展研究所、英国文化委员会驻上海主任、泰国某大学经济学副教授，《中国农村卫生管理》、《中国初级卫生保健》、《卫生经济研究》、《卫生软件学》杂志社和14个省市领导一行46人，在祝桥光明医院召开“中国农村医疗保健制度研讨会”。

10月2日　卫生部副部长、中医药管理局局长张文康一行，视察南汇县中心医院、光明中医医院。

11月17日　上海市副市长谢丽娟由南汇县县长陈文泉、副县长马玉如、郑时芬等及王佰生夫妇陪同到祝桥光明医院视察工作。

1994年

2月21日　南汇县光明中医医院被确定为二级甲等中医医院。

3月1日　按照国务院规定，医院始实行五天半工作制，行政职能科室星期六下午休息，业务科室采取轮休办法。

3月29日　国家中医药管理局领导到南汇县光明中医医院视察。

是月　南汇县卫生局工会工作委员会更名为南汇县医务工会，并召开南汇县医务工会第一届代表会议。

4月15日　南汇县癌症康复协会成立。

7月1日　各医院医药费实行“总量控制，结构调整”规定。

7月7日　香港爱国同胞欧阳琪为鼓励周浦医院职工的敬业精神，捐赠10万元，成立欧阳琪基金会。

7月18日 上海中医药大学校长施杞陪同比利时中医学院院长朗台一行到南汇县光明中医医院考察。

7月 周西乡卫生院改名康桥镇卫生院。

9月 南汇县中心医院通过联合国世界卫生组织的考核，成为郊县首家爱婴医院。

10月15日 南汇县光明中医医院在上海市卫生系统首家制定试行“临床单一疾病诊疗常规及收费标准”。

12月26日 上海市初保审评专家组到南汇县审评。宣布南汇县农村2000年人人享有初级卫生保健的各项指标（除农村卫生厕所普及率低于部颁标准外）都达到卫生部的标准。

是年 南华医院储峰负责的“流行性出血热特色专科”，入选首批上海市医学领先专业医疗特色专科建设；新场镇卫生院“探索院村初保工作一体化稳定农村医生队伍”研究课题，入选上海市医学领先专业初级卫生特色项目建设。

1995年

1月1日 南汇县卫生局在新场镇开展“一院二制五统一”的镇村卫生机构一体化管理工作试点。

2月9日 南汇县中心医院获得郊县首家由卫生部、联合国儿童基金会、世界卫生组织颁发的“爱婴医院”铜牌。

2月18日 南汇县精神病防治医院更名为南汇县精神卫生中心。

2月21日 南汇县中心医院被评为二级甲等医院。

5月22日 南汇县全面实现农村自来水化。

6月19日 周浦医院通过爱婴医院评审。

6月29日 上海市各区、县领导到南汇县光明中医医院考察工作。

6月30日 南汇县传染病医院更名为南汇县南华医院。

7月1日 各医疗卫生单位始实施每周五天工作制。

7月18日 南汇县中心医院邱夏地负责的“胃肠病特色专科”和周浦医院王子平负责的“脊柱脊髓损伤专科”入选上海市医学领先专业医疗特色专科。

7月26日 南汇县南华医院在惠南镇开设听潮门诊部。

8月14日 南汇县光明中医医院被上海中医药大学认定为“上海中医药大学实习医院”、“上海市中医药大学社区教学基地”。

9月28日 欧阳琪基金揭牌及首次欧阳琪基金颁奖仪式在周浦医院举行。

10月6日 香港爱国同胞王佰生偕夫人到南汇县光明中医医院考察，为门诊改扩建工程再捐资80万元。

10月24日 上海海厦房产公司捐赠的南汇护理院病房大楼（海厦楼）奠基仪式在南汇护理院举行。

11月27日 周浦医院被评为二级乙等医院。

1996年

3月6～9日　南汇县第三个85%计划免疫通过卫生部审评，提前5年达到全国第三个85%计划免疫目标。

6月17日　国家中医药管理局副局长诸国本一行到南汇县光明中医医院视察工作。

10月16日　南汇县光明中医医院为香港爱国同胞王佰生举办81岁华诞宴会，中共南汇县委书记乔野生、南汇县县长汪松年等领导到会祝贺。

是年　惠南镇、新场镇、东海农场创建成上海市二级卫生城镇，周浦镇沈西村等7个村为上海市卫生村。

是年　下沙镇卫生院连续八届（1982～1996年）被上海市政府命名为"上海市文明单位"。

1997年

1月5日　南汇县被列入全国"九五"（1996～2000年）精神病防治康复试点县之一。

1月17日　上海市卫生局批复同意康桥镇卫生院、周浦镇卫生所并入周浦医院，并在原周浦镇卫生所设立南汇县卫生局卫生监督所分所。

3月20日　南汇县卫生局卫生监督所成立，挂靠在南汇县卫生防疫站。

4月　南汇县卫生系统药品采购管理领导小组成立。

5月5日　国家中医药管理局领导、专家一行40余人视察南汇县光明中医医院。

7月30日　南汇县卫生局机关由惠南镇人民路47号搬迁至城北路8号。

8月13日　南汇县政府批准《南汇县卫生局职能配置、内设机构和人员编制方案》。

同月　南汇县卫生学校与上海第二医科大学附属卫生学校联合办学，成为上海第二医科大学附属卫生学校南汇分校。

11月　上海市副市长左焕琛、上海市政府副秘书长殷一璀、上海市卫生局局长刘俊等一行到新场镇卫生院视察，并调研郊区一级医院规模、设备和老百姓就医状况等。

12月1日　南汇县医疗机构监督管理办公室成立，并制订南汇县"九五"期间医疗机构设置规划。

是年　惠南镇通过上海市考核，基本达到国家卫生县城标准。

1998年

1月1日　南汇县卫生系统试行会计工作电算化。

1月1日起　南汇以县为单位开展农村合作医疗大病统筹工作，增强农民抵御患大病的风险能力，解决或减轻农民因病致贫的问题。

4月21日　南汇县卫生局、南汇县退休职工管理委员会联合发放"南汇县特困退休职工帮困医疗卡"。

4月　南汇县中心医院被定为卫生部国际紧急救援网络医院。

5月13日　上海市副市长左焕琛、上海市政府副秘书长殷一璀、上海市卫生局局长刘俊等到南汇县实地考察新场、坦直镇的镇、村一体化管理模式，给予高度评价。

7月29日　南汇县卫生工作会议举行，会议印发《中共南汇县委、南汇县人民政府关于加快南汇县卫生改革与发展的意见》，上海市副市长左焕琛、上海市卫生局副书记马强、南汇县县长白文华出席。

9月1日　惠南镇卫生所并入南汇县光明中医医院。

10月15日　各医疗卫生单位职工参加上海市“百万市民法律知识竞赛”。

11月9日　周浦医院被上海市防火委、上海市文明办、上海市总工会评为50年无火灾荣誉单位。

11月30日至12月3日　全国中西医结合学会第六届农村基层工作暨学术交流会在南汇县召开。

是年　南汇县中心医院陈权、周浦医院宋德香、血站严秀娟、新场镇卫生院李荣华等4名医生入选首批上海市区、县卫生系统学科带头人培养计划。

是年　南汇县被国家中医药管理局确定为第二批“全国农村中医工作试点县”。

是年　南汇县统一全县村卫生室的门诊、出诊费、服务项目。

1999年

1月1日　南汇县卫生局所属18家医疗卫生单位通过会计电算化验收，采用电脑代替手工记账。

5月15日　中国政府和国际狮子会（慈善服务组织）携手推出的合作项目——“视觉第一，中国行动”白内障复明工程在南汇县启动。

6月25日　南汇县县长白文华在“南汇县卫生系统纪念‘七一’报告会”上作《21世纪的南汇》报告。

7月26日　南汇县卫生局召开医疗器械政府采购工作会议，宣布成立卫生局采购领导小组，在南汇县卫生用品服务中心内组建南汇县卫生局采购中心。会议下发《南汇县卫生系统医疗器械设备实施政府采购暂行办法》。

12月　南汇县编委批复同意原南汇县卫生防疫站撤销，建立新的南汇县疾病预防控制中心、南汇县卫生检验检测所和南汇县卫生局卫生监督所。

2000年

3月14日至4月8日　第四次全国结核病流行病学抽样抽查工作在南汇县展开。

4月1日　经南汇县政府批准，南汇县施行新的公费医疗管理办法。

4月5日　卫生部原部长钱信忠在上海市卫生局副书记马强等陪同下到南汇县考察农村合作医疗工作。

4月19日　南汇县政府办公室转发《南汇县人事局、卫生局关于本县卫生事业单位实行聘用合同制的实施意见（试行）的通知》，全面推行劳动人事制度改革。

4月25日　南汇县政府召开南汇县卫生工作会议，学习、贯彻国务院办公厅《关于城镇医药卫生体制改革指导意见》。

4月26～27日　南汇县创建全国农村中医工作先进县，通过上海市市级评审。

4月 南汇县结核病防治院更名南汇县老年护理院为第一冠名，南汇县结核病防治院为第二冠名。

5月18～20日 南汇县创建全国农村中医工作先进县、南汇县光明中医医院创建全国示范中医医院通过国家级验收。

7月17日 南汇县人事局、卫生局联合下发《关于南汇县卫生系统吸收大中专毕业生的暂行办法》，大专、中专毕业生进卫生事业单位工作，实行公布岗位、公开招考、择优录用。录用后由南汇县人才交流服务中心实行人事代理。

7月24日 南汇县卫生人才服务中心成立，接受南汇县卫生事业单位委托，对南汇县卫生事业单位新进人员实行人事代理。

8月3日 国家中医药管理局批准南汇县为全国农村中医工作先进试点县，南汇县光明中医医院为全国示范中医医院。

8月始 南汇县卫生局首次组织医疗小分队，赴云南省文山县人民医院进行对口帮扶，时间每批3～6个月。

8月 上海市东海农场职工医院改建为上海市东海老年护理医院工作启动。

10月1日 二级医疗机构始执行药品收支两条线管理制度。

10月5～7日 南汇县首次在老港、东海、大团镇检出O139霍乱病人4名，健康带菌者4名。

11月1日 南汇县医疗保险事务中心成立。

11月22日 南汇县推进医疗保险改革工作会议召开。

11月28日 越南卫生部医疗保险代表团一行10人，到南汇县光明中医医院考察医疗保险的改革情况。

12月5日 南汇县卫生后勤服务中心成立。

12月21日 南汇县实行高级专家带教制度。储峰、邱夏地、徐根才、王静恩、尚云、戴忠良、王建华、朱友才等8人成为首批带教的高级专家。

12月底 二级医院始实行住院费用“一日清”制度、医疗费查询及向病人提供住院费用清单。

年底 南汇县31家医疗单位实现医保结算电脑联网。

是年 南汇县政府将有关卫生防病工作指标列入对各镇政府的目标考核。

2001年

1月1日 《上海市城镇职工基本医疗保险办法》全面实施，南汇县31家医疗单位全部和上海市医保中心联网实时结算。全县1243家参保单位的23646名退休人员划卡就医，78235名在职职工用“老凭证”按新办法结算。

同日下午 上海市副市长左焕琛视察光明中医医院，提出“发展中医特色，走中西医结合道路”的要求。

1月 横沔镇卫生院并入周浦医院。

3月19日 全县400多家机关、事业单位的25000多名在职人员和退休人员纳入城镇职工基本医保体系，实行近50年的公费医疗制度结束。

4月11日　中共上海市卫生局委员会书记陈志荣一行8人到南汇县调研农村卫生工作，并考察新场镇卫生院和2个卫生所的工作情况。

7月15日　南汇县政府制定《三峡库区移民合作医疗暂行办法》。

7月20日　对679名三峡库区移民进行“三病”（血吸虫病、丝虫病、疟疾）检疫，并建立“移民登记册”和“移民疫苗接种专册”。

7月　南汇县卫生局药政科撤销，南汇县卫生局的药品管理职能移交给新成立的上海市药品监督管理局南汇分局。

8月　南汇区政府召开“创建中医先进二期工作动员大会”，争取南汇区中医工作再上一个台阶。

10月27日　由王佰生捐资140万元、南汇区财政出资107万元、祝桥镇财政出资133万元、祝桥镇光明医院自筹资金198.9万元（合计578.9万元）建造的新病房大楼竣工。

12月6日　新场镇卫生院完成社区卫生服务中心标准化建设，通过上海市验收、评估。

12月29日　上海市发展计划委员会牵头召开国际医学园区筹备工作协调会。

是年　南汇区6家二级医院执行药品收支两条线管理。

2002年

2月1日　南汇区首次从吸毒人员中检出本地籍HIV（人类免疫缺陷病毒）感染者，在对其同伙和性伴的追踪调查中又检出3例HIV感染者。

4月　南汇区政府对南汇区卫生局职能配置、内设机构和人员编制进行调整。南汇区卫生局机关设7个职能科（室），定编34人。

6月　上海市东海老年护理医院竣工、开业，核定床位400张。

9月1日　南汇区卫生局卫生监督所医疗事故处理办公室成立。

10月1日起　乙肝疫苗接种工作纳入儿童计划免疫范畴。

10月　南汇区健康促进委员会成立。

2003年

1月　南汇区结核病防治院的肺结核病预防功能转入南汇区疾病预防控制中心。

2月18日　南汇区卫生局在盐仓镇卫生院召开落实“上海郊区社区卫生服务的研究与实践”课题2003年度工作计划协调会议，决定在高永、永乐、立新、星火4个村首先推行社区卫生团队服务试点，开展“六位一体”服务。

3月21日　荷兰麻风病防治专家到南汇区检查麻风病人康复治疗工作。

3月　南汇区卫生局首次组建、派出一支9人组成的赴摩洛哥医疗小分队，进行为期两年的援外医疗服务，由朱友才任队长。

4月8日　区政府印发《上海市南汇区区域卫生规划（2001～2010年)》。

4月18日　上海国际医学园区有限公司成立。6月9日，上海市原市长汪道涵为“上海国际医学园区”题词。上海医疗器械检测所、上海医药高等专科学校签约入驻。

5月9日　中共南汇区委书记陈策到南汇区卫生局听取抗击“非典”工作汇报。

5月16日　中共上海市委副书记殷一璀，上海市副市长杨晓渡、唐登杰，上海市卫生局副局长彭靖等一行20人到周浦医院检查“非典”防治工作。

5月20日　中共南汇区委副书记崔明华、南汇区副区长景莹到祝桥光明医院督查“非典”发热病区设置准备工作。

6月18日　上海市副市长杨晓渡、上海市卫生局副局长刘国华到南汇区南华医院视察“非典”防病工作。

8月27日　世界卫生组织（WHO）中央项目组到南汇区考察死因统计课题。

10月15日　区政府下发《南汇区镇村卫生机构一体化管理实施办法》，对镇村卫生机构的功能定位、资源配置、一体化管理标准等内容作出规定。

11月27日　区政府印发《南汇区加强公共卫生体系建设三年行动计划（2003～2005年）》。

11月　区政府印发《南汇区预防和控制慢性非传染性疾病中长期规划（2003～2015年）》和《南汇区预防和控制慢性非传染性疾病实施方案（2003～2005年）》及《南汇区有关职能部门预防与控制慢性非传染性疾病工作职责》。

11月　南汇区卫生局建立卫生信息化建设领导小组，组建卫生信息中心。

12月　异地新建的航头和改扩建的芦潮港、大团、泥城、万祥5个镇卫生院的社区卫生服务中心标准化建设通过上海市卫生局验收、评估。

2004年

1月29日　康桥镇怡园村发生高致病性禽流感疫情。

2月12日　南汇区医学会第一次会员代表大会召开。

4月　民办汇南门诊部开诊于南汇区惠南镇南园路112号。

5月18日　南汇区工厂企事业卫生保健管理协会成立，并召开第一次会员代表大会。

7月28日　南汇区疾病预防控制精神卫生分中心成立。

8月　南汇区在新场镇社区卫生服务中心设流动人口平价分娩点。

9月28日　中共南汇区委书记陈策率南汇区四套班子领导，到新落成的航头镇社区卫生服务中心视察。

10月27日　政协南汇区委员会主席吴岭等到南汇区疾病预防控制中心调研。

11月　南汇区台湾事务办公室确定南汇区光明中医医院为南汇区台湾同胞定点医院。

12月30日　上海市政府实事工程——异地新建的宣桥和改扩建的祝桥、书院、老港、滨海5个镇卫生院社区卫生服务中心标准化建设通过上海市卫生局的评估、验收。

2005年

1月1日　南汇区卫生局卫生监督所将食品生产企业、化妆品生产企业卫生监管职能移交南汇区技术监督局。

1月13日　周浦医院由集体所有制事业单位恢复为全民所有制事业单位。

1月　南汇区卫生局卫生监督所食品卫生监督职能平移至上海市食品药品监督局南汇分局

南汇区食品药品监督所后，南汇区卫生局卫生监督所周浦分所撤销。

4月25日　南汇区卫生系统9名援摩洛哥医疗队队员凯旋回归。

5月　南汇区卫生局增设南汇区卫生应急处置办公室。

6月17日　南汇区卫生局“南汇卫生信息网”开通。

7月　南汇区卡介苗免疫接种工作由结核病防治院转移至南汇区中心医院。

7月　南汇区卫生学校更名为上海交通大学医学院附属卫生学校南汇分校。

8月1日　南汇区血液卫生监督职能由血站移交南汇区卫生局卫生监督所。

11月　南汇区疾病预防控制中心检验检测项目九大类299个参数通过国家实验室认可。

12月　上海市政府实事工程——异地新建的（周浦、六灶、惠南），改扩建的康桥等4个镇卫生院社区卫生服务中心标准化建设通过上海市卫生局验收、评估。至此，全区14个镇和滨海度假区的社区卫生服务中心标准化建设全部完成。

2006年

1月23日　位于惠南镇民乐村的南汇区医疗卫生中心举行奠基、开工典礼。新建的医疗卫生中心包括中心医院、精神卫生中心、医疗急救中心、血站，总建筑面积约10.4万平方米，设置床位980张，总投资约6.6亿元。

2月20日　南汇区政府办公室转发南汇区卫生局关于《南汇区村卫生所（室）规范化管理实施意见》，要求各社区卫生服务中心设立社区卫生服务科，负责对村卫生所（室）实行全面统一管理。

2月27日　南汇区卫生局成立社区卫生服务工作领导小组。

3月25日　南汇区卫生局卫生应急管理办公室成立。

4月6日　中共上海市市委副书记殷一璀、上海市副市长杨晓渡等领导一行20余人视察航头镇社区卫生服务中心。

4月19日　南汇区卫生局下发《关于在本区建立社区卫生服务联村医生责任制的通知》、《2006年南汇区社区卫生服务实施意见》、《关于在本区推广〈家庭保健服务合同〉的通知》3个文件，明确联村医生的要求和职责。

4月26日　南汇区编制委员会办公室批复同意，14个镇和滨海度假区卫生院更名为社区卫生服务中心。

7月26日　上海市人大常委会副主任胡炜、南汇区人大常委会主任郭天成、南汇区副区长景莹等50多位领导视察大团镇社区卫生服务中心工作。

8月15日　卫生部和世界卫生组织专家一行14人，到周浦医院指导流感样监测工作。

8月31日　南汇区卫生局与上海交通大学医学院附属第九人民医院签约合作共建周浦医院。

9月12日　山西省卫生厅考察团到祝桥镇三育、祝西卫生所考察新型农村合作医疗工作。

10月　“南汇合作医疗网”开通。

11月11日　“上海第九人民医院周浦分院挂牌仪式”暨大型义诊活动，在周浦医院门诊广场举行。

11月15日　原朝阳、芦潮港农场职工医院分别并入祝桥、芦潮港镇社区卫生服务中心。

11月15日　南汇区政府召开社区卫生服务工作专题会议，南汇区区长张建晨作动员。

12月7日　上海市卫生局局长陈志荣一行到南汇区调查、督导治理医药购销领域商业贿赂工作情况。

年底　全区各镇社区卫生服务中心信息管理（HIS）系统改造基本完成。

2007年

1月26日　南汇区社区卫生服务综合改革领导小组成立，南汇区区长张建晨任组长，副区长朱嘉骏、吴力坚任副组长，卫生局局长李荣华兼任办公室主任。

2月1日　南汇区实施社区卫生服务中心门急诊诊查费减免政策，至12月底，为141.80万人次减免费用992.63万元。

3月　南汇区卫生局增设大团镇社区卫生服务中心为流动人口孕产妇平价分娩点。

4月1日起　南汇区14家社区卫生服务中心实施对市民进行门（急）诊诊查费的减免工作。

4月19日　中共上海市委副书记、上海市市长韩正等一行20余人，视察航头镇社区卫生服务中心。

5月23日　政协上海市委员会副主席左焕琛一行到南汇区老年医院作“本市老年护理院的情况调研”。

5月24日　落户于上海国际医学园区的中德友好医院合资合同在京签署，国家主席胡锦涛在人民大会堂与德国总统克勒见证签字仪式。

5月　由老年医院负责的全区结核病防治功能整合至南华医院。

6月26日　南汇区卫生局成立卫生监督科。

6月28日　南汇区政府下发《南汇区社区卫生服务综合改革实施方案（试行）》，启动南汇区社区卫生服务综合改革。

7月　南汇区社区卫生服务管理中心、南汇区社区卫生服务结算中心成立。

是月　上海市监狱总医院搬迁至南汇区周浦镇康沈路2077号。

同月　民办上海海洋门诊部开诊。

8月1日　南汇区实行村卫生室诊查费减免政策，至12月底，为78.42万人次减免费用156.84万元。

8月9日　中共上海市委书记习近平视察上海国际医学园区西门子医疗亚洲科技园。

8月24日　上海市卫生局副局长彭靖到万祥镇社区卫生服务中心调研社区卫生服务工作。

8月30日　上海市人大常委会副主任周禹鹏等一行20余人视察航头镇社区卫生服务中心。

8月　南汇区血站通过上海市行业专家组对实施卫生部采供血机构执业情况的内部督导、检查和校验。

9月15日　上海市“三下乡”集中示范——卫生健农活动在航头镇社区卫生服务中心举行。

9月　上海市发改委批复同意南汇区周浦医院迁建工程立项，建设规模占地面积约1.07公顷，设定床位600张，建筑面积65500平方米，总投资约为5亿元。新院址位于周浦镇牛桥村6组，塘东村8组、9组。

10月9日　南汇区卫生局召开《南汇卫生志》编纂工作动员大会，印发编纂方案。

10月10日　上海市副市长杨定华、上海市政府副秘书长李逸平及上海市发改委、卫生局、申康医院发展中心等部门领导一行到上海国际医学园区考察、调研。

10月24日　南汇区医疗保险中心通过BSI（英国标准协会）ISO 9000质量体系认证。

11月1日始　南汇区光明中医医院承担的公共卫生服务功能移交惠南镇社区卫生服务中心。

是年　南汇区被卫生部、国家发改委等八部委评为全国新型农村合作医疗工作先进区。

是年　南汇区完成标准化村卫生室建设40所。

2008年

1月14日　中共上海市委书记俞正声考察医学园区西门子医疗亚洲科技园。

2月21日　南汇区区长张建晨等领导到医学园区进行调研。

2月　南汇区公共卫生中心在临港新城银莲路3号破土动工。

4月14日　南汇区卫生局从惠南镇城北路8号搬迁至临港新城申港大道200号南汇区机关办公中心西大楼5楼办公。

5月14日　四川“5·12”汶川大地震后第二天，南汇区卫生局紧急派出第一批援川医疗队员，后又派出11人参加上海市赴川医疗防疫救援。

6月12日　全国政协副主席张梅颖率“医学教育改革与基层卫生人才培养”专题调研组，视察惠南镇社区卫生服务中心。

6月底始　南汇区卫生局执行对口支援四川都江堰安龙镇长期医疗援建任务。年底前，派出3批28人。

7月15日　上海市卫生局副局长李卫平、巡视员彭靖等到南汇区调研社区卫生服务综合改革进展情况。

7月23日　南汇区卫生局、南汇区司法局及南汇区综合治理委员会等联合成立南汇区医患纠纷人民调解委员会，在惠南镇北门大街180号举行揭牌仪式。

8月1日　南汇区卫生人才服务中心独立建制。

9月2日　举行南汇区“中盖艾滋病项目”（卫生部、国务院防治艾滋病办公室与美国比尔及梅林达·盖茨基金会合作开展的艾滋病防治项目）启动仪式。

9月11日　中共上海市委常委、统战部部长杨晓渡到上海国际医学园区视察。

9月26日　卫生部农卫司副司长聂春雷率东部地区新型农村合作医疗工作考察团的东部地区六省三市卫生厅厅级领导及北京部分高校专家等一行43人，考察惠南镇社区卫生服务中心和惠南镇城西村中心卫生室。

10月1日起　南汇区161所村卫生室全面实行150种基本药品零差率销售。

10月　14家社区卫生服务中心组健全科团队172个，为群众提供“六位一体”社区卫生服务，覆盖全部村（居）委。

12月24日　举行南汇区医疗卫生中心落成典礼暨复旦大学附属华山医院南汇分院揭牌仪式。南汇区卫生局与复旦大学签订共建南汇区中心医院协议，南汇区中心医院第二冠名为复旦大学附属华山医院南汇分院。

12月28日　南汇区红十字会医院（南汇区中心医院）获中国红十字总会“最佳医疗机构”称号，是上海市唯一一家入选的二级医疗机构。

是日起　全区14家社区卫生服务中心全部实施基本药品零差率改革，首批实行零差率的药品有166种。

是年　全区145所卫生室在网上开展工作。

2009年

1月1日　南汇区南华医院听潮门诊部整体剥离至惠南镇社区卫生服务中心。

3月11日　中共南汇区委书记戴海波一行看望南汇区在四川都江堰市安龙镇的支医人员。

3月23日　南汇区卫生局与南汇区残联共同召开“南汇区残疾人康复工作推进会”，下发《关于成立南汇区残疾人康复技术专家组和康复技术资源中心的通知》和《关于进一步加强残疾人社区康复工作的实施方案》。

4月　南汇区医疗保险办公室、南汇区医疗保险事务中心从南汇区卫生局划出，隶属于南汇区人力资源和社会保障局。

8月26日　随南汇区撤并至浦东新区，原南汇区卫生局机关由临港新城申港大道200号南汇区机关办公中心西大楼5楼搬迁至浦东新区世纪大道2001号2号楼社会发展局内；9月17日，移址成山路820号新成立的浦东新区卫生局新址办公。

9月26日　上海市第六人民医院临港新城医院在临港新城环湖西三路海港大道开工建造。

第一章　卫生管理机构

南汇地区的卫生行政机构始设于元代。至元年间，松江府有官医提领所之设。明、清两代，松江府设府医学。南汇建县前由松江府府医学、上海县县医学管辖。清雍正四年（1726年）南汇建县，但何时设县医学的时间已无从考证。县医学负责管理境内卫生行政包括施医施药、医户差役、医药诉讼、方剂鉴定以及医学教育等事项。县医学设医官即医学训科一人，“士人任，不入流，无俸”，由县署从当地医生中遴选，经礼部核准后给札（公文一类）任事，属县衙杂职。南汇县医学无固定办公地点。

鸦片战争后，清廷政治日趋腐败，地方卫生行政机构及医官任用制度逐渐废弃。清光绪末年（1908年），南汇县县医学已名实俱亡，南汇县衙无专人治理全县卫生事宜。辛亥革命（1911年）后，民国政府规定全县医药卫生事宜由警察局和民政局兼管。民国21年（1932年），南汇县办起第一所公立的医院——南汇公立医院，至南汇县解放（1949年5月）前夕，有1名公共卫生护士管全县预防接种和卫生行政工作。

南汇县解放后，南汇县卫生院被中国人民解放军南汇县军管会接管，改名为南汇县人民医院，卫生行政事务由南汇县人民医院兼管。1952年5月，南汇县政府建立卫生科，统管全县卫生行政事务。1969年4月，建立南汇县卫生局革命委员会。1978年2月，南汇县卫生局革命委员会改称为南汇县卫生局。2001年8月，南汇撤县建区，南汇县卫生局更名为南汇区卫生局。南汇区（县）卫生局（科）是主管全区（县）卫生工作的区（县）政府工作部门，贯彻执行中国共产党和人民政府制定的卫生工作方针，健全管理体制，理顺条块关系，加强宏观调控，探索、健全、完善全区（县）卫生管理网络。2009年8月。南汇区正式撤销，整体并入浦东新区，南汇区卫生局及所属各医疗卫生单位随同并入。

第一节　区级行政机构

一、沿　革

辛亥革命（1911年）前，南汇县衙无专人管理全县卫生事宜。辛亥革命后，国民政府规定全县医药卫生事宜由警察局和民政局兼管。民国21年（1932年），南汇县办起第一所公立的医院——南汇公立医院（后改名为南汇县立第一医院、南汇卫生院），至南汇县解放（1949年5月）前夕，有医生、护士8人，其中有1名公共卫生护士管全县预防接种和卫生行政工作。

1949年5月，南汇县解放，南汇县卫生院被中国人民解放军南汇县军管会接管，改名为南汇县人民医院。全县卫生行政事务由南汇县人民医院兼管。1950年7月，南汇县人民医院改称为南汇县卫生院。同年12月，改为南汇县人民政府卫生院。

1952年5月4日，南汇县人民政府建立卫生科，设在南汇县人民政府卫生院内（今惠南镇东门大街236号处）。南汇县卫生科初期配备干部5人，以后增至5～7人。

1953年．南汇县成立公费医疗预防管理委员会，由南汇县人民政府财政科、卫生科共同管理。

1955年8月，南汇县政府改称南汇县人民委员会，南汇县政府卫生科亦改称南汇县人民委员会卫生科，同年10月，由县人民政府卫生院迁至南汇县人民委员会内（惠南镇人民路47号，今惠南镇人民东路3388号浦发银行处）。

1960年春，卫生部门体制改变，南汇县县级卫生单位（南汇县卫生科、血防站、妇幼保健所、中心医院、卫生工作者协会）合署办公。

1960年7月，迁至今惠南镇新华路25号；1963年1月，迁至今惠南镇人民东路3328~3338号处。

1968年3月，南汇县革命委员会成立，下设教育卫生组，主管全县教育卫生事宜。1972年撤销。

“文化大革命”爆发后，1967年1月，全县各医疗卫生单位先后被造反派“夺权”。1968年3月南汇县革命委员会成立后，先后建立行政管理机构。1969年4月，南汇县县级卫生单位（南汇县卫生科、血防站、妇幼保健所、中心医院、卫生工作者协会）合并成立南汇县卫生局革命委员会，行政办公设在南汇县中心医院内，业务组室仍留原址。1970年1月，南汇县卫生局革命委员会撤销，南汇县文化、教育、卫生3个部门合并，建立南汇县教卫局革命委员会，迁至惠南镇东门162号（今为惠南镇东门大街350号处）。1972年7月，南汇县教卫局革命委员会撤销，文教和卫生分开，建立南汇县革命委员会卫生局，只设中共的委员会，不设行政领导，同时迁址惠南镇人民路47号（今为惠南镇人民东路3388号浦发银行处）。1977年7月起，南汇县革命委员会卫生局设行政领导。

1978年2月，南汇县革命委员会卫生局下设办公室、医药管理股、医疗预防股、政工股。局机关编制25人，其中局长1人，副局长3人、办公室主任1人、正副股长4人、办事员16人。

1978年8月，南汇县公费医疗管理办公室成立，设在南汇县卫生局内。1978年，恢复建立南汇县计划生育办公室，与南汇县卫生局合署办公。

1981年9月，南汇县革命委员会卫生局改为南汇县人民政府卫生局（以下称南汇县卫生局），下设的医药预防股与医药管理股合并为医药管理预防股。

1984年11月，南汇县卫生工作者协会经上海市卫生工作者协会批准恢复建立，协会挂靠在南汇县卫生局医药管理预防股。

1985年8月，南汇县卫生局设办公室、医药管理股、医疗预防股、政工股，南汇县爱国卫生运动委员会办公室，南汇县计划生育委员会办公室与南汇县卫生局合署办公，人员65人（其中机关35人，计划生育干部27人，南汇县卫生工作者协会3人）。

1990年7月，增设南汇县卫生局计划财务股。

1990年10月，南汇县计划生育办公室划出单列，建立南汇县计划生育委员会，列入政府序列，与南汇县卫生局分署办公。

1991年，南汇县编制委员会批准南汇县爱国卫生运动委员会办公室划出单列，为南汇县卫生局下属的正科级事业单位，核定人员编制6人。

1991年10月，增设南汇县卫生局监察审计股。1992年3月，增设南汇县卫生局药政股。

1992年6月，南汇县卫生局撤股改科，设办公室、医政科、药政科、医疗预防科、组织人事科、监察审计科、计划财务科、公费医疗管理办公室。1995年7月，南汇县公费医疗管理办公室撤销，建立南汇县医疗保险管理办公室，设在南汇县卫生局内。

1997年7月，南汇县卫生局机关由惠南镇人民路47号（惠南镇人民东路3388号）迁至惠南镇城北路8号（原南汇县卫生局精工手表厂）。

1997年8月，南汇县卫生局机关编制进行“三定”（定职能、定机构、定编制），机关行政编制为48人（其中机关工勤编制3人），设党委书记、副书记、局长各1人，副局长4人，科长（主任）9人；设9个职能科室：党委办公室（含宣传、工会、团委，4人）、组织人事科（4人）、办公室（含法制办，6人）、计划财务科（3人）、监察审计科（含纪委，3人）、医政科（5人）、医防科（含初保办，4人）、药政科（2人），医疗保险办公室（7人）。南汇县卫生工作者协会、南汇县医学会由南汇县卫生局机关划出单列，纳入事业单位管理。2001年7月，南汇县卫生局药政科撤销，其职能移交新成立的上海市药品监督管理局南汇分局。

2001年8月，南汇撤县建区，南汇县卫生局更名为南汇区卫生局。2001年底，南汇区卫生局机关人员有34人，局机关占地面积3021.55平方米，建筑面积1821.55平方米。

2002年4月，南汇区卫生局机关编制“三定”中，南汇区卫生局机关行政编制34人；设局长1人，副局长3人，党委设书记或副书记1人，纪委书记1人，专职委员1～2人，科级领导职数8人。设7个职能科（室）：党政办公室（含信息法制科5人）、组织人事科（2人，团委1人与其合署办公）、计划财务科（3人）、监察审计科（2人）、医政科（含中医科，4人）、医防科（含农村初级卫生保健办公室，3人）、南汇区医疗保险办公室（5人），医务工会（1人）。

2005年5月，增设南汇区卫生局突发公共事件应急管理领导小组办公室（挂靠局办公室）。2007年6月，增设南汇区卫生局卫生监督科（南汇区卫生局突发公共事件应急管理领导小组办公室与之合署办公）。

2007年12月，南汇区卫生局机关公务员在编人员37人。2008年12月，南汇区卫生局机关公务员在编人员36人。

2009年4月，南汇区医疗保险办公室从南汇区卫生局划出，其人员和职能移交南汇区人力资源和社会保障局。

2009年8月，南汇区卫生局机关公务员在编人员32人。

二、行政领导

（一）南汇区（县）卫生局（科）行政领导人员

1952～2009年南汇区（县）卫生局（科）行政领导人员情况表

表1-1-1

机构名称	姓名	性别	职务	任职时间
南汇县人民政府卫生科	王世钧	男	副科长	1952-04～1952-12
	朱仁民	男	副科长	1952-12～1954-12
	郎淑兰	女	科长	1954-10～1955-08
南汇县人民委员会卫生科	郎淑兰	女	科长	1955-08～1955-10
	吴南屏	男	副科长	1955-10～1959-08
	王声扬	男	副科长	1956-12～1966-12
	栾清香	男	科长	1959-08～1960-07
	杨应华	男	科长	1960-07～1963-01
	赵善祥	男	副科长	1960-07～1963-10
	丁鸿春	男	科长	1963-01～1966-08
	陈森林	男	副科长	1963-12～“文化大革命”
	储雪彬	男	科长	1966-08～“文化大革命”
南汇县革命委员会教育卫生组	赵大生	男	负责人	1968-03～1971
	周丕璜	男	负责人	1971～1972-10
南汇县卫生局革命委员会	储雪彬	男	主任	1969-04～1969-12
	茅要武	男	副主任	1969-04～1969-12
	赵慧新	女	副主任	1969-04～1969-12
	杨柳桥	男	副主任	1969-04～1969-12
南汇县教卫局革命委员会	朱振宇	男	主任	1970-01～1971-06
	储雪彬	男	副主任	1970-01～1972-06
	茅要武	男	副主任	1970-01～1972-06
	沈顺涛	男	副主任	1970-01～1972-06
	陈启刚	男	主任	1971-06～1972-06
	尹高兰	女	副主任	1971-08～1972-06
南汇县革命委员会卫生局	储雪彬	男	局长	1977-07～1980-01
	唐行莲	女	副局长	1977-07～1980-02
	王兰春	男	副局长	1977-07～1979-03
	沈龙仙	女	副局长	1977-07～1981-09
	张国祥	男	副局长	1977-07～1978-10
	顾志仁	男	副局长	1977-07～1981-09
	顾新泉	男	副局长	1979-02～1981-09
	赵慧新	女	副局长	1979-05～1981-09
	金少官	男	局长	1980-01～1981-09

续表 1-1-1

机构名称	姓名	性别	职务	任职时间
南汇县人民政府卫生局	金少官	男	局长	1981-09～1984-10
	沈龙仙	女	副局长	1981-09～1984-05
	顾志仁	男	副局长	1981-09～1984-06
	赵慧新	女	副局长	1981-09～1984-05
	顾新泉	男	副局长	1981-09～1995-01
	蔡莲	男	副局长	1981-09～1984-05
	陈俊安	男	副局长	1982-11～1984-02
	徐乃卓	女	副局长	1984-03～1990-01
	徐庭昌	男	局长	1984-10～1992-12
	王水南	女	副局长	1984-09～1987-05
	傅国辛	男	副局长	1985-05～1998-05
	曹金娣	女	副局长	1990-01～1990-11
	储峰	男	副局长	1990-01～1992-12
	储峰	男	局长	1992-12～1998-05
	诸维祥	男	副局长	1992-12～2001-08
	苏永放	男	副局长	1995-01～2001-08
	邬喜云	男	副局长	1995-04～2000-05
	傅国辛	男	局长	1998-05～2001-08
	杨震宇	男	副局长	1999-03～2001-08
	李荣华	男	副局长	2000-06～2001-08
南汇区人民政府卫生局	傅国辛	男	局长	2001-08～2003-08
	诸维祥	男	副局长	2001-08～2008-12
	杨震宇	男	副局长	2001-08～2001-11
	李荣华	男	副局长	2001-08～2003-08
	周俐平	女	副局长	2001-08～2003-08
	严素勤	女	副局长	2003-05～2007-04
	范冰	女	副局长	2003-05～2007-04
	李荣华	男	副局长（主持工作）	2003-08～2004-12
	李荣华	男	局长	2005-01～2009-08
	李明	男	副局长	2006-04～2009-08
	康向清	女	副局长	2007-04～2009-08
	郁东海	男	副局长	2007-04～2009-08
	王金良	男	副局长	2007-12～2009-08

说明：1972-07～1997-07，不设行政领导，只设党委领导。

（二）南汇区（县）卫生系统调研员、副调研员情况

1991～2009年南汇区（县）卫生系统调研员、副（副处级、助理）调研员情况表

表1-1-2

单位名称	姓　名	性别	职　务	任职时间
南汇县传染病医院	周祥茂	男	县政府副处级调研员	1991-05～1991-12
南汇区（县）卫生局	顾关良	男	区（县）政府副（助理）调研员	2000-10～2009-08
南汇区卫生局	苏永放	男	副调研员	2001-08～2009-08
南汇区卫生局	徐庭昌	男	调研员	2003-08～2005-03
南汇区卫生局	傅国辛	男	调研员	2003-08～2005-12
南汇区卫生局	姚明章	男	副调研员	2003-08～2007-08
南汇区卫生局	周俐平	女	调研员	2007-03～2009-08
南汇区卫生局	闵华祖	男	副调研员	2007-04～2009-08
南汇区卫生局	严素勤	女	副调研员	2007-04～2009-08
南汇区卫生局	诸维祥	男	调研员	2008-12～2009-01

三、机关科（室）长

1978～2009年南汇区（县）卫生局机关科（股）长情况表

表1-1-3

机构名称	姓　名	性别	职　务	任职时间
党委办	董亚士	男	主　任	1997-08～2002-04
办公室	季守平	男	副主任（主持工作）	1978-08～1980-04
	季守平	男	主　任	1980-04～1984-01
	赵一鸣	男	主　任	1984-12～1990-04
	张君展	男	主　任	1990-04～1993-01
	唐关君	男	副主任	1991-06～1997-08
	杨震宇	男	主　任	1993-01～1999-03
	陆明娟	女	副主任	1993-07～2002-04
	魏良敏	男	主　任	1999-03～2001-04
	汪　坚	男	副主任	2000-10～2001-04
	汪　坚	男	副主任（主持工作）	2001-04～2002-04
	董亚士	男	主　任	2002-04～2003-08
	汪　坚	男	副主任	2002-04～2003-08
	汪　坚	男	副主任（主持工作）	2003-08～2006-07
	王海明	男	主　任	2006-07～2009-08
	施国平	男	副主任	2007-12～2009-08

续表 1-1-3-1

机构名称	姓　名	性别	职　务	任职时间
组织人事（政工）科（股）	倪根娣	女	股长（兼）	1978-08～1987-03
	陈俊安	男	副股长	1978-08～1978-12
	施云仙	女	副股长	1979-12～1987-08
	张君展	男	股　长	1987-03～1990-04
	康根明	男	副股长	1987-03～1989-05
	周俐平	女	科（股）长	1990-04～2002-04
	葛　翔	男	副科（股）长	1990-04～1993-01
	董亚士	男	副科（股）长	1991-06～1997-11
	杨舒华	女	副科长	1993-07～2002-04
	袁　伟	女	科　长	2002-04～2006-07
	王　俐	女	科　长	2006-07～2009-08
计划财务科（股）	黄炎龙	男	副股长（主持工作）	1991-02～1991-12
	陈维伦	女	副股长（主持工作）	1991-12～1992-04
	瞿雪映	女	副科（股）长（主持工作）	1992-10～1993-12
	瞿雪映	女	科　长	1993-12～2002-04
	杨晓霞	女	科　长	2002-04～2006-07
	乔飞英	女	科　长	2006-07～2009-08
监察审计科（股）	杨震宇	男	科（股）长	1991-12～1993-01
	黄炎龙	男	副科（股）长	1991-12～1992-09
	葛　翔	男	科　长	1993-01～1996-02
	杨国标	男	科　长	1996-02～2000-10
	闵华祖	男	科长（兼）	2000-10～2002-04
	瞿雪映	女	科　长	2002-04～2009-08
医政科（医药管理股）	张晋卿	男	股长（兼）	1978-08～1980-04
	董令波	男	副股长（主持工作）	1978-08～1980-04
	董令波	男	股　长	1980-04～1985-03
	姚志仁	男	副股长	1980-04～1983-07
	沈汉勋	男	副股长	1981-12～1985-03
	沈汉勋	男	股　长	1985-03～1987-03
	顾友文	男	科（股）长	1987-03～1999-12
	苏永放	男	副股长	1987-03～1988-10
	姚克平	男	副科（股）长	1990-04～1996-02
	傅美星	女	副科（股）长	1991-06～2002-04
	张逸萍	女	副科长	1997-03～1999-12
	周巧鹰	男	副科长	1997-03～2000-07
	张逸萍	女	负责人（主持工作）	1999-12～2002-04
	顾关良	男	科　长	2002-04～2009-08

续表 1-1-3-2

机构名称	姓名	性别	职务	任职时间
医防科（医疗预防股）	傅文龙	男	股长（兼）	1978-08～1981-09
	谈顺伯	男	副股长	1978-08～1981-09
	王良伯	男	副股长	1985-03～1985-08
	王良伯	男	股长	1985-08～1990-04
	黄志民	男	副股长	1985-08～1988-10
	苏永放	男	副股长	1988-10～1989-09
	刘乃家	男	股长	1990-04～1993-12
	宋明山	男	科长	1993-12～2000-10
	方志军	男	副科长	1997-08～2002-04
	杨国标	男	科长	2000-10～2002-04
	王培英	女	科长	2002-04～2009-08
药政科（股）	周德胜	男	科（股）长	1992-04～2000-10
	卫敏	男	科长	2000-12～2001-07
医疗保险（公费医疗）办公室	张晋卿	男	主任（兼）	1978-08～1983-10
	王彩燕	女	副主任（主持工作）	1991-06～1998-01
	傅国辛	男	主任（兼）	1995-11～2001-12
	董引福	男	副主任	1997-09～1998-01
	董引福	男	副主任（主持工作）	1998-01～2009-04
	严素勤	女	主任（兼）	2001-12～2007-04
	康向清	女	主任（兼）	2007-04～2009-04
突发公共事件应急管理领导小组办公室（挂靠办公室）	汪坚	男	主任（兼）	2005-05～2006-07
	高山	男	副主任（主持工作）	2005-05～2007-12
	王海明	男	主任（兼）	2006-07～2007-12
卫生监督科	高山	男	主任	2007-12～2009-08
爱国卫生运动委员会办公室	徐步朝	男	主任	1985-08～1987-12
	朱林根	男	副主任	1985-08～2000-05
	赵慧新	女	主任	1987-12～1991-12

说明：(1) 1978 年，恢复南汇县爱国卫生运动委员会，下设办公室，挂靠在南汇县卫生局，办公室主任由南汇县分管领导兼任，设专职副主任主持工作。(2) 1985 年 8 月，南汇县爱国卫生运动委员会办公室改设为南汇县卫生局机关的内设科（股）室。(3) 1991 年，南汇县编制委员会批准南汇县爱国卫生运动委员会办公室划出单列，为南汇县卫生局下属的正科级事业单位。(4) 卫生监督科（法制科、突发公共事件应急管理领导小组办公室与之合署办公）。

第二节 镇级管理部门

一、乡、镇级卫生管理部门

解放初期，随着农业生产的发展和土地改革、互助合作运动的开展，卫生部在 1951 年先后公布《关于健全和发展全国卫生基层组织的决定》和《关于组织联合医疗机构实施办法》，南汇县采取民办公助的形式，将分散在农村的以中医为主的个体行医者逐步组织起联合诊所。至1952年底，全县相继成立中西医联合诊所14所、中医联合诊所32所，其中分诊所6所、联合医院1所。1958年7月，建立16个乡人民医院，至1984年，全县有25个乡卫生院。镇（乡）卫生院是连接县（区）级医疗卫生机构和村卫生室的枢纽，是农村三级医疗卫生网的重要环节。行政上受镇（乡）政府和县（区）卫生局的双重领导，业务上接受县级医疗卫生专业机构的业务指导。其主要任务是担负辖区卫生行政、医疗、预防、妇幼保健、计划生育技术指导、健康教育和开展群众性爱国卫生运动等，为工农业生产服务，为保障农民健康服务。

1953年以后，根据国家“卫生工作与群众运动相结合”的方针，特别是1956年中共中央把“除害灭病”列入“全国农业发展纲要（草案）”后，南汇县各镇（乡）分别成立爱国卫生运动领导小组（委员会），由各镇（乡）分管卫生工作的副镇（乡）长兼任组长，副组长由卫生院院长兼任。下设办公室（简称爱卫办）。领导全镇（乡）卫生工作。各居民委员会、村民委员会、机关、工厂和学校等企、事业单位都先后设卫生干部，由专人分管卫生工作，形成卫生工作网络。县四大镇在20世纪60年代初，成立血吸虫病防治办公室，70年代前后，改称镇卫生办，1985年8月，更名为镇卫生所，负责辖区卫生防疫和管理工作。各镇（乡）政府都有一名副镇（乡）长和一名文卫助理分管卫生工作，实施对镇（乡）卫生院（镇社区卫生服务中心）、镇（乡）爱卫办和四大镇卫生所（90年代中后期合并到镇卫生院和相关医院）的领导。

二、农场、企业卫生管理部门

解放后，上海市政府农业管理部门先后多次在南汇县的海滨围垦，兴办农场。至2007年，南汇区境内有上海市市属农场3家：芦潮港农场、东海农场、朝阳农场。3家农场的卫生行政、业务管理直接隶属于上海市农场局卫生处，农场场部设卫生科，管理辖区内的卫生工作。3家农场各建有一所职工医院。农场内的公共卫生工作包括传染病、慢性病预防与控制、职业卫生、公共场所与饮水卫生、学校卫生及健康教育、食品卫生等工作，上海市农场局曾委托南汇区（县）卫生局下属有关卫生专业机构对其进行考核评估，作为职工医院部分工作质量的依据。各农场职工医院的其他工作职能与镇（乡）卫生院的工作相同。

中共十一届三中全会后，较大型的工厂企业均成立爱国卫生运动领导小组，由分管卫生工作的副厂长和卫生干部负责厂内的卫生工作，包括群众性的爱国卫生运动、计划生育、健康促进企业等。工作的重点放在贯彻落实《中华人民共和国职业病防治法》，建立工厂卫生档案；配合卫生专业部门做好有害作业环境危害因素的监测，定期组织职工进行健康检查，发现职业病及急性中毒事故及时报告，保障作业工人的身体健康和企业的可持续发展。至2008年底，南汇区有78家企事业单位参加南汇区工厂企事业卫生保健管理协会，其中学校59家，其他企事业单位19家。

第二章　医疗机构

解放前，南汇县的主要医务力量是个体开业的中医。南汇地区有中医始于唐代。元代，四团徐信之，配服和药，并好施予亲属邻里，免费用药，医好万余人，备受百姓爱戴。清宣统二年（1910 年），始有个别西医。朱伯裳，名芾，清诸生，早年出国留学日本，擅长眼科，清宣统二年（1910 年），开业于南汇县周浦镇观音弄本宅，为南汇县西医的先驱。当时，人们医病都依赖于私人开业的中、西医生。直至民国 21 年（1932 年），南汇县才办起第一所南汇公立医院，由于时局动荡和旧政权不予重视，到解放前夕，医生、护士总数仅 8 人。

解放初期，南汇县有公立医院 1 所，慈善事业办的医院 1 所，私立医院有 8 所，中医 385 人，西医 38 人。公私立医院只有床位 40 张。其时，全县人口 372189 人，平均每 5000 人才有 1 名医生。医药力量大多集中在西半县和大集镇，农村缺医少药尤为严重。

1949 年 5 月南汇县解放后，人民政府贯彻“预防为主，面向工农兵、团结中西医、卫生工作与群众运动相结合”的卫生工作四大方针。努力发展卫生保健事业，全县形成县、乡、村三级医疗卫生保健网。

至 1984 年底，南汇县有综合性医院和专科医院 6 所，346 个村中建立合作医疗卫生室 344 个。全县床位 2182 张（其中，县级医疗机构有床位 932 张、乡级医疗机构有床位 1249 张，厂医务室有床位 1 张）。全县平均每千人口 3.34 张病床。全县县级医疗机构有医护员工 1427 人，其中卫生技术人员 927 人；乡级医疗机构有医护员工 1543 人，其中卫生技术人员 1247 人；厂校医及个体开业医生有 61 人；村卫生室“赤脚医生”有 986 人。全县平均每千人口拥有卫生技术人员 3.38 人，平均每千人口拥有医生 1.37 人。医疗设备逐渐增多，具有较先进的辅助诊断和医疗仪器。全县全民医疗卫生单位建筑面积 8.5 万多平方米、乡卫生院建筑面积 5.3 万多平方米、村卫生室建筑面积 1.2 万多平方米。全年县级医院诊疗 61.91 万人次，乡卫生院诊疗 154.49 万人次，村卫生室诊疗 232.64 万人次。

20 世纪 90 年代，南汇县各医疗单位加强医疗业务建设，完善各项管理制度，拓展服务层次和服务能力。医疗救护更新装备，推行医务人员随车急救，实现无线通讯调度。这一时期医疗生机构普遍进行基建和内涵建设，引进一批国外先进的高能射线、光学、电子、超声、激光、高频等系列配套仪器，医疗设施和装备明显改善。

至 2001 年，南汇区卫生资源总量有相当规模，包括区、镇、村和其他部门及私立诊所在内，医疗卫生机构有 183 所。全区拥有 2 家二级甲等医院、1 家二级乙等医院、16 家一级甲等医院、8 家一级乙等医院。全区 170 所中心村卫生室（所），有 70 所建成标准化中心村卫生所，其余的被评为甲等卫生室。医疗卫生用房 12.05 万多平方米、固定床位 2937 张。全区有医务员工 4506 人，其中卫生技术人员 3503 人，内含医生 1732 人。卫生技术人员中高级职称人员 133 人，中级职称人员 558 人。人均卫生资源拥有量：每千人口卫生人员医生 2.51 人、病床 4.25 张。

2008 年底，南汇区有各级、各类医疗机构 297 所。其中：二级综合性医院 2 所（中心医院、周浦医院）、二级中医医院1所（光明中医医院）、专科医院3所（南华医院、精神卫生中心、老年医院）、社区卫生服务中心26所（含12所社区分中心），辖区内其他部门办医疗机构3所（上海市东海老年护理医院、上海市民政第二精神病医院、上海市监狱总医院）；民办医疗机构8所（汇南门诊部、海洋门诊部、申浦门诊部、福华医院、知音女子医院、康沈医院、国政医院、亲和源医院）；个体诊所24所；单位内部医疗机构68所；村卫生室162所。编制床位4075张，实际开放床位5423张。全系统有职工人数5813人，有各类卫生技术人员4898人，执业（助理）医师2226人。平均每千人床位7.3张，平均每千人卫技人员6.6人，平均每千人医生数3人。

第一节　区级医疗机构

一、南汇区中心医院

（一）沿　革

南汇区中心医院坐落于惠南镇拱为路2800号南汇区医疗卫生中心内。前身是南汇公立医院。民国21年（1932年）夏秋之间，南汇县政府在惠南镇城隍庙东北角（今东门步行街450号左右靖海桥）建立南汇县第一所由民国政府创办的医院——南汇公立医院。

民国29年（1940年），医院迁至原惠南镇南门救济院（今惠南镇南门大街41号，南汇区政府招待所），南汇公立医院更名为南汇县立第一医院，撤销病房。

民国35年（1946年）2月9日，南汇县立第一医院改名为南汇县卫生院。

民国36年（1947年），南汇县卫生院病房及职员宿舍均附设于戒烟所（今惠南镇南门大街41号南园宾馆中山堂）内，嗣后因戒烟所划分独立，原有房屋均归戒烟所应用，南汇县卫生院搬至惠南镇（今人民东路3328号内）张大鹏的一幢破房，经修理后使用。

1949年5月，南汇县解放，南汇县卫生院由中国人民解放军南汇县军事管制委员会接管，改名为南汇县人民医院。院址坐落于北门县府弄王姓住宅。1950年7月，南汇县人民医院改称为江苏省苏南南汇县卫生院；同年12月，改为苏南南汇县人民政府卫生院。1951年5月，南汇县人民政府卫生院迁往原东城门口一朱姓住宅（今惠南镇东门大街236号处），其为一幢二层楼房，后续建平房数间，共有房34间，约680平方米。直至1954年10月。

解放后，南汇县人民政府卫生院除负责医疗业务外，并行使医疗卫生行政职能，直至1952年5月4日，南汇县人民政府卫生科成立，但卫生科仍设在卫生院内。

1954年4月，卫生院建立卫生防疫股，南汇县政府介绍胡俊任医疗预防股副股长。同年10月25日，南汇县人民政府卫生院迁至惠南镇惠南小学北面盛姓房子（今惠南镇人民新村29～32号门处），与当时的妇幼保健所合署办公，有房屋42间。1955年11月，改为江苏省南汇县卫生院。同时，按编制设置总务、医疗预防、卫生防疫3个股。1956年2月，由王声扬任卫生防疫股股长、顾焘任总务股股长。1956年10月，江苏省南汇县卫生院改为江苏省南汇县人民医院，同时，将医院卫生防疫股划给南汇县血吸虫病防治站，并撤销医疗预防股。

1958年11月，南汇县由江苏省划归上海市，江苏省南汇县人民医院改为上海市南汇县人民医院。1958年，南汇县妇幼保健所从医院分出。1958年，南汇县人民医院创办护士学校1所，招收学员45人，由副院长林涵之兼任副校长。1960年5月，南汇县人民医院迁至惠南镇人民路51号（今惠南镇人民东路3100号），更名为南汇县中心医院。

解放后，南汇县人民政府卫生院除负责医疗业务外，并行使医疗卫生行政职能，直至1952年5月4日，南汇县政府卫生科成立。

1960年春，卫生部门体制改变，南汇县县级卫生单位（南汇县卫生科、中心医院、血防站、妇幼保健所、卫生工作者协会）合署办公。

1969年4月，南汇县县级卫生单位（南汇县卫生科、中心医院、血防站、妇幼保健所、卫生工作者协会）合并成立南汇县卫生局革命委员会，行政办公设在南汇县中心医院内，业务组室仍留原址。

1973年5月，南汇县中心医院肺科整体迁入南汇县工农兵医院。

1980年7月，南汇县中心医院传染科分出，成立南汇县传染病医院。

1984年12月，上海市卫生局批准成立南汇县中医医院，挂靠在南汇县中心医院内。1985年1月1日，对外正式挂出南汇县中医医院牌子，与南汇县中心医院实行两块牌子、一套班子。1986年2月始，南汇县中医医院人、财、物单独核算，成为南汇县卫生局直属单位，仍在南汇县中心医院内。1987年2月，南汇县中医医院搬迁到惠南镇人民东路3028弄18号（原南汇县卫生学校旧址，后为南汇区卫生局卫生监督所所在地）。

1985年1月，南汇县医疗救护站成立，暂借南汇县中心医院救护车间办公，1986年10月，搬迁至惠南镇北门路63号新址。

1986年11月，上海市编制委员会确定南汇县中心医院为副处级事业单位。同月，上海市红十字会命名南汇县中心医院为南汇县红十字医院。

1965年，南汇县中心医院建立血库。1987年6月，南汇县献血办公室建立，设在南汇县中心医院内，行政事务由医院代管，采血业务由南汇县献血办公室和医院协调完成。1992年3月，南汇县血站批准建立，办公仍在南汇县中心医院内。1996年9月，南汇县血站迁至毗邻的南汇县人民武装部四合院二楼（今惠南镇人民东路3218号）。

1995年2月，上海市卫生局命名南汇县中心医院为“二级甲等医院”；1994年9月卫生部、联合国儿童基金会、世界卫生组织命名南汇县中心医院为“爱婴医院”。1997年2月，南汇县牙病防治所、性病防治所成立，附设在南汇县中心医院内。1998年4月起，南汇县中心医院被定为卫生部国际紧急救援网络医院。2001年8月，南汇撤县建区，南汇县中心医院更名为南汇区中心医院。2004年11月，南汇区政府台湾事务办公室确定南汇区中心医院为南汇区台胞定点医院。2006年8月，南汇区政府确定南汇区中心医院为相当行政正处级事业单位。2008年5月，南汇区中心医院冠名为南汇区红十字医疗机构。

2008年9月30日，南汇区中心医院整体搬迁至惠南镇拱为路2800号新建的南汇区医疗中心内；同年12月24日，南汇区卫生局与复旦大学附属华山医院签订协议共建南汇区中心医院，南汇县中心医院第二冠名为复旦大学附属华山医院南汇分院。

（二）党政领导

1950年12月至1952年9月，南汇县政府委派朱木良任政治指导员；1955年5～12月，由汤国安任政治指导员；1955 年 12 月至 1956 年 8 月，由方正元任政治指导员。1956 年 10 月至 1957 年 9 月，由梁生任政治指导员。1958 年 12 月，中共南汇县人民医院支部委员会建立，由戢立权任书记。1975 年 4 月，中共南汇县中心医院总支委员会建立。至 2009 年 8 月，下设门诊、内儿科、妇产科、后勤、外科、行政 6 个分支部。

1932～2009 年南汇区（县）中心医院行政领导情况表

表 2-1-1

单位名称	姓　名	性　别	职　务	任职时间
南汇公立医院	张鉴千	男	院　长	1932～1946-01
南汇县卫生院	赵禄尔	男	院　长（代理）	1946-02～
	徐宪成	男	院　长	1946-02～1946-08
	徐　泉	男	院　长（兼任）	1946-08～1946-10
	徐宪成	男	院　长	1946-11～1947-06
	蒋书根	男	院　长	1947-11～1949-03
	马文根	男	院　长	1949-03～1949-05
南汇县人民医院	蔡仁杰	男	院　长	1949-06～1950-08
南汇县人民政府卫生院	徐耕南	男	院　长（代理）	1950-08～1952-05
南汇县人民医院	戢立权	男	副院长	1953-04～1981-06
	林涵之	男	副院长	1956-12～1974-11
	杨应华	男	副院长（兼）	1959-09～1960-02
南汇县中心医院	蒋萃华	女	副院长	1960～1962
	李玉祥	男	院　长	1960-07～1972-03
	蔡　莲	男	副院长	1963-02～1975-04
	赵慧新	女	革委会第一副主任	1970-01～1971-07
	杨柳桥	男	革委会副主任	1970-01～1979-02
	储雪彬	男	革委会主任	1971-08～1975-04
	赵慧新	女	革委会副主任	1971-08～1979-02
	康寄夔	男	革委会主任	1975-04～1978-04
	蔡　莲	男	革委会副主任	1975-04～1978-04
	陈　容	男	革委会副主任	1975-04～1978-06
	顾新泉	男	院　长	1979-02～1979-11
	顾　涛	男	副院长	1979-05～1979-12
	王声扬	男	副院长	1979-05～1984-12

续表 2-1-1

单位名称	姓　名	性　别	职　务	任职时间
南汇县中心医院	姜风云	女	副院长	1979-05～1984-12
	周　勤	男	院　长	1979-11～1990-06
	陆国顺	男	副院长	1979-12～1984-12
	王泉松	男	副院长	1979-12～1984-12
	王经明	男	副院长	1982-03～1984-10
	康雪章	男	副院长	1982-11～1984-12
	杨依方	男	副院长	1983-12～1986-12
	徐根才	男	副院长	1984-12～2002-06
	周其祥	男	副院长	1984-12～1997-08
	赵铭禄	男	副院长	1984-12～1987-03
	董令波	男	副院长	1987-03～1990-07
	周林新	男	副院长	1987-05～1990-07
	缪桂根	男	副院长	1989-06～1992-10
	周林新	男	院　长	1990-06～1993-07
	戚国权	男	副院长	1990-07～1992-07
	赵铭禄	男	副院长	1990-07～1993-07
	吴才良	男	副院长	1992-10～1996-08
南汇区（县）中心医院	诸维祥	男	院　长	1993-07～2008-12
	周林新	男	常务副院长	1993-07～2004-12
南汇县中心医院	周云团	男	副院长	1993-12～1999-03
南汇区（县）中心医院	濮文虎	男	副院长	1996-08～2007-09
	王静恩	男	副院长	2002-06～2008-12
南汇区中心医院	黄建明	男	副院长	2004-12～2008-12
	黄惠泉	男	副院长	2006-03～2008-11
	周云团	男	常务副院长	2006-08～2008-12
	钱　铭	男	副院长	2007-09～2008-12
南汇区中心医院 华山医院南汇分院	黄峰平	男	院　长	2008-12～2009-08
	余　波	男	常务副院长	2008-12～2009-08
	周云团	男	副院长	2008-12～2009-08
	黄建明	男	副院长	2008-12～2009-08
	钱　铭	男	副院长	2008-12～2009-08

中共南汇区（县）中心医院支部（总支）委员会情况表

表 2-1-2

单位名称	姓　名	性　别	职　务	任职时间
中共南汇县中心医院支部委员会	戢立权	男	书　记	1958-12～1961-03
	李宽浩	男	书　记	1961-04～1963-02
	陈　容	男	书　记	1963-03～1966-12
	储雪彬	男	书　记	1972-03～1975-04
中共南汇区（县）中心医院总支委员会	康寄夔	男	书　记	1975-04～1977-07
	赵慧新	女	副书记	1975-04～1979-02
	王文心	男	副书记	1975-04～1978-04
	蔡　莲	男	副书记	1975-04～1977-08
	陈　容	男	副书记	1975-04～1979-05
	杨柳桥	男	副书记	1975-04～1979-02
	王德军	男	副书记	1976-08～1977-07
	顾　涛	男	副书记	1977-09～1979-12
	唐引莲	女	书　记	1977-08～1978-11
	顾新泉	男	书　记	1979-02～1984-09
	于庆远	男	副书记	1979-10～1984-10
	周　勤	男	书　记	1984-09～1990-06
	张林祥	男	副书记	1984-10～1993-07
	孙国华	女	书　记	1990-07～1993-01
	周林新	男	副书记	1990-07～1993-07
	张君展	男	书　记	1993-01～2006-07
	诸维祥	男	副书记	1993-07～2008-12
	施庆红	女	副书记	2004-12～2008-11
	严建军	男	书　记	2006-07～2009-08
	余　波	男	副书记	2008-12～2009-08

（三）人员情况

民国 21 年（1932 年），医院成立之初，仅有院长张鉴千和林郁青等 3 名医师，兼做勤工、护士工作。

民国 29 年（1940 年），有医生 2 人，护理 3 人，勤工 1 人。民国 35 年（1946 年）2 月 9 日，有医生 3 人，护理 5 人，助产士 3 人。

1949 年 5 月，南汇县解放，军管委接管医院时，有工作人员 8 人。1950 年，有工作人员 14 人（包括业务、行政、勤杂）。1951 年底，南汇县医务界享有名望的医师林涵之进院工作，人员发展到 21 人。1952 年为 24 人；1953 年 27 人；1954 年 31 人；1955 年 36 人；1956 年 45 人；1957 年 45 人；1958 年 46 人。

1959 年后，先后有张积余、俞千宙、戚婉英、郁秀宝、沈英俊、沈家仁、叶克义、胡希强、张菊英等多名高年资医务人员由上海市市级医院调到南汇县中心医院工作。1966年，医院人员增加到244人。

1984年，有工作人员563人，其中副主任医师3人、主治医师33人、中医师14人，西医师33人、医士49人、护师8人、护士120人、护理员35人、助产士18人、技师5人、技士39人、技术员17人、行政管理57人、后勤132人。

1996年起，因南汇县籍本科生来源不足，医院远赴江西医学院招聘本科毕业生6人。1997年，引进副主任医师、硕士研究生各1人。1999年后，招聘以硕士研究生为主，围绕医院学科发展和建设需要，适时引进45岁以下、有二甲以上医院工作经历、副高以上职称，适应医院前瞻性需求的人才。同时创造条件为医院内部的人才培养营造良好的环境。包括住院医师规范化培养，学历提高教育，职后继续教育，进修深造等，使其提高业务技术水平。1999年，实行岗位定编定员，清退临时工97人，院内转岗7人。从企业下岗人员中双向选择聘用下岗工人75人。

1949～2009年部分年份南汇区（县）中心医院（人民医院）人员情况表

表2-1-3

单位：人

年份	职工总数	按岗位分类								管理人员	后勤人员	按学历分类					
		合计	医生			护理		其他				博士	硕士	本科	大专	中专	其他
			高级	中级	初级	中高级	初级	中高级	初级								
1949	8	0	0	0	0	0	0	0	0	0	0	0	0	0	0	0	0
1960	95	79	11	14	0	0	41	2	11	7	9	0	0	0	0	0	0
1970	228	170	0	0	0	0	0	0	0	22	36	0	0	0	0	0	0
1978	410	264	4	12	97	0	0	0	0	27	119	0	0	0	0	0	0
1985	544	400	1	33	93	0	191	1	81	69	75	0	0	0	0	0	0
2001	902	719	35	89	172	40	278	7	98	65	118	0	0	210	306	221	165
2008	1041	940	80	133	153	62	390	33	89	37	64	14	79	295	321	219	113
2009	1032	933	80	131	150	62	388	33	89	37	62	13	79	293	322	215	13

医院的薪金、劳动报酬在不同的时期亦有不同，民国38年（1949年），南汇县卫生院属乙级编制，员工按工种差异享受不同的薪给。

1981年，对40%的职工进行调资升级，有179人升级，82%的老职工增加工资，新职工中有9.2%的人按6.9元的标准增加半档工资。1985年，改革奖金分配制度，院部根据各科工作的情况分出等级，将奖金总数下发科室，科室再根据各人的具体表现，分出等级发放，适当拉开差距，打破“大锅饭”，体现多劳多得原则。1988年，实行手术误餐加班补贴，体检提成。1993年起，实行的工资改革方案，注重专业技术职称，体现医务人员的知识要素。1994年，完善修改医院奖金分配方案，在职代会上通过医院目标奖分配制度。2002年，制定新的奖金分配方案，注重按劳取酬，兼顾公平，注入各要素分配。各科室的奖金以总收入、总支出为基数，按职称、职务为系数，分为基本奖、目标奖、主任基金。主任基金由各科室主任自行分配。2000年起，职工的收入每年递增5%。2009年实行绩效考核的分配方案。

1949 年 4 月南汇县卫生院员工薪酬情况表

表 2-1-4　　　　单位：元（民国时期金圆券）

职　别	姓　名	月　薪	职　别	姓　名	月　薪
院　长	马文耕	300	稽查员	刘刚腾	120
主治医师	罗鲁南	280	会计员	赵伯平	140
医　师	顾铭浩	240	事务员	许　静	120
医　师	徐耕甫	240	事务员	顾为福	100
公共卫生护士	金　华	180	医护佐理员	李宝源	80
护　士	高宗溪	160	工　役	汪士美	25
护　士	施若男	140	工　役	杨　玉	25
护　士	王静安	140	工　役	顾　仁	25
助产士	陆　敏	160	工　役	王仁志	25
药剂员	张吉春	120	工　役	钟和林	25

1992 年起，实行每两年一次的班组长以上中层干部和中级以上专业技术人员的聘任，签订聘任合同。2001 年起，实行全员聘用合同制。2003 年起，对新进护士实行人事代理，招聘小城镇保险合同制护士。2004 年起，招收编外劳务工，招聘计划外护理人员。

1999 年 3 月，南汇县中心医院职工代表大会通过《南汇县中心医院实行聘用合同制实施细则（试行）》。2000 年初，试行聘任合同制。2002 年 4 月，对该实施细则进行修改，并制订相关配套政策。开展南汇撤县建区后首轮行政职务、专家咨询委员会成员、中高级专业技术职务的聘任工作，聘任班组长以上行政职务人员 142 人、聘任院专家咨询委员会成员 6 人、聘任中高级专业技术职称人员 183 人；同年 8 月，开展全院聘用合同制工作，在册职工 934 人中，925 人签订大合同。同时，清退临时工 109 人。聘用后，管理人员占 7%，卫生专业人员占 76%，其他专技人员占 5.2%，工勤人员占 11.1%，机动人员占 0.7%。确定全院行政科室为 19 个；临床、医技、护理等业务科室为 24 个；其他技术岗位科室 6 个；全院有科室、班组 73 个。

2002 年 4 月，南汇区中心医院成立专家咨询委员会，聘任具有副主任医师资格并担任过院长、副院长者及具有主任医师资格的退休医务人员组成专家咨询委员会（2009 年 10 月解散），聘期 2 年，由院长聘任，发给聘书。

2003 年，医院制定同科室高级职称聘任名额合并使用的政策。2004 年起，医院引进博士生、主任医师，招收编外劳务工。2005 年制定《关于外科发展三年计划》、《关于内科发展三年计划》、《急诊科建设三年发展计划》、《南汇区中心医院关于人才资源管理五年发展规划》等中长期规划，针对内、外科独立二级分科的目标，制定分科和高中级岗位定编标准，分步实施。2007 年，为新医院启用作人才储备，对脑外科、心血管科、内分泌科、神经内科、泌尿外科 5 个独立二级分科配置高、中、初人员，2008 年 8 月 1 日起，二级科室独立。2008 年 12 月，第二冠名为华山医院南汇分院后，为选拔培养奖励各类高、中、初人才，设立南秀奖、南菁奖、南英奖、南峰奖，以两年为培养周期，每周期选拔 20 名左右的优秀人才进入培养周期。

（四）科室设置

民国21年（1932年），建院之初，设有内科、外科门诊、手术室；有病房四间，床位10多张。

1952年，建立检验室、手术室。1956年，设中医、针灸、眼科、供应室。1958年，设立X光透视室、理疗室、产科、内科、外科、中医科以及院长室。1965年5月，增设隔离病房。设有内、外、儿、妇产、肺、传染、中医、针灸、化验、放射、口腔、五官等科室。1982年，设有24个科室、12个专科门诊。1984年，有床位390张，设有内、外、妇、儿、综合、老干部疗养等9个病区。

2009年1月，医院设有：职能科室：党政办、宣传科、人事审计科、绩效办、应急办、医务科、医纠办、护理部、门急诊办公室、体检站、院内感染管理科、防保科、科教科、信息科、总务科、设备科、采供科、保卫科、财务科、资产清理科。临床科室：消化科、呼吸科、肾内科、危重病科、内分泌科、心血管科、神经内科、普外科、脑外科、泌尿外科、麻醉科、妇产科、儿科、急诊科、骨科、中医科、皮肤科、整形科、口腔科、眼科、五官科。医技科室：检验科、放射科、药剂科、病理科、超声波室、心电图室、脑电图室、营养室、高压氧舱。

（五）设施、设备

民国21年（1932年），南汇县公立医院创建之初仅有一幢四合院，10多间房子，医疗设备、器械简单。后经几次搬迁，至1949年5月，由中国人民解放军南汇县军事管制委员会接管时，医院用房也只有14间、280平方米，药品、器械甚少。

民国35年（1946年）11月，南汇县卫生院药品、器械、器物交接清册见表2-1-5、2-1-6、2-1-7。

表2-1-5

民国35年11月1日南汇县卫生院药品交接清册

序号	药名	数量	序号	药名	数量	序号	药名	数量
1	狄吉透林	6支	16	硫酸阿托罗品	13支	31	柳酸钠	44瓦
2	速而康福	4支	17	维皮革新	9支	32	硫苦	2p365瓦
3	百乃定	3支	18	盐酸衣米丁	12支	33	单银酸	219瓦
4	硝酸士的年	11支	19	新惜花散	0.33支	34	苏打粉	4p443瓦
5	盐酸麻黄素	7支	20	伤寒霍乱混合菌	0.452支/0.62支	35	单那而并	79.5瓦
6	海克明	5支	21	伤寒霍乱混合菌	20瓶	36	氯化亚	1p158瓦
7	男维他司保命	50支	22	霍乱伐克辛	57瓶	37	乳酸钙	22.5瓦
8	女维他赐保命	4盒8支	23	注射盐水	9并	38	阿斯匹林粉	358.3瓦
9	仙鹤草素	2支	24	白喉血清	2支	39	乳糖	193.8瓦
10	思而风	5支	25	化治梅0.6	1支	40	生姜末	225瓦
11	安息香咖啡英纳	6支	26	蒸馏水	24支	41	段子镁	367.1瓦
12	痛必灵	3支	27	胶壳	40支	42	次硝酸铋	127.2瓦
13	西卡因阿笃列那林	3支	28	必妥飞生	4支	43	非乃昔丁	35.4瓦
14	养苦乐	5支	29	骨炭末	276.2瓦	44	糖化素	48.2瓦
15	麦角	6支	30	海碘仿	29瓦	45	沙罗而	76瓦

续表 2-1-5

序号	药名	数量	序号	药名	数量	序号	药名	数量
46	安息香酸咖啡因钠	68.4 瓦	76	海克山明	1 瓦	106	橄榄油	370 毫升
47	奴佛卡因	15 瓦	77	消发米定	764 瓦	107	鱼石脂	1p479 毫升
48	枸缘酸	49 瓦	78	苏打大黄片	279 片	108	石炭酸	495 毫升
49	美蓝	28 瓦	79	红色补丸	537 粒	109	双氧水	380 毫升
50	奎宁	69.4 瓦	80	阿斯匹林片	519 片	110	柏油	1P
51	批拉米同	13.8 瓦	81	卡司卡拉丸	494 粒	111	打虫油	21 毫升
52	薄荷	2 瓦	82	疗塞通	239 片	112	薄荷油	5 毫升
53	健胃散	295.5 瓦	83	苏打明片	261 片	113	鸦片酊	32 毫升
54	安替匹林	38.8 瓦	84	乌罗托罗品	261 片	114	来沙而	1P250 毫升
55	甘汞	1 瓦	85	三溴片	35 片	115	蒸馏水	400 毫升
56	硫酸锌	65 瓦	86	罗荟丸	64 粒	116	辣椒酊	450 毫升
57	硫磺粉	1P255 瓦	87	白郎士混合片	92 片	117	复方樟脑酊	358 毫升
58	硼酸粉	1P255 瓦	88	食盐片	4 管	118	福白龙	6 支
59	水杨酸	84.1 瓦	89	广陵散	16 片	119	樟脑酸	40 瓦
60	饴糖	76 瓦	90	黄凡士林	1p	120	阿非特林	552 片
61	滑石粉	52 瓦	91	痛必灵	12 片	121	硫酸	100 毫升
62	淀粉	255 瓦	92	闹洋花酊	119 毫升	122	福氏保疾片	297 片
63	漂白粉	1p250 瓦	93	苦味酊	194 毫升	123	硫酸醚	1P
64	鸦片粉	7.6 瓦	94	片	38 瓦	124	宁坤水	54 毫升
65	锌氧粉	261 瓦	95	大黄酊	696 毫升	125	甘油	30 毫升
66	白陶土	2,50 瓦	96	薄荷水	110 毫升	126	棉花	1P
67	赤血盐	5 瓦	97	颠加酊	355 毫升	127	福来林	1/2P
68	硫酸铜	200 瓦	98	颉草酊	138 毫升	128	净哥罗仿	1/2P
69	灰锰钾	52.5 瓦	99	远志酊	114 毫升	129	阿尔醚酒	100 毫升
70	硝酸银	24 瓦	100	橙皮酊	452 毫升	130	浓盐酸	1P
71	蛋白银	24.8 瓦	101	马前子酊	468 毫升	131	杏仁水	269 毫升
72	樟脑块	46 瓦	102	毛地黄酊	48 毫升	132	康福那心	16 支
73	溴化钾	93 瓦	103	氯化高铁	1P	133	狄胡立丁	88.3 瓦
74	磺胺嘧啶粉	4 瓦	104	稀盐酸	400 毫升	134	自制樟脑酒	488 毫升
75	钼酸	97 瓦	105	蓖麻油	1P256 毫升			

卸任兼院长：徐泉（印）院长：徐宪成（印）监盘：金燮斋（印）

说明：1. 瓦是象小药匙一勺样多少的容量单位。2. “P”即是“磅”，1 磅 =0.4545kg。

民国35年11月1日南汇县卫生院器械交接清册

表2-1-6

名称	数量	名称	数量	名称	数量	名称	数量
纱布贮槽	大、小各1个	大玻璃瓶	1个	洗眼壶	2个	6毫升针筒	2副
天秤	1台	药刀	3把	洗眼受水器	2个	5毫升针筒	5支
乳钵	大、小各1个	助产钳	1把	玻璃女便器	1个	大号试管	17支
长钳	4把	吸乳器	1个	普通钳子	4把	蒸发器	1个
血管钳	11把	镊子	1把	出诊包	1副	试纸	2瓶
玻璃漏斗	大、小各1个	体温表	1支	剪刀	3把	试管架	1座
分析漏斗	1个	种痘器	1副	药匙	1把	烧瓶	1个
方盘	大、小3个	水臌针	2支	橡皮手套	1副	石棉铁丝	1块
导尿管	大、小3条	度水	1副	牙钳	2把	小号试验管	10支
外科刀	6把	滴眼瓶	2个	脉枕	1个	滴管	5支
开口器	1个	橡皮管	4码	骨盘尺	1把	小号瓶刷	1把
压舌板	1个	二瓦手称	1副	探针	2支	方玻璃	36片/1盒
点眼台	1具	20毫升针筒	2副	盐水注射器	1具	手指消毒器	1个
产科器械	1副(计8件向周浦诊所借)	脓盆	3个	甘油灌肠器	1个	指刷	2把

卸任兼院长：徐泉（印）院长：徐宪成（印）监盘：金燮斋（印）

说明：“码”是长度单位，1码=0.9144米。

民国35年11月1日南汇县卫生院器物交接清册

表2-1-7

名称	数量	备注	名称	数量	备注	名称	数量	备注	名称	数量
写字台	1张	借 用	蒸笼	1套	五合	手术衣	1件	已坏破	红灯	4台
红木椅	1把	向吴姓借用	方桌	1张		藤椅	2把		砚台	3方
大理石台	1张	向吴姓借用	国旗	2面		藤茶椅	2把		料杯	1个
瓷砖面台	1张	向吴姓借用	大铁床	3张		面盆	2个	已破	茶杯	2个
茶几	1张	向吴姓借用	小铁床	2张		圆铁凳	1个		旗杆	3根
账台	2张	向救济院借	椅子	2把		招牌	1块		小旗	2面
药橱	2个	向救济院借	汤罐	2个		烟灰缸	1个		锁	10把
长椅	2把		铅笔	1支		马桶	1个		莱盐	8个
小长椅	1把		铁锅	3口		浴桶	2个		文具	5件
长凳	5把		凳子	2个		竹床	7张		视力表	1幅
手术台	1张	带布幕一幅	火叉	1个		闹钟	1台		灯泡	12只
挂钟	1口	无匙	菜刀	1把		算盘	1个		米突尺	1根
瓶架	1个	已破	砂锅	1口		电炉	1个		电木叫	1个
盆架	1台	已破	铁笪	1个		热水瓶	1个		钤记	1个
痰盂	1个		铜勺	1个		煤油炉	1个		长戮	1个
提桶	1个		小碗	30个		雨伞	1把		门诊部团戮	1个
长藤椅	1把	向吴姓借用	菜篮	2个		煤油桶	1个		戒烟所团戮	1个
夜壶箱	1个	向吴姓借用	盘子	4个						

卸任兼院长：徐泉（印）院长：徐宪成（印）监盘：金燮斋（印）

说明：团戮是指部门印章。

解放后，随着国民经济的逐步恢复，国家拨给卫生院的经费逐年增加。1954年，医院用房面积为1147平方米；1956年，建集体宿舍8间，家属宿舍8间，每天门诊60～70人次，还有出诊服务。1953年，设病床30张；1956年，增至62张，人员增至45人。医院实行24小时门诊制，病人随到随诊，出诊随叫随去，门诊医生每星期每周轮值。护士每人每天10小时工作制。主要医疗器械有100毫安70 X光机一架（匈牙利货）、电冰箱1台、氧气瓶1罐，太阳灯1台、显微镜2架、超短波理疗机1架，万能手术床1张。

1958年，南汇县妇幼保健所12张床位给南汇县中心医院，床位增加到74张，建筑面积2771平方米。同年10月，医院办小型药厂，生产普鲁卡因、葡萄糖盐水、注射用水等制剂。

1964年，上海市政府拨款60万元建门诊、病房大楼，建筑面积1824平方米，1965年5月启用。医院建筑面积增至7117平方米，床位增至340张。增添200毫安X光透视机、万能手术床及各种手术器械、心电图机、电动吸引器，短波透热理疗器、血库冰箱、恒温箱、分析天平等主要设备。各科业务人员基本配套，科、教、研初具规模。

1982年，医院建造门诊大楼、老干部病房楼、洗衣房、锅炉房和浴室；增设产科床位30张、老干部病床30张。全院房屋建筑面积14799平方米（其中，有43万元建造的门急诊大楼，建筑面积3150平方米）。添置医疗设备，千元以上有58件，万元以上有20件。其中有西德产西门子800毫安X光透视机、日产扇形全功能B型超声波机、阴道镜、纤维胃镜、肠镜、血气分析仪、血细胞计算器、自动呼吸器M型超声心动图、综合治疗机等

1985～2007年，医院广拓渠道，多方筹措，每年投入大量的资金进行基本建设。1991年12月，投入资金59.86万元，建造制剂楼，建筑面积1064平方米。1993年2月，投入资金318.11万元，建造外科大楼，建筑面积3710平方米。1997年4月，投入资金329.51万元，建造医技大楼，建筑面积2917平方米。2000年3月，投入资金337万元，建造门急诊大厅，建筑面积1309平方米。2002年12月，投资340万元，改扩建内、外、骨、妇高级病房及连接体等。2002年10月，投资450万元，移地重建CT室。2003年3月，改建内五、内六病区、出入院；床位增加到603张。2004年7月，投资700万元，建造新急诊大楼，建筑面积3100平方米。2004年8月，建立输液配置中心。2004年9月，建立心导管室。2004年9月，投入220万元，整修外科大楼、扩建内科中走道、增加床位近50张，更新床垫500多张、不锈钢床270张、电梯2部，建造停车场200多平方米。

2005年，核定床位660张，实际开放床位748张。2005年4月，为缓解骨科病人住院难，将原制剂室改建为骨二病区，设置床位45张，骨科床位增至120张。投资60万元，装修内九病区。2005年8月，投入70万元，建立完善的HIS信息系统，实施就诊流程一卡通，建立门诊医生工作站。

2005年4月，南汇区政府投入6.6亿元，在惠南镇民乐村建造南汇区医疗卫生中心。2006年1月23日开工。2008年9月30日，南汇区中心医院迁入新建的南汇区医疗卫生中心内，医院占地10公顷，建筑面积9万平方米，绿化面积达40%以上；有14层病房大楼和门急诊大楼；设置床位800张、病区18个；新添美国GE64排CT机、德国西门子1.5双梯度核磁共振仪、14人空气加压氧舱、1200毫安血管造影仪、氩气手术刀、物流传输系统、酸化水系统、门诊电子叫号系统、中心供应室低温等离子灭菌器、24小时实时监控等先进的设备、设施；全院

电脑网络联网，开通AIS系统电脑信息系统；设有地下停车库。

1985～2008年南汇区（县）中心医院收支情况表

表2-1-8　　单位：万元

年　份	业务收入	拨　款	业务支出
1985	262.8	101.9	280.2
1986	422.4	92.5	359.4
1987	380.6	85.0	399.3
1988	611.0	109.0	566.0
1989	704.7	65.8	711.6
1990	750.0	88.0	723.3
1991	831.0	105.6	834.0
1992	1302.0	126.0	1209.0
1993	2215.0	154.0	2007.0
1994	3103.0	252.7	2955.0
1995	4071.0	341.3	3989.0
1996	5134.0	350.7	4738.0
1997	6199.0	388.0	5678.0
1998	7759.0	388.0	7137.0
1999	7400.0	474.0	7485.0
2000	8979.0	422.0	8830.0
2001	9489.0	606.0	9129.0
2002	10384.0	768.0	10463.0
2003	13232.0	537.0	12669.0
2004	17098.0	607.6	16374.0
2005	20340.0	629.8	19679.0
2006	22368.0	622.0	21973.0
2007	24626.0	922.0	25315.0
2008	30508.0	1198.7	33001.0

至2009年4月，南汇区中心医院有医疗仪器设备1170件，价值7909.3万元，其中：万元以上393件，价值7852.37万元。

1997～2008年南汇区（县）中心医院50万元以上设备情况表

表2-1-9

购买年月	设备名称	型号规格	数量（台）	金额（万元）
1997-03	东芝X线机	DGW-20A	1	122.00
2000-05	全自动微粒子化学仪	ACCESS	1	65.00
2001-04	意大利GMM X线机	GMM	1	144.00
2003-06	中央监护仪	TSL1700	1	58.80

续表2-1-9

购买年月	设备名称	型号规格	数量（台）	金额（万元）
2003-09	生化分析仪	CX5Pro	1	81.00
	Live 彩超	麦迪逊 SA8000	1	76.88
2003-11	CT 及配件	GENX/i	1	390.00
2004-08	C 臂机	OEC9800	1	219.50
2004-10	五分类血球分析仪	CD-3200	1	55.00
2005-04	彩超	LOGIQ5	1	77.00
2005-06	C 臂机	BV-Libra	1	71.90
2005-10	20W 钛激光手术交流	Versapuise	1	73.80
2006-04	直接数字化系统	Digital Diagnost	1	226.00
2006	血透设备	—	1	84.00
2008-10	医用诊断 X 射线透视摄影系统 D-vision	XUD 150L-30F	1	180.00
	磁共振成系统	magnetom auanto	1	1160.53
	彩超	LOGIQ7PRO	1	118.00
	麻醉机	Drager Primus	1	52.00
2008-11	乳腺 X 射线机	GE DMR+	1	84.60
	生化分析仪	DXC800	1	95.00
	血管造影 X 射线系统 DSA	Allura Xper FD20	1	656.71
	64 排全身 X 射线计算机断层扫描系统 CT	LightSpeed VCT	1	846.95

1985～2008 年部分年份南汇区（县）中心医院资产总规模分类情况表

表2-1-10

项目	1985年	2001年	2007年	2008年
总资产额（万元）	713.47	9761.06	18680.24	25188.78
净资产（万元）	—	8333.30	16317.13	15038.49
固定资产（万元）	301.48	5263.37	10103.73	14831.99
其中：房屋建筑物（万元）	—	1797.96	392.23	3934.49
专业设备（万元）	—	2972.59	4848.85	9101.98
房屋建筑面积（平方米）	—	26600.00	30600.00	30378.00
业务总收入（万元）	262.84	9489.06	24596.55	30508.33
其中：医疗收入（万元）	89.48	5092.08	11465.26	12942.03
药品收入（万元）	150.75	4510.82	12982.46	16923.81
银行存款（万元）	24.95	2508.83	4878.43	4661.75
职工年平均工资（万元 / 人）	0.12	3.30	5.74	7.04
人均事业基金占有数（万元 / 人）	0.16	1.36	4.01	2.34
人均福利费占有数（万元 / 人）	0.01	1.51	0.11	0.04

（六）医疗业务

医院建院之初，设备简陋，业务清淡，抗日战争期间更显萧条。当时连普通的阑尾炎手术也须转往上海市医院。南汇县解放医院被接管时，医技力量薄弱，药品短缺，业务不景气。1953年时，仅能开展阑尾切除、疝气修补等手术；以后逐步增添X光透视和理疗设备，医院业务有所发展。1956年，医院组织医务人员外出进修，始做下腹部手术。

1958年以后，医院发展较快。1959年以后，先后与上海市浦东中心医院、徐汇区中心医院、第六人民医院、静安区中心医院、第九人民医院挂钩。医院选派医护人员到上海市市级医院进修，提高技术人员的业务水平。妇产科能开展吸引产、中期妊娠终止、剖腹产、宫外孕处理、子宫肌瘤切除术、阴道前后壁修补术、阴式子宫切除等等。外科能做中下腹部和部分上腹部手术（如胆囊、胃、脾切除）等手术。

“文化大革命”给医院的创伤十分严重，广大干部，特别是医务人员受到打击、迫害，不少医护骨干被迫离开医院；原有的合理规章制度被冲垮，组织领导机构几经反复动荡。技术队伍比例失调，青黄不接。推行过医、护、工一条龙（不分医生、护理、勤工），把正常分工搞乱。专业不分，口腔、五官、眼科全部并为外科，值班医生不管遇到什么科的病人，都要上台手术。其间，先后有120多位医务人员挨整，以致职工思想涣散，矛盾加剧，工作不安心，病人求医失信心。医疗护理质量下降，服务态度显著下降，病房管理紊乱。年门诊人数徘徊在20万人次以下，住院人数在6000～7000人次之间。工宣队、小分队，八进八出，问题还是存在，久而久之医院成全县闻名的老大难单位，但医院的大多数医务员工仍坚守工作岗位，医疗业务一天也没有中断。

1978年中共十一届三中全会召开以后，医院临床各科室分别建立各种常见病医疗护理常规和各种技术操作常规，对病历书写、急诊抢救、手术前讨论及审批、查房、查对、交接班，疑难病例讨论、死亡病例分析等都作明确规定并检查实施情况；医院实行三级查房制，手术分级制度，重大手术前讨论制度，门急诊独立分开，主治医师带班，住院医生24小时值班制等。

1978～1979年，为提高医疗业务及文化水平。医技人员除平时由医师带教外，还外送20人到三级医院进修，部分中专毕业的医技人员参加电视大学医疗专业学习，1978年14人，1980年17人，1982年22人。在青年职工中通过推荐考核，培养初级检验人员6人、病史统计员2人、财务管理人员3人。此外，还组织医务人员80人参加外语学习，对1977年分配的青年医护员工做好文化补课工作。同时，接受卫生院进修52人。带教上海第二医科大学实习生80多人。采取多种方式培养人才，如举办讲座、临床小讲课，1979年全院性讲座13次，有500人次参加。1980年6月，开出中西医结合和综合病房，派出人员专科进修，开出心血管、血液、泌尿外科等10项专科门诊，配备脑电图、同位素、B型超声波、胃镜、肠镜等辅助诊断科。检验科增加10多项生化项目，制剂室生产品种有50多种。1982年，开设妇产科病房。1983年，与上海第九人民医院建立挂钩关系。同时，医院承担县域内各公社卫生院医务人员的业务进修，下卫生院开展会诊、手术等医疗指导活动。

1993年起，利用社会资源，开拓新项目，改善硬件条件。包括CT机、血透、美国贝克曼全自动生化分析仪、高压氧舱、高级病房等。1995年4月至1996年4月，与瓦屑镇卫生院合作联办外科病房。1996年2月至1997年，与三墩卫生院建立联合病房。2006年，与宣桥镇政府签约，宣桥镇社区卫生服务中心成为南汇区中心医院宣桥分院。2009年5～7月，先后与老港、祝桥、六灶镇社区卫生服务中心签约，成立南汇区中心医院老港、祝桥、六灶分院。

内科：1985～1989年，启用支气管镜，为病人做活检；成功抢救甲胺磷重度中毒的病人；开展心电监护，运用黄杨宁治疗冠心病；开设呼吸专科，肺功能测定；开设肿瘤病床，开展血流变检查；开展急诊及早期肿瘤的胃镜检查，白芨粉治疗上消化道出血，蝮蛇抗栓酶治疗心脑血管病。1990～1999年，开设简易动态心电图，体外反搏治疗；安装心脏起搏器。开展微波内窥镜治疗胃息肉、胃出血等疾病。开设心功能室，心电监护病房；开展24小时心电监护，超声心动图，运用硬化剂注射食道静脉治疗上消化道出血；开展三联治疗幽门螺旋杆菌阳性技术、肿瘤介入治疗、展胃肠动力测定仪及食管、胃24小时pH监测，建立血液透析中心，开设哮喘特色专科门诊；开设内三病区，开展内镜下尼龙线结扎治疗食道静脉破裂出血；开设ICU病房。2000～2009年，开展气动结扎食管静脉曲张破裂出血，经静脉心内膜下安装心脏临时起搏器、安装双腔心脏起搏器、主动螺旋电极心脏起搏器，推广使用胰岛素笔注射胰岛素；开展冠状动脉造影术、心脏射频消融化术、经冠状动脉成形术、内支架植入；开展脑出血性疾病微创治疗、肿瘤病人介入治疗、食道支架扩张术等，成功植入，内镜下食管静脉曲张套扎术，生物反馈技术治疗功能性胃肠疾病；ICU、外科、麻醉科协作，成功抢救一对严重脑、胸、腹外伤的民警夫妇和一例特重型急性坏死性胰腺炎并发MODS病例；开展床旁漂浮电极临时起搏器、螺旋电极起搏器的植入、冠脉造影、支架术、缺血性脑卒中溶栓治疗与局部低温保护的临床实践、内镜下逆行胰胆管造影及C14呼气试验检测HP项目、胰岛素泵治疗糖尿病、甲状腺穿刺、ICU危重病、多发伤的炎症反应对主要脏器组织的影响和对应处理研究。成功抢救一例心搏骤停15分钟，昏迷20小时的心脏病患者；成功抢救一例失血性休克心跳呼吸骤停后并发MODS累及6个重要脏器功能障碍的危重病人；成功抢救一例101岁高龄患者肠粘连松解后并发呼吸衰竭，心衰，上消化道出血，肝肾功能损伤的危重病人；首例冠脉血管内超声术获成功。神经内科、心血管科、呼吸内科聘请华山专家任科主任，开展门诊、查房、业务讲座，指导科室的业务。

外科：1981～1989年底，成功抢救一右半身压成特重伤、血压降至零、8根肋骨骨折、肝脏破裂的东海农场女职工；开展肝、胆、胃、肺叶切除术、食道中下段切除术、脑外伤血肿清除及加压术、加压负重钢板内固定术，开展胰头癌、肾、膀胱等手术；开展食道癌根治术、膀胱癌切除术、输尿管移植术、小儿手部疤痕切除整形手术。应用腹腔灌洗术替代穿刺术和血象白细胞升高的观察，诊断腹部钝器伤；开展全肺加隆突切除术、袖状切除术，十二指肠穿孔修补加高选择性迷走神经切除术，胆道奥狄氏括约肌整形术，门脉高压症的近端脾肾静脉吻合术，纤维胆道镜的探索应用；1990～1999年，在膀胱癌手术中以直肠代替膀胱，成功开展输尿管移植人工尿道，直肠癌“保肛”手术；实施多例肺癌、肝癌介入化疗，开展大隐静脉曲张肌瓣成形术成功抢救一例肝癌破裂重度休克病人并作肝切除；实施腹腔镜下行胆囊切除手术。开设以收治脑外科病人为主的外三病区；开展全尿道切除术，半肾切除术，阴茎断裂修复术，膀胱再造术，肾盂输尿管成形术，小脑肿瘤切除术，慢性硬膜外血肿颅骨钻孔冲洗置管引流术，食道静脉曲张结扎术。开展无张力疝修补术，经尿道行膀胱癌、老年性前列腺增生的电汽化术和晚期肿瘤病人化疗泵安装；2000～2009年，成功抢救一例失血3000毫升，小肠、大肠多处破裂，伴肠系膜血管断裂的休克车祸伤患者；开展腹腔镜下置管行腹腔灌洗治疗重症胰腺炎术；成功开展一例肝外伤的右半肝切除术、两例可控排尿装置术，脑膜肿瘤切除术，高血压脑出血手术治疗；成功抢救一例右心室刀刺伤失血近4000毫升的危重病人，一例颅脑伤多处肋骨骨折伴血气胸及腹部外伤并脾破裂的车祸伤患者；开展腹腔镜下肾囊肿去顶减压术、肾上腺切除术、肾下垂腰大肌固定术、神经性膀胱尿流改道术、前列腺癌根治术、全膀胱切除原位回肠代膀胱术，微创技术治疗颅内出血，脑积水分流手术。胰十二指肠切除、右半结肠切除的特大型手术。成功抢救一例严重车祸伤致肝破裂、脾破裂、胃断裂、十二指肠及空肠断裂、肠系膜上静脉破裂的特重病人；开展经输尿管镜或经膀胱镜钬激光碎石术，经腹腔镜行乳糜尿治疗手术，上矢状窦破裂修补术、脑内大小静脉畸形切除术；成功为一例位于右胸腔心包、横膈、右肺间大小约28×34×20厘米的右胸巨大纵膈、横膈脂肪瘤病人切除肿瘤，为一例原发病灶静脉浸润粘连的胰头癌患者实施肿瘤切除术，大脑海绵状血管瘤、胶质瘤摘除术、巨大颅骨缺损成形术、脑深部静脉畸形手术，大骨瓣减压术，腹腔镜肾脏腺肿瘤切除术、前列腺支架植入术、压力性尿失禁膀胱颈部悬吊术；开展胰管切开取石术，3例全膀胱切除原位新膀胱术，一例神经性膀胱再造新膀胱术，胸外伤爪型钢板肋骨内固定术；成功为一位癌肿距肛门仅4厘米的低位直肠癌患者实施全直肠系膜切除双吻合器吻合术；普外科、神经外科聘请华山医院专家任科主任，开展多例疑难手术。

骨科：1980年，仅有13张床位附属于综合病房。1988年，开展人工髋关节置换术，带血管皮瓣转移的手术。成功抢救一位气性坏疽引发急性肾衰的危重病人；1992～2009年，开展脊柱手术、人工关节及神经血管吻合手术；建立骨一病区，开展人工肱骨置换术；成立骨二小组，开展骨盆骨折切开复位内固定术，胫骨平台骨折切开复位钢板内固定加人工骨植骨术、掌骨骨折切开复位微型支架外固定术；成立“微创脊柱外科”和“膝关节骨病专科”，开展胸椎压缩性骨折侧前路钛网植入加椎体钢板内固定术、显微外科带蒂皮瓣交腿转移术、骨折微创钢板内固定术；成立骨二病区，设床位120张，开展“体位复位经皮椎体成形术治疗骨质疏松性椎体压缩骨折术”、“椎间盘突出椎间盘镜微创手术”；微创脊柱外科列为区重点医学专科；开展关节镜手术、腰椎间盘突出症胶原酶溶解手术、股骨近端髓内针（PFN）髓内固定股骨粗隆间骨折、重度骨盆骨折的内固定术；成立脊柱外科，开设专科门诊。

妇产科：1983～1989年，开展全子宫切除等手术；成功救治一名羊水栓塞并发DIC的产妇；开展围产期新生儿缺陷监测、胎肝临床应用，开设计划生育引产妇科病房。1991～1999年，开展双侧乳腺癌根治术；开展首例腹腔镜下妇科手术；2002～2009年，开展无痛人流新技术、阴道镜检查新项目，开设孕妇学校，开展新生儿听力筛查；与麻醉科合作开展无痛分娩；成立腹腔镜手术中心组，开展卵巢囊肿剥离和摘除术、子宫肌瘤挖除术、阴式全子宫切除术、筋膜内全子宫切除术，非脱垂阴式全子宫手术；成功抢救1名同前置胎盘致产前大出血、慢性羊水栓塞的患者；开展腹腔镜卵巢巧克力囊肿合并盆腔粘连术分离手术、宫腹腔镜联合治疗不孕症手术；成功抢救一例发生弥散性血管内凝血（DIC）的产妇。

口腔科：1986年5月，开展第一例口底癌作颈项联合根治术加前臂皮瓣带血管游离术的显微手术；1988年，开设牙周病专科；1992年，开展正畸修复术；2000年，开展腮颌颈联合根治术；2003年起，开展人工种植牙手术。

急诊科：1990年，急诊科单列；1997年，留院观察室与急诊室分开；2003年，实施以专业化、全科化为发展方向，集内、外科一身的急诊专科医师队伍，形成5个工作区域，初步建立一支经内、外、ICU轮转，相对稳定的急诊专业队伍；2005年起，执行急诊“快、细、留”和留观“快、细、流”的工作方法，强化绿色通道畅通。

中医科：1984年，开设中医门诊部；1990～1995年，先后开设中医男性科、开设中医胃病专科；2003～2006年，开展“示范中医科”创建达标工作，通过上海市综合性医院示范中医科达标创建考核；2005年后，成立老中医工作室，开展传承带教。

放射科：1993年，岛津CT投入使用；2003年，开展介入治疗、CT三维重建等项目；2004年，添置数字减影血管造影（DSA）装置；建立心导管室，配合心内科开展冠脉造影及支架安置术；2006年，安装医用数字摄影（DR、CR）系统，使摄片和诊断质量有质的提高。2009年，两台CT机和核磁共振投入使用。

五官科：1991年，在上海市第九人民医院指导下，成功为一病人作首例鳞状细胞癌的全喉切除术；1992年，成功施行一例喉全切除和一例鼻侧切开鼻腔血管瘤切除术；2000年，开展全喉肿瘤切除术、鼾症创新手术；2007年，引进鼻科动力系统（HAMMER），开展全组副鼻窦手术。

麻醉科：1987年，建立麻醉科；2000年，开设麻醉苏醒室；2003年，开设每周半天的疼痛门诊；2005年，开展控制性降压、中心静脉压力检测等技术；2008年，搬入新医院后，手术室扩大到14间，手术床14张，比原来增加1倍。

病理科：2003年，开展免疫组织化学新技术；2004年起，建立病理图像工作站。

B超室：2003年，开展三维超声检查和彩超检查甲状腺、乳腺、眼睛等，配合临床进行各种超声引导下穿刺定位及介入治疗。

护理部：1986年，在内、外科4个病区中开展责任制护理；1998年，外一病区开展整体护理；2002～2009年，制定《护理文件书写标准册》，统一全院的护理文件书写标准；实行每季一次的全院性护理质量安全评估公示制；实行每月晨会护理安全提醒日；在内五病区成立“李华人性化管理小组”品牌，推行“三化四心五先”（即服务态度人性化、护理措施人性化、语言沟通人性化；“热心、耐心、细心、爱心”的“四心”护理。文明用语五个先：见面先问“您好”、开口先加“称谓”，说话事先用“请”，操作失误先“道歉”，操作结束先“谢谢”）的特色护理；2007年，在上海市卫生局的护理质量督查中，取得上海市二级医院前5名、郊区医院第1名。

1957～1975年部分年份南汇县中心医院病床、人员及业务情况表

表2-1-11

年份	病床数（张）	工作人员数（人）	门诊（人次）	住院人数（人）	年份	病床数（张）	工作人员数（人）	门诊（人次）	住院人数（人）
1957	62	45	37621	1124	1966	340	256	—	—
1958	74	46	29075	1134	1970	360	228	—	—
1960	100	95	82301	2595	1975	340	348	218791	6825

1977～2008年南汇区（县）中心医院业务情况表

表2-1-12

年份	门急诊（人次）	住院（人次）	年份	门急诊（人次）	住院（人次）
1977	180472	6487	1994	255194	8812
1978	182122	7127	1995	264471	8952
1979	181246	7949	1996	277014	8513
1980	204457	8124	1997	307455	8832
1981	257498	8387	1998	356748	9415
1982	284932	9193	1999	383659	9693
1983	298748	9726	2000	397630	10718
1984	306225	8843	2001	369170	11092
1985	298353	9654	2002	416306	12453
1986	280094	10492	2003	448511	14567
1987	267983	10445	2004	479184	16995
1988	280000	10000	2005	531808	19756
1989	300717	11182	2006	619100	21326
1990	326732	10727	2007	707803	21979
1991	317166	10516	2008	781981	23341
1992	328488	10207	2009	931304	29355
1993	301647	9432			

1985～2009年部分年份南汇区（县）中心医院诊疗情况表

表2-1-13

年份	门急诊人次数	年末实有床位	年初留院人数	年末留院人数	出院人次数	出院病人数	病床使用率（%）	病床工作日	平均住院日	治愈率（%）	好转率（%）	病死率（%）
1985	298353	390	232	320	9567	7011	88.21	321.96	12.64	72.76	18.44	3.95
2001	369170	444	433	387	11092	9867	105.16	383.84	15.87	66.02	27.76	1.78
2007	707803	710	639	616	22002	19078	95.87	349.91	11.29	59.95	33.75	1.66
2008	781981	800	616	679	23278	20418	95.31	348.85	11.02	58.99	33.11	1.87
2009	931304	800	679	811	29355	25721	106.55	388.90	10.63	57.50	36.55	1.78

二、周浦医院

（一）医院沿革

1. 周浦辅善医院

周浦医院的前身为周浦辅善医院，民国19年（1930年），由地方慈善团体发起募捐和各界赞助筹建。民国22年（1933年），建成于周浦镇悦和桥西南隅（今周浦镇医院路2号处）。董事长王一亭，院长朱允长，副院长葛叔庄、朱雪僧，医务长汤鑫舟，医务主任钱东弈、萧培德（女）。民国26年（1937年），抗日战争爆发，南汇县沦陷，医院为伪警占据，设备器材洗劫一空，医院被迫停办。

民国34年（1945年），抗日战争胜利，原辅善医院院长及医务主任等相继回周浦镇，在悦和桥辅善医院原址复办辅善医院。至解放前夕，有工作人员20人。1950年，由高仁泽任辅善医院院长，有工作人员30人。

2. 周浦人民医院

1951年7月26日，经南汇县各界人民代表会议提议，辅善医院改名为周浦人民医院，并产生院董事会，推选沈彬儒为董事长，聘任沈士廉为院长。8月2日，办理交接手续。

1952年4月3日，南汇县政府委派汤国安为代表，接管周浦人民医院，并由汤国安兼任医院指导员。4月16日，南汇县政府发出文件宣布："原辅善医院（后周浦人民医院）的院董事会撤销"。至此，周浦人民医院成为全民所有制医院。

3. 中心乡人民医院

1952年1月，周浦镇区医生响应人民政府号召，在"自愿合作、民主管理、集体经营、政府领导"的原则下，联合起来创办联合医院，设在西大街原声扬医院原址，有医务员工83人，下设2个诊所、1个妇幼保健站。第一诊所设在油车弄13号，有医务人员21人；第二诊所设在小云台街83号，有医务人员5人；妇幼保健站设在第一诊所楼上，有医务人员5人。联合医院人员众多，管理困难，于当年8月底解体。1952年9月15日，原联合医院第一诊所改组后成立周浦联合诊所，所长杨依方，工作人员逐渐增至30多人。1957年9月，南汇县撤区并乡，周浦联合诊所与沈庄区沿北、汤巷、秀康等联合诊所合并，改组为中心乡人民医院，曹云鹤任院长，乔永涛任副院长。

1955年3月，周浦镇有齿科镶牙人员10余人，在周浦联合诊所领导下组成齿科室，设在竹行街46号，实行独立核算，自负盈亏。1958年，并入中心乡人民医院。

4. 周浦公社卫生院

1959年4月27日，周浦人民医院与中心乡人民医院合并，并下放给周浦公社，改名为周浦公社卫生院，属集体所有制性质，原全民所有制人员性质不变。

1960年，周浦公社卫生院的横沔医疗站和叠桥卫生所划归横沔公社，成立横沔公社卫生院。

1960年，中共周浦公社卫生院支部委员会成立，属中共周浦公社委员会领导。1981年4月后，改属中共南汇县卫生局委员会领导。1987年10月，成立中共周浦医院总支委员会，下设5个分支部。

“文化大革命”期间，医院正常的工作秩序受到严重影响，医院管理干部、一些业务骨干和医务人员受到打击、迫害，合理的规章制度被废止，技术队伍比例失调。尽管这样，广大干部、医务人员仍坚守工作岗位，医疗业务也没有中断，坚持为病人服务。1978年后，通过拨乱反正，平反冤、假、错案，落实知识分子政策，各项工作出现新局面。

5. 周浦医院

1981年2月，南汇县卫生局专题报告呈送上海市卫生局“要求将周浦公社卫生院改制为县级综合性医院”。同年3月2日，上海市卫生局批复，同意将周浦公社卫生院改制为县属集体性质，改称为周浦医院，人员原所有制性质不变。医院设办公室、医务科、财务科、总务科、防保科、门诊办公室等行政职能科室6个，设业务科室15个。

1995年5月，周浦医院评审为二级乙等医院。

1997年1月17日，经上海市卫生局批复同意，康桥镇卫生院和周浦镇卫生所并入周浦医院。周浦镇卫生所原址设立南汇县卫生防疫站周浦食品监督分所。康桥镇卫生院原址成为周浦医院康桥门诊部。周浦镇卫生所的人员和职能分解，部分人员和职能并入周浦医院防保科，部分人员和职能进入新成立的南汇县卫生防疫站周浦食品监督分所。根据周浦医院的等级及职能，经费拨款实行县、镇政府分级负责，县级财政按原规定划拨。周浦、康桥镇政府和康桥工业管理委员会对辖区的卫生及医院的投入列入同级财政年度预算计划。周浦医院东侧2500平方米在区域规划中列为该院发展用地。

1998年5月21日，南汇县编制委员会批复同意周浦医院由正科级事业单位调整为副处级事业单位。

2000年12月，横沔镇卫生院并入周浦医院。

2001年8月，南汇撤县建区，南汇县周浦医院更名为南汇区周浦医院。

2005年1月，经南汇区编制委员会批准，周浦医院由原集体所有制事业单位恢复为全民所有制事业单位。

2006年3月，原并入周浦医院的横沔镇卫生院部分，重新分离出周浦医院，成立康桥镇社区卫生服务中心。

2006年8月，周浦医院由行政副处级单位调整为相当行政正处级事业单位。

同月，南汇区政府与上海交通大学医学院签订卫生合作框架协议，南汇区卫生局和上海交通大学医学院附属第九人民医院签约，由上海交通大学医学院附属第九人民医院托管共建周浦医院。周浦医院第二冠名为上海交通大学医学院附属第九人民医院周浦分院。

2007年，南汇区政府决定迁建周浦医院于周浦镇塘东村、牛桥村，列入2007年、2008年南汇区政府实事工程，计划占地面积7.1公顷，建筑面积65500平方米，设计床位600张，总投资预算5亿元。2008年12月24日，举行开工奠基仪式，计划于2011年初完工，同年10月投入使用。2009年8月，南汇区撤区并入浦东新区后的当年，浦东新区决定对周浦医院迁建工程扩大规模，总面积由原来审批的60251平方米扩大至77849平方米，门急诊楼由原来的三层增至四层，增加7274平方米，增加地下车库10372平方米。总投资由原来审批的4.2亿增至5.5亿元。同时预留医院北侧1.33公顷发展用地。

（二）党政领导

1959～2009年南汇区（县）周浦医院（含前身）行政领导人员情况表

表2-1-14

姓　名	性　别	职　务	任职时间
甘作东	男	院　长	1959-04～1983-11
乔永涛	男	副院长	1959-04～1966-05
曹云鹤	男	副院长	1959-04～1981-04
黄菊人	女	副院长	1978-06～1979-05
严庆方	男	副院长	1978-06～1983-11
鞠名彪	男	副院长	1978-06～1983-12
张　森	男	副院长	1978-11～1993-11
刘宝儒	男	副院长	1982-08～1992-10
严庆方	男	院　长	1983-11～1990-04
孙传玠	男	副院长	1987-05～1990-04
孙传玠	男	院　长	1990-04～2000-04
缪桂根	男	副院长	1992-10～1999-03
刘乃家	男	副院长	1994-01～2001-04
蒋顺安	男	副院长	1997-01～2000-05
姚克平	男	副院长	1997-01～2001-04
周云团	男	常务副院长	1999-03～2000-04
周云团	男	院　长	2000-04～2006-08
宋德香	女	副院长	2000-10～2006-03
缪桂根	男	副院长	2000-10～2008-11
魏良敏	男	副院长	2001-04～2009-08
黄惠泉	男	副院长	2003-12～2006-03
丁福浩	男	副院长	2006-03～2009-08
陈章达	男	院　长	2006-08～2009-08
张　伟	男	常务副院长	2006-08～2009-08

1960～2009年中共南汇区（县）周浦医院总支（支部）委员会领导情况表

表2-1-15

姓　名	性　别	职　务	任职时间
黄进修	男	书　记	1960～1967
林治卿	女	书　记	1970-03～1972-03
甘作东	男	副书记	1970-03～1972-03
甘作东	男	书　记	1972-03～1983-10
吴新生	男	副书记	1972-03～1977-10
黄菊人	女	副书记	1977-10～1979-05
张　森	男	副书记	1979-10～1986-05

续表 2-1-15

姓　名	性　别	职　务	任职时间
严庆方	男	副书记	1979-10～1985-12
鞠名彪	男	副书记	1979-10～1983-11
刘宝儒	男	副书记	1982-08～1986-05
鞠名彪	男	书　记	1983-11～1985-12
严庆方	男	副书记（主持工作）	1985-12～1986-12
潘林芳	女	副书记	1985-12～1987-10
严庆方	男	书　记	1986-12～1991-02
潘林芳	女	副书记	1986-05～1988-08
朱齐明	男	副书记	1989-09～1997-09
孙传玠	男	书　记	1991-02～1997-09
孙传玠	男	副书记	1997-09～2000-05
朱齐明	男	书　记	1997-09～2008-11
周云団	男	副书记	1999-03～2006-10
陈章达	男	副书记	2006-10～2009-08
施庆红	女	书　记	2008-11～2009-08

（三）人员构成

周浦医院创办时仅有医师4人、助产士2人、检验士1人、药剂师1人、实习生4人，勤杂人员临时雇佣。1952年4月3日，南汇县政府接管周浦人民医院，至1958年底，医院工作人员增至55人。1959年4月，有工作人员110人。

1981年底，有工作人员314人。其中，卫生技术人员239人（中医13人，中药人员3人，西医师40人，医士49人，护士68人，助产士26人，药剂人员13人，检验人员11人，其他技术人员16人），行政管理人员23人，工勤人员52人。

至1996年底，全院有工作人员569人。其中，医疗193人，护理179人，医技74人，其他技术人员14人，管理人员39人，工人70人。

2000年12月，全院有工作人员716人。其中，卫生技术人员576人，中级以上职称132人。

2000年5月，医院按照《南汇县卫生事业单位聘用制合同的实施意见（试行）》的文件精神，实行全院聘用制，对大中专毕业生试行聘用制和人事代理制，建立卫生人才流动新机制，参加各类人才招聘会，加强与医学院校联系，引进人员，选拔有培养前途、医德医风好的专业技术人员到上级医院进修、学习，邀请院内外高级专家讲课，学术交流，操作示范等形式积极培养人才，成立医院人才工作领导小组，制定人才发展规划，建立引进人才的管理、评价、试用机制，加强领导系统管理人才，开创医院人才建设新局面。1996年至2007年6月，引进博士、硕士生11人，本科生101人，高级专业技术人员14人。2007年7月至2009年12月，引进博士、硕士生12人，本科生32人，高级技术职称2人。在引进人才中，有12人分别担任内、外、妇、儿、骨、急诊、麻醉科正、副主任。

2009年12月，周浦医院全院工作人员783人，其中在编（包括人事代理）628人，编外劳务工34人，合同工123人。

周浦医院职能部门设：行政办公室、党总支办公室、医务科、人事科、门诊办公室、护理部、财务科、总务科、设备科、统计信息科、保卫科、防保科等11个。

1951～1984年周浦医院床位、人员情况表

表2-1-16

年份	床位数（张）	人员数（人）													其中全民人员数（人）
		总计	卫生技术人员数										行政管理人员	工勤人员	
			合计	中医	中药人员	西医师	医士	护士	助产士	药剂人员	检验人员	其他技术人员			
1951	30	16	9	0	0	1	1	0	2	0	0	5	2	5	0
1952	30	34	21	0	0	1	3	0	3	1	1	12	4	9	34
1953	52	44	29	0	0	2	4	2	3	2	0	16	6	9	44
1954	52	42	31	0	0	1	6	3	3	2	2	14	5	6	42
1955	52	41	28	0	0	0	7	3	3	2	3	10	6	7	41
1956	52	45	30	1	0	0	9	3	3	2	2	10	6	9	45
1957	64	51	36	2	0	2	10	5	4	2	2	9	7	8	51
1958	64	55	38	2	0	4	10	8	4	2	2	4	9	8	55
1959	64	104	84	28	0	4	15	8	8	2	3	16	11	9	50
1960	76	100	80	16	0	6	13	12	6	3	3	21	11	9	57
1961	76	104	82	13	0	6	12	13	8	5	3	22	14	8	59
1962	76	106	80	12	0	7	10	18	7	4	4	18	15	11	60
1963	100	111	90	16	0	6	15	19	11	4	4	15	11	10	58
1964	130	114	93	16	0	8	18	20	7	4	4	16	12	9	62
1965	130	120	99	17	0	11	18	21	8	5	4	15	12	9	65
1966	171	126	102	17	0	11	18	21	10	5	4	16	14	10	65
1967	198	126	106	17	0	12	15	22	11	8	4	17	11	9	65
1968	198	131	109	17	0	13	15	23	11	8	4	18	13	9	70
1969	198	131	110	18	0	13	15	23	11	8	4	18	12	9	69
1970	198	141	121	18	0	14	23	23	12	9	4	18	11	9	70
1971	198	144	125	18	0	15	24	25	12	9	5	17	10	9	71
1972	198	191	149	15	2	15	26	26	12	10	6	37	17	25	73
1973	198	203	157	19	2	14	27	28	13	10	6	38	17	29	77
1974	198	222	170	20	2	13	33	30	13	11	6	42	19	33	79
1975	198	237	185	22	6	15	38	30	13	12	6	43	19	33	84
1976	198	239	179	22	3	15	42	30	13	11	5	38	23	37	85
1977	198	258	194	22	3	17	49	32	15	9	10	37	24	40	87

续表 2-1-16

年份	床位数（张）	人员数（人）													其中全民人员数（人）
		总计	卫生技术人员数										行政管理人员	工勤人员	
			合计	中医	中药人员	西医师	医士	护士	助产士	药剂人员	检验人员	其他技术人员			
1978	198	261	197	24	3	19	50	41	14	11	10	25	22	42	88
1979	198	279	206	15	3	23	42	46	17	11	10	39	21	52	98
1980	198	290	215	14	3	24	44	51	18	11	10	40	21	54	103
1981	190	314	239	13	3	40	49	68	26	13	11	16	23	52	115
1982	190	326	242	13	2	38	50	74	25	15	12	13	30	54	120
1983	190	342	249	11	3	40	56	76	15	18	11	19	23	70	136
1984	190	353	257	9	3	40	59	79	15	18	11	23	24	72	140

1990～2009 年周浦医院职员分类情况表

表 2-1-17　　单位：人

年 份	全院人数	医 疗	护 理	医 技	其他技术人员	管理人员	工 人
1990	488	159	157	49	11	34	78
1991	502	163	158	58	8	39	76
1992	512	168	161	60	7	40	76
1993	517	165	158	61	8	41	84
1994	538	171	168	67	11	45	76
1995	553	178	175	70	13	44	73
1996	569	193	179	74	14	39	70
1997	650	226	194	84	16	42	88
1998	664	234	199	85	16	43	87
1999	673	241	208	86	15	43	80
2000	674	255	204	83	15	40	77
2001	710	267	210	85	15	40	93
2002	679	257	205	82	13	30	92
2003	658	255	204	82	13	28	76
2004	643	248	200	79	11	35	70
2005	664	235	200	99	19	33	78
2006	617	217	197	96	20	33	54
2007	637	221	213	93	20	37	53
2008	646	253	217	64	23	39	50
2009	645	246	225	68	24	38	44

2007、2009年周浦医院人员学历、职称分类情况表

表2-1-18

年份			2007	2009
总人员数（人）			642	645
学历结构	博士、硕士生	人数（人）	11	21
		比例（%）	1.86	3.26
	本科	人数（人）	169	199
		比例（%）	28.55	30.85
	大专	人数（人）	185	205
		比例（%）	31.25	31.28
	中专及以下	人数（人）	227	220
		比例（%）	38.34	34.11
职称结构	正高级	人数（人）	4	4
		比例（%）	0.77	0.67
	副高级	人数（人）	33	32
		比例（%）	6.37	5.32
	中级	人数（人）	111	124
		比例（%）	21.43	20.63
	初级	人数（人）	370	441
		比例（%）	71.43	71.38

2008、2009年周浦医院人员分类情况表

表2-1-19　　单位：人

类别/年份				2008	2009
职工总计				646	645
按岗位分类	卫生技术人员(职称)	合计		534	539
		医生	高级	30	29
			中级	67	65
			初级	156	152
		护理	中级	26	26
			初级	191	199
		其他	高级	2	2
			中级	11	10
			初级	51	56
	管理人员	合计		39	38
		卫技职称	高级	5	5
			中级	14	14
			初级	9	10
		其他职称	中级	3	3
			初级	8	6

续表 2-1-19

单位：人

类别/年份				2008	2009
按岗位分类	其他专业技术人员	合计		23	24
		其中	中级	5	6
			初级	18	18
	工勤人员	合计		50	44
		其中	技师	1	0
			高级工	1	1
			中级工	10	10
			初级工	38	33
按学历分类			合计	646	645
			博士生	2	2
			硕士生	17	19
			本科	197	199
			大专	178	205
			中专	184	162
			其他	68	58

2008、2009 年周浦医院医院床位、卫技人员情况表

表 2-1-20

年份	床位数(张)		卫生技术人员数（人）														
	编制床位数	实际开放床位数	合计	中医师	中药人员	西医师	医士	护士	助产士	药剂人员	检验人员	其他技术人员	其中				
													小计	执业医师	助理执业医师	执业药师	执业护士
2008	340	390	534	16	4	232	5	207	10	28	20	12	453	224	5	30	194
2009	340	390	539	16	4	225	5	215	12	30	22	12	455	229	5	29	192

（四）经费、设施

周浦医院的前身辅善医院占地面积约 8000 平方米。1975 年，周浦医院建造门诊大楼（三层）1000 平方米。1981 年始，由市、县、镇三级集资，在周浦镇关岳路 135 号（原周浦公社周东四队）筹建新医院，至 1988 年竣工。新医院占地面积为 2.3 公顷，建有门诊大楼、病房大楼、医技大楼、行政大楼及辅助用房建筑面积 1.21 万平方米。1989 年 10 月，除保留原址部分门诊科室外，医院迁入新址，核定床位由原来的 190 张增至 350 张。后又建造制剂楼、病房西大楼、发电机房、CT 房、动物房、配电房、门诊电梯房、病区药房、发热门诊、大会议室，门诊楼加层、急诊楼翻建。2009 年，医院占地面积 24716 平方米，建筑面积 23428 平方米。实际开放床位：1984 年 190 张、1990 年 350 张、2009 年 390 张。

2009 年底，周浦医院相关固定资产总值 4279.3 万元。

1993～2009 年，添置 10 万元以上主要医疗仪器设备有 81 台，其中：10 万元～50 万元有

71 台；50 万元～100 万元以下有 STORZ 腹腔镜电切、3200 五分类血球计数仪、950 － 8899CR 激光相机、50kV 岛津 X 光机（2 台）、M/1ab50 彩色超声诊断仪、8800 － GE 骨科 C 型臂机、1OGIQ3 东芝彩色超声诊断仪、RX1 全自动生化仪等 9 台；100 万元～400 万元以下有 V720prov 美国 GE 彩色超声诊断仪、SSA － 350 东芝彩色超声诊断仪、V1V1D － 7 彩色多普勒超声诊断仪、AVA1FT － FS 东芝螺旋 CT 等 3 台。2008 年 10 月，周浦医院新置东芝新一代 16 层 CT1 台，394.75 万元。

1998～2009 年周浦医院购置 50 万元以上设备情况表

表 2-1-21

年 份	设备名称	型号规格	数 量（台）	金 额（万元）
1998-09	岛津 X 光机	50kv	1	70.00
1998-10	岛津 X 光机	51kv	1	70.00
1999-12	东芝彩色超声诊断仪	SSA-350	1	125.00
2000-12	东芝螺旋 CT	AVALFT-FS	1	392.00
2004-01	东芝彩色超声诊断仪	LOGIQ	1	86.00
2004-10	腹腔镜电切	STORZ	1	50.35
2004-12	骨科 C 型臂机	8800-GE	1	82.00
2006-07	CR- 激光像机	950-8899	1	60.00
2006-12	美国 GE 彩色超声诊断仪	V720Prov	1	108.00
2007-01	彩色超声诊断仪	M/Lab50	1	76.00
2008-11	东芝 16 层 CT	ACTNTOTON-16TS	1	394.75
2009-11	彩色多普勒超声诊断仪	VIVID-7	1	179.60

1986～2009 年周浦医院资产财务收支情况表

表 2-1-22　单位：万元

年 份	流动资产	固定资产	净资产	拨 款	收 入	支 出
1986	149.73	287.96	364.76	—	318.95	235.98
1987	543.47	312.35	525.78	72.19	330.04	331.48
1988	264.46	332.27	449.18	100.19	453.19	490.10
1989	233.07	556.05	688.24	49.75	565.71	505.29
1990	302.28	578.11	827.38	—	—	—
1991	387.46	637.71	958.99	63.40	885.95	801.06
1992	372.03	719.31	1037.79	81.00	1072.41	997.17
1993	543.08	736.62	1169.90	—	—	—
1994	796.74	835.62	1515.88	174.70	1993.96	1926.48
1995	884.01	1252.52	1934.62	221.50	2462.54	2334.10
1996	1219.14	1427.97	2473.62	240.20	3239.40	2957.82
1997	1647.72	1601.72	2840.17	295.50	4063.03	3774.65
1998	1907.97	1900.43	3098.67	321.10	4861.60	4811.84
1999	1586.49	2221.61	3288.49	372.50	4793.21	8545.28

续表 2-1-22

单位：万元

年 份	流动资产	固定资产	净资产	拨 款	收 入	支 出
2000	1715.39	2677.39	3615.18	378.00	5770.84	6001.75
2001	1838.52	2954.24	4127.83	504.90	6286.95	6835.36
2002	2284.59	3536.36	5092.39	409.00	7077.16	7202.18
2003	2525.03	3824.75	5715.45	434.81	8604.26	8818.78
2004	3086.90	4435.95	6508.30	447.50	9869.83	9963.65
2005	3878.90	4756.64	7472.11	655.72	12219.84	12323.00
2006	4169.52	4986.46	7445.69	655.72	12685.47	13415.86
2007	4370.49	5616.24	7587.86	735.41	15015.34	16203.43
2008	4433.70	6132.50	7874.30	940.40	18215.90	18954.30
2009	5814.99	6236.75	8267.09	946.30	23662.14	24520.65

2008、2009年周浦医院财务收支分类情况表

表 2-1-23

单位：万元

年 份	总收入				总支出			
	合 计	业务收入	上级拨款	其他收入	合 计	业务支出	人员经费	其他支出
2008	21588.00	17945.6	940.4	2702.0	19375.07	12420.5	6533.8	420.77
2009	24608.44	23397.59	946.3	264.55	24635.85	16623.34	7897.31	115.2

2008、2009年周浦医院资产总规模分类情况表

表 2-1-24

项目	2008年	2009年	项目	2008年	2009年
总资产额(万元)	10566.20	12351.64	业务总收入(万元)	18215.90	23662.14
净资产(万元)	7874.30	8267.09	其中：医疗收入(万元)	8059.70	10575.99
固定资产(万元)	6132.60	6536.75	药品收入(万元)	4896.00	12821.01
其中：房屋建筑物(万元)	1123.00	1123.07	银行存款(万元)	2414.00	2737.01
专业设备(万元)	3898.70	4279.30	职工年平均工资(万元/人)	5.70	6.03
房屋建筑面积(平方米)	23428.00	23428.00			

2007年，周浦医院总收入1.57亿元，较2006年上升18%；2008年，业务总收入1.82亿元，比2007年增长21%；2009年，业务总收入2.46亿元，比2008年增长30%。

20世纪80年代后期，周浦医院创办工业和商业企业经济实体，实行“以工助医”、“以商助医”，全年产值874万元，创利53万元，纳税20.9万元。对发展医疗卫生事业发挥一定的作用，后随着形势政策的变化，至90年代中期先后停办。

（五）医疗业务

周浦医院长期承担周浦、康桥、瓦屑、六灶、坦直、航头、下沙等地区及浦东新区、闵行区部分乡镇约30万人口的医疗预防保健任务及南汇区（县）西部地区卫生院转诊、会诊、业

务指导工作。自20世纪60年代，开始承担上海市一些医学院校的临床实习带教任务。1993年，成为上海第二医科大学附属卫生学校口腔医士专业班教学实习基地、南汇区（县）卫生学校教学实习基地，是南汇区（县）西部地区的医、教、研、防中心。2006年8月31日，南汇区卫生局与上海交大医学院附属第九人民医院签约合作共建周浦医院，2006年底，挂牌上海交通大学医学院附属第九人民医院临床医学院教学基地。

周浦医院前身周浦辅善医院创办时，仅设内科和外科，备有手术台和手术器械，设有普通床位33张，分头等3张、二等7张、三等23张。另设传染病隔离床位20张及若干免费床位。1952年4月3日，南汇县政府接管周浦人民医院后，医疗业务逐步发展，1958年底，床位从30张增至64张。1953年，诊疗25297人次，住院1004人次。1958年，诊疗47438人次，住院1793人次。

1959年4月，两院合并改名为周浦公社卫生院后，设内科、外科、妇产科、中医科、针灸、放射科等门诊科室和内科、外科、妇产科等病房，床位64张。长期担负着周浦镇和周浦公社7万余人口的医疗任务，还担负着南汇县西部8个公社的部分医疗任务和辖区内数个上海市市属工厂的保健工作，以及上海、川沙两县的部分地区转院病人的治疗。1960年，住院数为3912人次，平均每天门诊达858人次。夏秋发病高峰期间，门诊达1000余人次。

1981年3月，改称为周浦医院，设内、外、肺、妇产、皮肤、中医、口腔、五官、肝炎等门诊科室，及心电图室、功能检查科、化验室、放射科、超声波室、胃镜室等业务科室15个。

1997年1月，康桥镇卫生院和周浦镇卫生所并入周浦医院后，周浦医院的职能调整为：承担辖区医疗、预防、保健、卫生执法和计划生育指导工作；协助当地政府做好农村卫生一体化管理、爱国卫生、初级卫生保健等大卫生管理工作和本地区农村合作医疗保险工作。2000年12月，南汇县政府办公会议决定将横沔镇卫生院并入南汇县周浦医院，行政、人事、医护、防保、财务等均归周浦医院统一管理，但卫生院服务的基本功能没有改变。2001年，院部投入近100万元，利用原合管站和医院的空房改造开办48张床位的老年护理院。

2006年4月，周浦医院承担的周浦镇和康桥镇的预防、保健职能剥离，医院的防保人员及有关人员分流至周浦镇社区卫生服务中心和康桥镇社区卫生服务中心。2009年，周浦医院门急诊量66.12万人次；夏秋季发病高峰期间日门急诊量逾2600人次；全年住院人次1.47万人次；住院手术3676例；床位使用率105.73%。

2009年，周浦医院临床科室设：内科（心血管组、呼吸组、消化组、肾内组）；外科（普外组、泌尿组、脑外组）；骨科；妇产科（妇科、产科）；儿科；急诊科（重症监护病房）；中医科（中内、针灸、推拿、痔瘘）；耳鼻咽喉科；眼科；口腔科；皮肤科、性病科；犬咬伤门诊等。医技科室设：药剂科、检验科、放射科、病理科、理疗科、心功能室、超声波室、内窥镜室、支气管镜室、营养室、供应室等。医院设有内科2个病区、外科3个病区、妇科病区、产科病区、儿科病区、骨科病区。每个病区均有设施完备的特需病房，以适应不同层次的医疗服务需要。开设28个学科的专家（专科）门诊。2008年5月，确定口腔科、检验科、心血管内科、呼吸内科为院重点建设学科和院优秀青年培养对象5人。

1953～2007年周浦医院诊疗情况表

表2-1-26

年 份	诊疗人次数（万人次）	门急诊（万人次）	年末实有床位数(张)	入院人数（万人）	出院人数（万人）	病床使用率(%)	平均住院日(天)
1953	2.53	—	30	—	0.10	—	—
1956	2.94	—	52	—	0.16	—	—
1958	4.74	—	64	—	0.18	—	—
1960	—	26.25	76	—	0.39	—	—
1971	—	—	198	0.42	—	—	—
1972	—	—	198	0.40	—	—	—
1973	—	—	198	0.40	—	—	—
1974	—	—	198	0.36	—	—	—
1975	—	—	198	0.38	—	—	—
1976	—	—	198	0.39	—	—	—
1977	—	—	198	0.36	—	—	—
1978	—	—	198	0.37	—	—	—
1979	—	—	198	0.37	—	—	—
1980	—	—	198	0.35	—	—	—
1981	—	27.13	190	0.40	—	—	—
1982	—	—	190	0.42	0.41	—	—
1983	31.22	31.03	190	0.37	0.37	87.03	15.14
1984	29.10	28.92	190	0.37	0.37	90.81	16.29
1985	24.60	23.99	190	0.39	0.39	96.18	17.04
1986	26.38	25.58	190	0.44	0.44	102.66	15.86
1987	27.11	26.18	190	0.45	0.45	108.67	16.24
1988	25.14	24.23	190	0.47	0.47	131.43	19.33
1989	23.46	22.52	190	0.49	0.49	140.68	19.65
1990	23.24	22.35	350	0.56	0.56	89.25	20.40
1991	23.46	22.50	350	0.56	0.56	92.69	21.24
1992	21.86	20.96	350	0.55	0.55	90.15	21.43
1993	18.67	18.04	350	0.51	0.52	81.62	20.67
1994	16.22	15.61	350	0.48	0.48	70.13	18.74
1995	15.68	15.21	350	0.47	0.48	63.04	17.26
1996	15.70	15.29	350	0.47	0.47	63.23	17.12
1997	18.51	18.14	350	0.49	0.49	66.47	17.28
1998	22.95	22.64	350	0.50	0.50	63.84	16.41
1999	26.64	26.47	350	0.52	0.53	64.53	15.91

续表 2-1-26

年　份	诊疗人次数（万人次）	门急诊（万人次）	年末实有床位数(张)	入院人数（万人）	出院人数（万人）	病床使用率(%)	平均住院日(天)
2000	28.65	28.48	340	0.57	0.57	68.05	14.92
2001	27.30	27.19	340	0.62	0.62	70.59	14.32
2002	34.72	34.50	340	0.77	0.76	84.31	13.48
2003	38.14	37.72	340	0.93	0.93	88.05	11.79
2004	39.59	39.44	360	1.14	1.14	91.60	10.28
2005	44.04	43.84	360	1.29	1.29	99.35	10.10
2006	48.35	47.87	390	1.32	1.32	101.29	10.36
2007	49.53	49.23	390	1.36	1.36	99.54	10.52

2008、2009 年周浦医院诊疗情况表

表 2-1-27

年份	诊疗总人次（万人次）	门急诊人次数（万人次）	年末床位数（张）	期初留院人数（人）	入院人数（万人次）	出院人数（万人）	出院病人数（万人次）	期末留院人数（人）	病床使用率（%）	病床工作日（天）	平均住院日（天）	治愈率（%）	好转率（%）	病死率（%）
2008	54.84	54.84	390	334	1.35	1.34	1.16	383	97.18	355.69	10.31	37.71	50.71	4.25
2009	66.12	66.12	390	383	1.47	1.47	1.28	443	105.73	385.92	10.29	37.46	51.94	3.89

内科：由原来单一的科室发展为具有心血管、消化、神经、呼吸等专业科室的大内科系统。1985 年始，开展胃镜及肠镜检查、三腔二囊管治疗上消化道出血。1988 年 5 月，在市三级医院专家帮助下,首例心脏起搏器安装成功，至 2007 年，已开展 40 多例，成功率 100%。1993 年始，开展肿瘤病人的化学治疗。2001 年起，开展急性心肌梗塞静脉溶栓治疗，效果显著。2004 年，重症监护病房开设。除颤心肺复苏技能更加熟练，多例“心跳呼吸停止 10 分钟”、“急性心肌梗死”、“尖端扭转型室速”等危重病人抢救成功。2005 年，首例双腔心脏起搏器安装成功。有心内科、神经内科、肾内科、消化、呼吸、内分泌代谢等 6 个专业治疗组。对顽固性高血压、重度心衰治疗成功率高，开展心脏运动平板试验、24 小时血压动态监测、电子胃镜氩气刀、胶囊胃镜、靶向化疗等项目。

外科：1995 年 4 月，成功抢救 1 例心、肺、肝、肾四脏器功能衰竭的病人。2000 年 10 月，开设脑外科病房，施行脑内血肿清除术、脑室外引流术、脑出血血肿清除、脑出血微创引流术、颅骨缺损修补、脑室腹腔分流术。2003 年，在上海交通大学医学院附属第九人民医院专家的指导下成功实施脑膜瘤摘除术。2004 年始，开展腹腔镜胃穿孔修补术、阑尾切除术、肠粘连松解术、胆囊切除加经胆道造影术、巨大肝囊肿腹腔镜开窗引流术等微创手术。2005 年起，开展肾盂输尿管畸形矫形术，经尿道膀胱镜下大力碎石术、电切镜前列腺切除术、微波碎石等。2007 年时，能施行胰十二指肠切除、全胃切除、胃癌根治与胃大部切除、食道癌根治、胆囊切除 +

总胆管引流、全膀胱切除、肺叶切除等。2007～2008年开展腔内激光治疗大隐静脉曲张新技术、钬激光治疗泌尿系统结石、小肝癌叶规则切除术等新技术。2009年，在普外的基础上分别以消化、脑外、肝胆的治疗各显重点。

骨科：1989年10月，骨科组建立。初期有医护人员12人、床位29张。至2009年，编制床位53张，开放床位66张，拥有实验室、动物房、肌电图室、功能康复室等规模性科室。自1990年起，推广对胸腰椎不稳定骨折使用“Dick钉短节段椎弓根螺钉内固定术”，同时开展腰椎间盘突出小切口开窗髓核摘除，脊柱脊髓损伤手术治疗和康复结合的方法受到上海市级专家组的好评。1990年6月，施行第一例人工全髋关节置换术；1995年9月，巨大骶骨肿瘤切除术成功；1996年，进行第1例断指再植手术成功。先后开展新技术、新项目10多项：椎间盘源性腰痛，经皮穿刺等离子消融治疗及老年脊柱压缩性骨折椎体后凸成形术等脊柱外科先进微创手术。2005年起，使用德国Storz关节镜，先后为患者施行腕管综合症、膝退行性骨关节病和创伤性损伤的手术，为南汇区填补关节镜微创手术空白。1993年，率先在南汇区卫生系统开展第一项临床医学科研课题“骨科无菌性手术抗生素的预防性应用”。1997年9月，由周浦医院骨科发起倡导的首届上海郊区（县）骨科年会暨上海市医学会骨科郊（区）县学组成立并在周浦医院成功举办。1999年10月、2006年9月周浦医院又成功举办第二届及第八届上海市区县骨科学术会议。1997年9月～2006年12月，周浦医院是“上海市区（县）骨科学组”的组长单位。至2009年，先后承担市、区、局科研课题近20项。

妇产科：除开展全子宫切除术、卵巢囊肿剥离术等外，自1997年始，开展宫腔镜检查、宫颈疾病（冷冻+微波治疗）。2003年以来，每年接生新生儿1900人左右。孕产妇、围产儿死亡率均达上海市控制指标。2004年，开展阴道镜检查。2006年，开展1eePd腹腔镜手术和悬吊式腹腔镜手术，引入输卵管通液术检查不孕症等。2007年，一例产后造成弥漫性血管内凝血大出血患者抢救成功，《解放日报》等4家媒体作报道。2009年1月，新开展经静脉麻醉“无痛人流”术，能开展妇科肿瘤的诊断和治疗及卵巢癌、宫颈癌根治术等。

儿科：1986年5月，开设门诊和病房时，有医生3人，床位4张。1995年，开展小儿包茎气囊扩张术（无需开刀住院）。2006年12月，开设儿科哮喘特色专科。至2009年，实际开放床位40张。

中医科：（1）针灸科：1997年1月，“絮刺火罐疗法治疗脊柱病变”的临床研究，列入南汇县医学领先特色专科。配合频谱仪，经络导平仪等治疗仪诊治脊柱病变，有效率逾95%。2004年以来，添置周林频谱仪、电麻仪、颈腰椎牵引床、中药薰汽治疗仪、高频电刀、微波综合治疗仪等仪器，运用于临床医疗。（2）痔瘘科：开展吻合器痔上粘膜环形切除术（PPH）、自动痔疮套扎术（RPH）无需住院，创伤小，愈合快，疗效好。2006年，上海市中医综合性医院达标建设项目通过。（3）推拿科：周浦医院中医推拿治疗颈椎病、腰肌劳损效果较好，广受病员赞扬。

急诊科：2007年2月，急诊科建立。重症监护病房（ICU）纳入急诊科管理，确立急诊和危重病救治一体化模式，提高应急处置能力。运用深静脉穿刺术，中心静脉压测定，气管插管术、溶血治疗、机械通气等技术，10多例生还希望十分渺茫的“高龄无痛性心肌梗死”、“重度有机磷中毒并发多器官功能衰竭”、“冠心病心脏骤停”、“急性呼吸窘迫综合症”患者救治成功。

口腔科：从1993年起，开展口腔正畸治疗项目。2007年，成为上海交通大学医学院附属第九人民医院与周浦医院两院共建重点科室。引进研究生3人，聘请九院专家任口腔科主任。医院投入200多万元装修就诊环境和添置德国C+8口腔治疗仪，日本口腔全景X光机等仪器设备。开设牙体、牙髓、牙周、口腔外科、口腔修复、口腔正畸特色门诊等专科门诊，并设有口腔急诊、口腔放射和门诊手术室。2007年起，先后开设牙齿漂白美容、瓷贴面修复、树脂美容修复、牙周美容手术、牙齿校正美容、瓷冠美容修复和种植牙等。

检验科：设临检、生化、免疫、微生物、血库等5个专业组。1980年以来，逐年有新的检测项目开展。1996年，全自动生化仪应用，开展肝功能、肾功能、糖类、脂类、血酸碱等生化项目36个。2001年，开展前S1蛋白、HBC-IgM检测。多次获上海市临床检验中心质控评价优秀奖，连续三年在南汇区卫生局质控评比中获一等奖。2008年5月列为周浦医院重点建设学科。至2009年，开展检测项目230多个，年检测项目350万件，人次达56万。

放射科：1985年，开展胃肠双重造影检查。1990年，在南汇县率先开展放射介入治疗，开展肺、肝、胰腺、胃癌介入术，子宫、脾、肾动脉栓塞术，食管、贲门癌术后复发支架植入再通术。1989年，开展椎管造影。2000年，开展CT检查和诊断。2007年，添置CR（数字放射成像系统）。2008年10月，添置价值395万元的东芝AC16层CT机一台。

1997年始，医院逐步实行信息化管理。首先在统计信息科安装“病案管理系统”，配置“HIS系统”，实行电脑联网，设置电子触摸查询机、开设“一日清”查询窗口，建立电脑房，安装电子病史系统网络升级、电子显示屏、视频监控系统，至2007年，全院基本实行电子信息化管理。

周浦医院是上海市医疗保险局“城镇职工基本医疗保险”和南汇区西部地区农村合作医疗制度的医疗定点单位。

三、光明中医医院

南汇区光明中医医院为全民所有制二级甲等中医医院，坐落于惠南镇东门大街339号。医院坚持“以中医为主，走中西医结合的道路”为办院宗旨，提供中西医结合的医疗、教学、科研、预防、社区医疗服务。

1983年5月16日，南汇县政府批复“同意建立南汇县中医医院，该院暂设在南汇县中心医院内”，上报上海市卫生局审批。1984年4月，南汇县中心医院辟出门诊3楼部分用房（300平方米），在南汇县中心医院中医科的基础上建立南汇县中医门诊部，设置中医内科、妇科、儿科、针灸科、推拿科、伤科、眼科等科室。1984年12月17日，上海市卫生局批准成立南汇县中医医院（院址暂设在南汇县中心医院内，中医医院的医技、后勤等辅助部门工作由南汇县中心医院给予辅助协作），开设中医病床50张，医院属全民所有制性质。1985年1月1日，南汇县中医医院挂牌，与南汇县中心医院实行两块牌子、一套班子（中医医院院长兼中心医院副院长）。

1986年2月，南汇县中医医院从南汇县中心医院门诊3楼搬至中心医院老门诊部底层（500平方米）。人事、经济独立，财务单独核算，为南汇县卫生局直属单位。1987年2月，南汇县中医医院搬迁至惠南镇人民东路3028弄18号（原南汇县卫生学校旧址），占地面积3079平方米，建筑面积1935平方米。是年2月20日，对外门诊。4月16日，开设病房，设置床位30张。

1990年2月，南汇县政府决定："搬迁南汇县中医医院，在原惠南乡卫生院内以及其北侧动迁商业用房、民居后建造南汇县中医医院门急诊大楼（3000平方米），工程投资250万元。南汇县中医医院建成后，惠南乡卫生院与之合并，其建制保留，职能、任务、财政拨款、人员编制性质不变；建立于1987年，挂靠惠南乡卫生院的南汇县眼病治防所亦改设在南汇县中医医院内"。同年3月，香港爱国同胞王佰生为南汇县中医医院建造门急诊大楼捐赠110万元。同年6月14日，上海市卫生局"同意南汇县惠南乡卫生院改建为南汇县中医医院，同时将惠南乡卫生院并入改建后的南汇县中医医院。为表彰王佰生的爱国之心，同意改建后的南汇县中医医院更名为南汇县光明中医医院"。

1991年7月10日，南汇县中医医院门急诊大楼落成，建筑面积3006平方米（其中底层261平方米为南汇县供销合作社系统的商业用房）。南汇县中医医院迁入惠南镇东门大街43号。同年9月1日，南汇县光明中医医院举行落成和开诊典礼。

1992年，南汇县光明中医医院开设床位124张。

1994年2月，南汇县光明中医医院被上海市卫生局命名为"二级甲等医院"。1995年8月，南汇县光明中医医院被上海中医药大学认定为"上海中医药大学实习医院"、"上海市中医药大学社区教学基地"。同年10月，在上海市卫生系统中首家试行"临床单一疾病诊疗常规及收费标准"。

1998年9月1日，惠南镇卫生所并入南汇县光明中医医院。

1999年2月，南汇县光明中医医院在全县卫生系统中首家实行计算机网络化管理。同年8月，改、扩建门急诊大楼，面积4580平方米。

2000年8月，国家中医药管理局批准南汇县光明中医医院为全国示范中医医院。同年9月，农工民主党上海市委确定南汇县光明中医医院为"农工民主党上海市委员会医学专家服务基地"暨"名医苑"。

2001年8月，南汇县撤县建区，南汇县光明中医医院更名为南汇区光明中医医院。是年，医院病房实行"住院患者病情诊疗方案告知书"、"住院费用一日清单"。2002年6月，医院开设早中夜门诊，试行"绩效奖励工资分配改革过渡方案"。

2004年，成立心脑血管病、咳喘病、脾胃病3个老中医工作室。同年11月，南汇区光明中医医院被南汇区台湾事务办公室确定为南汇区台湾同胞定点医院。

2006年8月，南汇区光明中医医院由行政副处级调整为相当行政正处级事业单位。

2007年，改造原药库用房，开设七病区（痔瘘科独立病区）。同年10月，南汇区卫生局批准光明中医医院为南汇区中医药适宜技术培训基地。

2009年7月7日，南汇区光明中医医院入围上海市中医类别全科医师临床实习基地建设单位。

2009年底，光明中医医院占地面积10000平方米，建筑面积15600平方米。

医院设院部综合办公室、医务科、护理部、财务科、总务科、院内感染科。

（一）党政领导

1985～2009年南汇区（县）光明中医医院行政领导人员情况表

表2-1-28

姓 名	性 别	职 务	任职时间
杨依方	男	院 长	1985-01～1988-04
尚 云	男	院长助理	1985-01～1987-05
朱庚新	男	院长助理	1985-01～1987-05
周保清	男	院长助理	1985-01～1987-02
尚 云	男	副院长	1987-06～1988-04
朱庚新	男	副院长	1987-06～1990-05
尚 云	男	院 长	1988-04～2008-11
张逸萍	女	副院长	1988-04～2004-12
曹林生	男	副院长	1991-06～1999-03
杨正修	男	副院长	1991-07～1995-01
许文清	男	副院长	1999-03～2008-11
缪桂根	男	副院长	1999-03～2000-10
陆雷云	男	副院长	2000-10～2009-08
齐昌菊	女	副院长	2004-12～2009-08
黄惠泉	男	院 长	2008-11～2009-08
王富文	男	副院长	2008-11～2009-08

1986年8月，中共南汇县中医医院支部委员会成立，有党员11人。

1999年11月，中共南汇县光明中医医院总支委员会成立，下设5个支部委员会，2007年11月，有党员77人。2009年9月，有党员89人。

1986～2009年中共南汇区（县）光明中医医院总支（支部）委员会领导情况表

表2-1-29

姓 名	性 别	职 务	任职时间
杨依方	男	负责人	1986-08～1987-06
张逸萍	女	副书记（主持工作）	1987-06～1987-09
吴才良	男	负责人	1987-09～1988-04
张逸萍	女	副书记	1987-09～1997-03
吴才良	男	书 记	1988-04～1991-07
康根明	男	书 记	1991-07～1999-10
康根明	男	书 记	1999-10～2008-11
朱齐明	男	书 记	2008-11～2009-08

（二）人员情况

1986年，南汇县中医医院有职工57人。

1991年，南汇县中医医院和惠南乡卫生院撤二建一，成立南汇县光明中医医院，有职工190人，卫生技术人员占77%，其中中级以上职称人员占11%。

2000年8月，医院实施人事制度改革，制定《光明中医医院实行聘用合同制工作的实施方案》及7项改革配套文件，与359名职工签订聘用合同，与328名职工签订岗位合同。

1990～2009年，医院通过“内培外引”，从内蒙古、吉林、四川、黑龙江等地引进学科带头人、技术骨干41人，人员的梯队结构和学历层次配置更趋向合理。

1986～2009年部分年份南汇区（县）光明中医医院人员情况表

表2-1-30 单位：人

年份	职工总计	按岗位分类																按学历分类			
		卫生技术人员（职称）								管理人员（职称）						其他人员		本科以上	大专	中专	其他
		合计	医生			护理		其他		合计	卫技职称			其他职称							
			高级	中级	初级	中级	初级	中高级	初级		高级	中级	初级	中级	初级						
1986	57	44	0	3	23	0	6	0	12	4	0	0	1	0	3	9		—	—	—	—
1991	190	146	1	10	50	3	45	2	35	6	0	4	1	1	0	38		—	—	—	—
1996	316	268	8	29	78	10	88	3	52	9	4	3	1	1	0	39		—	—	—	—
2001	352	277	11	22	98	7	116	5	18	34	5	2	2	4	21	41		54	65	203	30
2009	440	404	16	65	71	32	153	23	44	18	7	4	3	3	1	18		165	114	127	34

（三）设施、设备

1987年，南汇县卫生局拨款9万元，南汇县财政拨款6.5万元，上海市卫生局中医处下拨专项经费7万元，南汇县中医医院在原南汇县卫生学校校址西区增建病房700平方米。1994年9月，南汇县光明中医医院新病房楼竣工，建筑面积6180平方米。10月1日，新病房楼启用。1990～2009年，南汇区（县）政府基建拨款600万元，卫生部拨款30万元，王佰生捐赠310万元，财政专项拨款1787.9万元，医院自筹资金1263.5万元，用于建造门急诊楼，建筑面积3006平方米，病房楼，建筑面积6180平方米及门急诊楼扩建，建筑面积3794平方米。至2009年底，医院内绿化面积为1000平方米。

1987～1997年部分年份南汇区（县）光明中医医院基建投资情况表

表2-1-31 单位：万元

年度	基建投资项目	金额	自筹资金	卫生部	区（县）财政拨款	王佰生捐赠
1987	在原卫生学校内西侧增建三层病房楼	30	23.5	0	6.5	0
1990	9月1日，医院门诊大楼（一期工程）奠基	372	162	0	0	0
1991	9月1日，门诊楼投入使用，建造锅炉房、污水处理池、洗衣房、围墙、道路			0	100	110

续表 2-1-31　　　　单位：万元

<table>
<tr><th>年度</th><th>基建投资项目</th><th>金额</th><th>自筹资金</th><th>卫生部</th><th>区（县）财政拨款</th><th>王佰生捐赠</th></tr>
<tr><td>1993</td><td>8 月 28 日，病房楼（二期工程）动工</td><td rowspan="2">792</td><td rowspan="2">492</td><td>0</td><td>100</td><td>90</td></tr>
<tr><td>1994</td><td>10 月 1 日，病房楼投入使用，建造传达室、配电间、低压备用电以及病房装修</td><td>30</td><td>50</td><td>30</td></tr>
<tr><td>1995</td><td>筹建三期工程</td><td rowspan="3">1016</td><td rowspan="3">586</td><td>0</td><td>0</td><td>80</td></tr>
<tr><td>1996</td><td>筹建三期工程</td><td>0</td><td>0</td><td>0</td></tr>
<tr><td>1997</td><td>10 月 28 日，门急诊楼改扩建（三期工程）动工</td><td>0</td><td>350</td><td>0</td></tr>
<tr><td>合计</td><td></td><td>2210</td><td>1263.5</td><td>30</td><td>606.5</td><td>310</td></tr>
</table>

1991～2001 年，增添 10 万元以上医疗设备有 X 光机（300MA、500MA、800MA）、B 超诊断仪、颈颅多普勒仪、彩超诊断仪、全息动态心脏监护仪、纤维胃镜、纤维结肠镜、血球计数仪、全自动生化仪、时间分辨仪、眼科 A/B 超、超乳机、呼吸机、全功能麻醉机、遥测心电监护仪等 28 件，投入资金 884.269 万元。至 2001 年，医院固定资产为 2992.15 万元。

1996 年 6 月，光明中医医院门诊实行计算机收费。1998 年，医院完成内部局域网建设。

2002～2009 年，增加 10 万元以上医疗设备有电子膀胱镜、生化仪（RX1- 型）、血凝仪、彩超、麻醉机、呼吸机、血球分析仪、超声乳化仪、超声治疗仪、纤维鼻咽喉镜、C 形臂（DSA）、自动微生物鉴定仪、高效能全自动免疫分析仪等 25 件，共投入资金 680.13 万元。2008 年，专业设备投入 2175.3 万元，固定资产 4445.8 万元。至 2009 年，专业设备投入 2245.9 万元，固定资产 4852.4 万元，总资产 9573.9 万元。2009 年 11 月，市卫生局同意光明中医医院开设 CT 诊疗项目，购置 CT 诊断机。

（四）业务科室设置

1984 年 4 月，南汇县中医门诊部，设置中医内科、妇科、儿科、针灸科、推拿科、伤科、眼科等科室。

1991 年 9 月 1 日，南汇县光明中医医院门诊楼开诊时，开设内、外、妇、儿、针灸、推拿、伤骨、眼、五官、痔、皮肤、口腔等 12 个临床一级科室。同时承担惠南乡辖区内的合作医疗管理，及防疫、妇幼保健和计划生育技术指导等工作。

1994 年 9 月，新病房大楼竣工，开设床位 180 张，分设 6 个病区，内有呼叫、中心供氧、中心虹吸、电梯、卫生间等设施。10 月，开设手术室。

1995 年 6 月 1 日，成立急诊科，设留察床位 12 张。9 月 1 日，妇产科病房及产房启用。

1996～1997 年，增设心内科、心超、妇产科、骨科、肺科、耳鼻喉科、儿科、呼吸内科、心血管内科等专科专家门诊。

1998年9月，惠南镇卫生所并入医院，医院承担惠南镇辖区内预防保健、卫生防病工作。

1999年8月，成立家庭病床科。2000年9月，“农工党医学专家服务基地”暨“名医苑”揭牌，邀请华山、仁济、曙光、妇产科、肿瘤等医院的专家到医院门诊，实现“不走出光明中医医院大门，就能得到上海市一流专家治疗”。2001年6月，开设ICU病房。9月，在南汇科教园区设立医疗点。2003年，开设特需床位18张，医院实际床位240张。2004年，成立心脑血管病、咳喘病、脾胃病3个老中医工作室。2005年，确定针灸科、痔瘘科为南汇区重点中医专科；2005年底，医院设立南汇区残疾人康复中心。2007年7月1日，开设七病区，实际开放床位达308张。

2009年底，设有中医内科、外科、妇科、儿科、伤科、针灸科、推拿科；西医内科、外科、妇科、产科、儿科、眼科、口腔科、耳鼻喉科；中西医结合急诊科、痔瘘科、皮肤科等临床科室及放射、检验、B超、心电图、胃镜等辅助功能科室；心脑血管病、咳喘病、脾胃病三个老中医工作室；肾病、糖尿病、老年病、结肠炎、男性病、不孕症、类风湿性关节炎、腰腿痛病、颈椎病、白内障等15个专病专科。针灸科、痔瘘科为南汇区中医重点专科。医院另开设心血管内科、消化内科、泌尿外科、肿瘤科、呼吸内科等5个二级科室。实际开放床位308张。

2008年12月25日，上海市卫生局重新核定光明中医医院的床位编制，由198张调整为318张。

（五）医疗业务

建院初期，医院房屋简陋、人才匮乏，医疗业务局限于门诊常见病、多发病的治疗。1985年后，医院坚持“中医为主、走中西医结合道路”的办院方针，加强内涵建设，强化“以病人为中心”的服务理念，不断提高医疗服务质量，扩大医疗范围。至2009年，发展成集诊疗、科研、教育为一体的二级甲等中医医院。

1．业务工作量、业务收入

1991～2008年南汇区（县）光明中医医院业务情况表

表2-1-32

年度	年门急诊（人次）	年收治病人数（人次）	年病房收入（万元）	年门急诊收入（万元）	业务总收入（万元）
1991	73794	272	11	80	249
1992	200082	1425	99	312	460
1993	213503	1192	97	424	595
1994	194640	1030	118	532	748
1995	196684	2027	363	812	1344
1996	208907	3194	709	1078	2027
1997	218000	3440	881	1469	2684
1998	227440	3484	910	1710	3070
1999	250346	3646	1054	1940	3088

续表 2-1-32

年 度	年门急诊（人次）	年收治病人数（人次）	年病房收入（万元）	年门急诊收入（万元）	业务总收入（万元）
2000	280920	4262	1185	2291	3728
2001	266181	5501	1600	2556	4434
2002	251990	6420	2013	2577	4708
2003	265587	5899	1935	2890	4912
2004	275395	5769	2068	3199	5379
2005	303155	7313	2845	3737	6751
2006	346618	8463	3000	4139	7257
2007	399495	9567	3930	5055	9072
2008	478769	10537	4557	6333	11104

1986～2009 年部分年份南汇区（县）光明中医医院诊疗情况表

表 2-1-33

年份	诊疗总次数（万人次）	门急诊人次（万人次）	年末实有床位（张）	期初留院（人）	入院人数（人）	出院人数（人）	出院病人数（人）	期末留院（人）	病床使用率（%）	病床工作日（天）	平均住院日（天）	治愈率（%）	好转率（%）	病死率（%）
1986	6.87	6.87	—	—	—	—	—	—	—	—	—	—	—	—
1993	21.35	21.35	76	86	1106	1142	1142	50	68.80	251	20	67.25	27.93	2.19
1995	19.76	19.67	180	68	1959	1934	1874	93	58.50	213	18	69.49	22.7	2.58
1997	24.77	21.80	180	147	3440	3463	3147	124	71.90	262	14	74.55	21.39	1.56
1999	26.64	25.03	180	111	3646	3649	3337	108	75.74	276	14	75.4	20.47	1.71
2001	31.21	26.62	180	182	5501	5481	4855	202	99.86	364	13	69.12	27.23	1.71
2003	31.68	26.56	240	204	5899	5912	5109	191	86.96	317	13	65.65	27.99	1.51
2005	31.28	30.32	240	148	7313	7213	6250	248	100.87	368	12	68.22	26.29	1.33
2007	40.60	39.95	308	248	9567	9513	7988	302	112.63	411	12	62.43	32.61	1.06
2008	48.24	47.88	308	302	10537	10520	8746	319	107.59	393	11	60.66	33.70	1.17
2009	60.88	60.69	318	319	11273	11306	11306	286	106.33	388.10	11.35	58.21	34.65	1.12

2．科室业务发展

各科成立伊始，以治疗常见病、多发病为主。随着诊疗条件的不断完善，专业技术人员的梯队结构逐步合理，临床各科业务不断拓展。

内科：设有心内科、呼吸内科、消化内科 3 个二级科室及肾内科、神经内科、ICU 病房。2005 年 4 月，开展同步电复律治疗；同年 5 月，独立开展永久性心脏起搏器安装；ICU 病房运用中西医结合的方法，成功抢救心肌梗死、恶性心律失常、坏死性胰腺炎及呼吸系统器官功能衰竭的病人。中医内科设心血管专科学科带头人、硕士生导师。主任医师尚云，以代表方“黄芪保心汤”益气活血化瘀为基本治法，在冠心病的治疗上具有显著疗效；呼吸内科在慢性支气管炎、阻塞性肺气肿、气胸、肺癌等呼吸系统疾病的治疗上具有丰富的临床经验；消化科擅长消化性溃疡、肝硬化、慢性结肠炎等疾病的中医辨证治疗、特别对诊断及内窥镜下息肉摘除具有较高的造诣。

外科：广泛开展普外科、泌尿外科、乳腺外科常见病、多发病的诊断和抢救工作。拥有电视腹腔镜、膀胱镜、十二指肠镜、乳腺红外线扫描仪、微波治疗仪等设备，进行腹腔镜胆囊切除术、ERCP手术、前列腺电切手术、气压弹道碎石手术等微创手术。开展甲状腺癌扩大根治术、乳房癌扩大根治术、脓胸开放或胸腔闭式引流术、全胃切除或胃大部切除术、胃、胆管、小肠、胰尾、结肠、直肠癌根治术、脾切加断流术、胆总管空肠R－Y吻合术、左半肝切除术、肾切除、肾盂及输尿管切开取石术、尿道镜及膀胱镜下的检查与治疗等。

妇产科：在上海市所有中医医院中唯一设有产科。在妇科领域积累多年丰富的临床经验，开展子宫全切或次全切除术；经阴道全子宫或附件切除术；卵巢癌、子宫内膜癌、子宫颈癌等广泛淋巴清扫术；外阴肿瘤切除术等及阴道宫颈一系列手术；中西医结合疗法治疗各种不孕不育症、疗效显著。在产科领域，广泛开展腹壁横、纵切口剖宫产术，及时处理大批产科疑难危急重症；同时，承担南汇区部分地区的计划生育工作和无痛人流、药流等终止妊娠手术。

儿科：采用中西医结合等多种手段治疗儿科常见病、多发病及疑难杂症，治疗小儿咳喘、呼吸道反复感染、小儿遗尿、厌食等症疗效显著。

伤骨科：开展肌腱移植；经皮髓核摘除；外固定支架安装；人工股骨头置换；各种骨折、脱位等固定或手术治疗。发挥中医药治疗跌打损伤的特点，采用小夹板固定，中药内服外敷等治疗一系列骨伤科疾病。

眼科：除承担医院眼科的日常诊断及治疗工作外，还担负南汇区眼病防治所的多项服务功能，包括南汇地区白内障复明工程、眼病普查及预防、青少年近视防治及矫正等多项工作。拥有白内障超声乳化仪、全自动眼压仪等高新医疗设备。开展白内障超声乳化人工晶体植入术、青光眼手术、斜视矫正术、上睑下垂矫正术、睑球粘连分离术、眼球摘除术等。

五官科：拥有鼻窦内窥镜、激光治疗仪、欧林巴斯鼻咽喉镜、多功能雾化吸入器、电测听仪等先进的医疗设备，开展鼻息肉切除术、鼻中隔矫正术、上颌窦开放术、内翻性乳头性瘤、鼻内手术、鼻窦囊肿摘除术、鼻咽血管纤维瘤切除术、扁桃体切除术、声带息肉切除术、喉癌喉全切除术、喉再造术、显微声带手术等。

口腔科：2006年，添置进口的综合治疗椅、超声洁牙机及光固化机。开展口腔内科、口腔外科及矫畸整形、义齿修复等各种手术与治疗。在前牙、后牙根管治疗，烤瓷牙固定修复以及精密附着体、磁性固位体的修复，全口义齿及套筒冠修复等方面拥有较强的技术力量。

肛肠科：是南汇区（县）重点医学专科，创办于1985年，在治疗各种痔疮、肛瘘、肛裂及溃疡性结肠炎等方面有独到之处。采用中西医结合的方法进行结扎、挂线、拖线、剥切治愈数以万计的病人。应用先进的痔疮综合治疗仪治疗内痔、引进美国PPH痔上黏膜环切术治疗痔疮、采用中药保留灌肠法治疗溃疡性结肠炎等取得较好的疗效。拥有独立病房楼，开设床位40张，全年住院率达112%。

针推科：南汇区医学重点专科，2005年与南汇区残联联合成立南汇区残疾人康复中心。采用中医传统的纯自然疗法，利用针灸、推拿、按摩、刮痧、拔火罐、药浴熏、水针、耳穴疗法等手段治疗颈肩腰腿痛，外伤性疼痛，炎症疼痛等一系列痛症，以及神经调节性疾病；每年在三伏天开展冬病夏治，穴位敷贴治疗咳喘病，风湿病，中风后遗症，以简、便、廉、验、效受到患者信赖。针推治疗为南汇区卫生局中医适宜技术培训基地的重点项目。

皮肤科：对顽固性皮肤病，采用中西医结合的治疗方法，标本兼治，收到良好效果。拥有微波手术治疗仪、电磁波治疗仪等多种先进治疗设备，对扁平疣、血管痣、毛囊炎带状疱疹、冻疮、面部过敏性皮炎等病均有较好疗效。

药剂科：1996 年 6 月，创建上海市最早的 10 家“放心药房”之一，为南汇县首家“规范药房”，最早实行后台发药模式，开展中药饮片代煎、药物小包装等便民服务项目。

（六）预防保健、合作医疗、资源整合

1．预防保健和合作医疗

医院指定专职副院长管理防保工作，建立工作防治网络，实行包村责任制。完成惠南镇的计划免疫、食品卫生、公共场所卫生、饮用水卫生、生命统计、学校卫生、职业卫生、营养卫生、放射卫生、外来人口管理、慢性病防治、精防、结核病防治、寄防、血防、性防、妇保、儿保、院内感染、传染病管理等工作。承担学校、事业单位、高温作业人员、合作医疗 60 岁以上人员等各种体检工作。

1991～2007 年，负责惠南镇的乡村医生管理，提高乡村医生的内在素质和农村合作医疗管理。2007 年 11 月，光明中医医院承担近 17 年的公共卫生服务职能及原防保科 27 名职工，全部转移到新成立的惠南镇社区卫生服务中心。

2．资源整合

2006 年 10 月，与泥城镇社区卫生服务中心签约；2008 年 1 月，与惠南镇社区卫生服务中心签约；2009 年 3 月、4 月、7 月分别与书院、万祥、芦潮港镇社区卫生服务中心签约；先后成立光明中医医院泥城、惠南、书院、万祥、芦潮港分院。签约期间，派遣专家，组建讲师团到各社区讲课，从专业、医务管理、护理、质量安全等方面进行指导，逐步形成一、二级医疗资源上下联动的新型合作机制，有效缓解社区居民的医疗需求，让居民群众得到更加便捷、高效、实惠的医疗卫生服务。

四、南华医院

（一）医院沿革

南华医院的前身为南汇县传染病医院。1978 年 6 月，南汇县传染病医院开始筹建，址设惠南镇北门外（今惠南镇北门路 71 号），征用惠南公社城北大队 21 生产队土地 6487 平方米，医院实际占用土地 5881 平方米；建筑面积 4688 平方米（门诊部 400 平方米）。1980 年 4 月完工，7 月开诊，设置病床 156 张；收治各种传染性疾病患者，其中，传染性肝炎占 90% 左右。

1985 年，南汇县传染病医院占地面积 7115 平方米，建筑面积 6194 平方米，核定床位 206 张。

1995 年 6 月 30 日，上海市卫生局批准：南汇县传染病医院更名为南汇县南华医院。

是年 7 月 26 日，南华医院借用位于惠南镇听潮路新华书店听潮新村书库（今通济路 208 号）开设听潮门诊部（1997 年 5 月 4 日迁至惠南镇城西路 95 号新建门诊部）。

2001 年，南华医院占地面积 8149 平方米，建筑面积 6944 平方米。医院病房设置以传染

科病区为主，附设肝病科与杂病科病区，听潮门诊部设内科、皮肤科、中医科。

2001 年 8 月，南汇撤县建区，南汇县南华医院更名为南汇区南华医院。

2005 年，南华医院改扩建工程被列入南汇区政府重点实事工程，投入专项资金 1392 万元（其中 300 万元国债资金），2006 年 5 月竣工。改扩建后，建筑总面积为 7379.9 平方米，实际可设置床位 161 张。建立符合卫生部临检中心要求的集临床、科研、教学为一体的 PCR 分子生物实验室。

2006 年 11 月，南华医院由相当行政正科级事业单位调整为相当行政副处级事业单位。

2007 年 5 月，按照南汇区卫生资源整合规划，南汇区老年医院（南汇区结核病防治院）结核病防治功能整合至南华医院，负责此项工作的 20 名医务人员也随之调入。医院增设呼吸科病区，收治肺结核及其他呼吸系统疾病病人。

2009 年 1 月 1 日，根据南汇区卫生局医疗资源功能整合总体规划要求，南汇区南华医院听潮门诊部的土地、建筑、设施、设备、资产、人员整体剥离至惠南镇社区卫生服务中心，更名为惠南镇社区卫生服务中心听潮分中心。

（二）党政领导

1978 年 6 月，南汇县传染病医院筹建始，设立中共南汇县传染病医院临时支部委员会，由张仁湘任临时支部书记。1980 年 12 月，中共南汇县传染病医院支部委员会成立。

1980～2009 年南汇区（县）南华医院（传染病医院）行政领导人员情况表

表 2-1-34

姓　名	性　别	职　务	任职时间
左　英	男	院　长	1980-12～1984-12
储　峰	男	副院长	1980-12～1984-12
周炎培	男	副院长	1980-12～1984-12
储　峰	男	院　长	1984-12～1990-02
储　峰	男	院　长（兼）	1990-02～1993-04
缪桂根	男	副院长	1984-12～1987-05
许承基	男	副院长	1987-05～1988-09
王宗一	男	副院长（主持工作）	1990-02～1993-04
季　青	男	院　长	1993-04～2003-12
邬惠君	男	副院长	1994-01～1995-06
严润民	男	副院长	1994-01～1995-06
邬惠君	男	副院长	1995-06～2001-08
严润民	男	副院长	1995-06～2000-05
陈晓玲	女	副院长	2000-05～2001-04
邬惠君	男	副院长	2001-08～2002-06
袁龙新	男	副院长	2002-06～2009-08
朱　福	男	院　长	2003-12～2006-05
潘云鹤	男	副院长	2006-03～2006-05
潘云鹤	男	副院长（主持工作）	2006-05～2007-08
关　雁	女	副院长	2006-07～2006-09

续表2-1-34

姓　名	性　别	职　务	任职时间
潘云鹤	男	院　长	2007-09～2009-08
潘洁萍	女	副院长	2008-05～2009-08

1980～2009年中共南汇区（县）南华医院（传染病医院）支部委员会领导情况表

表2-1-35

姓　名	性　别	职　务	任职时间
左　英	男	书　记	1980-12～1984-11
周炎培	男	副书记	1980-12～1988-06
周祥茂	男	副书记	1982-03～1984-11
张君展	男	书　记	1984-12～1987-05
储　峰	男	副书记	1984-11～1993-04
缪桂根	男	书　记	1987-05～1989-05
康根明	男	书　记	1989-05～1991-07
苏永放	男	书　记	1991-07～1994-12
季　青	男	副书记	1993-04～2003-11
赵一鸣	男	书　记	1995-01～2009-08

（三）人　员

1980年7月，医院开诊时，有工作人员63人，其中医生11人、护士15人、其他医技人员11人。

1982年，医院有工作人员142人。其中，主治医师2人，医师17人，医士5人，护师4人，护士24人，护理员16人，其他医技人员19人，行政人员12人，工勤人员44人。

1985～2007年南华医院人员情况表

表2-1-36　单位：人

年　份	职工人数	卫生技术人员（职称）				学历分类			
		合计	高级	中级	初级	研究生	本科	专科	中专
1985	146	74	0	0	74	0	4	10	55
1986	147	71	0	0	71	0	7	13	15
1987	147	65	0	0	65	0	6	8	57
1988	147	85	0	7	78	0	8	17	53
1989	143	89	0	14	75	0	9	14	55
1990	147	89	0	15	74	0	8	20	54
1991	154	96	0	14	82	0	8	18	60
1992	142	87	0	14	73	0	7	21	54
1993	144	92	0	15	77	0	8	22	54
1994	145	94	2	22	70	0	7	20	58
1995	148	103	5	25	73	0	6	23	61
1996	159	108	3	20	85	0	6	26	61
1997	166	107	4	20	83	0	7	27	67

续表 2-1-36 单位：人

年份	职工人数	卫生技术人员（职称）				学历分类			
		合计	高级	中级	初级	研究生	本科	专科	中专
1998	164	116	5	19	92	0	6	37	68
1999	165	120	8	17	95	0	6	41	67
2000	162	117	8	19	90	0	6	47	66
2001	159	117	7	24	86	0	6	47	60
2002	153	107	6	31	70	0	4	47	56
2003	149	103	5	29	69	0	4	47	51
2004	144	115	7	28	80	2	11	47	55
2005	139	119	6	37	76	2	25	41	37
2006	129	101	6	29	66	2	26	42	25
2007	150	103	6	34	68	1	38	41	21

2008、2009 年南华医院人员情况表

表 2-1-37 单位：人

类别/年份				2008	2009
职工总计				148	137
按岗位分类	卫生技术人员(职称)	合计		127	116
		医生	高级	2	2
			中级	15	14
			初级	16	16
		护理	高级	2	2
			中级	10	10
			初级	47	42
		其他	高级	1	1
			中级	6	6
			初级	28	23
	管理人员	合计		4	4
		卫技职称	中级	2	2
			初级	1	1
		其他职称	中级	1	1
			初级	0	0
	工勤人员	合计		17	17
		其中	高级工	1	1
			中级工	8	8
			初级工	8	8
按学历分类			本科	45	42
			大专	49	43
			中专	31	29
			其他	23	23

2008、2009年南华医院床位、卫技人员情况表

表2-1-38

年份	床位数(张)		卫生技术人员数（人）												
	编制床位数	实际开放床位数	合计	中医师	西医师	医士	护士	药剂人员	检验人员	其他技术人员	其中				
											小计	执业医师	助理执业医师	执业药师	执业护士
2008	116	161	127	2	29	2	59	10	13	12	99	31	2	7	59
2009	116	161	116	2	28	2	54	6	13	11	90	30	2	4	54

（四）经费、设施

1980～2008年南华医院（传染病医院）收入支出情况表

表2-1-39 单位：万元

年份	总收入				总支出		
	合计	业务收入	上级拨款	其中项目拨款	合计	业务支出	
						小计	其中人员经费
1980	24.73	1.73	23.00	22.00	24.60	24.60	1.40
1981	36.80	15.00	21.80	2.40	33.60	33.60	6.10
1982	47.70	20.20	27.50	—	42.60	42.60	10.50
1983	59.98	28.00	31.98	—	55.30	55.30	12.30
1984	59.00	27.40	31.60	—	46.10	46.10	15.00
1985	85.80	41.00	44.80	20.00	76.00	76.00	17.00
1986	87.80	49.00	38.80	10.70	87.00	87.00	22.00
1987	113.90	81.00	32.90	5.60	93.00	93.00	23.00
1988	232.90	190.00	42.90	9.50	171.00	171.00	32.00
1989	228.00	180.00	48.00	16.00	176.00	176.00	35.00
1990	228.00	172.00	56.00	21.00	186.00	186.00	39.00
1991	260.40	222.00	38.40	—	232.00	232.00	39.00
1992	348.90	296.00	52.90	10.00	301.00	301.00	52.00
1993	488.80	407.00	81.80	28.00	424.00	424.00	67.00
1994	618.80	507.00	111.80	35.00	556.00	556.00	110.00
1995	814.00	644.00	170.00	55.00	732.00	732.00	157.00
1996	899.30	708.00	191.30	50.00	783.00	783.00	195.00
1997	1225.90	1008.00	217.90	51.00	1011.00	1011.00	250.00
1998	1576.90	1347.00	229.90	60.00	1325.00	1325.00	248.00
1999	1356.90	1149.00	207.90	53.00	1322.00	1322.00	313.00
2000	1208.10	1019.00	189.10	40.00	1565.00	1565.00	357.00
2001	1628.10	1408.00	220.10	40.00	1553.00	1553.00	414.00
2002	1573.20	1406.00	167.20	40.00	1629.80	1629.80	630.60
2003	1651.90	1438.80	213.10	70.00	1768.60	1768.60	632.90

续表 2-1-39　　　　单位：万元

年份	总收入				总支出		
	合计	业务收入	上级拨款	其中项目拨款	合计	业务支出	
						小计	其中人员经费
2004	1918.10	1603.70	314.40	80.00	1993.50	1993.50	674.60
2005	2185.10	1865.10	320.00	100.00	2085.50	2085.50	718.10
2006	2178.70	1928.70	250.00	0.00	2262.60	2262.60	687.90
2007	2622.10	2225.20	396.90	75.00	2845.20	2845.20	857.70
2008	3387.26	2781.41	605.85	30.27	3362.10	3362.10	951.96

2008、2009 年南华医院资产、财务收支情况表

表 2-1-40

项目			2008年	2009年
总资产额（万元）			2877.86	2605.9
流动资产			576.8	504.1
净资产（万元）			1953	1726.61
固定资产（万元）			2301.06	2101.8
其中：房屋建筑物（万平方米）			1329.5	1215.97
专业设备（万元）			692.45	616.46
房屋建筑面积（万元）			251.03	7398
总收入	合计（万元）		3417.53	2929.75
	上级拨款（万元）		605.85	503.2
	业务收入	合计(万元)	2811.68	2347.51
		医疗收入(万元)	671.65	573.03
		药品收入(万元)	2109.76	1774.48
总支出			3427.1	2925.64
银行存款（万元）			236.97	224.86

至 2009 年底，医院有各类医疗仪器设备 85 件，价值 486.8 万元，其中：万元以上 39 件；10 万元以上 15 件；50 万元以上 3 件，基本能适应业务开展的需求。

2009 年底南华医院 50 万元以上医疗仪器设备情况表

表 2-1-41　　　　单位：万元

设备名称	型号规格	数量	金额
高频单床单管 X 线机	HF51-1	1	76.80
彩色超声诊断仪	SA-6000(M)	1	58.00
全自动生化分析仪	G4PRO	1	68.00

（五）科室设置

1980 年 7 月，南汇县传染病医院设医务科、门诊部、办公室、行政科等职能科室；开设

三个病区：男性肝炎病区和女性肝炎病区、综合病区（收治危重病人及菌痢、麻疹等其他传染病种）。

2009年3月底，南华医院设有医务科、防保科、护理部、总务科、财务科、办公室、保卫科、统计室、电脑机房等职能科室；消化道病区、呼吸道病区、检验科、供应室、药房、影像科等临床科室和药库、机电维修、洗衣房、污水处理室等其他科室。

（六）业务发展

南汇县传染病医院建院前，由公社卫生院和南汇县中心医院传染病科负责收治南汇县的各种传染病人。1963年夏，南汇县中心医院抽调医生5人、护士7人、勤工3人，借用原南汇县技术师范学校校舍开设隔离病房，设床位100张，1965年停办。后在南汇县中心医院开设传染病科。同时，由南汇县卫生科组织11所公社卫生院开设肝炎隔离病房，就地收治肝炎病人。以后，随着传染病疫情下降，除大团，新场、周浦公社卫生院外，其余都相继停办。全县的传染病人，大都由南汇县中心医院传染病科承担治疗。1980年7月南汇县传染病医院建成启用后，收治各类传染病人。以各型肝炎病人为主，另收治乙脑、流脑、伤寒、菌痢、肠道传染病、流行性出血热等病人。1985年前后，南汇县范围内呈现乙型脑炎的流行趋势，医院以收治乙型脑炎病人为主。1987年底至1988年初，上海市区甲肝流行并波及南汇县，医院承担大量的甲肝患者的隔离治疗任务。20世纪80年代后期，流行性出血热发病率呈上升趋势，医院首创“四个三”（三红：面红、颈红、上胸部红；三痛：头痛、腰痛、眼眶痛；三反常：热退病重更紧张、不吃不喝反起胖、解热消炎无济事；三检查：血、尿、粪便）的诊断要领。形成一整套以临床、病毒和免疫为中心的诊断、治疗、预防体系，有效降低病死率。进入20世纪后，南华医院加强对病毒性肝炎、流行性出血热疾病的诊断和治疗的研究，注重实验检测新技术的开发。先后添置全自动生化仪、γ－放免检测仪、酶标检测仪、全自动血凝检测仪、全自动血球检测仪、全自动血流变检测仪、全自动尿液分析仪等先进仪器。至2009年，医院能开展肝功能全套（13项）、肾功能、血糖、血脂（5项）、肝纤维化系列、肿瘤标志物、凝血系列（4项）、肝炎病毒标志物（甲、乙、丙、戊10项）、免疫全套、血液流动学变化、出血热病毒抗体（酶标法、金标法）及其他常规项目的检测。

1995年7月26日，开设听潮门诊部，以内儿科杂病的中西医结合诊治为主，开展某些小科或专科的诊治。主要业务范围为中西医内儿科门诊、小外伤扩创缝合、B超心电检查及常规化验、肌肉、静脉注射及静脉输液。1996年11月29日，于惠南镇城西路71号（彩虹苑对面）建造听潮门诊部，1997年5月4日开诊。开设内儿科、中医内科、针推科、中西医结合肝病专科、皮肤科（激光中心），设有中西药房、B超、心电、检验、门诊补液室。医院病房在原有传染病科、杂病科、肝病科的基础上，增设内科及肿瘤科，主要诊治南汇区及邻近区县的各类传染病、内科及肿瘤科病人。

2007年5月，南华医院投入30万元，购置生物安全柜及全自动血球分析仪，建立微生物实验室。同年6月1日，开展结核病防治工作。

医院注重人才梯队的建设。建院后，先后派出10多名骨干医生赴上海市三级医院进修，邀请上海市专家到医院讲课指导，鼓励医务人员参加学历提高教育，组织安排中级职称以上人员参加继续医学教育，至2009年3月，医务人员参加全国性学术会议交流论文253篇，国际性学术会议交流论文4篇，省市级以上学术刊物发表138篇，1987年、1998年编辑论文集2本。

1981～2009年南华医院医疗业务情况表

表2-1-42

年份	诊疗总人次（人次）	门急诊人次数（人次）	年末床位数（张）	期初留院人数（人）	入院人数（人）	出院人数（人）	期末留院人数（人）	病床使用率（%）	病床工作日（天）	平均住院日（天）	治愈率（%）	好转率（%）	病死率（%）
1981	5046	5046	156	75	1511	1492	94	71.22	260	24.07	87.60	7.64	1.27
1982	8138	8138	156	94	2032	1983	143	85.42	311.79	24.01	90.95	5.46	1.26
1983	9678	9678	156	143	2181	2207	117	91.45	333.78	23.84	92.48	4.89	1.00
1984	8707	8707	156	117	2204	2164	157	89.97	329.29	23.67	91.54	4.81	1.85
1985	9138	9138	156	157	1598	1653	102	79.78	291.19	27.70	88.32	6.41	2.18
1986	9513	9513	206	102	1533	1472	163	58.84	291.19	26.43	80.50	11.21	3.06
1987	10349	10349	206	163	1551	1549	165	63.74	207.45	30.93	76.24	14.46	3.55
1988	10570	10570	206	165	2380	2367	178	93.61	232.64	29.76	83.30	10.66	1.90
1989	8501	8501	206	178	1620	1651	149	66.80	342.60	30.26	79.59	12.54	2.79
1990	8562	8562	206	149	1539	1534	154	65.90	252.79	31.66	77.56	12.72	3.06
1991	8245	8245	206	154	1643	1661	135	71.40	240.55	32.67	75.86	13.31	2.89
1992	8116	8116	206	135	1377	1366	146	60.62	260.61	33.5	72.91	18.74	2.93
1993	7016	7016	206	146	1443	1477	112	58.29	212.68	30.49	71.50	20.18	2.84
1994	8335	8335	156	112	1524	1551	85	59.19	216.04	22.22	71.37	20.57	2.39
1995	13170	13170	156	85	1219	1213	91	45.74	166.96	21.72	63.64	25.89	3.38
1996	19353	19353	156	91	1233	1244	80	54.45	199.10	24.95	63.50	27.33	1.45
1997	29032	29032	156	80	1122	1120	82	54.75	199.84	27.19	60.36	29.11	1.96
1998	34822	34822	156	82	1033	1034	81	51.27	187.13	28.7	46.91	40.62	2.71
1999	36645	36645	156	81	1010	1028	63	49.61	181.12	27.88	53.79	34.73	2.27
2000	38561	38561	116	63	1121	1076	108	71.66	262.29	32.68	45.54	40.33	2.33
2001	35021	35021	116	108	1141	1192	57	61.49	224.43	27.24	47.15	38.76	2.18
2002	32415	32415	156	57	1142	1140	59	49.76	181.64	25.93	43.68	40.79	2.54
2003	29051	29051	156	59	881	884	56	39.64	144.68	25.25	40.27	44.12	3.51
2004	33981	33981	142	56	1091	1069	78	52.68	192.79	28.12	39.57	45.18	2.90
2005	39205	39205	142	78	1320	1319	79	62.11	226.70	24.31	41.24	45.79	2.35
2006	46799	46799	103	79	1070	1091	58	75.85	276.87	27.64	37.31	47.30	3.57
2007	50508	50508	153	58	1227	1204	81	63.93	233.32	25.19	27.08	55.98	2.49
2008	61378	61378	153	81	1570	1571	80	64.00	234.24	23.03	24.32	55.95	2.74
2009	34279	34279	153	80	1485	1487	78	62.15	226.84	23.70	22.77	60.74	2.30

（七）医疗特色专科

1. 流行性出血热（肾综合征出血热）特色专科

该特色专科于1994年经上海市卫生局审定后首批入选的市医学领先学科之一，1995年正式启动。两个周期的建设中，首创采用逆转酶链式反应技术直接检测出血热病人血液中的病毒基因并作分型的研究，突破国内外必须先经细胞或动物增殖后检测的传统做法；采用强力宁为主的中西医结合治疗方法，使该病病死率降低到1.7%～2.3%，抢救成功率处国内领先，达到国际先进水平；后又进行“免疫滴金技术检测肾综合征出血热特异性抗体与中西医结合治疗”的研究，该研究结果以其快速、简便、灵敏、特异的特点，得到上海市科委组织的专家鉴定，成果属国内领先达到国际先进水平，其研究成功的快速诊断试剂盒已应用于本院临床。两个周期以来，专科的多项科研成果已先后获奖及专利申请。

2. 肝炎后肝纤维化中西医结合特色专科

系南汇区（县）卫生系统医学领先专业首期中标的特色专科之一，自1997年始启动，完成第一周期3年建设，第二周期的建设正在进行中，设立上海市市级课题各一项。专科经近两个周期的建设，对肝炎后肝纤维化建立较完整的实验检测系列，成为有特色的中西医结合治疗的有效措施。

五、精神卫生中心

（一）沿　革

1976年4月，上海市、南汇县政府拨款20万元，在惠南镇北门外（今惠南镇城北路43号）筹建南汇县精神病防治院。1978年4月，竣工、开诊。全院占地面积0.37公顷，建筑面积2570平方米，绿化面积约1000平方米；设业务组、后勤组、办公室；核定床位96张。住院部设男、女两个病区；门诊部设门诊室、放射科、检验科、药房及挂号收款等科室，并设观察室，收治各种精神病患者。

1983年，医疗设备主要有：50毫安X光透视机和73型立卧两用X光透视机各1架，治疗机和治疗仪各1架，电动吸引器3架，卧式消毒器1台，超声波诊断仪、心电图机、电休克机各1架，还有光电比色计、电冰箱等。

1985年，全院占地面积3480平方米，建筑面积3043平方米，绿化面积1210平方米；开放床位96张，住院224人次。

1990年，因惠南镇城北路拓宽，拆除沿路房间5间，全院占地面积减少至3300平方米，设床位96张。

1995年2月18日，南汇县精神病防治院更名为南汇县精神卫生中心。

2000年12月，南汇县精神卫生中心增设老年心理护理康复病区，设床位48张，收治老年痴呆为主的精神病人。

2001年8月，南汇撤县建区，南汇县精神卫生中心更名为南汇区精神卫生中心。

2004年7月，南汇区疾病预防控制精神卫生分中心成立，负责全区精神疾病预防控制，精神疾病防治管理职能。

2008年12月26日，南汇区精神卫生中心社区药物维持治疗门诊，通过国家和上海市工作组的验收，并于12月29日开诊。

至2009年12月，院部设有办公室、医务科、护理部、防治科、总务科、财务科、信息科等职能科室。病区设有精神科病区、老年心理护理病区。门诊设有疾控精卫分中心、心理咨询室、康复科、美沙酮维持治疗室等。医技科室有药剂科、放射科、检验科、心（脑）电图室、B超室、心理CT室、音疗、娱疗室、激光治疗室等。

1993～2007年，上级专项拨款投资203.4万元，先后对病房大楼、门诊大楼加顶及维修，改建下水道、食堂，改造医院花园等。

2007年2月，在南汇区医疗卫生中心内（惠南镇拱乐路2759号）开工新建南汇区精神卫生中心，建筑面积12500平方米，编制床位180张，11月结构封顶。2009年5月，南汇区精神卫生中心整体搬迁。

1985～2007年，南汇区（县）精神卫生中心（南汇县精神病防治院）投资98万元，添置1万元以上医疗仪器：进口全自动生化仪、白血球计数仪、脑地形图仪、心电图工作站、脑波治疗仪、电解质分析仪、音乐治疗仪、心血管血流参数无损伤检测仪、B超、激光治疗仪、量表电脑测定仪，干湿快速生化仪等。2008～2009年，投资75余万元，添置500mAX光机、洗片机等医疗仪器。

（二）党政领导

1978～2009年南汇区（县）精神卫生中心（精神病防治院）行政领导情况表

表2-1-43

姓　名	性　别	职　务	任职时间
蔡　莲	男	院　长	1978-04～1979-05
李荣琪	男	院　长	1979-05～1984-12
张义勇	男	副院长	1981-01～1991-01
季顺仙	女	院　长	1984-12～1987-03
倪伯元	男	院　长	1987-03～1991-07
马振雄	男	副院长	1988-02～1990-05
王鸿良	男	副院长	1990-04～1991-07
秦冰莲	女	副院长	1990-05～1999-03
王鸿良	男	院　长	1991-07～2004-12
周惠邦	男	副院长	1996-06～2004-08
曹林生	男	副院长	1999-03～2006-03
沈志弟	男	院　长	2004-12～2009-08
胡建德	男	副院长	2006-03～2009-08
江　波	男	副院长	2006-03～2008-05
周金平	男	副院长	2008-05～2009-08

1979～2009年中共南汇区（县）精神卫生中心（精神病防治院）支部委员会领导情况表

表2-1-44

姓　名	性　别	职　务	任职时间
蔡　莲	男	书　记	1979-05～1981-09
李荣琪	男	副书记	1979-05～1981-09
蔡　莲	男	书记（兼）	1981-09～1984-07
李荣琪	男	副书记（主持工作）	1981-09～1984-12
李荣琪	男	书　记	1984-12～1985-05
季顺仙	女	书　记	1985-05～1986-06
唐关金	男	书　记	1986-06～1988-02
季顺仙	女	副书记	1986-06～1987-03
倪伯元	男	副书记	1987-05～1988-02
倪伯元	男	书　记	1988-02～1991-07
吴才良	男	书　记	1991-07～1992-10
黄正华	男	书　记	1992-10～2000-01
卫美华	女	书　记	2000-01～2004-12
瞿　佳	女	副书记（主持工作）	2004-12～2006-06
瞿　佳	女	书　记	2006-06～2009-08

（三）人员情况

1978年4月，医院开诊时，有卫生技术人员16人。1983年，有工作人员73人，其中中医师1人，西医师3人，护师1人，其他卫生技术人员37人，管理人员9人，工勤人员22人。1985年时，有职工69人，其中大学本科学历2人、大专1人、中专26人。2009年12月，有在编职工84人，其中本科32人、大专26人、中专16人；副主任医师2人、副主任护师1人、主治医师8人、主管护师7人、主管技师1人，统计师1人。

1978～2009年部分年份南汇区（县）精神卫生中心（精神病防治院）人员情况表

表2-1-45　　单位：人

类别			年份	1978	1983	1985	1990	1995	2000	2001	2007	2008	2009
职工总计				23	73	69	84	81	86	85	73	80	84
按岗位分类	卫生技术人员（职称）	合　计		16	35	31	45	46	57	58	58	66	71
		医　生	高　级	0	0	0	1	0	0	0	1	1	1
			中　级	0	0	2	2	5	5	5	6	5	5
			初　级	11	10	6	10	6	13	14	15	16	18
		护　理	高　级	0	0	0	0	0	0	0	1	1	1
			中　级	0	0	0	2	6	5	5	7	7	7
			初　级	5	21	19	26	24	29	29	17	25	26
		其　他	中　级	0	0	0	0	0	0	1	2	3	3
			初　级	0	4	4	4	5	5	4	9	8	10

续表 2-1-45 单位：人

类别				1978	1983	1985	1990	1995	2000	2001	2007	2008	2009
按岗位分类	合计			1	3	6	7	8	8	7	4	4	4
按岗位分类	管理人员	卫技职称	高级	0	0	0	1	0	0	0	0	0	1
按岗位分类	管理人员	卫技职称	中级	0	0	2	1	1	3	3	3	3	2
按岗位分类	管理人员	卫技职称	初级	1	1	2	0	2	2	2	1	1	1
按岗位分类	管理人员	其他职称	其中 中级	0	0	0	1	1	1	1	0	0	0
按岗位分类	管理人员	其他职称	其中 初级	0	2	2	4	4	2	1	0	0	0
按岗位分类	工勤人员	合计		6	35	32	32	27	21	20	11	10	9
按岗位分类	工勤人员	其中	高级工	0	0	0	0	0	0	0	1	1	1
按岗位分类	工勤人员	其中	中级工	0	0	0	0	0	0	0	2	2	1
按岗位分类	工勤人员	其中	初级工	0	0	0	0	0	0	0	7	7	7
按岗位分类	工勤人员	其中	勤工	6	35	32	32	27	21	20	1	0	0
按学历分类			合计	23	73	69	84	81	86	85	73	80	84
按学历分类			本科	0	0	2	1	0	0	0	22	27	32
按学历分类			大专	0	0	1	6	5	15	20	19	24	26
按学历分类			中专	16	24	26	36	39	43	42	20	18	16
按学历分类			其他	7	49	40	41	37	28	23	12	11	10

（四）医疗业务

1974年，上海市精神病总院小分队到南汇县协助调查，全县发现各类精神病例3845人，患病率6.6‰。1978年4月，医院开诊后，收治的病员大多为急性发作的精神分裂症病人。按照防治结合的方针，在上海市精神病防治总院的指导和帮助下，设立镇（乡、公社）一级的防治机构，即各镇（乡、公社）卫生院有一名医生负责（兼职）其所辖村（大队）的精神病防治工作，以健全区（县）、镇（乡、公社）二级精神病防治网。1984年底，全县有登记在册精神病患者4296人。2007年底，全区有在册精神病患者5561人。2009年底，全区有登记在册精神病患者5697人，基本上得到治疗和随访监护。

南汇区（县）精神卫生中心（精神病防治院）对精神疾病的治疗逐年扩展，从单纯的以药物治疗为主，发展到以药物和心理治疗相结合，以及形式多样的康复治疗，如音疗、娱疗、体疗、激光治疗、脑波治疗、森田心理治疗和心理测定等，促进患者的早日康复。1996年，南汇县精神卫生中心开设心理咨询治疗门诊。1996～2001年，接待心理咨询病人678人次。2007年，心理咨询治疗门诊接待心理咨询182人次。2008年至2009年3月，接待理心理咨询536人次。

2007年3月，南汇区精神卫生中心增设作业疗法，调整患者心理状态，消除恶劣心境，转移病态注意力，增强社会适应能力和操作能力，精神康复，回归社会。至2009年3月，南汇区精神卫生中心服务对象和范围日益扩大，涉及精神卫生各个领域，包括各种轻性精神疾患，各类心理问题和心理障碍，老年和儿童精神卫生，心身疾病，精神病人的社区康复，精神病人的残疾鉴定和劳动力鉴定。

为降低毒品对吸毒人员的危害，遏制艾滋病在吸毒人群中流行蔓延，根据社区药物维持治疗国家工作组的统一部署，市、区二级工作组确定经调研、选点和人员培训，开设社区药物维持治疗门诊。

心理咨询主要为各类心理障碍患者以及在学习、工作、人际交往、婚姻恋爱等情况下所产生心理困扰的来询者提供心理咨询服务，同时开展多种心理治疗，包括认知治疗、精神分析治疗、行为治疗、森田治疗、家庭治疗等。南汇区精神卫生中心具备治疗、预防、科研、教育、宣传、咨询、管理和培训等综合功能，成为南汇区精神卫生工作的重要基地。

1978～2009年部分年份南汇区（县）精神卫生中心（精神病防治院）诊疗情况表

表2-1-46

年份	诊疗人次数（人次）	编制床位（张）	入院人数（人）	出院人数（人）	病床使用率(%)	病床工作日(天)	平均住院日(天)	治愈率（%）	好转率（%）	病死率（%）
1978	3330	96	340	330	73.17	267.81	72.82	2.12	95.15	0.61
1983	4506	96	275	264	86.27	314.9	117.56	1.14	95.83	0
1985	4824	96	224	219	91.22	332.94	118.44	1.37	96.8	0
1990	5369	96	239	232	60.73	221.68	96.2	0.86	96.12	0
1995	5418	96	191	207	52.19	190.48	93.49	0	98.55	0
2000	6045	86	185	197	74.54	272.8	92.83	0.51	94.92	0.51
2001	6638	86	313	269	114.09	416.42	85.54	0	86.25	7.81
2007	10674	86	361	368	209.04	763.01	154.66	0	90.49	4.08
2008	10550	170	303	305	103.75	379.72	141.66	0	95.41	2.3
2009	13762	180	320	256	107.80	393.48	127.18	0	93.75	1.95

2000～2009年南汇区（县）精神卫生中心业务收支情况表

表2-1-47 单位：万元

项目＼年份	2000	2001	2002	2003	2004	2005	2006	2007	2008	2009
1.财政补助收入	1285.00	2015.00	1898.00	1662.00	1674.00	1860.00	2140.00	2478.20	2704.00	4553.50
2.业务收入	1792.20	2919.44	2891.43	3366.49	3247.76	5223.47	6137.07	6573.52	7770.44	9901.28
其中：医疗收入	1324.90	1876.19	1941.88	2325.06	2203.17	3432.92	4325.44	4534.24	5700.15	6938.95
药品收入	447.60	1004.95	859.58	1023.28	1025.75	1745.58	1802.51	2033.98	2064.90	2948.83
其他收入	19.70	38.30	89.96	18.16	18.83	44.97	9.12	5.30	5.40	13.50
二、总支出	3399.34	4771.99	4993.77	5090.36	5238.98	6843.09	7771.87	9861.30	9847.95	14529.75
1.医疗支出	2810.90	3356.81	3693.09	3818.61	3941.45	4330.32	5572.40	6481.74	6915.65	8980.26
2.药品支出	455.05	1018.56	986.13	1135.74	1273.67	2192.38	1866.37	2382.85	2402.29	3254.41
3.财政专项支出	130.00	393.11	312.55	135.01	22.86	314.70	333.10	996.71	530.00	2295.08
4.其他支出	3.39	3.51	2.00	1.00	1.00	5.70	0.00	0.00	0.00	0.00
三、总资产	0.00	0.00	0.00	0.00	0.00	0.00	0.00	4164.63	5217.58	7980.26
1.流动资产	0.00	0.00	0.00	0.00	0.00	0.00	0.00	2147.20	3185.48	3984.36
2.固定资产	0.00	0.00	0.00	0.00	0.00	0.00	0.00	2017.43	2032.11	3995.90

六、老年医院

南汇区老年医院前身为南汇县工农兵医院。1966年春，鉴于战备需要，由上海市卫生局投资筹建，选址在水陆交通均方便距南汇县城西8公里的沪南公路张家桥北首，1967年竣工，设置床位40张。南汇县副县长吴天明题名为“工农兵医院”。

1968年至1970年夏季，战备解除后，南汇县工农兵医院由上海市血吸虫病防治研究所接管，重点治疗南汇地区的血吸虫病患者。专收晚期血吸虫病巨脾患者，进行切脾手术。其间，先后由上海市静安区、南市区、杨浦区卫生工作队和海员医院卫生工作队及上海市血吸虫病研究所相继派员参与、指导医院医疗工作。中国著名外科专家兰锡纯教授曾在该院手术室为病员做手术。

1970年秋，南汇县工农兵医院由南汇县卫生局接管，开设内科病区。

1973年2月，南汇县工农兵医院开设外科病房，建造手术室。同年5月，南汇县中心医院肺科工作人员整体迁入该院，增设肺科病区，设床位140张。

1977年底，南汇县结核病防治所迁入南汇县工农兵医院，与医院形成一套班子、两块牌子。

1983年，南汇县工农兵医院被确定为南汇县肺结核病防治专科医院，设置床位140张。

1984年5月，随着血吸虫病的消灭，南汇县卫生局决定撤销南汇县工农兵医院内、外科病房，保留并扩大肺科病区，将肺科分成两个病区，设床位100张，工作人员72人。

1987年5月，南汇县结核病防治所与南汇县工农兵医院合并，更名为南汇县结核病防治院。院内增设防保科，负责下乡、宣传结核病的防治工作。

1988年10月，经上海市卫生局批准，南汇县结核病防治院与上海市退休职工管理委员会，利用医院的医疗卫生资源，联合创办上海市退休职工南汇护理院，设护理床位32张。

1990年，南汇县肿瘤办公室成立，设于南汇县结核病防治院内。

1995年，上海市退休职工南汇护理院开设护理床位110张。

2000年4月，经上海市卫生局批准，上海市退休职工南汇护理院改名为南汇县老年护理院，为第一冠名，南汇县结核病防治院为第二冠名。成为具有专门收治老年病人和专治肺结核、多种急慢性肺部疾病两大服务功能的专科医院。同年12月，建造南汇县老年护理院3号楼，开设护理床位120张。

2001年8月，南汇撤县建区，南汇县老年护理院更名为南汇区老年护理院，南汇县结核病防治院更名为南汇区结核病防治院。

2003年1月，肺结核病预防功能转入南汇区疾病预防控制中心。

2004年起，全区实行肺结核病菌阳性病人免费治疗。

2005年7月，南汇区结核病防治院卡介苗免疫接种工作转移至南汇区中心医院。

2006年11月，南汇区老年护理院更名为南汇区老年医院，保留第二冠名南汇区结核病防治院。医院由相当行政正科级事业单位调整为相当行政副处级事业单位。

2007年5月，南汇区老年医院（南汇区结核病防治院）的肺结核病防治功能整合至南汇区南华医院，医院由二级专科医院转型为二级综合医院，医院增设妇科、眼科、耳鼻咽喉科、口腔科等4个临床科室。同年6月，医院人员编制由131人减少至111人。第二冠名“上海市南汇区结核病防治院”撤销。是年8月，医院核定床位划拨50张至南华医院后核定床位150张，开放床位355张。

2009年7月，医院核定床位由150张增加至300张；10月，医院增设骨科、泌尿外科、心血管内科、内分泌内科、神经内科、疼痛科等6个临床科室。

（一）党政领导

1967～2009年南汇区（县）老年医院、老年护理院、结核病防治院、工农兵医院行政领导情况表

表2-1-48

姓名	性别	职务	任职时间
李玉祥	男	负责人	1967～1970年秋
李玉祥	男	院长	1970年秋～1972-12
徐步潮	男	院长	1972-12～1977-12
康雪章	男	副院长	1978-01～1979-05
康雪章	男	院长	1979-05～1982-03
张义勇	男	副院长	1979-05～1981-01
许文清	男	副院长	1979-05～1984-12
张兰芝	男	副院长	1979-05～1982-03
张积余	男	副院长	1981-01～1984-05
张才根	男	副院长（主持工作）	1982-03～1983-02
张才根	男	院长	1983-02～1984-12
陆正良	男	院长	1984-12～1987-09
顾炎根	男	副院长	1986-05～1987-10
张才根	男	副院长	1987-12～1989-04
许文清	男	院长	1987-09～1989-07
唐关金	男	副院长	1988-02～1990-12
陆正良	男	副院长	1987-05～1993-02
黄正华	男	院长	1989-07～1990-04
于骏朔	男	院长	1990-04～1992-10
于骏朔	男	副院长	1992-10～2001-04
沈正官	男	院长	1992-10～2003-12
方道中	男	副院长	1993-06～2007-07
邬龙飞	男	副院长	1996-12～2004-12
俞关平	男	常务副院长	2002-06～2003-12
俞关平	男	院长	2003-12～2008-10
姚松梅	女	副院长	2004-12～2008-11
孙铭安	男	副院长	2007-07～2009-08
顾伟民	男	院长	2008-10～2009-08

1970～2009 年中共南汇区（县）老年医院、老年护理院、结核病防治院、工农兵医院支部委员会情况表

表 2-1-49

姓　名	性　别	职　务	任职时间
李玉祥	男	书　记	1970秋 ～1972-12
徐步潮	男	书　记	1972-12～1976-08
杨挹贞	女	副书记	1976-08～1979-05
张金根	男	副书记	1976-08～1977-07
陈森林	男	副书记	1976-08～1978-01
李玉祥	男	书　记	1976-08～1979-05
康雪章	男	书　记	1979-05～1982-03
许文清	男	副书记	1979-05～1984-09
张才根	男	副书记（主持工作）	1982-03～1984-09
许文清	男	书　记	1984-09～1987-05
张才根	男	副书记	1984-09～1987-11
黄正华	男	书　记	1987-05～1992-10
沈正官	男	书　记	1992-10～2003-12
毛渭春	男	副书记	1994-12～1999-03
金玉龙	男	副书记	1999-04～2004-12
俞关平	男	书　记	2003-12～2008-10
严宏光	男	副书记	2006-03～2009-08
顾伟民	男	书　记	2008-10～2009-08

（二）人员情况

南汇县工农兵医院初建时仅有工作人员 10 多人。1970 年，医院在编人员 13 人。1973 年 5 月，南汇县中心医院肺科全体工作人员迁移到工农兵医院后至 1976 年，医院在编人员增至 105 人。1983 年，医院职工 110 人，其中医护人员 67 人（包括副主任医师 2 人、检验士 3 人，药剂士 3 人）。

1984 年 5 月，随着血吸虫病的消灭，撤销内、外科病房，保留并扩大肺科病区，医院职工 72 人。

1988 年 10 月，创办上海市退休职工南汇护理院，医院职工增至 117 人，其中医技人员 72 人（中级职称人员 6 人，初级职称人员 66 人）。

2001 年，医院职工 123 人，其中医技人员 84 人（高级职称人员 3 人，中级职称人员 8 人，初级职称人员 73 人）。

2007 年，医院职工 143 人，其中医技人员 113 人（高级职称人员 1 人，中级职称人员 24 人，初级职称人员 88 人）。2007 年 6 月后，医院的肺结核病防治功能整合至南华医院，2008 年，医院职工 114 人，其中医技人员 88 人（高级职称人员 3 人，中级职称人员 19 人，初级职称人员 66 人）。至 2009 年，医院职工 159 人，其中医技人员 120 人（高级职称人员 2 人，中级职称人员 19 人，初级职称人员 99 人）。

1967～2008年部分年份南汇区（县）老年医院老年护理院、结核病防治院人员情况表

表2-1-50　　单位：人

年度	职工人数	其中：卫生技术人员（职称）				其他	学历分类			
		合计	高级	中级	初级		本科	专科	中专	其他
1967	13	10	1	1	8	3	0	0	10	3
1973	63	49	1	2	46	14	0	0	49	14
1977	105	73	1	4	68	32	0	3	70	32
1983	110	67	2	4	61	43	0	4	63	43
1988	117	72	0	6	66	35	0	4	68	35
1995	95	58	1	10	47	37	4	8	33	50
2001	123	84	3	8	73	39	6	24	37	56
2007	143	113	1	24	88	30	34	34	45	30
2008	114	88	3	19	66	26	40	25	27	22
2009	159	120	2	19	99	39	45	40	51	23

（三）经费、设施

1966年春，南汇县工农兵医院始筹建，1967年竣工。占地面积0.77公顷，建筑面积1295平方米。1973年，由上海警备区投入经费20万元，南汇县工农兵医院扩建用房1028平方米。1978年春，由南汇县卫生局投入经费10万元，南汇县工农兵医院扩建用房915平方米。1983年，南汇县工农兵医院拥有建筑面积6804平方米。

1993年，医院自筹资金42万建造7号楼（食堂和多功能厅），建筑面积480平方米。

1995年，上海市海厦房地产公司通过上海市红十字会为上海市退休职工南汇护理院无偿捐款150万元，建造一幢三层海厦护理楼，建筑面积1588平方米。2000年12月，投入经费280万（南汇县政府投资80万元，南汇县老年护理院自筹200万元），建造南汇县老年护理院3号楼，建筑面积2300平方米。

1998年，医院自筹资金70万元建造5号楼（行政辅助楼），建筑面积450平方米。

2000年，医院自筹资金29万元，建造6号楼（辅助楼），建筑面积500平方米。

2002年，南汇县政府投入经费80万元建造门诊大楼，建筑面积600平方米。院内建设无障碍通道，优化床单元，病区墙上添置书画锦框，增设康复锻炼设施，增加绿化面积，美化医院就医环境，改善医院就诊条件。

2008年11月，南汇区政府投入800万元，对南汇区老年医院4号病房楼实施改扩建，于2009年10月通过竣工验收，2010年6月启用。

2009年底，南汇区老年医院有行政楼1幢，病房楼3幢，门诊医技楼1幢（兼门诊部），辅助楼1幢及食堂兼多功能厅1幢。医院占地面积7000平方米，建筑面积10678平方米。

1985～2007年，投入资金432.42万元，添置1万元以上医疗仪器16件：尼康电子显微镜、GEM3000血气分析定标器、XG501A－X线机、SA－220B超机、SAX－XN11B2激光治疗仪、HAL－3电脑红外线按摩理疗床、ALOKA3500彩色多普勒超声诊断仪、FD－T98经颅多

普勒血流诊断仪、申贝2600A－X线胶片洗片机、PC-900多参数监护仪、U2DOT多功能全定量金标检测仪、FH－400A全自动生化分析仪、希森美康钾/钠/氯/钙/PH分析仪等。

2006年10月，南汇区红十字会捐赠南汇区老年护理院床上用品600套、轮椅15辆。

2009年，南汇区红十字会捐赠南汇区老年医院100万元红十字经费和轮椅车30辆。

1985年，医院总资产61.24万元；2001年，医院总资产1597.16万元；2007年医院总资产2113.35万元。2008年医院总资产2207.80万元。2009年医院总资产2563.56万元。

2008、2009年南汇区老年医院资产总规模分类表

表2-1-51

项　目	2008年	2009年	项　目	2008年	2009年
总资产额(万元)	2207.80	2563.56	业务总收入(万元)	1959.80	2239.76
净资产(万元)	1760.20	2180.53	其中：医疗收入(万元)	1051.20	1257.31
固定资产(万元)	1479.40	1584.30	药品收入(万元)	908.60	982.45
其中：房屋建筑物(万元)	842.30	842.30	银行存款(万元)	152.60	243.45
专业设备(万元)	375.70	482.00	职工年平均工资(万元/人)	6.20	6.00
房屋建筑面积(平方米)	8061.40	8061.40			

1967～2009年部分年份南汇区老年医院、南汇区（县）老年护理院、结核病防治院收支情况表

表2-1-52

年份	总收入（万元）				总支出（万元）			
	合计	业务收入	上级拨款	其他收入	合计	业务支出		其他
						计	其中人员经费	支出
1967	0	0	0	0	0	0	0	0
1973	37.00	12.00	25.00	0	28.00	28.00	4.00	0
1977	29.00	14.00	15.00	0	22.00	22.00	6.00	0
1983	45.00	28.00	17.00	0	38.00	38.00	11.00	0
1988	92.00	65.00	26.00	1.00	74.00	72.00	22.00	2.00
1995	357.05	286.87	66.30	3.88	309.00	309.00	137.00	0
2001	1414.00	1244.00	163.00	7.00	1300.00	1286.00	545.00	14.00
2007	2022.00	1787.00	226.00	9.00	1221.00	1221.00	754.00	0
2008	2195.30	1959.80	230.60	4.90	2468.00	2468.00	1116.30	0
2009	2731.51	2239.76	486.50	5.25	2405.25	2405.25	1026.00	0

（四）业务发展

1.医疗业务

1968年至1970年夏季，南汇县工农兵医院开办初期，主要收治南汇县的血吸虫病患者。1970年秋起，医院开设内科病房。1973年2月，增设外科病房，建造手术室。主要是手术治疗晚期血吸虫病患者，作脾脏切除手术500例以上，同时逐步开展胃部分切除，胆道、胆囊切

除及甲状腺癌、胆腺癌、乳房癌扩大根治术，脾胃静脉分流术等。每日门诊200人次左右。同年5月，南汇县中心医院肺科全体工作人员迁至该院，扩建医疗用房1028平方米，增设肺科病区。

随着晚期血吸虫病人逐渐减少，医院的医疗服务以收治肺结核、结核性胸膜炎、慢性阻塞性肺病、肺原性心脏病、支气管哮喘、急慢性肺部炎症、自发性气胸、肺部肿瘤等肺部疾病为主。

1983年，医院被确定为南汇县肺结核病防治专科医院。年门诊病人11466人次，年住院病人975人次。

1984年5月，医院内、外科病房撤销，并扩大肺科病区，将肺科分成两个病区。医院主要承担全县的肺结核病防治和血吸虫病危重疑难病例的诊治工作。

1987年，南汇县结核病防治院的结核病防治机构、防治措施进一步健全完善。结核病疫情逐年下降。医院购置纤维支气管镜，为肺部疾病的鉴别诊断，尤其是肺癌的早期诊断提供必备的硬件设施。

1990年起，医院发展以呼吸内科为专科特色，与上海市肺科医院合作，聘请肺科医院内科、外科业务主任到医院担任技术顾问，解决肺科疑难杂症，指导医院业务、教学和学科建设。医院根据上级有关部门要求，在院内设立南汇县肿瘤办公室，开展肺部肿瘤防治工作。利用结防防治网络进行肺癌的疫情登记传报健康教育、病人随访、科普知识培训等。负责全县肿瘤病人的统计，每年约有1600例恶性肿瘤病人传报登记。

2002年起，南汇区全面展开肺结核病人全程督导化疗管理（DOTS），进一步完善和巩固肺结核防治体系，加大肺结核控制力度，结核病疫情稳定下降。

2004年起，实行肺结核病菌阳性病人免费治疗。至2007年6月，肺结核病免费治疗范围扩大至肺结核病菌阴性病人，包括外来流动人口，免费治疗做到全区全覆盖。同年，肺结核病防治功能整合至南华医院后，保留呼吸内科，医院成为二级综合性医院，强化建设呼吸内科。

2009年，医院除保留呼吸内科特色外，重点发展康复理疗科、疼痛科为医院特色科目。300张核定床位中150张为综合床位，150张为老年病区（原护理院）床位。

1973～2009年部分年份南汇区（县）老年医院、结核病防治院医疗业务情况表

表2-1-53

年份	诊疗总人次（万人次）	门急诊人次数（万人次）	年末床位数（张）	期初留院人数（人）	入院人数（人）	出院人数（人）	出院病人数（人）	期末留院人数（人）	病床使用率（%）	病床工作日（天）	平均住院日（天）	治愈率（%）	好转率（%）	病死率（%）
1973	7.30	7.26	140	135	2147	2123	1987	131	90.00	893.50	60.00	—	52.77	4.08
1985	1.25	1.23	100	85	600	584	576	83	90.00	254.20	43.00	—	47.48	3.57
1988	1.16	1.16	100	79	710	687	599	76	87.00	267.60	47.00	—	43.25	5.53
2001	1.37	1.35	100	84	736	748	623	78	92.66	309.50	21.56	0.80	91.44	2.67
2007	1.36	1.31	75	58	817	854	534	56	81.08	295.93	25.02	4.70	52.77	6.63
2008	1.10	1.10	50	56	631	605	605	80	140	342.72	24.90	4.48	54.31	6.90
2009	1.18	1.18	50	80	672	681	681	73	154	376.97	27.76	3.41	66.27	7.16

2. 老年护理

20世纪80年代后期，随结核病防治工作深入开展，各项防治措施贯彻落实，结核病疫情得以从源头控制，病人减少，医疗业务呈下降，医院利用原有医技人员和房屋设施，于1988年10月创办全国第一家——上海市退休职工南汇护理院。

护理院主要收治身患多种慢性病、心血管疾病后遗症、晚期癌症等病人，同时给予24小时生活护理，解决当时老年病人住院难矛盾。此善举得到上级领导和社会各界的广泛关注和热情帮助。上海市政府、上海市总工会、上海市退休职工管理委员会、上海市民政局、上海市人民代表大会常务委员会法制办公室及南汇县政府领导先后到护理院视察工作，对护理院医务人员辛勤劳动和奉献精神给予高度评价，上海市总工会副主席、上海市退休职工管理委员会主任蒋明道和上海市卫生局副局长邵浩奇多次到护理院慰问职工和病人，捐款赠物。上海市13家医疗单位联合向护理院捐助物品和医疗设备，上海市银河宾馆捐赠物品改善住院条件。上海市退休职工管理委员会捐款20万元，解决办院初期资金不足的困难。1992年1月，中共南汇县委书记许德明召集有关局行负责人现场办公，筹资13万元，改建沪南公路至医院门前200米水泥路。

1988年建院初期，设置床位30张。随护理院业务逐年增长，至1991年，床位增加至60张；1994年，达80张。

护理院的创办开创中国老年护理事业的先河，引起全社会的良好反响和新闻媒体的广泛关注。护理院开办以后，京、津、苏、皖、晋等10余个省市的各界人士到护理院参观交流，多家电视台、电台、报社、杂志社等新闻媒体到护理院采访报道。

1990年7月，美国耶鲁大学教授戴维斯女士参观该院后，曾说："我到过世界各地的护理院，但从未见到过像你们这样全身心的去爱护病人。你们可称是老年护理医院的典范。"

2000年起，护理院开创老年全科护理管理模式，提供人性化的医疗、护理和关怀。基础护理、心理疏导、与家属适时沟通、建立良好的护患关系、提高患者生活质量、解决家属后顾之忧。护理院多次派出护理人员参加海峡两岸临终关怀研讨会，派送4名护理人员赴日本和国内的"介护知识"培训和考察，感受和学习国际老龄护理事业的最新护理理念和教学模式，结合实际，将人性化的服务理念指导实践，应用于临床工作中。

2009年底，南汇区老年医院开放护理床位280张，主要收治身患各种疾病、丧失生活自理能力、需要生活照料的老年人。

1988年10月至2007年12月，收治老年病人3281人次，在院安然辞世1495人。

1988～200年部分年份南汇区（县）老年医院、老年护理院医疗业务情况表

表2-1-54

年份	诊疗总人次（万人次）	门急诊人次数（万人次）	年末床位数（张）	期初留院人数（人）	入院人数（人）	出院人数（人）	出院病人数（人）	期末留院人数（人）	病床使用率（%）	病床工作日（天）	平均住院日（天）	治愈率（%）	好转率（%）	病死率（%）
1988	56	52	40	0	52	12	12	40	30.10	93.60	18.60	0	10	23
2001	305	289	120	172	289	187	187	276	296.80	296.80	52.00	0.30	19.40	38
2007	256	245	280	264	245	251	251	228	86.87	317.08	325.64	0.79	27.27	49
2008	264	253	100	228	290	283	283	237	234	305.68	335.81	0.73	24.45	44.89
2009	243	233	100	237	305	300	300	240	239	311.65	308.87	0.65	20.13	38.26

第二节　镇级医疗机构

解放前，南汇县乡级行政区划内无公立医疗机构，只有少数私立医院和私人开业医生为群众服务。

南汇县镇（乡、公社）级医疗机构的发展过程大致经历了由联合诊所——乡人民医院——公社卫生院——镇社区卫生服务中心四个主要阶段。

1950年卫生部公布《关于组织医疗机构实施办法》后，是年6月，南汇县建立第一个联合医疗机构——三灶联合诊所。

1951年7月13日后，南汇县卫生院和南汇县卫生工作者协会发动社会上私人开业医生筹建联合诊所。是年底，全县组建联合诊所14所。

1952年底，全县相继成立中西医联合诊所14所、中医联合诊所32所，其中分诊所6所、联合医院1所。参加联合医疗机构的医务人员有480人，占南汇县卫生协会会员总数的79.6%。全县有病床42张。

1958年7月上旬，南汇县卫生科在盐仓乡组建卫生保健网试点。月底，将全县原有的39个联合诊所合并转化为16个乡（黄路、大团、祝桥、中心、书院、下沙、泥城、惠中、新场、金陵、新港、老港、六灶、盐仓、坦直、横沔）人民医院，另设分院2所、保健站55个。医药商店也从商业部门全部划并入医院，并吸收当地个体开业医生，形成医药合一、统一领导、统一经营的医疗卫生机构。同期，各乡都组织建立乡保健委员会和院务委员会。

1958年10月，根据南汇县人民公社建制，将16个乡人民医院和全县的医药商店合并改组为医药合一的10个公社（惠中、六灶、祝桥、下沙、中心、新场、大团、泥城、书院、老港）医院、8所分院、101个保健站、272个巡回医疗点。1959年3月，将周浦人民医院，大团供销社卫生部，新场、祝桥、老港妇幼保健站，泥城卫生所等6个卫生机构下放归并到所在地公社医院。同年8月，医药公司所属合营商店始与医院经济划分，恢复公私合营企业，重新归口于南汇县医药公司。

1959年6月，南汇县将10个公社调整为21个公社。制订《南汇县人民公社卫生机构调整设置暂行办法》，公社设公社卫生院，卫生院以各公社名称命名，生产队（生产大队前身）设卫生所，以生产队名称命名。1960年10月始，公社医院变更为公社卫生院。1960年下半年，全县有21所公社卫生院，拥有病床260张、简易床21张；49所公社产院设简易产床186张；设卫生所157所。

1961年至1982年12月，南汇县又先后增建5所公社卫生院。“文化大革命”时期，改称公社卫生院革命委员会。1972年，各公社卫生院由公社集体所有制改为南汇县属集体所有制。行政上属双重领导，院长由南汇县卫生局任命，中共卫生院支部书记由卫生院所在辖区中共公社委员会任命。在国家补助下，实行独立核算，自负盈亏，按劳分配的原则。1978年10月起，恢复公社卫生院名称。1983年底，全县拥有26所公社卫生院。其是农村三级医疗网的重要环节，占全县36所医疗保健机构总数的72%。

公社卫生院的任务是负责各公社的卫生行政管理和卫生业务工作，防病治病、宣传普及群众卫生知识，培训大队“赤脚医生”和巩固合作医疗以及妇幼卫生、计划生育技术指导等卫生工作，也是各公社卫生工作的技术指导中心。

1983年5月至1984年4月，南汇县进行政社分设。全县设惠南、周浦、新场、大团4个镇和26个乡。全县26个公社卫生院遂更名为乡卫生院。

1989年4月至1995年3月，随着南汇县撤乡建镇，各乡卫生院更名为镇卫生院。

2001～2005年，遵照《上海市示范性社区卫生服务中心建设标准》和《上海市城市社区卫生服务点基本标准》，历经5年，南汇区15个镇卫生院经异地新建或改扩建全部完成社区卫生服务中心标准化建设。直至2006年4月26日，南汇区编制委员会办公室统一将15个镇卫生院全部更名为镇社区卫生服务中心。（注：此举造成社区卫生服务中心标准化建设创建成功后时间与更名之间的时间差异。故正文中以各镇社区卫生服务中心标准化建设创建成功后的第二年的1月，为各镇社区卫生服务中心成立时间）。

2007年1月，南汇区社区卫生服务综合改革领导小组成立。同年6月，南汇区政府下发《南汇区社区卫生服务综合改革实施方案（试行）》，启动社区卫生服务综合改革。南汇区卫生、人事、财政等部门于同年5～12月共同制定、下发10个配套文件。同年7月，南汇区卫生局、财政局分别建立南汇区社区卫生服务管理中心、南汇区社区卫生服务结算中心，负责社区卫生服务综合改革的日常工作和收支两条线的日常管理。是年7月，确定康桥、六灶、万祥3家镇社区卫生服务中心为首批综合改革试点单位；2008年4月，周浦、航头、惠南、老港、书院5家镇社区卫生服务中心纳入第二批试点范围；2009年4月，全区14家社区卫生服务中心全面实行综合改革。

2007年后，各社区卫生服务中心全面推行联村医生责任制。至2009年，南汇区14家社区卫生服务中心全科服务团队发展到188个，配备联村医生190人，其中专职92人，村、居委覆盖率100%。为7.8万名60岁以上老年人免费体检，其中为参加合作医疗老年人体检7.2万人，参合老年人体检率73.5%；建立更新健康档案15.8万多份健康档案。开展老年人、0～6岁儿童、孕产妇、残疾人、慢性病患者等各类重点人群随访73.8万人次。

2007～2009年，全区14家社区卫生服务中心门诊人次呈上升趋势，住院人数呈下降趋势，药品收入同比提高。

2001～2006年南汇区镇社区卫生服务中心创建和成立情况表

表2-2-1

创建年份	单位名称	成立时间	附　注
2001年12月	新场镇社区卫生服务中心	2002年1月	原新场镇卫生院改建
2003年12月	航头镇社区卫生服务中心	2004年1月	原航头镇卫生院迁建
2003年12月	大团镇社区卫生服务中心	2004年1月	原大团镇卫生院改建
2003年12月	泥城镇社区卫生服务中心	2004年1月	原泥城镇卫生院改建
2003年12月	万祥镇社区卫生服务中心	2004年1月	原万祥镇卫生院改建
2003年12月	芦潮港镇社区卫生服务中心	2004年1月	原芦潮港镇卫生院改建
2004年12月	祝桥镇社区卫生服务中心	2005年1月	原祝桥镇光明医院改建
2004年12月	宣桥镇社区卫生服务中心	2005年1月	原宣桥镇卫生院迁建
2004年12月	老港镇社区卫生服务中心	2005年1月	原老港镇卫生院改建
2004年12月	滨海社区卫生服务中心①	2005年1月	原滨海旅游度假区卫生院改建
2004年12月	书院镇社区卫生服务中心	2005年1月	原新港卫生院改建
2005年12月	惠南镇社区卫生服务中心	2006年1月	原黄路镇卫生院迁建
2005年12月	六灶镇社区卫生服务中心	2006年1月	原六灶镇卫生院迁建
2005年12月	周浦镇社区卫生服务中心	2006年1月	原瓦屑镇卫生院迁建
2005年12月	康桥镇社区卫生服务中心	2006年1月	原横沔镇卫生院改建

说明：滨海社区卫生服务中心于2007年并入老港镇社区卫生服务中心。

2002～2009年南汇区镇社区卫生服务分中心创建情况表

表2-2-2

所属镇	分中心名称	创建情况	成立时间
新场镇	新场镇社区卫生服务中心坦直分中心	原坦直镇卫生院改建	2002年1月
大团镇	大团镇社区卫生服务中心三墩分中心	原三墩镇卫生院改建	2004年1月
泥城镇	泥城镇社区卫生服务中心彭镇分中心	原彭镇镇卫生院改建	2004年1月
航头镇	航头镇社区卫生服务中心航西分中心	原航头镇敬老院改建	2004年1月
宣桥镇	宣桥镇社区卫生服务中心三灶分中心	原三灶镇卫生院迁建	2005年1月
祝桥镇	祝桥镇社区卫生服务中心盐仓分中心	原盐仓镇卫生院改建	2005年1月
祝桥镇	祝桥镇社区卫生服务中心东海分中心	原东海镇卫生院改建	2005年1月
书院镇	书院镇社区卫生服务中心南分中心	原书院镇卫生院改建	2005年1月
周浦镇	周浦镇社区卫生服务中心瓦屑分中心	原瓦屑镇卫生院改建	2006年1月
芦潮港镇	芦潮港镇社区卫生服务中心芦农分中心	原芦潮港农场职工医院改建	2006年11月
祝桥镇	祝桥镇社区卫生服务中心朝阳分中心	原朝阳农场职工医院改建	2006年11月
老港镇	老港镇社区卫生服务中心滨海分中心	原滨海社区卫生服务中心更名	2007年2月
惠南镇	惠南镇社区卫生服务中心听潮分中心	原南华医院听潮门诊部更名	2009年1月

2007～2009年南汇区14个镇社区卫生服务中心医疗情况表

表 2-2-3

年　度	2007	2008	2009
门诊总数（万人）	187.73	241.55	302.54
占全区门急诊总数比例（%）	51.36	54.41	55.79
平均每门诊人均费用（元）	104.18	103.29	91.28
住院人数（万人）	3.1	2.81	2.96
住院床日数（日）	13.17	16.51	16.41
占全区住院床日比例（%）	34.22	29.76	27.46
平均每住院床日收费（元）	172.47	177.92	180.94
药品收入占业务收入比例（%）	56.2	58.62	60.11

至2009年8月，祝桥、六灶、书院、周浦、万祥、惠南、航头、宣桥、老港、康桥、泥城11家社区卫生服务中心先后实行后勤社会化管理，通过政府采购，规范流程和服务内涵。

一、芦潮港镇社区卫生服务中心

1952年，芦潮港地区建立第一个诊所——汇茂联合诊所。1958年冬，果园园艺场建立，改汇茂联合诊所为集体性质的果园医务室，业务隶属于泥城公社卫生院。1966年，果园单独建公社，医务室改称为果园公社卫生院。1984年，果园公社卫生院更名为果园乡卫生院。1993年3月，果园乡卫生院与芦潮港镇卫生所合并，建成新的芦潮港镇卫生院。2003年12月，芦潮港镇卫生院通过社区卫生服务中心标准化建设验收。2004年1月，芦潮港镇社区卫生服务中心成立。

（一）果园乡卫生院

1952年，芦潮港地区尚属泥城区管辖。当时由泥城胡木香父子及顾立方、万祥严耀良、芦潮港地区夏雨辰（解放前是教师）在芦潮港地区开办汇茂联合诊所。诊所设在小渤脚（今汇茂村8组）顾野团家，联合诊所主持当地的门诊、出诊。业务范围有中医内科、妇科、小儿科、外科、针灸等。

1958年，泥城公社成立。芦潮港地区设果园园艺场。改汇茂联合诊所为集体性质的果园医务室。业务隶属泥城公社卫生院。医务人员由泥城公社卫生院统一调动。果园医务室设在康家店园艺场场部，有医生2人。1959年，果园医务室开设中西配方部，有药剂人员2人，小药房一间，业务增加西医内科。1960年，果园医务室更名为果园园艺场医务室，同年秋，迁址庙港河西端果园镇新园艺场场部广播站东侧3间平房内。负责人：宋根祥。

1966年8月30日，果园园艺场从泥城公社划出，成立果园公社。果园园艺场医务室相应脱离泥城公社卫生院，单独成立果园公社卫生院。同年，果园公社拨款建造平房10间，约287平方米。果园公社卫生院刚成立时，有医生10人，药剂员2人，护理员2人，设综合科室4个。

至1970年，公社、工区、生产队三级医疗保健网初步形成。除害灭病、妇幼保健、计划生育、村镇卫生管理始有专职机构负责。同年，中共果园公社卫生院支部成立。1972年，果园公社卫生院由公社集体所有制改为南汇县属大集体所有制。同年始，增添、更新设备，逐年添置X光机、光电变速器、离心机、干燥机、干燥箱、恒温箱、显微镜、高压消毒锅等医疗器械。1978年，增设化验室及附属设备。1982年，科室细化，分中西医内、外、儿、妇、牙、接生助产各科。

1984年，果园公社卫生院更名为果园乡卫生院。1985年，果园乡卫生院占地面积4760平方米，建筑面积1390平方米；核定床位45张，其中：普通病房12张、肝炎隔离病房床位33张（1987年，肝炎隔离病房停办）；有职工31人，具有中专以上学历9人，占职工总数的29%，卫生技术人员中没有中级职称人员。以后随着老职工的退休，新职工不断充入，职工的学历层次和卫生技术人员的职称水平逐步提高，中专以上学历从占职工人数29%提高到43%，中级职称的卫生技术人员有2人。1985年，果园乡卫生院业务收入13.9万元，上级拨款4.4万元，其他收入0.1万元，总收入18.4万元；总支出18.2万元，其中业务支出15.7万元，人员经费2.5万元。1985年，放射科只有30毫安X光机一台。1988年，添置50毫安X光机一台。

1991年，因南果公路延伸工程动工，果园乡卫生院搬迁至渔港路422弄12号，占地面积2933平方米，搬入时仅由果园乡政府出资15万元建造的475平方米的门诊楼和原收购站的旧平房280平方米。1992年，南汇县卫生局出资1万元建造门卫室。1993年，南汇县财政和果园乡财政共同出资40万元，建造病房楼510平方米，实际投入资金56万元，有病房4间，设床位10张。两幢楼总建筑面积985平方米，另有食堂等辅助用房12间、250平方米。

1993年3月，果园乡卫生院与芦潮港镇卫生所合并，建芦潮港镇卫生院。

1966～1993年果园乡（公社）卫生院行政领导情况表

表2-2-4

姓　名	性　别	职　务	任职时间
宋根祥	男	负责人	1966-06～1968-08
陆明章	男	负责人	1968-08～1970-05
顾秀祥	男	负责人	1970-05～1978-06
王中飞	男	院　长	1978-06～1982-11
顾秀祥	男	副院长	1978-06～1981-06
王惠民	男	副院长	1978-06～1982-11
王惠民	男	院　长	1982-11～1986-07
宋宝龙	男	副院长	1982-11～1986-07
宋宝龙	男	院　长	1986-07～1991-03
唐友良	男	副院长	1986-07～1991-03
沙伯生	男	副院长	1987-02～1990-02
朱文海	男	副院长（主持工作）	1991-03～1993-01
徐玉龙	男	院　长	1993-01～1993-03

1966～1993年中共果园乡（公社）卫生院支部委员会领导情况表

表2-2-5

姓　名	性　别	职　务	任职时间
陆明章	男	书　记	1970～1971-07
顾秀祥	男	书　记	1971-07～1982-11
王惠民	男	书　记	1982-11～1993-03

（二）芦潮港镇卫生院

芦潮港镇卫生院坐落于芦潮港镇果园路48号。1993年3月，由果园乡卫生院与老芦潮港镇卫生所合并建成，为县属集体所有制单位；占地面积2933平方米，建筑面积1272平方米；设病床10张，2001年，核定床位16张；有职工23人，其中卫技人员19人，占职工总数的83%（中西医师8人、护士4人、药剂1人、防疫士3人，中级职称2人），行政人员2人。2001年，临床科室有内科、外科、妇科、口腔科、眼科、儿保门诊；诊断科室有放射科、化验科、B超、心电图室；职能部门有医务科、总务科、财务科、防保科。常年门诊量1.2万人次。1995年8月至1997年8月，芦潮港镇卫生院与西安骨科医院联办骨科门诊与病房。

1998年始，芦潮港镇实行防疫、村卫生室、镇卫生院一体化管理。医疗保险制度逐步完善，投保人数逐年上升。2002年，全镇每千人拥有医务人员2.9人。2003年，芦潮港镇卫生院进行芦潮港镇社区卫生服务中心标准化建设。12月，通过上海市卫生局验收。

1. 党政领导

1993～2001年芦潮港镇卫生院行政领导情况表

表2-2-6

姓　名	性　别	职　务	任职时间
徐玉龙	男	院　长	1993-03～1994-01
黄文庆	男	院　长	1994-01～1994-12
董六弟	男	副院长	1994-01～1994-12
董六弟	男	院　长	1994-12～2003-12
王应龙	男	副院长	1998-01～2001-01

1993～2001年中共芦潮港镇卫生院支部委员会领导情况表

表2-2-7

姓　名	性　别	职　务	任职时间
王惠明	男	书　记	1993-03～1995-07
张琴官	女	书　记（兼）	1995-07～1997-04
徐永平	男	书　记（兼）	1997-04～1998-11
董六弟	男	书　记	1998-11～2003-12

2. 人　员

1993～2003年部分年份芦潮港镇卫生院工作人员情况表

表2-2-8　　单位：人

年份	职工总数	按岗位分类						按学历分类		
		卫生技术人员（职称）					其他			
		合计	医生		护理	其他				
			中级	初级	初级	初级		大专	中专	其他
1993	32	29	3	10	3	13	3	6	8	18
1997	25	22	2	7	3	10	3	4	7	14
2003	23	20	2	9	4	5	3	5	6	12

3. 经费、设施

1996年，芦潮港镇卫生院添置200毫安X光机一台，购置SH-600B超、心电图机等，投入设备资金9.2万元。随着卫生事业日益发展，服务项目增强，收费标准调整，卫生院的集体经济不断增强。

1993～2003年部分年份芦潮港镇卫生院收支情况表

表2-2-9　　单位：万元

年份	总收入				总支出			其他支出
	合计	业务收入	上级拨款	其他收入	合计	业务支出		
						小计	人员经费	
1993	26	23	3	0	25.8	25	17	0.8
1997	39	35	4	0	38.8	37.5	32	1.3
2003	49	44	5	0	47.7	44.8	39	2.9

4. 医疗业务

从1995年始，全院凡有经济收入的科室均采取目标管理，职工奖励、奖金分配实行民主管理，方案修改都要经职工代表大会讨论通过。针对芦潮港地区肿瘤发病率高的情况，1994～2000年，芦潮港镇卫生院聘请上海市肿瘤医院退休医师开设专科门诊；1994年，开设肿瘤专科门诊。6年间，发现肿瘤病人128例，门诊病人每年递增10%。1995年8月至1997年7月，与西安骨科医院联办骨科门诊，开设骨科病房，设病床8张。其间，做手术34例，主要是四肢骨折、腰椎间盘突出等。1995年以后，检验科从原来开展一般常规检验，增加血糖、血脂、蛋白分类、乙肝二对半等生化项目测定。放射科从开展一般的透视，增加开展颈椎、胸、腰椎正侧位片、腹部平片等项目。B超从始开展肝、胆、肾、胰，增加子宫附件、脾、胎儿、膀胱等疾病诊断。心电图从一般的心电图操作始，提高对心律失常、预激症候群、传导阻滞、急性心肌梗塞等疾病的诊断水平。

1993～2003年部分年份芦潮港镇卫生院诊疗情况表

表2-2-10

年份	诊疗人次数	年末实有床位（张）	期初留院人数	入院人数	出院病人数	期末留院人数	病床使用率（%）	病床工作日	平均住院日	治愈率（%）	好转率（%）	病死率（%）
1993	2345	8	2	21	15	1	8	131	0.9	96	5	0
1997	4821	8	1	65	47	2	13	275	1.4	95	6	0
2003	15243	10	3	123	120	5	35	396	3.3	93	6	0

（三）芦潮港农场职工医院

1976年6月，芦潮港农场职工医院成立，坐落在农场新村芦乐大道东端，属上海市农工商集团芦潮港农场管辖的企业医院。为全民所有制企业单位。1993年，被评为一级甲等医院。2001年，医院占地面积增至为7250平方米，建筑面积为2487平方米，绿地面积3800平方米；核定床位30张；职工41人，其中卫技人员31人；职能部门有医院办公室、医务科、行政总务科、预防保健科；医技科室有检验科、放射科、B超室、心电图室及中西药房；临床科室有内科、外科、儿科、老年门诊、五官科、口腔科、妇科、皮肤科、针推科、中医科。1998年，被评为上海市农场局文明单位；2001年，被评为上海市农口系统文明单位，西药房被评为上海市农口系统文明窗口。

2006年11月，按上海市政府关于农场职工医院属地化管理精神，芦潮港农场职工医院归并芦潮港镇社区卫生服务中心，成为芦潮港镇社区卫生服务中心芦农分中心。

1. 党政领导

1976～2006年芦潮港农场职工医院行政领导情况表

表2-2-11

姓　名	性　别	职　务	任职时间
顾依新	男	院　长	1976-06～1978-05
周善意	男	院　长	1978-09～1992-07
徐桂章	男	副院长	1979-04～2000-03
刘玲玲	女	院　长	1992-07～2000-06
吴成德	男	副院长	1997-06～1998-01
蔡泽中	男	院　长	2000-06～2001-01
胡亚谷	男	院　长	2001-01～2003-09
董金光	男	院　长	2003-10～2005-02
唐宗晶	女	院　长	2005-03～2006-11

1976～2006年中共芦潮港农场职工医院支部委员会领导情况表

表2-2-12

姓　名	性　别	职　务	任职时间
顾依新	男	书　记	1976-05～1978-05
胡清梅	女	书　记	1978-05～1981-12
王美瑛	女	书　记	1981-12～1988-10
秦志德	男	书　记	1989-03～1990-10
周明芳	女	书　记	1990-10～1992-03
周善意	男	书　记	1992-03～1993-07
董金光	男	书　记	1993-07～2006-11

2. 人　员

1976～2006年部分年份芦潮港农场职工医院医技人员情况表

表2-2-13　　　　单位：人

年份	在编职工总数	按岗位分类										按学历分类			
		卫生技术人员（职称）						管理人员			其他				
		合计	医生			护理	其他	合计	其他						
			高级	中级	初级	初级	初级		中级	初级		本科	大专	中专	其他
1976	110	72	0	0	40	18	14	4	0	4	34	0	15	48	47
1985	59	36	0	0	21	6	9	3	0	3	20	0	9	18	32
1989	58	43	0	5	15	10	13	2	0	2	13	4	8	23	23
1993	61	45	1	7	14	10	13	2	1	1	14	7	5	24	25
1997	45	33	2	1	10	9	11	1	0	1	11	4	3	23	15
2001	41	22	0	2	9	5	6	2	1	1	17	2	3	19	17
2006	19	14	0	0	9	3	2	3	0	3	2	0	5	11	0

3. 经费、设施

1976年建院时，经费来源主要为农场拨款，其次是医院业务收入。1998年农场改制，由农场拨款改为上海市财政差额补贴。随着卫生事业的发展，服务项目的增加，收费标准的调整，医疗保险制度的实施，医院经济收入也相应增加，但支出也同比例提高。

1976年，芦潮港农场职工医院建业务用房1400平方米，包括传染病房。1980年始，随着农场知识青年大批返城，医院规模有所紧缩。1985年起，医院与外单位办联营小厂16年，2001年停业。1989年，开设病床，核定床位为30张。1992年，芦潮港农场投资26万元，修建230平方米两层楼，作为放射科用房及院部、会议室。1985～2004年，医院投资50多万元，添置1万元以上医疗仪器10余件。2004～2006年，未增加医疗仪器设备，医院处于自供自给维持运转，其差额由农场拨款，医院处于萎缩状态。2006年11月，归并于芦潮港镇社区卫生服务中心，时有在职职工19人，业务收入135万元，总支出达172万元。医院有1万元以上设备11件，总价值40.7余万元，其中6件医疗仪器设备因业务量不足、病源少等原因长期搁置老化不能正常使用，处于报废状态，价值20万元。

1976～2006年部分年份芦潮港农场职工医院收支情况表

表2-2-14　　单位：万元

年份	总收入			总支出		
	合计	业务收入	上级拨款	合计	业务支出	人员经费
1976	15.00	6.00	9.00	15.00	10.00	5.00
1985	44.00	35.00	9.00	42.00	28.00	14.00
1987	51.00	37.00	14.00	49.00	35.00	14.00
1990	68.00	38.00	30.00	64.00	44.00	20.00
1992	96.00	46.00	50.00	94.00	62.00	32.00
1995	126.00	66.00	60.00	126.00	84.00	42.00
2000	222.00	172.00	50.00	222.00	115.00	107.00
2003	156.00	108.00	48.00	156.00	50.00	106.00
2004	144.40	95.40	49.00	144.60	34.60	110.00
2005	154.30	111.00	43.30	154.80	42.80	112.00
2006	169.00	135.00	34.00	1720.00	81.00	91.00

（四）芦潮港镇社区卫生服务中心

2004年1月，芦潮港镇社区卫生服务中心成立，坐落于芦潮港镇果园路48号。2006年11月，芦潮港农场职工医院按属地化管理要求归并芦潮港镇社区卫生服务中心，成为芦潮港镇社区卫生服务中心芦农分中心。2009年底，芦潮港镇社区卫生服务中心总面积13862平方米，建筑面积5191.4平方米，绿地面积5960平方米。在编职工53人、编外工3人、临时工14人；设有主任室、党支部、办公室、信息室、公共卫生科、医务科及财务科。医技科室有检验、放射、B超、心电图。临床科室有内科、外科、中医内科、针推科、妇产科、口腔科、儿保门诊、病房和护理部；有中、西2个药房；核定床位30张；日门诊量180人次。承担全镇3万余人的医疗卫生保健服务。

1. 党政领导

2004～2009 年芦潮港镇社区卫生服务中心（卫生院）行政领导情况表

表 2-2-15

姓　名	性　别	职　务	任职时间
董六弟	男	主　任	2004-01～2004-12
何华平	男	副主任	2004-01～2004-11
何华平	男	主　任	2004-12～2009-08
倪春明	男	副主任	2008-05～2009-08
蔡美华	女	副主任	2008-05～2009-08

2004～2009 年中共芦潮港镇社区卫生服务中心（卫生院）支部委员会领导情况表

表 2-2-16

姓　名	性　别	职　务	任职时间
董六弟	男	书　记	2004-01～2009-08
何华平	男	副书记	2004-12～2009-08

2. 人　员

2007～2009 年部分年份芦潮港镇社区卫生服务中心（卫生院）人员情况表

表 2-2-17　　单位：人

年份	职工人数	按岗位分类										按学历分类			
		卫技人员						管理人员			其他				
		合计	医生		护理		其他	卫技职称							
			中级	初级	中级	初级	初级	合计	中级	初级		本科	大专	中专	其他
2007	51	35	3	16	1	7	8	3	3	0	13	12	14	15	10
2008	55	52	5	21	1	10	15	3	0	3	0	20	13	16	6
2009	53	50	5	20	1	10	14	3	0	3	0	20	11	16	6

2008、2009 年芦潮港镇社区卫生服务中心床位、卫技人员情况表

表 2-1-18

年份	床位数（张）			卫生技术人员数（人）												
	合计	编制床位数	实际开放床位数	合计	中医师	西医师	医士	护士	药剂人员	检验人员	其他技术人员	其中				
												小计	执业医师	助理执业医师	执业药师	执业护士
2008	50	30	50	52	4	8	14	11	5	4	6	34	18	4	4	8
2009	50	30	50	50	4	7	14	11	4	4	6	32	17	4	3	8

3. 经费、设施

2004年后，逐年增加资金投入，2003～2007年，各级政府对芦潮港镇社区卫生服务中心资金投入594.68万元，年均118.94万元。

2008年，核定病床30张，完成门诊量81802人次，住院427人次。

2009年，芦潮港镇社区卫生服务中心有1万元以上设备42件，总价值198万元；有10万元以上设备5件，总价值93.18万元。

2008、2009年芦潮港镇社区卫生服务中心收支情况表

表2-2-19　　单位：万元

年份	总收入				总支出			
	合计	业务收入	上级拨款	其他收入	合计	业务支出		其他支出
						计	人员经费	
2008	1220.19	982.06	230.31	7.82	1255.67	1255.67	447.30	808.37
2009	1479.74	1022.55	419.67	37.52	1508.33	1508.33	561.70	946.63

2008、2009年芦潮港镇社区卫生服务中心资产财务收支情况表

表2-2-20　　单位：万元

年份	流动资产	固定资产	净资产	拨款	收入	支出
2008	352.77	517.00	625.25	230.31	1220.19	1255.67
2009	394.51	692.80	808.97	419.67	1479.74	1508.33

2008、2009年芦潮港镇社区卫生服务中心资产总规模分类情况表

表2-2-21

项目	2008年	2009年	项目	2008年	2009年
总资产额（万元）	869.80	1087.31	房屋建筑面积（平方米）	4668.00	4668.00
净资产（万元）	625.30	808.97	业务总收入（万元）	989.90	1022.55
固定资产（万元）	517.00	692.80	其中：医疗收入（万元）	253.50	293.17
其中：房屋建筑物（万元）	231.30	336.60	药品收入（万元）	728.50	729.38
专业设备（万元）	153.40	205.63	银行存款（万元）	229.00	143.00

2004～2009年芦潮港镇社区卫生服务中心10万元以上医疗仪器设备情况表

表2-2-22

添置年度	设备名称	型号规格	数量（台）	金额（万元）
2005	X射线诊断仪	新华XHX100	1	29.00
2007	血细胞分析仪	郎约士KX-21N	1	12.70
2009	全自动生化分析仪	FH-400	1	33.00

4. 医疗业务

芦潮港镇社区卫生服务中心建立后，实行以人为本，以病人为中心，以质量为核心的管理。加之政府大量投入，设置科室更加全面，招聘一批高学历的年轻人，充实到医疗队伍。做到常见病能治，疑难病能诊。方便居民就医。结合合作医疗，逐步解决居民看病难问题。创造条件培养和留住人才。2007 年，日门诊量达 180 人次。2009 年，年门诊量 10.66 万人次。

2003～2009 年部分年份芦潮港镇社区卫生服务中心（卫生院）诊疗情况表

表 2-2-23

年　份	2003	2007	2008	2009
诊疗人次数（人次）	15243	58052	81802	106567
年末实有床位（张）	10	20	30	30
期初留院（人）	3	8	11	27
入院人数（人）	123	1279	427	322
出院病人数（人）	120	1273	416	340
期末留院（人）	5	6	25	9
床位使用率（%）	35.0	74.0	80.5	98.7
病床工作日（天）	396	6760	8817	10809
平均住院日（天）	3.3	5.3	13.0	22.2
治愈率（%）	93.0	90.5	21.5	50.6
好转率（%）	6.0	7.4	75.3	29.4
病死率（%）	0	0	11.2	10.3

二、康桥镇社区卫生服务中心

2006 年 4 月，原周浦医院的并入横沔镇卫生院，从周浦医院重新分出，成立康桥镇社区卫生服务中心，成为独立建制的医疗单位，位于康桥镇横沔拯安路 58 号，占地面积 5499.45 平方米，建筑面积 3439 平方米，下设 16 个卫生所（室）、6 个社区卫生服务点，覆盖 30 个村、居民委员会。

2008 年底，中心为一级甲等医院，核定床位 30 张，实际开放床位 93 张。

（一）党政领导

2006～2009 年康桥镇社区卫生服务中心行政领导情况表

表 2-2-24

姓　名	性　别	职　务	任职时间
宋德香	女	主　任	2006-04～2009-08
傅　彬	男	副主任	2006-04～2009-08
许国祥	男	副主任	2006-04～2009-08

2006～2009 年中共康桥镇社区卫生服务中心支部委员会领导情况表

表 2-2-25

姓　名	性　别	职　务	任职时间
宋德香	女	书　记	2006-04～2008-09
温朝阳	男	书　记	2008-09～2009-08

（二）人员情况

2008、2009 年康桥镇社区卫生服务中心人员情况表

表 2-2-26　　单位：人

类别 / 年份				2008	2009
职工总计				67	84
按岗位分类	卫生技术职称	合　计		53	74
		医　生	高　级	1	1
			中　级	3	4
			初　级	29	30
		护　理	中　级	2	3
			初　级	13	16
		其　他	初　级	5	20
	管理人员	合　计		7	8
		卫技职称	高　级	1	2
			中　级	2	2
		其　他	初　级	4	4
	工勤人员	其　他	初级工	7	2
按学历分类			研究生	—	2
			本　科	20	32
			大　专	24	28
			中　专	14	14
			其　他	9	8

说明：此表统计对象为正式在编人员（含人事代理人员）。

2008、2009 年康桥镇社区卫生服务中心床位、卫技人员情况表

表 2-2-27

年份	床位数（张）			卫生技术人员数（人）										其中				
	编制床位数	实际开放床位数	护理床位数	合计	中医师	中药人员	西医师	医士	护士	助产士	药剂人员	检验人员	其他技术人员	小计	执业医师	助理执业医师	执业药师	执业护士
2008	30	93	48	59	2	4	25	1	19	0	3	2	3	36	20	1	0	15
2009	30	93	48	61	2	4	25	1	20	0	3	2	4	37	20	1	0	16

（三）经费、设施

2008、2009 年康桥镇社区卫生服务中心收支情况表

表 2-2-28 单位：万元

年 份	总收入				总支出			
	合 计	业务收入	上级拨款	其他收入	合 计	业务支出		其他支出
						计	其中：人员经费	
2008	2206.6	1674.6	532.0	—	2053.0	2051.0	694.0	2.0
2009	2771.0	1951.0	754.0	66.0	2437.0	2437.0	872.0	0

2008、2009 年康桥镇社区卫生服务中心资产财务收支情况表

表 2-2-29 单位：万元

年 份	流动资产	固定资产	净资产	拨 款	收 入	支 出
2008	1058	875	1467	532	2207	2053
2009	1191	928	1642	754	2705	2437

2008、2009 年康桥镇社区卫生服务中心资产总规模分类情况表

表 2-2-30

项 目	2008 年	2009 年	项 目	2008 年	2009 年
总资产额（万元）	1933.0	2119.9	房屋建筑面积（平方米）	5983.2	5983.2
净资产（万元）	1467.0	1642.2	业务总收入（万元）	2207.0	2705.3
固定资产（万元）	875.0	928.4	其中：医疗收入（万元）	557.0	562.1
其中：房屋建筑物（万元）	527.0	527	药品收入（万元）	1104.0	1323.1
专业设备（万元）	200.0	242.5			

（四）医疗业务

2008、2009 年康桥镇社区卫生服务中心医疗业务情况表

表 2-2-31

年 份	2008 年	2009 年	年 份	2008 年	2009 年
诊疗总人次（人次）	135641	170793	期末留院人数（人）	84	94
门急诊人次数（人次）	132948	170212	病床使用率（%）	103	100.89
年末床位数（张）	93	93	病床工作日（天）	29559	32432
期初留院人数（人）	78	84	平均住院日（天）	14.27	16.64
入院人数（人）	1918	1984	治愈率（%）	22.75	10.54
出院人数（人）	1912	1974	好转率（%）	68.2	78.22
出院病人数（人）	1864	1974	病死率（%）	2.51	2.84

2006～2009年康桥镇社区卫生服务中心购置10万元以上医疗仪器设备情况表

表2-2-32

添置年度	设备名称	型号规格	数量（台）	金额（万元）
2006	全自动血液分析仪	拜耳ADVIA60	1	11.80
2006	全自动生化分析仪	日本TMS-1024i	1	48.50
2006	黑白超声诊断机	DP-9900P1US	1	28.50
2008	X光机	XG5-125	1	15.30
2009	黑白超声诊断仪	LOGIQC2PRO	1	18.95
2009	全自动生化仪	XL300	1	34.80

说明：总的医疗仪器设备8件，价值105.71万元。其中：1万元以上7件，价值105.26万元。

三、周浦镇社区卫生服务中心

（一）瓦屑镇（乡、公社）卫生院

1951年6月，瓦屑其成联合诊所成立，设于平桥村贸和碾米厂（今周浦镇平桥村6组），租用房屋2间，占地约40平方米，顾梦生、张瑞中先后任所长；1952年7月，以沈水祥为所长的瓦屑联合诊所成立，诊所设于瓦屑集镇中市，租房4间，占地约80平方米。1959年6月，瓦屑公社成立，同年9月，其成联合诊所、瓦屑联合诊所合并成立瓦屑公社医院，院址设在瓦屑集镇原六灶港南一幢五开间的民房内，占地面积140多平方米。设中医内科、西医内科、外科、儿科、齿科、喉科，附设临时观察床3张。1960年2月，医院组成院务委员会，下设医务、防疫保健、妇女保健、财务等部门；同时下设4个大队卫生所（和平、红桥、陆弄和北庄卫生所），卫生所的工作由瓦屑公社医院统一管理。

1960年10月，瓦屑公社医院更名为瓦屑公社卫生院。1963年，瓦屑公社卫生院从租借民房迁入瓦屑镇中市。1967年，卫生院迁入瓦屑镇西市新址。

1972年，瓦屑公社卫生院由公社集体所有制改为南汇县属大集体所有制。

1984年4月，实行政社分设，恢复乡行政体制。瓦屑公社卫生院更名为瓦屑乡卫生院。

1994年8月，瓦屑乡建制撤销，建立瓦屑镇。瓦屑乡卫生院更名为瓦屑镇卫生院。

2002年7月，瓦屑镇、周浦镇建制撤销，建立新周浦镇。瓦屑镇卫生院改名为周浦镇瓦屑卫生院。时占地面积为3580平方米，建筑面积2820平方米，绿化面积674.50平方米。2004年9月，始筹建新周浦镇社区卫生服务中心。2005年6月27日，作为上海市政府2005年实事工程之一、周浦镇2005年“一号”工程的周浦镇社区卫生服务中心标准化建设开工兴建。周浦镇政府投资2500万元的。2005年11月10日结构封顶，2005年12月，通过市卫生局验收。

1. 党政领导

1959～2005年瓦屑镇（乡、公社）（周浦镇瓦屑）卫生院行政领导情况表

表2-2-33

姓 名	性 别	职 务	任职时间
张瑞中	男	负责人	1959-09～1960-01
陆秋英	女	院 长	1960-02～1962-04
张瑞中	男	业务负责人	1960-02～1963-02
王新生	男	院 长	1963-03～1964-09
傅明娟	女	业务负责人	1964-10～1969
金根泉	男	负责人	1969～1970
顾永生	男	革委会主任	1970～1971-04
傅明娟	女	革委会副主任	1970～1971
顾永祥	男	革委会副主任	1970～1972-02
陆秋英	女	革委会主任	1971-05～1972-02
陆永祥	男	革委会副主任	1971-05～1972-02
陆秋英	女	院 长	1972-03～1982-04
顾永祥	男	副院长	1972-03～1982-03
顾祥云	男	副院长	1982-04～1984-12
陆永祥	男	副院长	1972-03～1985-05
顾永祥	男	院 长	1982-04～1988-01
马关祥	男	副院长	1985-05～1987-07
陆文明	男	副院长	1985-01～1991-06
周雅初	男	院 长	1988-01～1991-02
沈正官	男	院 长	1991-02～1992-12
周雅初	男	院 长	1993-01～1993-06
张宝康	男	副院长	1990-02～2002-05
俞关平	男	院 长	1993-07～2002-06
顾祥云	男	副院长	1992-09～2003-03
江期遂	男	院 长	2002-06～2004-11
潘林军	男	院 长	2004-12～2005-12

1971～2005年中共瓦屑镇（乡、公社）（周浦镇瓦屑）卫生院支部委员会领导情况表

表2-2-34

姓 名	性 别	职 务	任职时间
陆秋英	女	书 记	1971-05～1987-12
周雅初	男	书 记	1988-01～2005-12

2. 人　员

瓦屑公社卫生院建院初期，仅有工作人员12人，都为中医师。1960年2月，人员编制为14人。至1962年，人员增加到20人。

从1985年以后，瓦屑镇（乡）卫生院从学校的毕业生中招收24名大中专毕业生充实医院的医技力量。

2005年，瓦屑镇卫生院有在编职工43人。医技人员中有主治医师4人，主管护师2人，执业医师8人，助理执业医师4人，护师8人，其他医技人员14人。其中大学本科毕业生1人，大专毕业生10人，中专毕业生22人。职工的学历层次和卫生技术人员的职称水平有了很大提高。

1981～2005年部分年份瓦屑镇（乡、公社）（周浦镇瓦屑）卫生院人员情况表

表2-2-35　　单位：人

年份	职工				其中：卫生技术人员								
	总数	基本工	合同工	临时工	主治医师	中医师	医师	主管护师	护师	统计防疫师	技师	副主任医师	其他技士
1981	52	49	0	3	0	3	3	0	0	0	0	0	17
1985	51	48	0	3	0	2	4	0	1	0	0	0	34
1990	40	40	0	0	1	2	7	0	1	0	1	0	21
1994	51	40	2	9	3	2	6	0	6	1	1	0	8
1997	65	53	0	12	4	3	10	0	8	0	1	0	14
2001	47	45	0	2	4	1	4	0	8	0	5	1	14
2005	56	43	3	10	4	1	7	2	8	0	5	0	14

3. 经费、设施

瓦屑乡卫生院时期的费用全数由南汇县财政拨款补足，医疗卫生经费逐年增加。1965年前，南汇县财政将教育与卫生经费合项拨款。1965年始，卫生经费单独拨款。1972年起，瓦屑镇（公社、乡）卫生院经费由南汇区（县）卫生局定额补助，主要是以药养医，自负盈亏。

1973～1978年瓦屑公社卫生院经费收支情况表

表2-2-36　　单位：万元

年份	收入				支出								
	总收入	门诊收入		其他	总支出	工资	补助工资	福利费	卫生材料	业务	修理	设备购置	其他
		合计	其中西药										
1973	7.81	6.78	5.16	1.03	8.83	1.97	0.22	0.26	5.06	0.35	0.03	0.88	0.06
1974	2.81	2.11	0.86	0.70	5.11	2.22	0.30	0.35	0.84	0.67	0.02	0.50	0.21
1975	8.97	7.94	6.74	1.03	10.68	2.37	0.27	0.51	6.53	0.04	0.22	0.51	0.23
1976	7.57	6.64	5.55	0.93	9.89	2.52	0.25	0.47	5.70	0.03	0.15	0.65	0.12
1977	8.14	7.53	6.40	0.61	9.76	2.50	0.20	0.46	5.70	0.03	0.06	0.70	0.11
1978	6.99	6.20	5.42	0.79	9.01	2.54	0.40	0.31	5.09	0.05	0.18	0.38	0.06

注：总收入中不包括卫生局定额补助款。

1979～1998年瓦屑镇（公社、乡）卫生院经费收支情况表

表2-2-37　　单位：万元

年份	收入			支出					
	门诊收入	住院收入	其他收入	医疗卫生支出	工资	补助工资	福利费	退休金	设备购置
1979	7.25	0.49	1.01	7.41	2.49	0.38	0.49	0.00	0.16
1980	6.00	1.31	1.29	6.85	2.83	0.96	0.59	0.00	0.05
1981	6.64	2.18	1.04	7.26	2.82	0.81	0.54	0.00	3.38
1982	7.47	3.38	0.62	7.80	3.14	1.07	0.77	0.00	0.19
1983	8.04	4.40	0.02	8.41	2.92	1.03	0.38	0.31	0.18
1985	6.98	5.31	0.10	6.96	3.84	1.55	0.42	0.54	0.56
1986	9.00	6.58	0.06	9.85	4.87	1.13	0.68	0.59	0.01
1987	12.74	7.51	0.08	12.72	5.07	1.69	0.85	0.27	0.21
1988	16.60	9.44	0.13	15.56	4.85	2.34	1.10	0.56	0.20
1989	16.46	11.35	1.80	18.99	4.86	1.82	1.14	1.15	0.24
1990	3.65	3.75	2.17	17.17	5.64	1.86	1.00	1.52	4.89
1991	25.14	14.37	2.37	26.70	6.21	2.62	1.94	1.85	1.26
1992	30.25	24.48	5.68	36.88	8.01	6.21	2.92	2.06	2.20
1993	42.33	45.01	10.10	52.28	12.89	16.95	2.79	3.01	2.92
1994	53.28	59.10	10.95	49.49	23.76	18.25	5.87	5.52	3.70
1995	60.51	85.56	5.66	60.42	32.04	25.59	1.53	10.71	6.28
1996	70.71	110.96	17.87	62.94	39.50	34.34	10.47	12.51	6.79
1997	90.56	123.84	29.17	71.67	47.87	45.19	9.57	12.27	7.31
1998	98.63	37.39	63.75	85.99	58.54	53.55	17.99	16.89	9.00

注：收入中不包括卫生局定额补助款。

2000～2005年周浦镇瓦屑卫生院经费收支情况表

表2-2-38　　单位：万元

年份	收入					总支出	支出			
	总收入	财政补贴	医疗收入	药品收入	其他收入		医疗支出	药品支出	财政专项	其他
2000	398.44	24.00	155.51	159.27	59.66	383.98	180.61	180.41	16.00	6.96
2001	427.78	14.50	157.00	207.89	48.39	428.50	173.89	240.01	6.50	8.10
2002	441.10	21.50	196.59	169.47	53.54	430.96	197.71	215.74	13.50	4.01
2003	435.88	24.00	179.34	229.94	2.60	428.23	235.84	176.39	16.00	0.00
2004	439.33	33.00	141.78	247.14	17.41	415.22	221.81	191.53	1.88	0.00
2005	663.06	78.94	192.78	378.07	13.27	637.52	282.95	304.93	49.64	0.00

1967年，瓦屑公社卫生院新院落成，坐落于瓦屑集镇西市，建筑面积300平方米（10间），投入资金1.26万元。1970年，扩建门诊、病房等，建筑面积680平方米，投入资金3.54万元。下半年起开设住院部，核定床位29张。1981年，投入资金3.17万元，扩建产科病房、门诊，建筑面积520平方米。1983年，瓦屑公社卫生院占地3080平方米，建筑面积1250平方米。1993年，瓦屑镇卫生院翻建病房楼20间，建筑面积328平方米，投入资金42万元。1996年，在卫生院东面紧邻处填浜、平地200多平方米，种植花草。1997年，建中药房、车库，建筑面积278平方米，投入资金24万元。1999年，翻建行政楼，建筑面积464平方米，投入资金86万元。

2005年，瓦屑镇卫生院进行异地社区卫生服务中心标准化创建，占地10416平方米，建筑面积9889平方米，投入资金2322万元，其中：市政府50万元，区政府100万元，镇政府2020万元，自筹152万元。

1967～1999年瓦屑镇（乡、公社）卫生院基本建设情况表

表2-2-39

年度	项目	数量（间）	面积（平方米）	投入经费（万元）
1967	新建卫生院	10	300	1.26
1970	扩建门诊、病房、食堂	35	680	3.54
1981	扩建产房门诊	12	520	3.17
1993	翻建病房楼	20	328	42.00
1996	填河浜扩绿地	—	200	2.00
1997	中药房、车库	9	278	24.00
1998	绿化建设	—	675	4.00
1998	停车棚	—	80	1.00
1999	翻建行政楼	28	464	86.00

瓦屑公社卫生院建立初期，仅有一架高倍显微镜和门诊外科小器械及常用的体温表、听诊器。从1967年始，逐步添置一些低价器械。1969～1982年，在南汇县卫生局的支持下，逐步添置一些较高价格设备，价值在100元至500元的有30件；500元至1000元的有8件；1000元以上的有9件。器械设备总金额仅3万余元（不包括100元以下的低价器械）。1983～2001年，瓦屑镇（乡、公社）卫生院添置主要医疗器械24件，金额达62.76万元。

2003～2005年，瓦屑镇卫生院添置血红蛋白检测仪、卧式高压消毒器、全自动生化仪、颈腰椎牵引床、半自动血流检测仪、医保电脑服务器、紫外线检测仪、洗胃机等千元以上医疗器械18件，价值27万余元。

2005年，瓦屑镇卫生院有医疗仪器设备：千元以下3件，万元以下27件，10万元以下14件（血球计数器、高频电刀、医保电脑服务器、激光血球机、尿流分析仪、卧式高压消毒器、颈腰椎牵引床、卧式高压消毒器、投影机、麻醉机、多参数监护仪、半自动血流变测仪、B超机、30毫安X光机），10万元以上3件（200毫安X光机、全自动生化仪、B超），价值81.1万元。

2001～2005年瓦屑镇卫生院购置10万元以上医疗仪器设备情况表

表 2-2-40

购置年度	设备名称	型号规格	数量（台）	金额（万元）
2001	黑白B超仪	阿洛卡SSC-370	1	12.55
2004	血球计数仪	MEK-6318K	1	12.00
2005	全自动生化仪	MINI1AB	1	11.50

4. 医疗业务

1959年9月瓦屑公社卫生院成立时，只设门诊，无住院设施，仅附设3张临时观察床。1970年始，开设住院部。至2006年，瓦屑镇卫生院有内科、妇产科、外科病房，核定床位29张。

20世纪60年代，瓦屑公社卫生院以中医为主，设有中医综合科、中医外科、中医内科等少量科室。以后，逐年有中专生充实医疗队伍。70年代后期起，逐渐添置医疗器械，完善门诊科室。卫生院医疗业务不断发展，医疗技术力量不断得到加强。1982年，增设西医内科、西医外科、儿科、放射科等。后又开设中药房、心电图、化验室、超声波等辅助科室，医疗设施日趋完善。

公社集体所有制时期，瓦屑公社卫生院除医治一般常见病、多发病外还开展传染病防治。1962年，设立妇产科，开展妇女保健工作，培训女“赤脚医生”。贯彻落实中国共产党在各个时期、各个阶段卫生工作的任务和要求，经常组织卫生检查、评比，开展群众性除害、灭病工作，提高医疗卫生总体水平。1970年下半年，开设住院部，始接受住院病人。1980年1月，建立儿童保健工作门诊。1987年始，配合镇（乡）开展“卫生月”活动及其他公共卫生工作。

80～90年代，瓦屑镇（乡、公社）卫生院除医治常见病、多发病外，对各种危重病人的抢救和处理能力不断提高。1985年，只能做下腹部手术及计划生育手术，至2001年，已能做部分上腹部手术和剖宫产手术，还成功抢救1例肝破裂病人。1993年后，聘请上级医院有关专家到院开设专家门诊。

1993年12月，瓦屑乡卫生院与江西省核工业部721矿职工医院合作成立妇外科联合病房，有医务人员10人（其中医生3人，麻醉1人，护士6人）全部由721矿职工医院提供，医疗设备由721矿职工医院投入，利润分成为联合病房收入减去支出后结余部分60%由721矿职工医院提取，40%由瓦屑乡卫生院提取，至1995年3月结束。

1995年4月，瓦屑镇卫生院与南汇县中心医院合作成立联合外科病房，合作形式为紧密型。联合病房行政、业务工作由南汇县中心医院承担，南汇县中心医院提供医务人员11人（外科2人，骨科1人，妇产科1人，麻醉1人，护士6人）。需增添设备由南汇县中心医院投入。利润分成为病房收入减去支出后结余部分65%由南汇县中心医院提取，35%由瓦屑镇卫生院提取。自1995年9月1日起，逐步有瓦屑镇卫生院医务人员调入联合病房工作。自1997年4月15日起，联合病房合作由紧密型转为松散型，有手术请南汇县中心医院医生前来会诊，至2002年7月结束。

2001年12月，南汇区老年护理院瓦屑分院成立，投入资金65万元，用于病房装修，其中南汇区老年护理院承担20万元，瓦屑镇卫生院承担45万元；老年护理院派管理人员1人，其余医务人员全部由瓦屑镇卫生院提供。至2002年7月终止合作。

2001年，瓦屑镇卫生院全年门诊达22295人次，住院1770人次。

1975～1996年部分年份瓦屑镇（乡、公社）卫生院业务情况表

表2-2-41

年　份	诊疗总次数（人次）	入院总人数（人）	治愈率（%）	平均病床周转（次）	平均病床工作日（日）	出院者平均住院日（日）	病床使用率（%）
1975	27580	1327	91.80	28.90	195.90	6.60	53.70
1980	33185	1345	94.90	38.60	244.30	6.10	66.70
1985	23488	1533	92.25	38.33	176.20	5.01	49.00
1990	25667	1349	56.21	46.76	198.55	4.50	54.40
1996	16441	1308	32.90	45.30	248.00	5.20	45.10

（二）周浦镇社区卫生服务中心

2006年1月，周浦镇社区卫生服务中心成立。2007年3月，周浦镇瓦屑卫生院迁入位于周浦镇沈梅东路163号新址，邻近上海市周浦“四高”示范居住区，占地7618平方米，建筑面积7531平方米。

1. 党政领导

2006～2009年周浦镇社区卫生服务中心行政领导情况表

表2-2-42

姓　名	性　别	职　务	任职时间
潘林军	男	主　任	2006-01～2008-11
侯　进	女	副主任	2006-04～2009-08
张向红	女	副主任	2006-04～2009-08
李振华	男	主　任	2008-11～2009-08

2006～2009年中共周浦镇社区卫生服务中心支部委员会领导情况表

表2-2-43

姓　名	性　别	职　务	任职时间
周雅初	男	书　记	2006-01～2007-06
骆文玮	男	副书记（主持工作）	2007-07～2008-05
骆文玮	男	书　记	2008-05～2009-08
李振华	男	副书记	2008-11～2009-08

2. 人员、床位

至2009年底，周浦镇社区卫生服务中心有职工81人，其中医务技术人员77人，中级职称医务人员有18人，初级职称59人。大学本科生36人，大专生27人，中专生10人，高中及以下8人。

新建病房楼有三层，面积2116平方米，设置床位72张，平均每张床位净面积7平方米，每间病房都设有独立卫生间、呼叫警铃、中心供氧和沐浴装置。门诊大楼3353平方米，设有信息通路、音响系统、电子显示屏，140平方米的候诊大厅简洁、宽敞、明亮。业务科室设置规范、标准，信息管理、健康教育、康复治疗、门诊输液设施齐全，挂号收款、配药实行开放式窗口服务。中心已成为规范化、标准化的医疗服务机构。

周浦镇社区卫生服务中心科室设置：门诊科室设门诊办公室、内外科、全科门诊、中医科、针伤科、口腔科、妇产科、检验科、影像科、药剂科、中西药房、挂号收款、老中医工作室、社区卫生服务站、计划生育指导综合服务站。病房为综合病房。公共卫生科设社区卫生服务科、预防保健科。行政后勤科室设主任室、副主任室、办公室、财务科、信息科、医务科、护理部、医保办、医疗纠纷办公室、供应室。

2006、2007年周浦镇社区卫生服务中心职工及卫技人员情况表

表2-2-44 单位：人

年份	职工				其中：卫生技术人员					
	总数	基本工	合同工	临时工	主治医师	中医师	医师	主管护师	护师	统计防疫师
2006	92	66	2	24	6	2	8	2	11	4
2007	126	87	35	4	9	1	9	2	10	2

2008、2009年周浦镇社区卫生服务中心床位、卫技人员情况表

表2-2-45 单位：人

年份	床位数（张）		卫生技术人员数										
										其中			
	编制床位数	实际开放床位数	合计	中医师	西医师	医士	护士	药剂人员	检验人员	小计	执业医师	助理执业医师	执业护士
2008	29	80	70	2	28	14	15	6	5	50	28	7	15
2009	29	80	70	2	28	14	16	5	5	51	28	7	16

3. 经费、设施

2007年，周浦镇卫生服务中心购置近165万元的医疗器械，单价在1万元以上的器械主要有黑白超声诊断仪、双基同步显示屏、X光机、全自动生化分析仪、裂隙灯显微镜、全电脑牙科治疗机、医保专用前置机、脑循环治疗仪等。

2008、2009 年周浦镇社区卫生服务中心收支情况表

表 2-2-46　　单位：万元

年份	总收入				总支出			
	合　计	业务收入	上级拨款	其他收入	合　计	业务支出		其他支出
						计	人员经费	
2008	2479	2163	296	20	2714	2710	736	4
2009	3373	2603	734	36	3141	3137	897	4

2008、2009 年周浦镇社区卫生服务中心资产、财务收支情况表

表 2-2-47　　单位：万元

年　份	流动资产	固定资产	净资产	拨　款	收　入	支　出
2008	1182	735	1059	596	2163	2785
2009	1284	809	1289	734	2603	3162

2008、2009 年周浦镇社区卫生服务中心资产总规模分类情况表

表 2-2-48

项　目	2008 年	2009 年	项　目	2008 年	2009 年
总资产额（万元）	1917	2092	房屋建筑面积（平方米）	3650	3650
净资产（万元）	1059	1289	业务总收入（万元）	2163	2603
固定资产（万元）	735	809	其中：医疗收入（万元）	555	683
其中：房屋建筑物（万元）	275	275	药品收入（万元）	1608	1920
专业设备（万元）	260	309	银行存款（万元）	344	582

2007～2009 年周浦镇社区卫生服务中心购置 10 万元医疗仪器设备情况表

表 2-2-49

名　称	数量（件）	金额（万元）	名　称	数量（件）	金额（万元）
双基同步显示屏	2	12.157	全自动生化仪	1	42.6
黑白超声诊断仪	1	21.3	X 光机（500MAX）	1	44.6

2007 年，投入购置设备资金 269.7 万余元，配置别克轿车一辆，空调 47 台，电脑 6 台，各种工作台 37 台，以及办公设备、医疗辅助设备和病房用具等后勤辅助设备。

2005～2009 年周浦镇社区卫生服务中心基本设施情况表

表 2-2-50

总投资（万元）	建筑面积（平方米）					配套设施（平方米）					机动车位		非机动车位		绿　化	
	门诊大楼	住院大楼	辅助用房	120 急救中心	地下人防	候诊大厅	信息管理室	健康教育室	康复治疗室	门诊输液室	地上（个）	地下（个）	地上（个）	地下（个）	面积（平方米）	绿化率（%）
2500	3353	2116	740	740	1217	140	40	141	69	60	13	7	30	280	2000	35

4. 医疗业务

周浦镇社区卫生服务中心设有内科、外科、妇科、中医科、伤骨科、儿科、五官科、口腔科、针灸推拿科、离休干部诊室等医疗科室。主要诊治常见病、多发病。辅助科室设有检验科、放射科、B超、心电图室，能够满足临床常规诊疗的需要。2006年5月，接管原由周浦医院负责的周浦地区的防保工作，防保工作范围由原来5个村、1个街道，1.6万人口，扩大到13个村、9个居委，6.8万人口。

2007年，组建7个全科服务团队，开展肌注、导尿、心电图检查、针灸拔火罐、输液静注、吸氧、门诊病人电话咨询等9项上门服务。

2007年5月，开设社区卫生服务科，负责实施开展社区卫生服务工作和乡村医生纳管工作。2007年，60岁以上老人体检11024人。家庭保健服务合同签约12289人，慢性病签约1757人。

2007年8月起，接管周浦医院的家庭病床和社区93名离休干部的医疗保健工作。建立家庭病床40多张，其中离休干部家庭病床33张。

2007年11月，周浦镇社区卫生服务中心与徐汇区牙病防治所合作成立联合口腔门诊部，周浦镇投入资金30万元用于联合口腔门诊部硬件设施的改善，徐汇区牙防所选派2名中级职称以上口腔专科医师到门诊部工作。探索城市支持社区新途径，缓解群众“看病远、看病烦”问题。

2009年，全年门诊233391人次，住院649人次，平均床位工作日353.8天。

2006～2009年周浦镇社区卫生服务中心医疗业务情况表

表2-2-51

项　目	2006年	2007年	2008年	2009年
诊疗总人次（人次）	42955	96434	166605	233391
门急诊人次数（人次）	42955	96434	166507	233349
年末床位数（张）	97	97	80	80
期初留院人数（人）	50	42	78	75
入院人数（人）	566	438	478	649
出院人数（人）	574	402	481	649
出院病人数（人）	537	328	448	624
期末留院人数（人）	42	78	75	75
病床使用率（%）	52.71	58.02	98.82	96.93
病床工作日（天）	18661	20541	28935	28304
平均住院日（天）	42.37	39.44	62.89	46.46
治愈率（%）	6.52	3.05	0.23	1.76
好转率（%）	79.14	75.61	85.39	84.62
病死率（%）	8.19	18.9	7.53	4.49

四、航头镇社区卫生服务中心

（一）航头镇（乡、公社）卫生院

1951年6月，航头联合诊所成立，址设中街平石桥东南首许瑞贵家（今航中路38弄36号）两间平房内，约五六十平方米，有医务人员13人，设中西医综合科门诊，黄友泉任所长。1955

年，迁址西街沈来仪家五上五下楼房内。1958年8月，更名下沙乡人民医院航头分院。楼上设诊所，楼下开中药店，实行医药合一。并在檀香和汇达2个大队设卫生所。

1959年7月，航头公社成立后，下沙公社医院航头分院改为航头公社医院。院址设在航头镇东街平石桥头北岸徐裕生家楼房（今航头镇南航公路17号），有建筑面积约200平方米。同年8月，停止医药合一，中药店划到下沙医药商店。是年，航头公社医院在鹤鸣和方窑2个大队设卫生所。

1960年10月，航头公社医院更名航头公社卫生院。

1972年夏，航头公社卫生院由公社集体所有制转为县属大集体所有制，人事、财务由航头公社划归南汇县卫生局领导。在国家补助下，实行独立核算、自负盈亏、按劳分配的原则。

1984年2月，因政社分设，航头公社卫生院改名航头乡卫生院。1993年6月，航头乡卫生院被评定为一级甲等医院。1994年8月，因撤乡建镇，改名航头镇卫生院。

2003年3月，随航头镇、下沙镇两镇合并，航头镇卫生院与下沙镇卫生院合并，组建成新的航头镇卫生院。在原下沙镇卫生院院办厂旧址，进行改扩建，创建航头镇标准化社区卫生服务中心，同年12月25日，经市卫生局验收通过。

1. 党政领导

1958～2003年航头镇（乡、公社）卫生院行政领导情况表

表2-2-52

姓　名	性　别	职　务	任职时间
钱伯熙	男	分院院长	1958-08～1959-10
邬光飞	男	院　长	1959-10～1963-10
鞠名彪	男	院　长	1963-10～“文化大革命”
陶梦林	男	副院长	1966～“文化大革命”
吴士文	男	革命委员会主任	1968～1972-02
严尧新	男	院　长	1972-02～1990-02
吴士文	男	副院长	1972-02～1982-08
吴锦明	男	副院长	1978-06～1984-12
王大公	男	副院长	1982-04～2001-03
徐利官	男	副院长	1985-01～1985-05
汪方元	男	副院长	1990-02～1993-11
毛渭春	男	院　长	1990-02～1992-10
严尧新	男	院　长	1992-10～2003-03
吕龙荪	男	副院长	1995-03～2003-03
朱引仙	女	副院长	1995-03～2003-03
孙延春	男	院　长	2003-03～2003-12
华家祥	男	副院长	2003-03～2003-12
鲍建武	男	副院长	2003-04～2003-12

1963～2003年中共航头镇（乡、公社）卫生院支部领导情况表

表2-2-53

姓　名	性　别	职　务	任职时间
鞠名彪	男	书　记	1963-10～1972-02
严尧新	男	书　记	1972-02～2003-03
秦为民	男	副书记	1973-06～1985-05
朱引仙	女	副书记	1999-12～2003-03
俞福根	男	书　记	2003-03～2003-12
孙延春	男	副书记	2003-03～2003-12

说明：1963～1972年为中共航头公社文卫联合支部，1972年2月，建立中共航头公社卫生院独立支部。

2. 人　员

1958年，有职工24人。1959年7月，下沙公社医院航头分院改为航头公社医院，设门诊部，包括中医内、妇、儿、伤科，西医综合科及药房，有医务人员15人。

1975年底，航头公社卫生院有工作人员46人，其中卫生技术人员38人。卫技人员中有中医师5人、西医师3人、医士10人、护士3人、药剂人员3人、检验人员2人，其他卫生技术人员12人。行政管理、工勤人员8人。

1990年底，航头乡卫生院有工作人员63人，其中卫生技术人员45人。卫技人员中有中级职称5人、初级技术职称16人。

2001年，航头镇卫生院设科室24个，其中临床医技科室13个，中药房、西药房、防保、行政、后勤等科室11个，有医务员工68人，其中主治医师6人，经济师1人。

2002年，航头镇卫生院核定编制57人，实有职工73人，其中在编人员57人、编外劳务工4人、临时工12人。

3. 经费、设施

施医局时，医生诊疗自背药箱，自拿桌凳。黄友泉西医诊所备有显微镜、输液消毒器。联合诊所初期，医生自带的诊疗器械有听诊器、脉枕、针筒等。后期购买旧显微镜1架。1959年7月时，医院有建筑面积200平方米。

1967年起，航头镇（乡、公社）卫生院逐年添置医疗器械、设备。至2001年，航头镇卫生院有医疗器械、设备71件，原值50.23万元。其中主要设备有移动式X光诊断机、万能手术床、12孔无影手术灯、封闭式冰箱、超声波机、油泵升降椅、心电图机、立式与卧式高压锅、B超机、膀胱镜、心血流机、尿液分析仪、二氧化碳激光治疗仪、医用图像彩显仪、乳超机、胃镜、宫腔镜、24小时心动监护仪、综合治疗床、麻醉机、电刀主机、血液分析仪、齿科滑轮机、立式X线机等。

1965年，航头公社卫生院扩建门诊室和病房14间。1973年，翻建办公室与职工宿舍。1978年，投资13.25万元，建造病房大楼53间、食堂2间，建筑面积1615平方米。至1982年，航头公社卫生院设有中、西医门诊及其他科室16个、住院病床45张。1985年，航头乡卫生院建造门诊大楼1645平方米。1998年，航头镇卫生院扩建门诊部、病房、食堂578平方米。

2000年3月，航头镇卫生院筹建老年病区。2001年11月，航头镇卫生院在敬老院（航头镇大治河桥东侧）南侧租赁土地1.53公顷，新建老年病房2400平方米，净增病床100张。

至2003年2月，航头镇卫生院占地面积4100平方米，建筑面积3971平方米，固定资产235.17万元。

2003年3月，新航头镇卫生院在原下沙镇卫生院院办厂旧址，进行改扩建，创建航头镇标准化社区卫生服务中心，占地面积16790平方米，建筑面积10308平方米，投入资金1654万元，其中市政府50万元，区政府120万元，镇政府452万元，自筹（资产置换）1032万元。

4. 业务发展

航头地区享有盛名的中医甚多，有世代相传的严氏妇科专家，积6代祖传经验和秘术良方，凡妇科疾症求治者，均能得到良好医疗效果。医祖严梦令擅长妇、内科，清乾隆年间名望颇著，著有《医林心镜》。传六世孙严庆方，医道颇有独到之处。严庆方著述颇丰，有20余篇学术论文，或发表在国内外医学书刊，或在全国及省市级学术研讨会上交流。清末民初名医王愈疚，专长中医内科，群众中有“毛病九分九，要请王愈疚”之美誉。民国后，中医内科蒋友云（又名蒋佩祥）善用调理药，医术高明，曾获当时军政局和民政局的奖状。咽喉专科施志达，自制秘方良药，辨证施治，有喉症求治者络绎不绝。

解放前后，航头地区还有土医5人，主要医放痧，治蛇咬伤。

民国35年（1946年）夏季，航头地区流行霍乱，周浦医院负责人左平芜指派2名西医师到航头设立时疫诊所，此乃航头地区西医传入之始。民国37年（1948年）春，黄友泉夫妇从江苏海门医院到航头西街开西医诊所，将静脉推注或滴注技术运用于临床，名闻乡里。1951年，联合诊所成立后，采用中西医结合的方法治疗晚期血吸虫病人，取得较好疗效。

20世纪60～70年代，城市医务人员下乡，航头公社卫生院医疗技术有较大发展。医务人员增加，医疗技术从一般门诊小手术，发展到普外科的脾、胃、胆囊手术和妇产科的剖腹产、阴道前后壁修补等手术。

80～90年代，航头镇（乡）卫生院设有西内外、中内、五官、针伤、妇产和放射、化验、心电脑、B超、理疗等科室。内科能抢救心力衰竭、气胸、农药中毒、溺水等重危病人；对伤寒、乙脑、菌痢、急性肝炎等传染病的医治，积累一些临床资料。外科能施行下腹部手术和痔瘘手术。妇产科能开展接产手术以及计划生育手术。放射科能进行食道、胃钡透和胸、骨等部位的摄片。检验科能开展血、尿、粪3项常规检查和肝功能、二对半、血CRP胆道造影、尿液微量蛋白测定。临床上还能应用B型超声波、心电图、24小时心动监护仪、理疗仪等，提高疾病的诊治率。建院以来，航头镇卫生院未发生过重大医疗责任和技术事故。

（二）下沙镇（乡、公社）卫生院

1951年6月1日，下沙区由儿科医生杨静芳发起成立下沙联合诊所。所址设在下沙集镇西首刘家祠堂（今沪南公路5216弄5号内）。1952年6月，在沈庄集镇设立下沙联合诊所分所。1958年7月，随着撤区并乡，原下沙联合诊所转为下沙乡人民医院。院址在下沙镇西首（今沪南公路5216弄5号）。在“人民公社化运动”中，下沙医药商店与下沙乡人民医院合并为下沙公社医院。1959年8月，下沙公社医院与药店重新分开。1960年10月，下沙公社医院改名下沙公社卫生院。1972年，由公社集体所有制改为县属大集体所有制。人事、财务由下沙公社划归南汇县卫生局领导。1984年，下沙公社卫生院改名下沙乡卫生院。1986年7月，下沙撤乡建镇，下沙乡卫生院改为下沙镇卫生院。同年，下沙镇卫生院被评定为一级甲等医院。

1984年，上海市教卫办、上海市卫生局、南汇县卫生局经两次农村卫生改革系列调查研究，列下沙镇卫生院为上海市农村卫生改革系列试点单位。

1984年11月1日，财政部、卫生部领导到下沙镇，视察、调研卫生院的改革工作。同月14日，卫生部副部长陈敏章和上海市人大领导到下沙卫生院进行视察、调研。

1986年，下沙镇卫生院被评为一级甲等医院。

1987年9月25日，上海市第四次农村卫生系列改革工作研讨会在下沙镇卫生院召开，肯定下沙镇卫生院改革的路子和经验，并作为典型，向全市推广。

1982～1996年，下沙镇（乡、公社）卫生院连续八届被上海市政府命名为“上海市文明单位”。其间，1986年、1987年，连续两届被卫生部命名为“全国卫生文明先进集体”；1996～2002年，被评为上海市农口系统文明单位。

2003年3月，下沙镇卫生院与航头镇卫生院合并，组建成新的航头镇卫生院。

1. 党政领导

1958～2003年下沙镇（乡、公社）卫生院行政领导情况表

表2-2-54

姓　名	性　别	职　务	任职时间
黄友泉	男	副院长	1958-07～1988-12
王汉荣	男	院　长	1970-10～1976-06
张宝英	女	院　长	1976-06～1983-12
王汉荣	男	副院长	1976-06～1978-04
蒋顺安	男	副院长	1978-06～1980-11
钱伯熙	男	副院长	1981-01～1984-05
蒋顺安	男	院　长	1983-12～1995-12
俞福根	男	副院长	1985-01～1996-02
俞福根	男	副院长	1997-04～1999-04
钟继光	男	副院长	1984-09～1996-02
钟继光	男	院　长	1996-02～1999-04
沈志弟	男	院　长	1999-04～2003-03
华家祥	男	副院长	2001-09～2003-03
庄林祥	男	副院长	2001-09～2002-06
鲍建武	男	副院长	2001-09～2003-03

1970～2003年中共下沙镇（乡、公社）卫生院支部领导情况表

表2-2-55

姓　名	性　别	职　务	任职时间
王汉荣	男	书　记	1970-10～1976-06
张宝英	女	书　记	1976-06～1992-08
蒋顺安	男	书　记	1992-09～1995-12
俞福根	男	副书记	1993-10～1995-12
俞福根	男	书　记	1996-01～1997-04
钟继光	男	书　记	1997-04～1999-04
俞福根	男	书　记	1999-04～2003-03

2. 人　员

下沙乡人民医院建院之初，仅有医务人员13人。1985年中专以上职工仅14人，占33%。没有中级以上职称人员。1997年10月始，引进外省市人才，引进副主任医师1人、本科生主治医师2人；招聘4名退休主任医师开设妇产科、心内科、放射科等专家门诊，有效解决医技人才短缺问题。

至2001年，下沙镇卫生院有在编人员75人，职工学历层次和职称水平有很大提高。中专以上职工有26人，占34.7%，大专以上学历有20人，占26.7%，并有4名大学本科以上学历者。其中卫生技术人员中有副主任医师1人、中级技术职称10人、医师28人。医院从简单门诊发展到内、外、妇、儿、中医等16个科室。

3. 经费、设施

下沙乡人民医院建院之初，借用下沙镇西首刘家祠堂的房屋150平方米，人员13人，设4个门诊科室，无病房和床位。1958～1972年，下沙公社卫生院先后增建病房楼12间，面积1016平方米，人员39人。1972年，开设内科病床20张、产科床位6张，计26张。1982年，建门诊大楼建筑面积1236平方米；先后投资22.4万元，建造医疗用房106间，建筑面积达2690平方米。1985年，下沙乡卫生院设内科床位35张、产科床位12张，计47张。改革开放后，卫生院的基础设施建设增长较快，1985年，增设配电间、洗衣房32平方米，造价2508元。1989年，下沙镇卫生院建造防疫用房516平方米，造价189638元；同年，建造职工住宅楼421平方米，职工自筹资金16万元。1993年，建造病房大楼1327平方米，造价102.5万元；1995年，建小厂厂房680平方米，造价18万元。至2001年，下沙镇卫生院地占地面积3313平方米，建筑面积4978平方米，其中医疗用房3485平方米，设有门诊楼和住院楼，床位60张，固定资产461万元。经过40多年的建设和努力，其医疗水平、技术力量、服务质量、仪器设备已在一级医院同行业中占领先地位。2001年，下沙镇卫生院设置内科、外科、齿科、眼科、中医科、妇产科、儿科、皮肤科、放射科等14个临床、医技科室和社区防保组。

下沙镇（乡、公社）卫生院的建设得到社会各界的关心，1981年10月和1982年11月，尼日利亚华侨沈正刚、香港同胞沈才林分别捐助2万元、1.5万元建设门诊大楼和改善住院条件；尼日利亚侨胞李关弟捐助1辆19万元的救护车和1台3.5万元的日本东芝B超。

下沙乡人民医院初创时，医疗设备十分简陋。1982年，下沙公社卫生院增添50毫安和100毫安X光机各1台、高倍显微镜1架、100倍显微镜2架、电泳仪1台、高压消毒器2台、万能手

术床1台、新型手术床1台，心电图机1台、离心机2台等各类仪器。至2002年，下沙镇卫生院拥有许多先进的医疗设备：日本富士能WG－88FP电子胃镜、ICC200高频电刀仪、Z1－IAJ综合理疗床、ABX－60全自动血球仪、CRPU－血尿检查仪、尿十一联、凝血因子检查仪、半自动生化仪、红外乳腺诊断仪、彩色多参数监护仪、KS系列光热治疗仪、24小时心电监护仪等。

1972～2003年下沙镇（乡、公社）卫生院经费情况表

表2-2-56 单位：万元

年份	收入				支出	结余
	合计	业务收入	上级拨款	专项资金拨款		
1972	1.00	—	1.00	—	—	1.00
1973	3.06	—	3.06	—	—	3.06
1974	2.48	—	2.48	—	—	2.48
1975	15.27	12.24	3.03	—	15.15	0.12
1976	14.57	12.06	2.51	—	14.43	0.14
1977	15.07	12.53	2.54	—	14.35	0.72
1978	16.99	13.97	3.02	—	16.38	0.61
1979	17.53	15.35	2.18	—	15.90	1.63
1980	20.11	16.27	3.84	—	16.77	3.34
1981	26.67	17.42	6.25	3.00	20.73	5.94
1982	26.50	22.12	3.90	0.48	28.53	-2.03
1983	26.75	24.88	1.78	0.09	24.68	2.07
1984	39.10	31.69	5.87	1.54	31.62	7.48
1985	36.62	29.90	4.22	2.50	28.22	8.40
1986	33.97	27.85	5.89	0.23	28.50	5.47
1987	54.46	47.81	6.23	0.42	39.48	14.98
1988	83.16	68.70	7.65	6.81	60.20	22.96
1989	99.81	87.07	6.31	6.43	79.45	20.36
1990	98.56	90.17	8.09	0.30	82.51	16.05
1991	115.89	105.05	10.44	0.40	91.33	24.56
1992	137.73	122.86	10.47	4.40	111.82	25.91
1993	201.35	162.17	11.68	27.50	183.38	17.97
1994	231.07	208.27	13.30	9.50	212.22	18.85
1995	270.58	257.25	13.30	0.03	290.00	-19.42
1996	363.41	334.11	13.30	16.00	353.82	9.59
1997	427.92	401.87	13.55	12.50	388.03	39.89
1998	516.19	483.19	21.00	12.00	473.34	42.85
1999	500.90	481.10	12.00	7.80	480.19	20.71
2000	543.07	520.87	12.20	10.00	536.26	6.81
2001	627.36	600.66	12.20	14.50	614.21	13.15
2002	474.39	450.49	7.90	16.00	474.69	-0.30
2003	615.99	572.09	7.90	36.00	614.11	1.88

4. 业务发展

1971年，下沙公社卫生院建立放射科，开展胸透和摄片业务。1973年始，开展胃肠钡餐和胆管造影等。1972年8月，建立手术室，实施阑尾切除、疝气修补、男女绝育结扎、痔疮、下肢静脉曲张剥离等手术。1985年起，下沙乡卫生院能开展上、下腹部手术和阴道息肉摘除、盆腔囊肿摘除等手术；同年，在瑞金医院消化科专家吴云林教授指导下，开展在胃镜下进行息肉、囊肿、隆起等病灶烧灼、套摘等手术，对胃癌前期病变进行检查、诊断、治疗、手术。卫生院设有特色门诊，有杨季藩及其传人的中医儿科，杨承智的专治男性和妇科疑难杂症，钱伯熙中医肝病辩证治疗，吴文岳的“冬病夏治”、“穴位敷贴”专治支气管炎、支气管哮喘、肺气肿、肺心病等慢性疾病。卫生院还聘请高年资医生开设妇产科、中医科、放射科、心内科、消化科等专家门诊，开设儿科病床和根据治病需要，设立特需病房。

下沙镇卫生院的医疗质量不断提高，门诊、病房的病史、处方书写合格率达98%，出入院诊断符合率达98.6%。2000年，诊疗50624人次，入院2933人，治愈率60.42%，好转率33.58%，死亡率2.15%。

1982～2002年下沙镇（乡、公社）卫生院门诊情况表

表2-2-57　　　　单位：人次

年份	门急诊总计	急诊	门诊	其中							
				内科	外科	妇科	儿科	中医内科	眼科	针灸	其他
1982	102320	280	102040	37128	12933	6120	30530	—	6873	8456	260
1983	89866	3082	86784	36740	10547	6431	25748	—	—	7318	3082
1984	91078	3118	87960	32903	10494	5370	25387	—	5470	8336	3118
1985	62549	2736	59813	20616	8221	5103	18845	—	2638	4390	2736
1986	61344	2745	58599	20209	8529	3063	20660	—	2341	3797	2745
1987	81182	2988	78194	33369	8961	3436	23936	—	4309	4183	2988
1988	90229	3201	87028	39584	8625	3617	24729	—	5738	4735	3201
1989	81552	3214	78338	16368	6531	3492	22221	19277	5398	5051	3214
1990	82584	3103	79481	16218	7947	3567	19694	18580	8326	5149	3103
1991	83198	2741	80457	14498	6706	3119	18661	21598	11572	4348	2696
1992	72808	2788	70020	15725	6720	2903	18049	17197	5247	4179	2788
1993	68314	3222	65092	15516	6660	2757	16852	14136	3829	2821	5743
1994	62045	2610	59435	14594	5649	2784	13925	15372	3540	2435	3746
1995	58254	2122	56132	14139	4548	2716	13212	15394	2474	1645	4126
1966	50491	1825	48666	14476	3822	2559	11633	12473	2224	1479	1825
1997	48868	1940	46928	16413	3608	2659	11951	9045	2181	1071	1940
1998	48167	1956	46211	18265	3794	2708	10721	7876	2122	810	1871
1999	51752	1835	49917	20980	4116	4563	9740	7428	2348	742	1835
2000	50624	1617	49007	21565	4504	6163	6321	7547	2111	796	1617
2001	47358	1421	45937	21094	5291	6252	3635	6531	2105	1029	1421
2002	66250	1801	64449	23044	4721	5938	3256	24829	1711	950	1801

下沙镇卫生院承担着全镇人民防病治病、妇幼保健、基层卫生室的业务管理及计划生育的业务指导；不断拓宽为民服务渠道，开展“阳光助老”活动，为敬老院送医上门，为全镇1500余名70岁以上老人作定期健康检查；做好学龄前儿童保健检查、妇女病普查和残疾人体检等公益项目。

（三）航头镇社区卫生服务中心

2004年1月，航头镇社区卫生服务中心成立。同年8月26日，迁入航头镇沪南公路5395号新址。中心占地面积9600平方米，建筑面积6800平方米。

航头镇社区卫生服务中心下设航头镇社区卫生服务中心航西分中心和下辖老年护理院1所。护理院位于航头镇西南大治河桥东侧，占地面积7300平方米，建筑面积4500平方米，每间病房设床位2～3张，有彩电、空调、电话、卫生间、淋浴间。

1. 党政领导

2004～2009年航头镇社区卫生服务中心行政领导情况表

表2-2-58

姓 名	性 别	职 务	任职时间
孙延春	男	主 任	2004-01～2009-08
华家祥	男	副主任	2004-01～2006-04
鲍建武	男	副主任	2004-01～2005-10
薛 群	男	副主任	2004-11～2009-08
刘木松	男	副主任	2006-04～2007-07
莫华一	男	副主任	2006-07～2009-08
骆智琴	女	副主任	2007-07～2009-08

2004～2009年中共航头镇社区卫生服务中心支部领导情况表

表2-2-59

姓 名	性 别	职 务	任职时间
俞福根	男	书 记	2004-01～2006-03
孙延春	男	副书记	2004-01～2009-08
顾静华	女	书 记	2006-03～2009-08

2. 人 员

2004～2007年航头镇社区卫生服务中心人员情况表

表2-2-60 单位：人

年份	核定编制数	在编人员	人事代理	编 外	聘用人员				合 计
					总 数	其中			
						卫技人员	一般工作人员	退休返聘人员	
2004	120	114	13	11	62	20	38	4	200
2005	120	105	15	11	63	20	38	5	194
2006	120	99	19	12	76	22	46	8	206
2007	120	89	21	12	80	23	48	9	202

2008、2009年航头镇社区卫生服务中心床位、卫技人员情况表

表2-2-61

年份	床位数（张）			卫生技术人员数（人）														
	编制床位数	实际开放床位数	护理床位数	合计	中医师	中药人员	西医师	医士	护士	助产士	药剂人员	检验人员	其他技术人员	其中				
														小计	执业医师	助理执业医师	执业药师	执业护士
2008	142	194	134	126	8	4	46	7	33	0	12	16	0	73	40	4	0	29
2009	142	200	140	126	8	4	45	7	33	0	13	16	0	72	39	4	0	29

3. 经费、设施

航头镇社区卫生服务中心主楼由行政楼、门诊医技楼、综合服务楼、病区大楼等四幢三层建筑组成，医技设备完善，有电子胃镜、全自动生化分析仪、电解质分析仪、500毫安X线机、脑彩超、电子显示屏、中心供氧、呼叫系统等，核定病床142张（其中：中心45张、老年护理院97张）。

2004～2007年航头镇社区卫生服务中心经费情况表

表2-2-62　　单位：万元

年份	收入				支出	结余
	合计	业务收入	上级拨款	专项资金拨款		
2004	1460.52	1389.37	20.10	51.04	1443.59	16.93
2005	1908.03	1739.87	112.16	56.00	1857.00	51.03
2006	2136.50	1925.78	197.37	13.35	2077.75	58.75
2007	2728.70	2383.04	309.06	36.60	2813.09	-84.39

2008、2009年航头镇社区卫生服务中心收支情况表

表2-2-63　　单位：万元

年份	收入				总支出			
	合计	业务收入	上级拨款	其他收入	合计	业务支出		其他支出
						小计	人员经费	
2008	3365	2828	524	13	3283	2157	1122	4
2009	4016	2977	968	71	3934	2589	1345	0

2008、2009年航头镇社区卫生服务中心资产财务收支情况表

表2-2-64　　单位：万元

年份	流动资产	固定资产	净资产	拨款	收入	支出
2008	975	2334	2537	524	2841	3283
2009	4016	2977	968	71	3934	2589

2008、2009年航头镇社区卫生服务中心资产总规模分类情况表

表2-2-65

项　目	2008年	2009年	项　目	2008年	2009年
总资产额（万元）	3309.0	3467.0	业务总收入（万元）	2828.0	2977.0
净资产（万元）	2537.0	2639.0	其中：医疗收入（万元）	882.0	939.0
固定资产（万元）	2334.0	2376.0	药品收入（万元）	1946.0	2038.0
其中：房屋建筑物（万元）	1587.0	1587.0	银行存款（万元）	211.0	329.0
专业设备（万元）	384.0	408.0	职工年平均工资（万元/人）	6.6	6.4
房屋建筑面积（平方米）	6821	6821.0			

2004～2009年航头镇社区卫生服务中心购置10万元以上医疗仪器设备情况表

表2-2-66

添置年度	设备名称	型号规格	数量（台）	金额（万元）
2004	X光机	F52-8C	1	29.90
2005	全自动生化仪	TMS-1024I	1	49.00
2005	全数字超声诊断	DP-9900	1	29.00
2006	免疫荧光分析仪	ANYTEST	1	15.30
2008	电子胃镜	EPK-150C/EG271C	1	23.65

说明：至2009年，中心有医疗仪器设备485件，价值384万元。其中：万元以上34件，价值283万元，10万元以上7件，价值185.29万元。

4. 业务发展

航头镇社区卫生服务中心临床、医技科室齐全，设有内、外、妇、幼、针伤科、骨科、中医、口腔、眼科、防保和社区服务科等。该中心还引进人才、聘请上级医院专家开设特色科室，包括电子胃镜操作诊断、外科手术、腰椎间盘突出症、创伤骨科诊断治疗；开展对高血压、糖尿病、妇科、哮喘、老慢支、肺气肿、肺心病等社区常见病、多发病的诊治。

2004～2007年航头镇社区卫生服务中心门诊情况表

表2-2-67

单位：万人次

年份	总计	急诊	门诊	内科	外科	妇科	儿科	中医内科	眼科	针灸
2004	9.50	0.29	9.21	3.93	0.76	1.20	0.23	2.54	0.30	0.25
2005	11.29	0.35	10.94	6.60	1.13	1.28	0.36	1.00	0.32	0.25
2006	13.06	0.34	12.72	7.54	1.22	1.36	0.47	1.42	0.42	0.29
2007	15.72	0.34	15.38	9.97	1.33	1.41	0.31	1.35	0.58	0.43

2008、2009 年航头镇社区卫生服务中心医疗业务情况表

表 2-2-68

项目	2008年	2009年	项目	2008年	2009年
诊疗总人次（人次）	178890	212434	期末留院人数（人）	159	197
门急诊人次数（人次）	176782	212434	病床使用率（%）	84.61	90.39
年末床位数（张）	194	200	病床工作日（天）	310	329.94
期初留院人数（人）	148	159	平均住院日（天）	29	27
入院人数（人）	2108	2273	治愈率（%）	28.18	29.71
出院人数（人）	2097	2235	好转率（%）	57.65	55.88
出院病人数（人）	2097	2235	病死率（%）	4.77	4.83

5. 预防保健

开展社区卫生服务，签订社区卫生保健服务合同，下派联村医生为社区居民提供医疗保健服务。同时做好航头镇13所卫生所、44名乡村医生的人员、业务管理工作，切实做好“六位一体”工作。中心承诺：每年为签约对象提供一次免费常规体检，建立健康档案，联村医生根据年龄、健康状况，实行定期上门预防保健、康复指导服务；对高血压、糖尿病、精神病人和肿瘤病人做好定期上门随访工作；向社区居民公开联村医生联系电话，提供电话咨询服务；开展健康教育，提供健康教育处方。

五、新场镇社区卫生服务中心

（一）新场镇（乡、公社）卫生院

1950年8月，医师王道带头发动地方上开业医生周导、张荣伯等创建新场联合诊所，10月挂牌，所址设新场镇向阳路44号（今东后老街，曾称为张家鸭河沟），有平房7间，占地面积150平方米。1951年，有私人开业医生在“自愿合作、民主管理、集体经营、政府领导”原则下申请入所，医务人员增至40人，增加病床20张。1952年元旦，新场联合医院成立，招学员8人，以供临床所需。1954年，新场联合医院重新改组为联合诊所，人员缩至30人，增加血吸虫病防治工作，添病床40张，购置第一台显微镜，除参加血防检验外，还配合临床医疗所需进行三大常规检验。联合诊所所长、副所长先后由李德胜、王道、周导、张荣伯、严清、顾瑜琦、奚华章、翁顺林担任。

1958年7月，新场联合诊所改名为新场乡人民医院，继续吸收部分私人开业医生参加。同年10月，新场公社成立。新场乡人民医院改名为新场公社医院。

1960年10月，新场公社医院更名为新场公社卫生院。南汇县卫生科委派干部沈墨余任院长，兼任中共新场公社卫生院支部书记。

1961年秋季，新场公社卫生院迁入原王家花园（新场镇朝阳路44号，2007年改为牌楼西路58号），购置30毫安X线透视机一台，派一名医生到上海市学习后，开设放射科，增设病床60张。

1972年夏，新场公社卫生院由公社集体所有制转为南汇县县属大集体事业单位，其人事、财务由公社划归南汇县卫生局领导，并有一定经费下拨，支持卫生院的发展。

1982年，新场公社卫生院新建三层楼的门诊大楼竣工，约1500平方米。

1984年3月，新场公社卫生院改名为新场乡卫生院。

1990年6月，新场乡卫生院创建骨科病区，设38张床位。

1994年5月，原新场镇、新场乡建制撤销，建立新的新场镇，新场镇卫生所并入新场乡卫生院，更名为新场镇卫生院。

2001年，新场镇卫生院被列为首批上海市政府实事工程41所标准化社区卫生服务中心建设单位之一，也是南汇区第一家。年底，通过上海市卫生局验收。

2002年，原新场、坦直镇建制撤销，建立新的新场镇，坦直镇、新场镇卫生院合并，成立新的新场镇社区卫生服务中心，原坦直镇卫生院成为新场镇社区卫生服务中心坦直分中心。

1. 党政领导

1958～2001年新场镇（乡、公社）卫生院行政领导情况表

表2-2-69

姓　名	性　别	职　务	任职时间
徐文祥	男	院　长	1958-07～1960-10
陈顺兴	男	副院长	1958-07～1959-08
金九如	男	副院长	1958-07～1959-08
沈墨余	男	院　长	1960-10～1966
闵新娟	女	副院长	1966～1967
倪祥甫	男	革委会主任	1969-10～1972-10
毛渭春	男	副院长	1978-06～1990-02
盛珍莲	女	院　长	1978-06～1980-11
方龙飞	男	副院长	1978-06～1983-08
张永江	男	副院长	1978-06～1978-11
蒋顺安	男	院　长	1980-11～1982-12
顾士钧	男	院　长	1982-12～1985-10
张士民	男	副院长	1983-11～1984-03
康玉龙	男	副院长	1985-01～1999-08
诸维祥	男	院　长	1985-10～1992-12
顾士钧	男	副院长	1985-10～1991-02
李荣华	男	副院长	1991-04～1992-12
方海官	男	副院长	1991-12～1998-08
李荣华	男	院　长	1992-12～2000-06
郑正安	男	副院长	1994-03～1997-02
朱雪娟	女	副院长	1995-02～2000-05
刘申陵	女	副院长	1998-07～2000-08
顾瑾琦	男	副院长	1999-11～2001-12
戴立争	男	副院长	1999-11～2001-12
陈贤传	男	院　长	2000-07～2001-12
王大公	男	副院长	2001-03～2001-12

1960～2001年中共新场镇（乡、公社）卫生院支部领导情况表

表2-2-70

姓　名	性　别	职　务	任职时间
沈墨余	男	书　记	1960-10～1966-03
张永江	男	副书记	1966-03～“文化大革命”
倪祥甫	男	书　记	1969-10～1972-10
张永江	男	副书记	1969-10～1978-11
盛珍莲	女	书　记	1972-10～1989-09
倪祥甫	男	副书记	1972-10～1978-06
毛渭春	男	副书记	1978-04～1990-03
方龙飞	男	副书记	1978-06～1983-08
诸维祥	男	书　记	1989-09～1992-12
康玉龙	男	书　记	1992-12～1999-08
李荣华	男	副书记	1993-05～2000-06
刘申陵	女	书　记	1999-08～2001-12

2. 人　员

1950年8月，联合诊所工作人员36人，医生有31人（6人系学校毕业，其他都是祖传或从师带徒而成），带学员21人，设中医内科、中医外科、中医儿科、西医科（内、外科兼职）、妇产科及药房等科室。

1959年3月，新场公社医院（坦直乡人民医院并入和医药合一时期），有工作人员83人。其中：中医、中药人员57人，占68.7%。1961年秋季，新场公社卫生院有医务人员53人，每天应诊200余号。

1962年底，新场公社卫生院有职工32人。其中，卫生技术人员27人，行政管理、工勤人员5人。卫技人员中有中医15人、西医4人、护士2人、药剂2人、化验2人、助产士2人。1975年底，新场公社卫生院有职工111人。其中，卫生技术人员88人，行政、工勤人员23人。卫技人员中有中医10人、西医师7人、医士18人、护士19人、助产员7人、药剂人员6人、检验人员5人、其他卫生技术人员16人。

1985年，新场乡卫生院在编职工148人。其中，卫生技术人员119人，中专学历以上职工占59.6%，大专学历以上职工占17.5%。卫生技术人员中没有一个高级职称，仅有一名中级职称。1992年，经考核晋升外科副主任医师2人；1995年5月，从江苏徐州引进内科副主任医师1人。1997～1999年，新场镇卫生院先后从江西、四川、湖南等医学院校招收本科毕业生12人；1999年，从安徽引进内科副主任医师1人，外科副主任医师1人。

2001年，新场镇卫生院在编职工167人。其中，医技人员120人，占职工总数的72.5%；职工学历层次和技术人员职称水平有较大提高，中专学历以上职工占71.65%；大专、本科医技人员55人，占卫技人员总数的45.8%；初级职称91人，中级职称26人，高级职称6人；中高级职称人员占卫技人员的20.65%；外派医技人员到市、区级医院进修、培训20多人。

3. 经费、设施

1958 年底，新场乡人民医院添置第一台加压燃油高压灭菌器，开展外科手术，成功完成第一例患阑尾炎病人的阑尾摘除手术；1962 年，添置第一台电冰箱；1972 年，设内外综合病区 56 张床位、妇产科病区 24 张床位、肝炎病区 20 张床位。添置卧式高压灭菌器、1250 倍显微镜等新的医疗设备。全年门诊量为 14.17 万人次。

1982 年，新场公社卫生院建造三层楼门诊大楼建筑面积 1514 平方米。

1985 年，新场乡卫生院占地面积 4655 平方米，建筑面积 3152 平方米，绿化面积 300 平方米。核定床位 133 张，设内科、外科、妇产科三大病区。1986 年，建造行政楼 1000 余平方米（2001 年，行政楼改建为老年病区）。1989 年，由南汇县政府、南汇县卫生局、新场乡政府、新场乡卫生院共同集资 80 万元，建造病房大楼，建筑面积 1368 平方米，1990 年 6 月竣工使用。

1996 年，新场镇卫生院建造急诊室 160 平方米。同年，由南汇县政府出资 90 万元、新场镇政府出资 18 万元、新场镇卫生院自筹 192 万元，总投资 300.84 万元，建造 4 层住院部大楼，建筑面积 2925 平方米，1997 年 10 月竣工、使用。

1997 年，经南汇县政府协调，征用原新场煤炭商店的堆煤场 1757 平方米，新场镇卫生院投资 150 万元建造食堂兼职工住宅楼 2300 平方米（底层为食堂用房，2～5 层楼出售给职工，每平方米约 900 元左右）。

1998～1999 年，新场镇卫生院分别建造新场镇西南卫生所、东南卫生所；2001 年，建造新场镇镇北卫生所、东北卫生所。4 所卫生所建筑面积 1600 平方米，投资 134 万元（其中新场镇政府出资 86 万元、新场镇卫生院自筹资金 48 万元）。

2001 年，上海市政府、南汇县政府、新场镇政府以 1∶2∶4 的配套方案及新场镇卫生院自筹资金 131 万元，投资 440 万元，对行政楼、门诊楼、老年病房和大门广场进行改建。同年 12 月 6 日，通过上海市卫生局基层处、上海市标准化社区卫生服务中心建设指导办公室验收达标，宣布新场镇卫生院创建标准化社区卫生服务中心成功。

1990～2001 年，新场镇卫生院基本建设投资 862.83 万元（其中：上海市、南汇县政府拨款 290 万元、新场镇政府 104 万元、新场镇卫生院自筹 468.83 万元）。

2001 年，新场镇卫生院占地面积 6412 平方米、建筑面积 9964 平方米、绿化面积 1035 平方米。

1985～2001 年，新场镇（乡）卫生院增添多功能彩色监护仪、500 毫安 X 线机、快速全血生化仪、电子胃镜一套、超声仪、内窥镜显像仪、B 超 EUB（日本）、光电血球计 MEK-4150（日本）、血液分析仪 MEK-5216（二分类 16 参数）、胃镜（冷光源 FG-34JA．1H-150P）、电子肠镜 VC-200、小型医用氧舱 SHC 中 2000/3600、床边监护仪 2000 型等万元以上医疗仪器，投入资金 232 万元。2001 年，全院资产 852 万元。

2001 年 10 月，创建电脑机房成立信息科，逐步开始应用电脑收费，病史电脑登记。2004 年 11 月始，门、急诊和出入院结算全部电脑打印，对住院病人实施“一日清”服务。

4. 医疗业务

解放初，新场镇有中西医私人诊所 7 家，医生 35 人。新场镇大部分私业医生能急病家所急，随请随到，不论条件，不计报酬，赢得群众的赞许。

解放后，私人诊所逐渐消失。改革开放后，私人诊所重新出现，至2001年，新场镇有私人诊所3家。

1969年10月（“文化大革命”期间），新场公社卫生院与三六八医院（上海警备区第六九八野战医院）联合创办新场军民“三结合”（部队军医、卫生院医生、农村“赤脚医生”）医疗站，并设内、外科简易病床12张。1972年4月，并入新场公社卫生院内，作为“三结合”门诊科室，撤除简易病床。

1971年5月，新场公社卫生院建立中草药制剂室，自制汤剂供临床应用。1972年起，试制针剂，随着设备不断完善，于1973年正名为制剂室，属药剂科管辖。

1978年以前，新场公社卫生院门诊有：外科、内科、儿科、针灸科、口腔科、眼及五官科、中医科、“三结合”门诊等科室。病区有：综合病区、妇产科病区；1978年，撤除“三结合”门诊，原综合病房分开，改设内科和外科两个病区。

1985年，新场乡卫生院门诊设置：外科、皮肤科、内科、儿科、针灸推拿科、口腔科、中医科、眼科、五官科、妇产科和儿保门诊、肠道、肝炎门诊等。医技科设置：化验室、放射科。全年业务收入84万元，支出68万元。

1986～2001年，新场镇（乡）卫生院曾聘请上海各大医院的专家教授每周六和周日到医院，先后开设骨科、外科、内科、妇产科、中医科、神经内科、心血管科、五官科、肿瘤科、胃肠镜、病理等专家门诊和专家会诊日。开设B超，远红外乳超，加强心电图和心功能室的建设。

1990年6月，新场乡卫生院病房大楼竣工、启用后，设置骨科、内科、妇产科、外科四大病区和骨科门诊。

1995年9月，新场镇卫生院创建病理科，由上海市第一人民医院病理科专家教授每周到医院诊断指导（2002年，因医院用房紧张合并到检验科）。同年，开设急诊病床16张。2001年，扩建成30张床位的急诊病区。

1997年5月，新场镇卫生院开设高压氧舱（南汇县中心医院调拨的系潜水员减压氧舱改建）治疗室；2001年9月，重建标准高压氧舱6座。

1997年10月，新场镇卫生院新病房大楼竣工，内、外、妇、骨科分别开设2～4间高级病房（内设彩电、空调、冰箱、衣柜等）。旧病房大楼改建为医技楼。

2001年，新场镇卫生院设内科、外科、妇产科、儿科、骨科、口腔科、针灸推拿科、眼科、五官科、中医科、痔疮科、高压氧舱等12个门诊科室；心血管、糖尿病、高血压病、神经科、老年病及颈椎病等6个专科和内科、外科、妇产科、骨科、老年病区、急诊六大病区。核定床位128张，实际开放床位182张（另还有急诊观察床位30张）。另设放射科、检验科、心电B超、胃肠镜、病理科等医技科室及农卫科、儿保科、防保科、社区服务科等。职能部门设办公室、医务科、财务科、总务科、护理部。全年门诊工作量12万余人次，住院病人4247人次。收入1765万元，支出1683万元。

至2001年，新场镇卫生院的内科在心血管系统的诊治和心肺复苏抢救、呼吸系统治疗和急救都达到同类卫生院的领先水平。外科除进行普通腹部外科的诊治外，还开展上腹部和泌尿外科手术及肾切开取石术、前列腺切除术、肾上腺肿瘤切除术和乳腺癌根除术、甲状腺切除术等。1991年起，开设痔疮门诊，就诊有奉、南、川、闵等地的病人和部分市区病人。1990年起，开设骨科门诊和病区，能开展创伤、骨病和脊柱手术。1999～2001年，曾开设中西结合颈椎病特色专科门诊。妇产科除能开展常见病的诊治和手术外，

麻醉能开展硬膜外麻醉、臂丛麻醉和氯胺酮麻醉外，1999年底起，开展全麻工作。检验科于1985年已开展三大常规临床检验、一般生化检验、免疫检验和微生物学试验；1985～2001年，新开展乙肝二对半、CRP、阴道分泌物BV、果糖胺、淋球菌涂片、尿酸、r－GT等检测。放射科自1985年始，能开展常见病的透视、摄片、造影等；1990～1998年，先后增加床边摄片、术中摄片、乳腺摄影等服务项目。心电B超室自1986年12月始，开展常规B超项目；1990年9月始，增设心动超声；1999年9月，开展24小时动态心电图测试。2000年7月，开展对小脏器及浅表性占位诊断业务。1996年，开设胃肠镜室，开展消化道疾病的诊断和部分治疗。

1985、2001年新场镇（乡）卫生院床位、科室设置情况表

表2-2-71

年 份		1985	2001	年 份		1985	2001
合计床位（张）		133	128	其他（个）	检 验	1	1
四大病区	内科（张）	52	46		放 射	1	1
	外科（张）	32	26		心 电	0	1
	骨科（张）	21	28		B超	0	1
	妇产科（张）	28	28		高压氧仓	0	1
急诊科（个）		1			药 库	1	1
门诊科室（个）	中 医	2	2		儿 保	1	1
	西 医	6	8		计生办	1	1
其他（个）	中药房	1	1		社区服务	0	1
	西药房	1	1		总 务	1	1
	注 射	1	1		防 保	1	1

1985、2001年新场镇（乡）卫生院业务收支情况表

表2-2-72　　单位：万元

年 份	收 入				总支出			
	合 计	业务收入	上级拨款	其他收入	合 计	业务支出		其他支出
						小 计	人员经费	
1985	84	70	10	4	68	68	20	—
2001	1765	1677	31	57	1683	1676	822	7

1985、2001年新场镇（乡）卫生院门、急诊情况表

表2-2-73　　单位：人次

年 份	总 计	其 中			平均每天工作量	
		住 院	门 诊	急 诊	按365天算	254天工作日算
1985	148852	3722	143054	5798	408	586
2001	120051	4247	115695	4356	329	473

1975～2001年部分年份新场镇（乡）卫生院医疗业务情况表

表2-2-74

项　目	1975年	1980年	1985年	1990年	2001年
诊疗人次数（人次）	158353	164715	153137	193493	120051
门急诊人次数（人次）	158353	164715	148852	190933	120051
年末床位数（张）	97	133	133	200	128
期初留院（人）	—	83	102	—	90
入院人数（人）	3006	3174	3722	5589	4247
出院人数（人）	2972	3176	3710	5572	4223
出院病人数（人）	2746	3122	3232	4958	3851
期末留院（人）	—	81	114	—	114
病床使用率（%）	63.2	67.9	85.35	115.94	100.3
病床工作日（天）	230.6	248.5	311.53	423.17	366.08
平均住院日（天）	5.8	10.3	10.49	9.31	11.02
治愈率（%）	67.8	81.6	89.45	81.63	47.29
好转率（%）	29.6	16.9	7.15	15.07	40.04
病死率（%）	0.58	1.5	1.83	1.33	1.87

5. 预防保健、合作医疗

1992年，新场乡被确定为上海郊县2000年“人人享有初级卫生保健”试点乡。经一年创建，于1992年12月，经上海市初级卫生保健委员会验收评估，授予“试点先进乡”称号，为全县1992～1995年的扩大试点、全面推广起到示范、表率作用。

1998～2001年，新场镇为使社区卫生服务的六大功能更加完善，完成村卫生室向中心卫生所的转制。1998年，众安、曹桥、新南、大治4个村卫生室并建成西南卫生所；1999年，唐桥、龙桥、杨辉3个村卫生室并建成东南卫生所；2001年，新北、新卫、新桥3个村卫生室并建成镇北卫生所，金建、长桥、王桥三个村卫生室并建成东北卫生所。

6. 培训、教学、科研

1965年11月，为贯彻毛泽东“把医疗卫生工作的重点放到农村去”的指示，新场公社卫生院开办“半农半医”学习班，为新场公社农村培养第一批“赤脚医生”。

1973年至1975年6月，上海中医学院在新场公社卫生院设开门办学点，并于院内西北侧建造二层水泥钢筋结构楼房400平方米，底层为放射科用房（医院添置100mAX线双球管机1台），二楼为教师和学生宿舍。

1995年，新场镇卫生院的“探索院、村初保工作一体化，稳定乡村医生队伍”课题研究，经上海市卫生局专家组审定为上海市医学领先专业初级卫生特色项目建设，经两个周期（6年）完成项目建设。获得1997年度南汇县科学技术委员会科技进步二等奖；1995年12月，因“一级医院抢救11例恶性交通事故危重病员获得成功”，被上海市卫生局授予“上海市临床医疗成果三等奖”；2000年3月，获上海市卫生局颁发的上海市医学领先专业特色项目铜牌；同年，获得上海市卫生事业管理成果三等奖。

1996年12月起，“新场社区糖尿病防治”列入南汇县卫生局领先项目。2000年11月，通过验收、考核，进入第二周期。

（二）坦直镇（乡、公社）卫生院

1950年元旦，蔡成材、李柏青、傅瑞眉、周鹤翔等坦直地区的15名医务人员，在人民政府的领导组织下，成立南汇县有史以来的第一个联合医疗机构——坦直乡人民治疗所，由蔡成材任主任、宋雨甘任副主任。治疗所设在坦直街东市，征用陈姓房子约120平方米。初创时有医务员工15人，设有中西药房、挂号处及观察床位2张。药品、器材及台凳、药箱、药橱等均由医生从家中搬来，进行登记借用。医务员工除按日有集体伙食外，原定每人每月可领3～5斗米的工资，后因经费艰难而未连续实施。坦直乡人民治疗所具有群众性合作医疗性质，规定每户每月缴大米1.5公斤（每三人作一户）作医药费用，凡参加者就诊一律免费。

1951年12月16日，因治疗所集资困难，入不敷出，只能压缩人员，改组为坦直联合诊所，留有医务人员5人，由李柏青、季耀帮、傅瑞眉、周鹤翔任所长、副所长。1958年7月，坦直建立大乡后，在联合诊所的基础上，充实人员，改建为坦直乡人民医院。

1958年9月，新场公社成立，坦直地区由新场公社管辖，坦直乡人民医院归并新场公社医院，更名为新场公社医院坦直分院，人事、经费、药品、器械由新场人民公社医院统筹。1959年9月，坦直公社成立。1960年秋，新场公社医院坦直分院更名为坦直公社卫生院，编制人员18人，业务用房23间，500余平方米，设门诊、病房、宿舍、中西药房，有病床42张。

1984年4月坦直公社恢复坦直乡建制，坦直公社卫生院更名为坦直乡卫生院。

1993年12月，坦直乡卫生院职代会通过坦直乡卫生院经营管理机制的改革方案。实行院长风险负责制。1994年，实现扭亏增盈的预期目标，并通过医院上等达标的评估验收工作。

1995年9月，坦直撤乡建镇。同年10月18日，坦直乡卫生院更名为坦直镇卫生院（坐落于新坦瓦公路365号）。

2002年，原新场、坦直镇建制撤销，建立新的新场镇，坦直镇、新场镇卫生院合并，成立新的新场镇社区卫生服务中心，原坦直镇卫生院成为新场镇社区卫生服务中心坦直分中心。

1. 党政领导

1958～2002年坦直镇（乡、公社）卫生院行政领导情况表

表2-2-75

姓　名	性　别	职　务	任职时间
周鹤翔	男	院　长	1958-07～1960
曹济时	男	副院长	1958-07～1960
沈永明	男	院　长	1960～1975
王水根（大）	男	院　长	1975～1978-06
倪祥甫	男	院　长	1978-06～1984-12
赵宏济	男	副院长	1983-06～1984-12
顾祥云	男	院　长	1984-12～1987-10
陆国荣	男	院　长	1987-10～1990-05
王水根（小）	男	副院长	1978-06～1987-10
张新初	男	院　长	1990-05～1991-10
张　珏	男	院　长	1991-10～1993-08
陆国荣	男	院　长	1993-08～2002-12
潘云鹤	男	副院长	2000-12～2002-12

1975～2002年中共坦直镇（乡、公社）卫生院支部领导情况表

表2-2-76

姓　名	性　别	职　务	任职时间
王水根（大）	男	书　记	1975～1978-06
倪祥甫	男	书　记	1978-06～1984-12
顾祥云	男	书　记	1984-12～1985-12
程决心	男	书　记	1985-12～1987-04
顾祥云	男	书　记	1987-04～1987-09
康梅芳	男	书　记	1987-09～1990-09
陆国荣	男	书　记	1990-10～2002-12
沈其明	男	副书记	1991-01～2002-08

2. 人　员

坦直公社卫生院建院初期，有医技人员13人，其中中医9人。1964年后，坦直公社卫生院先后增添大专生2人，中专生多名，加强西医力量；1985年，中专以上人员占64%。1996年，从上海光华医院引进副主任医师1名；2001年，招收大专生4人。2002年，坦直镇卫生院在编人员40人、编外人员3人。其中高级职称1人、中级5人、初级30人。设有风湿科、内外科、中医科、口腔科、妇产科、放射科、检验科、心电B超室、内科病区、风湿病病区。

1985、2001年坦直镇卫生院人员情况表

表2-2-77　　　　单位：人

年份	职工总数	按岗位分类											按学历分类			
		卫生技术人员（职称）							管理人员			其他	本科	大专	中专	其他
		合计	医生			护理		其他	合计	卫技	其他					
			高级	中级	初级	中级	初级	初级		初级	初级					
1985	45	31	0	0	14	0	9	8	2	2	0	12	0	2	27	26
2001	40	33	1	2	14	1	7	8	7	5	2	0	0	6	15	19

3. 经费、设施

坦直乡人民治疗所、联合诊所其经费全部是自筹资金，实行自收自支。

1960年，坦直公社卫生院建立初期，治疗血吸虫病的治疗费由国家补贴。其他除了开展血防工作给予少量误工补助外，基本上以自收自支、自负盈亏为主。

1960、1963年，南汇县相继出台《人民公社卫生机构调整设置暂行办法》及《联合医疗机构组织暂行条例》，把卫生院确定为公社集体事业单位。

1968年，坦直公社出资建造548平方米病房供坦直公社卫生院使用。

1972年夏，坦直公社卫生院由公社集体所有制转为南汇县县属大集体事业单位，其人事、财务由公社划归南汇县卫生局领导，并有一定经费下拨。1979年3月，规定公社卫生院的性质是：公社卫生院在现阶段有全民和集体两种所有制，都是国家卫生事业在农村的基层组织，是综合性的卫生事业单位。此后，上级根据卫生院全民人员和集体人员的编制数，每年划拨财政补助，基本保证人员工资的支出，并对基建维修，设备购置作一些专项性补助。

1972～2002年南汇区（县）财政下拨坦直镇（乡、公社）卫生院经费情况表

表2-2-78　　单位：万元

年 份	拨款额	年 份	拨款额	年 份	拨款额
1972	1.40	1983	10.37	1994	14.40
1973	2.34	1984	7.22	1995	12.70
1974	1.70	1985	6.24	1996	11.70
1975	1.70	1986	7.50	1997	8.70
1976	1.76	1987	6.87	1998	14.40
1977	1.25	1988	7.00	1999	18.20
1978	2.75	1989	6.80	2000	12.70
1979	2.19	1990	8.18	2001	13.20
1980	4.81	1991	6.95	2002	17.70
1981	5.56	1992	8.98		
1982	5.10	1993	10.35		

说明：1974、1975年度因财务资料原因，只能作前后4年拨款的均值推定。

坦直公社卫生院独立建院时，除一些医生必须的听诊器、血压计、体温表，血管钳等一些小器械外，别无医疗设备，连消毒也用原始的煤球炉煮沸消毒。1968年后，逐步配置恒温箱、干燥箱、电冰箱、心电图机、手术床、无影灯、小X光机等设备。至1982年，坦直公社卫生院设备总值仅1.72万元。

1993年10月，新院落成使用后，增添了B超、口腔治疗椅、血球分析仪、尿液分析仪、200mA双床双球X光机、激光治疗仪、半自动生化仪等万元以上的仪器。1985～2001年，坦直镇（乡）卫生院购买医疗设备总值25万余元。

2001年后，坦直镇卫生院投入40万余元，增添200毫安X光机、GE大型立式B超各1台、空调21台、电脑8台、不锈钢牵引床40多张、立式计时神灯50多台。

20世纪50年代，坦直联合诊所借用居民陈姓房子约123平方米作医疗场所，所有器材台凳，均由医务人员从家中搬来，供日常使用。1960年，坦直公社卫生院独立建院时，有业务用房23间，500余平方米。1968年，坦直公社投资扩建病房548平方米，用房面积扩大至1000余平方米。1981年，坦直公社卫生院自筹资金，对病房加层后，面积增至1500余平方米。

1992年，香港上海总会理事长王剑伟，理事陶伯育、康玉麟、周才良、周德明、范军、欧阳纯美等香港同胞捐资70万港元，上海市政府资助50万元，南汇县政府资助30万元，坦直乡政府资助45万元，总投资195万元，在坦直镇南首，新坦瓦公路365号，新建坦直乡卫生院。1992年10月破土动工，1993年9月竣工。新院占地面积4638平方米，建筑面积2180平方米。

1993年10月16日，坦直乡卫生院迁入新址。1994年，为方便群众就医，在坦直街道中心开设分诊所，早晚为就读学生、上班工人、附近居民提供服务。

1996年，坦直镇卫生院自筹资金2.5万元，增扩土地1300平方米。1999年，自筹资金15

万元，建造食堂140平方米，开挖200余平方米荷花池和种植绿化。

至2002年，坦直卫生院占地面积5938平方米，建筑面积2320平方米，绿化面积60%以上。设有内科、外科、中医科、妇产科、口腔科、风湿科、放射科、检验科、心电B超室，及风湿、内科2个病区。核定床位28张，实际开放床位41张。

4. 业务发展

坦直公社卫生院建院初期，业务以中医为主，遇到急病、重病患者，转至周浦、新场等地医院，因坦直地区交通不便，延误治疗的情况时有发生。

1964年后，坦直公社卫生院先后增添多名大中专生后，西医力量加强，误诊率有所下降，临床诊断率、治愈率不断上升。1969年起，先后派出9名医务人员到南汇县中心医院，上海海员医院进修。1982年，又有2名电大专科生毕业，医务人员的整体业务素质不断提高。

1974年始，坦直公社卫生院外科能开展下腹部手术；内科能开展肺气肿、老慢支、肺部感染、高血压、消化性溃疡出血等常见病、多发病的治疗。至2000年，坦直镇卫生院开展心律失常、心衰、高血压脑病、脑梗塞、脑出血等抢救治疗工作。1994年后，风湿病治疗成为坦直镇卫生院的特色专科，采用中西医结合的治疗方法，开展类风关、风湿性关节炎、强直性脊柱炎、痛风、肩周炎、颈腰椎病等治疗，疗效显著，吸引了上海市郊区、市区及外省市的病人到医院就诊，甚至有少量台湾同胞、海外侨胞也慕名到医院就诊。

1985、2001年坦直镇（乡）卫生院医疗业务情况表

表2-2-79

年份	诊疗人次数（人）	门急诊人次（人）	年末实有床位（张）	期初留院（人）	入院人数（人）	出院人数（人）	出院病人数（人）	期末留院（人）	病床使用率（%）	病床工作日（天）	平均住院日（天）	治愈率（%）	好转率（%）	病死率（%）
1985	25080	25080	55	8	387	387	387	8	33.91	123.76	9.13	65.54	20.98	5.44
2001	41905	41905	36	23	1696	1708	1708	11	80.23	292.83	6.23	60.13	34.48	2.46

（三）新场镇社区卫生服务中心

2002年1月，新场镇社区卫生服务中心成立。坐落在新场镇牌楼西路58号（原朝阳路44号）。同年7月，原新场镇和坦直镇建制撤销，建立新的新场镇。原新场镇卫生院、坦直镇卫生院合并，建立新的新场镇社区卫生服务中心，原坦直镇卫生院成为新场镇社区卫生服务中心坦直分中心。

1. 党政领导

2002～2009 年新场镇社区卫生服务中心（卫生院）行政领导情况表

表 2-2-80

姓　名	性　别	职　务	任职时间
陈贤传	男	主　任	2002-01～2004-12
戴立争	男	副主任	2002-01～2002-03
王大公	男	副主任	2002-01～2008-05
顾瑾琦	男	副主任	2002-01～2009-08
潘云鹤	男	副主任	2002-12～2004-12
陆国荣	男	副主任	2002-12～2003-04
陆建民	男	主　任	2004-12～2009-08
江期遂	男	副主任	2004-12～2009-08
陶惠红	女	副主任	2008-05～2009-08

2002～2009 年中共新场镇社区卫生服务中心（卫生院）支部领导情况表

表 2-2-81

姓　名	性　别	职　务	任职时间
陶　红	女	副书记	2002-01～2003-12
陆维燕	女	书　记	2003-12～2009-08
陆建民	男	副书记	2004-12～2009-08

2. 人员、床位

2006 年 8 月，新场镇社区卫生服务中心引进江西省东乡县人民医院骨科副主任医师 1 人。2007 年 3 月，引进江西省武宁县人民医院中医副主任医师 1 人。2005～2007 年，从江西、安徽、湖南等地招聘进入该院硕士生 1 人，本科生 28 人。至 2009 年，新场镇社区卫生服务中心有正式职工 197 人；卫技人员 156 人，其中硕士生 1 人、本科毕业 69 人、大专毕业 51 人、中专毕业 55 人，高级职称人员有 8 人，中级职称 61 人。

2008、2009 年新场镇社区卫生服务中心床位、卫技人员情况表

表 2-2-82

年份	床位数（张）				卫生技术人员数（人）														
	合计	编制床位数	实际开放床位数	护理床位数	合计	中医师	中药人员	西医师	医士	护士	助产士	药剂人员	检验人员	其他技术人员	其中				
															小计	执业医师	助理执业医师	执业药师	执业护士
2008	306	156	252	54	156	6	8	57	13	45	11	4	8	4	120	60	6	3	51
2009	222	156	168	54	156	8	8	57	13	45	11	4	8	4	120	60	6	3	51

2007、2009年新场镇社区卫生服务中心床位、科室设置情况表

表2-2-83

年份		2007	2009	年份		2007	2009
合计床位（张）		252	177	其他（个）	检验	1	1
四大病区（张）	内科	88	89		放射	1	1
	外科	68	30		心电	1	1
	骨科	54	28		B超	1	1
	妇产科	42	30		高压氧仓	1	1
急诊科（个）		1	16		药库	1	1
门诊科室（个）	中医	1	1		儿保	1	1
	西医	8	8		计生办	1	1
其他（个）	中药房	1	1		社区服务	1	1
	西药房	1	1		总务	1	1
	注射	1	1		防保	1	1

3. 经费、设施

南汇区、新场镇政府加大对新场镇社区卫生服务中心经费投入的力度，2002～2009年，新场镇社区卫生服务中心添置万元以上仪器设备48台件，总价值432万元。

2003～2007年新场镇社区卫生服务中心购置10万元以上医疗仪器设备情况表

表2-2-84

购置年度	设备名称	数量（台）	金额（万元）	购置年度	设备名称	数量（台）	金额（万元）
2003	全自动生化仪	1	25.00	2007	酶标仪	1	25.50
2004	超声诊断仪	1	15.00	2007	全自动血球仪	1	12.50
2005	腹腔镜	1	39.60	2007	全数字黑白超声诊断仪	1	26.30
2006	新氧舱	1	38.00	2007	中心供氧系统	1	10.30
2007	X线摄影装置	1	10.00				

说明：总的医疗仪器设备155件，价值472万元。其中：万元以上48件，价值432万元，10万元以上9件，价值203.2万元。

2007～2009年新场镇社区卫生服务中心收支情况表

表2-2-85　　单位：万元

年份	收入				总支出	
	合计	业务收入	上级拨款	其他收入	合计	人员经费
2007	4700	4075	478	147	4806	1697
2008	5245	4643	528	74	5371	1537
2009	5732	4781	881	70	5779	1939

2008、2009年新场镇社区卫生服务中心资产、财务收支情况表

表2-2-86　　单位：万元

年　份	流动资产	固定资产	净资产	拨　款	收　入	支　出
2008	932	1577	1821	528	4717	5371
2009	1291	1744	1773	881	4851	5779

2008、2009年新场镇社区卫生服务中心资产总规模分类情况表

表2-2-87

项　目	2008年	2009年	项　目	2008年	2009年
总资产额（万元）	2509.0	3135.0	业务总收入（万元）	4717.0	4851.0
净资产（万元）	1821.0	1773.0	其中：医疗收入（万元）	1437.0	1498.0
固定资产（万元）	1577.0	1744.0	药品收入（万元）	3206.0	3282.0
其中：房屋建筑物（万元）	722.0	841.0	银行存款（万元）	612.0	483.0
专业设备（万元）	552.0	655.0	职工年平均工资（万元/人）	6.2	6.5
房屋建筑面积（平方米）	7605.0	10299.0			

2002年6月，新场镇卫生院占地面积6668平方米，房屋建筑面积7532平方米，固定资产总值951.80万元。2007年，新场镇社区卫生服务中心占地面积17532.05平方米，房屋建筑面积10298.71平方米。社区卫生服务中心标准化建设投入资金1101.2万元（其中：市政府60万元，区政府120万元，镇政府80万元，自筹841.2万元）。新场镇社区卫生服务中心坦直分中心占地面积5938平方米，建筑面积2320平方米，绿化面积达60%以上。

4. 医疗业务

2002年至2008年3月，继续聘请上海各大医院的专家教授每周六和周日到医院，先后开设专家门诊和专家会诊日。

2006年4月，更换SHC2200－7500－8/4型号高压氧舱（含治疗舱8人，过渡舱4人）。

2004年8月，新场镇卫生院被上海市卫生局批准为外来人口接生点。

2005年12月，购置PCH03-D腹腔镜电视显示系统后，逐步开展腹腔脏器疾病的微创诊治手术。

2002～2009年，继续开设中西结合颈椎病特色专科门诊。妇产科除能开展常见病的诊治和手术外，2005年12月，还开展妇产科之腹腔脏器疾病的微创诊治手术。2002年4月始，开展全数字超声诊断。

2005～2009年新场镇社区卫生服务中心医疗业务情况表

表2-2-88

年　份	2005	2006	2007	2008	2009
诊疗人次数（人次）	240069	261856	305313	334831	391694
门急诊人次数（人次）	238393	260063	305313	320350	383891
年末床位数（张）	261	261	252	252	168
期初留院（人）	166	205	373	165	123
入院人数（人）	6283	4342	5065	4306	3671
出院人数（人）	6244	4393	5082	4348	3692
出院病人数（人）	6145	4393	3592	3230	3692
期末留院（人）	205	154	369	123	138
病床使用率（%）	88.44	61.66	70.43	67.20	73.69
病床工作日（天）	322.79	225.07	257.10	246.00	323.89
平均住院日（天）	12.24	10.57	11.43	11.50	12.84
治愈率（%）	47.57	29.38	17.39	25.60	19.78
好转率（%）	45.89	60.42	45.41	68.00	72.62
病死率（%）	2.47	5.10	0.49	4.30	4.84

5. 社区卫生服务

新场镇社区卫生服务中心充分利用现有卫生资源建立和健全社区卫生服务网络，建立家庭健康档案。2001年，第一周期完成家庭健康档案1万份；2002年，第二周期又完成家庭健康档案1万份。做好健康档案调查存档工作，为今后开展社区疾病的防治工作提供了翔实的资料。同年，建立社区卫生服务科，开设家庭病床，深入街道居委开展宣教和卫生咨询。经过3年努力，至2005年全镇设立定期卫生咨询服务点11个（居委9个、街头1个、离休办1个），举办每2月一次卫生知识业务培训班，发挥信息引导功能，确保预防、保健、医疗、健康教育、计划生育技术指导“六位一体”功能的实施，全方位地开展社区卫生服务。

2005年7月1日，在社区卫生服务科基础上组建联村医师服务团队，由社区卫生服务科的医师和金建、王桥、新卫3个村（试点）的乡村医生，与3个村内60岁以上村民共同签订健康保健合同，提供体检，有慢性疾病者按慢性病管理要求进行上门服务（指导用药、健康教育等）；发放电话联系卡，保持24小时畅通联系。

2006年4月1日，社区卫生服务科扩大签约至8个村。2007年4月1日，新场镇13个村实现全覆盖。

六、宣桥镇社区卫生服务中心

（一）宣桥镇（乡、公社）卫生院

1951年12月，宣桥联合诊所成立，由8名中医师参加，徐昆梁任所长。1952年1月，华东军政委员会对医疗卫生机构发出“政府领导、自愿合作、集体经营、民主管理”的号召，宣桥联合诊所在原有的基础上完善组织，健全制度，增加人员和设备。1955年8月，联合诊所解散。1956年3月，原联合诊所的6名私人医生重新组成新安联合诊所，下设张桥点（今宣桥镇利民村11组）和宣桥点（今宣桥镇宣桥村8组）。1958年8月，宣桥地区并入新场乡，两个点改为保健站由新场乡人民医院管理。1959年1月，新场乡人民医院改名为新场公社医院，随之张桥保健站改名为张桥卫生所，唐惊座为业务负责人。宣桥保健站迁到闵家祠堂（今宣桥镇长春村），改名为长春卫生所，无所长，只有顾炳浦医生一人。

1962年5月，宣桥公社成立。同年10月，宣桥公社卫生院成立，院址在宣桥大队11队顾家民房内。宣桥公社卫生院占地面积150平方米，有房屋4间，医务人员11人，无住院病床。卫生院设施简单，只设门诊部，包括中医、内、儿、外、伤科、西医综合科及药房。下设张家桥、长春、三德、中心、行棣、新安卫生所。

1968年6月，宣桥公社卫生院迁入宣桥大队7队奉惠港西岸的新址内。1972年夏，宣桥公社卫生院由公社集体所有制转为南汇县县属大集体事业单位。

1984年4月，因政社分设，宣桥公社卫生院改名为宣桥乡卫生院。1995年9月，因撤乡建镇，宣桥乡卫生院改名为宣桥镇卫生院。1993年6月，宣桥镇卫生院被评定为一级乙等医院。

2002年7月，原宣桥镇、三灶镇建制撤销，建立新的宣桥镇。2003年12月，原宣桥镇卫生院、三灶镇卫生院合并，组建新的宣桥镇卫生院。

至2003年底，原宣桥镇卫生院占地面积3500平方米，建筑面积2560平方米，病床80张，医务人员35人，合计固定资产93.6万元，设科室21个，临床科室有：内科、外科、骨科、妇产科、口腔科、眼科、针伤科、中医科等。职能部门有：医务科、总务科、防保科、行政科、财务科。

2004年2月，宣桥镇卫生院列入上海市《2004年市政府实事“镇（乡）卫生院向社区卫生服务中心转化和标准化建设”40个镇（乡）名单》。上海市、南汇区、宣桥镇政府出资3000余万元进行社区卫生服务中心标准化建设，同年12月30日，通过上海市卫生局验收、评估，宣布宣桥镇社区卫生服务中心创建成功。

1. 党政领导

表2-2-89

1962～2004年宣桥镇（乡、公社）卫生院行政领导情况表

姓　名	性　别	职　务	任职时间
唐惊座	男	负责人	1962-10～1964-04
薛书庆	男	院　长	1964-04～1972-10
方龙飞	男	院　长	1972-10～1978-06
王水根	男	院　长	1978-06～1983-06
张才新	男	副院长	1978-06～2004-12
沈正官	男	副院长	1982-04～1983-03
沈正官	男	院　长	1983-06～1991-02
谈国荣	男	副院长	1990-02～1991-03
谈国荣	男	院　长	1991-03～2003-12
瞿国新	男	副院长	1991-04～2003-12
顾伟民	男	院　长	2003-12～2004-12
黄爱民	男	副院长	2003-12～2004-12
胡建德	男	副院长	2003-12～2004-12

1964～2004 年中共宣桥镇（乡、公社）卫生院支部委员会领导情况表

表 2-2-90

姓　名	性　别	职　务	任职时间
薛书庆	男	书　记	1964-04～1972-10
方龙飞	男	书　记	1972-10～1978-06
王水根	男	书　记	1978-06～1983-03
徐龙章	男	书　记	1983-03～1989-02
沈正官	男	书　记	1989-02～1991-03
谈国荣	男	书　记	1991-03～2004-12

2. 人　员

1985 年，宣桥乡卫生院中专以上职工占 37.5%，卫技人员中没有中级职称人员。2001 年，宣桥镇卫生院大专以上职工占 25%，中专占 22%。1990 年，从江西引进 2 名中医本科医师，中级职称。从而增强了医院医技力量。2004 年，新的宣桥镇卫生院职工 68 人，大专以上职工占 38%，卫技人员中高级职称人员 1 人，中级职称人员 14 人。

1962～2004 年部分年份宣桥镇（乡、人民公社）卫生院人员情况表

表 2-2-91　　单位：人

年　份				1962	1968	1976	1981	1985	1990	1995	2001	2004
职工总计				11	22	37	41	40	49	50	36	68
按岗位分类（职称）	卫生技术人员	合　计		10	18	30	36	25	43	45	24	58
		医生	中级	0	0	0	0	0	5	0	5	8
			初级	9	16	14	17	12	18	27	9	31
		护理	中级	0	0	0	0	0	0	0	0	3
			初级	0	1	6	5	7	10	5	4	6
		其他	初级	1	1	10	14	6	10	13	6	10
	管理人员	合　计		1	4	6	5	5	5	5	3	8
		卫技职称	高级	0	0	0	0	0	0	0	0	1
			中级	0	0	0	0	0	0	0	1	2
			初级	1	2	4	3	1	1	1	1	2
		其他职称	中级	0	0	0	0	0	0	0	0	1
			初级	0	2	2	2	4	4	4	1	2
	工勤人员			0	0	1	0	10	1	0	9	2
按学历分类	本　科			0	1	0	0	0	2	0	1	4
	大　专			0	0	3	3	4	4	9	8	22
	中　专			0	0	9	10	11	12	11	8	20
	其　他			11	21	25	28	25	31	30	19	22

3. 经费、设施

1982年底，宣桥公社卫生院占地面积300平方米，有房屋20间，医务人员41人，住院病床12张。

1984年4月，筹建新的宣桥乡卫生院，选址在交通方便的宣桥镇北首南宣公路东侧199号，由南汇县、宣桥乡财政出资60万元，征用宣桥村7组土地3500平方米，于秋季破土动工，1986年6月竣工，建筑面积2500平方米。同年8月，宣桥乡卫生院迁入新址，原址由宣桥乡敬老院所用。

1989年，宣桥乡卫生院增设中药房5间。1991年，宣桥乡卫生院自筹资金2万元、南汇县财政投入3万元，改建门诊大楼顶层300平方米。1994年，自筹资金5万元、南汇县财政投入15万元，病房大楼加层435平方米。

随着卫生事业的日益发展，服务项目增加，收费标准的调整，合作医疗、医保制度的改革推广，宣桥镇卫生院的经济收入不断增加、职工收入明显提高。宣桥镇卫生院从1985年的年收入16万元到2004年年收入356万元。

1985～2004年部分年份宣桥镇（乡、公社）卫生院收支情况表

表2-2-92

单位：万元

年份	总收入			总支出			
	合计	业务收入	上级拨款	合计	业务支出		其他
					合计	人员经费	
1985	16.0	13.0	3.0	15.0	15.0	4.0	—
1990	65.0	59.0	6.0	53.4	52.0	10.8	1.4
1995	145.5	140.8	4.7	141.8	136.3	60.4	5.5
2001	228.0	212.0	16.0	226.0	226.0	66.0	—
2004	356.0	286.0	70.0	335.0	335.0	139.0	—

20世纪70～80年代，宣桥乡（公社）卫生院陆续购置医疗设备，有显微镜、离心器、X光透视仪器、心电图仪等。1985～2001年，宣桥镇（乡）卫生院投入资金18万元，增添牙科治疗机、200mAX光机、B超机、CST－280型综合理疗床、Z1－1A型大型消毒锅等6件万元以上医疗仪器。2002～2004年，宣桥镇卫生院投入5.25万元，增添床边X光机、综合理疗床、心电图机等万元以上医疗仪器。

1968～1982年，宣桥乡（公社）卫生院设床位12张；1985年，宣桥乡卫生院床位20张，2001年扩大到30张。2004年，宣桥镇卫生院与三灶镇卫生院合并前，核定床位20张，实际开放床位25张。

4. 医疗业务

1962年10月，宣桥公社卫生院成立初期，卫生院11名工作人员中有9名是中医，只有1名西医医助。中医门派虽各有一技之长，但只能治疗一些农村的常见病、多发病，碰到疑难杂症则难以治愈，若碰到急症病例等，更是束手无策。

1985年，放射科开展一般透视、拍片；检验科开展一般常规化验。1989年，骨科能进行

手法复位及石膏固定；外科开展下腹部手术。1990年，门诊开设针伤科，主治腰椎间盘突出症；邀请南汇县中心医院影像科专家开设专家门诊。1991年，开展消化道造影。1992年，增设B超室，开展对肝、胆、胰、脾、肾、子宫、胎儿等进行诊断。1995年，开展二对半、电解质等化验项目。

2001年，宣桥镇卫生院设科室17个，临床科室有：内科、外科、儿科、骨科、妇产科、口腔科、针灸骨伤科、中医科、皮肤科、放射科等；专科门诊有：咳喘专科、肝胆结石专科、糖尿病专科等；职能部门有：医务科、防保科、行政科、财务科。

1976～2004年部分年份宣桥镇（乡、公社）卫生院诊疗情况表

表2-2-93

年　份	1976	1981	1985	1990	1995	2001	2004
诊疗人次数（人次）	27187	26165	16425	23100	17840	13993	23400
年末实有床位数（张）	18	20	20	20	20	30	20
期初留院（人）	3	12	8	—	—	21	10
入院人数（人）	766	679	669	1184		1366	575
出院人数（人）	766	678	665	1185	1405	1365	576
期末留院（人）	3	13	12	—	—	22	9
病床使用率（%）	51.80	43.22	63.83	75.25	77.04	70.710	59.75
病床工作日（天）	193.00	157.80	233.00	262	294.00	258.10	218.20
平均住院日（天）	4.60	3.58	7.00	4.66	—	5.67	7.06
治愈率（%）	88.60	87.67	72.24	58.84	—	75.01	51.56
好转率（%）	10.60	11.42	20.58	38.29	—	19.25	43.23
病死率（%）	0.80	0.91	1.88	1.38	—	0.08	2.43

（二）三灶镇（乡、公社）卫生院

1950年春，三灶地区街长周桂彬和医生乔文秀发起成立三灶联合诊所，租用三灶镇中市周世禄家民房2间作诊所。中医郁学林、沈丽园、郁应六、周天石、朱秋云和西医施文生、周增煜等医生参加。同年底，在街、镇领导支持下，调拨三灶港南公房7间作为诊所，借用农会部分家具、设备供办公需用，医务人员投资部分药品和医疗器械，诊所人员增至19人，由黄林森任所长，门诊分设两个综合科室。

至1952年，由于医生间严重的劳逸不均，开支拮据，大部分医生相继离所。是年冬，在南汇县卫生科和新场区政府的关注下，根据华东军政委员会颁发的“政府领导、自愿合作、集体经营、民主管理”的联合诊所组织原则，着手进行整顿，修订规章制度；订立评分记工工资制（业务收入除扣回药品费和办公杂支外，再提留5%为公积金、公益金，余作工资分配），以服务态度、工作质量及业务收入为标准，以百分制评分计工，按月分两次发放，从而调动全所工作人员的积极性。不论门诊、出诊，凭病人指定医生就医；不管风霜雨雪、白天黑夜，从不推诿。经整顿，医生服务态度改善，医疗质量提高，医疗业务日益扩展。

1955年，黄林森赴南京中医学院进修，由郁应六任所长。

1956年，三灶联合诊所吸收谈惠夫、季福生、季林冲、张六鑫和黄文根等5人后，分设中内科、妇、外、伤、针灸和西内等各科门诊。是年秋末，吸收社会知识青年傅新如等20人为中医学徒，学习中医学基础理论知识。

1958年7月27日，南汇县撤区并乡，三灶联合诊所并入惠中乡人民医院，为惠中乡人民医院三灶分院，由黄林森任分院院长，租用三灶镇南街10间民房作院所。是年冬，行政机构改为团、营、连军事化体制，三灶分院改为惠南医院三灶营保健站，由黄林森任站长。医药又复分开，中医学徒由南汇县卫生科统一安排，分散带教，三灶站仅留6人。同时，接收三灶营产院，设简易产床4张。南汇县卫生科派助产士周慧君到分院开展接生和培训民间新法接生员工作。1959年，三灶营保健站改为惠南公社医院三灶中心保健站，医务员工及妇保人员扩充到34人。是年冬，与惠南公社医院达成分立协议，实行经济单独核算，现有物资设备统归三灶中心保健站所有。

1959年7月5日，三灶地区从惠南公社划出，成立三灶公社。1960年10月，随着公社区域调整，三灶中心保健站更名为三灶公社卫生院，院址设在三灶集镇东首（原学校祠堂），人员有30人。三灶公社卫生院占地面积670平方米，设床位16张。

1982年，在三灶后街建造新的三灶公社卫生院，投入资金24万元。三灶公社卫生院占地面积3866平方米，建筑面积2470平方米，核定床位37张，实际开放床位42张。

1984年4月，实行政社分设，三灶公社卫生院更名为三灶乡卫生院。1985年，三灶乡卫生有职工51人，其中卫生技术人员35人。1995年10月，撤乡建镇，三灶乡卫生院更名为三灶镇卫生院。

2001年8月，南汇撤县建区，南汇县三灶镇卫生院更名为南汇区三灶镇卫生院。是年，三灶镇卫生院固定资产143.2万元，有职工49人，其中卫生技术人员36人。2001年底，在医院食堂一层基础上加层200平方米，2002年3月投入使用，设老年护理病床17张，上海市卫生局批准三灶镇老年护理医院为第二冠名。

2002年7月，原三灶镇、宣桥镇建制撤销，建立新的宣桥镇。2003年12月三灶镇卫生院与宣桥镇卫生院合并组成新的宣桥镇卫生院，原三灶镇卫生院为宣桥镇卫生院三灶分院。

2004年底，搬迁前的宣桥镇卫生院三灶分院建筑面积2670平方米，实际开放病床54张，有职工44人，其中卫生技术人员35人。临床科室有内科、外科、妇产科、儿科、中医科、口腔科、皮肤科、针伤科等；专科门诊有咳喘专科、肝胆结石专科；医技科室有检验科、放射科、心电B超室等；职能部门设医务科、防保科、行政科、财务科。

2005年1月，宣桥镇卫生院三灶分院迁入宣桥镇沪南公路8719号宣桥镇社区卫生服务中心。

2005年12月，在原宣桥镇卫生院三灶分院院址向西200米处新建宣桥镇社区卫生服务中心三灶分中心，保留部分门诊功能，方便三灶地区群众就诊。原宣桥镇卫生院三灶分院院址成为宣桥镇敬老院。

1. 党政领导

1958～2003年三灶镇（乡、公社）卫生院行政领导情况表

表2-2-94

姓　名	性　别	职　务	任职时间
黄林森	男	分院长、站长	1958-07～1960-10
孙培根	男	院　长	1960-10～1978-06
黄林森	男	副院长	1960-10～
郁应六	男	副院长	1963-01～1981-02
叶永林	男	副院长	1963-01～1980-11
沈林福	男	院　长	1978-06～1981-02
郁应六	男	副院长（主持工作）	1981-02～1983-06
郁应六	男	院　长	1983-06～1984-12
王水根	男	副院长	1983-06～1984-12
郁应六	男	副院长	1984-12～1989-07
吴锦明	男	院　长	1984-12～1987-12
沈望平	男	副院长	1985-01～1987-12
倪金达	男	副院长	1985-01～1996-12
沈望平	男	院　长	1987-12～2001-04
储炎根	男	副院长	1993-10～1998-11
刘文荣	男	副院长	1997-05～2002-06
孙铭安	男	副院长	1998-05～1999-04
孙延春	男	院　长	2001-04～2003-03
黄爱民	男	副院长	2002-06～2003-12

1973～2003年中共三灶镇（乡、公社）卫生院支部委员会领导情况表

表2-2-95

姓　名	性　别	职　务	任职时间
孙培根	男	书　记	1973～1978-06
沈林福	男	书　记	1978-06～1983
叶永林	男	副书记	1978～1980-11
孙培根	男	副书记	1978-06～1982
吴锦明	男	书　记	1985-01～1987-12
沈望平	男	副书记	1985-01～1987-12
沈望平	男	书　记	1987-12～1995-05
储炎根	男	副书记	1987-12～1995-05
储炎根	男	书　记	1995-05～1998-11
沈望平	男	副书记	1995-05～1998-11
沈望平	男	书　记	1998-11～2001-07
孙延春	男	书　记	2001-07～2003-03

2. 人 员

1985年，三灶乡卫生院中专以上职工占35%，卫生技术人员中有中级职称人员1人。至2001年，三灶镇卫生院职工学历层次和卫生技术人员职称水平有所提高，中专以上职工占51%，有中高级职称卫生技术人员3人。2000年，三灶镇卫生院从江西、陕西招聘本科学历2人，充实补充卫生院部分人才紧缺岗位。至2004年底，宣桥镇卫生院三灶分院撤销时，全院有职工44人，中专以上职工占61%，有中级职称卫生技术人员5人。

1962～2004年部分年份三灶镇（乡、公社）卫生院（宣桥镇卫生院三灶分院）人员情况表

表2-2-96 单位：人

年份	职工总数	按岗位分类											按学历分类			
		卫生技术人员（职称）							管理人员				本科	大专	中专	其他
		合计	医生			护理		其他	合计	卫技职称		其他				
			高级	中级	初级	中级	初级	初级		中级	初级	初级				
1962	17	13	0	0	12	0	0	1	4	0	3	1	0	0	1	12
1973	37	29	0	0	17	0	3	9	8	0	4	4	0	3	7	27
1979	50	34	0	0	16	0	4	14	16	0	5	11	0	4	13	33
1985	51	35	0	1	18	0	8	8	16	1	3	12	0	6	12	33
1990	52	40	0	5	19	0	9	7	12	1	5	6	0	6	17	29
1995	50	45	1	5	24	0	7	8	5	1	3	1	0	6	20	24
2001	49	36	1	2	19	0	6	8	13	1	3	9	2	7	16	24
2004	44	35	0	4	19	1	4	7	9	2	1	6	3	16	8	17

3. 经费、设施

1962年，南汇县卫生局拨款9000元，新建三灶公社卫生院病房3间、手术室1间、食堂1间。1972年，南汇县卫生防疫站拨款1200元，自筹4800元，建造血防化验室3间。1971年，投资16800元，建造门诊楼14间。

1982年，新建三灶公社卫生院，1983年底完工，于1984年春节搬入新址。新建的三灶公社卫生院位于三灶集镇后街，占地面积3866平方米，建筑面积2470平方米。1995～1996年，南汇县、三灶镇财政拨款及三灶镇卫生院自筹资金52万元，对卫生院门诊、病房楼进行大修。2001年，南汇区、三灶镇财政出资20万元，三灶镇卫生院自筹资金10万元，在食堂一层基础上加层200平方米，新建老年护理病房，设病床17张。

1962～2001年三灶镇（乡、公社）卫生院基建情况表

表2-2-97

年份	基建项目	投资金额（万元）				占地面积（平方米）	建筑面积（平方米）	房间数（间）
		小计	区（县）	镇（乡公社）	自筹资金			
1962	病房、手术室、食堂	0.90	0.90	—	—	—	—	5
1971	门诊楼	1.68	—	—	—	—	—	14

续表 2-2-97

年份	基建项目	投资金额（万元）				占地面积（平方米）	建筑面积（平方米）	房间数（间）
		小计	区（县）	镇（乡公社）	自筹资金			
1972	血防化验室	0.60	—	—	—	—	—	3
1974	—	0.50	—	—	—	—	—	3
1979	—	0.23	—	—	—	—	—	2
1982	新建卫生院	24.00	—	—	—	3866	2470	82
1995	门诊、病房楼大修	52.00	—	—	—	—	—	—
2001	加层建老年护理病房	30.00	—	—	10.00	—	200	—

1985、2001年三灶镇（乡）卫生院收支情况表

表 2-2-98　　单位：万元

年份	总收入				总支出		
	合计	业务收入	上级拨款	其他收入	合计	业务支出	
						合计	人员经费
1985	20.65	14.10	5.90	0.65	21.21	21.21	6.84
2001	357.48	324.00	24.60	8.88	342.76	342.76	150.29

三灶联合诊所建立时，仅有由医生投资作价的少量小型医疗器械，包括注射器、血压计、体温表、药包、药柜等简陋设备。三灶公社卫生院成立后，随着业务的发展，集体积累的增多。1968年购置一架显微镜，嗣后陆续自行添置医疗仪器设备，并得到南汇县卫生局的调拨。至1982年，三灶公社卫生院拥有较多的医疗器械设备，其中价值在100元以上的有32件，500元以上的有14件，总值21900元，相当三灶于联合诊所时的20余倍。1985～2001年，三灶镇（乡）卫生院投入资金35万元，增添万元以上医疗仪器如XG200A型X线机、Start100心电图机、SJN2031B超、SYSmexF－820血球计数仪、尿分析仪、He－Ne激光仪、O1YMPUSGIF－K10胃镜、CBS等10余件。2002～2004年，三灶镇卫生院、宣桥镇卫生院三灶分院投入资金18.4万元，更新添置东芝B超机、CRP机各1台。

1985～2001年，三灶镇卫生院固定资产投入108.77万元；2002～2004年，投入47.70万元。

1962年，三灶公社卫生院设观察病床12张。1966年，改为传染性肝炎隔离病床，同时另设用竹马、竹垫架成的普通病床12张。1978年，隔离病床撤销后改设为普通病床，又增设小铁床9张，1982年又增4张。至1986年，三灶乡卫生院拥有正规床位37张（内科17张、外科12张、妇产科8张），原来的简陋床位全部改换铁丝床，有床头柜、凳子、痰盂等配套设备，并提供蚊帐、被褥、草席等。20世纪90年代以后，条件进一步改善。2001年，三灶镇卫生院投资35万元，新建老年护理病房10间（也称高级病房），有床位17张，内设空调、独立卫生间、彩电、电话机、用具等，2002年3月，投入使用。至2004年12月，宣桥镇卫生院三灶分院撤销前，实际开放床位54张。

4. 业务发展

1960年10月，三灶公社卫生院建立。1963年，三灶公社卫生院迁至东街后，逐步分设中

内、西内外科、针推科、伤科、儿科、妇产科、肠道专科等8个门诊科室。1965年5月，增设检验室和简易手术室；1966年，增设口腔科；1968年，扩建手术室；1974年，增设皮肤科和理疗室；1975年，增设肺科、放射科和制剂室；1978年，增设供应室和药库；1983年，增设心电图室。1984年，新大楼落成后，三灶乡卫生院设置内科、外科、儿科、妇科、皮肤科、口腔科、眼科、预防保健科等21个科室和财会、挂号、收款、护理办公室、防疫办公室、病房组等6个其他科室。

为适应医疗业务发展的需要，三灶镇（乡、公社）卫生院分期分批输送19名医务人员到上海市、南汇县两级医院进修培训。培训专科为内科、外科、放射科、皮肤科、检验科、妇产科和药剂等。通过进修培训，医技力量加强，诊断、治疗水平提高。同时增设放射科、检验科、心电图等辅助科室，为临床诊断和治疗提供参考依据，出入院的诊断符合率不断提高。

1985年前，内科只开展常见病、多发病的诊疗。至2004年，能对一些危重病进行救治，如严重心衰、呼衰、肾衰、心律失常、休克、糖尿病昏迷、心肺复苏、肝性昏迷等。外科：1965年始，做疝气修补及鞘膜积液翻转术；1966年始，做痔疮、肛漏等手术；1973年7月，开展首例卵巢囊肿切除手术和首例睾丸切除术；1974年1月，开展首例男扎手术；2月，开展首例狐臭切除术。1975年始，放射科开展胸透视、骨片、肠胃、胆囊、肠道及静脉肾盂造影等X线检查。妇产科能对妇女的常见病作诊断和治疗。1983年5月，心电图室始做常规心电图，能诊断正常与各种异常心电图和常见的心律失常，辅助临床诊断。1965年，检验科始做三大常规和尿三胆、妊娠、血小板等8个项目；1974年，始做肝功能常规检验；1976年，始做电解质、淀粉酶、蛋白、乳胶试验等11个生化项目；2001年开展血脂、血流变、肾功能等项目。1986年以来，三灶镇（乡）卫生院聘请二、三级医院专家开设内科、外科、妇产科、儿科、糖尿病专科等专家门诊。1985～2004年，三灶镇（乡）卫生院、宣桥镇卫生院三灶分院外出学习45人次，进修24人次，医务人员的业务水平有明显提高。

1976～2001年部分年份三灶镇（乡、公社）卫生院（宣桥镇卫生院三灶分院）诊疗情况表

表2-2-99

年份	1976	1980	1986	1990	1995	2001	2004
诊疗人次数（人次）	42222	48121	30544	37614	31541	35131	35131
年末实有床位数（张）	24	33	37	37	37	54	54
期初留院（人）	20	21	22	—	6	17	17
入院人数（人）	1053	1112	1358	1251	967	716	716
出院人数（人）	1054	1117	1352	1254	957	710	710
期末留院（人）	19	16	28	—	16	23	23
病床使用率（%）	65.00	75.80	74.90	56.40	40.60	63.50	63.50
病床工作日（天）	230.50	277.30	273.50	205.80	148.70	233.00	233.00
平均住院日（天）	5.30	8.30	7.70	6.50	6.00	12.00	12.00
治愈率（%）	60.30	80.60	77.90	52.60	55.70	36.90	36.90
好转率（%）	39.10	17.60	15.30	45.20	36.90	48.90	48.90
病死率（%）	0.60	1.80	2.60	0.10	3.20	4.90	4.90

（三）宣桥镇社区卫生服务中心

2005年1月，宣桥镇社区卫生服务中心成立。1月28日，迁入沪南公路8719号新址。下设三灶分中心和11个村卫生室。2005年8月30日，上海市卫生局批准第二冠名为上海市南汇区宣桥镇老年护理医院。原宣桥镇卫生院拆除，成为南汇工业园区规划用地。宣桥镇社区卫生服务中心属南汇区集体所有制，是一所集医疗、预防、保健、康复、健康教育和计划生育技术服务“六位一体”功能的一级综合医疗机构。

1. 党政领导

2005～2009年宣桥镇社区卫生服务中心（卫生院）行政领导情况表

表2-2-100

姓　名	性　别	职　务	任职时间
顾伟民	男	主　任	2005-01～2008-11
黄爱民	男	副主任	2005-01～2009-08
胡建德	男	副主任	2005-01～2006-03
朱华忠	男	副主任	2006-04～2009-08
姚松梅	女	主　任	2008-11～2009-08

2005～2009年中共宣桥镇社区卫生服务中心（卫生院）支部委员会领导情况表

表2-2-101

姓　名	性　别	职　务	任职时间
谈国荣	男	书　记	2005-01～2009-08
顾伟民	男	副书记	2005-01～2008-11
姚松梅	女	副书记	2008-11～2009-08

2. 人　员

2005年，宣桥镇社区卫生服务中心从江西医学院引进本科毕业生1人。2006年，引进南昌大学医学院、浙江中医药大学、皖南医学院、蚌埠医学院本科毕业生4人。2007年，引进西安交通大学、兰州大学医学院、遵义医学院、延安大学医学院等本科毕业生8人，进一步增强宣桥镇社区卫生服务中心医技力量。

2005～2009 年宣桥镇社区卫生服务中心人员情况表

表 2-2-102　　　　单位：人

类别\年份				2005	2006	2007	2008	2009
职工总计				74	78	82	80	84
按岗位分类（职称）	卫生技术人员	合计		54	56	54	63	66
		医生	高级	0	0	0	1	1
			中级	7	7	7	7	8
			初级	23	23	23	33	35
		护理	中级	3	3	3	2	2
			初级	7	7	6	7	7
		其他	中级	1	1	1	0	0
			初级	13	15	14	13	13
	管理人员	合计		8	10	8	9	10
		卫技职称	高级	2	2	2	1	1
			中级	2	1	1	2	2
			初级	1	3	2	3	3
		其他职称	中级	1	1	1	2	2
			初级	2	3	2	1	2
	工勤人员	合计		12	12	10	8	8
		中级工		0	0	0	1	1
		初级工		12	12	10	7	7
按学历分类		合计		74	78	82	80	84
		本科		7	13	22	26	32
		大专		25	28	25	23	23
		中专		19	16	16	14	13
		其他		23	21	19	17	16

2008、2009 年宣桥镇社区卫生服务中心床位、卫技人员情况表

表 2-2-103

年份	床位数（张）			卫生技术人员数（人）													
	合计	编制床位数	实际开放床位数	合计	中医师	中药人员	西医师	医士	护士	药剂人员	检验人员	其他技术人员	其中				
													小计	执业医师	助理执业医师	执业药师	执业护士
2008	82	57	82	63	6	3	21	8	9	8	5	3	54	21	10	2	9
2009	82	57	82	66	6	3	24	8	9	8	5	3	63	30	9	2	9

3. 经费、设施、设备

宣桥镇社区卫生服务中心标准化建设列入“2004年市政府要完成的与市民密切相关的实事项目”，由上海市、南汇区、宣桥镇三级政府出资3500万元建造，占地面积1.93公顷，建筑面积6839平方米，绿化率45%。医院核定病床57张，实际开放床位85张。2006年9月，宣桥镇社区卫生服务中心与南汇区中心医院建立合作关系后，宣桥镇政府给予合作专项经费支持30万元/年，用于南汇区中心医院派驻专家福利奖金等支出。同时，获得宣桥镇政府、南汇区卫生局各资助10万元，用于购置社区卫生团队服务专车，支持专家接送及团队服务。

2004年至2007年12月，宣桥镇社区卫生服务中心购置万元以上医疗仪器如500mAX光机、200mAX光机、床边X光机、全自动生化分析仪、钾钠氯仪、三分类血球计数仪、二分类血球计数仪、生物安全柜、酶标仪、尿十项分析仪、心电工作站、妇科微波治疗仪、妇科多功能射频治疗仪、高频电刀、麻醉机、裂隙灯各1台，多参数监护仪、B超机、椅装牙科治疗仪各2台，进口心电图机4台。同时购置病房呼叫系统、电脑房通讯系统、大屏幕电子显示屏、工业洗衣机等设施、设备。为医疗业务的拓展提供了保证。2004～2007年，购置仪器设备共投入资金200万元。总的医疗仪器设备价值305.27万元，10万元以上的医疗仪器设备9件，价值190.64万元。

随着卫生事业的日益发展，服务项目的增加，合作医疗、镇保、医保制度的深入，宣桥镇社区卫生服务中心的集体经济不断增加。

2005～2008年宣桥镇社区卫生服务中心（卫生院）收支情况表

表2-2-104　　单位：万元

年份	收入				总支出		
	合计	业务收入	上级拨款	其他收入	合计	人员经费	其他支出
2005	936.1	863.1	73.0	—	951.7	352.4	599.3
2006	1275.5	1022.3	253.2	—	1245.3	468.4	776.9
2007	1596.0	1380.0	216.0	—	1596.0	523.7	1072.3
2008	1969.5	1623.2	307.6	38.7	1965.1	611.8	1353.3

2008、2009年宣桥镇社区卫生服务中心资产总规模分类情况表

表2-2-105

项目	2008年	2009年	项目	2008年	2009年
总资产额（万元）	2386.5	2426.7	房屋建筑面积（平方米）	6839	6839
净资产（万元）	2386.5	2426.7	业务总收入（万元）	1661.9	567.0
固定资产（万元）	1803.5	1825.9	其中：医疗收入（万元）	408.6	132.9
其中：房屋建筑物（万元）	1346.4	1346.4	药品收入（万元）	1214.5	287.2
专业设备（万元）	234.0	256.4	银行存款（万元）	340.5	272.9

2009年宣桥镇社区卫生服务中心10万元以上医疗仪器设备情况表

表2-2-106

设备名称	数量（台）	金额（万元）	设备名称	数量（台）	金额（万元）
X光机	1	46.00	B超	1	15.00
全自动生化仪	1	38.60	病区呼叫器	1	12.94
B超	1	22.00	血球分析仪	1	12.00
麻醉机	1	16.80	多功能射频治疗仪	1	11.80
心电工作站套	1	15.50			

4. 业务发展

宣桥镇社区卫生服务中心住院部设有综合病区和老年护理病区。至2009年底，宣桥镇社区卫生服务中心科室设置情况如下：

医技科室：预防保健科、内科、外科（普通外科专业、骨科专业）、妇产科（妇科专业、计划生育专业）、妇女保健科、儿科、儿童保健科、眼科、口腔科、皮肤科、传染科（肠道传染病专业、肝炎专业）、医学影像科（X线诊断科专业、超声诊断专业、心电诊断专业）、医学检验科（临床体液、血液专业、临床生化检验专业、临床免疫、血清学专业）、中医科（内科专业、骨伤科专业、针灸科专业）。职能科室：主任室、书记室、副主任室、办公室、财务科、医务科、总务科。

宣桥镇社区卫生服务中心三灶分中心医技科室设有：预防保健科、内科、外科（普通外科专业、骨科专业）、儿科、医学影像科（X线诊断科专业、超声诊断专业、心电诊断专业）、医学检验科（临床体液、血液专业、临床生化检验专业）、中医科。

宣桥镇社区卫生服务中心具有较好的硬件设施，并加强软件建设，2005～2009年，业务工作有很大发展。2006年9月与南汇区中心医院建立合作关系后，南汇区中心医院委派多名医务人员参与宣桥镇社区卫生服务中心的日常医疗业务活动及科室行政管理工作，医疗护理质量有了明显提高。全年门急诊人次比2005年增长21.94%，住院使用床日增长33.56%；2007年，门急诊人次比2006年增长47.38%，住院使用床日增长12.86%。2009年1月起，宣桥镇社区卫生服务中心B超开展经阴道超声检查，24小时动态心电图检查和24小时动态血压监测。

2005～2007年宣桥镇社区卫生服务中心（卫生院）诊疗情况表

表2-2-107

年　份	门（急）诊人次（人次）	每门诊人次收费水平（元）	出院人次（人次）	住院使用床日（床日）	每床日收费水平（元）
2005	54493	105.98	939	14063	164.92
2006	65885	109.03	810	18682	147.95
2007	97101	102.98	687	21077	157.65

2005～2007年宣桥镇社区卫生服务中心（卫生院）业务收入情况表

表2-2-108　　单位：万元

年　份	医疗收入	药品收入	其他收入	合　计
2005	285.85	523.61	53.70	863.16
2006	343.65	651.12	27.49	1022.26
2007	386.94	945.30	47.76	1380.00

2008、2009年宣桥镇社区卫生服务中心医疗业务情况表

表2-2-109

年　份	2008年	2009年	年　份	2008年	2009年
诊疗总人次（人次）	110939	137143	期末留院人数（人）	50	47
门急诊人次数（人次）	110939	137143	病床使用率（%）	88.2	79.5
年末床位数（张）	82	82	病床工作日（天）	323	290
期初留院人数（人）	44	50	平均住院日（天）	46	43.4
入院人数（人）	581	596	治愈率（%）	12.9	4.2
出院人数（人）	575	599	好转率（%）	71.8	77.7
出院病人数（人）	575	551	病死率（%）	11.8	14.2

5. 特色专科

咳喘病专科　由沈望平医师逐步建立，运用穴位敷贴为主的中医综合疗法治疗慢性支气管炎、支气管哮喘、肺气肿等慢性呼吸病具有方法简便、价格低廉、疗效明显等优点，在周边地区享有一定盛誉。

腰椎间盘突出症专科　由盛建福医师逐步发展建立，采用中医正骨及大推拿手法为主，辅以类固醇硬膜外腔封闭、牵引、中西药物等治疗腰椎间盘突出症疗效较为显著，年门诊量5000到10000人次。

七、六灶镇社区卫生服务中心

1951年5月，六灶区政府把14名民间医生组织起来，组成六灶、陈桥、连民3个联合诊所，中西药店实现公私合营。

1958年7月，3家联合诊所合并组建六灶乡人民医院，院址设在六灶镇东市（今周祝公路2490号），主要开展内科、外科、伤科、儿科等门诊业务。

1958年10月，实行“政社合一”，建立公社。六灶乡人民医院更名为六灶公社医院。

1960年10月，按照《上海市农村人民公社卫生机构调整设置办法》第三条的规定，六灶公社医院更名为六灶公社卫生院。

1984年4月，实行“政社分设”，六灶公社卫生院更名为六灶乡卫生院。

1994年8月，六灶撤乡建镇，六灶乡卫生院更名为六灶镇卫生院。

2005年，六灶镇卫生院异地进行标准化社区卫生服务中心创建，年底，通过市卫生局验收。2006年1月，六灶镇社区卫生服务中心成立。2007年8月19日，六灶镇社区卫生服务中心迁入新址。

（一）党政领导

1958～2009年六灶镇（乡、公社）卫生院、社区卫生服务中心行政领导情况表

表2-2-110

姓　名	性别	职　务	任职时间
储乃昌	男	院　长	储乃昌
沈良楷	男	副院长（主持工作）	1958-10～1963-10
顾颂贤	男	副院长	顾颂贤
秦克强	男	名誉院长（六灶乡长、社长、主任）	1958-09～1966-03
钱筱塘	男	院　长（1970-04～1975-11外借新兴村任村党支部书记）	1966-04～1975-11
马关祥	男	副院长（主持工作）	1970-04～1975-12
丁永国	男	院　长	丁永国
马关祥	男	副院长	马关祥
卢林福	男	副院长	卢林福
张建刚	男	副院长	张建刚
杨才德	男	院　长	杨才德
陆永祥	男	副院长	陆永祥
丁金荣	男	副院长	丁金荣
顾永祥	男	院　长	顾永祥
邱金石	男	副院长	邱金石
卢林福	男	副院长	卢林福
沈国昌	男	副院长	沈国昌
刘文荣	男	院　长	刘文荣
刘文荣	男	主　任	刘文荣

1958～2009年中共六灶镇（乡、公社）卫生院、社区卫生服务中心支部委员会领导情况表

表2-2-111

姓　名	性　别	职　务	任职时间
沈良楷	男	书　记	1958-07～1964-11
钱筱塘	男	书　记	1966-04～1975-11
马关祥	男	副书记	1970-04～1985-05
丁永国	男	书　记	1975-12～1983-05
胡金莲	女	书　记	1983-06～1990-05
顾永祥	男	书　记	1990-06～1994-02
胡金莲	女	副书记	1990-06～1994-01
胡金莲	女	书　记	1994-02～2001-03
顾永祥	男	副书记	1994-03～2001-03
顾永祥	男	书　记	2001-03～2003-12
刘文荣	男	副书记	2002-06～2009-08
陶　红	女	书　记	2003-12～2007-07
沈　瓯	男	副书记（主持工作）	2007-08～2008-05
沈　瓯	男	书　记	2008-05～2009-08

（二）人　员

1958年，六灶乡人民医院有职工18人，无中级以上及中专以上人员。1965年，六灶公社卫生院因增加检验科、妇产科，招收卫校中专毕业生为检验员和妇产科医师，同时引进护理人员，人员增至24人。1970年，六灶公社卫生院设立住院部，人员增至39人，其中有大专、中专学历16人，占职工数的41%。1985年，六灶乡卫生院人员59人。其中有大专、中专学历28人，占职工数的47.5%。1995年，六灶镇卫生院人员63人。其中有大专、中专学历31人，占职工数的49.2%；12人具有中级以上职称，占19.0%。

2001年8月，六灶镇卫生院从江西引进1名妇产科高年资主治医师。至2001年底，六灶镇卫生院人员62人，有大专、中专学历39人，占职工数的62.9%；有副主任医师职称1人，主治医师9人，中级以上职称占职工总数的16.1%。

2007年，六灶镇社区卫生服务中心人员72人，均有中专以上学历。其中本科学历32人、大专学历26人，分别占职工总数44.4%、36.1%；中级以上职称17人，占职工总数的23.6%。2009年，中心有工作人员103人，其中正式职工72人，服务面积31.8平方公里，服务人口5.2万余人。

1958～2009年部分年份六灶镇（乡、公社）卫生院、社区卫生服务中心人员情况表

表2-2-112　　单位：人

年份	职工总数	按岗位分类													按学历分类			
		卫生技术人员（职称）							管理人员						本科	大专	中专	其他
		合计	医生			护理		其他	合计	卫技职称			其他职称					
			高级	中级	初级	中级	初级	初级		高级	中级	初级	中级	初级				
1958	18	16	0	0	15	0	0	1	2	0	0	2	0	0	0	0	0	18
1965	24	18	0	0	13	0	2	3	6	0	0	4	0	2	0	0	3	21
1970	39	34	0	0	24	0	3	7	5	0	0	3	0	2	0	6	10	23
1975	51	44	0	0	25	0	6	13	7	0	0	3	0	4	0	6	13	32
1980	60	48	0	0	24	0	9	15	12	0	0	6	0	6	0	8	13	39
1985	59	46	0	0	25	0	6	15	13	0	0	7	0	6	0	10	18	31
1990	62	51	0	10	18	0	8	15	11	0	0	3	0	8	0	10	18	34
1993	64	54	0	12	19	0	9	14	10	0	0	3	0	7	0	12	19	33
1995	63	51	0	12	14	0	9	16	12	0	0	3	0	9	0	13	18	32
1998	64	52	0	9	15	0	10	18	12	0	0	3	0	9	0	19	19	26
2000	60	53	1	8	20	0	10	14	7	0	0	3	0	4	0	20	18	22
2001	62	49	0	8	21	0	13	7	13	1	1	0	1	10	0	26	13	23
2002	60	54	1	8	20	1	10	14	6	0	0	3	2	1	5	27	24	4
2004	65	59	1	9	28	1	12	8	6	0	0	3	3	0	6	29	29	1
2005	59	53	0	9	21	2	9	12	6	0	0	3	3	0	5	24	30	0
2006	59	52	0	7	19	2	10	14	7	2	0	2	3	0	11	36	12	0
2007	72	64	0	9	24	3	8	20	8	2	0	2	3	1	32	26	14	0
2008	72	62	0	4	34	3	11	10	10	0	4	2	1	3	31	27	10	4
2009	72	62	0	4	34	3	11	10	10	0	4	2	1	3	31	27	10	4

（三）经费、设施

1958年7月，六灶乡人民医院建院后，院址设在六灶镇东市（今周祝公路2490号），租借申善根私宅一正两厢房两副舍，建筑面积180平方米，设置中医内科、外科、中医伤科、儿科、药房、挂号等科室，主要开展内科、外科、伤科、儿科门诊业务。

1959年5月，在原门诊部（申善根私宅）正南处建造新门诊部，为砖木结构五间平房，建筑面积200平方米，资金由六灶公社承担。新门诊部开设挂号、收款、药房、内科、外科、儿科，增加了检验科、妇产科，检验员和妇产科医师为卫校中专毕业生，检验项目：血液、尿液、粪便三大常规，妇产科开设妇科和手术接生项目。

1967年6月，在申善根私宅北侧20米处建造了住院部，砖木结构，占地面积650平方米，建筑面积320平方米，造价18619元，资金由六灶公社承担。住院部设医生值班室、护理部，床位42张，其中产科病床6张。

1979年10月，在住院部南10米处建造新住院部病房楼，混合结构两层楼，占地面积960平方米，建筑面积1520平方米，病房20间，造价65000元，资金由六灶乡政府承担，病房楼底楼设医生值班室、护士室和普通病房（40张床位），二楼设妇产科、接生手术室、外科手术室、产科病房（6张床位），同时设院长室、财务室、防保组等。原住院部改建为门诊部，内设内科、外科、中医科、伤科、皮肤科、儿科、注射室、检验室、放射科、急诊室。

1982年6月，六灶公社卫生院扩建门诊部，为4间平顶房，作为挂号室、收款室、药房、针灸推拿室。占地面积172平方米，建筑面积128平方米，造价19000元，资金由六灶公社卫生院承担。

1982年11月，六灶公社卫生院在原申善根私宅（已为医院资产）原址翻建职工宿舍楼，二层砖木结构，占地390平方米，建筑面积500平方米，造价46054元，资金由六灶公社卫生院承担。

20世纪80年代中期，六灶乡卫生院占地面积0.13公顷，建筑面积1500平方米；设有内科、外科、伤科、儿科等科室，设床位46张。拥有50毫安X光机、显微镜、心电图机、B超仪等医疗设备。日最高门诊量180人次左右。

1988年，根据六灶乡政府规划，将六灶乡卫生院搬迁至六灶乡砖桥村10组。六灶乡政府投资60.9万元，在六灶镇区周祝公路2401号建造新门诊大楼，三层混合结构，建筑面积1404平方米，占地面积1800平方米。1988年1月5日开工，1988年11月24日竣工。1989年6月15日，六灶乡卫生院门诊部从周祝公路2490号迁至周祝公路2401号。门诊部一至二楼作门诊业务用房，一楼设置：挂号室、收款室、药房、外科、中医内科、儿科、皮肤科、急诊室、检验室、注射室、医生值班室；二楼设置：伤科、口腔科、放射科、B超室心电图等；三楼作行政办公用房，设置院长室、党支部办公室、财务科、会议室等。

1990年，六灶乡政府投资52万元，在新建的门诊大楼正北20米处建造新住院部，为混合结构二层半楼（第三层层高较低），占地面积1566平方米，建筑面积1303平方米。1990年4月18日开工，1990年9月10日竣工。住院部底楼设产科、接生手术室、妇产科床位11张；二楼为病房；三楼（即半层）安排职工宿舍。1990年11月5日，原住院部迁至新住院部，六灶乡卫生院完成整体搬迁，原卫生院建筑全部由六灶乡政府接管。

1998年，南六公路拓宽工程启动，六灶镇卫生院被拆除1600平方米建筑面积，单位实行改建，投入资金205万元，由南汇县政府、南汇县筑路指挥部、六灶镇政府、六灶镇卫生院共同承担。

2001年1月7日，在六灶镇卫生院住院部西侧建造老年护理院，为彩钢板结构平房。2001年7月16日开工，2001年10月28日竣工，建筑面积584平方米，占地面积1070平方米，房屋造价58万元，包括病房室内家具、空调、电视机等费用总计投资79.5万元，所有资金由六灶镇卫生院承担。设床位48张，原有住院部设老年病床28张，共老年病床76张。

1988～2001年，六灶镇（乡）卫生院房屋建筑总投入资金492.2万元；增添万元以上医疗仪器如AVOMICSB超、多功能推拿床、万能手术床、泰利特尿液分析仪、卧式高压炉、心电监护仪、高频电刀等，共计28.6万元。

2005年4月，上海市政府、南汇区政府、六灶镇政府分别投资70万元、100万元、4030万元，在六灶镇东南新镇规划区（崇溪路120号）新址，筹建上海市政府重点实事项目社区卫生服务中心标准化建设。同年9月，破土动工。2005年12月，结构封顶，2007年7月，工程竣工。中心占地1.7公顷，建筑面积10712平方米，绿地覆盖率达40%；设有内科、外科、妇产科、中医伤科、急诊、全科预约门诊、五官科、眼科、预防保健、康复、计划生育指导、住院部等临床科室及相应的医技科室和辅助科室，各科室由一条弧线走廊连接在一起。住院部设置床位129张。其中普通床位52张，老年病房床位72张，高级病房床位5张。每间病房设有彩电、空调、卫生设施、电话、传呼系统、管道氧气等。

2009年，中心医疗仪器设备达253万元。其中万元以上32件，10万元以上5件，价值110.1万元。主要医疗设备有血球分析仪、尿液分析仪、全自动生化仪、血流变电测仪、电解质分析仪、500毫安、200毫安X光机各一台、B超机二台、心电图仪三台、心电监护仪、高频电刀、电动吸引器、24小时心电监测仪、24小时血压监测仪、口腔综合治疗台2台、高温灭菌仪1台、多功能牵引系统、电动颈椎牵引机、裂隙灯、非接触性眼压计等。

1961～2009年部分年份六灶镇（乡、公社）卫生院、社区卫生服务中心业务收支情况表

表2-2-113　　单位：万元

年份	总收入				总支出			
	合计	业务收入	上级拨款	其他收入	合计	业务支出		其他支出
						计	人员支出	
1961	7.9	7.9	—	—	6.3	6.3	1.6	—
1965	7.8	7.4	—	0.4	6.9	6.6	1.4	0.3
1970	7.2	5.2	0.5	1.5	7.0	6.9	1.8	0.1
1975	18.1	15.5	2.1	0.5	17.7	16.5	2.6	1.2
1980	20.7	18.2	2.2	0.3	21.6	20.6	3.3	1.0
1985	32.4	28.2	3.7	0.5	30.6	30.2	6.5	0.4
1990	84.4	74.1	7.1	3.2	74.6	74.1	13.9	0.5
1993	205.2	191.9	10.5	2.8	183.6	181.9	38.3	1.7
1995	325.3	299.4	11.6	14.3	283.5	277.2	130.0	6.3

续表 2-2-113

单位：万元

年 份	总收入				总支出			
	合 计	业务收入	上级拨款	其他收入	合 计	业务支出		其他支出
						计	人员支出	
1998	557.6	527.0	11.6	19.0	529.2	505.0	150.9	24.2
2000	591.6	565.2	11.4	15.0	580.7	566.5	210.0	14.2
2001	679.5	668.0	11.5	—	729.3	729.3	65.0	—
2003	851.8	812.2	11.8	27.8	773.1	759.0	308.4	14.1
2005	1057.2	945.8	73.6	37.8	1031.4	995.5	364.2	35.9
2006	1206.0	1013.9	120.7	71.4	1174.9	1094.4	425.6	80.5
2007	1418.4	1127.3	254.6	36.5	1478.8	1370.7	527.5	108.1
2008	2360.6	1568.5	777.5	14.6	2314.1	2311.9	668.7	2.2
2009	2419	1770	611	38	2367	2367	851	—

2008、2009年六灶镇社区卫生服务中心资产财务收支情况表

表 2-2-114

单位：万元

年 份	流动资产	固定资产	净资产	拨 款	收 入	支 出
2008	625.8	801.1	852.5	777.5	1583.1	2314
2009	880	834	928	649	1770	2367

2008、2009年六灶镇社区卫生服务中心资产总规模分类情况表

表 2-2-115

项 目	2008年	2009年	项 目	2008年	2009年
总资产额（万元）	1426.9	1714.0	业务总收入（万元）	1583.1	1770.0
净资产（万元）	852.5	928.0	其中：医疗收入（万元）	482.2	531.0
固定资产（万元）	801.1	834.0	药品收入（万元）	1086.3	1201.0
其中：房屋建筑物（万元）	228.8	229.0	银行存款（万元）	229.2	298.0
专业设备（万元）	251.5	275.0	职工年平均工资（万元/人）	3.4	3.6
房屋建筑面积（平方米）	11000	11000			

2002～2008年六灶镇社区卫生服务中心（卫生院）购置10万元以上医疗仪器设备情况表

表 2-2-116

年度	设备名称	型号规格	数 量（台）	金 额（万元）
2002	血球计数仪	6318K	1	13.5
2003	B超	1OGZQ/80型	1	15.0
2006	全自动生化仪	SEIECTRAE	1	35.0
2007	X线机	500MAX	1	27.4
2008	黑白超声波	1OGRQC2PRO	1	19.2

（四）医疗业务

解放前，六灶地区虽有一些中医行医，但多数是师带徒或祖传，很少受过正规专门教育。中医门派虽各有一技之长，但只是对常见病例而言，碰到疑难杂症则很难治愈，若碰到霍乱等传染病更是束手无策。

20世纪50年代，六灶地区医生还很少，受过正规专业教育的更少。1958年7月，3家联合诊所合并组建六灶乡人民医院，主要开展内科、外科、伤科、儿科等门诊业务。

1965年，六灶公社卫生院增设检验科、妇产科，招收卫校中专毕业生为检验员和妇产科医师，同时引进护理人员，能开展血液、尿液、粪便三大常规检验项目，妇产科开设妇科和手术接生项目。

80年代，六灶乡（公社）卫生院在疾病治疗范围方面有较大拓展，内科能开展脑血管意外、上消化道出血、心律失常、心肺复苏、有机磷农药中毒等诊疗项目；外科能作单纯阑尾切除、体表肿瘤，痔瘘等手术；骨科能开展一些四肢骨折手法复位并用夹板外固定术；妇产科能开展计划生育手术，六灶乡（公社）的孕妇大部分到医院住院分娩，由医院医护人员接生；医技科室除开展常规检查外，1986年起，三次购买B超，不断升级换代，对肝、脾、胎儿、胸腔、腹腔、前列腺炎等进行诊断。

1994年起，六灶镇卫生院建立手术室，派员进修骨、外、麻醉等专业；1995年起，聘请市、县专家到六灶镇卫生院开展门诊、查房、手术业务；从1997年起，与周浦医院妇产科建立联合病房。

至2000年，六灶镇卫生院有医务人员100余人（包括村卫生保健员）。其中，具有医师以上技术职称的有27人，医务人员大多受过专科、大学等专门教育，能解决一些疑难杂症，及时抢救、治疗危重病人。至2001年，能开展重度肝硬化、肺性脑病、肾病综合症、各类心脏病并发心衰、气胸、高血压脑病等诊疗项目，并能开展胸穿，腹腔穿刺操作技术和胆囊切除、胆总管切开取石、“T”字管引流术、胃修补，胃大部分切除术、乳癌、直肠癌切除等手术及腰椎间盘突出髓核摘除术、腰椎骨侧切开复位内固定术、腰椎狭窄症椎板切除减压术、全髋关节置换术，股骨颈骨折切开复位DHS内固定术等；通过从江西引进人才，配备手术器械，提高医疗技术，妇产科已能开展宫外孕、卵巢囊肿、全子宫切除等手术；医技科室除开展常规检查外，能开展疟原虫、血丝虫、梅毒血清、肝、肾功能、血脂、AFP、幽门螺旋杆菌等测定；放射科能开展四肢、躯体常规摄片、胸片、胃肠传统造影、泌尿系统造影等。

1990～2001年，六灶镇（乡）卫生院卫生技术人员撰写论文102篇。其中在省、市级以上学术会上交流及市级以上刊物发表论文21篇。中专自学考大专12人，大专自学考本科7人，促进了医务人员业务水平的提高。

2005年，根据区域规划，六灶镇卫生院不再接生。2006年10月，根据上级对社区卫生服务中心六位一体的功能定位要求，六灶镇社区卫生服务中心停止各种手术的开展，更注重于社区居民的常见病、多发病、慢性病的防治和居民的预防保健工作。

2007年底，六灶镇社区卫生服务中心引进外地本科大学生11人，还从外院聘请高级技术职称医师到六灶镇社区卫生服务中心开设专家门诊（妇科、心血管）。

2009年底，六灶镇社区卫生服务中心设置党支部、主任（副主任）室、财务科、办公室、信息人事、医务科、医纠办、护理部、档案室、后勤总务科、工青妇办公室等行政科室；设置挂号、收款室、放射科、B超、心电图室、检验科、供应室、机房、药房、药库等医技科室；设置中医科、内科、儿科、耳鼻咽喉科、外科、眼科、口腔科、妇科、发热门诊、门诊注射室、门诊补液室、急诊室、抢救室、肠道门诊、肝炎门诊、普通病房、老年护理病房等临床科室；设置全科预约门诊、联村医生组、儿保门诊室、计划生育门诊、精防、康复室、健康教育室、计划免疫接种室等社区卫生服务科室。

（五）开办老年护理院

2001年3月28日，六灶镇卫生院自筹资金96万元，开办老年护理院，初设老年床位28张。是年10月1日起，又增设老年床位48张，收治上海市区、郊区及南汇区各镇老年病人。2007年搬迁新址后，设老年病区病床72张，双人间，内有单独卫生间、空调、彩电、电话机、大柜、四仙桌、靠背椅等，为老年人提供“医、护、工、洗涤、饮食”等一条龙服务。

（六）特色专科——卢氏伤科

卢氏伤科始于明末清初时期，由卢氏先祖卢廉伯创立，以特有的理法方药和外治手法行医于六灶、三灶地区。1950年秋，卢氏后人作为创始人之一组织六灶联合诊所，后与六灶地区其他联合诊所合并成六灶乡人民医院，成为一个特色科室——伤科。2000年后，卢氏伤科得到不断发展，卢氏世医的经验、方法和特制的膏药，针灸、拔火罐、手法推拿等中国古代医学的方法得到进一步的发扬，引进机械牵引、电脑中低频电磁治疗、肋X片诊断等现代医学的技术，实现祖传中医与现代医学的结合、中西医相结合。通过不断引进各种专业的设备、卢氏世医后代的坐诊以及人才的引进培养，科室的医疗服务质量不断增强，治愈不少疾患，对颈、胸、腰椎间盘疾患，各种韧带及软组织拉伤，以及风湿病等疗效明显；同时，科室秉承“以病人为中心”的理念，采取多项措施方便患者就医，提高服务水平。如：2007年，中心“卢氏”伤科特色门诊收治患者16476人次，占中心门诊量的19.5%，其中区内病人5492人次，其他区县和苏、浙地区患者10984人次。

1970～2009年部分年份六灶镇（乡、公社）卫生院、社区卫生服务中心医疗业务工作情况表

表2-2-117

年份	门急诊人次(人)	年末实有床位(张)	期初留院(人)	入院人数(人)	出院人数(人)	期末留院(人)	病床使用率(%)	病床工作日(天)	平均住院日(天)	治愈率(%)	好转率(%)	病死率(%)
1970	62262	42	—	—	2121	—	56.0	8486	4.0	—	—	—
1975	61295	60	—	1619	1632	—	67.2	14706	7.3	86.7	12.0	1.3
1980	67088	46	20	2020	2003	37	76.5	12876	6.0	89.4	9.7	0.9
1985	48808	46	34	3085	3082	37	73.4	12328	4.0	74.0	18.0	1.1
1990	60602	46	42	3580	3589	33	92.1	15470	3.8	86.2	9.5	1.5
1995	53603	46	38	3518	3520	36	67.2	12990	3.7	71.0	21.0	1.5
1998	47453	50	37	4273	4270	40	88.6	16579	3.9	73.0	18.0	1.7
2000	52241	50	39	3652	3634	57	81.5	14919	4.1	72.0	19.0	1.6
2001	44090	125	57	3995	3947	105	99.5	24963	4.1	79.7	16.7	1.6

续表 2-2-117

年份	门急诊人次（人）	年末实有床位（张）	期初留院（人）	入院人数（人）	出院人数（人）	期末留院（人）	病床使用率(%)	病床工作日(天)	平均住院日(天)	治愈率（%）	好转率（%）	病死率（%）
2003	59542	129	50	3607	3564	93	63.3	29782	7.8	68.4	27.6	1.8
2005	64077	129	80	3303	3296	87	75.0	34721	10.5	53.0	42.0	2.0
2006	66329	129	87	3693	3686	94	72.0	35921	9.0	79.0	16.0	2.0
2007	84389	108	94	2686	2711	69	70.0	31317	12.0	32.0	60.0	3.0
2008	109724	126	69	2058	2015	112	76.0	34902	15.0	12.0	77.0	4.0
2009	132088	126	112	2029	2036	105	80.3	36925	16.6	12.0	81.3	5.1

八、祝桥镇社区卫生服务中心

（一）祝桥镇（乡、公社）卫生院、祝桥镇光明医院（医疗院）

1951年12月16日，祝桥联合诊所成立，设址祝桥镇北龚宅（今周祝公路3528号），建筑面积192平方米，有人员26人，设中医内外科、妇幼科、风针科、喉科、眼科和西医科等门诊，附有西药配方；下设盐仓、先进、窑墩3个分诊所。1952年4月27日，各分诊所单独经营。1954年，祝桥联合诊所迁至太平桥南中心街（今东大街57弄）。1955年，增添中药配方部。祝桥联合诊所先后由陈秉康、倪天龙、顾唯一、汤群任所长。

1958年7月，祝桥联合诊所改为祝桥乡人民医院，增设观察床位24张、妇产病床6张（建筑面积402平方米，职工26人）。1958年10月，在祝桥（建筑面积402平方米，职工26人）、盐仓（建筑面积260平方米，职工24人）两所乡人民医院基础上建立东方红公社医院，祝桥地区为总院，下设东方红公社医院盐仓分院。当时“医药合一”，医药商店归公社医院领导。1959年秋，中药部重归商业部门领导。

1960年秋，原东方红公社医院分为祝桥公社卫生院和盐仓公社卫生院。

1973年、1981年，祝桥公社卫生院门诊部、住院部先后迁至祝桥镇东（祝桥镇前进大队1队，华星大队1队）今川南奉公路5009号，院区扩大（面积850平方米，职工52人、床位40张）。

1984年2月，政社分设，建立祝桥乡。祝桥公社卫生院更名为祝桥乡卫生院。

1988年4月，为昭彰爱国同胞王佰生先生捐款助医义举，上海市卫生局同意将祝桥乡卫生院更名为祝桥乡光明医疗院。1990年5月21日，上海市卫生局批复同意：鉴于祝桥乡光明医疗院名称给病人医疗费报销带来不便而改名为祝桥乡光明医院。

1993年7月，祝桥乡光明医院被评定为一级甲等医院。1994年9月，撤乡建镇，祝桥乡光明医院更名为祝桥镇光明医院。

2003年5月，祝桥镇、盐仓镇、东海镇建制撤销，组建新的祝桥镇。2004年2月，祝桥镇光明医院、盐仓镇卫生院、东海镇卫生院合并，建立新的祝桥镇光明医院，核定人员编制194人。

2004年12月，祝桥镇光明医院创建标准化社区卫生服务中心成功，经上海市卫生局验收合格。

1. 党政领导

1958～2004年祝桥镇（乡、公社）卫生院、祝桥镇光明医院行政领导情况表

表2-2-118

姓　名	性　别	职　务	任职时间
顾唯一	男	副院长	1958-10～1967-12
陈枪雄	男	副院长	1958-08～1959-10
张云龙	男	副院长	1958-10～1959-08
倪　铭	男	副院长	1958-10～1960-01
金志龙	男	院　长	1960-01～1962-05
吴从渝	男	院　长	1962-05～1965-05
周新祥	男	院　长	1965-05～1971-05
杨才德	男	副院长	1970-06～1983-12
陆保根	男	院　长	1971-05～1983-12
顾水祥	男	副院长	1971-07～1978-01
杨伯新	男	副院长	1978-06～1981-03
顾唯一	男	副院长	1978-06～1985-07
杨才德	男	院　长	1983-12～1985-05
倪正忠	男	副院长	1983-12～2002-11
顾云初	男	院　长	1985-05～1989-02
卢林福	男	副院长	1985-05～1992-05
黄惠泉	男	院　长	1989-03～2003-12
杨才德	男	副院长	1990-10～1998-09
王卫忠	男	副院长	2000-06～2002-10
陆德观	男	副院长	2000-08～2003-12
黄耀明	男	副院长	2002-11～2004-12
钱　铭	男	院　长	2003-12～2004-12
邱文龙	男	副院长	2003-12～2004-12
曹宝祥	男	副院长	2003-12～2004-12

1964～2004年中共祝桥镇（乡、公社）卫生院、祝桥镇光明医院支部委员会领导情况表

表2-2-119

姓　名	性　别	职　务	任职时间
卫修成	男	副书记	1964-08～1970-05
周新祥	男	书　记	1966-05～1971-05
陆保根	男	副书记	1970-06～1971-05
陆保根	男	书　记	1971-05～1984-01
顾水祥	男	副书记	1971-07～1978-01
杨伯新	男	副书记	1978-11～1981-03

续表 2-2-119

姓　名	性　别	职　务	任职时间
顾云初	男	书　记	1984-01～1985-01
陆保根	男	书　记	1985-01～1998-04
黄惠泉	男	书　记	1998-05～2003-12
顾云初	男	副书记	1985-05～2003-12
张为民	男	书　记	2003-12～2004-12

说明：1964 年 4 月至 1966 年 5 月，祝桥公社卫生院、农行、粮管所成立中共祝桥公社联合支部。1966 年 5 月。成立中共祝桥公社卫生院支部。

2. 人　员

1958 年 7 月，祝桥乡人民医院成立，有工作人员 26 人。1958 年 10 月，祝桥、盐仓合并为东方红公社医院时，有工作人员 50 人。1960 年秋，原东方红公社医院分为祝桥公社卫生院、盐仓公社卫生院（祝桥 26 人、盐仓 24 人）。1985 年，祝桥乡卫生院有医务员工 73 人。2002～2003 年，祝桥镇光明医院有大学本科生 3 人、大专生 25 人、中专生 41 人，占职工总数 68%。

2003 年，祝桥镇光明医院人员编制 97 人，实际工作人员 109 人（在编人员 93 人、人事代理 6 人、编外劳务合同工 10 人）。其中，卫生技术人员 93 人，高级职称医师 5 人，中级职称医师 14 人，主管护师 2 人。

1958～2004 年部分年份祝桥镇（乡、公社）卫生院、祝桥镇光明医院人员情况表

表 2-2-120　　单位：人

年份	职工总数	按岗位分类											按学历分类			
		卫生技术人员（职称）							管理人员			其他人员	本科	大专	中专	其他
		合计	医生			护理		其他	合计	卫技	其他					
			高级	中级	初级	中级	初级	初级		初级	初级					
1958	26	21	0	0	19	0	0	2	5	0	5	0	0	0	0	26
1960	47	37	0	0	19	0	5	13	10	0	10	0	0	0	5	42
1984	76	57	0	0	22	0	5	30	19	0	19	0	0	0	11	65
1985	73	46	0	0	22	0	14	10	4	1	3	23	0	7	13	53
2001	92	77	4	10	29	0	20	14	3	0	3	12	3	27	31	31
2002	94	74	4	10	30	0	20	10	4	0	4	16	3	28	32	31
2003	93	80	5	14	25	2	20	14	5	1	4	8	3	28	33	29
2004	156	126	3	12	64	10	22	15	15	3	12	15	9	53	51	43

3. 经费、设施

1985～2001年，香港爱国同胞王佰生先后为祝桥镇（乡）卫生院、祝桥镇光明医院建楼造舍，添置医疗设备。其中：1985年，助建门诊大楼1202平方米；2001年，助建住院大楼2864.82平方米、中心供氧房80平方米。

2003年，祝桥镇光明医院占地面积1.08公顷，建筑面积7288平方米。

1985～2002年，祝桥镇（乡）卫生院、祝桥镇光明医院基本建设投资790.3万元。其中：王佰生捐资230.98万元、南汇区（县）政府拨款152.5万元、祝桥镇（乡）政府出资159万元，祝桥镇（乡）卫生院、祝桥镇光明医院自筹资金247.82万元。

1985～2002年祝桥镇（乡）卫生院、祝桥镇光明医院基本建设情况表

表2-2-121

年份	项目	面积（平方米）	经费（万元）	经费来源（万元）			
				接受捐赠	区（县）	镇	自筹
1985	门诊大楼	1202	43.48	32.98	5.00	0	5.50
1988	亭子、假山	各1座	3.00	3.00	0	0	0
1988	放射科，中药房楼	443	13.80	0	2.00	2.00	9.80
1988	门卫，停车棚	74	3.00	3.00	0	0	0
1989	改建仓库，厕所	240	4.00	0	0.50	0	3.50
1992	征地	3338	12.00	12.00	0	0	0
1994	门诊楼加层，层面装饰	210	30.57	13.00	10.00	0	7.57
1996	老病房楼加层面，食堂装饰	—	28.90	9.00	8.00	4.00	7.90
1998	翻水泵站	1只	3.00	0	0	0	3.00
1998	填浜，下水道，电、路	—	67.00	18.00	20.00	20.00	9.00
2001	建新病房大楼，供氧室	2944.82	578.9	140.00	107.00	133.00	198.90
2002	病房门卫	27.44	2.65	0	0	0	2.65

1985～2004年部分年份祝桥镇（乡、公社）卫生院、祝桥镇光明医院业务收支情况表

表2-2-122　　单位：万元

年份	总收入				总支出			
	合计	业务收入	上级拨款	其他收入	合计	业务支出		其他支出
						合计	人员经费	
1985	55.0	49.4	4.5	1.1	52.3	52.2	9.3	0.1
2001	1189.0	1047.0	104.0	38.0	1052.0	1024.0	340.0	28.0
2002	1174.0	1051.6	120.0	2.4	1179.6	1169.0	496.0	10.6
2003	1186.4	1109.7	34.7	42.0	1150.6	1121.5	248.2	29.1
2004	1452.0	1375.2	64.8	12.0	1425.9	1408.0	504.8	17.9

1958年，祝桥乡人民医院建立初期，仅有一架显微镜作三大常规的化验器材。1959年，东方红公社医院增添简易手术室，以木板为床，做一般小手术。1973年，祝桥公社卫生院建立X光室，增添化验设备。1976年，增添心电图、超声波仪，设备从无到有，逐渐充实。至1982年，祝桥公社卫生院医疗设备总值近3.3万元，比1951年（联合诊所）初创时增长161.1倍。是年，1000元以上的设备仅有13台。1985～2003年，医院投入资金156万余元，添置200毫安X光机、500毫安遥控电透机、MA－4210型及O1INITEX50全自动尿液分析仪、5180血球计数仪、VC40Co2型激光辐射治疗仪、ECG6511心电图机、氰氖激光器、508型无创伤血氧监护仪、OGE纤维胃镜、胎儿监护仪、4－Y/F24小时心电监护仪、RC－500型半自动生化仪、RY Ⅲ型多功能麻醉机、MTC－4多功能微波治疗仪、GBH褥疮治疗仪、C型连体泵治疗仪、B1T－2000型多普勒治疗仪、阿洛卡B超、SA－5500型B超、29200型耳声发射仪、日本产经皮胆镜、DZF－91型血流变仪、TP－CBS心血管血流参数无损伤参数检测仪、QA－510VK电脑血液分析仪、激光治疗仪、血小板聚集凝血因子分析仪等万元以上医疗仪器31件。其中王佰生捐赠经皮胆镜手术仪一套35万元，阿洛卡B超15.5万元。

4. 医疗业务

解放前，祝桥地区医生多为中医，大多以祖传为主。祝桥联合诊所初创时，医生也都为中医，以四诊八纲、辨证施治为原则进行治疗。内、妇、儿、外各科皆有名望，而疯科则更负盛名。

1958年，祝桥乡人民医院建院初，除继续发挥中医特色外，增设观察病床和接生病床，先后派出3人去南京、上海有关医学院校参加中医学习西医西药。

1959年10月，东方红公社医院外科第一次开展阑尾切除和疝气等下腹部手术。1970年初，祝桥公社卫生院开设蛇咬伤专科。30多年来，医院救治南汇区（县）内外蛇咬伤病例1.2万多人次。蛇咬伤后24小时内入院医治者无死亡，治愈率100%。上海市科研、生产、临床三结合协作组曾在医院召开蛇伤治疗现场会。1971年12月，有关医生被邀请出席华东地区六省一市蛇伤学术交流活动。

1971年起，祝桥公社卫生院开展胃切除、胆囊摘除、胃修补等上腹部手术。从1992年6月6日至1995年4月18日，先后6次由云南省红十字会医院医生到医院帮助开展手术，开展经皮胆镜176例及三维腹腔镜手术52例，胆囊摘除手术137人，计365例。经皮胆镜及三维腹腔手术在一级医院中领先。内科能较正确地诊治各种常见病、多发病和一些疑难杂症，还能抢救危重病人。1995年，开展胃镜检查。2001年起，开展肝硬化、胰腺炎、肺心脑病诊治和肾病综合征、严重心悸、气胸等诊治。

1971年8月，祝桥公社卫生院设立五官科，以眼科为主，开展眼底病、小儿弱视、青光眼、白内障等眼疾治疗，开展胬肉摘除、泪道手术、双眼皮成形、鼻息肉、扁桃体切除等手术。

妇产科能诊治妇科常见病，多发病及作妇科急腹症手术，以及剖宫产、子宫肌瘤切除等手术。骨科能处理四肢创伤、骨折手术内固定、关节脱位手法整复、闭合性骨折手法复位、关节周围组织囊肿的手术切除等。

1973年10月，祝桥公社卫生院建立放射科。开始只能作一般透视和简易摄片。1974年5月，能做胃肠钡透摄片，胆道、静脉肾透、泌尿系统、胃肠双对比造影等。

1975年7月，祝桥公社卫生院成立心电图、超声波室。2001年，祝桥镇光明医院能检查正常与异常心功能，探查肝、胆、脾、肾和腹腔肿块及胸膜、胸腔积液，还能开展脑血管检查。

2003年5月，祝桥镇光明医院核定床位60张，开设临床科室10个、职能科室6个。

1975～2004年部分年份祝桥镇（乡、公社）卫生院、祝桥镇光明医院医疗业务情况表

表2-2-123

年 份	1975	1980	1986	1990	2001	2002	2003	2004
诊疗人次数（人次）	56410	108833	86606	82059	92817	48401	107786	110361
门急诊人次（人次）	56410	108833	86606	82059	92817	48401	107786	110361
年末实有床位（张）	65	42	60	74	60	60	60	60
期初留院（人）	—	35	44	—	37	26	21	23
入院人数（人）	2099	2317	3174	2763	1758	897	1446	1788
出院病人数（人）	2098	2302	2883	2516	1769	892	1444	1778
期末留院（人）	—	39	44	—	26	31	23	33
病床使用率（%）	70	79.3	85.1	54.9	55	58	54.6	68
病床工作日（天）	255.3	290.1	310.6	200.3	201	105	199.28	247.38
平均住院日（天）	7	5.5	6.1	5.7	10.9	7.8	8.9	8.5
治愈率（%）	97.6	60.7	96.6	77	49	43	43.5	48.9
好转率（%）	2.1	38.3	2.7	17.8	47	51	40.9	45.7
病死率（%）	0.3	1	0.2	1.6	2	3	2.6	2

（二）东海镇（乡、公社）卫生院

解放后，人民政府组织民间医生开办先进、长沟、窑墩（后解体）3个联合诊所。1958年9月，东方红公社成立，长沟、先进两个联合诊所即成为东方红公社医院下属的两个保健站。1959年6月，东方红公社分设为祝桥公社和盐仓公社，先进、长沟两个保健站划为盐仓公社医院管辖。

1962年3月，东海公社成立。同年7月，由先进、长沟两个保健站为基础，通过整顿，成立东海公社卫生院。东海公社卫生院设在东海集镇姚祖福家（今祝桥镇路庄村7组）两间作过猪舍的房子内，建筑面积约84平方米，一间为药房及注射室，一间为综合门诊室，晚间是急诊室、又是值班室。

1972年夏，东海公社卫生院由公社集体所有制单位转为南汇县大集体事业单位。1984年2月，政社分设，建立东海乡，东海公社卫生院更名为东海乡卫生院。

1994年12月，通过上海市卫生局等级评审，东海乡卫生院评定为一级乙等医院。

1995年9月，东海撤乡建镇，东海乡卫生院更名为东海镇卫生院。

2003年5月，祝桥镇、盐仓镇、东海镇建制撤销，组建新的祝桥镇。2004年2月，撤销东海镇卫生院建制，并入新建的祝桥镇光明医院。

1. 党政领导

1962～2003年东海镇（乡、公社）卫生院行政领导情况表

表2-2-124

姓　名	性　别	职　务	任职时间
唐文祥	男	院　长	1962-07～1982-11
顾新根	男	副院长	1966-08～1989-09
顾龙弟	男	副院长	1974-12～1985-06
郁进明	明	院　长	1982-12～1985-05
陆德观	男	院　长	1985-06～1987-03
邱文龙	男	副院长	1985-06～1987-02
邱文龙	男	院　长	1987-03～1989-09
陈龙官	男	院　长	1989-10～1990-10
邱文龙	男	副院长	1989-10～2003-12
郁进明	男	院　长	1990-10～1992-06
陆德观	男	院　长	1992-07～2000-07
钱　铭	男	副院长	1999-05～2000-07
钱　铭	男	院　长	2000-07～2003-12

1962～2003年中共东海镇（乡、公社）卫生院支部委员会领导情况表

表2-2-125

姓　名	性　别	职　务	任职时间
唐文祥	男	书　记	1962-07～1980-01
郁进明	男	书　记	1980-02～2000-12
王生伯	男	书　记	2000-12～2003-12

2. 人　员

1962年7月，东海公社卫生院成立时，仅有朱昌宁、姚祖福、顾锦清、凌步青、徐振风、顾亚埭、朱文官、顾欣根等8名医生。

1985年，东海乡卫生院中专以上学历的占职工总数的63%。2003年，中专学历以上的占职工总数76%，其中中级职称6人，占职工总数的12%。

1962～2003年部分年份东海镇（乡、公社）卫生院人员情况表

表2-2-126　　单位：人

类别				1962	1971	1978	1985	2001	2002	2003
职工总计				16	38	47	46	44	43	43
按岗位分类	卫生技术人员（职称）	合计		12	31	36	35	36	37	37
按岗位分类	卫生技术人员（职称）	医生	中级	0	0	0	0	3	3	3
按岗位分类	卫生技术人员（职称）	医生	初级	8	16	22	19	18	20	20
按岗位分类	卫生技术人员（职称）	护理	中级	0	0	0	0	0	1	1
按岗位分类	卫生技术人员（职称）	护理	初级	2	5	4	8	11	9	9
按岗位分类	卫生技术人员（职称）	其他	初级	2	10	10	8	4	4	4
按岗位分类	管理人员	合计		4	7	8	11	4	4	4
按岗位分类	管理人员	卫技	中级	0	0	0	0	2	2	2
按岗位分类	管理人员	卫技	初级	2	7	3	4	1	1	1
按岗位分类	管理人员	其他	初级	2	0	5	7	1	1	1
按岗位分类	工勤人员			0	0	3	0	4	2	2
按学历分类	本科			0	1	1	0	2	2	2
按学历分类	大专			0	1	1	4	9	11	11
按学历分类	中专			0	9	10	25	19	19	19
按学历分类	其他			16	27	35	17	14	11	11

3. 经费、设施

1962年7月东海公社卫生院建院时，一无设备、二无床位，仅设内科、小外科、药房、注射4个科室，以后逐年增建门诊和病房10余间，增设检验科、手术室、病房及血防组。

1970年，东海公社与东海公社卫生院出资，在东海镇东首（今盐朝公路918号）利用原粮管所房舍，建造门诊16间，食堂与办公用房等十余间，改建病房7间、手术室2间，建筑面积700余平方米，1971年7月，东海公社卫生院搬迁至新址。

1974年5月，东海公社卫生院增设放射科（50毫安X光机）。

1988年初，原东海乡政府办公大楼（今盐朝公路867号）经维修、改建为东海乡卫生院用房，建筑面积为2048平方米。东海乡卫生院于同年底迁入新址。1997～1998年，南汇县卫生局、东海镇政府投资140余万元，东海镇卫生院出资15万元，对东海镇卫生院妇产科、门诊、住院大楼进行维修及加盖屋面，改造防保、行政楼，增建619平方米。至2003年12月，东海镇卫生院有门诊、住院、妇产科、防保、行政4幢大楼，建筑面积2667平方米，占地面积3268平方米。

1985～2003年，东海镇（乡）卫生投资118.58万元，添置200毫安X射线机、进口显微镜、光电比色计、心电图机、无影灯、万能手术床、齿科综合治疗椅、B超、尿八联、血球计数仪、骨科牵引床等设备。1991年，东海乡商建公司赠送东海乡卫生院7万元的B超一台。

东海镇（乡）卫生院是差额拨款单位，政府财政在防保工作及床位上给予少量补贴，实行定额补助、自负盈亏、结余分配的原则。1993年前，医疗业务收费标准过低，卫生院经济状况一直比较困难。1993年后，上海市卫生局提出“总量控制，结构调整”政策后，规范服务、提

高质量、卫生院经济日趋好转。流动资产：1992年为4.63万元，2000年增加到76.98万元，增72.35万元；固定资产：1992年为14.98万元，2000年增加到184.13万元，增169.15万元。

1985～2003年部分年份东海镇（乡）卫生院收支情况表

表2-2-127　单位：万元

年份	总收入				总支出			
	合计	业务收入	上级拨款	其他收入	合计	业务支出		其他支出
						小计	人员经费	
1985	19.0	14.0	5.0	—	16.0	16.0	4.0	—
2001	394.0	361.0	32.0	1.0	373.0	372.0	132.0	1.0
2002	463.5	441.6	8.8	13.1	430.1	430.1	163.9	—
2003	352.0	327.8	8.8	15.4	357.4	357.4	151.8	—

1984年，东海镇（乡）卫生院核定床位23张。1985年实际开放床位30张，2003年40张。

4. 医疗业务

1989年以后，东海镇（乡）卫生院从南汇县二级医院聘请专家到医院开设痔瘘科、心血管科、齿科、妇产科等专家门诊，业务范围逐步扩大。1992年7月，担负全乡12个村，2万余居民的计划生育、妇幼保健、计划免疫、传染病的预防及治疗疾病的任务。

1975～2003年部分年份东海镇（乡、公社）卫生院门诊量及住院病人治疗情况表

表2-2-128

年份	门诊量（人次）	住院（人次）	治愈率（%）	病情好转率（%）	病死率（%）
1975	28694	1192	92.90	6.20	0.90
1980	30511	1162	94.60	3.90	1.50
1986	18253	1478	97.48	0.50	0.50
1990	29231	1924	52.30	40.55	1.04
1993	36965	3009	91.42	7.38	1.20
1994	30126	2918	90.46	8.64	0.90
1995	29217	2836	92.40	6.40	1.20
1996	23842	2514	93.00	5.50	1.50
1997	24219	30004	86.10	12.50	1.40
1998	21890	2987	83.45	14.95	1.60
1999	20646	2114	90.46	8.34	1.20
2000	19989	1996	85.85	13.05	1.10
2001	14692	1874	88.30	10.20	1.50
2002	21938	2951	91.70	6.70	1.60
2003	22596	2045	94.50	4.30	1.20

1965年，东海公社卫生院设置科室有：内科、外科、注射室、化验室、病房、手术室。1971年7月，增设口腔科、放射科。1992年8月，临床科室有内科、外科、针伤科、口腔科、妇产科、中医科、痔瘘科；医技科室有中西药房、检验科、B超、心电图室、放射科；职能部门有

支部院长室、医务科、财务科、防保科。2001年2月，东海镇卫生院临床科室增设心血管科、内分泌科、皮肤科；职能科室增设农卫科、总务科。

（三）盐仓镇（乡、公社）卫生院

1951年11月16日，盐仓地区的私人开业医生和中药店药工18人，经自愿报名参加成立盐仓联合诊所，推选沈国柱任所长。借用四团仓西首弥陀寺2间厢房（今祝桥镇立新村10组），约50平方米开业。1958年7月，随业务量不断增加，盐仓联合诊所迁至盐仓集镇老街，租借平房10间，260平方米（南汇盐仓箱包厂内，盐仓老街8号对面）。同月，南汇县政府卫生科实施农村卫生保健网试点工作，将盐仓联合诊所组建为盐仓乡人民医院，有医务人员21人。

1958年10月，盐仓乡与祝桥乡合并，组建东方红公社，盐仓乡人民医院改称东方红公社医院盐仓分院，有各类人员21人。

1959年6月，盐仓公社成立后，东方红公社医院盐仓分院更名为盐仓公社医院。1960年10月，盐仓公社医院更名为盐仓公社卫生院。

1972年11月，盐仓公社卫生院改为南汇县县属大集体事业单位，新进人员均需经过南汇县卫生局分配。卫生院自行聘用一些临时工、职工增至45人。

1984年2月，实行政社分设，盐仓公社卫生院更名为盐仓乡卫生院。1986年11月，盐仓乡卫生院迁入盐仓镇川南奉公路东侧5729号新建医院。1993年7月，盐仓乡卫生院被上海市卫生局评定为一级甲等医院。

1994年6月，盐仓撤乡建镇，盐仓乡卫生院更名为盐仓镇卫生院。2001年9月，盐仓镇卫生院经上海市卫生局核准，开设老年护理院，批准第二冠名为盐仓镇老年护理院。

2003年5月，祝桥镇、盐仓镇、东海镇建制撤销，组建新的祝桥镇。2004年2月，撤销盐仓镇卫生院并入新组建的祝桥镇光明医院。

1. 党政领导

1958～2003年盐仓镇（乡、公社）卫生院行政领导情况表

表2-2-129

姓　名	性　别	职　务	任职时间
倪　明	男	院　长	1958-07～1959-12
谈顺伯	男	院　长	1960-01～1964-03
沈国柱	男	副院长	1958-07～1979-03
杨国荣	男	院　长	1964-04～1972-07
杨伯新	男	院　长	1972-08～1978-06
杨国荣	男	院　长	1978-06～1983-05
方野妹	女	副院长	1978-06～1983-05
黄秋生	男	副院长	1978-06～1997-02
陈龙官	男	院　长	1983-06～1987-03
陆德官	男	院　长	1987-03～1992-07
陈贤传	男	院　长	1992-07～2000-07
曹宝祥	男	副院长	1997-02～2003-12
周坤祥	男	副院长	1997-02～2002-12
吕维星	男	院　长	2000-08～2003-12

1971～2003年中共盐仓镇（乡、公社）卫生院支部委员会领导情况表

表2-2-130

姓　名	性　别	职　务	任职时间
杨伯新	男	书　记	1971-09～1978-06
杨国荣	男	书　记	1978-06～1983-05
孙国华	女	副书记	1974-06～1979-06
黄秋生	男	副书记	1978-06～1986
陈龙官	男	书　记	1983-06～1989-10
严健民	男	书　记	1989-10～1992-07
陶雁昌	男	书　记	1992-07～2002-06
唐丽华	女	副书记	2001-09～2003-12
张为民	男	书　记	2002-06～2003-12

说明：1964～1971年8月，参加中共盐仓公社文教联合支部活动，书记为汪翠珍。1971年9月，建立中共盐仓公社卫生院支部。

2. 人　员

1958年，盐仓乡人民医院成立时，有医务人员21人。至1959年6月，有医生、护士、行政人员和其他医技人员27人。1972年，职工增至45人。2001年，盐仓镇卫生院核定床位40张，在编职工56人。有临床科室10个，辅助科室4个。

1958～2003部分年份盐仓镇（乡、公社）卫生院人员情况表

表2-2-131　　单位：人

类别	年　份			1958	1973	1980	1985	2001	2002	2003
	职工总计			21	46	54	55	56	51	49
按岗位分类（职称）	卫生技术人员	合　计		20	39	44	43	45	39	39
		医生	高级	0	0	0	0	1	0	0
			中级	0	0	0	2	2	2	3
			初级	18	25	22	30	26	17	24
		护理	初级	1	5	6	8	11	18	6
		其他	初级	1	9	16	3	5	2	6
	管理人员	合　计		1	7	10	12	11	12	10
		卫生	初级	1	3	3	3	3	3	3
		其他	初级	0	4	7	9	8	9	7
按学历分类		本　科		0	0	0	0	0	0	0
		大　专		0	1	2	3	14	13	16
		中　专		0	5	10	10	17	20	18
		其　他		21	40	42	42	25	18	15

3. 经费、设施

1951～1958 年，盐仓联合诊所期间，医疗业务用房依靠租借民房。当时人员报酬的分配原则为“自报互评、互相照顾、多做多得、日清月结”做到收支平衡。1958 年 7 月，成立盐仓乡人民医院，经费实行“差额补助、自负盈亏”，收支结余，按比例提留，用于医院业务发展。购置设备，房屋新建由盐仓乡政府、县卫生局、医院三方共同投入。至 1972 年，盐仓公社卫生院基本上做到收支略有盈余，新建房屋 8 间，开设床位 20 张，建立较完整的内、外、中、妇等 11 个科室。

1986 年 11 月，南汇县卫生局、盐仓乡政府投资 130 万元，建成新医院。新址占地 4000 平方米，建筑面积 2727 平方米。1985～1991 年，盐仓乡卫生院收支基本持平。1992～2003 年，随改革开放，人民生活水平提高，对医疗需求增长，医疗业务快速发展，卫生院经济效益增长明显。1992 年，业务收入为 126 万元，至 2003 年，业务收入 689 万元，增长 5 倍多。1992 年后，盐仓乡卫生院投入自筹资金 100 余万元，用于修理房屋和扩建手术室、食堂、安装空调、电脑等改善病人住院条件；投入资金 175 万元，添置医疗设备和职工增资等。1999 年始，盐仓镇卫生院收支相抵后，逐年亏损。

1992～2003 年盐仓镇（乡、公社）卫生院收入情况表

表 2-2-132　　单位：万元

年份	1992	1993	1994	1995	1996	1997	1998	1999	2000	2001	2002	2003
收入	126	171	230	280	330	404	460	440	467	643	706	689

1985、2001 年盐仓镇（乡）卫生院收支情况表

表 2-2-133　　单位：万元

年份	总收入				总支出			
	合计	业务收入	上级拨款	其他收入	合计	业务支出		其他支出
						计	人员经费	
1985	42.0	38.0	3.0	1.0	40.1	40.1	6.8	—
2001	643.2	584.3	32.5	26.4	652.1	652.1	211.4	—

盐仓乡人民医院成立时，医疗设备基础差，只有一架旧显微镜和一些常规小设备。20 世纪 70～80 年代，始逐年添置 X 光机，显微镜、冰箱、无影灯、手术床、光电比色计、超声波诊断仪、CO_2 激光仪等医疗设备。2001 年，投资 86 万元，购置美国 GE 公司的全数字 B 超机、双能 X 线骨密度仪、骨质疏松治疗仪等，方便社区群众检查就医。医院固定资产中，仪器设备价值 113 万元，万元以上的 12 台（件）。

4. 医疗业务

解放后，盐仓地区医疗卫生事业得到迅速发展。

1972 年，盐仓公社卫生院开设病床 20 张。1991 年，核定床位 40 张，实际开设 50 张。

1986 年后，盐仓镇（乡）卫生院进入了一个发展期，设置临床科室 11 个，医技科室 4 个，人员比建院初期增长 2.6 倍，实际开设病床 50 张，年均收治住院病人 3300 人次，病床使用率达 87.8%；开展外科、妇产科等手术（1998 年后，妇产科手术停止），每年逾 280 例。1991～2003 年，收治门急诊病人 44.91 万人次、住院病人 4.32 人次，业务收入 5556 万元。

2001年4月起，开设口腔科，添置国内先进设备，特聘上海口腔专家指导，进行拔牙、镶牙、各种牙齿的根管治疗、固定烤瓷牙、活托牙、全口牙、超声清洗漂白洁齿等集口腔治疗、整形、康复为一体的口腔医疗服务。同年6月，成立骨质诊疗中心，特聘上海复旦大学医学院骨病研究所的专家坐诊，运用双能骨密度测定，进行内病外治。是年11月，开设老年护理院，坐落于盐仓镇勤乐村，有床位82张；配备职工18人（其中卫技人员7人）；为老年人提供24小时全天候医疗护理及康复治疗等服务。

至2003年，盐仓镇卫生院医务人员中具有专科、中专学历达69.38%，并通过临床实践掌握了较高的医疗技术。对于内科常见重症、疑难杂症病人能做到就地抢救医治。冠心病、肺源性心脏病、高血压、肝硬化、脑梗塞等病人大多不必转院诊治。外科疾病包括阑尾切除、疝修补、胃大部切除、胆囊切除加总胆管引流等手术都可以开展。妇产科除接生外，还能做输卵管、卵巢切除术、剖宫产术、子宫肌瘤切除术。医院内设立内、外、妇、中医、儿、口腔、针灸、眼和放射、化验、B超、骨质诊疗11个临床科和4个医技科室。设立内科、外科、妇产科和老年护理病区，实际开放病床70张。

1992～2003年盐仓镇（乡）卫生院门急诊情况表

表2-2-134　　单位：万人次

年份	1992	1993	1994	1995	1996	1997	1998	1999	2000	2001	2002	2003
人次	3.50	4.14	4.0	3.25	3.67	3.71	3.85	3.90	3.55	3.72	3.74	3.88

1982～2003年部分年份盐仓镇（乡、公社）卫生院住院情况表

表2-2-135

年　份	住院（人次）	病床使用率（%）	年　份	住院（人次）	病床使用率（%）
1982	3068	99.78	1997	3903	96.01
1985	2429	96.00	1998	4541	107.40
1991	1550	54.42	1999	3730	95.20
1992	2161	71.73	2000	3497	93.02
1993	2868	76.88	2001	3574	91.46
1994	3400	92.26	2002	3459	55.96
1995	3988	96.30	2003	2783	74.01
1996	3733	95.21			

1985、2001年盐仓镇（乡）卫生院医疗业务情况表

表2-2-136

年　度	1985	2001	年　度	1985	2001
诊疗人次数（人次）	25540	35385	期末留院（人）	19	35
门急诊人次（人次）	1642	1821	病床使用率（%）	96.00	107.15
年末实际床位（张）	24	39	病床工作日（天）	324.00	391.00
期初留院（人）	16	41	平均住院日（天）	4.00	4.50
入院人数（人）	2429	3561	治愈率（%）	61.30	62.80
出院人数（人）	2426	3567	好转率（%）	34.00	33.30
出院病人数（人）	2306	3415	病死率（%）	0.96	0.98

（四）朝阳农场职工医院

1978年9月，朝阳农场职工医院成立，位于朝阳农场场部西首100米处，隶属于上海市农场管理局下属的朝阳农场场部管理，是全民所有制的国有企业。

朝阳农场职工医院是在朝阳农场卫生所的基础上成立的。朝阳农场卫生所成立于1975年8月，位于朝阳农场场部大院内，规模较小，仅有诊察室、药房和检验室3间医疗用房，有员工13人。朝阳农场卫生所负责人分别为童修梁、刁国俊。

2006年11月16日，按照上海市政府关于区域市属国有农场行政管理属地化精神，朝阳农场职工医院并入南汇区祝桥镇社区卫生服务中心，更名为祝桥镇社区卫生服务中心朝阳分中心。并入时，医院有职工12人，固定资产总值95万余元，月平均门诊量570余人次，月平均收入10万余元，其中医疗业务收入7万余元。

1. 党政领导

1975～2006年朝阳农场职工医院（卫生所）行政领导情况表

表2-2-137

姓　名	性　别	职　务	任职时间
童修梁	男	所　长	1975-08～1978-01
刁国俊	男	所　长	1978-01～1978-08
龚洪伯	男	院　长	1978-09～1985-07
顾德勤	男	院　长	1985-07～1991-05
袁亶民	男	院　长	1991-05～1992-09
朱庚新	男	院　长	1992-09～1997-07
董玉芬	女	副院长	1992-09～1997-07
严俊龙	男	副院长	1992-09～1997-07
谢建明	男	副院长	1996-07～1997-06
谢建明	男	院　长	1997-07～2006-11
汤兰芬	女	副院长	1997-07～2006-11
吴发军	男	副院长	1997-07～2006-11

1975～2006年中共朝阳农场职工医院（卫生所）支部委员会领导情况表

表2-2-138

姓　名	性　别	职　务	任职时间
童修梁	男	书　记	1975-01～1978-01
刁国俊	男	书　记	1978-01～1978-09
龚洪伯	男	书　记	1978-09～1985-05
孙菊珍	女	书　记	1985-05～1987-08
翁照石	男	书　记	1987-08～1988-09
姚福祥	男	书　记	1988-10～1991-03
邵小奇	女	书　记	1991-03～1992-09
朱庚新	男	书　记	1992-09～1997-07
董玉芬	女	书　记	1997-07～2006-11

2. 人　员

朝阳农场职工医院建院初期，有员工22人，其中卫技人员17人，占职工总数的77.27%。2006年11月16日，并入祝桥镇社区卫生服务中心时，有职工12人。

1978～2006年部分年份朝阳农场职工医院人员情况表

表2-2-139　　　　单位：人

年　份				1978	1985	1989	1992	1996	1998	2002	2006
职工总计				22	34	42	49	44	35	22	13
按岗位分类（职称）	卫生技术人员	合　计		17	25	25	41	31	27	18	8
		医生	中级	0	2	4	5	8	5	3	3
			初级	8	15	6	16	5	5	9	3
		护理	中级	0	0	1	1	1	1	1	0
			初级	4	8	4	6	7	6	2	1
		其他	初级	5	0	10	13	10	10	3	1
	管理及其他人员	合　计		5	9	17	8	13	8	4	5
		卫技	中级	0	0	0	2	1	2	2	2
			初级	2	4	4	3	4	2	0	0
		其他	初级	3	5	13	3	8	4	2	3
按学历分类			本科	0	0	0	1	1	0	0	0
			大专	0	1	3	3	8	6	5	6
			中专	0	8	19	20	21	21	9	4
			其他	17	25	20	25	14	8	8	3

3. 经费、设施

朝阳农场职工医院（卫生所）的经费收支：1975～1992年，医院的各项收入均上缴朝阳农场场部，医院的各项支出如职工的工资、福利、奖金、管理费及院部成本费用等都由朝阳农场全额拨款。1992～1998年，医院逐渐向社会开放，走向市场，在上海市内开设多个较具特色专科门诊点，朝阳农场场部对朝阳职工医院实行定额补助，自负盈亏。该阶段的后期，医院财务收支不平衡，出现亏损。1999～2006年，上海市政府对上海市农场管理局所承担的社会职能如教育、卫生、及社会失业等给予财政支持，实施“政企分设、财政列支、资金一次核定、分期下拨”的政策，农场职工医院实行差额拨款，大卫生（包括预防保健、爱国卫生和计划生育）按农场常住人口核拨经费，实行专款专用。原农场场部的定额补助政策取消，在此基础上医院实行自负盈亏。这一阶段，医院收支财务平衡。

1985～2005年部分年份朝阳农场职工医院经费收支情况表

表2-2-140　　单位：万元

年份	总收入				总支出			
	合计	业务收入	上级拨款	其他收入	合计	业务支出		其他支出
						合计	人员经费	
1985	12.18	0.52	11.66	0	12.18	0	2.56	9.62
1989	14.58	12.75	1.83	0	27.78	13.39	9.69	4.70
1992	86.89	73.89	13.00	0	76.86	59.19	17.67	0
1996	130.42	128.04	0	2.38	133.01	85.50	41.20	6.31
1998	125.09	92.80	31.00	1.29	126.52	84.11	40.16	2.25
2002	95.24	62.36	31.75	1.13	95.16	62.27	31.43	1.46
2003	111.85	71.79	38.28	1.78	105.08	68.55	34.18	2.35
2004	106.79	76.54	29.49	0.76	104.06	66.84	34.73	2.49
2005	116.37	83.69	31.98	0.70	116.29	81.22	33.17	1.90

1976～1978年，上海市农场管理局和朝阳农场场部投资24万元建造朝阳农场职工医院综合大楼、食堂、门卫房等设施，占地面积4266平方米、建筑面积981平方米，1978年9月启用。1978～1999年，设置临床科室有：西医内科、外科、妇科、儿科、皮肤科、口腔科、中医内科、预防保健科等；辅助科室有：西药房、检验科、放射科、心电、B超室、护理部、中药房、挂号、收费室、消毒室、理疗室等；行政科室有：院部办公室、财务科、医务科、总务科、信息科、档案室等。

医院建院之初，购置50mAx线摄片机、心电图机、显微镜、恒温箱、光电分析仪等简单的设备。1985年以来，先后购置200mAx线摄片机、卧式圆形压力蒸汽消毒锅、CE－851超声实时显像仪、手术床、无影灯等设备。1998年，购置半自动生化仪。2004年，购置远红外线按摩诊疗床（舱式）、微机控制多功能牵引床等。

4. 医疗业务

1975年卫生所成立后，服务对象主要是农场职工家庭，诊疗范围主要以常见病、多发病为主及农场内的预防保健工作。1978年，朝阳农场职工医院核定床位20张，但未开放。1985～2002年，朝阳农场职工医院向社会开放住院床位，其间收治各类住院病人723人次，留院观察病人543人次，住院病人疾病前五位为：上呼吸道疾病感染、慢性支气管炎合并感染、支气管哮喘、冠心病、急性肠胃炎。1992～1996年，朝阳农场职工医院开展各类下腹部手术19人次，如卵巢囊肿切除术，急性阑尾炎切除术、痔疮切除术等。2003年始，医院关闭住院部，停止收治住院病人，但保留床位数。仅开展急诊、常见病、多发病和诊断明确的慢性病的治疗工作及预防保健工作。

1997～2005年，朝阳农场职工医院开设家庭病床89人次，如脑中风后遗症恢复期，糖尿病、冠心病等。

2000～2006年，按照上海市农场管理局要求，朝阳农场职工医院根据功能定位、服务人口数、进行核定人员编制、压缩科室设置。

1985～2005年部分年份朝阳农场职工医院医疗业务情况表

表2-2-141

年份	诊疗人次数（人次）	门急诊人次（人次）	年末实有床位（张）	入院人数（人）	出院人数（人）	病床使用率（%）	病床工作日（天）	平均住院日（天）	治愈率（%）	好转率（%）
1985	7482	7482	20	—	—	—	—	—	—	—
1989	8335	8335	20	10	10	2	0.7	11	42	58
1992	11806	11806	20	22	22	3	0.74	10	45	55
1996	37553	37553	20	44	44	5	1.48	9	48	52
1998	12967	12967	20	44	44	5	1.418	9	51	49
2001	11056	6355	20	19	19	2	0.71	11.58	63	37
2002	5495	5495	20	36	36	5	1.43	11.97	28	67
2003	6168	6168	—	—	—	—	—	—	—	—
2004	6439	6439	—	—	—	—	—	—	—	—
2005	6843	6843	—	—	—	—	—	—	—	—

1991年，开设“气管炎、支气管哮喘特色门诊”。采用针灸+中西药物联合和穴位注射的方法治疗气管炎和支气管哮喘，取得一定成效；1991～2006年，治疗气管炎、支气管哮喘患者12万余人次。

（五）祝桥镇社区卫生服务中心

2005年1月，祝桥镇社区卫生服务中心成立。下设祝桥镇社区卫生服务中心东海分中心、祝桥镇社区卫生服务中心盐仓分中心。2006年11月15日，朝阳农场职工医院归并祝桥镇社区卫生服务中心，属区级集体所有制性质单位，成为祝桥镇社区卫生服务中心朝阳分中心。

至2009年，祝桥镇社区卫生服务中心占地面积23878平方米，建筑面积13444.82平方米，基本建设总投资2117万元[上海市政府下拨70万元、南汇区（县）政府下拨150万元、祝桥镇（乡）政府拨款684万元]。核定床位123张，实际开放418张（其中老年护理床位301张，综合病区床位117张）；临床医技科室设内科、外科、妇产科、妇幼保健科、预防保健科、儿科、儿童保健科、眼科、耳鼻喉科、口腔科、皮肤科、医疗美容科、精神科、传染科、结核病科、麻醉科、医学检验科、医学影像科、中医科等临床科室；行政后勤、社区卫生设办公室、医务科、财务科、后勤保障科、防保科、社区卫生服务科、护理部、药剂科等职能部门。

1. 党政领导

2005～2009年祝桥镇社区卫生服务中心行政领导情况表

表2-2-142

姓　名	性　别	职　务	任职时间
钱　铭	男	主　任	2005-01～2007-08
邱文龙	男	副主任	2005-01～2006-04
黄耀明	男	副主任	2005-01～2009-08
陈素珍	女	副主任	2007-07～2009-08
王卫忠	男	主　任	2007-08～2009-08
张广明	男	副主任	2007-12～2009-08

2004～2009年中共祝桥镇社区卫生服务中心支部委员会领导情况表

表2-2-143

姓　名	性　别	职　务	任职时间
张为民	男	书　记	2005-01～2008-05
朱慧芬	女	书　记	2008-05～2009-08
王卫忠	男	副书记	2007-12～2009-08

2. 人　员

2005年中心成立时，有职工2164人，其中卫生技术人员142人。2009年，有职工170人，其中卫生技术人员146人。有硕士研究生1人，大学本科生53人、大专生57人、中专生40人；有副主任医师3人、主治医师22人、主管护师及其他中级职称12人。

2005～2009年祝桥镇社区卫生服务中心人员情况表

表2-2-144　　单位：人

类别\年份				2005	2006	2007	2008	2009
职工总计				164	160	175	177	170
按岗位分类（职称）	卫生技术人员	合　计		142	141	152	153	146
		医生	高级	2	3	2	2	2
			中级	17	14	16	20	22
			初级	72	78	72	67	60
		护理	中级	10	10	9	11	11
			初级	26	21	29	35	33
		其他	中级	0	0	0	0	1
			初级	15	15	24	18	17
	管理人员	合　计		8	8	12	16	16
		卫技	高级	1	1	1	1	1
			中级	0	0	1	0	0
			初级	0	0	0	6	8
		其他	初级	7	7	10	9	7
	工勤人员	合　计		14	11	11	8	8
		高　级		1	1	1	1	1
		中　级		1	1	1	1	1
		初　级		12	9	9	6	6
按学历分类		硕　士		0	0	0	1	1
		本　科		20	29	35	50	53
		大　专		59	57	65	63	57
		中　专		54	45	47	42	40
		其　他		31	29	28	21	19

2008、2009年祝桥镇社区卫生服务中心床位、卫技人员情况表

表2-2-145

年份	床位数（张）				卫生技术人员数（人）										其中				
	合计	编制床位数	实际开放床位数	护理床位数	合计	中医师	中药人员	西医师	医士	护士	助产士	药剂人员	检验人员	其他技术人员	小计	执业医师	助理执业医师	执业药师	执业护士
2008	—	123	386	386	148	5	6	52	26	28	1	11	6	13	104	57	20	4	23
2009	—	123	386	386	149	5	6	52	26	29	1	11	6	13	105	57	20	4	24

3. 经费、设施

2004年8月起，为创建祝桥镇标准化社区卫生服务中心，市、区、镇政府各拨款70万元、80万元、599万元，计749万元，改建门诊大楼、医技大楼2206平方米、综合大楼1712平方米，拆除危房240平方米，新建急诊室、小药房203.4平方米、垃圾房11.07平方米、门诊与医技连接楼242平方米；开设老年护理病房，设床位281张（中心96张、东海分中心85张、盐仓分中心100张）。

2005～2007年，祝桥镇社区卫生服务中心筹资1.45万元，种植绿化面积300.68平方米。

2007年，祝桥镇社区卫生服务中心筹资125.68万元，建造门诊补液室、装修食堂、护理室等；建造盐仓分中心配电间，装修门诊部、护理室、护理院；装修东海分中心护理院、翻造围墙、肝炎、肠道门诊等，2004～2007年，祝桥镇社区卫生服务中心基本建设投资874.68万元。增加建筑面积709.09平方米。

2009年，中心有医疗仪器设备243件，价值395.98万元。其中：万元以上42件，价值358.01万元；10万元以上的有10件，价值246.38万元。2004～2007年，添置600型电脑治疗仪、日立全自动生化仪、6318K血球分析仪、电脑验光仪、心电工作站、动态心电系统、3500型阿洛卡彩超、放射线工作站、265P全自动血压计等9件万元以上医疗仪器，投入资金125.13万元。

2005～2009年祝桥镇社区卫生服务中心收支情况表

表2-2-146　　单位：万元

年份	总收入				总支出			
	合计	业务收入	上级拨款	其他收入	合计	业务支出		其他支出
						合计	人员经费	
2005	2682.8	2402.9	189.7	90.2	2807.4	2661.0	1025.7	146.4
2006	3653.0	2914.0	656.6	82.4	3650.5	3031.0	1291.1	619.5
2007	4503.8	4077.0	409.8	17.0	4731.0	4677.0	1740.0	54.0
2008	5332.0	4806.0	496.0	30.0	5211.0	5209.0	1395.0	2.0
2009	6079.2	5052.3	979.9	47.0	6040.4	5971.9	1916.4	68.5

2008、2009年祝桥镇社区卫生服务中心资产财务收支情况表

表2-2-147　　单位：万元

年　份	流动资产	固定资产	净资产	拨　款	收　入	支　出
2008	1259	2821	2882	496	5332	5232
2009	1728	3433	3281	979.87	6079.18	6040.4

2008、2009年祝桥镇社区卫生服务中心资产总规模分类情况表

表2-2-148

项　目	2008年	2009年	项　目	2008年	2009年
总资产额（万元）	4121	5162	房屋建筑面积（平方米）	13445	13445
净资产（万元）	2882	3281	业务总收入（万元）	4806	5052
固定资产（万元）	2821	3433	其中：医疗收入（万元）	1517	1500
其中：房屋建筑物（万元）	1912	2217	药品收入（万元）	3289	3553
专业设备（万元）	426	512	银行存款（万元）	753	909

至2009年祝桥镇社区卫生服务中心10万元以上医疗仪器设备情况表

表2-2-149

设备名称	型号规格	数量（台）	金额（万元）	设备名称	型号规格	数量（台）	金额（万元）
三菱B超图像记录仪	—	1	13.30	全自动血球计数仪	SYSMEX	1	11.00
血球计数仪	MEK-5108K	1	11.50	有创呼吸机	DRAGER	1	19.53
X光机	501A	1	27.80	全自动生化仪	7020	1	45.00
B超，黑白	SA-5500	1	16.75	彩超	3500	1	49.50
床边摄片机	GE	1	40.00	全自动血球分析仪	KX-21W	1	12.00

4. 医疗业务

2005～2009年，中心在发扬专科特色基础上，开展新的医疗服务项目。妇产科能独立进行剖宫产、卵巢囊肿切除、黄体破裂修补、子宫切除等手术。增设医疗美容科、哮喘门诊和开设老年护理院。

2005～2009年祝桥镇社区卫生服务中心医疗业务情况表

表2-2-150

年　份	2005	2006	2007	2008	2009
诊疗人次数（人次）	180027	215514	305647	381419	438602
门急诊人次（人次）	180027	215514	305571	381386	438551
年末实有床位（张）	232	251	386	386	386
期初留院（人）	92	162	235	291	261
入院人数（人）	5290	3993	3375	3020	2925
出院病人数（人）	5220	3920	3319	3050	2712
期末留院（人）	162	235	291	261	281
病床使用率（%）	60.3	82.1	85.3	76.0	80.9
病床工作日（天）	220.0	300.0	312.0	277.0	295.0
平均住院日（天）	8.0	13.0	17.0	24.0	24.2

续表 2-2-150

年　份	2005	2006	2007	2008	2009
治愈率（%）	42.5	32.3	33.2	22.9	5.9
好转率（%）	52.2	52.6	58.2	66.8	84.9
病死率（%）	2.5	4.4	5.4	7.4	8.1

5. 特色医疗专科——蛇伤科

1970年初，祝桥公社卫生院成立蛇伤科，采用新鲜中草药地丁草、连线草、垂盆草打汁内服，药渣外敷伤口，1日3次，局部肿胀加马鞭草，皮下瘀斑加墨旱莲、马兰头；有精神症状者加野菊花、省头草，48小时内无大便者用铁扁担根捣汁内服。后用医院自制的解毒灵糖浆。以上适用于轻型病例或作中重型病人的辅助治疗，得到上级部门、军医、工人医生的支持和肯定。是年，上海市医药工业研究院、上海中药制药二厂、祝桥公社卫生院组成治疗蝮蛇咬伤"三结合"小组（后改称上海蛇药三结合科研小组），研制出"上海蛇药Ⅰ号、Ⅱ号"（后改称上海蛇药）片剂与针剂（由多种中草药配制而成，具有解蛇毒以及消炎、强心、利尿、止血、抗溶血等作用，用以治疗蝮蛇、竹叶青等毒蛇咬伤，亦可治疗眼镜蛇、银环蛇、五步蛇等咬伤）。

祝桥公社卫生院以上海蛇药为主，中草药为辅，中西医结合治疗蛇咬伤100余人无死亡。1971年12月，卫生院有关医生出席华东六省一市蛇咬伤学术交流会兼上海蛇药鉴定会并作交流介绍。1973年，上海蛇药三结合科研小组编写出版《蝮蛇咬伤的防治》一书，并在祝桥公社卫生院召开治疗蛇咬伤现场会，推广祝桥公社卫生院蛇伤科的经验。1973年12月，制订出"蝮蛇咬伤治疗常规"。1974年1月，《祝桥公社卫生院使用上海蛇药治疗蝮蛇咬伤235例临床观察》收编于《上海蛇药总结资料汇编》。是年5月，上海市中华医学分会出版的《医药情况交流》一书中载有该院《抗蝮蛇毒血清治疗蛇咬伤81例临床报告》。1978年3月，蛇伤科被上海市革命委员会评为"卫生战线先进单位"。自此，蛇伤科的影响更大，辐射面更广，浙江省的上虞，江苏省的南通、启东，青浦县，浦东地区的病人都慕名而来。甚至南汇县中心医院、川沙人民医院、仁济医院、第九人民医院都转送病人到医院治疗。最多时一天达17人之多。年龄最小3岁，最大为88岁。每年7～9月为蛇咬伤高发季节，以16～55岁居多。自蛇伤科成立至2007年，收治病人12328例，死亡2例，治愈率99.98%。

蝮蛇咬伤分型表

表 2-2-151

类　别	标　准
轻　型	局部肿胀在一关士（见说明），全身症状有头晕、眼花、发热（38℃），周身疼痛，焦虑紧张，恶心呕吐。
中　型	局部肿胀在二关士，皮下瘀斑，血泡、水泡、萎软、思睡、眼睑下垂、复视、项强、呕吐、心率快、尿常规：蛋白、管型，镜检：血尿、血红蛋白尿。
重　型	局部肿胀在三关士，深部组织破坏，烦躁不安、神志错乱、谵妄，视力障碍、吞咽困难、呼吸困难，表浅不规则、紫绀、心动过速或过缓，血压过高或过低，波动不定，黄疸、少尿、尿蛋白氮增高等。
危　型	抽搐昏迷，大小便失禁、休克、肺水肿、或心跳呼吸骤停，尿毒症。

说明：一关士指一个大关节。为蛇咬伤在手指，肿胀超过腕关节为肿过一关士，超过肘关节为肿过二关士，超过肩关节为肿过三关士。下肢亦同。

九、惠南镇社区卫生服务中心

（一）黄路镇（乡、公社）卫生院

1952年2月，陈山、沈三、缪济光、杨大正、沈银楼、沈保康、朱仲凡、季省吾、季乃璋、沈才明、金应庚、杨体兰等12人组成黄路联合诊所。1954年起，先后又有沈根军、唐霞、姚天生、徐火生4人参加，黄路联合诊所人员增至16人。黄路联合诊所设中医内外科、儿科、眼科、伤科、妇科、西医内科，并负责上级布置的各种预防接种任务，在兽医站未成立前，兼管屠宰稽验。所长先后由金应庚、陈山、季省吾、缪济光担任。

黄路联合诊所借用私房1间及公房6间，医疗用具及药品等由各人从家中带入诊所，作为投资，待后作价逐步偿还。

1952年3月，谈店联合诊所成立，参加医生有顾贯一、傅耀生、宣楚琴、顾达人、邬建邦、顾伯平、瞿勤祥、瞿来根、周柏、严学良、陈应禄等11人。所长先后由陈应禄、顾贯一、瞿勤祥、瞿来根担任。

1952年3月，又有黄雅容、顾禹平、陈希贤、陈卿海4人联合组建成立六灶湾联合诊所，所长先后由黄雅容、顾禹平担任。

1958年7月，黄路联合诊所改建为黄路乡人民医院，谈店联合诊所及六灶湾联合诊所改为黄路乡人民医院分诊所，陈山为业务所长。

1958年9月，南汇县实行“政社合一”，建立人民公社。黄路地区属惠中公社管辖。

1958年秋，黄路乡人民医院并入惠中公社医院，成立黄路中心保健站，陈希贤任站长。

1959年6月，全县从原10个公社调整为21个公社，惠南、黄路公社成立。惠中公社医院更名为惠南公社医院。1960年10月，按照上海市农村人民公社卫生机构调整设置办法的精神，把原属惠南公社医院的黄路中心保健站划出，成立黄路公社卫生院。址设黄路镇今川南奉公路6168号。

1984年4月，南汇县实行政社分设，建立黄路乡。黄路公社卫生院更名为黄路乡卫生院。

1993年，黄路乡卫生院被评为一级甲等医院。

1995年9月，撤销黄路乡建制，建立黄路镇。黄路乡卫生院更名为黄路镇卫生院。

2003年5月，原黄路镇、惠南镇建制撤销，建立新惠南镇。2005年，黄路镇卫生院被列入上海市政府重大实事工程之一——创建惠南镇标准化社区卫生服务中心。同年12月，通过市卫生局验收。

1. 党政领导

1958～2005年黄路镇（乡、公社）卫生院行政领导情况表

表2-2-152

姓　名	性　别	职　务	任职时间
陈　山	男	业务院长	1958-07～1958-10
陈希贤	男	站　长	1958-10～1960-10
王建中	男	负责人	1960-10～1960-12
董令波	男	院　长	1960-12～1970-05
陈希贤	男	业务负责人	1960-10～1965-05
倪伯元	男	副院长	1965-05～1970-04
倪伯元	男	革命委员会主任	1970-04～1971-05
王根楼	男	院　长	1971-05～1983-12
倪伯元	男	副院长	1971-05～1979-03
吴才良	男	副院长	1979-03～1984-01
朱新荣	男	副院长	1979-03～1985-03
吴才良	男	院　长	1983-12～1985-03
曹雪元	男	副院长	1983-12～1985-03
曹雪元	男	院　长	1985-03～1997-01
张为民	男	副院长	1985-03～1991-01
傅根龙	男	副院长	1991-08～2003-07
王瑶璋	男	院　长	1997-01～2005-12
郭建珍	女	副院长	2003-07～2005-12

1958～2006年中共黄路镇（乡、公社）卫生院（含前身）支部委员会领导情况表

表2-2-153

姓　名	性　别	职　务	任职时间
钟友君	男	副书记	1970-04～1971-05
王根楼	男	副书记	1971-05～1971-09
王根楼	男	书　记	1971-09～1985-10
倪伯元	男	副书记	1978-05～1979-06
钟友君	男	书　记	1985-10～1991-01
瞿金根	男	副书记	1985-03～1989-12
张为民	男	副书记	1990-01～1991-01
张为民	男	书　记	1991-01～2002-06
王瑶璋	男	书　记	2002-06～2003-12
王生伯	男	书　记	2003-12～2005-12
王瑶璋	男	副书记	2003-12～2005-12

说明：1970年4月至1971年9月为中共黄路公社教育卫生支部委员会。

2. 人 员

1985年，黄路乡卫生院有职工67人，其中卫生技术人员51人。中专以上学历的医护人员仅占职工总数的22%。2001年，人员编制59人，其中卫生技术人员45人。至2004年，黄路镇卫生院49名卫生技术人员中，有大学本科学历2人、大学专科学历18人、中专学历9人，占职工总数的67%，中级职称9人。

1958～2004年部分年份黄路镇（乡、公社）卫生院人员情况表

表2-2-154　　　　单位：人

年份				1962	1962	1971	1978	1985	2001	2002	2002	2003
职工总计				15	20	57	73	67	67	61	53	49
按岗位分类	卫生技术人员（职称）	合计		14	19	47	63	57	54	48	45	43
		医生	中级	0	0	0	0	0	7	4	2	7
			初级	12	11	23	27	27	18	27	26	21
		护理	中级	0	0	0	0	0	0	0	0	1
			初级	0	4	7	11	15	11	8	9	7
		其他	中级	0	0	0	0	0	0	1	1	1
			初级	2	4	17	25	15	18	8	7	6
	管理人员	合计		1	1	10	10	10	13	13	8	6
		卫技	中级	0	0	0	0	0	1	2	0	0
			初级	1	1	2	2	2	2	1	1	0
		其他	初级	0	0	8	8	8	10	10	7	6
按学历分类	本科			0	0	0	1	0	2	1	1	2
	大专			0	1	2	3	1	5	6	10	18
	中专			0	1	8	18	14	16	13	12	9
	其他			15	18	47	51	52	44	41	30	20

3. 经费、设施

1978年始，黄路公社卫生院加强基本建设。至1982年底，有房屋60余间、工作人员72人、科室10余个、病床46张、医疗仪器设备4万余元。1985年，黄路乡卫生院占地面积2700平方米，建筑面积1050平方米，核定床位28张。

1991年7月至1992年3月，南汇县、黄路乡财政拨款及黄路乡卫生院自筹资金共50万元，翻造门诊大楼1006平方米。1992年12月至1993年4月，由南汇县、黄路乡财政拨款及黄路乡卫生院自筹资金28万元，病房加层560平方米。1997年，黄路镇卫生院绿化面积80平方米。2001年，黄路镇卫生院占地面积2700平方米，建筑面积1850平方米，核定床位28张。

1985～2001年，黄路镇（乡）卫生院添置万元以上医疗仪器有：200毫安X光机、SSA-320AB超声诊断仪、SJN2031B超声诊断仪、CUNITGK50尿液分析仪、SE型心电、血压监护仪、3000型半自动生化仪、ABX3分类血球计数仪、心律监护仪等9件及空调28台、电脑6台、病房呼叫系统装置1套，投入资金45万余元。至2001年，黄路镇卫生院总资产278万元。

1985～2003年部分年份黄路镇（乡）卫生院业务收支情况表

表2-2-155　　　　单位：万元

年份	总收入				总支出			
	合计	业务收入	上级拨款	其他收入	合计	业务支出		其他支出
						合计	人员经费	
1985	39.40	34.20	4.30	0.90	36.90	36.70	7.60	0.20
2001	524.90	489.60	20.00	15.30	488.80	486.00	159.60	2.80
2003	467.00	414.00	41.00	12.00	482.00	478.00	184.00	4.00

4. 医疗业务

1960年9～10月，黄路公社卫生院开设简易肠道病房。1962年始，黄路公社卫生院在谈店、新民、六灶湾设立医疗站为附近的村民开展门诊及农忙时巡回医疗工作，每站配置2～3人。

1964年4～5月间，在上海市卫生工作队支持下建立手术室，逐步开展外科小手术；开设病房收治普通急诊病人，技术力量不断加强。

1965年6～7月，上海市中医学院所属龙华医院、上海市针灸研究所派出10名左右的医疗专家组到黄路公社卫生院开展门诊医疗服务，一日门诊量最多达到379人次。1966年，在新华、桥西、东联、四墩开设下乡医疗巡回点，每站配置2～4人，开展防、治病工作。至1966年，全院有医护人员36人，除门、急诊、病房收治病人外，还担负黄路公社各种传染病的预防接种、妇幼卫生、卫生宣传和隔离消毒等工作。医院设有病房4间、床位20张，收治普通病人；于20世纪70年代初逐步开展阑尾炎、鞘膜积水、痔疮等下腹部简易手术及接生和计划生育手术。同期在二团开设临时病床收治慢性血吸虫病人，治愈1000余人。

1970年，南市区的沪南医院、第九人民医院、有关防治站所等，派出卫生工作队九批，帮助培训医务人员、“赤脚医生”，提高医务人员的业务技术水平。1975年前后，黄路公社卫生院成为上海第二医学院口腔系教学基地，有三批口腔系学生前来临床实习。

1985年前，内科只开展一般常见病的急性期治疗及慢性病的终末期治疗。1985年后，逐步开展肝硬化失代偿期、慢性肾功能不全、高血压脑病、脑血管意外、重症肺炎、肺性脑病、多脏器功能衰竭及混合性结缔组织疾病等抢救治疗。尤其在心血管疾病方面，由于24小时心电监护在临床上的应用，对心律失常、阿斯综合症等疾病的救治成功率有了进一步的提高。1985年前，外科仅开展一般小外科手术，最多也只开展下腹部（阑尾、疝气）等手术。2000年，在南汇县中心医院专家的指导下成功开展了较复杂的上腹部手术：胆囊切除术、胆道手术、胃大部切除术、胃癌根治术和泌尿科手术及妇科子宫全切术等。1985年前，放射科仅开展一些四肢常规摄片及胸腹透视；2001年，开展消化道、泌尿系统等造影技术。1985年前，化验室仅开展三十大常规及肝功能测定；2001年，增加肾功能、血糖、二对半、蛋白分类、甘油三脂、胆固醇等各项检查的测定。1985年前，心电B超室仅开展一般脏器的超声诊断及心电图；2001年，增加24小时心电、血压监护等项目。

从1992年来，黄路镇（乡）卫生院定期、不定期聘请上级专家到医院开设专家门诊。1993～2001年，黄路镇（乡）卫生院外出学习进修10人次；原中专学历通过在职教育取得大专学历7人；医务人员的业务水平有了明显提高。

1995～2001年，黄路镇卫生院卫生技术人员撰写论文10余篇，5篇发表在省市杂志，开展各类业务讲座20余次。

1960年黄路公社卫生院建立，设医疗、病房、药剂、防保、后勤5个组。1964年，建手术室。1970年，发展中草药制剂室。1972年，开设五官口腔科。1973年，建X光室。1979年，建心电图、超声波室。

2001年，黄路镇卫生院临床科室有内科、外科、妇产科、儿科、口腔科、眼科、中医科、肺科、精神科；医技科室有放射、B超、心电图、化验等科室。职能部门有办公室、医务科、财务科、总务科、防保科、农卫科等。全院有19个科室。

随着人民生活水平的提高和对医疗质量需求的增高以及医保、合作医疗允许群众自选医院的政策出台。2000年后，黄路镇卫生院门诊病人较前有所减少，住院病人数基本维持原状。

1975～2005年部分年份黄路镇（乡、公社）卫生院医疗业务情况表

表2-2-156

年　份	1975	1980	1985	1990	2001	2005
诊疗人次数（人）	61131	67514	55013	60153	32699	36176
门急诊人次（人）	61131	67514	55013	60153	32699	36176
年末实有床位（张）	100	40	28	43	28	28
期初留院（人）	—	55	18	—	21	16
入院人数（人）	2084	2563	2316	2553	2043	768
出院人数（人）	2122	2602	2310	2554	2040	758
出院病人数（人）	2090	2248	2288	2464	2040	758
期末留院（人）	—	16	11	—	24	26
病床使用率（%）	38.8	47.0	91.0	61.7	93.0	52.9
病床工作日（天）	141.6	172.0	293.0	225.28	240.0	193.1
平均住院日（天）	5.2	7.8	3.7	3.9	4.9	7.2
治愈率（%）	95.7	93.0	69.0	78.7	75.0	66.0
好转率（%）	3.8	6.1	24.0	17.2	21.0	23.5
病死率（%）	0.5	0.9	1.0	0.7	1.0	0.4

（二）惠南镇社区卫生服务中心

2006年1月，惠南镇社区卫生服务中心成立。2007年10月，中心由原黄路镇川南奉公路6168号搬迁至惠南镇观海路259号新址。中心建筑面积9239平方米，占地面积14088.7平方米，绿化面积占42.9%。

2007年11月，原南汇区光明中医医院承担的惠南镇公共卫生功能和光明中医医院防保科

相关人员转移至惠南镇社区卫生服务中心。中心承担辖区内65平方公里，29个村17个居委18万社区居民的“六位一体”（预防、保健、医疗、康复、健康教育和计划生育指导）的社区卫生服务，下设18个村卫生室（所），3个卫生服务站。

惠南镇社区卫生服务中心是第一批上海市中医药服务示范点建设单位之一，中医特色明显。2008年1月起，与南汇区光明中医医院联合办院，定期开设专家、专科门诊。同年4月1日起，被纳入南汇区卫生系统收支两条线管理试点单位。

2009年1月，南华医院听潮门诊部整体划入惠南镇社区卫生服务中心，成为惠南镇社区卫生服务中心听潮分中心。至年底，惠南镇社区卫生服务中心设有全科诊室、公共卫生、社区服务、内科、外科、妇产科、中医科、针灸科、口腔科、眼科、老年病房、综合病房、心电、B超、放射及临床检验等科室，实际可开放床位42张。

1. 党政领导

2006～2009年惠南镇社区卫生服务中心行政领导情况表

表2-2-157

姓　名	性　别	职　务	任职时间
王瑶璋	男	主　任	2006-01～2007-07
郭建珍	女	副主任	2006-01～2007-07
郭建珍	女	主　任	2007-07～2008-05
乔　伟	男	副主任	2007-07～2009-08
张　韬	男	主　任	2008-05～2009-08
盖红梅	女	副主任	2008-05～2009-08

2006～2009年中共惠南镇社区卫生服务中心支部委员会领导情况表

表2-2-158

姓　名	性　别	职　务	任职时间
王生伯	男	书　记	2006-01～2006-03
沈　波	女	书　记	2006-03～2008-05
王瑶璋	男	副书记	2006-01～2008-09
郭建珍	女	副书记	2007-07～2008-05
郭建珍	女	书　记	2008-05～2009-08
张　韬	男	副书记	2008-05～2009-08

2. 人　员

2009年，惠南镇社区卫生服务中心有卫生技术人员109人，占全中心职工的97.2%。其中，高级职称1人，中级职称16人；大学本科学历35人，大专学历38人中专学历；年龄结构合理，35岁以下人员62人，占57.4%。

2007～2009年惠南镇社区卫生服务中心人员情况表

表2-2-159　　　　单位：人

类别\年份				2007	2008	2009
职工总计				109	102	109
按岗位分类（职称）	卫生技术人员	合计		89	95	100
		医生	高级	0	0	0
			中级	10	9	9
			初级	34	41	39
		护理	中级	2	2	2
			初级	19	23	27
		其他	中级	3	2	1
			初级	21	18	22
	管理人员	合计		20	7	9
		卫技职称	高级		1	1
			中级	4	3	3
			初级	1	1	1
		其他职称	中级	1	0	0
			初级	14	2	4
按学历分类	本科			23	32	34
	大专			40	35	38
	中专			36	29	27
	其他			10	6	10

2008、2009年惠南镇社区卫生服务中心床位、卫技人员情况表

表2-2-160

年份	床位数(张)		卫生技术人员数（人）													
	编制床位数	实际开放床位数	合计	中医师	西医师	医士	护士	助产士	药剂人员	医技人员	其他技术人员	其中				
												小计	执业医师	助理执业医师	执业药师	执业护士
2008	28	42	90	5	18	21	25	1	9	9	2	58	23	14	2	19
2009	28	42	100	5	17	26	27	1	13	9	2	61	22	14	4	21

3. 经费、设施

2006～2009年，财政对卫生事业的投入较前18年明显加快，2007～2009年，财政对医院的投入增长9倍，医院的总支出增长1.5倍，其中财政对医院的投入用在硬件建设上增长8倍，卫生事业的经济困难状况得到一定的缓解。

2007～2009 年惠南镇社区卫生服务中心业务收支情况表

表 2-2-161　　单位：万元

年　份	总收入				总支出			
	合　计	业务收入	上级拨款	其他收入	合　计	业务支出		其他支出
						合　计	人员经费	
2007	918	569	322	27	1071	1061	397	10
2008	2283	1369	887	27	2140	2135	808	5
2009	25584	24365	1121	98	34269	34268	1224	1

2008、2009 年惠南镇社区卫生服务中心资产财务收支情况表

表 2-2-162　　单位：万元

年　份	流动资产	固定资产	净资产	拨　款	收　入	支　出
2008	848	384	343	887	2257	2219
2009	1688	665	805	1161	3655	3464

惠南镇社区卫生服务中心由惠南镇政府投资 4000 万余元，于 2007 年建成，分为门诊楼三层 5505.7 平方米，病房楼三层 3026.9 平方米，综合楼 903.3 平方米；设有室内康复健身区、3 个庭内花园、1 个室外大花园，绿化率达 42.9%；拥有 X1 － 600 型全自动生化仪、ABX － 60 型三分类血球仪、SSA － 320A 型 B 超、电脑全自动心电图仪、24 小时心电监护仪、XG － 501 型双床双管医用诊断 X 射线机、2600CX － Pro 型洗片机、裂隙灯显微镜、牙科治疗仪等；万元以上仪器设备 20 件，价值 113 万元。

2008、2009 年惠南镇社区卫生服务中心资产总规模分类情况表

表 2-2-163

项　目	2008 年	2009 年	项　目	2008 年	2009 年
总资产额（万元）	1232.0	2352.27	业务总收入（万元）	2257.0	2436.30
净资产（万元）	343.0	805.23	其中：医疗收入（万元）	375.0	532.91
固定资产（万元）	384.0	664.55	药品收入（万元）	967.0	1803.36
其中：房屋建筑物（万元）	86.0	199.32	银行存款（万元）	231.0	541.77
专业设备（万元）	202.0	329.25	职工年平均工资（万元 / 人）	5.4	5.70
房屋建筑面积（平方米）	9349.0	9739.00			

4. 业务发展

随着人民生活水平的提高，合作医疗报销比例的增加，特别是挂号费减免政策的出台。2007 年以来，惠南镇社区卫生服务中心的门诊病人明显增加。

2007～2009年惠南镇社区卫生服务中心医疗业务情况表

表2-2-164

年 份	2007	2008	2009	年 份	2007	2008	2009
诊疗人次数（人次）	55040	121814	237356	期末留院（人）	16	33	33
门急诊人次（人次）	55040	121814	237356	病床使用率（%）	46.4	67.02	81.56
年末实有床位（张）	28	42	42	病床工作日（天）	169	244	297
期初留院（人）	12	16	33	平均住院日（天）	8.1	10.4	10.2
入院人数（人）	588	995	1064	治愈率（%）	43.66	48.26	27.69
出院人数（人）	584	978	1064	好转率（%）	44.86	39.67	56.97
出院病人数（人）	584	978	1064	病死率（%）	2.23	2.25	1.99

十、大团镇社区卫生服务中心

（一）大团镇（乡、公社）卫生院

1952年6月，经大团地区部分开业医生协商，建立大团联合诊所，所址在煤炭弄内（今大团镇永春中路167弄6号）。大团联合诊所初创时用的台凳、药橱、接生器材等由医生自带，入所医生每人投资40元作为诊所基金。除号金及出诊费收入的30%作为诊所基金外，其他收入归医生个人所得。

大团联合诊所中西结合，内、外、幼、针、伤、眼诸科俱全，下设万祥、三墩、大桥、团西、团北分诊所，时有医务人员51人，由大团区区长周金麟兼任所长。同年底，选王正章任所长。1954年，大团联合诊所开展血吸虫病防治工作。1956年，诊所迁到中大街下塘原大团乡政府内（今大团镇永春中路161号）。

1958年7月，大团联合诊所改建为大团乡人民医院（今大团镇永定南路169号，门诊有6～7间平房，120平方米～140平方米。后增加3～4间住院部，60平方米～80平方米。

1958年9月，实行政社合一体制，建立大团公社。同年10月，大团乡人民医院更名为大团公社医院。1959年3月，南汇县人民委员会卫生科所属大团人民医院归并大团公社医院。1960年10月，大团公社医院更名为大团公社卫生院。1984年2月，南汇县实行政社分设，建立大团乡，大团公社卫生院更名为大团乡卫生院。

1994年5月，原大团镇、大团乡建制撤销，组建新的大团镇。同年9月，撤销大团乡卫生院、大团镇卫生所，建立大团镇卫生院，为南汇县县属大集体事业单位（1994年8月，定为正科级事业单位），院址设在大团镇永定南路169号。占地面积7356平方米，建筑面积4823.4平方米。

2003年5月，原大团镇、三墩镇建制撤销，建立新的大团镇。同年12月，大团镇卫生院与三墩镇卫生院合并组建为新的大团镇卫生院。

2003年12月，完成上海市政府重点实事项目社区卫生服务中心标准化建设，经上海市卫生局验收合格，宣布大团镇社区卫生服务中心创建成功。

1. 党政领导

1958～2003 年大团镇（乡、公社）卫生院行政领导情况表

表 2-2-165

姓　名	性　别	职　务	任职时间
张玉生	男	名誉院长	1958-07～1959-04
王正章	男	副院长	1958-07～1959-04
唐奎龙	男	副院长	1958-07～“文化大革命”
潘才德	男	副院长	1958-10～1959-08
庄文来	男	副院长	1958-11～1959-04
赵志龙	男	院　长	1959-04～1968-01
缪　衢	男	革委会主任	1968-02～1978-11
沈益方	男	革委会副主任	1968-02～1978-11
张永江	男	院　长	1978-11～1990-02
唐奎龙	男	副院长	1978-11～1979-03
徐才根	男	副院长	1978-11～1994-11
王卫东	男	副院长	1981-06～1990-02
张才根	男	副院长	1982-11～1993-11
盛银才	男	副院长	1984-02～1999-01
王卫东	男	院　长	1990-02～1997-02
周明德	男	副院长	1993-01～1998-02
王卫东	男	副院长（主持工作）	1997-02～2000-07
华爱光	男	副院长	1994-10～2002-05
施明梅	女	副院长	1998-12～2002-12
严　萍	女	副院长	1999-02～2003-03
周成武	男	副院长	1999-02～2003-12
王正平	男	院　长	2000-07～2003-12

1958～2003 年中共大团镇（乡、公社）卫生院支部委员会领导情况表

表 2-2-166

姓　名	性　别	职　务	任职时间
赵志龙	男	书　记	1958-04～1968-01
缪　衢	男	书　记	1968-02～1978-11
张永江	男	书　记	1978-11～1991-10
倪东清	男	书　记	1991-10～2002-06
施庆红	女	书　记	2002-06～2003-12

1958 年，大团公社医院有医务人员 30 人。其中：医生 16 人、行政管理人员 3 人、护士 2 人、其他技术人员 5 人、工勤人员 4 人。

1960 年，大团公社卫生院有医务人员 41 人。其中：卫生技术人员 28 人、行政管理人员 5 人。

1985 年，大团乡卫生院有医务人员 145 人，其中卫生技术人员 113 人；中专以上学历职工占 59%，卫生技术人员中没有中级及以上职称人员。

1997～1999 年，大团镇卫生院从江西、四川、湖南等地招聘 12 名应届本科毕业生。从外省引进内科、骨科、妇产科、检验副主任医师（技师）5 人，高年资外科、麻醉主治医师 2 人。2001 年，大团镇卫生院职工总数 167 人，大专以上学历职工占 29.9%；卫生技术人员中，高、中级以上职称的有 28 人。2003 年，大团镇卫生院职工总数 171 人，本科 14 人，大专学历 43 人，占职工总数的 33.3%；卫生技术人员中，高、中级以上职称 30 人，占卫生技术人员的 21.4%。

1958～2001 年部分年份大团镇（乡、公社）卫生院人员情况表

表 2-2-167　　单位：人

类别\年份			1958	1962	1975	1978	1985	1990	1994	2001
职工总计			30	41	114	137	145	152	156	167
卫生技术人员	合计		23	29	92	112	113	131	135	133
	医生	高级	0	0	0	0	0	0	0	4
		中级	0	0	0	0	0	14	14	12
		初级	16	21	41	45	47	58	60	60
	护理	中级	0	0	0	0	0	1	1	3
		初级	2	2	17	18	33	32	32	30
	其他	高级	0	0	0	0	0	0	0	1
		中级	0	0	0	0	0	0	2	2
		初级	5	6	34	49	33	26	26	21
管理人员	合计		7	12	22	25	16	21	21	10
	卫技职称	高级	0	0	0	0	0	0	1	2
		中级	0	0	0	0	0	1	2	3
		初级	3	3	10	13	4	12	10	0
	其他职称	中级	0	0	0	0	0	0	0	1
		初级	4	9	12	12	12	8	8	4
其他人员	工勤		0	0	0	0	16	0	0	24

3. 经费、设施

解放前的施医局无固定经费。联合诊所、供销合作社卫生部开办时有 1 万多元经费。随着上级财政的不断投入及卫生院的发展壮大，至 2003 年 12 月，大团镇卫生院总资产达 1709.46 万元。其中，固定资产 826.17 万元，流动资金 733.29 万元。

1970～2003 年部分年份大团镇（乡、公社）卫生院收支情况表

表 2-2-168　　单位：万元

年　份	总收入				总支出		
	合　计	业务收入	上级拨款	其他收入	合　计	业务支出	人员经费
1970	14.24	12.44	1.80	—	15.02	9.82	5.20
1978	29.87	25.10	4.77	—	31.71	23.20	8.51
1985	96.81	82.31	14.50	—	83.36	65.00	18.36
1994	695.11	672.08	23.03	—	580.80	418.00	162.80
2001	1488.00	1433.00	55.00	—	1422.00	727.00	695.00
2003	1798.61	1687.34	49.08	62.19	1737.99	1080.77	657.22

1970～2003 年部分年份大团镇（乡、公社）卫生院资产情况表

表 2-2-169　　单位：万元

年　份	总资产	流动资产	固定资产	年　份	总资产	流动资产	固定资产
1970	13.75	8.04	5.71	2001	1587.94	711.13	776.81
1985	86.91	34.53	52.38	2002	1651.76	694.10	807.65
1994	529.00	231.58	250.83	2003	1709.46	733.29	826.17

施医局时无基本医疗设施。联合诊所、供销合作社卫生部时添置初级的简易设施，以后逐年增添。1985～2001 年，大团镇（乡）卫生院增添万元以上医疗仪器有 50mA 遥控电透机、XG－852B 超、阿洛卡 B 超、CST503 监护仪、HM200 日本进口监护仪、CH－S 监护仪、QIF－CBS 胃镜等 51 件，投入资金 252.83 万元。

2001～2003 年大团镇卫生院添置万元以上设备情况表

表 2-2-170　　单位：万元

购买日期	设备名称	金　额	购买日期	设备名称	金　额
2001-03	RTS-370 全自动生化仪	16.00	2003-02	四通道血凝仪	3.80
2001-06	CH-S 监护仪	5.50	2003-04	CF-12 台式压力蒸汽灭菌器	1.28
2002-03	耳声发射仪	5.50	2003-04	1J135CB · CO_2 激光治疗仪	1.55
2002-04	KS500C 一体机	1.50	2003-06	医院信息管理系统网络工程	11.03
2002-07	QuickRead 分析仪	3.40	2003-08	1G-R-80 血液粘度仪	5.00
2002-11	MEK-6318K 血球计数仪	13.50			

1952 年 6 月，大团联合诊所有 5～6 间平房，100 平方米～120 平方米。1954 年，大团联合诊所增设简易病房 3 间，办起配药房、炊事房。1956 年，房屋增至 17 间。1958 年 7 月，大团公社医院有 6～7 间平房（门诊），120 平方米～140 平方米；后增加 3～4 间住院部，60 平方米～80 平方米，设普通病床 6 张、简易病床 15 张。1978 年，大团公社卫生院建造 7 间平房作病房，350 平方米。1979 年，在平顶房上加层并挖防空洞，增加建筑面积 1000 平方米。1982 年建造手术室 500 平方米。1985 年，大团乡卫生院自筹资金 4.60 万元，建造食堂用房 302 平方米。是年，占地面积 7 356 平方米，建筑面积 4 439.40 平方米。1990 年，南汇县政府出资

15万元，大团乡卫生院自筹资金39万元，建造病房大楼1645平方米，核定床位170张。1993年，卫生院自筹资金19.24万元，门诊楼加层384平方米。1997年，南汇县政府拨款60万元，卫生院自筹资金124.46万元，建造医技综合楼2178平方米。同年，卫生院自筹资金9.40万元，建造食堂辅助用房128.30平方米。

2003年，大团镇卫生院自筹150万元资金，对老病房进行改造、装修，建立中心供氧及呼叫系统，每间病房都有配套卫生间，沐浴用具，对病区环境进行装潢美化，改善病人住院条件和就医环境。2003年，完成上海市政府重点实事项目社区卫生服务中心标准化建设，投资523万元（上海市政府、南汇区政府、大团镇政府分别投资50万元、150万元、323万元）建造门诊楼，新征土地500平方米，建筑面积2849平方米。是年，大团镇卫生院占地面积7356平方米，建筑面积7140平方米，核定床位177张。临床科室有内科、外科、骨科、妇产科、口腔科、眼科、儿科、皮肤科、中医科等；医技科室有放射科、检验科、B超心电图室；专科门诊有泌尿外科、心血管科、呼吸科、血液科、病理科、肿瘤科等。职能部门有办公室、医务科、总务科、财务科、防保科、农卫科。

4. 医疗业务

1985年时，内科能对急性心肌梗塞、严重的心衰、心律失常、心肺复苏、心源性休克等病诊断治疗；2001年，大团镇卫生院内科能对严重的肝腹水、重症胰腺炎、高血压脑病、白血病化疗、小儿重症肺炎、肾病综合症、尿毒症等病抢救治疗。

1985年时，外科能进行一般上腹部手术外，还可以进行较复杂的胆道手术、胆肠吻合术、进胸手术。痔疮科是大团镇卫生院的特色专科，采用中西医结合治疗痔疮、肛瘘，疗效显著，吸引奉贤县等地的病人就诊。

1985年时，骨科只能进行四肢骨折手术和复位石膏固定。2001年，能进行腰椎间盘突出症髓核摘除术、腰椎骨折切开复位内固定术、腰椎管狭窄症椎板切除减压术、全髋关节置换术、股骨颈骨折切开复位DHS内固定手术等。

医技科室除开展常规检查外，1999年开展24小时动态心电监护。1986年起，大团镇（乡）卫生院购置B超，并不断升级换代，能对肝、胆、肾、胰、子宫、附件、脾、胎儿、胸腔、肢体肿块、膀胱、前列腺等进行B超诊断。1985年，检验科只开展一般检验；1998年起，开展网织细胞、疟原虫、血丝虫、原虫检验、骨髓细胞检验、血流变常规、病理、支原体、衣原体、幽门螺旋杆菌检验、梅毒血清、丙肝抗体试验、C－反应蛋白测定、肌钙蛋白T试验等。1985年，放射科只开展四肢、躯体常规摄片、胸透、胸片、胃肠传统造影、口服胆囊造影、泌尿系统造影；2001年，能开展胃肠对比造影、术中“T”管胆道造影、窦道造影、椎管造影和齿科摄片等项目。1985～2003年，卫生院业务范围逐渐扩大，成为南汇县东南地区重要的医疗机构。邻县、邻镇就诊、住院的病人分别占门诊、住院人数的50%和40%。

1996年始，大团镇卫生院在全县一级卫生院中率先聘请市、县有关医院专家开设神经内科、骨科、皮肤科、肺科专家门诊。1996～2001年，大团镇卫生院外出学习的有80人次，进修30人，医务人员的业务水平有明显提高。卫生院重视学术研究，2003年以前，全院卫生技术人员撰写论文377篇，其中在省、市级以上刊物交流、发表论文91篇。2000年，卫生院首次编辑论文集。2001年，编辑第二本论文集。2003年，举办业务讲座23次，参加医技人员599

人次，收到学术论文27篇。27名中、高级医务人员参加Ⅰ类学分继续教育。

1975～2003年部分年份大团镇（乡、公社）卫生院医疗业务情况表

表2-2-171

年　份	1975	1980	1985	1990	2001	2003
诊疗人次数（人次）	149260	171007	132074	133665	96090	101790
门急诊人次（人次）	149260	171007	132074	133665	96090	101790
年末实有床位（张）	139	170	170	170	150	210
期初留院（人）	—	96	124	—	74	172
入院人数（人）	3304	3453	3348	2801	3901	3075
出院人数（人）	3317	3439	2881	2787	3682	3120
出院病人数（人）	2677	2746	2389	2158	3489	2925
期末留院（人）	—	110	99	—	100	127
病床使用率（%）	62.20	89.10	65.68	52.92	74.12	79.58
病床工作日（天）	226.90	325.90	239.75	193.15	270.55	60996
平均住院日（天）	8.70	12.10	12.43	11.82	11.40	22.49
治愈率（%）	57.20	72.50	78.31	84.43	77.51	53.75
好转率（%）	—	—	15.58	9.22	19.91	34.13
病死率（%）	1.30	1.50	2.05	2.50	0.90	0.99

5. 老年护理

1999年10月，大团镇卫生院与南汇东尼集团股份有限公司联合开办上海南汇大团老年护理院，大团镇卫生院出资300万元（其中：200万元为无形资产），东尼公司出资700万元，注册资金1000万元；设置床位120张，由大团镇卫生院管理，实行独立核算，收支节余70%归东尼，30%归大团镇卫生院；如亏损，70%由东尼集团股份有限公司负担，30%由大团镇卫生院负担，协议期限为5年。1999年12月，上海南汇大团老年护理院对外营业。2001年1月，因医疗机构与非医疗机构不能联合办医，经双方协调，于2001年9月，将原来联合经营改为租赁经营，即大团镇卫生院租赁东尼集团股份有限公司房屋，租赁期2年，以经营结余中的60%支付房租。2003年10月，租赁期满，大团老年护理院迁至原三墩镇卫生院内。

（二）大团人民医院（供销合作社卫生部、卫生所）

1952年9月，经华东供销合作总社批准，大团供销合作社投资985元，潘甘霖、陈洁如个人投资4500元，租借鸭场头（今大团镇永春南路121号）私房130平方米，办起大团供销合作社卫生部，时有人员15人。设有门诊、药房、挂号、化验室和17张病床。当时初诊挂号费0.15元，复诊挂号费0.10元，出诊费0.40元，因收费低廉而受群众欢迎。至1952年11月，大团供销合作社卫生部门诊、出诊1114人次，包括住院新法接生15人次。1954年，大团供销合作社卫生部迁至南平街下塘（今永定南路169号），有房屋30间、面积964平方米，病床增至32张，医务人员增至20余人。1955年春，筹建手术室，置备无影灯、立式高压消毒锅等手术器材。是年秋，首次成功开展外科阑尾手术。1958年4月，南汇县政府卫生科接管大团供销合作社卫生部，与大团供销合作社脱钩，改称大团卫生所。同年10月，改称大团人民医院。1959

年3月，并入大团公社医院。

1952～1959年大团人民医院（供销合作社卫生部、卫生所）行政领导情况表

表2-2-172

姓　名	性　别	职　务	任职时间
仇元康	男	主　任	1952-09～1958-03
潘甘霖	男	部　长	1952-09～1958-03
赵志龙	男	所长、院长	1958-04～1959-03

1952～1959年中共大团人民医院（供销合作社卫生部、卫生所）支部委员会领导情况表

表2-2-173

姓　名	性　别	职　务	任职时间
仇元康	男	书　记	1952-09～1958-03
赵志龙	男	书　记	1958-04～1959-03

（三）三墩镇（乡、公社）卫生院

1952年6月，根据“政府领导、自愿合作、集体经营、民主管理”的原则，三墩地区严亚平、陈宪章、朱光明、唐西桥、潘逢忻、瞿福奎、朱凤岭、沈艮生等8名中医师联合组建三墩联合诊所，由严亚平任所长。1955年，三墩联合诊所西迁至下塘陈家房子（今三墩洪通路45号）。

1957年7月，南汇县撤区并乡后，三墩联合诊所隶属于大团乡人民医院，改名为大团乡人民医院三墩保健站，严亚平任站长。1958年10月，更名为大团公社医院三墩保健站。

1959年6月，三墩公社成立。原金陵乡人民医院部分医务人员合并至三墩保健站，医务人员增至25人，大团公社医院三墩保健站更名为大团公社医院三墩中心保健站。同年，在树园、施庙、营房、李桥大队设立4个保健站。

1960年1月，大团公社医院三墩中心保健站与大团公社医院脱钩，成为行政、经济独立，自负盈亏的单位，并建立防疫组。同年5月，在三墩中心保健站基础上成立三墩公社卫生院。

1962年1月，三墩公社卫生院迁至金家祠堂（今三墩墩荣路80号），有医务用房14间、268平方米；医务人员精简至21人，设内科、外科、儿科、伤科、针灸、眼科、妇产科、烂脚科、西医科等9个科室，下辖长安、园艺、邵村、二团4个大队卫生所。1966年，在金家祠堂北侧扩建2幢平房400多平方米，增设手术室、化验室、放射科。

1968年1月，三墩公社卫生院始设内外科普通病房，有6个病室，36张床位，配医生2人、护士4人。1978年7月，撤销三墩公社卫生院革命委员会，重新调整院领导班子，实行院长负责制。1972年4月，建立中共三墩公社卫生院支部。

1982年4月，三墩公社卫生院迁入新建大楼（由三墩公社投资建造，1981年竣工），一楼设门诊部，二楼设住院部和妇产科，三楼为办公用房和职工宿舍。

1984年2月，政社分设，建立三墩乡。三墩公社卫生院更名为三墩乡卫生院。1995年9月，三墩撤乡建镇，三墩乡卫生院更名三墩镇卫生院。1996年，三墩镇卫生院评定为一级乙等

医院。

2003年5月，原三墩镇、大团镇建制撤销，建立新的大团镇。2003年12月，三墩镇卫生院与大团镇卫生院合并组建为新的大团镇卫生院。

1. 党政领导

1960～2003年三墩镇（乡、公社）卫生院行政领导情况表

表2-2-174

姓 名	性 别	职 务	任职时间
周宝赓	男	院 长	1960-05～1970-10
严润德	男	副院长	1960-05～1966-12
徐才根	男	院 长	1970-11～1978-11
唐银根	男	副院长	1970-11～1994-10
张才根	男	院 长	1978-11～1982-11
季才熊	男	副院长	1978-11～1982-11
季才熊	男	院 长	1982-11～1988-01
钱薇薇	女	副院长	1985-01～1988-01
刘梅龙	男	副院长	1985-01～1992-02
钱薇薇	女	院 长	1988-01～1989-02
周明德	男	院 长	1989-02～1990-02
钱薇薇	女	副院长	1989-02～2003-12
钟友君	男	院 长	1990-02～1992-02
刘梅龙	男	院 长	1992-02～1995-04
陆建明	男	副院长	1992-02～1996-04
王正平	男	院 长	1995-04～2000-07
谭北京	男	副院长	1997-05～2000-07
谭北京	男	院 长	2000-07～2003-12

1972～2003年中共三墩镇（乡、公社）卫生院支部委员会领导情况表

表2-2-175

姓 名	性 别	职 务	任职时间
徐才根	男	书 记	1972-04～1978-11
唐银根	男	副书记	1977-02～1988-02
张才根	男	书 记	1978-11～1982-11
季才熊	男	书 记	1982-11～1988-02
唐银根	男	副书记（主持工作）	1988-02～1990-02
唐银根	男	副书记	1990-02～1994-10
钟友君	男	书 记	1990-02～1992-02
朱林初	男	书 记	1992-03～1993-09
刘梅龙	男	书 记	1993-10～1997-10
王正平	男	副书记	1995-05～1997-10

续表 2-2-175

姓　名	性　别	职　务	任职时间
王正平	男	书　记	1997-10～2000-07
钱薇薇	女	书　记	2000-07～2003-12
谭北京	男	副书记	2001-05～2003-12

2. 人　员

1959年6月，大团乡人民医院三墩中心保健站有医务人员25人。1962年12月，三墩公社卫生院医务人员精简至21人。20世纪60年代初，三墩公社卫生院有西医师1人；60年代后期，2名医科大学本科毕业生到三墩公社卫生院工作，主要从事西医工作；80年代后，新增加的医生均为医学院校毕业生。

1985年，三墩乡卫生院职工总数增至58人。其中中专以上职工占22%。2000年9月，三墩镇卫生院实行工作人员聘任制，有工作人员45人。其中：主治医师2人、医师14人、医士9人、护师3、护士7人、药剂士2人、药剂师1人、检验士1人、助理会计师1人、普工4人、总务1人。

至2003年，三墩镇卫生院职工的学历层次和卫生技术人员专业职称水平有了很大的提高，有大专生6人、中专生13人，合计占职工总人数63.3%，人员培训27人，进修8人，中级职称人员有2人。

1962～2003年部分年份三墩镇（乡、公社）卫生院人员情况表

表 2-2-176　　单位：人

类别	年　份			1962	1973	1979	1985	1990	1995	2001	2003
	职工总计			21	50	60	58	56	54	42	30
按岗位分类	卫生技术人员（职称）	合　计		17	40	45	41	41	41	32	24
		医生	中级	0	0	0	2	1	1	1	0
			初级	13	24	17	27	27	25	24	19
		护理	初级	1	8	10	7	9	11	5	3
		其他	中级	0	0	0	0	0	0	1	0
			初级	3	8	18	5	4	4	1	2
	管理人员	合　计		4	10	15	17	15	13	10	6
		卫技	中级	0	0	0	0	1	4	2	2
			初级	2	2	4	4	3	0	0	0
		其他	初级	2	8	11	13	11	9	8	4
按学历分类	本　科			0	0	0	0	1	0	0	0
	大　专			0	2	0	2	4	6	8	6
	中　专			0	4	15	11	14	17	14	13
	其　他			21	44	45	45	37	31	30	11

3. 经费、设施

1952年6月，三墩联合诊所设在三墩集镇东市苏家房子内（今三墩洪田路42号），建筑面积约600平方米。1955年，三墩联合诊所西迁至下塘陈家房子（今三墩洪通路45号），建筑面积约1000平方米。1959年6月，陈家房子被三墩公社机关使用后，三墩中心保健站迁回苏家房子。

1982年4月，三墩公社卫生院新建大楼有大小房屋40多间，建筑面积1536平方米。同年年底，职工增至58人，内外科普通病房有床位36张，妇产科有床位6张。

1998年8月，为方便塘东片群众的治病，三墩镇卫生院在老鹳嘴建造分诊所（南汇县财政出资8万元，三墩镇财政出资7万元，三墩镇卫生院自筹资金15万元，合计30万元），建筑面积457平方米。

1999年，投入24万元（南汇县财政出资8万元，三墩镇财政出资8万元，卫生院自筹资金8万元），装修病房，建造门诊、病房、办公楼厕所并建造小花园，改善就医环境。

2000年，南汇县财政出资8万元，卫生院自筹资金10万元，改造卫生院内的两条小河，建造石驳岸、小花园，改善卫生院的外环境。2002～2003年，卫生院投资204万元，改建住院楼。

解放初期，三墩联合诊所初创时，仅有一般小件医疗器械，总价值仅200元左右。60年代，三墩公社卫生院添置一批一般常用医疗器具和血、尿、粪三项常规检查的化验设备。70年代后，陆续添置电动离心器、光电比色计、恒温箱、X光机、心电图机、万能手术床、超声波诊疗仪等医疗设备。

2001年，三墩镇卫生院投资24万元，新添医疗仪器：ssc－370B超1台、JHE－2型24小时动态监护系统1台、ECAPS－12心电图机1台、MEK－6318K血液分析仪四分类1台。至2003年底，三墩镇卫生院有医疗器械设备68件（套），原值50多万元。主要有移动式X光诊断机、万能手术床、多孔无影手术灯、封闭式冰箱、心电图机、超声波诊断仪、尿液分析仪、B超机、立式X光机、麻醉机、血液分析仪等。

4. 医疗业务

解放前，三墩地区无西医师，但医生为百姓治病开始应用西医技术和药物。解放初期，三墩联合诊所以中医为主，经进修和培训逐渐采用中西医结合的方法为群众治病。1955年，联合诊所设立药房、诊疗室，有简易观察床位3张，还招收6名中医学徒。

1960年5月，三墩公社卫生院成立，始设西医科。1962年，三墩公社卫生院开设烂脚特色专科，享有盛誉。1968年，三墩公社卫生院开设内外科普通病房，应用西医临床诊疗技术。同年，在上海市农村医疗队的帮助下，为严楼大队一名女社员成功施行乳房肿瘤切除手术。自此，西医外科手术在三墩公社卫生院发展起来。

90年代，三墩镇（乡）卫生院外科能为病人做下腹部手术、妇科接产手术、计划生育手术、一般肿瘤切除手术；内科能抢救心力衰竭、气胸、农药中毒、溺水等急诊病人；对伤寒、乙型脑炎、菌痢、急慢性肺部感染积累一些临床资料；检验科能做血、尿、粪三项常规检查和肝功能测定等；临床能借助X光透视、X光摄片、心电图、24小时心动监护、B超等先进仪器，疾病诊断的正确率不断提高。

1985年，内科只开展治疗感冒、上消化道出血、心律失常、有机磷农药中毒等。至2001年，可治疗肝硬化、胰腺炎、肺心脑病、严重心衰、气胸等，并开设24小时心电监护项目，全年完成152例。1991年，三墩乡卫生院开设中药房。1996年，聘请南汇县中心医院心血管科、妇产科到医院开设专家门诊。同年，开展外科手术，包括阑尾切除、疝气、体表肿瘤、痔瘘等手术。为满足不同层次住院病人的需求，1997年，三墩镇卫生院在外科开设高级病房。

检验室开展三大常规检验外，还开展疟原虫、血丝虫、肝肾功能、血脂、癌胚抗原、结核抗体、幽门螺旋杆菌检验等。1990年起，放射科开展四肢、躯体常规摄片、胸透、胸片、肠胃造影等摄片。1992年起，开设B超科室，同时能开展对肝、胆、胰、肾、子宫附件、胎儿、胸腔、膀胱、前列腺、输尿管等部位的检查。

1975～2003年部分年份三墩镇（乡、公社）卫生院医疗业务情况表

表2-2-177

年　份	1975	1980	1985	1990	2001	2003
诊疗人次数（人次）	49135	59029	35363	50891	46603	38240
门急诊人次（人次）	49135	59029	34311	50891	45451	38240
年末实有床位（张）	36	39	36	42	32	32
期初留院（人）	—	15	20	—	24	17
入院人数（人）	1416	1966	1052	1758	1152	711
出院人数（人）	1410	1965	1071	1761	1162	719
出院病人数（人）	1410	1965	1011	1582	1068	716
期末留院（人）	—	16	18	—	24	9
病床使用率（%）	51.20	61.10	45.00	57.62	52.00	35.48
病床工作日（天）	186.80	223.40	187.00	210.31	198.00	131.00
平均住院日（天）	3.10	4.40	6.30	4.58	5.30	5.51
治愈率（%）	95.40	82.20	39.00	100.00	48.00	33.38
好转率（%）	—	—	54.00	0	45.00	50.76
病死率（%）	0.14	0.70	3.00	0	2.00	0.42

1985～2003年部分年份三墩镇卫生院收支情况表

表2-2-178　　单位：万元

年　份	总收入				总支出			
	合　计	业务收入	上级拨款	其他收入	合　计	业务支出		其他支出
						计	人员经费	
1985	44.60	40.10	4.00	0.50	41.50	41.40	8.10	0.10
1995	180.52	153.67	24.20	2.650	168.77	168.77	143.80	—
2001	450.50	400.20	26.50	23.80	423.80	405.80	159.40	18.00
2003	392.92	355.29	19.60	18.03	391.20	390.52	165.18	0.68

（四）大团镇社区卫生服务中心

2004年1月，大团镇社区卫生服务中心成立，坐落于大团镇永定南路169号，下设大团镇社区卫生服务中心三墩分中心（位于三宣公路368号）。中心是集医疗、预防、保健、老年康复护理于一体的综合性集体所有制卫生医疗机构，是南汇区东部最大的一级医院；占地面积15553平方米，建筑总面积12014.8平方米，实际开放床位289张，在编职工201人。大团镇社区卫生服务中心除为本社区居民服务外，还为邻镇及奉贤区等部分群众的医疗需求服务。

中心行政职能科室设有：办公室、医务科、护理部、总务科、财务科、社区卫生服务科。行政后勤科室设有：信息管理科、病史室、统计室、挂号室、收款室、检修、食堂。医技科室设有：检验科、放射科、心电B超科、药剂科、胃肠镜室、病理科、预检处、供应室。病区设有：内科病区、外科病区、妇产科病区、急诊科观察室、护理病区、麻醉科（手术室）。门诊科室设有：妇产科、口腔科、内科、外科、儿科、眼科、皮肤科、针伤科、中医科、三墩分中心门诊。

1. 党政领导

2004～2009年大团镇社区卫生服务中心行政领导情况表

表2-2-179

姓　名	性　别	职　务	任职时间
王正平	男	主　任	2004-01～2009-08
周成武	男	副主任	2004-01～2006-12
钱薇薇	女	副主任	2004-01～2008-05
顾联斌	男	副主任	2004-01～2006-07
李振华	男	副主任	2006-08～2008-11
唐锦辉	男	副主任	2008-05～2009-08
潘雪君	男	副主任	2008-11～2009-08

2004～2009年中共大团镇社区卫生服务中心支部委员会领导情况表

表2-2-180

姓　名	性　别	职　务	任职时间
施庆红	女	书　记	2004-01～2004-12
王正平	男	书　记	2005-01～2008-08
瞿　梅	女	副书记	2007-07～2008-08
瞿　梅	女	书　记	2008-09～2009-08
王正平	男	副书记	2008-09～2009-08

2. 人　员

2008年底，大团镇社区卫生服务中心在编人员201人，其中卫生技术人员178人，有高级职称4人，中级职称32人；硕士1人、本科53人、大专56人、中专62人。

2004～2009 年大团镇社区卫生服务中心人员情况表

表 2-2-181　　　　单位：人

类别				2004	2005	2006	2007	2008	2009
职工总计				202	190	198	194	201	197
按岗位分类（职称）	卫生技术人员（职称）	合计		172	162	179	171	178	176
按岗位分类（职称）	卫生技术人员（职称）	医生	高级	3	3	3	3	4	3
按岗位分类（职称）	卫生技术人员（职称）	医生	中级	15	21	21	21	23	23
按岗位分类（职称）	卫生技术人员（职称）	医生	初级	60	42	49	47	38	38
按岗位分类（职称）	卫生技术人员（职称）	护理	中级	2	3	3	2	4	4
按岗位分类（职称）	卫生技术人员（职称）	护理	初级	37	37	39	39	44	44
按岗位分类（职称）	卫生技术人员（职称）	其他	高级	0	0	0	0	0	1
按岗位分类（职称）	卫生技术人员（职称）	其他	中级	1	1	1	2	5	4
按岗位分类（职称）	卫生技术人员（职称）	其他	初级	54	55	63	57	60	59
按岗位分类（职称）	管理人员	合计		13	13	12	13	6	6
按岗位分类（职称）	管理人员	卫技	高级	1	1	1	1	0	0
按岗位分类（职称）	管理人员	卫技	中级	6	6	5	6	0	0
按岗位分类（职称）	管理人员	卫技	初级	1	1	1	1	0	0
按岗位分类（职称）	管理人员	其他	初级	5	5	5	5	6	6
按岗位分类（职称）	后勤	合计		17	15	7	10	17	15
按岗位分类（职称）	后勤	中级		3	3	3	3	3	4
按岗位分类（职称）	后勤	初级		14	12	4	7	14	11
按学历分类		硕士		0	0	0	0	1	1
按学历分类		本科		12	12	36	46	53	54
按学历分类		大专		49	65	48	54	56	54
按学历分类		中专		111	83	84	63	62	61
按学历分类		其他		30	30	30	31	29	27

3. 经费、设施

创建大团镇标准化社区卫生服务中心后，又斥资 320 万元，在原三墩镇卫生院内新建门诊楼 1282 平方米。通过改建、扩建、新建，病房每间均有独立卫生间、太阳能热水器，门诊大楼明亮宽敞，大大改善就医环境。

大团镇社区卫生服务中心有医疗仪器设备 80 件，总价值 678.6 万元。

投入资金 350 万元，安装医院信息管理系统网络和添置万元以上医疗仪器设备，其中有万元以上的 MEK－6318K 血球计数仪、RTS－370 全自动生化仪、蛇牌腹腔镜、Au400 生化分析仪、500MAXG510A 双床双管 X 光机、EPX－99 富士牌电子胃肠镜、彩色 B 超等万元以上医疗仪器设备 29 件，总价值 323.11 万元（其中 10 万元以上医疗仪器设备 8 件，总价值 244.13 万元）。

2004 年，大团镇社区卫生服务中心总资产 2133.76 万元，流动资产 1080.70 万元，固定资产 1053.05 万元。2007 年底，大团镇社区卫生服务中心的总资产达 4223 万元，增幅达 97.9%。

2008、2009年大团镇社区卫生服务中心收支情况表

表2-2-182　　单位：万元

年　份	总收入				总支出			
	合　计	业务收入	上级拨款	其他收入	合　计	业务支出		其他支出
						计	人员经费	
2008	4837.64	4151.43	404.55	281.66	4744.86	4737.80	1379.12	7.06
2009	5371.88	4376.28	905.06	90.54	5237.13	5182.38	1851.14	54.75

2004～2009年大团镇社区卫生服务中心资产情况表

表2-2-183　　单位：万元

年　份	总资产	流动资产	固定资产
2004	2133.75	1080.70	1053.05
2005	3019.94	1688.00	1331.94
2006	3945.26	2141.97	1803.29
2007	4123.08	1629.88	2493.20
2008	3752.07	1156.61	2595.46
2009	3879.51	1237.21	2642.30

2008、2009年大团镇社区卫生服务中心资产总规模分类情况表

2-2-184

项　目	2008年	2009年	项　目	2008年	2009年
总资产额（万元）	3852.08	3979.51	业务总收入（万元）	4161.43	4376.28
净资产（万元）	3335.92	3403.87	其中：医疗收入（万元）	1279.09	1538.05
固定资产（万元）	2595.46	2642.30	药品收入（万元）	2882.34	2838.23
其中：房屋建筑物（万元）	1527.81	1527.81	银行存款（万元）	736.96	511.51
专业设备（万元）	757.43	758.12	职工年平均工资（万元/人）	10.67	8.44
房屋建筑面积（平方米）	12514	12514			

2004～2009年大团镇社区卫生服务中心购置10万元以上医疗仪器设备情况表

表2-2-185

年　份	设备名称	型号规格	数量（台）	金额（万元）	年　份	设备名称	型号规格	数量（台）	金额（万元）
2004	腹腔镜	Fhow25	1	29.5	2006	彩　超	1OGIQSP	1	66.5
2005	内窥镜	DK-201	1	46	2009	B超	1OGIQC2PrO	1	17
2006	X光机	XG510A	1	44.6					

4. 医疗业务

大团镇社区卫生服务中心临床、医技科室齐全，病房设有内、外、妇、护理病区，门诊设有内、外、妇、儿、口腔、五官、皮肤、中医、针伤、骨科，医技科室除常规的检验、X光、

心电、B超、药房外，还有胃镜（含肠镜）、病理等。对外有防保和社区卫生服务科，各科除开展常规诊疗业务外。2004年3月，中心开展首例腹腔镜手术。随医疗技术力量的增强，方便大团社区群众就医，还吸引邻近社区及奉贤区的病人到院就诊。

2004～2009年大团镇社区卫生服务中心医疗业务情况表

表2-2-186

年 份	2004	2005	2006	2007	2008	2009
诊疗人次数（人次）	104049	151595	174558	214375	255133	304038
门急诊人次（人次）	104049	151595	174558	214375	255133	304038
年末实有床位（张）	210	220	220	220	220	220
期初留院（人）	127	136	177	159	182	164
入院人数（人）	2954	3274	3243	2980	2793	3706
出院人数（人）	2950	3233	3261	2957	2811	3678
出院病人数（人）	2719	2992	3047	2751	2756	3539
期末留院（人）	131	177	159	182	164	192
病床使用率（%）	76.97	79.41	84.25	86.85	87.82	95.22
病床工作日（天）	59155	63770	67660	69743	70712	74709
平均住院日（天）	17.42	19.44	22.81	22.57	24.98	19.81
治愈率（%）	57.15	54.74	61.88	55.93	42.68	46.54
好转率（%）	28.00	25.48	15.03	25.53	34.08	45.3
病死率（%）	1.22	1.26	1.75	1.99	1.95	1.53

5. 预防保健、团队服务

大团镇社区卫生服务中心成立后，除开展常规计划免疫、妇幼保健、劳动卫生、环境卫生、学校卫生、食品卫生、精防、眼防、牙防、结防，“禽流感”预防等工作外，成立卫生服务科，整合卫生室，做到“六位一体”，集中乡村医生骨干，为村民服务。抽调各临床、防保力量，组建社区卫生服务团队，开设家庭病床，增加联村医生，建立健康档案，使村民基本能小病不出村，增强自我保健意识，医疗服务由单一化向综合化发展；服务供给由初级化向精细化、专业化方向发展；医学模式从生物学模式转变成生物、社会和环境的综合医学模式。2004～2007年，为60岁以上老人免费体检24353人次。2009年，为大团镇辖区内60岁及以上老年人群建立居民健康档案13808册，实行“一人一档”动态管理；开展老年人随访25574人次，深受村民欢迎。

十一、泥城镇社区卫生服务中心

（一）泥城镇（乡、公社）卫生院

1953年4月，由中医陈旭升发起，组织成立泥城地区第一个联合诊所——横港联合诊所，参加人员有陈旭升、唐清连、周梦斋、毛宗文、朱勇前、顾端堂、沈仲平、徐祥生、乔克文等9人，陈旭升为负责人。诊所设在中横港2间平房内（今横港村8组），设内科、外科、儿科和牙科等门诊。1953年5月，由胡宗钰发起组织第二联合诊所——泥城联合诊所，地址在泥城集镇西首（今高桥村1组）陆文衡家的3间平房里。1954年，迁到胡锦生房子里（后为泥城中药店仓库），有4间平房，并在前宅张关生家里设病床20张，门诊设有内外科、妇产科、牙科等。参加人员有胡宗钰、姜永凡、顾明东、顾立芳、胡宗炎、黄月楼、董家玉、邱品芳、厉秀娥、王月亭、马良冶、顾林根、胡木香等13人，胡宗钰为负责人。1954年5月，南汇县政府卫生科派马良冶任泥城联合诊所所长，并由马良冶负责防疫工作。1955年8月，横港联合诊所和泥城联合诊所合并，医技人员大部分到泥城诊所，一部分人员到书院地区行医。1956年6月，3个私人开业的牙科门诊合并，成立泥城联合镶牙所，由孙关楼任所长。

1958年7月，为加强医疗、卫生、防疫工作，由泥城联合诊所、横港联合诊所和部分彭镇联合诊所联合成立泥城乡人民医院，院址在泥城镇西首（今高桥村一组）。

1958年10月，泥城乡人民医院更名为泥城公社医院。1960年10月，泥城公社医院更名为泥城公社卫生院。随医疗事业的发展，泥城公社卫生院迁至原泥城社办袜厂内（今高桥村1组）。是年，泥城公社调周宝根任院长，行政、业务由泥城公社统一管理。1972年夏，泥城公社卫生院划归南汇县革命委员会卫生局，转为南汇县县属集体事业单位，实行独立核算、自负盈亏、按劳分配的原则，人事、财务由公社划归南汇县卫生局领导。1984年2月，泥城公社卫生院更名为泥城乡卫生院。1988年5月，泥城乡卫生院搬迁到泥城镇南芦公路1843号（今兴旺村6组）新院。1995年7月，泥城乡卫生院更名为泥城镇卫生院。同年，泥城镇卫生院列为南汇县东南片重点中心卫生院。

2003年，泥城镇卫生院列为上海市政府的实事工程之一创建标准化社区卫生服务中心，同年底，经上海市卫生局验收，创建成功。

1. 党政领导

1958～2003年泥城镇（乡、公社）卫生院行政领导情况表

表2-2-187

姓　名	性　别	职　务	任职时间
王晓光	男	院长（乡长、公社社长兼）	1958-07～1960-04
邱梓达	男	行政负责人	1958-07～1960-04
姜永帆	男	业务负责人	1958-07～1960-04
黄玉山	男	药政负责人	1958-10～1959-08
周宝根	男	院　长	1960-04～1963-05
姜永帆	男	院　长	1963-05～1966-04
唐龙飞	男	院　长	1966-04～1971-11
沈召帮	男	院　长	1971-11～1980-11
邱夏地	男	副院长	1978-06～1980-05
刘才根	男	副院长	1978-06～1982-11
季才熊	男	副院长	1981-05～1982-11
赵志龙	男	院　长	1980-11～1982-08
顾忠义	男	副院长	1982-11～1985-04
王正飞	男	副院长	1982-11～1985-04
金玉龙	男	院　长	1982-08～1985-04

续表 2-2-187

姓　名	性　别	职　务	任职时间
顾忠义	男	院　长	1985-04～1989-05
黄惠泉	男	副院长	1985-04～1989-03
王正飞	男	院　长	1989-05～1996-04
陆建民	男	院　长	1996-04～2003-12
黄忠飞	男	副院长	1982-11～1999-10
袁志新	男	副院长	1994-08～1997-10
刘胜刚	男	副院长	1996-03～1999-03
孙政训	男	副院长	1998-10～2003-03
江荣堤	男	副院长	2003-01～2003-12

1961～2003年中共泥城镇（乡、公社）卫生院支部委员会领导情况表

表 2-2-188

姓　名	性　别	职　务	任职时间
邵根祥	男	书　记	1961-08～1966-04
唐龙飞	男	书　记	1966-04～1971-11
沈召帮	男	书　记	1971-11～1980-12
黄忠飞	男	副书记	1974-05～1978-07
刘才根	男	副书记	1978-07～1983-01
赵志龙	男	书　记	1980-12～1982-08
金玉龙	男	书　记	1982-08～1985-03
黄忠飞	男	副书记	1983-06～1999-10
沈孝鸿	男	副书记	1972-05～1978-02
沙伯生	男	书　记	1985-04～1986-07
王正飞	男	副书记	1985-04～1989-05
顾忠义	男	书　记	1986-08～1989-05
王正飞	男	书　记	1989-05～1996-04
宣凤敏	女	书　记	1996-04～2003-12
陆建明	男	副书记	1996-04～2003-12

2. 人　员

1958年7月，泥城乡人民医院成立，有医务人员27人。1960年，泥城公社卫生院医务人员发展到40多人，大部分为中医。1971年，医务人员60名。1985年，有职工78人，其中大、中专学历47人，占职工总数的60.2%。1999年，泥城镇卫生院从外省引进外科副主任医师1人。至2001年，有职工99人，其中卫生技术人员84人。2003年，泥城镇卫生院医务人员的学历和职称水平有了很大的提高，其中有大专以上学历40人，占医务人员总数的56.3%；中级以上职称人员占职工总数的9.6%。

1958～2003年部分年份泥城镇（乡、公社）卫生院人员情况表

表2-2-189　　　　单位：人

年份	职工总数	按岗位分类											按学历分类			
		卫生技术人员（职称）						合计	管理人员				本科	大专	中专	其他
		合计	医生			护理			卫技职称		其他职称					
			高级	中级	初级	中级	初级		中级	初级	中级	初级				
1958	27	20	0	0	20	0	0	7	0	2	0	5	0	0	0	20
1962	30	17	0	0	16	0	1	13	0	3	0	10	0	0	0	30
1971	60	54	0	0	44	0	10	6	0	4	0	2	0	0	30	30
1980	75	60	0	0	48	0	12	15	0	7	0	8	0	2	32	41
1985	78	66	0	0	51	0	15	12	0	8	0	4	0	4	43	31
1990	88	72	0	3	52	0	17	16	0	9	0	7	0	16	40	32
1995	93	78	0	4	56	0	18	15	0	10	1	4	0	23	40	30
2001	99	84	1	5	59	2	17	15	1	11	2	1	1	32	33	33
2002	108	73	1	6	42	3	21	35	1	13	0	21	1	38	69	0
2003	104	71	1	6	38	3	23	33	1	13	0	19	2	38	64	0

3. 经费、设施

1972年夏，泥城公社卫生院划归南汇县卫生局以后，经费来源主要是南汇县卫生局拨款。1976年9月，县卫生局投资32.85万元，将老医院（高桥村1组）平房翻建成楼房，建造1560平方米的住院大楼和门诊部。1982年，由县卫生局、泥城公社投资7.93万元，扩建住院大楼700平方米，设有门诊部、住院部、手术室、化验室、X光室等。1985～1988年，南汇县、泥城乡财政拨款及自筹资金82.5万元，在南芦公路1843号新建泥城乡卫生院门诊、病房大楼和食堂、防保平房，占地面积4582平方米，建筑面积1900平方米。

1986年起，泥城乡卫生院实行自负盈亏为主，政府拨款为辅的方针，内部部分诊治科室实行业务收入与工资、奖金挂钩机制；1991年起，大部分科室实行经济责任目标管理制，经济收入与奖金挂钩。1996年8月起，泥城镇卫生院对全院范围内凡有经济收入的科室均采取目标管理制，职工的奖金分配制度实行民主管理。

1992～1994年，由南汇县、泥城乡政府拨款及自筹资金138万元，为病房加层621平方米，门诊加层519平方米，食堂加层210平方米，防保楼加层140平方米，辅助用房加层250平方米。2002年，泥城镇卫生院出资80余万元，增建面东病房楼，开设骨科病房，建立敞开式护士工作站。

2000年6月，泥城镇卫生院门诊收款处启用计算机管理，向门诊病人提供收费明细清单。2001年1月，相继在药房、药库、手术室、内、外、妇病区及行政管理部门试行计算机管理，投入资金40余万元。2001年10月10日零时起，正式向社会推出“一日清”收费清单和查询制度。2002年7月，开设病区小药房。2003年，防治“非典”工作中，增设发热病人预检处，发热门诊和隔离病房。2003年，泥城镇社区卫生服务中心的创建作为上海市政府的实事工程，下半年改建工程全面展开，先后完成后勤用房、防保楼及内、外、妇病区的改建装修。

至2003年，添置万元以上医疗仪器有20余件，其中5万元以上的医疗器械有：XS－20

胃镜、H1－PRSZMK2Me胃镜、PM5010生化仪、SSD－210DX11型阿洛卡B超、心脏功能监测仪、CX2000B超、X光遥控操纵台、监视仪、XG200X光诊断机，血球计数仪等。

1985～2001年，泥城镇（乡）卫生院增添医疗设备投入资金125.85万元。1996～2001年，增添桑塔纳车、重庆长安面包车、暖水炉、卧式消毒炉、XCD25型洗涤机、复印机、燃气炒菜灶，空调17台，电脑16台，病房呼叫传呼系统装置3套等共11件，投入75.83万元。

2003年，临床科室有内科、外科、骨科、妇产科、口腔科、眼科、儿科、皮肤科、中医科、肛肠科等；专科门诊有中医胃病、中医肝病、泌尿外科等；医技科室有放射科、检验科和B超；职能部门设医务科、防保科、农卫科、总务科、财务科、信息科等。

4. 业务发展

1958年，泥城乡人民医院成立初期，有平房10间，设挂号、收款，内科、外科、妇科、牙科、针伤、卫生防疫等科室，设住院病床30张，主要医治一些常见病和多发病，做一些中医外科小手术，以门诊、出诊为主，大部分为中医。日门急诊量约50人次。

1971年，泥城公社卫生院增设外科、妇产科病房，开展一些普外科手术，以下腹部手术为主，日门急诊量70～80人次。核定床位60张，实际开放床位60张。

1985年后，泥城镇（乡）卫生院定期、不定期地聘请南汇区（县）级医院专家到院开设专家门诊和会诊。1993～2003年，卫生院派遣医务人员外出学习30人次、进修15人次。由于业务范围的扩大，外县、外镇到卫生院就诊、住院的病人分别占卫生院门诊、住院人数的30%和40%。1998年，内、外、妇3个病区开设高级病房，以满足不同层次的人员需求。

1985～2003年，泥城镇（乡）卫生院医疗业务有较大的发展。内科能开展消化系统、呼吸系统、循环系统一般常见病、多发病的诊断、治疗，并能开展呼吸衰竭、心衰、服毒、食物中毒、溺水、触电等急救。外科开展一些外科常见病、多发病的诊断、治疗，能开展阑尾炎等下腹部手术；在高年资主任医师指导下，开展较复杂的上腹部手术，包括胆道手术，术中胆道造影术、胃大部切除及泌尿科手术，同时开展四肢骨折石膏固定，股骨头、股骨颈及锁骨、四肢骨折的切开复位内固定术。妇产科在1985年前只开展一般助产分娩，至2003年，能开展剖宫产、子宫肌瘤、卵巢囊肿及宫外孕等手术。

1958～2003年部分年份泥城镇（乡、公社）卫生院收支情况表

表2-2-190　　单位：万元

年份	总收入			总支出		
	合计	业务收入	上级拨款	合计	业务及基本建设	人员经费
1958	12.60	12.00	0.60	13.00	10.80	2.20
1971	49.45	16.00	33.45	46.50	42.65	3.85
1982	57.93	50.00	7.93	58.03	45.43	12.60
1985	65.20	59.00	6.20	59.30	45.30	14.00
1990	107.20	100.00	7.20	100.00	80.00	20.00
1995	237.20	230.00	7.20	237.00	172.50	64.50
2001	1066.00	1032.00	34.00	1032.00	631.00	401.00
2002	1087.40	1036.50	50.90	1029.70	615.10	414.60
2003	995.50	947.00	48.50	1100.50	769.00	331.50

1958～2003年部分年份泥城镇（乡、公社）卫生院医疗业务情况表

表2-2-191

年　份	1958	1971	1980	1985	1990	1995	2001	2002	2003
门诊人次数（人次）	18000	24300	43800	47450	62050	54750	44933	47714	48294
核定床位（张）	30	60	60	60	60	60	60	60	60
实际开放床位（张）	30	60	60	60	60	60	90	90	90
入院病人数（人）	550	2555	1960	2073	2190	1825	3600	2903	2402
出院病人数（人）	548	2550	1968	2081	2195	1827	3617	2921	2419
住院天数（人）	2301	15300	10233	18677	11414	10599	24120	25314	17826
病床使用率（%）	21.01	69.86	46.70	85.28	52.10	48.39	73.42	77.10	54.30
平均住院日（天）	4.20	6.10	5.20	9.00	5.20	5.80	6.70	8.70	7.40
治愈率（%）	75.40	79.50	80.10	81.20	81.10	82.20	83.00	79.50	79.80
好转率（%）	22.90	19.20	18.40	17.00	17.10	16.20	16.00	18.20	19.10
病死率（%）	1.70	1.30	1.50	1.80	1.80	1.60	1.00	2.30	1.10

（二）彭镇镇（乡、公社）卫生院

1952年3月，根据自愿原则，彭镇地区一些个体医生组织成立彭镇联合诊所，由马良治任主任。初成立的联合诊所设在彭镇庙场上，有西向民房（原胡天章房子，今彭五村1组）2间，设备十分简陋，除听诊器，其他仪器几乎没有。医生治病靠问、看、号脉来判断病情。诊所设有中医内外科、妇产科、口腔科、小儿科，医生有顾林根（小儿科），胡宗钰（中医内外科），邱品芳、厉秀娥（妇产科），孙祥楼（牙科）等。其中胡宗钰、顾林根颇有知名度，前来治病的除彭镇、泥城地区的群众外，还有不少奉贤县、大团镇等地慕名而来诊疗者。为便于彭镇北片地区群众的治病，在马厂药店旁边设立马厂联合诊所，由顾海平、潘阿舟等主治。

1959年7月，联合诊所改为彭镇公社医院。彭镇公社医院由原来的2间民房扩大为10多间民房，并增设住院病房，有床位10多张，还添置一些化验仪器，一些常见病都能医治。

1960年10月，彭镇公社医院更名为彭镇公社卫生院。1984年2月，彭镇公社卫生院更名为彭镇乡卫生院。1995年7月撤乡建镇后，彭镇乡卫生院更名为彭镇镇卫生院，性质为南汇县属集体所有制，是镇（乡）级“一级乙等医院”。2004年1月，彭镇镇卫生院和泥城镇卫生院合并组建新的泥城镇社区卫生服务中心，彭镇镇卫生院更名为泥城镇社区卫生服务中心彭镇分中心。

1. 党政领导

1959年，黄龙根任第一任院长；1965年，建立中共彭镇公社卫生院支部委员会，朱根生任第一任书记。

1959～2003年彭镇镇（乡、公社）卫生院行政领导情况表

表2-2-192

姓名	性别	职务	任职时间
黄龙根	男	院长	1959-07～1964-10
顾海平	男	副院长	1959-07～1964-10
朱根生	男	院长	1964-10～1971-06
刘才根	男	院长	1971-06～1978-07
朱根生	男	院长	1978-06～1982-11
施惠祥	男	副院长	1978-06～1981-11
顾建雄	男	副院长	1978-06～1987-07
徐生标	男	副院长	1982-04～1982-10
顾林根	男	副院长	1982-11～1987-08
徐生标	男	院长	1982-11～1987-07
鞠文飞	男	院长	1987-07～1990-08
刘忠民	男	副院长	1987-08～1990-08
刘忠民	男	院长	1990-08～1993-05
张玉龙	男	副院长	1990-08～1992-11
丁无忌	男	院长	1993-05～1994-03
林鲜	女	院长	1994-03～1997-06
储林根	男	院长	1997-06～2003-12

1964～2003年中共彭镇镇（乡、公社）卫生院支部委员会领导情况表

表2-2-193

姓名	性别	职务	任职时间
朱根生	男	书记	1964-10～1971-06
刘才根	男	书记	1971-06～1978-05
朱根生	男	书记	1978-05～1982-09
施惠祥	男	副书记	1972-03～1981-12
徐生标	男	副书记	1981-11～1982-10
徐生标	男	书记	1982-11～1990-10
鞠文飞	男	副书记	1987-07～1990-04
徐生标	男	副书记	1990-11～1994-03
刘忠民	男	书记	1990-10～1993-04
丁无忌	男	书记	1993-04～1994-04
林鲜	女	书记	1994-04～1997-11
周勤妹	女	副书记	1995-09～1998-08
唐友根	男	书记	1997-11～1998-09
周勤妹	女	书记	1998-09～2003-12

2. 人　员

1985年，彭镇乡卫生院中专学历以上职工占30%。2003年，有职工39人，其中卫生技术人员33人。职工学历层次和卫生技术人员职称水平有较大提高，大专学历13人，中专学历13人，卫生技术人员占职工总数84.6%，卫技人员中，中级职称占18.2%。

1958～2003年部分年份彭镇镇（乡、公社）卫生院人员情况表

表2-2-194　单位：人

年份	职工总数	按岗位分类								按学历分类		
		卫生技术人员					管理人员					
		合计	医生		护理	其他	合计	卫技	其他			
			中级	初级	初级	初级		初级	初级	大专	中专	其他
1958	18	16	0	8	4	4	2	1	1	0	0	18
1962	14	9	0	8	0	1	5	2	3	0	0	14
1971	28	26	0	12	6	8	2	1	1	0	12	16
1982	42	40	0	16	10	14	2	1	1	0	14	28
1985	50	48	0	18	11	19	2	1	1	1	14	35
1990	45	43	0	16	8	19	2	1	1	3	13	29
1995	42	40	2	11	7	20	2	1	1	7	17	18
2001	40	37	2	17	7	11	3	1	2	13	11	16
2002	45	41	4	13	11	13	4	2	2	13	17	15
2003	43	36	4	14	11	7	7	3	4	13	17	13

3. 经费、设施

1970年，由彭镇公社投资，将医院迁至马渺港东，在马五公路405号新建卫生院，设住院部、门诊部。1973年，开设手术室，始做下腹部手术。购置30毫安的X光机1台。1987年，调换50毫安的X光机1台。1996年，又调换200毫安的X光机1台。1981年，购置心电图机1台。1990年，购置B超。1985～2003年，彭镇镇（乡、公社）卫生院增添万元以上医疗仪器如X光机、B超、B超录像机、尿液分析仪、血球仪、红外乳超、中药蒸汽治疗器、生化仪、心电图机2台，心电监护仪、牙科综合治疗机、牙片X光机、高频电刀等。

1985年，由南汇县、彭镇乡财政分别出资6.5万元、3.2万元建造的病房楼竣工，建筑面积547平方米。是年，彭镇乡卫生院占地面积3405平方米，建筑面积1558平方米。2001年，彭镇镇卫生院占地面积3405平方米，建筑面积2389平方米。1986年，南汇县财政出资1万元，建造厕所40平方米。1991年，南汇县财政出资7.5万元，建造食堂188平方米。1995年，南汇县财政出资28万元，彭镇镇政府拨款7万元，彭镇镇卫生院建造门诊楼599平方米。其他用于修建行政楼、病房楼等，由南汇县财政出资15万元，自筹资金2万元。

1958年，彭镇公社卫生院设床位10多张。1985～2003年，彭镇镇（乡）卫生院核定床位24张，开放床位36张。2003年，彭镇镇卫生院业务科室设内科、外科、儿科、妇产科、口腔科、皮肤科、中医科、针灸科、妇幼保健科、耳鼻咽喉科、综合病房等；职能部门设行政科、

总务科、财务科、医务科、防保科、农卫科；医技科室有：放射科、B超室、心电图、检验科、药剂科。

1958～2003年部分年份彭镇镇（乡、公社）卫生院收支情况表

表2-2-195　　单位：万元

年份	总收入				总支出		
	合计	业务收入	上级拨款	其他收入	合计	人员经费	其他支出
1958	4.2	4.0	0.2	—	4.2	3.2	1.0
1971	8.7	8.0	0.7	—	8.7	6.9	1.8
1982	13.8	11.0	2.8	—	13.8	9.8	4.0
1985	17.0	13.0	4.0	—	17.1	13.6	3.5
1990	98.4	90.0	8.4	—	98.4	78.8	19.6
1995	120.8	110.0	10.8	—	120.7	96.6	24.1
2001	352.0	318.0	21.0	13.0	345.0	132.0	213.0
2002	368.2	343.4	24.8	—	483.1	261.3	221.8
2003	384.5	363.1	21.4	—	381.7	160.1	221.6

4. 业务发展

彭镇镇卫生院服务总面积30.66平方公里，服务人口26000余人，并向邻近地区居民开放，包括芦潮港农场，奉贤区的平安、邵厂等地居民；服务功能是：为地区居民提供预防保健、医疗康复、健康教育和计划生育指导等综合性卫生服务。

内科：1985年时，卫生院只开展急性肠道感染、泌尿系感染、肺部感染等治疗；2001年，能开展急慢性心力衰竭、高血压脑病、脑血管意外、肝硬化腹水、糖尿病、消化道出血、支气管哮喘、支气管扩张、肺源性心脏病、呼吸衰竭、肾小球肾炎、急性农药中毒等疾病的抢救治疗。外科：1973年开设手术室。1995年，聘请南汇县中心医院退休的副主任医师顾根官到院开展上腹部手术后，能进行胆道疾病、胃、阑尾炎、静脉曲张、痔疮、肛瘘等手术；妇科 开展子宫肌瘤、卵巢肿瘤、剖腹产手术。放射科：1985年时，只开展一般胸部摄片，至2001年，能开展四肢常规摄片、胃肠造影、口服胆囊造影、泌尿系统造影等。检验科：1985年时，仅开展3大常规的化验，至2001年，能开展梅毒血清、乙肝抗体、肝肾功能检测，血、尿淀粉酶检测、血沉、出、凝血时间测定、血型及血交配的测定。其他：1990年，开设B超室，能开展对肝、胆、脾、胰、子宫及附件、胎儿、胸腔、膀胱、前列腺、胃等进行诊断；1991年，开设心电图，能对常规心电图进行描记，做出心电诊断。

1985～2003年，彭镇镇（乡）卫生院卫生技术人员撰写论文15篇，其中在省、市级以上交流发表论文7篇。外出学习的有20人次，进修12人次。

1958～2003年部分年份彭镇镇（乡、公社）卫生院医疗业务情况表

表2-2-196

年 份	1958	1971	1982	1985	1990	1995	2001	2002	2003
门诊人次数（人次）	22150	36445	34500	27453	29334	24567	22595	22427	24052
核定床位（张）	10	24	24	24	24	24	24	24	24
实际开放床位（张）	10	30	30	36	36	36	36	36	36
入院病人数（人）	895	1486	1572	1511	1346	1726	1640	1700	1321
出院病人数（人）	890	1480	1580	1506	1340	1725	1635	1606	1331
住院天数（人）	3115	6808	8690	10090	6834	8918	8011	8336	6698
病床使用率（%）	85.3	62.2	79.4	92.2	52.0	67.9	61.0	63.4	51.0
平均住院日（天）	3.5	4.6	5.5	6.7	5.1	5.2	4.9	5.2	5.0
治愈率（%）	68.2	70.5	65.5	60.2	65.3	66.8	61.4	88.0	80.5
好转率（%）	30.2	28.4	33.5	36.1	33.8	31.1	32.3	10.0	18.0
病死率（%）	1.6	1.1	1.0	1.3	0.9	1.2	2.4	1.0	1.5

（三）泥城镇社区卫生服务中心

2004年1月，泥城镇社区卫生服务中心成立，下设彭镇分中心，9个村卫生所和一个申港街道临港家园社区公共卫生服务站。中心占地面积4582平方米,建筑面积6284.5平方米，分中心占地面积3405平方米，建筑面积2747.8平方米。服务人口12万，服务面积61.5平方公里，2009年延伸到洋山深水港和临港上海电气重装备基地等；承担着泥城镇“六位一体”社区卫生服务工作及临港地区的基本医疗服务工作。中心为上海市一级甲等医院、爱婴医院、上海市城镇职工基本慈善基金会定点门诊部。

1. 党政领导

2004～2009年泥城镇社区卫生服务中心（卫生院）行政领导情况表

表2-2-197

姓 名	性 别	职 务	任职时间
陆建民	男	主 任	2004-01～2004-12
郁东海	男	主 任	2004-12～2007-07
江荣堤	男	副主任	2004-01～2008-05
蔡美华	女	副主任	2004-01～2008-05
孙政训	男	副主任	2005-04～2009-08
刘木松	男	主 任	2007-07～2009-08
富德国	男	副主任	2008-05～2009-08

2004～2009年中共泥城镇社区卫生服务中心（卫生院）支部委员会领导情况表

表2-2-198

姓　名	性　别	职　务	任职时间
陆建明	男	书　记	2004-01～2004-12
郁东海	男	书　记	2004-12～2007-07
沈宏伟	女	副书记	2004-01～2006-03
江兆平	男	副书记	2006-07～2007-07
江兆平	男	书　记	2007-07～2009-08
刘木松	男	副书记	2007-07～2009-08

2. 人　员

2009年底，泥城镇社区卫生服务中心有职工139人，其中具有高级技术职称2人、中级技术职称15人。

2004～2009年泥城镇社区卫生服务中心（卫生院）人员情况表

表2-2-199　　单位：人

年份	职工总数	按岗位分类												按学历分类			
		卫技人员								行政后勤				本科	大专	中专	其他
		合计	医生			护理		其他卫技		合计	管理	后勤	其他				
			高级	中级	初级	中级	初级	中级	初级								
2004	137	105	2	12	46	5	19	1	20	32	8	13	11	8	61	40	28
2005	129	99	2	10	43	4	17	1	22	30	7	12	11	10	57	34	28
2006	141	112	2	10	51	4	19	1	25	29	6	12	11	21	57	36	27
2007	142	115	2	12	52	4	19	1	25	27	6	10	11	22	60	33	27
2008	140	122	1	11	52	4	19	1	34	18	5	13	0	35	56	23	26
2009	139	123	1	10	52	4	23	1	32	16	4	12	0	36	58	25	20

3. 经费、设施

2004年，中心进行病区改建，安装中心供氧设备及床边呼叫系统。2006年，进行门诊补液室的改建。

医疗仪器购置：5万元以上的医疗设备有原装进口富士电子胃镜、全进口自动生化仪、阿洛卡B超、全进口呼吸机、除颤仪、心电综合分析仪、中央监护仪2台、多功能呼末二氧化碳监护仪、TCD、经颅多普勒脑血管诊断监护系统、血球分析仪2台，全进口尿液分析仪2台，急诊生化仪1台等设备，投入总金额250万余元。2009年，中心有医疗仪器设备105件，总价值349.2万元。其中10万元以上11件，价值256.4万元。

2006年，中心购置桑塔纳3000型轿车一辆，价值11.14万元；购置得力卡车一辆，价值11.54万元。

2004～2009年泥城镇社区卫生服务中心（卫生院）收支情况表

表2-2-200　　单位：万元

年份	总收入			总支出		
	合计	业务收入	上级拨款	合计	业务支出	人员经费
2004	1489.0	1310.3	178.7	1593.0	1019.5	573.5
2005	2056.0	1824.8	231.2	1835.1	1217.0	618.1
2006	2549.8	2289.8	260.0	2422.9	1639.2	783.7
2007	3408.5	2981.5	427.0	3159.9	2190.6	969.3
2008	3961.0	3385.0	576.0	3954.0	2788.0	1166.0
2009	4341.0	3525.0	816.0	4296.0	2930.0	1366.0

2008、2009年泥城镇社区卫生服务中心资产、财务收支情况表

表2-2-201　　单位：万元

年份	流动资产	固定资产	净资产	拨款	收入	支出
2008	1586	1873	2316	576	3385	3954
2009	1555	2391	3040	816	3525	4296

2008、2009年泥城镇社区卫生服务中心资产总规模分类情况表

表2-2-202

项目	2008年	2009年	项目	2008年	2009年
总资产额（万元）	3459	3946	房屋建筑面积（平方米）	10235	9700
净资产（万元）	2316	3040	业务总收入（万元）	3385	3482
固定资产（万元）	1873	2391	其中：医疗收入（万元）	829	1067
其中：房屋建筑物（万元）	1189	1469	药品收入（万元）	2501	2310
专业设备（万元）	491	582	银行存款（万元）	1080	818

2004～2008年泥城镇社区卫生服务中心购置10万元以上医疗仪器设备情况表

表2-2-203

添置年度	设备名称	型号规格	数量（台）	金额（万元）
2004	胎儿监护仪	PC-800	1	17.0
2007	酶标仪洗板机	雷杜IT-600、RT-3000	1	37.8
2007	黑白B型超声仪、B超激光打字机	SSD-1000型	1	24.0
2007	胃镜架、胃镜器	PVM-1411	1	21.5
2007	呼吸机	Achievapso2	1	17.6
2007	TC1电脑、血液分析仪	CA870、SJSMEX-KX-21	1	12.0
2007	除颤仪	200JOU1ESMAX	1	11.9
2007	急诊生化仪	强生J15895	1	10.8
2008	医用诊断X光片机	XG510A型	1	42.0

2008年11月至2009年3月，泥城镇社区卫生服务中心对彭镇分中心病房进行改造、装修703平方米，耗资84万元。

2009年，泥城镇社区卫生服务中心核定床位84张，实际开放床位120张。

4. 业务发展

2004～2009年泥城镇社区卫生服务中心（卫生院）医疗业务情况表

表2-2-204

年 份	2004	2005	2006	2007	2008	2009
门诊人次数（人次）	93536	105239	125303	175460	220300	59583
核定床位（张）	84	84	84	84	84	84
实际开放床位（张）	120	120	120	120	120	120
入院病人数（人）	2273	4335	4447	4277	3667	3562
出院病人数（人）	3228	4440	4451	4084	3643	3252
住院总天数（天）	21648	29204	34950	34520	34062	36150
病床使用率（%）	49.42	66.7	79.8	78.81	80	88.91
平均住院日（天）	6.71	6.58	7.85	8.46	9.35	10.13
治愈率（%）	73.6	76.4	78.1	80.5	25.6	22
好转率（%）	21.3	19.5	17.2	12.1	66.7	72.8
病死率（%）	0.37	0.46	1.12	1.71	2.5	3.63

中心设内、外、妇、儿、骨科及综合病房，门诊设中、西医内科、外科、妇产科、小儿科、口腔科、皮肤科、传染科、肛肠科、针推伤科、骨科、五官等科室，医技科室有心电、B超室，检验科、放射科和内窥镜室（包括胃镜、膀胱镜）。

2006年7月，泥城镇社区卫生服务中心与光明中医医院联合办医，成为光明中医医院临港泥城分院。每周二，光明中医医院派出内、外、妇、五官、儿科等十余名具有副主任医师资质人员，到泥城镇社区卫生服务中心指导医疗工作。2006年10月，与南汇区医疗急救中心组建南汇区医疗急救中心泥城分中心，分中心有救护车2辆，实行24小时待命。

中医科室是泥城镇社区卫生服务中心的特色科室，下设中医脾胃病、中医肝胆病、中医腰腿病等3个中医病专科；2004年后开设冬病夏治专科门诊和冬季的中医膏方门诊。外科能开展甲状腺、乳房、胃、胆、胰腺、前列腺、小肠、阑尾、各种疝气、下肢大隐静脉，四肢骨折手术等颈、胸部及上、下腹部手术。妇产科能开展妇幼保健和分娩接产，妇科、产科常见病、多发病治疗，全子宫切除和剖宫产等手术。西医内科在诊疗一般常见病的同时，在脑血管意外、内分泌、消化专科、心血管疾病、有机磷中毒的病人抢救等方面有一定的临床经验。针伤科在开展腰椎间盘突出方面有较好的治疗手段，在针灸、推拿、手法复位、封闭的基础上，配合牵引床，理疗仪的疗程治疗，取得较好的效果。口腔科在开展口腔常见疾病治疗的基础上，近年来开展烤瓷牙业务，烤瓷牙装配技术正处在日趋成熟的阶段。

泥城镇社区卫生服务中心与上海曙光医院、仁济医院、第九人民医院、东方医院、中山医院等三级医院建立良好关系，开设双向转诊业务工作。

十二、书院镇社区卫生服务中心

（一）书院镇（乡、公社）卫生院

1952年2月，王阿弟、丁山远、马仲年、王新昌、黄志卿、杨仁清等人在里三灶镇（今书院镇外灶村里灶6组）组建新书联合诊所，由王阿弟任所长，设有中西医综合门诊。1954年春，陈旭升、顾志葵、周梦章、朱妙根、唐中尧等6人在石皮泐（今书院镇中久村中南5组）组建石皮泐联合诊所，由陈旭升任所长，诊所始借用唐阿妹家的草房2间，后迁至李树堂家的4间瓦房内，设有中西医综合门诊、儿科、眼科、伤骨科。

1958年7月，石皮泐联合诊所和新书联合诊所合并，建立书院乡人民医院。开设中医内科、中医外科、中医儿科、西医内科、西医外科等门诊，没有住院部。医院为独立核算、自负盈亏的乡级集体所有制单位。

1958年10月，书院乡人民医院更名书院公社医院。1960年10月，书院公社医院更名书院公社卫生院。1961年春，为方便群众就近看病，书院公社卫生院在外灶、里灶、新东3个大队设立卫生所。1972年7月，书院公社卫生院由公社集体所有制转为南汇县县属集体事业单位。1975年9月，书院公社卫生院迁至书院镇芸香路38号。1984年4月，南汇县实行政社分设，撤社建乡，书院公社改为书院乡，书院公社卫生院更名为书院乡卫生院。1995年9月，撤乡建镇，书院乡改为书院镇，书院乡卫生院更名为书院镇卫生院。书院镇卫生院担负着书院镇25.58平方公里、2.45万余人口的医疗、卫生、防病等任务。

1997年12月，书院镇卫生院被评定为“一级乙等医院”。

2003年12月，随书院镇和新港镇合并，原书院镇和新港镇两所卫生院撤销合并为新的书院镇卫生院，总部设在书院镇新港新卫路6号（原新港镇卫生院旧址）。

2004年，创建上海市政府重点实事项目——书院镇标准化社区卫生服务中心。12月，通过上海市卫生局验收。

1. 党政领导

1958～2004年书院镇（乡、公社）卫生院行政领导情况表

表2-2-205

姓　名	性　别	职　务	任职时间
陈才升	男	院　长	1958-07～1964-08
陈旭升	男	副院长	1958-07～1987-11
冯应福	男	副院长	1958-10～1959-08
戚汉铎	男	院　长	1961～1978-09
金玉龙	男	副院长	1976-09～1978-09
张文祥	男	院　长	1978-06～1980-11
金玉龙	男	院　长	1980-11～1982-08
唐锡荣	男	副院长	1981-07～1982-08
唐锡荣	男	院　长	1982-08～1996-04
宋学勤	男	副院长	1987-02～2001-11
宋利民	男	副院长	1982-11～1990-02

续表 2-2-205

姓　名	性　别	职　务	任职时间
徐玉龙	男	副院长	1990-02～1993-05
杨根飞	男	副院长	1993-05～1996-04
杨根飞	男	副院长（主持工作）	1996-04～1996-10
杨根飞	男	院　长	1996-10～2004-12
潘林军	男	副院长	2000-07～2004-12
陈春龙	男	副院长	2004-01～2004-12
瞿卫东	男	副院长	2004-01～2004-12

1958～2004年中共书院镇（乡、公社）卫生院支部委员会领导情况表

表 2-2-206

姓　名	性　别	职　务	任职时间
陈才升	男	负责人	1958-07～1964-08
唐元标	男	负责人	1964-08～1966-09
徐恒祥	男	负责人	1966-09～1967-10
张文祥	男	书　记	1967-10～1981-09
金玉龙	男	副书记	1981-09～1981-12
金玉龙	男	书　记	1981-12～1982-08
唐锡荣	男	副书记（主持工作）	1982-08～1984-01
沈孝鸿	男	副书记（主持工作）	1984-01～1985-01
唐锡荣	男	副书记	1984-02～1996-04
沈孝鸿	男	书　记	1985-01～1996-10
徐玉龙	男	副书记	1994-01～1996-10
徐玉龙	男	副书记（主持工作）	1996-10～1997-10
徐玉龙	男	书　记	1997-10～2004-12

说明：1958年至1967年10月书院公社卫生院中的中共党员参加中共书院公社文卫联合支部活动。

2. 人　员

1958年7月书院乡人民医院成立时，有职工18人，除1人有大专学历和初级技术职称外，其余均为初中以下学历的师带徒医务人员，2名行政后勤人员。1985年，书院乡卫生院有职工45人。中专以上学历18人，占职工总数的40%，其中大专学历3人、中专学历15人。2003年，书院镇卫生院有职工41人。中专以上学历31人，占职工总数的75.6%，其中大专学历12人、中专学历19人。卫技人员中有副主任医师1人、主治医师4人、主管护师1人。

1958～2004年部分年份书院镇（乡、公社）卫生院人员情况表

表2-2-207　　单位：人

年份				1958	1962	1975	1980	1985	1990	1995	2001	2003	2004
职工总计				18	20	42	44	45	44	49	48	41	93
按岗位分类	卫生技术人员	合计		16	16	36	38	31	35	38	42	34	69
		医生	高级	0	0	0	0	0	0	0	1	1	3
			中级	0	0	0	0	0	4	4	4	4	9
			初级	1	13	19	16	14	18	18	18	16	32
		护理	中级	0	0	0	0	0	0	0	1	1	2
			初级	0	1	3	8	11	9	10	6	8	15
		其他	初级	15	2	14	14	6	4	6	12	4	8
	管理人员	合计		2	4	6	6	14	9	11	6	7	24
		卫技	中级	0	0	0	0	0	0	0	1	1	1
			初级	2	3	4	5	1	4	4	0	0	0
		其他	初级	0	1	2	1	13	5	7	5	6	23
按学历分类	大专			1	0	2	2	3	5	9	14	12	38
	中专			0	0	15	15	15	18	19	25	19	24
	其他			17	20	25	27	27	21	21	9	10	31

3. 经费、设施

1958年7月，书院乡人民医院成立时，由书院乡政府在书院镇西首（今书院镇李雪村1组）借用周姓民房10间作医院用房，占地面积1320平方米，建筑面积280平方米；除听诊器外，没有其他像样的医疗器械设备。以后经南汇县卫生科的支持，增添显微镜。

1960年10月，书院公社卫生院搬至书院公社中南大队4队，医疗用房由公社一家集体中心饲养场的24间平房改建而成。书院公社投资1万元，建造平房14间，建筑面积580平方米，设置手术室、中药加工间等；添置30毫安X光机；卫生院占地面积2788平方米，建筑面积1030平方米。

1975年9月，书院公社卫生院搬迁到书院集镇芸香路38号。由南汇县卫生局投资4万元，书院公社投资1万元，建造门诊、病房楼各一幢。1984年，加建食堂和肝炎病房，增添50毫安X光机，添置A型超声波、心电图机，设综合病床28张。至1984年，书院乡卫生院占地2808平方米，建筑面积2114平方米。

1985～2001年，南汇县政府、书院镇（乡）政府财政各投资47万元，卫生院自筹11万元，先后两次对卫生院医疗、办公用房进行扩建、维修，卫生院建筑面积增至2516平方米。1986～1991年，添置200毫安X光机，增设中药房、B超、心电图室、针灸科、抢救室、电脑房、档案室、会议室、接待室等，卫生院基础设施得以改善，病床增至32张。

1985～2001年，书院镇（乡）卫生院添置万元以上的医疗仪器有B超、200毫安X光机、血液生化仪、尿十联、乳超、半自动生化仪等十余件，增添医疗设施投入资金42.3万元。

2004年，上海市、南汇区、书院镇政府和书院镇卫生院筹集资金1240万元（上海市70万元、南汇区300万元、书院镇650万元、书院镇卫生院220万元），创建书院镇标准化社区

卫生服务中心，对原新卫路6号书院镇卫生院门诊楼、病房楼进行改扩建。创建后，业务用房增加1560平方米，住院核定床位30张，实际开放31张。考虑到临港新城开发、大量原书院地区的动拆迁户迁至新港社区居住小区，故另设备用床位34张。同年，投资48万元购买500毫安X光机和24万元的B超机。书院镇卫生院改扩建后占地面积9324平方米，建筑面积8264.6平方米。

1985～2004年部分年份书院镇（乡、公社）卫生院经费收支情况表

表2-2-208 单位：万元

年　份	总收入	经常经费	总支出	余　额
1985	22.57	4.91	22.16	0.11
1990	47.17	7.81	36.18	6.99
1995	168.03	10.98	179.81	-0.80
2001	386.00	8.40	365.00	21.00
2003	419.00	11.00	405.00	14.00
2004	960.00	49.00	938.00	22.00

4. 业务发展

1958年，书院乡人民医院成立时，门诊设有中医内科、伤科、儿科及西医综合科。1960年，书院公社卫生院西医综合门诊分设为西医内科、外科、妇科、儿科、齿科、西药房、化验室、X光室，增添综合病房床位10张、结核病疗养病房床位32张（1974年撤销）。1972年，增设防保组。1979年，开设儿保门诊。1982年，书院公社卫生院设有中医内科、西医内科、外科、妇科、儿科、伤科、肝炎肠道门诊、齿科、眼科、西药房及化验室、X光室、心电图及A型超声波（1992年淘汰）、防保组，病床32张。1984年，书院乡卫生院设有内科、外科、妇科、伤科、口腔科、五官科、放射科，有综合病床28张，增设肝炎病房，设床位32张（1989年撤销）。1992年，增设中药房、B超室。1997年，增设针灸推拿科。

2002年，书院镇卫生院设置科室有中医内科、西医内科、外科、妇科、儿科、伤科、针灸推拿科、骨科、泌尿科、肝炎肠道门诊、齿科、眼科、中药房、西药房及化验室、X光室、心电B超、防保组。

1976～2004年部分年份书院镇（乡、公社）卫生院医疗业务情况表

表2-2-209

年份	门急诊人次（人）	年末实有床位（张）	期初留院（人）	入院人数（人）	出院人数（人）	出院病人数（人）	期末留院（人）	病床使用率(%)	病床工作日(天)	平均住院日(天)
1976	43637	29	20	898	905	905	13	49.4	181.0	5.8
1980	37180	33	14	1274	1267	1248	21	54.3	198.6	5.9
1985	39200	32	28	1106	1122	1122	12	48.0	200.3	5.0
1990	31876	83	—	2517	2521	2248	—	31.7	115.6	3.8
2001	27904	32	36	1178	1182	1182	39	50.8	185.4	5.0
2003	27957	28	27	1939	1945	1945	21	59.3	218.9	5.1
2004	60586	73	42	3213	3227	3227	28	68.3	264.9	6.3

（二）新港镇（乡、公社）卫生院

1952年3月，据华东军政委员会颁发联合诊所由“政府领导、自愿合作、集体经营、民主管理”组织原则，郁应六、严守成、徐昌时、汪渔春、顾耀成、卫进才、陈裕生、周扬、唐桢之、顾文田、徐朝品、朱成均等在和平村4组王家祠堂，成立横路联合诊所，严守成任所长。1952年7月，横路联合诊所一分为二，卫进才、周扬、徐昌时等在洼港村10组张梅根家客堂，建立洼港联合诊所，卫进才任所长。1953年，洼港联合诊所迁至“鹤寿堂”药店内（今洼港村11组，新府路新府桥东侧）。

联合诊所资金来源由所员依据自身经济情况自愿投资。主要用于购买药品、医疗器械等。联合诊所实行自负盈亏，报酬视各人业务收入高低评定。

1958年7月，随着行政区域的变更，新港地区的横路、洼港两个联合诊所和黄路地区的邬店联合诊所合并，建立新港乡人民医院，院址设在桃园村4组黄金桃宅内，有房屋10间、240平方米。瞿小弟任院长，郁应六任副院长。内设外科、内科、中医科、眼科。1958年10月，新港乡建置被分拆，新港乡人民医院改为中心保健站，归属老港公社医院领导。1959年6月，新港公社成立，同年12月，新港公社医院建立，属公社集体所有制，按业务收入及政府补贴按月发放职工工资。1960年10月，新港公社医院更名为新港公社卫生院。1972年7月，新港公社卫生院由公社集体所有制转为南汇县县属大集体事业单位。

1984年2月，南汇县实行政社分设，撤社建乡，新港公社改为新港乡。新港公社卫生院更名为新港乡卫生院。1991年12月，随着新的门诊大楼的建立，新港乡卫生院正门迁至新港镇新卫路6号。

1995年9月，随撤乡建镇，新港乡改为新港镇。新港乡卫生院更名为新港镇卫生院。1997年7月，新港镇卫生院被评定为“一级甲等医院”。

2003年12月，原新港镇、书院镇行政建制撤销，建立新的书院镇，原书院镇和新港镇两所卫生院合并为新的书院镇卫生院，原新港镇卫生院成为新院院址。

1. 党政领导

1957～2003年新港镇（乡、公社）卫生院行政领导情况表

表2-2-210

姓　名	性　别	职　务	任职时间
瞿小弟	男	院　长	1957-09～1958-09
郁应六	男	副院长	1957-09～1958-09
郁应六	男	院　长	1958-10～1959-11
陈才章	男	院　长	1959-12～1980-05
蔡云章	男	副院长	1976-09～1982-07
蔡云章	男	院　长	1982-07～1995-06
陈春龙	男	副院长	1987-02～2003-06
盛馥娟	女	副院长	1982-07～1995-12
严建军	男	副院长	1995-05～1999-04
金玉龙	男	院　长	1995-06～1999-09
严建军	男	院　长	1999-09～2003-06

续表 2-2-210

姓　名	性　别	职　务	任职时间
陈春龙	男	副院长（主持工作）	2003-06～2003-12
瞿卫东	男	副院长	2003-06～2003-12

说明：新港公社卫生院从成立之时起到1984年，由中共新港公社卫生院支部书记主持全面工作。1985年始，实行行政首长负责制起，新港乡卫生院由院长主持日常行政工作。

1959～2003年中共新港镇（乡、公社）卫生院支部委员会领导情况表

表 2-2-211

姓　名	性　别	职　务	任职时间
陈才章	男	书　记	1959-12～1965-06
杜文才	男	书　记	1965-06～1976-09
严金祥	男	副书记	1971-10～1980-01
唐才根	男	书　记	1980-01～1985-02
蔡云章	男	书　记	1985-02～1995-06
金玉龙	男	书　记	1995-06～1996-06
严建军	男	书　记	1996-06～2003-06
王美芬	女	副书记	1999-08～2003-12
陈春龙	男	负责人	2003-06～2003-12

2. 人　员

1985年，新港乡卫生院中专以上职工占40.0%。2001年，新港镇卫生院职工的学历层次和卫生技术人员专业职称水平有很大提高，有大学本科生1人，专科生11人，中专生15人，占职工总数61.3%；有副主任医师1人，主治医师1人，主管护师1人。职工学历层次的提高，主要采取吸收和委托医科大学培养以及医院鼓励职工自学考试取得。

1958～2003年部分年份新港镇（乡、公社）卫生院人员情况表

表 2-2-212　　单位：人

年份	职工总数	按岗位分类										按学历分类			
		卫生技术人员（职称）							管理人员			本科	大专	中专	其他
		合计	医生			护理		其他	合计	医技	其他				
			高级	中级	初级	中级	初级	初级		初级	初级				
1958	15	11	0	0	10	0	0	1	4	1	3	0	0	0	15
1960	13	7	0	0	6	0	0	1	6	1	5	0	0	0	13
1962	12	8	0	0	7	0	0	1	4	1	3	0	0	2	10
1973	44	34	0	0	23	0	6	5	10	4	6	0	3	11	30
1978	44	38	0	0	21	0	3	14	6	5	1	0	1	13	30
1985	46	31	0	0	20	0	6	5	15	4	11	0	3	7	36
1990	50	39	0	3	20	0	11	5	11	4	7	0	3	19	28
1995	50	36	0	3	20	0	9	4	14	4	10	0	6	19	25
2001	44	32	1	1	17	1	8	4	12	3	9	1	11	15	17
2003	52	35	2	2	15	1	10	5	17	1	16	2	12	19	19

3. 经费、设施

1985～2003年，财政为新港镇（乡）卫生院卫生事业的投入增加2倍，而新港镇（乡）卫生院的实际支出增加21.6倍，药费、医疗费提高数倍到数十倍。

1985～2003年部分年份新港镇（乡）卫生院收支情况表

表2-2-213　　单位：万元

年份	总收入				总支出				
	合计	业务收入	上级拨款	其他收入	合计	业务支出		其他支出	专项支出
						合计	人员经费		
1985	31	20	10	1	22	22	6	—	—
2001	464	413	20	31	440	419	216	—	21
2003	479	458	9	12	503	477	184	1	25

1958年7月，新港乡人民医院成立时在现书院镇桃园村4组黄家宅租用民房10间、240平方米，设外科、内科、中医科、眼科门诊，无病区床位。

1959年12月，新港公社医院建立时，院址设在小洼港镇彭公塘西侧（今书院镇洼港村12组417号），有房17间，建筑面积384平方米，仅设门诊，无病区床位。

1967年初，新港公社卫生院迁至新港粮管所西侧（今新港镇新府路123号），有房舍51间，建筑面积1100多平方米，增添显微镜，设病区床位24张。1973年，添置X光机。1980年，增加心电图机。1982年，病区床位增至29张。

1991年，由南汇县政府、新港乡政府及新港乡卫生院自筹资金135万元，新建门诊大楼等建筑面积1282平方米。至2002年底，新港镇卫生院占地面积4520平方米，建筑面积3253平方米，绿化面积达1400平方米；有病房12间（其中4间为高级病房），核定床位30张。

1985～2001年，新港镇（乡）卫生院投入资金63万元增添医疗设备，其中10万元以上的有：C型200MAX光机（上海医疗厂），全自动尿液分析仪（德国宝灵曼），血球计数仪（日本光电5216型），24小时心电监护仪JHE－2型（上海嘉希医疗仪器厂），半自动生化仪B10CAM1CAT3000，无创伤血氧监护仪SR－M99（三瑞医疗仪器有限公司），血流变仪普利生1BY－N6B，多普勒治疗仪FD－T98（三瑞医疗仪器有限公司），B超康赛SS型（英国原装），电脑颈腰椎牵引床21－1A型（上海科技有限公司）。另投入资金25万元，增添卧式消毒炉、电饭箱、电冰箱，燃气炒菜灶，空调22台、病房呼叫系统、供氧系统、电脑。

4. 业务发展

新港镇（乡、公社）卫生院担负着新港地区23.61平方公里、2.13万余人口的医疗、卫生、防病等任务。

1958年7月，新港乡人民医院成立时，仅设综合门诊室，有中医内科、外科、眼科。1961年8月起，医学院校大中专毕业生陆续分配到新港公社卫生院，增添西医内外科、西药房。1968年7月，新港公社卫生院设置化验室，始由“三大常规”逐步增加到生化检验。增设少量病床。1972年，增设防保组。1973年，添置30毫安的X光机，设立放射科。1980年6月，开设心电图及A型超声波，设置心电图室。1982年，病床增到29张，门诊设内科、外科、妇科、儿科、针灸科、伤骨科、皮肤科、中医科及肠道、肝炎、化验、放射科、防保组等10多个科室。1985年，新港乡卫生院增设中药房。1992年，添置B超，设置心电B超室。

2000年后，随着人民生活水平的提高和对医疗期望值的增高以及医保、合作医疗允许群众自选医院的政策的出台，医院门诊病人较前有所减少，住院病人数基本维持原状。

2002年，新港镇卫生院设置科室有中医内科、西医内科、外科、妇科、儿童保健门诊、伤骨科、针灸推拿、肝炎肠道门诊、眼科、中西药房及化验室、放射科、心电B超室、防保组、口腔科、精神科、性病防治等。

1975～2003年部分年份新港镇（乡、公社）卫生院医疗业务情况表

表2-2-214

年份	门急诊疗人次数（人次）	年末床位（张）	期初留院数（人）	入院人数（人）	出院人数（人）	出院病人数（人）	期末留院（人）	病床使用率(%)	床位工作日(天)	平均住院日(天)
1975	37480	44	—	870	880	868	—	41.1	150.0	4.7
1980	39027	35	9	1153	1148	1148	14	48.4	177.2	5.0
1985	48523	35	12	1306	1291	1221	27	52.8	223.4	3.6
1990	51997	35	—	3036	3033	2801	—	53.9	196.9	3.1
2001	32270	30	21	1863	1854	1838	30	80.63	294.30	6.1
2003	29360	33	19	1410	1416	1416	13	85.76	312.99	6.9

（三）书院镇社区卫生服务中心

2005年1月，书院镇社区卫生服务中心成立。下设书院镇社区卫生服务中心南分中心（原书院镇卫生院改建）。

书院镇社区卫生服务中心担负着书院镇65平方公里、5.2万常住人口、3万流动人口的医疗、预防、保健、康复、健康教育、计划生育六位一体卫生服务工作。

1. 党政领导

2005～2009年书院镇社区卫生服务中心行政领导情况表

表2-2-215

姓 名	性 别	职 务	任职时间
杨根飞	男	主 任	2005-01～2006-08
陈春龙	男	副主任	2005-01～2008-05
瞿卫东	男	副主任	2005-01～2009-08
顾联斌	男	主 任	2006-08～2008-11
潘林军	男	主 任	2008-11～2009-08
徐仁平	男	副主任	2008-05～2009-08

2005～2009 年中共书院镇社区卫生服务中心支部委员会领导情况表

表 2-2-216

姓　名	性　别	职　务	任职时间
徐玉龙	男	书　记	2005-01～2007-07
严彩华	女	副书记	2007-03～2007-07
严彩华	女	书　记	2007-07～2009-08
潘林军	男	副书记	2009-03～2009-08

2. 人　员

从 2005 年起，书院镇社区卫生服务中心医务人员继续通过上成校、电大、自学、进修等方式不断提高学历和业务素质，从全国各地引进本科大学生 13 人，书院镇卫生服务中心成员的学历、素质结构有较大变化。

2005～2009 年书院镇社区卫生服务中心人员情况表

表 2-2-217　　单位：人

年份	职工总数	按岗位分类														按学历分类			
		卫生技术人员								管理人员									
		合计	医生			护理		其他		合计	医技职称		其他职称						
			高级	中级	初级	中级	初级	中级	初级		中级	初级	中级	初级		本科	大专	中专	其他
2005	115	87	3	10	40	3	13	0	18	28	3	0	1	24		5	34	28	48
2006	111	85	3	9	31	3	16	2	21	26	3	0	1	22		12	37	26	36
2007	112	92	3	10	34	2	19	3	21	20	4	1	1	14		23	40	36	13
2008	85	72	1	10	35	2	10	3	11	13	4	0	1	8		32	32	12	9
2009	85	72	1	10	35	3	9	3	11	13	4	0	1	8		33	32	11	9

3. 经费、设施

2005 年，书院镇社区卫生服务中心投资 38 万元建造新的标准化污水处理系统。2006 年，投资 6 万元购买 2 台全自动口腔治疗仪。2007 年，投资 46 万元购买全自动生化仪 1 台、社区卫生服务车 2 辆。书院镇社区卫生服务中心总的医疗仪器设备有 62 件，价值 235.25 万元。其中：万元以上 27 件，价值 227.54 万元；10 万元以上有 5 件，价值 105.3 万元。

2007 年 8 月，南汇区卫生局出资 20 万元、书院镇政府出资 60 万元，书院镇社区卫生服务中心自筹 40 万元，将书院镇社区卫生服务中心南分中心（芸香路 38 号）病房楼改建为老年护理病房，设老年护理床位 84 张。普通病房搬到原门诊大楼二楼，普通病房从实际开放 40 张（核定床位 32 张）减少到 24 张。同时，每间病房增添空调、电视机、管道氧气、抽水马桶等设施。投资 12 万元，购买 300 毫安 X 光机。

2005～2009年书院镇社区卫生服务中心（卫生院）收支情况表

表2-2-218 单位：万元

年份	总收入				总支出				
	合计	业务收入	上级拨款	其他收入	合计	业务支出		其他支出	专项支出
						计	人员经费		
2005	1088	964	113	11	1138	1074	349	2	62
2006	1349	1037	258	54	1344	1259	470	—	85
2007	1709	1220	441	48	1638	1543	541	—	95
2008	2385	1934	429	22	2611	2577	725	34	—
2009	3105	2359	704	42	3070	3027	966	0	43

2008、2009年书院镇社区卫生服务中心资产、财务收支情况表

表2-2-219 单位：万元

年份	流动资产	固定资产	净资产	拨款	收入	支出
2008	648	1730	1696	429	1956	2611
2009	961	1809	1836	704	2401	3071

2008、2009年书院镇社区卫生服务中心资产总规模分类情况表

表2-2-220

项目	2008年	2009年	项目	2008年	2009年
总资产额（万元）	2378	2797	房屋建筑面积（平方米）	8265	8265
净资产（万元）	1696	1836	业务总收入（万元）	1934	2359
固定资产（万元）	1730	1809	其中：医疗收入（万元）	517	612
其中：房屋建筑物（万元）	1240	1240	药品收入（万元）	1417	1747
专业设备（万元）	260	312	银行存款（万元）	232	520

2006～2009年书院镇社区卫生服务中心购置10万元以上医疗仪器设备情况表

表2-2-221

年份	设备名称	型号规格	数量（台）	金额（万元）
2006	B超超声波诊断仪	1OGIQ200ProB	1	23.8
	血球分析仪	MEK-6318K	1	11.5
	血球计数仪	KX.21	1	12.8
2007	X光机	07-05345	1	11.2
	生化分析仪	CHEMIX-800	1	46.0
2009	黑白超声系统	迈瑞DP-9900	1	19.8

4. 业务发展

2005年1月，书院镇社区卫生服务中心成立后，总部设西医内科、外科、妇科、儿科、中医内科、皮肤科、口腔科、针伤科、骨科、公共卫生科、残疾人康复站、计划生育指导

站；辅助科室有放射科、检验科、B超和心电室等，挂号、收费，中、西药房实行开放式窗口服务；病房开设有内、外、妇、儿、骨科综合普通病房及老年康复病房，设综合病房床位65张。

2006年9月，书院镇社区卫生服务中心南分中心扩建成老年病区，设西医内科、外科、妇科、放射科、检验科、B超心电室等临床科室，设综合病房24张、老年护理病房84张。

随着人民生活水平的提高、合作医疗报销比例的增加，特别是上海市政府自2007年2月起，对在社区卫生服务中心（站）就诊的上海市市民实施门急诊诊查费（挂号费）减免7元政策后。书院镇社区卫生服务中心的门诊病人明显增加。

2005～2009年书院镇社区卫生服务中心（卫生院）医疗业务情况表

表2-2-222

年份	门急诊疗人次数（人次）	年末床位（张）	期初留院数（人）	入院人数（人）	出院人数（人）	出院病人数（人）	期末留院（人）	病床使用率（%）	床位工作日（天）	平均住院日（天）
2005	63379	71	28	2952	2920	2920	60	60.80	221.92	5.23
2006	72479	71	60	3027	3049	3049	38	67.44	246.17	5.65
2007	99890	71	38	2500	2498	2498	40	60.07	219.25	6.09
2008	133565	98	40	3373	3341	3341	72	81.85	252.29	8.68
2009	180641	113	72	3902	3883	3791	91	80.60	294.20	8.74

5. 社区卫生服务

2005年1月至2006年9月，书院镇的社区卫生服务工作由防保科和农卫科负责。2006年9月，实行真正意义上的镇、村一体化管理，即对乡村医生队伍实行统管，实现人员统一配置，统一技术操作规程，统一财务管理，统一调拨药品，统一核算报酬的“五统一”管理制度。同年，组建医疗卫生服务团队，下社区开展团队式服务。树立“小病进社区，大病进医院”的观念。

2006年，医疗卫生服务团队完成与全镇60岁以上的老年人签订保健合同的任务，为8672名老人进行一次健康体检，为每名老人建立户籍制健康档案和就诊记录卡。对查出高血压病人2013名、糖尿病人399名、肿瘤病人165名、精神病病人81名，作分类登记、规范管理、上门随访，电话联系进行健康咨询、服药指导。开展各种形式的健康教育和健康促进活动。开设家庭病床，为离休干部提供上门保健服务等社区卫生服务新项目。加大对突发公共卫生事件的处置力度，强化疾病预防控制体系建设，提高疾病防控能力。在艾滋病的预防和控制上坚持“政府领导，部门配合，社区参与，齐抓共管，综合防治”的方针。在妇幼保健工作中，以开展孕产妇系统管理，以筛查高危为重点，推广适宜技术和宣传急救知识，广泛开展各项妇幼保健工作。同时开展对孕产妇HIV的筛查以及婴幼儿各项筛查工作。

2007年后，医疗卫生服务团队每年免费为全镇60岁以上的老人健康体检，体检率达81%，其余人员的体检工作由联村医生上门进行补检。

开展人口计生宣传教育、政策咨询、计划生育行政事务办理，实有人口信息采集、计划生育技术服务、避孕药具发放等七大类工作，22项具体工作。

进社区开展健康教育讲座，进行健康教育活动，发放宣传资料，配合文明城区创建工作，发放健康教育宣传资料等。

2007年8月，撤销原防保科及社区卫生服务科，组建新社区卫生服务科，下设防保组、专职联村医生组、信息员及乡村医生组。至2007年12月，有防保人员16人（含管理、财务）、专职联村医生7人、信息员23人、乡村医生40人。

十三、万祥镇社区卫生服务中心

1952年6月，万祥地区成立联合诊所，沈国平任所长。医务人员有薛楚英、蒋秀娟、唐正平、邬湘舟，还有勤杂工1人。址设万祥集镇1号桥南堍（今三三公路2100号东侧），有房屋3间。周转资金1000元，由医务人员共同筹集。医疗器械由医生自备。联合诊所实行自收自支，统一分配。后又有徐昌时、汪渔村、严守仁、朱成均、徐志财、徐光明等医生加入联合诊所，并在各小乡成立医疗保健站，每站配保健员2～3人。联合诊所除为万祥地区人民治病外，还通过各保健站成员进行爱国卫生宣传、流行性疾病的预防和疫苗的接种等工作。

1957年7月，南汇县实行撤区并乡。万祥地区划归金陵乡，万祥联合诊所属金陵乡人民医院万祥医疗所。1958年秋，万祥地区和书院地区合并成立书院公社，成立书院公社医院。万祥医疗所隶属于书院公社医院。

1959年6月，万祥公社独立建制后，万祥医疗所从书院公社医院划出，成立万祥公社医院。址设万祥集镇中街，借用民房7间。经南汇县政府卫生科推荐，万祥公社管理委员会委派严健民任院长，并在原有医生的基础上，调进王新昌、朱可彬、周宝清等医务工作者。

1960年10月，万祥公社医院更名为万祥公社卫生院。1962年，设置万祥公社卫生院管理委员会，由严健民、王新昌、邬湘舟、李炳如、潘凤台等组成。1972年6月，万祥公社卫生院转为南汇县县属集体事业单位，受县卫生局和万祥公社双重领导。选举产生由严健民、周关铭、吴一仁、张鑫梅、周金德组成的新一届万祥公社卫生院管理委员会。

1984年2月，政社分设，万祥公社卫生院更名万祥乡卫生院。万祥乡卫生院占地面积5400平方米，建筑面积2650平方米。1992年12月，经上海市卫生局审定，万祥乡卫生院为一级乙等医院。1994年9月，随行政建制变化，万祥乡卫生院易名为万祥镇卫生院。

2002年10月，万祥镇卫生院被列入2003年上海市政府实事项目创建标准化社区卫生服务中心。2003年12月，经上海市卫生局验收合格，宣布万祥镇社区卫生服务中心创建成功。2004年1月，万祥镇社区卫生服务中心成立。

（一）党政领导

1959～2009年万祥镇（乡、公社）卫生院、社区卫生服务中心行政领导情况表

表2-2-223

姓　名	性　别	职　务	任职时间
严健民	男	院　长	1959-06～1974-09
潘顺兴	男	院　长	1974-10～1984-02
俞　光	男	副院长	1971-01～1978-04
邱龙官	男	副院长	1978-06～1984-02
王乐天	男	副院长	1978-06～1987-02
沈龙仙	女	副院长	1978-06～1987-02
邱龙官	男	院　长	1984-02～1987-02
周宝清	男	院　长	1987-02～1996-12
金德贵	男	院　长	1996-12～1999-03
仇海明	男	副院长	1997-06～1998-06
孙铭安	男	院　长	1999-04～2003-12
金德贵	男	副院长	2001-01～2003-12
徐仁平	男	副院长	2001-04～2003-12
王卫忠	男	主　任	2004-01～2007-08
徐仁平	男	副主任	2004-01～2008-05
金德贵	男	副主任	2004-01～2008-05
王士军	男	主　任	2007-08～2009-08
龚卫忠	男	副主任	2008-05～2009-08

1959～2009年中共万祥镇（乡、公社）卫生院、社区卫生服务中心支部委员会领导情况表

表2-2-224

姓　名	性　别	职　务	任职时间
严健民	男	书　记	1966-01～1969-09
潘顺兴	男	书　记	1969-10～1983-03
邱龙官	男	副书记	1983-09～1987-02
方志军	男	书　记	1987-02～1991-06
乔国初	男	副书记	1991-07～1994-07
乔国初	男	书　记	1994-08～1999-04
金德贵	男	书　记	1999-04～2000-07
孙铭安	男	书　记	2000-08～2003-12
龚建华	男	副书记	2000-08～2007-08
储林根	男	书　记	2003-12～2006-04
沈宏伟	女	书　记	2006-04～2009-08
王士军	男	副书记	2008-06～2009-08

（二）人员

1959年6月，万祥公社医院创建时有医务人员16人，其中中医12人、西医1人、药剂员1人、管理人员1人、勤杂工1人。1962年，医务人员增至19人。1982年，医务人员增至42人，其中有中医师5人、中医士3人、西医师2人、西医士6人、助产士2人、药剂员2人、检验员1人、护士6人、防保人员7人、管理和勤杂人员8人。

1985年，万祥乡卫生院中专学历以上职工占51.1%。1994年12月，有职工50人，其中卫生技术人员42人。2001年，万祥镇卫生院职工学历层次和卫生技术人员职称水平有较大提高。中专学历以上卫生技术人员占职工总数70.58%，中级以上职称占职工总数8%。

2003年，万祥镇卫生院中专学历以上职工占80.39%，卫生技术人员中有中级职称4人；大专以上学历15人，占职工总数的29.14%。2007年，万祥镇社区卫生服务中心职工学历层次和卫生技术人员职称水平又有提高，大专学历以上40人，占职工总数的64.51%；中级以上职称10人，占职工总数15.15%。

1959～2009年部分年份万祥镇（乡、公社）卫生院、社区卫生服务中心人员情况表

表2-2-225　　单位：人

年份	职工总数	按岗位分类											按学历分类			
		卫生技术人员（职称）							管理人员				本科	大专	中专	其他
		合计	医生			护理		其他	合计	卫技		其他				
			高级	中级	初级	中级	初级	初级		中级	初级	初级				
1959	16	14	0	0	13	0	0	1	2	0	1	1	0	0	0	16
1966	24	22	0	0	15	0	6	1	2	0	1	1	0	0	11	13
1972	28	25	0	1	16	0	7	1	3	0	1	2	1	1	15	11
1978	31	28	0	1	18	0	8	1	3	0	1	2	1	1	16	13
1985	45	41	0	0	22	0	10	9	4	0	2	2	0	3	20	22
1990	46	42	0	2	21	0	10	9	4	0	2	2	0	7	17	22
1995	48	44	1	4	20	0	10	9	4	1	1	2	0	9	18	21
2001	50	45	1	4	21	0	10	9	5	2	1	2	1	13	22	14
2003	51	46	0	4	22	0	10	10	5	2	1	2	1	14	26	10
2007	60	54	0	6	26	2	9	11	6	2	1	3	20	20	16	4
2008	63	54	0	4	28	2	10	10	9	2	1	6	22	21	15	5
2009	61	53	0	4	28	2	10	9	8	2	1	5	23	19	15	4

2008、2009年万祥镇社区卫生服务中心床位、卫技人员情况表

表2-2-226

年份	床位数(张)		卫生技术人员数（人）														
	编制床位数	实际开放床位数	合计	中医师	中药人员	西医师	医士	护士	助产士	药剂人员	检验人员	其他技术人员	其中				
													小计	执业医师	助理执业医师	执业药师	执业护士
2008	25	35	54	1	0	11	20	11	1	5	2	3	42	12	20	1	9
2009	25	35	53	1	0	15	16	11	1	4	2	3	43	16	16	1	10

（三）经费、设施

1966年10月，万祥公社卫生院在借用民房西侧（今三三公路2100号），投入3.25万元，建造门诊房8间，建筑面积325平方米。万祥公社卫生院迁入新址，内设中医科、内科、外科，小儿科、妇产科、化验室，并设置有5个床位的病房。是年，业务总收入5.95万元，总支出5.75万元，其中工资支出1.14万元。

1982年10月，万祥公社卫生院医疗技术有较大提高，购置当时较为先进的医疗设备，拥有医疗用房36间，建筑面积1038平方米，有综合病床34张，妇产科床位8张。设有中医内科、西医内科、外科、儿科、口腔科、妇产科、放射科、化验室、防保科、行政管理科等科室。是年，万祥卫生院业务总收入达14.89万元，国家补助1.61万元，业务总支出14.39万元，其中工资支出2.63万元。

1989年6月，南汇县财政出资11万元，自筹资金5万元，建造医疗病房500平方米；1990年4月，自筹资金3.7万元，建造食堂、药库及辅助用房200平方米；1992年4月，自筹资金2.5万元，建造门诊辅助科室320平方米。至1992年底，万祥镇卫生院占地面积1218平方米，建筑面积2243平方米。

1994年12月，万祥镇卫生院核定床位25张。临床科室有内科、外科、骨科、妇产科、口腔科、眼科、中医科、针灸科、儿科等，医技科室有放射科、B超室、心电图、检验科。职能部门设行政科、医务科、防保科、总务科、财务科和农卫科；拥有固定资产82.42万元，其中各种医疗设备47.43万元，房屋25万元。1999年10月，由南汇县财政、万祥镇财政共同出资482万元，在万祥镇万和路新建一座占地面积2298平方米，建筑面积为4435平方米的新医院。2002年9月底竣工，2002年11月1日，万祥镇卫生院迁入新址。

2002年10月至2003年12月，万祥镇卫生院创建标准化社区卫生服务中心，投入资金482万元（市、区、镇财政分别为70万元、189万元、189万元，自筹资金34万元）。其中，用于合管站配套设施20万元，万祥镇社区卫生服务中心配套用房装修8.4万元，社区团队专用车16.27万元，健康档案整理等7.99万元，信息化建设13.31万元。

1985～2003年，投入资金83万元，添置设备XG－200MAX光机、SSC-370阿洛卡B超、SA1－32B东芝B超、国产JHE－I型HO1TER、心电图、XD811生化分析仪、MEK－5216血液分析仪、拜尔尿十项分析仪、XDS11C半自动生化仪、裂隙灯显微镜、HA1－3型电脑远红外线按摩理疗床、金标定量仪CRP、多功能微波治疗仪、6000连体治疗机器、3000分体治

疗机、中心供氧系统等万元以上医疗仪器28件。2004～2007年，投入资金133万元，添置DMS心电综合分析仪、XG50/A500mA双床双管X线机、2005年，添置便携式黑白超、血流变测试仪、福田心电图机、监护仪、血球分析仪、SPW－1微波多功能治疗仪、K1T－6220HF全电脑牙科治疗台、6XD687电解质分析仪、FH－400全自动分析仪等万元以上医疗仪器23件。2007年，投资21.97万元改建肝炎门诊、肠道门诊、妇产科门诊。

2009年，中心有医疗仪器设备41件，价值194万元，其中：万元以上28件，价值191万元；10万元以上5件，价值115万元。

2004～2009年万祥镇社区卫生服务中心10万元以上医疗仪器设备情况表

表2-2-227

年份	设备名称	型号规格	数量	金额（万元）
2004	双床双管X线机	XG501A500MA	1组	29.2
2006	血液分析仪（三分类）	MEK-6318K	1台	11.5
2007	全自动生化仪	FH-400	1台	42.6
2008	高档黑白超声诊断仪	1DGIQ/CZPRO	1套	19.2

2009年底，万祥镇社区卫生服务中心设置科室：(1)临床科室：内科、外科、中医科、耳鼻喉科、眼科、口腔科、妇产科、儿科；(2)辅助科室：放射科、B超室、检验科、药房、理疗室、心电图室、护理部、挂号收款室、供应室；(3)预防保健科室：全科门诊、公共卫生科、儿保科、计免、计划生育咨询、更年期咨询、康复室；(4)职能科室：办公室、财务室、信息科、后勤科。

1959～2009年部分年份万祥镇（乡、公社）卫生院、社区卫生服务中心收支情况表

表2-2-228　　单位：万元

年份	总收入				总支出			
	合计	业务收入	上级拨款	其他收入	合计	业务支出		其他支出
						计	人员经费	
1959	25.0	21.0	4.0	—	23.0	23.0	5.0	—
1966	29.0	24.0	5.0	—	26.0	26.0	6.0	—
1972	36.0	30.0	6.0	—	35.0	35.0	8.0	—
1978	42.0	34.0	8.0	—	40.0	40.0	10.0	—
1985	54.0	43.0	11.0	—	55.0	55.0	13.0	—
1990	78.0	72.0	6.0	—	68.0	68.0	16.0	—
1995	173.0	156.0	17.0	—	154.0	154.0	59.0	—
2001	537.0	452.0	64.0	21.0	497.0	496.0	219.0	1.0
2003	514.7	454.2	32.8	27.7	511.3	511.3	209.4	—
2007	1116.6	819.5	297.1	—	1096.6	1032.6	360.1	64.0
2008	1452.0	1003.0	449.0	—	1470.0	1468.0	561.0	2.0
2009	1659.2	1131.0	511.5	16.7	1597.7	1597.7	678.0	—

2008、2009年万祥镇社区卫生服务中心资产、财务收支情况表

表2-2-229　　单位：万元

年　份	流动资产	固定资产	净资产	拨　款	收　入	支　出
2008	508	884	1053	449	1452	1470
2009	727	901	1123	512	1659	1598

2008、2009年万祥镇社区卫生服务中心资产总规模分类情况表

表2-2-230

项　目	2008年	2009年	项　目	2008年	2009年
总资产额（万元）	1393	1628	房屋建筑面积（平方米）	6678	6678
净资产（万元）	1053	1123	业务总收入（万元）	1003	1131
固定资产（万元）	884	901	其中：医疗收入（万元）	282	325
其中：房屋建筑物（万元）	529	529	药品收入（万元）	711	774
专业设备（万元）	226	236	银行存款（万元）	227	304

（四）医疗业务

1959年，刚建立的万祥公社医院只开设内外科，中医诊脉处方，院外药店配药。1966～1978年，南汇县卫生学校和上海市区卫生学校毕业生先后分配到万祥公社卫生院，设立内科、外科、中医科、妇产科和化验室，开设病房，收治农村常见病、多发病。1968年，上海市“种子医生”下乡落户，开展流行性脑脊髓膜炎、流行性乙型脑炎和危重病人的救治工作。1980～1984年，增设针推科、儿科和妇产科，开设心电图。

中医科：技术力量充足，诊疗人数多，在周邻各乡颇有影响。内科：1985年，能开展脑血管意外、慢性肺源性心脏病、有机磷农药中毒等的救治；从1994年起，聘请南汇县南华医院、中心医院专家开设B超、妇产科、皮肤科专家门诊。外科：曾在1970年10月开设手术室，开展下腹部手术，由于技术、设施不到位，1987年2月停止手术；2000年，又恢复手术室，开展常见下腹部手术。医技科室：2004年8月，除开展常规检查外，能开展24小时动态心电监护、B超能开展对肝、胆、脾、胰、肾、子宫、附件、肠腔、膀胱、前列腺等脏器诊断。检验科能开展肝、肾功能、血脂、AFP等测定。放射科能开展四肢、躯体常规摄片、胸片、胃肠传统造影、口服胆道造影、泌尿系统造影等。2005年12月，增设血CRP、血流变等检测项目。

2005年9月始，万祥镇社区卫生服务中心推行住院病历的电子化工程，至年底，住院病历全部实行电子化。

1975～2009年部分年份万祥镇（乡、公社）卫生院、社区卫生服务中心医疗业务情况表

表2-2-231

年 份	1975	1980	1985	1990	2001	2003	2004	2007	2008	2009
诊疗人次数	32650	49562	34546	52728	24158	25628	26516	65928	80671	103168
门急诊人次	32650	49562	34546	52728	24158	25628	26516	65910	80461	102807
年末实有床位（张）	27	30	30	40	42	59	58	30	35	35
期初留院（人）	—	17	25	—	33	24	21	13	14	33
入院人数（人）	1585	1520	1693	2231	1901	2012	2038	1204	1651	1824
出院人数（人）	1582	1525	1709	2212	1884	2015	2046	1203	1632	1817
出院病人数（人）	1579	1525	1695	1939	1833	2008	1992	1203	1632	1817
期末留院（人）	—	12	9	—	50	21	13	14	33	40
病床使用率（%）	53.20	77.90	56.37	57.28	88.63	55.12	46.38	73.45	89.44	96.41
病床工作日（天）	194.30	285.10	205.30	209.08	322.88	201.20	169.29	268.10	326.49	351.89
平均住院日（天）	3.20	5.10	3.55	4.03	6.88	5.67	4.52	6.47	6.34	6.63
治愈率（%）	68.30	95.50	96.78	81.54	64.05	9.88	5.82	2.00	2.02	0.22
好转率（%）	—	—	1.58	15.27	32.02	84.17	91.72	85.54	87.99	89.98
病死率（%）	0.60	0.20	0.82	0.46	0.49	0.69	0.80	1.83	1.35	1.10

（五）社区卫生服务

2004年始，万祥镇卫生院实施镇、村一体化管理，对乡村医生队伍实行“五统一”（统一人员配制，统一技术操作规程，统一财务管理，统一调拨药品，统一核算报酬）的管理制度。开展常见病、多发病的诊断和治疗、社区保健、计划免疫接种、慢性病防治、儿童保健、孕产妇管理、精神病防治、肝肠道门诊等服务功能。万祥镇卫生院下设7个卫生室，担负着全镇1个街道，7个村，3万人口的医疗、预防和保健任务。在全区率先推出每周六为辖区内就诊的70岁以上的老年人免收挂号、诊疗费。随着门诊量的逐步增加，同年7月起，实行每周六、日两天减免挂号、诊疗费。2005年，试点组建医疗卫生服务团队，下社区开展团队式服务。与社区居民签订医疗保健协议，凡签约者，每次到万祥镇社区卫生服务中心就诊减免50%挂号诊疗费，免费享受24小时电话咨询，随时接受居民医疗保健咨询等事宜，为居民提供上门医疗保健服务。

2006年5月，全面落实社区联村医生责任制，上门服务和指导乡村医生开展工作，随时掌握责任区内人口基本情况、人口流动情况及慢性病（高血压、糖尿病、精神病、恶性肿瘤）人数，对上述4种慢性病进行随访、跟踪服务和健康教育指导。

2007年4月，万祥镇社区卫生服务中心将防保科、社区卫生服务科、农卫科三科统一，建立公共卫生科，推出新的服务项目：对辖区内35～59岁人群免费测血压，对45～59岁人群免费测血糖；为全镇60岁以上老年人健康体检工作。

2008年3月起，万祥镇社区卫生服务中心开展中医药服务进社区创建达标工作。同年10月起，启动出院病人随访工作。

2009年4月，与光明中医医院进行医疗资源整合。光明中医医院每周派出内科、B超、放射科各1名主治医师以上人员，定时到万祥镇社区卫生服务中心指导工作。万祥镇社区卫生服务中心派病房、放射科、检验科医师等每周一次到光明中医医院进行学习，提高医疗护理质量。

十四、老港镇社区卫生服务中心

（一）老港镇（乡、公社）卫生院

1952年6月，由私人开业医生朱立生、沈云山、丁雨村、沈国华组织成立老港联合诊所，址设老港集镇中街沈汉平宅内，由朱立生任所长。1956年6月，姚治华、严汉祥等医生加入诊所，由姚治华任所长。1954年4月，老港联合诊所收徒4人。

1952年6月，杨浩奎、顾贯一、傅耀生、宣楚琴、陈应六等医生组成铁桥联合诊所，推选杨浩奎任所长，址设铁桥集镇中街宣楚琴宅内，开诊一年后解散。1955年3月，南汇县政府卫生科将泥城区石皮泐联合诊所所长唐祝尧调至老港区，重组铁桥联合诊所，由杨浩奎、傅耀生、宣楚琴等组成，唐祝尧任所长，址设铁桥集镇宣金林家。1956年8月，铁桥联合诊所收徒2人。

1958年7月，老港、铁桥两个联合诊所合并成立老港乡人民医院。1958年10月，南汇县实行“政社合一”，建立公社。老港乡人民医院更名老港公社医院。1960年10月，老港公社医院更名为老港公社卫生院。1984年4月，因撤社建乡，老港公社卫生院改名老港乡卫生院。1993年12月，经上海市卫生局评审，老港乡卫生院被评为一级甲等医院。1995年9月，因撤乡建镇，老港乡卫生院改名老港镇卫生院。

2004年，老港镇卫生院创建标准化社区卫生服务中心。12月，通过上海市卫生局验收。

1. 党政领导

1958～2004年老港镇（乡、公社）卫生院行政领导情况表

表2-2-232

姓　名	性　别	职　务	任职时间
黄金泉	男	院　长	1958-07～1959-10
周新祥	男	副院长	1958-11～1959-10
丁步阶	男	副院长	1959-11～1966-06
倪人龙	男	副院长	1958-11～1959-08
周新祥	男	院　长	1959-11～1966-01
宋志范	男	院　长	1966-02～1978-06
周新祥	男	院　长	1978-06～1981-01
宋志范	男	副院长	1978-06～1979-03
朱大伦	男	副院长	1978-06～1981-01
丁步阶	男	副院长	1978-11～1981-01
朱大伦	男	院　长	1981-01～1985-08
王生伯	男	副院长	1981-01～1985-11
方志军	男	副院长	1981-01～1985-11
王生伯	男	院长 1986-02～1986-12（电大实习）	1985-08～2000-07

续表 2-2-232

姓　名	性　别	职　务	任职时间
金德贵	男	院长助理 1986-02～1986-12（主持工作）	1986-02～1990-02
杨正修	男	副院长	1990-02～1991-06
王富官	男	副院长	1993-01～2002-06
赵炳官	男	副院长	1996-05～2000-11
戚万丰	男	副院长（主持工作）	1999-04～2000-11
周巧鹰	男	院　长	2000-07～2001-06
周金平	男	副院长	2000-07～2004-12
周伟标	男	院　长	2001-06～2004-12

1958～2004 年中共老港镇（乡、公社）卫生院支部领导情况表

表 2-2-233

姓　名	性　别	职　务	任职时间
周新祥	男	书　记	1958-11～1966-02
宋志范	男	书　记	1966-02～1978-10
周新祥	男	副书记	1972-04～1972-10
季才熊	男	副书记	1972-04～1978-10
王富官	男	副书记	1975-10～1979-03
周新祥	男	书　记	1978-10～1981-01
宋志范	男	副书记	1978-10～1979-03
朱大伦	男	副书记（主持工作）	1981-01～1983-10
朱大伦	男	书　记	1983-10～1996-03
王生伯	男	副书记	1988-01～1996-03
王生伯	男	书　记	1996-03～2000-07
王国祥	男	副书记（主持工作）	2000-07～2002-04
周巧鹰	男	副书记	2000-07～2001-05
王国祥	男	书　记	2002-04～2004-12

2. 人　员

1958 年 7 月，老港乡人民医院成立时，南汇县政府卫生科从大团镇调入一名眼科医生，从长沟联合诊所调入一名内科医生，有医生 13 人，中医学徒工 6 人。1962 年，全院有医护员工 27 人；1982 年，有医护员工 58 人；1985 年，有职工 67 人，其中卫生技术人员 58 人，有中专以上职工 28 人，占职工总数的 41.8%；1989 年，外地调入本科生 1 人。1999～2000 年，分配到卫生院大专生 2 人，在职取得大专学历的有 8 人。2000 年 4 月，老港镇卫生院定编 61 人。2001 年，在编职工 61 人，其中卫生技术人员 50 人，有中专及以上学历人员 40 人，占职工总数的 65.6%，中级职称人员有 6 人。

1959～2004年部分年份老港镇（乡、公社）卫生院人员情况表

表2-2-234　　单位：人

年份	职工总数	按岗位分类：卫生技术人员（职称）合计	卫生技术人员 医生 中级	卫生技术人员 医生 初级	卫生技术人员 护理 初级	卫生技术人员 其他 初级	管理人员 合计	管理人员 卫技 初级	管理人员 其他 初级	其他人员	按学历分类：本科	大专	中专	其他
1959	29	20	0	18	2	0	4	2	2	5	0	0	0	29
1962	27	22	0	16	2	2	2	0	2	3	0	0	0	27
1965	36	28	0	24	3	1	4	2	2	4	0	6	7	23
1970	44	34	0	26	7	1	4	2	2	6	0	7	11	26
1975	53	42	0	26	11	5	2	1	1	9	0	1	17	35
1980	56	43	0	28	10	5	4	2	2	9	0	2	20	34
1985	67	58	0	32	14	12	9	1	8	0	0	6	22	39
1990	63	48	1	30	8	9	5	4	1	10	1	5	20	37
1995	63	51	1	32	9	9	5	4	1	7	1	5	23	34
2001	61	50	6	26	9	9	3	1	2	8	1	15	24	21
2004	50	36	5	18	8	5	6	3	3	8	1	13	20	16

3. 经费、设施

1958年7月，老港乡人民医院成立时，租用老港集镇西街民房2间，约40平方米。内部没有明确分工，只设综合科。1962年3月，老港公社医院门诊室和病房扩至7间、建筑面积144平方米。门诊除设中西医综合科外，另设中医外科、伤科、妇产科、口腔科、药房、理疗室、计划生育室、化验室等，设观察床位2张。1966年秋，老港公社卫生院搬迁至老港镇西首，设观察床位12张，增设肺科门诊、X光室、制剂室、供应室、药库等。1972年，老港公社卫生院所有制改为南汇县县属大集体单位。由公社、单位共同出资136718元，翻建六间二层楼房一幢，建筑面积400平方米，设立住院部。1982年，老港公社卫生院用房增至32间、建筑面积640平方米。设有中、西医门诊和其他科室15个。住院病床79张，其中肝炎病床25张。

1983年9月，县卫生局与老港乡政府集资33.4万元，在中港新镇中港村13队，建造老港乡卫生院新院，占地面积4440平方米，建筑面积2700平方米。1984年11月，工程竣工。1985年1月1日，老港乡卫生院迁入新址中港新镇人民路14号（今老港镇鑫盛路13号）。是年，核定床位45张。

1995～2000年，老港镇卫生院基本建设投资74万元。其中：1995年3月，门诊楼加做屋面（建筑面积为1352平方米）13.2万元；1997年9月，食堂加做屋面（建筑面积200平方米）15.6万元；1998年10月，病房楼维修14.7万元；1998年11月，中药房翻建6.3万元；1999年8月，门诊楼维修14.7万元；2000年3月，停车棚改修等零星工程8.3万元；2000年10月，改建收款室等零星维修1.2万元。

2001年10月，老港镇卫生院核定床位40张。临床设置：内科、外科、妇产科、口腔科、眼科、皮肤科、中医科、针伤科等科室；医技设置：检验科、放射科、心电B超室；专科门诊有：精神科、肺科、肠道肝炎门诊、性病等科室；职能部门设置：院办公室、医务科、总务科、财务科、防保科、农卫科等。

1968年起，卫生院逐年添置医疗器械设备，主要有X光机、新型产床、心电图、超声波诊断仪，电动吸引器、乙种刀包、腹部刀包、高倍显微镜、电热恒温箱、糖衣机、水温箱、干燥箱、电动离心机、电冰箱、牙科升降椅、牙科电钻椅、X光防护椅、铅屏风、高压消毒器、九头无影灯、气管吸入器、压片机、200MAX光机、万用手术床、阿络卡B超、激光血球计数仪、24小时心电监护仪、胎心监护仪、血压监护仪、心血流机、尿液分析仪、光热治疗仪、裂隙灯显微镜、胃镜等。1993～2004年，卫生院投资49.8万元，添置VIRAIT尿液分析仪、激光血球计数仪、裂隙灯显微镜、半自动生化分析仪、麦迪逊黑白超声仪、6511心电图、针灸综合理疗床、牙科治疗仪、高速涡轮牙钻机、C－反应蛋白、电解质分析仪、全自动自消洗血流变仪等万元以上医疗仪器设备12台。

1976～2004年部分年份老港镇（乡、公社）卫生院经费收支情况表

表2-2-235　　单位：万元

年份	总收入				总支出			
	合计	业务收入	上级拨款	其他收入	合计	业务支出		其他支出
						小计	人员经费	
1976	43	32	8	3	33	33	8	—
1985	36	26	9	1	34	32	28	2
1994	184	164	13	7	163	163	43	—
2001	432	385	21	26	409	409	242	—
2003	459	395	35	29	428	428	179	—
2004	499	445	40	14	473	473	184	—

4. 医疗业务

联合诊所建立初期，医生自带药包、台凳、脉枕、听诊器、针筒等诊疗器械行医。1958年7月，医院初创时，仅设综合科。1964年，建立外科手术室。1966年9月，作首例阑尾炎切除术，继则可作鞘积液翻转和较大创口的缝合，并始做计划生育手术；1968年10月，首次作上腹部胆囊摘除手术。1969年，建立妇科产房与妇产科手术室。1976年5月，作首次剖腹产手术。1962年9月，建立检验科；1968年2月，建立放射科；1975年5月，建立心电图室；1976年12月，建立超声波室等。

1985年起，实施院长分工负责制，设防保、医疗、妇保、行政、后勤5个组和内、外、妇、眼、口腔、针伤、放射、化验、心电图、B超、理疗等科室。内科能开展心力衰竭、心律失常、心肺复苏、农药中毒、高血压脑病、脑血管意外、脑梗塞、气胸、肝硬化腹水、肾病综合症等疾病的诊治；外科能开展阑尾炎、疝修补等手术；妇科能开展接产手术等。医技科室开展项目除常规检查外，心电图室开展24小时动态心电图监护；B超室开展胎儿、胸腹水等检查；检验科开展网织细胞、二对半、钾、钠、氯、二氧化碳结合率、梅毒血清、幽门螺旋杆菌、C－反

应蛋白等测定；放射科开展胃肠对比造影、口服、静脉胆囊造影、泌尿系统造影，术后“T”管胆道造影和齿科摄片等项目。

2004年，老港镇社区卫生服务中心全年门急诊28301人次，住院病人3657人，出院病人3651人，期末留院20人，治愈率7.2%，好转率91.1%，病死率0.16%。

1975～2004年部分年份老港镇（乡、公社）卫生院医疗业务情况表

表2-2-236

年　份	1975	1980	1985	1990	1995	2001	2003	2004
诊疗人次数（人次）	42264	55935	9268	36021	31082	22385	27801	28301
年末实有床位（张）	60	81	45	65	45	40	40	40
期初留院（人）	—	32	11	—	9	13	24	14
入院人数（人）	1977	2070	2836	2427	2196	3113	3068	3657
出院人数（人）	1993	2073	2839	2416	2199	3113	3078	3651
出院病人数（人）	1993	2073	2779	2123	2199	3083	3067	3629
期末留院（人）	—	29	9	—	6	13	14	20
病床使用率（%）	41.7	56.2	80.27	69.1	35.8	80.98	78.9	66.54
病床工作日（天）	152.1	205.6	275.6	252.1	243.1	227.6	219	242.9
平均住院日（天）	4.3	5.4	3.6	4.7	2.7	3.6	3.4	2.7
治愈率（%）	23.5	25.3	32	29.3	20.7	21.5	16.2	7.3
好转率（%）	73	72	63	63.7	75.6	75	80.2	91.7
病死率（%）	0.7	0.8	0.3	1.3	0.5	0.42	0.36	0.17

（二）滨海旅游度假区（乡）社区卫生服务中心（卫生院）

1979年3月，滨海投资建立医务室，址设滨海大道西侧第一幢平房东首，后迁至西首。

1983年，经南汇县卫生局报上海市卫生局批准，同意滨海筹建卫生院，址设人民公社灯光球场西侧（今老港镇滨海通源东路15号）。

1984年5月，滨海乡卫生院成立（医务室随之停办），属南汇县县属大集体单位。1985年，占地面积1998平方米，建筑面积780平方米。

1996年4月，滨海乡撤销，建立滨海旅游度假区，滨海乡卫生院更名为滨海旅游度假区卫生院。2001年，占地面积1998平方米，建筑面积1130平方米。临床科室和职能部门有：内科、外科、肠道科、放射科、B超、药房、心电图室、防保组、财务室。

2004年12月，滨海旅游度假区卫生院创建滨海旅游度假区标准化社区卫生服务中心成功，通过市卫生局验收。

2005年1月，滨海旅游度假区社区卫生服务中心成立。时占地面积1998平方米，建筑面积1298平方米。

2007年2月，随滨海旅游度假区和老港镇合并成新的老港镇，两社区卫生服务中心合并组建新的老港镇社区卫生服务中心。原滨海旅游度假区社区卫生服务中心成为老港镇社区卫生服务中心滨海旅游度假区分中心。

1. 党政领导

1984～2007 年滨海旅游度假区（乡）社区卫生服务中心（卫生院）行政领导情况表

表 2-2-237

姓　名	性　别	职　务	任职时间
朱福祥	男	负责人	1984-05～1984-12
朱福祥	男	院　长	1984-12～1985-10
方志军	男	院　长	1985-10～1987-02
陆宝忠	男	副院长	1987-02～1989-11
杨正修	男	院　长	1989-12～1990-02
金德贵	男	院　长	1990-02～1997-02
朱梅生	男	院　长	1997-03～2002-12
陆宝忠	男	院　长	2003-01～2004-12
陆宝忠	男	主　任	2005-01～2007-02

1984 年 5 月至 1995 年 5 月，滨海乡卫生院的中共党员参加中共滨海旅游度假区（乡）联合支部活动。1995 年 6 月，单独建立中共滨海乡卫生院支部委员会。

1995～2007 年中共滨海旅游度假区（乡）社区卫生服务中心（卫生院）支部领导情况表

表 2-2-238

姓　名	性　别	职　务	任职时间
朱梅生	男	书　记	1995-06～2002-12
薛凤芳	女	书　记	2003-01～2007-02

2. 人　员

1985 年，滨海乡卫生院有职工 16 人，卫生技术人员 13 人（其中：大专学历占 6%、中专学历占 31.3%）。1996 年，滨海旅游度假区卫生院有职工 13 人，卫生技术人员 9 人（其中：大专学历占 22.2%、中专学历占 77.8%）。2001 年，职工 13 人，其中卫生技术人员 11 人；2004 年 12 月，有职工 15 人，其中卫生技术人员 12 人。2006 年，有职工 15 人，卫生技术人员 12 人，职工学历层次有较大提高，大专学历占 40%，中专学历占 46.7%。

1985～2006年部分年份滨海旅游度假区（乡）社区卫生服务中心（卫生院）人员情况表

表2-2-239　单位：人

年份	职工总数	按岗位分类								按学历分类		
		卫生技术人员（职称）				管理人员						
		合计	医生	护理	其他	合计	卫技		其他			
			初级	初级	初级		中级	初级	初级	大专	中专	其他
1985	16	13	7	3	3	3	0	1	2	1	5	7
1990	12	9	4	3	2	3	0	1	2	1	6	6
1996	13	10	4	3	3	3	1	0	2	2	7	4
2001	13	11	5	3	3	2	1	0	1	2	9	2
2004	15	12	3	4	5	3	0	1	2	3	10	2
2006	15	12	3	5	4	3	0	1	2	6	7	2

3. 经费、设施

1984年，南汇县财政拨款8.5万元，建造滨海乡卫生院门诊楼630平方米，建食堂等用房150平方米。1998年，滨海旅游度假区管理委员会拨款43万元，对卫生院门诊楼重新翻新、装修，门诊楼加层120平方米，并加盖人字屋顶，建门前水泥路和添种绿化。2004年8月，上海市政府、南汇区政府、滨海旅游度假区管理委员会三级投资320万元，创建标准化社区卫生服务中心，新建门诊楼465平方米，改造病房楼和新建食堂、门卫100平方米，新添污水处理设备和各种医疗仪器设备60万余元。

1985～2006年部分年份滨海旅游度假区（乡）社区卫生服务中心（卫生院）收支情况表

表2-2-240　单位：万元

年　份	总收入				总支出			
	合　计	业务收入	上级拨款	其他收入	合　计	业务支出		其他支出
						计	人员经费	
1985	6.1	5.8	0	0.3	5.1	4.2	3.3	0.9
1990	8.7	6.2	0	2.5	9.6	7.5	5.8	2.1
1996	15.1	8.5	3.0	3.6	16.4	13.2	9.6	3.2
2001	16.6	6.6	6.0	4.0	17.0	15.8	14.6	1.2
2004	44.0	38.0	3.0	3.0	42.3	39.8	37.3	2.5
2006	53.0	40.0	10.0	3.0	54.0	50.0	46.0	4.0

4. 医疗业务

滨海乡卫生院建立初期，从全县各医院抽调医务人员到卫生院工作，始设综合科、药房、护理；后随着人员逐步增加，增设内科、外科、妇产科、防保组、药房、护理等科室，内科诊治一般农村常见疾病，妇产科开展接生等手术，外科开展包皮过长、狐臭及骨伤科手术，化验室开展三大常规化验、定血型等项目。1987年起，聘请外院专家到滨海乡卫生院开设专家门诊，扩大业务范围，方便周围病人，进行传帮带，使滨海乡卫生院医务人员水平得到提高。

1991年起，增设中医门诊、开展中医一系列诊疗项目，治疗一些疑难杂症。1991～2006年，有10人次参加大专班学习和外出学习，进修3人。分配入临床医学专科毕业生2名。

2004年，自滨海旅游度假区卫生院改为滨海旅游度假区社区卫生服务中心后，添置200MAX光机、三分类血球分析仪、尿液分析仪、细胞蛋白分析仪等一批新的医疗仪器设备。

1985～2006年部分年份滨海旅游度假区（乡）社区卫生服务中心（卫生院）诊疗情况表

表2-2-241

单位：人次

年　份	1985	1990	1996	2001	2004	2006
诊疗人次数	4627	5292	5935	5057	5266	5579
观察床人次数	956	1158	1225	1292	1365	1586

（三）老港镇社区卫生服务中心

2005年1月，老港镇社区卫生服务中心成立，坐落于老港镇鑫盛路13号。属南汇区集体所有制、非营利性医院。行政部门及科室设置为：主任室、党支部、办公室、医疗康复部、后勤保障部；门诊服务有内科、外科、妇科、眼科、口腔科、中医科、针伤科及全科（预约门诊）等科室；辅助检查有影像科、检验科、药剂科等科室；传染科有发热门诊、肠道科；还有康复活动室。病房核定床位40张。

2007年2月，老港镇社区卫生服务中心与滨海旅游度假区社区卫生服务中心合并组建成新的老港镇社区卫生服务中心。原滨海旅游度假区社区卫生服务中心成为老港镇社区卫生服务中心滨海旅游度假区分中心。

老港镇社区卫生服务中心服务人口为老港镇户籍人口3.3万人和外来常住人口1.6万人（不包括外来流动人口）提供医疗卫生保健服务。

1. 党政领导

2005～2009年老港镇社区卫生服务中心（卫生院）行政领导情况表

表2-2-242

姓　名	性　别	职　务	任职时间
周伟标	男	主　任	2005-01～2007-07
周金平	男	副主任	2005-01～2008-07
陆宝忠	男	副主任	2007-03～2008-05
朱玉堂	男	主　任	2007-07～2009-08
邬美花	女	副主任	2008-05～2009-08

2005～2009年中共老港镇社区卫生服务中心（卫生院）支部领导情况表

表2-2-243

姓　名	性　别	职　务	任职时间
王国祥	男	书　记	2005-01～2009-08
周伟标	男	副书记	2007-02～2007-07

2. 人　员

2005 年 7 月，招收录用 1 名外地本科生。至 2007 年，录用外地本科生 11 人。2009 年 12 月，编制职工 63 人（在编职工 50 人，人事代理 13 人）；卫技人员 54 人，其中：中级职称 10 人、初级职称 44 人。按学历分类，本科 25 人，大专 22 人，中专 10 人，初中及以下 6 人。

2005～2009 年老港镇社区卫生服务中心（卫生院）人员情况表

表 2-2-244　　单位：人

年份	职工总数	按岗位分类													按学历分类			
		卫生技术人员（职称）							管理人员									
		合计	医生		护理		其他		合计	卫技		其他	其他人员	本科	大专	中专	其他
			中级	初级	中级	初级	中级	初级		中级	初级	初级					
2005	50	38	4	18	0	10	0	6	6	3	0	3	6	4	19	14	13
2006	47	36	3	18	0	10	0	5	6	3	0	3	5	3	24	9	11
2007	57	47	3	24	2	9	0	9	7	3	1	3	3	15	29	9	4
2008	57	48	4	23	3	9	0	9	7	3	0	4	2	20	24	7	6
2009	63	54	3	24	3	10	1	13	7	3	0	4	2	25	22	10	6

3. 经费、设施

2004 年 12 月，老港镇社区卫生服务中心通过上海市卫生局验收时，总建筑面积 3000 平方米，其中改建 2800 平方米（包括病房、门诊、医技、行政办公室等），新建 200 平方米（包括门卫、健康教育室等），投资 310 万元，资金由上海市、南汇区、老港镇三级政府承担。2006 年 4 月，占地面积 4440 平方米，建筑面积 2700 平方米。

2005 年 1 月至 2007 年 8 月，投资 57.73 万元，添置索尼投影机、显示屏、口腔灭菌器、自动血球计数仪、惠普电脑服务器、500MAX 光机、激光治疗仪、3 导 24 小时心电监护仪、服务器交换机一套、彩色经颅多普勒系统、柯尼卡美能达复印机等万元以上设备 11 台（套）。至 2009 年，老港镇社区卫生服务中心有医疗仪器设备 36 件，价值 197.84 万元，其中：万元以上 19 件，价值 140.18 万元；10 万元以上 4 件，价值 88.3 万元。

2005～2008 年老港镇社区卫生服务中心购置 10 万元以上医疗仪器设备情况表

表 2-2-245

购置年度	设备名称	型号规格	数量（台）	金额（万元）
2005-01	自动血球计数仪	MEK-6318K	1	12.0
2005-07	500MAX 光机	F52	1	26.8
2008-02	全自动生化分析仪	FH-400	1	33.0

2005～2009年老港镇社区卫生服务中心（卫生院）收支情况表

表2-2-246 单位：万元

年份	总收入				总支出			
	合计	业务收入	上级拨款	其他收入	合计	业务支出		其他支出
						小计	人员经费	
2005	554	526	13	15	562	562	175	—
2006	740	529	186	25	626	626	242	—
2007	990	799	190	1	976	976	382	—
2008	1473	1137	336	—	2559	1511	463	1048
2009	1932	1284	648	—	3077	1860	643	1217

2008、2009年老港镇社区卫生服务中心资产总规模分类情况表

表2-2-247

项目	2008年	2009年	项目	2008年	2009年
总资产额（万元）	1285	1425	房屋建筑面积（平方米）	2700	2700
净资产（万元）	907	1011	业务总收入（万元）	1137	1284
固定资产（万元）	736	780	其中：医疗收入（万元）	284	363
其中：房屋建筑物（万元）	403	404	药品收入（万元）	840	892
专业设备（万元）	194	212	银行存款（万元）	294	338

4. 医疗业务

2005年，老港镇社区卫生服务中心核定床位40张，实际开放床位51张。2006年6月，增加社区卫生服务科；同年11月16日，建家庭病床20张，纳入医保结算范围；12月，增加人口和计划生育综合服务站。

2007年，全年门急诊67922人次，住院病人1549人，出院病人1553人，期末留院15人，治愈率3.6%，好转率89%，病死率0.5%。

2009年，老港镇社区卫生服务中心临床科室设内科、外科、妇产科、口腔科、中医科、针伤科、预约门诊等科室；医技科室设检验科、放射科、心电B超室；专科门诊有肠道、肝炎门诊、康复活动室等科室；职能部门设院办公室、医务科、总务科、财务科、信息室、社区公共卫生科、防保科等。

2005～2009年老港镇社区卫生服务中心（卫生院）医疗业务情况表

表2-2-248

年份	2005	2006	2007	2008	2009
诊疗人次数（人次）	37815	40056	67922	95993	119908
年末实有床位（张）	51	51	40	40	40
期初留院（人）	20	18	7	15	30
入院人数（人）	1527	1923	1557	848	1158
出院人数（人）	1529	1934	1549	836	1164
出院病人数（人）	1529	1889	1500	777	1164

续表 2-2-248

年　份	2005	2006	2007	2008	2009
期末留院（人）	18	7	15	27	24
病床使用率（%）	57.93	31.43	36.06	58.83	79.67
病床工作日（天）	8549	5851	5265	8612	11632
平均住院日（天）	6.03	3.90	4.02	10.94	9.96
治愈率（%）	16.20	7.60	3.70	5.60	2.60
好转率（%）	80.40	89.30	92.30	75.40	87.70
病死率（%）	0.73	0.32	0.53	1.80	0.93

十五、惠南乡卫生院

1950 年至 1951 年底，惠南镇私人开业医生响应华东军政委员会颁发的“政府领导、自愿合作、集体经营、民主管理”的联合诊所组建原则，组建联合诊所。1952 年 1 月，由瞿崇俭、倪天石两名医师发起，组织 18 名中、西医医生成立惠南联合诊所，南汇县政府调拨楼房 8 间，约 70 平方米；中医吴炳江等 8 名医生在东门外成立联合诊所。朱福宜成立唐灶路联合诊所。

1956 年，惠南联合诊所、东门联合诊所、唐灶路联合诊所合并为惠南联合诊所。1957 年 9 月，惠南、黄路、三灶 3 个联合诊所实行联合，成立惠南联合诊所，黄路、三灶设分诊所，人事统一调度，经济各负盈亏。1958 年 7 月，随着全县撤区并乡，惠南联合诊所更名为惠中乡人民医院，另设惠中乡人民医院三灶分院和黄路分院。实行医、药合一，惠南医药商店并入医院。原诊所地址变动，南汇县政府拨出位于惠南镇东门大街 339 号的房屋 20 余间 750 余平方米。

1958 年 9 月，惠中公社成立，惠中乡人民医院改名为惠中公社医院，三灶、黄路分院更名为惠中公社医院三灶营保健站、黄路中心保健站。1959 年 6 月，南汇县原有 10 个公社划分为 21 个公社，惠南公社、黄路公社成立。惠中公社医院更名为惠南公社医院，两中心保健站更名为惠南公社医院三灶中心保健站和黄路中心保健站。同年 7 月，三灶公社成立。是年冬，三灶中心保健站同惠南公社医院达成分立协议，实行经济单独核算。1960 年 10 月，惠南公社医院更名为惠南公社卫生院，医、药分开。同时，按照上海市农村人民公社卫生机构调整设置办法的精神，三灶、黄路中心保健站从惠南公社医院中划出，建立三灶、黄路公社卫生院。

1984 年，随着南汇县行政区划的调整，惠南公社卫生院改名为惠南乡卫生院。

1990 年 6 月，根据上海市卫生局沪卫办〔1990〕字第 58 号文批复：南汇县惠南乡卫生院改建为南汇县中医医院，同时将惠南乡卫生院并入改建后的南汇县中医医院。1991 年 6 月，惠南乡卫生院撤销，并入南汇县中医医院。

（一）党政领导

1958～1991年惠南乡（公社）卫生院行政领导人员情况表

表2-2-249

姓　名	性　别	职　务	任职时间
郁应六	男	副院长	1958-09～1960
倪天石	男	副院长	1958-09～1971-02
黄石钦	男	副院长	1958-09～1982-07
潘德才	男	副院长	1958-09～1960-10
陈悦初	男	副院长	1958-09～1960-10
张海明	男	院　长	1960～1963
赵善祥	男	院　长（兼）	1963～1964
周根明	男	院　长	1964～1968
周根明	男	革委会主任	1969～1973
唐同兴	男	革委会副主任	1969～1972-05
周根明	男	院　长	1973～1978-05
严健民	男	院　长	1978-11～1985-03
朱林根	男	副院长	1978-11～1985-03
潘凤珠	女	副院长	1978-11～1989-09
黄石钦	男	副院长	1978-11～1982-07
金建民	男	院　长	1985-03～1987-06
唐奎龙	男	副院长	1985-03～1985-06
刘志成	男	院　长	1987-06～1989-09
苏永放	男	院　长	1989-09～1991-06

1960～1991年中共惠南乡（公社）卫生院支部委员会领导人员情况表

表2-2-250

姓　名	性　别	职　务	任职时间
张海明	男	书　记	1960～1964
周根明	男	书　记	1964～“文化大革命”
周根明	男	书　记	1969～1978-05
唐同兴	男	副书记	1969～1972-05
吴锦明	男	副书记	1971-12～1978-06
朱林根	男	副书记	1974-05～1985-03
严健民	男	副书记	1977-03～1978-05
严健民	男	书　记	1978-05～1989-09
陆林根	男	副书记	1980-01～1982-10
曹林生	男	书　记	1989-09～1991-06

（二）人 员

1962～1990 年部分年份惠南乡（公社）卫生院人员情况表

表 2-2-251 单位：人

年份	职工总数	按岗位分类								
		卫生技术人员（职称）					管理人员			
		合计	医生		护理	其他	合计	卫技		其他
			中级	初级	初级	初级		中级	初级	初级
1962	37	28	0	21	3	4	9	0	8	1
1973	70	56	0	25	12	19	14	0	8	6
1975	82	63	0	39	9	15	19	0	11	8
1979	107	87	0	45	17	25	20	0	11	9
1981	112	94	0	47	20	27	18	0	11	7
1985	107	96	0	49	26	21	11	0	11	0
1990	100	95	13	46	21	15	5	1	4	0

（三）业务发展及科室设置

1962～1990 年部分年份惠南乡（公社）卫生院诊疗情况表

表 2-2-252

类别＼年份	1975	1978	1980	1983	1986	1988	1990
诊疗人次数（万人次）	12	14.55	15.85	16.08	11.32	11.05	8.64
门急诊人次（万人次）	12	14.55	15.85	16.08	11.32	11.05	8.64
年末实有床位（张）	47	71	70	63	63	63	83
期初留院人数	—	—	28	35	22	38	—
入院人数	1440	1821	2364	3129	2007	2549	1117
出院人数	1433	1806	2375	3133	2003	2554	1136
出院病人数	568	1032	1303	2406	1623	2331	1011
期末留院人数	—	26	17	31	26	33	—
病床使用率（%）	40.80	30.60	45.07	79.69	41.19	59.49	21.59
病床工作日（天）	149.00	111.60	164.96	290.85	150.33	217.75	78.81
平均住院日（天）	4.70	4.20	5.36	3.90	4.69	5.10	5.19
治愈率（%）	97.40	85.90	78.36	86.28	92.61	75.63	64.59
好转率（%）	—	—	15.35	8.02	2.53	19.31	27.20
病死率（%）	0.76	1.20	1.77	1.33	0.80	0.77	0.89

1979 年，惠南公社卫生院对院舍实施拆建改造。1983 年底，惠南公社卫生院占地面积为 0.19 公顷。1985 年，惠南乡卫生院占地面积 0.57 公顷，建筑面积 2500 平方米，核定床位 63 张；临床科室设有内科（病房）、外科（病房手术室）、妇产科（人流室、产房）、儿科、皮肤科、眼科（耳、鼻、喉科）、口腔科、中医科、针灸科、伤骨科；辅助科室设有放射科、检验科、西药房（药库）、制剂室。至 1990 年，惠南乡卫生院占地面积 0.52 公顷，建筑面积 3275 平方米，核定床位 83 张。临床科室设有内科（病房）、外科（病房手术室）、妇产科（人流室、

产房）、儿科、皮肤科、眼科（耳、鼻、喉科）、口腔科、中医科、针灸科、伤骨科；辅助科室设有放射科、检验科、西药房（药库）、制剂室。

十六、康桥镇卫生院

1977年1月1日，周西公社卫生院建立。院址在周浦镇新马路209弄1号（今康沈路1476号），占地0.23公顷，建筑面积1850平方米，设门诊部和住院部。1984年2月，随着周西公社更名为周西乡，周西公社卫生院改名为周西乡卫生院。1993年12月，经上海市卫生局评定，为一级甲等医院。1994年7月，随着周西乡建制撤销，建立康桥镇，周西乡卫生院更名为康桥镇卫生院，规模有所扩大，占地面积2997平方米，建筑面积3512平方米。

1996年7月，根据周浦地区医疗卫生机构的分布情况及医疗卫生改革需要，经南汇县政府同意，康桥镇卫生院并入周浦医院的方案上报上海市卫生局。1997年1月，经上海市卫生局同意，康桥镇卫生院并入周浦医院。是年，康桥镇卫生院占地面积3063平方米，建筑面积3512平方米。原院址改设为周浦医院康桥门诊部。

（一）党政领导

1977～1997年康桥镇[周西公社（乡）]卫生院行政领导情况表

表2-2-253

姓　名	性　别	职　务	任职时间
秦全根	男	院　长	1977-01～1980-11
叶永林	男	院　长	1980-11～1987-11
陶梦林	男	副院长	1981-08～1987-01
秦为民	男	副院长	1987-01～1996-01
张永生	男	副院长	1987-04～1990-02
诸龙汀	男	院　长	1987-11～1988-11
叶永林	男	副院长	1987-11～1988-10
李生敏	男	院　长	1988-11～1993-02
高桂根	男	副院长	1990-02～1992-03
徐利官	男	院　长	1993-03～1996-01
蒋顺安	男	院　长	1996-01～1997-01
姚克平	男	副院长	1995-12～1997-01

1980～1997年中共康桥镇（周西乡、周西公社）卫生院支部委员会领导情况表

表2-2-254

姓　名	性　别	职　务	任职时间
秦全根	男	副书记	1980-01～1980-11
叶永林	男	副书记	1980-11～1987-11
诸龙汀	男	书　记	1987-12～1988-11
李生敏	男	书　记	1988-12～1993-02
徐利官	男	书　记	1993-03～1996-01
蒋顺安	男	书　记	1996-01～1997-01

（二）人　员

1977年建院时，周西公社卫生院有职工51人。其中，医生18人，医药技术人员11人，护士10人。1994年7月，周西乡卫生院更名康桥镇卫生院时，有职工61人，其中医务人员48人。1997年1月，康桥镇卫生院并入周浦医院时，有职工61人，卫技人员48人。

（三）医疗业务

1977年1月1日，周西公社卫生院建立时，住院部核定床位37张，年住院病人506人次。门诊部设内科、外科、妇产科、口腔科、中医科、眼科等，另有化验室、放射科、心电、B超、手术室。医院有制剂室，自制鱼腥草糖浆，抗炎灵等多种中草药、中成药119种。1979年，收治住院病人889人次，门诊病人35811人次。1984年，医疗业务有所扩展，医技力量不断增加。

20世纪80年代，周西乡卫生院创办“五金塑料厂”、“五金电讯器材厂”、“人民印刷厂”经济实体。至1989年底，从业人员60人，全年工业产值30万元，年利润5.2万元，用于医院发展。1994年7月，设有门诊部、内科、外科、妇产科、口腔科、中医科、眼科等科室，配有X光机、心电图、B超机、化验室、制剂室及手术室等。

康桥镇卫生院担负着康桥镇地区的公共卫生、医疗保健、预防接种等一级医院的职能。

十七、横沔镇卫生院

1951年6月起，根据自愿互利的原则，组织分散开业的医生建立联合诊所。至1957年，横沔地区先后建立横沔、叠桥、汤巷三个联合诊所。根据医生的专长，分别设立中西医内、外科，妇产科、小儿科、针灸科、伤科。横沔联合诊所有医生10余人，由徐克勤任所长。汤巷联合诊所有医生4人，由傅相麟任所长。叠桥联合诊所有医生6人，由曹云鹤任所长。1956年，沈庄区中心联合诊所成立，横沔地区为分诊所。沈庄区中心联合诊所促进医术互相交流。横沔分诊所实行独立核算。

1958年7月，中心乡人民医院横沔保健站成立，设内科、外科、针伤科、牙科、妇产科，并设简易病房。1959年4月，中心乡人民医院改为周浦公社医院，横沔仍为保健站。1959年6月，横沔公社成立后，周浦公社医院横沔保健站改为横沔公社医院。院址位于横沔老镇河西街北首（林家楼房），在叠桥和汤巷两个生产大队开设卫生所。1960年10月，横沔公社医院更名横沔公社卫生院。1964年，横沔公社卫生院迁至河西街（原德泰丰糟坊）建造住院部、门诊部。1965年，增设血吸虫病防治组（血防组）。1972年，横沔公社卫生院由公社集体所有制改为南汇县属大集体所有制。1984年3月，实行政社分设，建立横沔乡。横沔公社卫生院更名横沔乡卫生院。1987年，横沔乡卫生院搬至横沔新镇拯安路58号新院内，环境设施大为改善，前幢2层楼为病房大楼，后幢3层楼为门诊及办公楼。1993年12月，被评为一级甲等医院。1994年8月，撤乡建镇后更名横沔镇卫生院。

2000年12月，南汇县政府决定将横沔镇卫生院并入周浦医院，保留横沔镇卫生院的名称，其机构性质、医疗卫生服务对象、服务范围不变。

（一）党政领导

1959～2006年横沔镇（乡、公社）卫生院行政领导情况表

表2-2-255

姓　名	性　别	职　务	任职时间
赵志龙	男	院　长	1978-06～1980-11
龚政权	男	副院长	1978-06～1984-02
顾来根	男	副院长	1978-06～2000-12
秦全根	男	院　长	1980-11～1984-02
华家祥	男	院　长	1984-02～1985-05
钟文华	女	副院长	1985-01～1989-05
徐利官	男	院　长	1985-05～1993-03
高桂根	男	副院长	1985-05～1990-02
顾祥云	男	副院长	1987-10～1992-09
周荣才	男	副院长	1990-02～1993-03
周荣才	男	院　长	1993-03～1994-11
龚天明	男	副院长	1993-03～2000-12
陆瑞维	男	副院长	1993-03～1994-11
王永彬	男	院　长	1994-11～2000-12
林石民	男	副院长	1997-01～2000-12
宋德香	女	并入周浦医院后负责人	2001-01～2006-04

1975～2006年中共横沔镇（乡、公社）卫生院支部委员会领导情况表

表2-2-256

姓　名	性　别	职　务	任职时间
赵志龙	男	书　记	1975-04～1980-11
秦全根	男	书　记	1980-11～1984-05
王舒庭	男	书　记	1984-05～1985-05
秦为民	男	书　记	1985-05～1987-02
徐利官	男	副书记（主持工作）	1987-02～1993-03
龚水华	女	书　记	1993-03～1996-12
王永彬	男	书　记	1996-12～1999-03
顾来根	男	书　记	1999-03～2006-04

（二）人　员

1959～1962年建院初期，工作人员在20人左右，以中医为主，没有正规医学院校的毕业生。1975年，职工增至55人，大中专毕业生增至11人。原有的中医师经过上海市卫生局中医带徒班的培训，中医理论水平和医疗水平有较大提高。1985年，核定床位30张，职工57人，中专以上职工占42.1%。1986年以来，引进内科副主任医师2人，外科主治医师1人，分配大专生3人。

2000年，横沔镇卫生院并入周浦医院时，核定床位30张，职工62人，其中卫技人员44人，有9名中高级职称人员。

1962～2000年部分年份横沔镇（乡、公社）卫生院人员情况表

表2-2-257　　单位：人

年份	职工总数	按岗位分类											按学历分类			
		卫生技术人员（职称）						管理人员					本科	大专	中专	其他
		合计	医生			护理	其他	合计	卫技职称		其他职称					
			高级	中级	初级	初级	初级		高级	初级	中级	初级				
1962	20	17	0	0	10	3	4	3	0	1	0	2	0	0	0	20
1975	55	46	0	0	23	3	20	9	0	6	0	3	0	2	9	44
1985	57	47	0	0	20	6	21	10	0	5	0	5	0	6	18	33
2000	62	53	2	5	21	12	13	9	1	0	1	7	1	13	22	26

（三）经费、设施

1959年，横沔公社医院成立初，配备普通显微镜、手提式消毒锅。20世纪60年代，横沔公社卫生院配备立式消毒锅、干燥箱、水温箱、4孔无影灯、普通手术床等。70年代，配备30毫安X光机、心电图仪等。80年代，配备卧式高压消毒锅。90年代初至2000年，横沔镇（乡）卫生院先后配备东芝B超、海鹰B超、200毫安X光机、万用手术床、11孔无影灯、高频电刀、血球分析仪、722分光仪、双筒显微镜，K、Na、C1分析仪和口腔科综合治疗台等。

1985年，南汇县、横沔乡出资和横沔乡卫生院自筹资金共44万元，于横沔新镇拯安路58号建新医院，门诊楼996平方米，病房楼1265.5平方米，综合用房179平方米，合计2440平方米，占地面积1365平方米，建筑面积1589.75平方米。1994年，南汇县、横沔镇出资和横沔镇卫生院自筹资金共25.5万元病房楼加顶，综合楼加层304平方米。1998年南汇县、横沔镇出资和横沔镇卫生院自筹资金共6.5万元，进行门诊楼加顶，造锅炉房16平方米。1986～2000年，筹集资金76.08万元，其中南汇县、横沔镇财政投入2/3，横沔镇卫生院自筹资金1/3，基本完成新医院的基本建设工程。1989～2000年，横沔镇卫生院增添万元以上医疗仪器如200毫安X光机、万用手术床、高频电刀、血球分析仪、更新海鹰B超等投入资金18.5万元。

2000年12月，并入周浦医院时，横沔镇卫生院占地面积4779.21平方米，建筑面积4382.25平方米。

1985、2000年横沔镇（乡）卫生院收入支出情况表

表2-2-258　　单位：万元

年　份	总收入				总支出			
	合　计	业务收入	上级拨款	其他收入	合　计	业务支出		其他支出
						合　计	人员经费	
1985	49	29	19	1	34	34	2	—
2000	485	434	10	41	438	438	219	—

（四）医疗业务

1959年6月，医院成立时设内科、外科、针灸科、口腔科、妇产科。20世纪50～60年代，横沔地区（公社）医疗卫生人员以中医为主，主要诊治农村的常见病、多发病。

1985年，横沔乡卫生院院、科、组长实行聘用制，科室劳务分配实行经济责任目标管理。

1987年起，在全院凡有经济收入的科室均采取目标管理，取得了明显的经济效益和社会效益。职工奖励、奖金分配方案从1985年起实行民主管理，集思广益，召开职工代表大会讨论。为方便病人，1989年开设中药房、口腔科。

从1986年后，横沔乡卫生院聘请二级医院主治医师以上职称5人，引进主治医师、副主任医师4人，到卫生院主持及指导病房、门急诊和开设专家门诊。1985～2001年，横沔镇（乡）卫生院外出学习的有12人次，进修5人。

2000年12月并入周浦医院时，临床有内科、外科、妇产科、口腔科、儿科、中医科、针伤科等科室；专科门诊有精神科、肺科、性病等；医技科室有放射科、检验科、B超心电图室等；职能部门有行政、总务、财务、防保科。

1975～2000年部分年份横沔镇（乡、公社）卫生院医疗业务情况表

表2-2-259

年份	诊疗人次数（万人）	门急诊人次（万人）	年末实有床位（张）	期初留院（人）	入院人数（人）	出院人数（人）	出院病人数（人）	期末留院（人）	病床使用率(%)	病床工作日(天)	平均住院日(天)	治愈率（%）	好转率（%）	病死率（%）
1975	3.14	3.14	25	—	958	956	956	—	65.2	238.0	6.6	97.3	2.1	0.63
1980	4.26	4.26	30	18	1138	1145	1138	11	57.3	209.8	6.1	79.4	19.0	1.60
1985	0.48	0.48	30	18	1078	1080	1080	16	68.9	208	3.0	61.2	36.7	2.07
1990	4.19	4.18	30	—	2353	2355	2123	—	86.9	317.4	3.7	75.7	21.3	2.12
2000	2.71	2.36	30	21	2182	2163	2163	46	78.7	212	4.0	65.2	32.7	2.12

1985年，内科只开展心力衰竭、心律失常、肺部感染、急性肠道感染、泌尿系感染等；至2000年，能开展高血压脑病、脑血管意外、肝硬化腹水、急性农药中毒等抢救治疗。外科能开展急性阑尾炎，疝修补等手术。针伤科在1985年仅开展关节疼痛的针灸理疗，至2000年，能开展四肢骨折的手法复位石膏固定等手术。检验科原来仅开展三大常规检查，至2001年，能开展肝功能、二对半、丙肝、CEA、HP、钾、钠、氯、二氧化碳结合率等的检查。放射科在1985年30毫安X光机仅能作胸透检查，至2000年，200毫安X光机能开展躯体、胸腹部摄片、胃肠造影等项目。横沔镇卫生院配备心电图，B超能开展对肝胆、肾、胰、子宫、附件、胎儿、胸腔等进行诊断。

1990年到2000年，全院卫生技术人员撰写论文22篇，其中在省、市级以上学术会议和刊物上交流、发表论文16篇。

第三节 社区基层医疗机构

1969年3月始，南汇建立由赤脚医生组成的大队卫生室。1982年，卫生室进行责任制试点，确定办医原则。1990年起，创建甲级村卫生室。1995年起，试行村卫生机制一体化管理。1998年，统一村卫生室的门诊、出诊费、服务项目。

2001年始，南汇区着手开展社区卫生服务工作。至2009年8月，完成全区14个镇的160

所村卫生室标准化建设。

2007年后，各社区卫生服务中心全面推行联村医生责任制，组建由联村医生领衔、公共卫生人员和乡村医生组成的社区卫生服务团队，每个团队服务1～2个村（居）委，落实社区卫生服务“六位一体”工作，覆盖率达到100%。

2008年10月1日起，南汇区各村卫生室全面实行基本药品零差率销售；2009年，开展诊查费减免、村卫生室150种药品实行零差率，全区村卫生室减免诊查费209万人次、417万元；村卫生室药品零差率让利659万元。

社区卫生服务由点到面深入普及，社区卫生服务机构以社区和家庭为服务范围，全面推行社区联村医生责任制，以建立健全居民家庭健康档案为基础，以老年人、慢性病人、残疾人、儿童、孕产妇等为重点服务对象，提供一般常见病、多发病、慢性病的诊疗服务和健康教育、预防、保健、康复、计划生育技术服务等“六位一体”综合服务。

南汇区社区卫生服务站建设情况表

表2-3-1

所属镇	服务站名称	建设情况
周浦镇	幸福小区社区卫生服务站	幸福小区内新建
	东南社区卫生服务站	东南小区内新建
康桥镇	周康小区社区卫生服务站	康桥镇第一卫生所改建
	双秀周康小区社区卫生服务站	康桥镇双秀卫生所改建
	美林周康小区社区卫生服务站	在新建城区内新建
	横沔老镇社区卫生服务站	原横沔乡卫生院门诊部（河西街）改建
	南华城小区社区卫生服务站	在新建城区内新建
惠南镇	红光社区卫生服务站	惠南镇红光小区内新建
	荡湾社区卫生服务站	惠南镇荡湾新村内新建
	南门社区卫生服务站	惠南镇居委会用房改建
申港街道	临港家园社区卫生服务站	临港新城临港家园内新建
书院镇	东场社区卫生服服务站	书院镇东场居委会用房改建

一、卫生所

（一）卫生所（室）的形成和发展

1968年12月5日，《人民日报》发表《湖北省长阳县乐园公社合作医疗的调查报告》，肯定合作医疗制度。南汇县各公社纷纷仿效，试点成立大队合作医疗站。1969年3月，祝桥公社亭东大队首先建立起由“赤脚医生”组成的大队卫生机构——即大队卫生室（又称合作医疗站）。年底，全县有69个大队相继成立卫生室。1970年初，全县335个大队全部成立卫生室。

农村合作医疗制度的诞生，成为提高农民卫生保健水平，解决农民就近医疗的一种好形式。至1984年底，全县25个乡（除滨海乡）的346个村，坚持实行合作医疗制度的有338个村，占97.68%。全县有344个村卫生室，其中：乡、村联办的59个，村办的285个。担负着全县农村65万多农民的医疗卫生任务，对改善农村卫生保健工作起重要的作用。1984年，村卫生室诊疗232.6万余人次，占县、乡、村三级医疗机构门出诊总诊疗人次数的51.8%。

大队卫生室成立后，其作为三级医疗保健网的最基层一级组织，各级领导对抓好农村卫生室工作十分重视，各公社、大队都成立合作医疗领导小组，由党支部书记或副书记挂帅，分管委员直接抓，定期开展活动和检查评比。各合作医疗站（大队卫生室）人员中有一人全面负责合作医疗站工作。业务工作，包括防病、中草药、妇幼保健和计划生育工作及医药管理等有专人负责。每个大队卫生室设立草药房，做到自采、自种、自制和自用中草药，做到合理用药，减少支出，巩固合作医疗制度。同时，建立和健全合作医疗各项制度。南汇县卫生局制订《南汇县农村合作医疗站（卫生室）工作评比标准》，使卫生室的硬件建设和业务工作考评有依据，大队卫生室有长足的发展。

1970年初，《文汇报》以大幅标题"大队卫生室上去，卫生院怎么办？"头版头条报道南汇县祝桥公社亭东大队建设卫生室情况，引起上海市有关部门的重视。南汇县农村大队卫生室经过巩固和提高，很好地发挥农村卫生保健作用。20世纪70～80年代，受到国内、外的关注。1977年9月6日，南斯拉夫总统铁托率领15人参观周西公社百曲大队卫生室；1979年6月29日，卫生部部长钱信忠陪同美利坚合众国卫生代表团参观新场公社果园大队卫生室及草药园。南汇县农村保健网的发展，也引起新闻界重视。1982年，《健康报》载文《合理解决赤脚医生劳动报酬》；《解放日报》市郊版载文《祝桥公社43名乡村医生实行经济承包制度，开设家庭门诊受社员欢迎》；《文汇报》载文《南汇县祝桥公社赤脚医生冯金花身背药箱村里走》，这些报道对南汇县合作医疗、大队卫生室、"赤脚医生"的成长发展历程给以充分肯定。至1984年底，到南汇县参观取经、访问、视察农村医疗保健网的国内外代表团有98个、1521人。其中总统2人、议长1人、部长8人。

1982年，随着农村生产责任制的实行，经调查研究，对全县各大队卫生室进行多种形式的任务责任制试点工作。通过实践，大多数卫生室在很大程度上适应农业生产承包责任制的新形势，卫生室出现新的面貌。"赤脚医生"改善服务态度，提高防病、治病质量，减轻农民经济负担。责任制稳定了"赤脚医生"队伍，巩固合作医疗制度。

在改革中，南汇县卫生局对农村基层医疗保健网的巩固、发展作出规定，确定办医原则。实行"三个不准"（不准"赤脚医生"私人开业，不准拆散卫生室，不准把卫生室办成企业）；"三个不变"（"赤脚医生"性质不变，二级管理不变，承担卫生工作任务不变）；"三个统一"（收费标准和财务管理统一，考核标准和办法统一，下达卫生工作任务统一）；"三个结算"（合作医疗基金和医药费减免以队结算，卫生室财务以队结算，"赤脚医生"分配以队结算）等原则，以此，加强大队卫生室管理，进一步发挥"赤脚医生"作用，巩固合作医疗制度。

1990年起，随着农村初级卫生保健工作和甲级村卫生室创建工作的开展，卫生室的房屋条件、医疗设施有明显改善。

1995年，新场、坦直两镇实施镇村卫生机构一体化管理。新场镇撤并曹桥、新南、大治3所村卫生室，筹资20万余元建造西南卫生所，医疗用房约150平方米。1998年5月13日，上海市政府副市长左焕琛、副秘书长殷一璀、上海市卫生局局长刘俊一行到南汇县，实地考察新场、坦直镇一体化管理的模式，给予高度评价。

1998年，南汇县统一全县村卫生室的门诊、出诊费、服务项目。

2001年底，全县有251所村卫生室、36所中心村卫生所，乡村医生的门出诊达108万人次。

2006年，南汇区政府办公室下发《南汇区村卫生所（室）规范化管理实施意见》，对全区所有的村卫生所（室）进行功能定位，有效落实镇、村卫生机构一体化管理，实现乡村医生管理和合作医疗基金管理的彻底脱离，通过落实乡村医生统筹经费，保障乡村医生基本报酬，把乡村医生的管理纳入到社区卫生服务中心统一管理范畴，较好促进村级医疗卫生机构服务功能的转变，取得政府、社区卫生服务中心、乡村医生三方面都满意的效果。根据上海市卫生局、上海市农委下发的文件精神，2009年8月，全区14个镇的160所村卫生室标准化建设全部完成，顺利通过上海市专家组的验收评估。

新建成的村卫生室内拥有诊疗室、治疗室、注射室、观察室、药房、康复室、健教室及信息室，用房使用面积均不低于120平方米，并从功能用房、诊疗设备、消毒灭菌设施、急救设备、健康教育设备、药品储存设备、办公设备及标识牌等八个方面统一配备标准，室内药房均按合格药房标准设置，药品分类清楚，摆放整齐，就诊环境宽敞明亮，极大地改善南汇区农民的就医条件。

（二）“赤脚医生”的诞生和成长

1952年，全国农村掀起走互助合作化道路的热潮，至1955年底，南汇县从46个乡的1756个初级社，过渡为292个高级社。根据农民对卫生保健事业的迫切需求，做到就近就医，减少往返，重病就近住院，生产不受牵挂。卫生工作在组织措施上采取分片设点，乡、社建立卫生保健网。在这个历史背景下，产生南汇县农村三级医疗基层卫生队伍的前身——不脱产保健员。每个乡成立保健员组织领导小组，产生一名组长。每个高级社有2～3名保健员，全县有850名保健员。

保健员的任务是：做好防病宣传和发动联系工作；进行防病报病；小外伤（包扎）处理和常见病简单处理；协助卫生院（所）医生打好预防针。高级社（大队）保健员业务上受乡（公社）卫生院（所）的指导和检查。行政管理属大队，其报酬按实际误工，由卫生院（所）医生出具误工票，到大队记取工分。一个农村最基层卫生保健网，破土萌芽。

1960年，受国家“三年困难时期”影响，大队保健员逐渐减少。至1961年初，全县大队保健员仅剩下50～60人。1963年，南汇县重新充实大队保健员339人，1964年为363人。至此，大队保健员队伍始稳定。

1965年6月26日，毛泽东主席发出“把医疗卫生工作的重点放到农村去”的指示后，大队保健员改称为“半农半医”。南汇县在上海市第一结核病防治院、邮电医院、国际妇婴保健院和静安区中心医院等卫生工作队的支持下，从1965年12月始，为全县培训“半农半医”506人。其中半数是女性，平均每个大队有1.58人，并培训生产队卫生员3625人。

“半农半医”平时有一半左右时间参加农业劳动，生产大队对他们的误工补贴不多，社员群众对他（她）们的经济负担不重，他（她）们的收入保持在农村一般同等劳动力的水平。“半农半医”备有50～60种药物（包括注射液）、体温表、注射器和听诊器，个别的还备有血压计等。其经费收支，大队设有专项科目，建立账册。他（她）们的工作方式，一般以生产大队办公室为点，巡回于各生产队进行防病治病。这支队伍在贯彻“预防为主”的方针中起到很好的作用。他（她）们还认真培训和带教生产队卫生员。

1968年9月，全县的“半农半医”易名为“赤脚医生”。随着全县各大队农村合作医疗站

（卫生室）的普遍建立，“赤脚医生”的队伍逐渐壮大。1965年，全县有“半农半医”506人。至1970年，全县有“赤脚医生”895人，其中女性425人。他们活跃在农村第一线，成为农村卫生战线上的尖兵。由于农民找“赤脚医生”就医方便，全县“赤脚医生”每天就诊达12000多人次，相当于40所每天门诊量200～300人次的公社卫生院。“赤脚医生”报酬实行工分制，参加大队集体分配。“赤脚医生”、大队卫生室行政上直接受大队领导，业务上受公社卫生院指导培训和检查。

“文化大革命”中，“赤脚医生”队伍在成长的道路上也受到“左”的思潮的影响。

1979年9月，南汇县卫生局有计划培训提高“赤脚医生”的业务技术，制订统一的普训教学计划和安排。至1980年底，全县普训36期，受培训“赤脚医生”1007人，占全县“赤脚医生”总数的84.3%。1984年底，全县有“赤脚医生”986人，平均每个村2.85人，其中女医生507人，占“赤脚医生”总数的51.42%，会接生的女“赤脚医生”238人。结合普训，南汇县卫生局对“赤脚医生”实行考核发证工作，凡临床工作满3年，通过普训考试各门功课及格，临床考核合格者给予发证。各公社做到成熟一批发展一批，全县发给合格证的884人，其中获得“赤脚医生”证书的815人。有388名“赤脚医生”受到相当于中专水平的培训，电视大学大专毕业的有20人。随着各种专业的培训和工作实践，广大“赤脚医生”的业务水平有显著提高，经复训提高班学习，全县有15名“赤脚医生”分别进入10个卫生院工作。1985年6月，经复训提高的“赤脚医生”进行统一考试，合格人员中第一批批准为乡村医生的有343人，“赤脚医生”更名为“乡村医生”。是年底，全县有乡村医生986人，年门出诊达211.47万人次，占全县门诊量的53.24%。1993年，新场镇在全县首创2～3个一般村卫生室合并创建成一个中心卫生室，并试行乡村医生月工资、月奖金，全镇统筹，年终决算形式的报酬制度。

1999年7月，在开展乡村医生执业资格认定工作中，全县乡村医生取得执业医师资格证书18人、取得执业助理医师证书762人。

2006年8月26日，上海市政府下发《关于本市贯彻〈国务院关于发展城市社区卫生服务的指导意见〉的实施意见》，将乡村医生纳入“镇保”或其他基本社会保障制度。2007年7月30日，上海市卫生局、劳动保障局、医疗保险局、发改委、农委、财政局联合发文〔沪卫基层（2007）6号〕，就上海市乡村医生纳入基本社会保障制度工作提出指导意见。南汇区制定《关于本区乡村医生纳入基本社会保障制度的实施意见》，将全区在岗、到龄离岗、因特殊原因离岗的乡村医生纳入基本社会保障制度。

至2009年3月，全区有乡村医生547人，其中返聘113人（占20.7%），平均年龄49.12岁；初中及以下学历314人（占57.41%），有执业助理医师以上资质的392人（占71.66%）。

2005年初，南汇区卫生局在全区15个镇组建一支基层公共卫生服务员队伍，建成区、镇、村（居）委、组四级卫生预防保健网络，初步实现基层卫生保健工作的有效与长效管理。至2009年，全区有公共卫生服务员431名，平均年龄42.1周岁，男女比例1∶9，高中及高中以上学历158名（占37%），公共卫生服务员主要从事孕产妇儿童信息管理、健康教育资料发放、计划免疫信息摸底等公共卫生工作。

二、医务室

1982年，南汇县全民所有制工厂、学校医务室有9个（工厂6个、学校2个、福利院1个）。医务人员总数17人，其中：中医师3人、西医师1人，西医士6人，护士2人、西药剂员1人，其他初级卫技人员4人。县属4个镇（惠南、周浦、大团、新场）都建有服务站医疗组，每个医疗组配有医务人员5～6人。此外，各县属单位、乡办工厂一般都有医务室，有1～2人的专职或兼职医务人员（称保健员或卫生员，一般无技术职称）。

至1985年底，在南汇县境内的20多家市属厂一般都设有医务室，备有常用药品，担负着厂内职工保健和一般疾病的治疗工作。7家县属厂也设有医务室，配备1～3名医务人员，并备有少量药物。规模较大、职工人数较多的乡、镇企业，也设有医务室，配备1～2名保健员或卫生员，或指定其他职工兼职。南汇县有2所完全中学设有医务室，各有医师1～2人，负责学生的卫生保健。全县有各类医务室60多个，医生、卫生员100多人。医务室的服务内容从单纯医疗扩展到预防保健、计划生育等。

1997年12月1日，南汇县成立医疗机构监督管理办公室，并制订南汇县“九五”期间医疗机构设置规划。1998年，对80家内部医疗机构补办执业登记手续。2004年5月18日，南汇区工厂企事业卫生保健管理协会成立，并召开第一次会员代表大会。协会负责指导全区工厂企事业卫生保健工作和开展各种学术活动和业务培训。至2008年，南汇区内部医疗机构有68家。

1949～2008年部分年份南汇区（县）工厂、学校医务室等机构情况表

表2-3-2　　单位：个

年　份	机构数	年　份	机构数	年　份	机构数
1949	511	1964	85	1983	10
1950	492	1965	94	1984	9
1951	211	1970	12	1985	258
1952	84	1971	23	1986	247
1953	121	1972	13	1987	265
1954	161	1973	12	1988	257
1955	234	1974	14	1990	255
1956	222	1975	12	1998	80
1957	153	1976	10	2000	85
1958	181	1977	9	2001	38
1959	121	1978	9	2004	60
1960	139	1979	9	2005	62
1961	106	1980	11	2006	59
1962	78	1981	10	2007	67
1963	77	1982	9	2008	68

说明：1949～1961年的机构数包含有工厂、学校医务室、私人诊所、农村产院等；1962～2008年的机构数是指工厂、学校医务室、乡镇企业保健站等。

2004～2008年南汇区工厂企事业卫生保健管理协会团体会员单位情况表

表2-3-3 单位：家

年份	学校会员	企事业会员	总会员单位	年份	学校会员	企事业会员	总会员单位
2004	47	22	69	2007	59	21	80
2005	52	21	73	2008	59	19	78
2006	62	22	84				

第四节 其他医疗机构

一、上海市东海老年护理医院

上海市东海老年护理医院的前身是上海市东海农场职工医院。

（一）上海市东海农场职工医院

1966年，上海市东海农场卫生所成立，位于东海农场内，规模较小，仅有2间综合门诊室，五六名医务人员，医疗设备简陋，就诊量很少，负责人徐云龙；服务对象主要是农场职工和家属，诊疗范围主要是以常见病、多发病为主；经费由东海农场全额划拨，收入全部上缴东海农场。1970年，大批知识青年进农场，医务人员随之增加，上海市东海农场卫生所改名为上海市东海农场职工医院。有一幢二层楼房，设门诊部、急诊室、防保组以及临床辅助科室、下属23个基层医务室。隶属于上海市农场管理局下属的东海农场管理，是全民所有制的国有企业（一级乙等医院）。医院占地面积600平方米，建筑面积400平方米，医院核定床位10张，属上海市医疗保险局的医疗保险定点医院。

1977年，上海市农场管理局和东海农场投资25万元，在东海农场内新建一幢楼房，占地13333平方米，建筑面积3255平方米。同年，东海农场职工医院迁入新址。医院下设10个科室和住院部。有病床19张，医务人员47余人，年门诊3万人次。1978年，新建手术楼1幢，面积1161平方米，购置200毫安X光机、30毫安X光机、20毫安齿科X光机3台，心电图机1台，A超1台，常规化验设备1套，以及外科器械等，固定资产总值30万元。

1990年，东海农场职工医院有医务人员45人，内科主要诊治各种常见病、多发病及组织抢救工作；外科施行各种扩创及骨折固定；妇科开展计划生育等工作。

东海农场职工医院（卫生所）的经费收支情况：1975～1992年，医院的各项收入均上缴东海农场，医院的各项支出包括职工的工资、福利、奖金、管理费及院部成本费用等都由东海农场全额拨款。1992～1998年，东海农场对农场职工医院实行定额补助、自负盈亏。1999～2006年，上海市政府对上海市农场管理局所承担的社会职能，包括教育、卫生、社会失业等给予财政支持、实施“政企分设、财政列支、资金一次核定、分期下拨”的政策，农场职工医院实行差额拨款，大卫生（包括预防保健、爱国卫生和计划生育）按农场常住人口核拨经费，实行专款专用。原东海农场的定额补助政策取消，医院实行自负盈亏。

东海农场职工医院由徐云龙、李纪祥、吴兴生、陆来祥、薛建军先后任院长。

至2001年底，全院有床位40张，职工33人，其中专业技术人员28人。

2000年8月，上海市政府办公厅发文，批转《关于农场系统医院改革协调意见》。同年10月，上海市卫生局下发《关于同意上海市东海老年护理医院设置的批复》，同意将上海市东海农场职工医院改建为上海市东海老年护理医院，核定床位400张，核准冠名为上海市东海老年护理医院，第二名称为上海市东海农场职工医院，机构级别不变。

（二）上海市东海老年护理医院

上海市东海老年护理医院址设南汇区三三公路5020弄8号原东海农场境内，是一所经上海市卫生局，上海市机构编制委员会批准建立的面向全社会，服务全市老年人，集医疗、护理、康复、临终关怀为一体的无陪伴综合医院。医院于2001年始筹建，2002年6月28日正式营业。

2001年3月，上海市机构编制委员会下发《关于核定上海市东海老年护理医院人员编制的通知》，同意建立上海市东海老年护理医院，确定机构为事业单位，人员编制280人。同年3月22日，上海市农工商（集团）总公司下发《关于核定上海市东海老年护理医院可行性研究报告的批复》，（1）原则同意《上海市东海老年护理医院可行性研究报告》；（2）项目利用东海农场的大东海度假村、东海农场职校、东海农场影剧院的34400平方米的场地和房屋进行改建；（3）上海市东海老年护理医院为事业单位编制，按企业运作等。

2002年2月，上海市卫生局批准颁发上海市东海老年护理医院“医疗机构执业许可证”。5月，上海市医疗保险局下发《关于同意上海市东海老年护理医院医保定点和结算的批复》，明确上海市东海老年护理医院是上海市医疗保险定点医疗机构。

2002年6月，东海老年护理医院竣工开业。核定床位400张。

2003年，医院改扩建9、10病区，增加床位100张。2004年上半年，又改扩建11、12病区，增加床位152张。

2005年4月，上海市卫生局下发《关于变更上海市东海老年护理医院核定床位数的批复》，同意医院增设核定床位300张，变更后床位总规模为700张。

2006年7月，东海老年护理医院增开16病区，增加床位65张。至年底，总床位数达718张。

至2009年底，东海老年护理医院占地面积47664平方米，其中：绿地面积14783平方米，建筑面积27290平方米，业务用房面积21152平方米，门诊行政楼面积2973平方米。病区全部采用无障碍设计，突出人性化理念，有全进口液压医用电标，橡胶地板、木扶手、栏杆以及呼叫报警、电视监控系统装置。病房设有单人房、双人房、三人房、四人房及CCU监护（心血管的重症监护）病房，病房里卫浴室、彩电、空调、背景音乐等，设施配置齐全，配置有高质量的床头设备带（中心供氧、中心吸引、呼叫对讲等）。设有16个病区、17个行政科室、8个医技科室和4个临床特色科室。配备有先进的医疗设备：美国雅培C8000全自动生化分析仪、细菌培养+药敏监定仪、GE1OGIQ5彩色多普勒超声诊断仪、GE1OGIQ400C1彩色多普勒超声诊断仪、奥林巴斯电子胃镜（V70）、美国太空中央监护系统、重症监护系统、GE超声骨密度仪、平板运动记录仪、动态心电系统、动态血压系统、呼吸机、五官综合治疗台、脑电及脑电地形图、骨质疏松治疗仪、岛津500毫安普通医用X线诊断机、岛津500毫安医用X线遥控胃肠机。至2009年，东海老年护理医院成为“集老年医疗、护理、康复、临终关怀为一体的生态型花园式医院”。

医院管理实行医院管委会领导下的院长负责制，实行“二级管理、二级核算、二级考核、二级分配”的管理制度，对科室实行科主任负责制。

2002～2009年上海市东海老年护理医院行政领导人员情况表

表2-4-1

姓名	性别	职务	任职时间
李德夫	男	院长	2002-07～2009-08
刘国彝	男	常务副院长	2002-07～2007-10
蔡泽中	男	副院长	2002-07～2009-08
倪良章	男	副院长	2002-07～2004-07
朱瑞勇	男	院长助理	2002-07～2003-08
薛建军	男	院长助理	2002-07～2009-08
谢裕宗	男	院长助理	2004-07～2007-11
卢萍	男	副院长	2005-07～2009-08
陆军	男	院长助理	2005-07～2009-08
沈国年	男	常务副院长	2006-12～2009-08

2002～2009年中共上海市东海老年护理医院总支（支部）委员会领导人员情况表

表2-4-2

姓名	性别	职务	任职时间
顾群	女	书记	2002-06～2003-06
姜建红	女	书记	2003-07～2006-12
刘国彝	男	书记	2006-12～2009-08
刘翠燕	女	副书记	2006-12～2009-08

2003～2009年上海市东海老年护理医院床位、医疗业务情况表

表2-4-3

年份	床位数（张）	诊疗总次数（人次）	收治病人数（人次）
2003	500	17089	589
2004	652	17779	602
2005	700	19029	613
2006	718	22566	583
2007	728	25462	661
2008	811	20373	968
2009	718	28699	984

2003～2009年上海市东海老年护理医院工作人员情况表

表2-4-4

年 份	总人数	按岗位分类					其中本科学历
		卫生技术人员			管理人员	护理人员	
		高 级	中 级	初 级			
2003	244	10	24	75	35	100	0
2004	320	14	33	103	40	130	0
2005	348	14	34	138	41	141	0
2006	360	156	33	140	42	130	0
2007	366	17	35	141	41	132	81
2008	400	18	38	175	32	137	121
2009	417	20	42	179	33	143	133

二、上海市民政第二精神卫生中心

1958年9月，上海市民政局将上海市区的上海市残疾人教养院四队迁至南汇县，与南汇县安老院合并成立南汇教养院，址设横沔公社花园街翊园〔因仿哈同花园的格局建造，故又名“小哈同花园”，始建于1921年，经20世纪末的扩建、改造而成（今为上海市南汇区康桥镇地区）〕，占地面积3.4公顷；南汇教养院的党政关系及医疗业务关系均隶属于上海市民政局。

1959年，南汇教养院更名为上海市南汇精神病疗养所，设床位250张。1964年，上海市南汇精神病疗养所更名上海市第二精神病疗养院。

1984年，疗养院设院长室、教工股、医务股、业务股、总务股；核定床位300张，开放床位251张，设3个病区，不设门诊。

1986年，上海市第二精神病疗养院更名上海市第二精神康复院。1992年，上海市第二精神康复院更名上海市第二精神病院。

1998年，上海市财政投资2400万元，进行老院总体改造，2000年竣工使用。改造后，医院占地面积34200平方米，建筑面积11930.01平方米，绿化面积60%以上。院区环境优美、古树参天、灵石巧叠、曲桥穿连，是一处历史文化和近代建筑风格完美融合，适合慢性精神病障碍残疾者疗养和康复。

1999年，上海市第二精神病院更名上海市民政第二精神病院，2003年通过ISO 9001国际质量管理体系认证，是上海市医疗保险定点医疗机构。

2005～2007年，由上海市文化管理委员会、南汇区文化广播电视管理局和上海市民政第二精神病院共同出资170余万元，对翊园旧区进行全面整修，复其原貌。

2009年4月，上海市民政第二精神病院更名上海市民政第二精神卫生中心。

2009年底，上海市民政第二精神卫生中心设有人事科、办公室、医务科、业务科、护理部、康复中心、财务科、总务科。日常行政管理运用职能网络办公系统、指纹巡视系统、政务公开触摸屏系统。设有4个病区，核定床位400张。有医技楼、病房楼、康复活动中心等功能区域，配备有电视遥控X光机、全数字超声波诊断仪、全自动生化仪、全自动血球计数仪、尿液分析仪、多功能脑电治疗仪、脑电图、多功能音乐治疗仪等医疗设备和健身器材等。医疗、康复设备配置符合上海市二级专科医院要求。

（一）党政领导

1958～2009年上海市民政第二精神卫生中心行政领导情况表

表2-4-5

姓　名	性　别	职　务	任职时间
祝林发	男	院　长	1958～1960-12
潘利安	男	副院长	1958～1964-09
徐玉如	男	副院长	1958～1960-12
郑　锐	男	院　长	1961-01～1976-06
葛金根	男	副院长	1964-10～1972-05
王继生	男	副院长	1970-09～1980-06
徐根祥	男	院　长	1976-07～1978-10
郑　锐	男	副院长	1976-07～1978-10
赵根宝	男	副院长	1978-11～1980-06
王万通	男	副院长	1978-11～1980-06
陈金福	男	院　长	1980-07～1984-10
施正清	男	副院长	1980-07～1984-10
严根才	男	副院长	1980-07～1984-10
张坤祺	男	院　长	1987-10～2000-02
楼国放	男	副院长	1984-11～1995-08
刘振奎	男	副院长	1984-11～1994-07
唐汉明	男	副院长	1991-09～2000-02
杨敏勤	男	副院长	1995-08～2005-10
奚士英	女	副院长	2000-03～2002-11
奚士英	女	院　长	2002-11～2004-10
王　芳	女	副院长	2004-05～2005-09
胡敏浩	男	院　长	2004-11～2009-08
黄慧玉	女	副院长	2005-06～2009-08
唐美萍	女	副院长	2007-01～2009-08

1961～2009年中共上海市民政第二精神卫生中心支部委员会领导情况表

表2-4-6

姓　名	性　别	职　务	任职时间
郑　锐	男	书　记	1961-01～1975-08
葛金根	男	副书记	1970-09～1972-05
王继生	男	副书记	1970-09～1980-06
徐根祥	男	副书记	1973-12～1975-08
徐根祥	男	书　记	1975-09～1978-10
郑　锐	男	副书记	1975-09～1978-10

续表 2-4-6

姓　名	性　别	职　务	任职时间
陈金福	男	代理书记	1978-11～1980-06
赵根宝	男	书　记	1980-07～1984-10
陈金福	男	副书记	1980-07～1981-04
张坤祺	男	书　记	1984-11～1987-09
赵根宝	男	副书记	1984-11～1987-09
赵根宝	男	书　记	1987-10～1997-08
裴嘉圆	男	副书记	1991-09～1997-08
裴嘉圆	男	书　记	1997-09～2009-08
王　芳	女	副书记	2004-11～2005-09

（二）人　员

1958年9月，南汇教养院成立初，有工作人员9人，其中：医生1人、其他技术人员5人、工勤人员3人。1984年，有医务员工118人，其中：初级医技人员9人、护士2人，行政、后勤管理人员46人，护理员61人。

2009年，职工编制144人，实有职工127人。其中：行政人员15人，占职工总数的11.8%；医护人员72人，占职工总数的56.7%；后勤、医技科室等其他人员40人，占职工总数的31.0%。

1958～2009年部分年份上海市民政第二精神卫生中心人员情况表

表 2-4-7　　　　单位：人

类别＼年份				1958	1968	1978	1988	1998	2002	2003	2004	2005	2006	2007	2008	2009
职工总计				9	42	81	111	114	123	121	126	132	132	135	130	127
按岗位分类（职称）	卫生技术人员	合　计		6	12	21	36	46	47	48	51	56	65	72	72	72
		医生	高级	0	0	0	0	0	1	1	1	1	1	1	1	1
			中级	0	0	0	5	4	3	2	4	6	6	6	7	9
			初级	1	2	6	3	4	13	13	10	8	11	11	10	9
		护理	中级	0	0	0	0	1	2	2	2	1	1	1	1	2
			初级	0	1	2	3	15	27	29	33	38	44	49	49	47
		其他	初级	5	9	13	25	22	1	1	1	2	2	4	4	4
	管理人员			0	0	0	0	0	17	16	18	20	17	16	15	15
	工勤人员	合　计		3	30	60	75	68	59	57	57	56	50	47	43	40
		高级工		0	0	0	0	0	1	2	2	1	1	1	1	1
		中级工		0	0	0	0	10	12	11	11	8	8	8	8	8
		初级工		3	30	60	75	58	46	44	44	47	41	38	34	31
按学历分类		本　科		—	—	—	—	0	4	4	4	10	9	18	18	24
		大　专		—	—	—	—	8	18	21	24	26	32	33	37	35
		中　专		—	—	—	—	33	57	55	57	57	53	48	42	38
		其　他		—	—	—	—	73	44	41	41	39	38	36	33	30

1958～2009年部分年份上海市民政第二精神卫生中心床位、卫技人员情况表

表2-4-8

年份	床位数（张）			卫生技术人员数（人）										
	合计	编制床位数	实际开放床位数	合计	西医师	医士	护士	药剂人员	检验人员	其中				
										小计	执业医师	助理执业医师	执业药师	执业护士
1958	200	250	200	1	0	1	0	0	0	0	0	0	0	0
1968	—	—	—	3	0	2	1	0	0	0	0	0	0	0
1978	—	300	—	8	0	6	2	0	0	0	0	0	0	0
1988	—	—	—	11	0	8	3	0	0	0	0	0	0	0
1998	—	—	—	24	0	8	16	0	0	0	0	0	0	0
2002	420	420	420	47	16	1	29	0	1	46	16	1	0	29
2003	420	420	420	48	15	1	31	0	1	47	15	1	0	31
2004	420	420	420	53	14	1	36	0	2	52	14	1	1	36
2005	420	420	420	56	14	1	39	1	1	55	14	1	1	39
2006	420	420	420	65	17	1	45	1	1	64	17	1	1	45
2007	420	420	420	72	17	1	50	2	2	68	17	1	2	48
2008	420	420	420	72	17	1	50	2	2	68	17	1	2	48
2009	420	420	420	72	17	2	49	2	2	69	17	2	2	48

（三）业务发展

1984年，病员以疗养为主，多数来自上海市区“三无”（无生活来源、无劳动能力、无法定赡养人）人员的精神障碍患者。上海市第二精神病疗养院对病员采取教、工、娱、疗四结合方针治疗。

2004年，上海市福利中心将上海市民政第二精神病院列为职业化社工介入的示范点。2005年，上海市民政第二精神病院成为上海市社会工作示范点，引入社会工作“助人自助”理念，提出患者自主管理的思路，将社工小组、个案的方法融入患者康复活动之中，让更多的患者走出病区，到康复中心参加系统康复训练治疗。

2009年时，主要收治慢性精神障碍、老年精神障碍、残疾患者以及社会“三无”人员的精神障碍患者。

上海市民政第二精神卫生中心对精神疾病的治疗逐年扩展，从单纯的以药物治疗为主，发展到以药物和心理治疗相结合的形式多样的康复治疗，包括行为治疗、文体娱疗、作业疗法、音乐治疗、脑电治疗、集体心理治疗等，通过各种兴趣小组活动，旅游健身运动，大型文娱体育活动（每年活动有春秋游、工休联欢会、运动会、中秋纳凉晚会、年夜饭等），丰富患者的日常生活，促进患者的身心健康，重塑自我，回归社会。

2000～2009 年上海市民政第二精神卫生中心诊疗情况表

表 2-4-9

年　份	入院人数（人）	出院人数（人）	病床使用率（%）	病床工作日（天）	平均住院日（天）	好转率（%）	病死率（%）
2000	143	66	70.00	106872	—	—	13.60
2001	194	124	86.00	132130	—	—	8.06
2002	155	136	91.00	139065	—	—	6.62
2003	77	73	92.00	140525	—	—	17.80
2004	89	83	93.00	142715	626	71.08	9.64
2005	72	55	96.00	147825	475	81.82	10.90
2006	45	41	98.00	149650	664	82.92	12.20
2007	20	26	97.00	148920	900	76.92	11.50
2008	39	31	97.00	149242	585	58.06	35.50
2009	33	43	98.00	149863	1545	76.74	18.60

三、中国人民解放军第八五医院康复病区

1964 年，中国人民解放军第 129 医院（前身是中国人民解放军第 698 野战医院）移防至南汇县新场镇新奉路 219 号，隶属于中国人民解放军上海警备区领导。医院设有内、外、传染等科，尤以擅长骨外科著称。除治疗中国人民解放军的伤病员外，兼收治地方群众。

1987 年，中国人民解放军第 109 医院和中国人民解放军第 129 医院被编为中国人民解放军第八五医院（该院隶属南京军区上海警备区后勤部，是一所集医疗、保健、预防、科研、教学为一体的军队综合性医院，始建于 1949 年）。原中国人民解放军第 129 医院改设为中国人民解放军第八五医院康复病区。

四、上海市监狱总医院

上海市监狱总医院是一所面向全市政法系统，为监狱、看守所、劳教所中的罪犯、犯罪嫌疑人及劳教人员和其他违法人员提供医疗保障集医疗卫生、疾病预防、戒毒康复、健康体检为一体的综合性医院。

2004 年 12 月，上海市政府及上海市司法局、监狱局，确定在南汇区周浦镇康沈路 2077 号建上海市监狱总医院新院，占地面积为 114046 平方米，建筑面积 22358 平方米，设置病床 450 张。2007 年 7 月 26 日，上海市监狱总医院由杨浦区长阳路 147 号搬迁至新院并启用。

新建落成的上海市监狱总医院病区规范化，病房内设盥洗和卫生设施、闭路电视；重症、监护病房内增设区域性中央空调设施；医疗设施标准化，中心供氧、中央吸引等均达到卫生主管部门的标准；整体设施、设备现代化，先进的医疗设备，使诊断和治疗的准确率、有效率大大提高；全院数字化建设上新水平，办公自动化、医疗信息数字化、安全防范网络化等信息技术的运用，总医院基本达到数字化监狱医院的标准。

上海市监狱总医院能运用现有先进的进口医疗设备，进行胃镜、肠镜、支气管镜的检查，彩色超声波可以进行心血管系统及腔内镜的检查，数字胃肠机、数字 X 线摄片机检查、开展各

项生化和免疫的检查，16层螺旋CT临床诊断疾病。医疗业务技术水平不断提高，曾成功抢救脑血管意外、心肌梗塞、肾功能衰竭、各类脑炎、重症肝炎、弥漫性粟粒性肺结核等危重病人。能够开展进胸取异物；各类四肢严重骨折；子宫全切除；胃、胆、脾等较大手术，能够有效地进行各类恶性肿瘤及疑难疾病的诊断和治疗。根据法律规定开展保外就医工作。同时，上海市监狱总医院负责协调指导监狱局、劳教局5所医院和卫生所（医务室）、医护人员开展卫生医疗业务工作。

2008、2009年上海市监狱总医院床位、医疗业务情况表

表2-4-10

年份	床位数（张）	诊疗总次数（人次）	手术人数（人）	出院病人数（人）	实际占用总床日数（天）	出院者占用总床日数(天)	治愈率（%）	好转率（%）	病死率（%）	平均病床工作日（天）	病床使用率（%）	出院者平均住院日（天）
2008	260	40322	302	3278	106690	106667	45.45	52.26	0.58	409.23	112.12	32.52
2009	260	47457	320	3434	108911	106574	44.87	52.80	0.26	418.89	114.76	31.00

五、上海市第六人民医院临港新城医院

根据《上海市郊区三级医院设置规划》（2008～2012年），南汇区在临港新城引入上海市第六人民医院，使远郊南汇居民享有优质医疗资源，实现上海市民在一小时之内便可找到一家三级医院看病的目标，有效改善南汇区医疗资源比较薄弱的面貌。2009年9月26日，上海市“郊区新建三级综合医院项目”——上海市第六人民医院临港新城医院，在临港新城环湖西三路海港大道开工建造。

医院建设项目规划占地面积10公顷，总建筑面积7.2万平方米，总投资4.2亿余元。医院核定床位600张，设计日均门诊量3000人次，为三级甲等综合性医院。计划于2012年建成启用。

六、施医局及义务诊所

施医局及义务诊疗所，名异实同，皆属地方社会医疗慈善事业。南汇县在清光绪年间（1875～1908年）即有施医局创办，始由地方知名医生，中药店和乡绅举办，后由民国政府推行。逢夏令疾病流行时，组织义诊，形式不拘，方法多样，施医舍药，受到群众拥护，百姓扶老携幼求医者甚多。

南汇县规模较大、持续时间较长、影响较大的施医局及义务诊疗所有明善堂、体仁善会、存善堂、瓦屑施医局、祝桥施医局、谈家店施医局、三乡施医局等。

（一）明善堂

清光绪初期，三墩地区社会名流李志香、戴进藩、孙一藩、倪青山等发起建造明善堂，举办施医局。明善堂通过募捐和自身积累，置办房产数十间、田产数十亩。每年大部分收入用于赈济饥民、施医施棺。每年秋季八九月份病疫流行时，或地方突然爆发急性传染病时，明善堂

邀请医生坐堂施诊，治病给药，不取诊金；对贫病者，不收药费。每年开诊一两次，短时半月，长时两三个月，前后持续40多年。民国26年（1937年），抗日战争爆发，明善堂不再举办慈善活动。

（二）体仁善会、存善堂、义诊所

民国8年（1919年），在大团镇北大街下塘设立“体仁善会”，每年农历七八月间，聘请中医严益斋、孙益三、陶德藩应诊，施医给药，经费支出由大团镇各商号摊派，抗日战争爆发后停办。民国19年（1930年），在大团二灶港设立“存善堂”，夏秋季节每周3天开诊，由潘甘霖主持，邀请当地中医、西医医生义诊，只收号金，不收诊金，药费自理，贫困病家，可免费施药，每期应诊者在200号以上，抗日战争爆发后停办。“体仁善会”、“存善堂”停办后，大团镇知名中医先后在关帝庙、三元阁设义诊所，若遇贫困病家则不收分文，病家免费到同诚济药店抓药，由义诊所结算支付。义诊所于民国37年（1948年）停办。

（三）瓦屑施医局

民国14年（1925年）7月，沈裕生、顾振呼等倡办瓦屑施医局。每年农历七月初一至八月中秋为开诊期，并向社会名医发出邀请。是时，三灶、横沔、周浦、瓦屑等地区的名医20多人应邀前来参加，设有中医内科、外科、伤科、针灸科、儿科、喉科等。开诊期内20多名医生轮流应诊，凡前来求医的一律施诊、给药。每期有数十至数百人就诊。瓦屑施医局前后持续8年，至民国22年（1933年）秋，在排斥、歧视中医药事业的压力下，瓦屑施医局停止施诊。

（四）祝桥施医局

民国20年（1931年），祝桥镇镇长汤雨苍、医生严焕纯等目睹民间疫病流行，而乡民缺医少药，乃向社会募捐筹集资金，创设祝桥施医局于祝桥镇慈善会内。每年施医3个月，每5天为1期。聘地方医生33人，义务施诊兼预防接种。成药免费，汤药于方笺上盖章由中药铺减半收费。贫困求诊者门庭若市，日达两三百人次，持续4年。何时歇业不详。

民国35年（1946年），由陈峰与医生叶峨璋筹集资金，重办施医局，夏秋疫病流行时，逢农历三、六、九日设期施诊。医生有吴瑞清、马鉴先等21人，连续施医2年，优待情况同前。

（五）谈家店施医局

黄路地区谈家店施医局由陈益生药店店主陈文虎于民国21年（1932年）创办，全部经费包括膳食费、医药补贴费、茶水费等均由其资助。每年6月中旬开设，接连2个月，至8月中旬结束，以每星期日为局期假，政本小学教室作局场。挂号不收号金，施医又给药（方药除外），同时又备有痧药水（十滴水），任人取服。每期就医者达200～300人次。谈家店施医局自民国21年（1932年）夏开办以后，延续6年之久，在抗日战争始的一年，曾由吴阿三主持开办过2个月，嗣后谈家店施医局即告停歇。

（六）三乡施医局

民国23年（1934年），坦直街东市中医陆立刚发起募捐集资，由当地在沪经商士绅解囊资助，地方政府筹集小部分资金，充作义诊经费。多数于夏秋之间开展业务，每期历时2月余，持续3年。以农历三八为期，5天1次，连续70余天，举行15期，设在坦直三官堂后的小学校内，聘请乡里医生10余人，设内、外、伤、幼、喉、疯、针等科以及挂号统计等科目。施诊给药，凡处方盖有施医局印记者，中药店免费配药，药费由施医局结算。当时分坦直、坦北、坦东三乡，故有“三乡施医局”之称。

（七）其他施医局及义诊

抗日战争胜利后，物价不稳定，行政不集资，施医局施诊不施药，仅供给所邀请的医生膳食，每期结束，赠送各位医生红纸包酬金。

民国35年（1946年），江苏省卫生处文载《社会部卫生署令为各地方推行义诊办法》。同年5月19日，南汇县成立义诊委员会，推举常务委员5人，临时主席盛幼宣，制订义诊简章八条。国民政府开始着手于义诊。新场镇举办3次每次为1月，选择、单日（三、六、九）诊治，规模隆重，举办前四处张贴告示，特邀南汇县各镇医家30多人参加义诊，每次就诊者200～300号。针灸科居多，收取号金，施送丸散膏丹。中药业亦义不容辞，逢施医局开诊药店8折收价，郑和堂药店迄朔、望时期赎方折价优待。周浦镇慈善会备痧症药品发给医生，常年施药，只收号金，亦不用挂号可以索取蟾酥丸，沙药水、七液丹、鲫鱼胶等。万缘善堂义诊经费筹募，每年定期暑天举行义诊历时2月，主治中医内外各科，每日诊例达1000多号，凭施医局处方笺免费向各药店配药。施医结束，为参加义务治疗的医生会餐一席作谢。民国33年（1944年），流脑发生，三阳泰南货茶食店运用土方绿矾煨灰赠送，该年仅三阳泰一家购赠绿矾达150公斤～200公斤之多。

（八）周浦镇义务保健咨询服务组

1986年5月8日，南汇县侨联在周浦镇建立义务保健咨询服务组，起初在原周浦镇政府院内，每逢星期四晚上为居民义诊服务。有针灸、推拿、中医处方等门诊，还有食疗热线电话服务，免费赠送《保健信息》月刊等。1986年起，义诊组事迹多次被选入南汇县“百件好事”；1987年，被政协南汇县委员会评为南汇县侨务工作先进集体；1989年7月，国务院侨务办公室摄制义务门诊纪录片进行宣传。2001年起，义诊组迁至周浦镇老年活动中心，继续为民义诊。

七、私立医院

至1949年解放时，南汇县享有盛誉的私立医院有黄镇中西联合医院、周浦平民医院、大团时疫医院、平民卫生服务所、惠南医院、平芜医院、大众医院、声扬医院、林氏医院等。

（一）黄镇中西联合医院

民国33年（1944年）春，新四军淞沪支队活动在奉贤、南汇、川沙三县境内。侵华日军屡次“清乡”，战斗中轻伤的新四军战士在沟梢、河边、船上和老百姓家隐蔽治疗，枪伤重危的随队医护，战斗力颇受影响。为此，于同年夏，塘东区中队长（后改为灵活中队）陈山，支持黄路镇医生金应庚创办黄镇中西联合医院。当地商界集资储备券100万元，股东会议公推金应庚任院长。医院有房屋8间，设病房3间，病床12张，分设中、西医内科、外科、妇产科、小儿科及戒烟所，暗中为新四军淞沪支队医治伤员。同年10月，“灵活中队”中队长陈山患霍乱病，病情严重，金应庚医生赴部队诊治，适遇敌人向陈山部队进攻，部队战士奋力阻击敌人。金医生不顾安危，坚持在小船上为陈山医治，终于化险为夷。

民国34年（1945年）秋，新四军淞沪支队在外三灶作战，战士叶声涛枪伤严重，急送黄镇中西联合医院抢救，金医生将叶安住在自己寝室里，悉心医治。翌日晨，国民党青年军连长闯进医院，以关心医院为名，亲自逐室检查，当查到金医生卧室时，金指着床上蒙被而睡的叶声涛说："这是我的表兄，正在发疟疾"，搪塞敌军官的检查。新四军淞沪支队北撤时，重病员全顺福交托金医生护理，疗养3月余，身体康复。临别，全顺福接受金医生的民服和资助的路费，重返队伍。新四军奉命北上，地方反动势力逐渐抬头，医院被迫于民国36年（1947年）停办。

（二）周浦平民医院

亦称贫民病院，也叫时疫医院，又名县立第二医院。民国10年（1921年），杜象逵医师从杜行至周浦行医，外设诊所于万缘堂藏书楼，后迁入娘娘庙。专治时疫，不久停办。民国14年（1925年），曾建造贫民病院于娘娘庙（今周浦镇小学大门口北侧）。新房刚建成，霍乱流行，随即开展业务，专治时疫，由上海沈奎伯医师主治，颇受百姓欢迎。

（三）大团时疫医院

民国27年（1938年）夏至民国28年（1939年）春，由夏履之举办，属地方善举。医院开设在大团镇交通街福善桥下堍，租赁新兴旅馆部分房屋，设门诊室、配药室，临时病房数间。院长潘立人，有医生、助理医生、药剂士、总务、会计、勤工各1人，护士2人。门诊日理20人次，出诊为主，完全施诊给药，富裕病家随意乐助。疫病流行时治疫病百余人。后经费不济，医院停办。

（四）平民卫生服务所

民国37年（1948年）至1949年，由当地社会名流人士赞助，韩鸿洲等发起创办，属地方上慈善之举。经费全靠募捐，地址设在大团镇米业公所内。当时，由南京鼓楼医院乡村卫生科防盲主治医师李锋暨助手李筠、孙圮光服务一月。上海仁济医院助派护士沈文华带薪驻处半年。几经协助之下，逐渐增设内、外、眼、鼻耳、助产各科，并聘任主治医师陶九皋，及妇产、眼科、护士各1人，会计兼挂号1人，学徒2人，勤工1人。贫病者称便，收取诊费，药费酌收成本，遇有赤贫者全部免费，每月诊病例平均600人次，就诊者以内、外、眼科居多。

（五）惠南医院

民国14年（1925年），由王道医师私人设立。院址设在南汇县城内北门（今惠南镇北门大街34号处）。抗日战争初期的民国27年（1938年）毁于日军轰炸，迁址于东门季宅，不久即参加救亡医务工作。民国31年（1942年）重新开业，仍挂牌惠南医院，借新场镇东街奚家厅壁照堂为医院用房。民国34年（1945年），医院迁至新场镇牌楼弄原耆香别墅，迄至1949年解放。早年在惠南镇开诊时，设病房数间，病床10张，设戒烟所增添病床20张，主治医师王道、朱廷魁，助产士沈芝光，学徒3～5名。医院有候诊室、诊察室、处置室及配药室各1间，医疗设施简陋，日理门、出诊约15～30号。后期在新场镇开诊时聘助产士1人，兼护理及司药工作，随从学徒3～4名，有男、女病房各1间，设床位8张，业务不逊于往年。解放后，王道积极创办新场镇联合诊所，带头放弃私人医院。

（六）平芜医院

民国34年（1945年），左思考医师从辅善医院辞职自办平芜医院于周浦镇船厂街。民国35年（1946年）初，因医务繁忙，病房不够，迁至王家浜卫家祠堂，增设床位20张。民国37年（1948年），聘请高仁泽医师主治各科，业务颇佳，尤以治时疫享有盛名。何时歇业不详。

（七）大众医院

民国36年（1947年），设于赵沟浜夏氏宅内，由高仁泽、曹劲秋两名医师合办。首有X光透视诊断仪，招徕病员。其余设备简陋，主治科目齐全，设床位30多张，业务颇佳。嗣后，因内部组织不健全，不利业务开展，至民国37年（1948年），X光机出售于辅善医院而停办。

（八）声扬医院

由王声扬医师创办。他从上海新中国医学院[民国25～36年（1936～1947年），由一代名医朱南山、朱小南父子出资创办，学制4年]毕业后，于民国34年（1945年）先在家乡设立西医诊所，继而在民国37年（1948年）1月创办声扬医院，院址在周浦镇西城隍街私宅，医务员工有9人，设立病床20张。周浦镇解放时，免费收治军民伤员28人。1952年1月，并入联合医院。

（九）林氏医院

林氏医院创办于民国37年（1948年），位于周浦镇北油车弄13号。该院设备较全，业务亦盛。1951年，林氏医院停办。

八、私人诊所

解放前夕，南汇县境内有私人开业医生385人。

1949年5月南汇县社会开业医生分布情况表

表2-4-11　　单位：人

地区	人数	地区	人数	地区	人数	地区	人数	地区	人数
城区	37	老港地区	21	周浦地区	31	祝桥地区	60	新场地区	45
下沙地区	25	泥城地区	37	大团地区	51	沈庄地区	50	六灶地区	28

1958～1986年部分年份南汇县社会开业医生情况表

表2-4-12　　单位：人

年份	1958	1962	1963	1981	1984	1985	1986
人数	7	327	109	32	44	60	60

1993～2001年南汇县社会开业医生情况表

表2-4-13　　单位：人

年份	持开业许可证	持行医证明书	外地来沪镶牙人员	合计	年份	持开业许可证	持行医证明书	外地来沪镶牙人员	合计
1993	65	61	8	134	1998	53	39	0	92
1994	60	58	8	126	1999	50	38	0	88
1995	56	47	8	111	2000	50	37	0	87
1996	56	42	8	106	2001	50	37	0	87
1997	53	38	8	99					

2002～2009年南汇区社会个体诊所执业情况

表2-4-14　　单位：所

年度	年初	年审未通过	自动停业	新批准执业	年终执业	年度	年初	年审未通过	自动停业	新批准执业	年终执业
2002	87	59	0	0	28	2006	27	1	0	3	29
2003	28	0	2	0	26	2007	29	0	4	2	27
2004	26	3	1	3	25	2008	27	0	0	1	28
2005	25	0	0	2	27	2009	28	0	0	0	28

九、民营医院

（一）上海福华医院

2007年10月1日，上海福华医院开诊，址设惠南镇城南路98号，是一所集医疗、预防、保健、康复为一体的综合性民营医院，医疗用房5000平方米，法人代表郑桂兰、注册资金100万元。医院有职工79人，其中医技人员47人、高级职称7人、中级职称10人、初级职称30人。2009年底，有职工83人，其中卫技人员51人、高级职称9人、中级职称12人、初级职称30人。设床位20张。主要医疗设备有全自动生化分析仪、全自动血液分析仪、酶标分析仪、尿液分析仪、全数字彩超、心电监护仪、心电图机、麻醉机、电动洗胃机、500毫安X线诊断仪、多尼尔数字等离子治疗系统、鼻内窥镜、电子数码阴道镜、光子嫩肤仪、牙科综合治疗仪、肛肠综合治疗仪、冷光美白仪、微晶祛疤仪、各种激光、红外线、超高频1EEP刀、体外短波治疗仪等。医院科室设置：内科、外科、妇科、儿科、眼科、耳鼻咽喉科、口腔科、皮肤科、医疗美容科、麻醉科、中医科、医学影像科、医学检验科。2009年底，增设预防保健科、妇女保健科。

2008、2009年上海福华医院业务情况表

表2-4-15

年　份	2008年	2009年	年　份	2008年	2009年
门急诊人数（人次）	19247	21556	人均住院费用（元）	1825	3285
人均门诊费用（元）	214.70	215.62	住院收入（万元）	17.88	77.87
门诊总收入额（万元）	413.23	464.80	业务收入（万元）	431.11	542.67
住院人数（人）	98	237			

（二）上海知音女子医院

2007年12月12日，上海知音女子医院开业，址设周浦镇年家浜路372号，为营利性综合民营医院。法定代表人林瑞棋。门诊面积3700平方米，注册资金500万元，核准床位20张。设内科、外科、妇产科、耳鼻咽喉科、口腔科、皮肤科、医疗美容科、麻醉科、医学检验科、中医科、医学影像科11个科室。有全自动生化仪、显微镜、血球仪、电解质分析仪、精液质量分析仪、B超、X光机、心电图、尿液分析仪、麻醉机、呼吸机、心电监护仪、CO_2激光机、酶标仪、生物安全柜、离心机、三用恒温水箱、培养箱、牙椅、牙片机等设备。有职工84人，其中业务工作人员63人、工勤人员20人。医、护、技（业务）人员为医院职工总数的75%，

工勤、行政管理人员为医院职工总数的25%。护士29人，医师20人（高、中级职称与初级职称比为1∶1，高级职称与中级职称之比为1∶1），检验3人，放射2人，药房5人。2008年，医院门诊2190人次，人均每次诊疗费用170元，住院75人次。2009年，门诊2380人次，人均每次诊疗费用175元，住院77人次。

（三）上海国正医院

2008年8月，上海国正医院开诊，址设惠南镇人民西路99号。法定代表人林长宏。全院建筑面积5200平方米。注册资金500万元，是一所集医疗、预防、保健为一体的股份制性质的综合性医院。2009年9月，被纳入上海市农村合作医疗定点医院。医院有员工60人，其中医技人员22人。设床位30张。诊疗科目有内科、外科（普外、泌尿外科、骨科）、妇科（包括生殖健康与不孕症专业、妇女保健科）、中医科、耳鼻咽喉科、眼科、口腔科、皮肤科、预防保健科、麻醉科、医学检验科、医学影像科。2009年11月，法人代表变更为郑俊勇。2009年底，有员工70人，其中医技人员49人（高级职称6人，中级职称12人，初级职称31人），行政人员5人，后勤人员10人。主要仪器设备有德国STORZ宫腹腔镜、韩国麦迪逊彩超及全数字GE多普勒超声诊断仪、日本奥林巴斯电子胃肠镜、美国大力神肛肠综合诊断治疗仪、500MAX光机、迈瑞全自动大型生化仪，耳鼻喉综合治疗仪、数码电子阴道镜、利普刀治疗仪、等离子治疗仪、层流净化手术室、迈瑞麻醉机、太空牌心电监护仪、体外短波治疗机、多功能微波治疗仪、口腔科综合治疗机、口腔内窥镜、BS1-2生物安全二级防护实验室、尿液分析仪、全自动精液分析仪、分光光度计、生物安全柜、双层立式电热蒸汽压力消毒器、数字式12导联心电图仪。医院开展微创外科手术和微创妇科手术，包括腹腔镜下胆囊切除术、腹腔镜下子宫肌瘤剔除术、腹腔镜下卵巢囊肿摘除术、腹腔镜下子宫内膜异位及子宫全切和次全切手术、腹腔镜下胃肠修补术，乳腺癌根治术等手术。2008年，医院诊疗3000人次，人均每次诊疗费用102.36元。2009年，诊疗10800人次，人均每次诊疗费用185元；住院70人次。

（四）上海康沈医院

2008年8月25日，上海康沈医院成立，址设周浦镇康沈路1626号。法人代表人为胡琼。医院医用面积1750平方米，注册资金600万元。2008年，医院有工作人员46人。其中：医护人员30人（高级职称3人，中级职称9人，初级职称18人），行政人员6人，后勤10人。2009年，有员工56人。其中医护人员36人（高级职称3人，中级职称8人，初级职称25人），行政人员8人，后勤12人。设床位20张。主要仪器设备有：麻醉机、心电监护仪、万能手术床、9孔手术无影灯、耳鼻喉治疗仪、体外短波、固态源微波、大力神肛肠综合治疗仪、利普刀、妇科消融仪、不锈钢立式消毒器、全数字多普勒超声诊断仪、三导心电图仪、生物安全柜、全自动生化分析仪、全自动血细胞分析仪、尿液分析仪、精子分析仪、电子显微镜、X光机。医院设有内科、外科（包括普通外科和泌尿外科）、妇产科（包括妇科专业）、妇女保健科、儿科、皮肤科（包括皮肤病专业和性传播疾病专业）、麻醉科、医学检验科、医学影像科（包括X线诊断专业、超声诊断专业、心电诊断专业）。2008年，门急诊859人次，门急诊总收入24.91万元，人均门急诊费用289.97元。2009年，门急诊9519人次，门急诊总收入312.98万元，人均门急诊费用328.80元；住院118人次，住院收入35.64万元，人均住院费用3020.72元。

（五）上海长安妇科医院

2009年1月，上海长安妇科医院成立，3月对外营业，址设惠南镇南团公路8号，法定代表人李志明。业务用房面积1700平方米，注册资金100万元。有员工60人，医护人员37人；其中：高级职称2人，中级职称12人，初级职称23人；行政人员8人，总务及后勤人员15人。医院核定床位20张。主要仪器设备有麻醉机、多参数监护仪、无影灯、电动吸引器、彩色超声诊断仪、X光机等，BS1－2生物安全二级防护实验室、血球分析仪、尿液分析仪、生物安全柜、全自动卧式压力蒸汽灭菌器、数字式多道心电图机。医院设有预防保健科、内科、外科、妇科、皮肤科、麻醉科、医学检验科、医学影像科、中医科。2009年，门诊7129人次，住院12人，人均门诊费用290元，住院均次费用3803元。

（六）上海南航医院

2009年3月，上海南航医院创建，5月12日开业。址设航头镇沪南公路5996号，法人代表詹文华。建筑面积约2000平方米，注册资金100万元。有员工50人，其中：医学业务人员28人（高级职称4人，中级职称9人，初级职称15人）、行政人员8人、后勤人员11人、其他人员3人。设置床位20张（暂未开展）。医院开设内科、外科、妇科、口腔科、皮肤科、中医科、医学检验科、医学影像科。配备有生物安全柜、全自动血球分析仪、显微镜、恒温水浴箱、数控电热恒温培养箱、X光机、牙科诊疗台、血糖仪、数码电子阴道镜、B超机、熏蒸治疗机、盆腔炎治疗仪、体外短波电容场热疗系统、尿液化学分析仪、红光治疗仪、血凝分析仪等仪器设备。2009年，诊疗4572人次，人均费用127.62元。

（七）上海沪金医院

上海沪金医院属上海金丝猴集团旗下的一所对社会开放的民营职工医院。2009年7月1日对外开放。址设沪南公路5100号下沙金丝猴集团内。沪金医院也是河南省周口市沈丘县10万在沪农民工享受新农合的定点医院。法定代表人王宝根。建筑面积2205平方米，注册资金450万元。有员工72人。其中：医技人员58人（高级职称9人，中级职称14人，初级职称35人），行政人员6人，后勤人员8人。设床位20张。主要设备有彩色多普勒超声诊断仪、麦迪逊黑白超SA－5500、上海光三道自动分析心电图机、半自动生化分析仪、自动酶标分析仪、生物安全柜、电热恒温水槽、西斯美康全自动血球仪、美侨尿液分析仪、低速台式离心机、自动灭菌器、医用手术反光灯、8孔无影手术灯、单孔冷影手术灯、手术床、微波治疗仪、红光治疗仪、康复治疗仪、移动紫外线消毒车、双层立式电热蒸汽压力消毒锅。医院诊疗科室有：内科、外科、妇科、儿科、耳鼻咽喉科，麻醉科，中医科，医学检验科、医学影像科、预防保健科。2009年7月1日至12月31日，医院诊疗2791人次（其中金丝猴集团职工就诊1110人次），住院28人；人均每次门诊费用132元，人均住院费用872元。

（八）上海亲和源医院

2008年12月30日，上海亲和源医院成立，2009年8月1日始营业，是一所民营综合性医院。址设康桥地区秀沿路2999弄10号，建筑面积4000平方米，注册资金200万元，法人代表尚云。其职能主要是为亲和源老年公寓的老人服务，逐步发展成以老年病、心理咨询、中医药为特色的综合性医院。医技人员有31人，其中：高级职称3人、中级职称10人、初级职称18人。医院有全自动生化仪、尿液分析仪、血球计数仪、500毫安X光机、菲律浦彩超机、美高仪心电工作站、24小时动态心电图、动态血压机等仪器设备。医院设有内科、外科（普通外科专业、骨科专业）、口腔科、康复医学科、中医科（骨伤科、老年病科、推拿科、预防保健科）、医学检验科（临床体液、血液专业、临床生化检验专业）、医学影像科（X线诊断、超声诊断、心电诊断）。至2009年底，门诊1070人次，业务收入91083.71元，人均费用85.2元。

十、民营诊所

南汇区民营诊所是在2004年4月后由民营资本筹资兴办的医疗机构。经南汇区卫生局批准，由南汇区卫生局委托南汇区卫生工作者协会实行医疗管理、接受南汇区卫生局医政科、医防科、卫生监督所督查的社会医疗机构。民营医疗机构医疗服务价格执行备案制度（即自行确定医疗服务价格，向南汇区卫生局和物价局备案）。至2009年8月，全区有民营门诊部3所。

（一）上海汇南门诊部

2004年4月，上海市南汇区民办汇南门诊部开诊，址设惠南镇南园路112号。法定代表人：李志明。门诊部面积：435平方米。注册资金：50万元。门诊部有员工40人，其中医技人员31人。科室设置有内科、外科、妇产科（包括妇科专业和生殖健康不孕症专业）、医学检验科、医学影像科（包括超声诊断和心电诊断）。2006年12月，上海市南汇区民办汇南门诊部更名为上海汇南门诊部，门诊部面积增至1395平方米。诊疗科目增加儿科、耳鼻咽喉科、中医科。有员工50人，其中医技人员37人。2007年底，有员工55人，其中医技人员41人（高级职称4人，中级职称5人，初级职称32人），行政人员8人，后勤人员6人。2009年底，门诊部面积为1700平方米，员工52人，其中医技人员40人。

2009年底，门诊部主要仪器设备有耳鼻喉治疗仪、等离子治疗仪、手术床、4孔无影灯、体外短波、固态源微波、体外冲击波碎石机、B超图片打印机、口腔科综合治疗机、口腔内窥镜、BS1－2生物安全二级防护实验室、尿液分析仪、分光光度计、生化分析仪、生物安全柜、双层立式电热蒸汽压力消毒器、全数字彩色多普勒超声诊断仪、数字式单道心电图仪。

2007年，诊疗7563人次，人均诊疗费用183.38元；2008年，诊疗7528人次，人均诊疗费用184元；2009年，诊疗7868人次，人均诊疗费用165元。

（二）上海申浦门诊部

2004年4月，上海市南汇区民办申浦门诊部开诊，址设周浦镇上南路7988号。法定代表人郑元风。门诊部面积680平方米。注册资金100万元。诊疗科目有内科、外科、妇产科（妇科专业）、耳鼻咽喉科、医学检验科、医学影像科（超声诊断和心电诊断）、中医科（2009年12月取消中医科）。2006年12月，上海市南汇区民办申浦门诊部更名上海申浦门诊部。

2007年，有员工26人，其中医技人员16人（高级职称2人，中级职称3人，初级职称11人），行政管理人员4人，后勤人员6人。2009年，有员工32人，其中医技人员20人（高级职称3人，中级职称3人，初级职称14人），行政管理人员6人，后勤人员6人。

主要仪器设备有耳鼻喉治疗仪、等离子治疗仪、手术床、4孔无影灯、体外短波、B超.图片打印机、BS1－2生物安全二级防护实验室、尿液分析仪、分光光度计、生化分析仪、生物安全柜、双层立式电热蒸汽压力消毒器、全数字彩色多普勒超声诊断仪、数字式单道心电图仪、利普刀、臭氧治疗仪。

2007年，诊疗20360人次，业务收入234.86万元，人均诊疗费115.35元；2008年，诊疗17630人次，业务收入248.63万元，人均诊疗费141.03元；2009年，诊疗17315人次，业务收入242.23万元，人均诊疗费139.89元。

（三）上海海洋门诊部

2007年7月，上海海洋门诊部开诊，址设惠南镇靖海路219号。门诊部面积1200平方米。法人代表李志明。注册资金100万元。设内科、外科、妇产科（包括妇科专业和生殖健康不孕症专业）、口腔科、中医科、儿科、耳鼻咽喉科、皮肤科、医学检验科、医学影像科（包括超声诊断和心电诊断）。

门诊部聘用员工22人，其中医技人员18人（高级职称3人、中级职称5人、初级职称10人），行政人员2人，后勤人员2人。

门诊部备有耳鼻喉治疗仪、等离子治疗仪、输液座位、观察床、固态源微波、B超、图片打印机、口腔科综合治疗机、口腔内窥镜、BS1－2生物安全二级防护实验室、尿液分析仪、生化分析仪、生物安全柜、双层立式电热蒸汽压力消毒器。

2007年，诊疗895人次，人均诊疗费用184.41元。

2008年9月，上海海洋门诊部停业。

第三章　卫生专业机构

南汇区（县）先后有疾病控制、卫生监督、妇幼卫生、药品检验、医学教育、医疗用血、医疗急救、专病防治、医保事务、卫生后勤、卫生信息、社区管理、合作医疗、卫生保健、爱国卫生、人才交流等16家卫生专业机构。

各卫生专业机构，在辖区范围内，开展疾病预防控制、卫生宣传教育；依法行政，实施公共卫生监督管理；开展妇女、儿童卫生保健，负责计划生育技术指导；依法从事采血、供血，提供临床使用；对药品产、供、用实施质量监督、检验，实施麻醉药、剧毒药和精神科药管理；发展医学教育，培养医药卫生人才；开展院前急救，抢救危重伤病员；负责结核病、精神病、牙病、眼病、心脑血管病、肿瘤等重点疾病防治；开展群众性的爱国卫生运动；负责辖区内医疗保险事务管理；负责后勤社会化服务管理、规范医疗卫生机构采购行为；负责卫生信息网络建设、维护和卫生信息收发及卫生统计资料收报；协调社区基层卫生机构管理和 业务指导、培训和考核；接受卫生事业单位委托，对新进人员实行人事代理等等。

2003年中国“非典”事件后，为全面落实国家和上海市关于加强和完善公共卫生体系建设的要求，提高应对公共卫生事件的能力，中共南汇区委、区政府决定投资1.06亿元（不含征地费用），在临港新城银莲路3号建设南汇区公共卫生中心，其中内辖公共卫生应急指挥中心、疾病预防控制中心和卫生局卫生监督所。中心占地面积2.91万平方米，建筑面积2万平方米，主体建筑分办公楼和实验楼两部分。2008年2月，破土动工。2009年底正式启用。建成后曾有南汇区疾病预防控制中心、卫生局卫生监督所等入驻。

第一节　区（县）级卫生专业机构

一、南汇县卫生防疫站

1952年6月，南汇县第一届各界人民代表会议通过提案，筹建南汇县血吸虫病防治站。10月7日，经华东军政委员会卫生部批复同意设立南汇县血吸虫病防治站。12月1日，南汇县血吸虫病防治站（以下简称南汇县血防站）成立。南汇县县长刘善昌、张耀明先后兼任站长。站址设在新场镇张信昌布店楼上。1953年4月，站址迁至闵家湾朱姓楼房，后迁至惠南镇原南门救济院处。同年10月，又迁至惠南镇惠南镇小学后面盛姓房子（今惠南镇人民新村29～32号门处）。1954年10月，迁至原南汇县机关托儿所（今人民东路3252号）。1959年，迁至南汇县建设局后的平房内。1960年5月，迁回惠南镇小学后面盛姓房子。1961年初，迁至南门卫星河桥堍西南侧办公。1963年下半年，迁至惠南镇人民路67号（今人民东路3036号）。

1960年春，南汇县县级卫生单位（南汇县卫生科、血防站、妇幼保健所、中心医院、卫生工作者协会）合署办公，南汇县血防站并至南汇县中心医院，原南汇县血防站改为南汇县卫生防疫股。不久，恢复南汇县血防站建制。

1969年4月，南汇县县级卫生单位（南汇县卫生科、血防站、妇幼保健所、中心医院、卫生工作者协会）合并成立南汇县卫生局革命委员会，血防站为外勤组，负责血防和卫生防疫工作。行政办公设在中心医院，各业务组室仍留原址。

1970年1月，由原南汇县血防站、妇幼保健所合并组建南汇县卫生防疫站革命委员会。1973年10月，恢复南汇县妇幼保健所建制，原妇幼保健所人员及业务划出。

1978年12月，南汇县卫生防疫站革命委员会更名为南汇县卫生防疫站，下设站长室、行政组、血防组、防疫组、卫生组、化验组。

1994年3月，南汇县卫生防疫站内设南汇县食品卫生监督所，由陶国利任所长，倪安文任副所长。

1997年1月，南汇县食品卫生监督所周浦分所成立，人、财、物由南汇县卫生防疫站管理。

1999年12月，根据国家卫生防疫体制改革精神和上海市卫生防疫体制改革方案，将原卫生防疫、慢性病防治、健康教育、卫生监督、卫生检验等机构和部门的职责和功能予以重新调整，组建成立南汇县疾病预防控制中心、南汇县卫生局卫生监督所、南汇县卫生检验检测所3个单位。卫生检验检测所挂靠在南汇县疾病预防控制中心。2000年1月20日，3个单位挂牌，全县形成疾病预防控制和卫生监督执法两大体系。

1970年7月，中共南汇县卫生防疫站革命委员会支部委员会成立。

（一）党政领导

1952～1966年南汇县血吸虫病防治站行政领导情况表

表3-1-1

姓　名	性　别	职　务	任职时间
邬光飞	男	负责人	1952-12～1959-10
陈金达	男	副站长	1954-08～1956-09
沈墨余	男	副站长	1957-08～1960-10
陈金达	男	副站长	1959-12～1963-05
左　英	男	站　长	1963-05～“文化大革命”
秦金华	男	副站长	1963-05～“文化大革命”

1970～2000年南汇县卫生防疫站行政领导情况表

表3-1-2

姓　名	性　别	职　务	任职时间
康玉梅	女	革委会主任	1970-01～1973-10
茅要武	男	革委会副主任	1970-01～1973-10
陈俊安	男	站　长	1978-12～1984-02
倪伯元	男	副站长	1979-03～1984-02
顾梦生	男	副站长	1979-05～1982-08
丁雨村	男	副站长	1982-11～1985-03
张燮君	女	副站长	1983-06～1984-03
倪伯元	男	副站长（主持行政工作）	1984-02～1985-03
倪伯元	男	站　长	1985-03～1987-03
王祥生	男	副站长	1985-03～1990-04

续表 3-1-2

姓　名	性　别	职　务	任职时间
刘乃家	男	副站长	1985-03～1990-04
董保祥	男	站　长	1987-03～1990-04
李国保	男	副站长	1987-05～1994-04
王良伯	男	站　长	1990-04～1999-03
宋明山	男	副站长	1990-04～1993-12
唐关金	男	副站长	1990-12～2000-01
陶国利	男	副站长	1993-12～2000-01
沈元春	男	副站长	1996-12～1999-03
沈元春	男	站　长	1999-03～2000-01
朱友才	男	副站长	1999-03～2000-01

说明：(1) 1970年1月至1978年12月为南汇县卫生防疫站革命委员会；(2) 1973年10月至1978年11月，不设行政领导，由中共南汇县卫生防疫站革命委员会支部委员会领导。

1970～2000年中共南汇县卫生防疫站（革命委员会）支部委员会领导情况表

表 3-1-3

姓　名	性　别	职　务	任职时间
康玉梅	女	书　记	1970-07～1972-09
左　英	男	副书记	1970-07～1978-12
龚银龙	男	书　记	1972-09～1978-12
陈正祥	男	副书记	1976-10～1977-07
顾森宾	男	副书记	1977-07～1978-12
陈俊安	男	书　记	1979-01～1984-01
刘惠炳	女	副书记	1979-01～1991-01
倪伯元	男	副书记	1979-03～1987-05
陆宝根	男	负责人	1984-01～1985-01
赵慧新	女	书　记	1986-06～1988-04
董保祥	男	副书记	1987-05～1990-03
李国保	男	书　记	1988-04～1990-03
赵一鸣	男	书　记	1990-04～1991-07
王良伯	男	副书记	1990-03～1999-03
倪伯元	男	书　记	1991-07～1999-03
王良伯	男	书　记	1999-03～2000-01
沈元春	男	副书记	1999-03～2000-01

（二）人员、设施

1952年南汇县血防站建站时，仅有工作人员10人。1953年4月，工作人员增至38人。1957年，人员增至60人。1958年，南汇县盲目宣布“基本消灭血吸虫病”，导致人员大量缩减，至

1960年底，仅剩28人，以后人员有所增加。“文化大革命”中，先后调走本科生4人、大专生1人、中专生5人。1978年后，人员迅速增加。至1999年，人员增至182人。

1953年4月，南汇县血防站有房12间，约200平方米；1962年，在惠南镇南门建造化验室4间。1975年，防疫站建造三层监测楼房1090平方米；1991年，原南汇县中医医院门诊楼（惠南镇人民东路3028弄18号）820平方米归防疫站使用，建筑面积增至2820平方米；1996年，在惠南镇人民路67号原址改、扩建办公用房4000平方米；1998年8月，作为上海市政府、南汇县政府实事工程，新建4090平方米七层卫生防疫大楼竣工。

南汇县血防站建站初期，仅有4架显微镜和一些量杯、烧瓶、听诊器、针筒。1982年建站30年，拥有的主要仪器设备总价值也只有15万元。

1952～1985年南汇县血吸虫病防治站（卫生防疫站）人员情况表

表3-1-4　　单位：人

年份	合计	医技人员	行政人员	勤工	年份	合计	医技人员	行政人员	勤工
1952	10	3	3	4	1973	43	29	9	5
1953	38	31	5	2	1974	61	43	13	5
1954	53	44	7	2	1975	63	46	12	5
1955	56	47	7	2	1976	62	44	11	7
1956	54	46	6	2	1977	62	42	9	11
1957	60	52	6	2	1978	63	40	9	14
1958	30	27	3	0	1979	65	40	6	19
1959	25	22	3	0	1980	68	50	7	11
1960	28	25	3	0	1981	75	59	7	9
1961	28	24	3	1	1982	85	61	8	16
1962	26	22	3	1	1983	90	61	11	18
1963	31	23	4	4	1984	91	65	9	17
1964	36	29	4	3	1985	93	68	7	18
1965	42	34	4	4					

说明；1966～1972年“文化大革命”期间数据缺失。

1985、1999年南汇县卫生防疫站人员情况表

表3-1-5　　单位：人

年份	总计	副主任医师		主管医师		医师		医士		行政其他技术人员工勤人员	学历构成			
		小计	占卫技人员%	小计	占卫技人员%	小计	占卫技人员%	小计	占卫技人员%		本科	大专	中专	其他
1985	93	2	3.0	12	17.6	24	35.3	30	44.1	25	6	7	35	45
1999	182	6	4.2	26	18.1	68	47.2	44	30.6	38	21	16	92	53

（三）职　能

1952年12月，南汇县血防站建站初期，以单一的血吸虫病防治工作为主。对全县的血吸虫病流行情况进行流行病学调查，采取查螺、灭螺、查病、治病、粪、水管理的综合性防治措施。通过反复工作，有效地控制血吸虫病的流行，直至消灭。1958年11月始，卫生防疫工作划归南汇县血防站负责。

南汇县卫生防疫站是应用预防医学理论、技术，进行卫生防疫工作监测、监督、科研、培训相结合的专业机构；是全县卫生防疫业务技术的指导中心。

二、南汇区（县）疾病预防控制中心、卫生检验检测所

2000年1月20日，南汇县疾病预防控制中心、南汇县卫生检验检测所成立，实行两块牌子一套班子。

2001年8月，南汇撤县建区，南汇县疾病预防控制中心更名为南汇区疾病预防控制中心，南汇县卫生检验检测所更名为南汇区卫生检验检测所。

2007年6月，南汇区疾病预防控制中心由相当行政正科级事业单位调整为相当行政副处级事业单位。

至2009年8月，下设办公室、综合业务管理办公室、社区卫生服务科、财务科、质量管理科、体检科、计划免疫科、慢性病防制科、性病结核病防制科、病媒消毒科、防疫科、环境职业卫生科、微生物检验科、理化检验科、健康教育科。2009年8月，随南汇区撤并至浦东新区。同年9月，南汇区疾病预防控制中心与浦东新区疾病预防控制中心合并，组建成新的浦东新区疾病预防控制中心。

（一）党政领导

2000～2009年南汇区（县）疾病预防控制中心、卫生检验检测所行政领导情况表

表3-1-6

姓　名	性　别	职　务	任职时间
王良伯	男	主任、所长	2000-01～2001-03
朱友才	男	副主任、副所长	2000-01～2001-02
沈惠平	男	副主任、副所长	2000-01～2009-09
朱友才	男	副主任、副所长（主持工作）	2001-03～2002-05
陈晓玲	女	副主任、副所长	2001-03～2002-05
陈晓玲	女	主任、所长	2002-06～2009-09
肖绍坦	男	副主任、副所长	2002-06～2009-09
傅益飞	女	副主任、副所长	2008-05～2009-09

2000～2009年中共南汇区（县）疾病预防控制中心支部委员会领导情况表

表3-1-7

姓　名	性　别	职　务	任职时间
黄正华	男	书　记	2000-01～2009-08
王良伯	男	副书记	2000-01～2001-04

（二）人　员

2000年初南汇县疾病预防控制中心建立时，有工作人员103人。2005年12月，经南汇区机构编制委员会核定，人员编制为174人。

2007年底，在编人员115人，其中医技人员102人，行政工勤人员13人。医技人员中，具有正高级职称1人，副高级职称6人，中级职称47人，医（技）师37人，医（技）士11人。职工的学历和高、中级职称的比例都有很大的提高。

2009年8月南汇区合并到浦东新区时，在编人员126人，其中医技人员116人，行政工勤人员10人。医技人员中，具有正高级职称1人，副高级职称8人，中级职称49人，医（技）师39人，医（技）士19人。

（三）经费、设施

南汇县疾病预防控制中心成立后，政府投入经费增加较大，以供疾病预防控制的需要。尤其是2003年全国传染性非典型肺炎爆发后，政府更加注重对疾病预防控制体系建设的投入。2003年底，南汇区疾病预防控制中心仪器设备有120台（件），约110万余元。自2004年起，南汇区疾病预防控制中心先后添置原子荧光光谱仪、原子吸收分光光度计、离子色谱仪、809电位滴定仪、全自动凯氏定氮仪、傅立叶红外气体分析仪、水中微生物过滤装置、二氧化碳培养箱、恒温培养箱、免疫磁珠仪、气质联用仪、生物安全柜，定量荧光PCR仪、自动电位滴定仪、自动蛋白质分析仪、臭氧测定仪、αβ射线表面污染测定仪、多参数水质现场快速分析仪、V频强度仪、撞击式空气微生物监测仪、便携式FT-IR气体分析仪等100多台仪器，应对突发事件用的防化服4套，投入700万余元。至2009年8月，有仪器设备220多台（件），原值860多万元。

2002年底，南汇区疾病预防控制中心建立局域网，计算机从原来的不到10台增加至30台。至2007年12月，拥有终端计算机74台，中心业务大多通过网络输入上报；车辆增至9辆，固定资产达1891万元。2009年8月，拥有终端计算机147台，车辆增至12辆，固定资产达2241万余元。

（四）职　能

2000年，南汇县疾病预防控制中心成立后，其主要职能是南汇区（县）疾病的预防控制、研究和服务，同时负责对辖区内各级医疗卫生机构防病工作的业务指导、培训、考核和示范，开展卫生检测与评价，健康教育与促进，技术咨询及从业人员健康体检等工作任务。

三、南汇区（县）卫生局卫生监督所

1997年3月，南汇县卫生局卫生监督所（属非独立建制）成立，挂靠在南汇县卫生防疫站内，经费、人员编制、管理、设备均由南汇县卫生防疫站统一管理。南汇县卫生局副局长傅国辛兼任所长，南汇县卫生局医防科科长宋明山、卫生防疫站站长王良伯、副站长陶国利兼任副所长。1999年12月，根据国家卫生防疫体制改革精神和上海市卫生防疫体制改革方案，撤销原南汇县卫生防疫站建制，组建南汇县疾病预防控制中心、南汇县卫生检验检测所及南汇县卫生局卫生监督所。

2000年1月20日，南汇县卫生局卫生监督所挂牌成立，所址坐落于惠南镇人民东路3028

弄18号，占地面积1870平方米，建筑面积1877.15平方米。另有芦潮港地区办公用房（原南汇县卫生防疫站芦潮港检疫站房产一分为二），占地面积129.5平方米，建筑面积85平方米。下设南汇县卫生局卫生监督所周浦分所，租借周浦医院职工住宅房1套，约64平方米。南汇县卫生局卫生监督所总资产191.07万元。

2001年8月，南汇撤县建区，南汇县卫生局卫生监督所更名为南汇区卫生局卫生监督所。南汇县卫生局卫生监督所周浦分所更名为南汇区卫生局卫生监督所周浦分所。

2005年1月，南汇区卫生局卫生监督所负责的食品卫生监督职能平移至上海市食品药品监督局南汇分局南汇区食品药品监督所，卫生局卫生监督所周浦分所撤销。

至2009年8月，南汇区卫生局卫生监督所占地面积1870平方米，建筑面积1877.15平方米；在职人员72人，其中卫生监督员52人。

（一）党政领导

2000～2009年南汇区（县）卫生局卫生监督所行政领导情况表

表3-1-8

姓　名	性　别	职　务	任职时间
沈元春	男	所　长	2000-01～2009-08
陶国利	男	副所长	2000-01～2001-04
滕迪云	男	副所长	2000-01～2004-12
王培英	女	副所长	2001-04～2002-04
项嘉汇	男	副所长	2002-06～2009-08
黄国飞	男	副所长	2002-04～2004-12
朱玉堂	男	副所长	2006-07～2007-07
朱美芬	女	副所长	2007-07～2009-08
唐　敏	男	副所长	2007-07～2009-08

2000～2009年中共南汇区（县）卫生局卫生监督所支部委员会领导情况表

表3-1-9

姓　名	性　别	职　务	任职时间
沈元春	男	书　记	2000-01～2008-05
唐关金	男	副书记	2000-01～2001-04
谭北京	男	书　记	2008-05～2009-08

（二）人员、科室

2000年，南汇县卫生局卫生监督所核定人员编制90人，实有在编人员86人。中专以上学历占职工总数的73.26%，大专以上学历占职工总数的38.37%。有卫生技术人员66人，占79.52%，其中副主任医师2人，主管医技师12人，医技师28人，医技士24人。职能科室有：办公室、综合管理科、大队部、行政科、财务科。业务科室有：审核管理科、一、二、三、四中队和周浦分所。其中一中队和周浦分所以食品卫生监督为主；二中队以公共场所卫生、饮用水卫生、化妆品卫生监督为主；三中队以学校卫生、职业病与劳动卫生、放射卫生监督为主；四中队以流动人口卫生防疫管理、传染病防制与消毒管理监督为主。

2001年，南汇区卫生局卫生监督所在编人员86人。中专以上学历占职工总数的73.26%，大专以上学历占职工总数的39.53%，有卫生技术人员70人，占81.40%，其中副主任医师2人，主管医技师12人，医技师29人，医技士27人。根据上海市卫生局要求对相关科室职能进行调整。职能科室有：办公室、大队部、督察办（受南汇县卫生局、卫生监督所双重领导）、行政科、财务科。业务科室有：审核管理科、一中队、二中队和周浦分所。除审核管理科以审核发证（包括食品卫生、公共场所卫生等）为主外，其余业务科室均实行综合卫生监督执法。并实行划片包干监督执法责任到人。建筑设计项目预防性卫生监督有2名监督员参与南汇区政府一门式服务。另有2名监督员常年轮流参与南汇区商业委员会组织的肉类检查执法工作。

2005年1月，食品监管职能平移（同时平移职工40人）后，南汇区卫生局卫生监督所人员有55人（其中中级职称14人、初级职称34人）。

2009年3月，南汇区卫生局卫生监督所人员增加至72人（其中中级17人、初级49人）。按上海市卫生局统一内设科室要求，设置两个职能科室：办公室和行政管理科。9个业务科室：传染病防制与环境卫生监督科、职业卫生监督科、医疗执业监督科、医疗事故处理办公室、审核发证科和执法一、二、三、四中队。

2000～2009年南汇区（县）卫生局卫生监督所人员情况表

表3-1-10　　单位：人

年度	职工总计	按卫生技术职称					其他	按学历构成				
		小计	高级	中级	初级			硕士	本科	大专	中专	其他
					师	士						
2000	86	61	2	8	26	25	25	0	7	25	31	23
2001	86	65	2	8	29	26	21	0	8	26	31	21
2002	96	80	1	22	27	30	16	0	9	26	31	30
2003	93	77	0	25	23	29	16	0	7	32	31	23
2004	92	76	1	24	26	25	16	0	9	32	31	20
2005	55	48	0	14	34	0	7	0	11	22	15	7
2006	57	50	0	14	36	0	7	0	20	20	12	5
2007	72	65	0	14	51	0	7	0	33	22	9	8
2008	72	66	0	17	49	0	6	1	41	15	8	7
2009	72	66	0	17	49	0	6	1	41	15	8	7

（三）经费、设施

1999年，为组建南汇县卫生局卫生监督所，南汇县卫生局、财政局拨专款对旧房进行一定的维修、改造，对必要的办公桌、椅等设施进行添置、更换，改善办公条件。

2000年1月，全所总资产167.00万元（其中：房屋27.97万元，业务用车辆5辆，80.25万元，仪器设备约37万元）；2001年，业务用车辆6辆（价值100.03万元）；现场检测设备43.23万元。

2007年，业务用车辆10辆（价值160万元），现场检测设备82台（价值87.8万元），其他设备114台（价值118万元）。

2000～2007年南汇区（县）卫生局卫生监督所主要经费收支情况表

表3-1-11

<table>
<tr><th colspan="2">年　份</th><th>2000</th><th>2001</th><th>2002</th><th>2003</th><th>2004</th><th>2005</th><th>2006</th><th>2007</th></tr>
<tr><td colspan="2">年平均人口数（人）</td><td>690682</td><td>690339</td><td>692005</td><td>696297</td><td>703415</td><td>713283</td><td>723085</td><td>730699</td></tr>
<tr><td colspan="2">工作人员数（人）</td><td>86</td><td>86</td><td>96</td><td>93</td><td>92</td><td>55</td><td>57</td><td>72</td></tr>
<tr><td rowspan="3">经费收入（万元）</td><td>预算拨款经常经费</td><td>152.80</td><td>249.80</td><td>254.20</td><td>313.30</td><td>384.80</td><td>495.15</td><td>656.40</td><td>899.80</td></tr>
<tr><td>专项拨款经费</td><td>55.00</td><td>50.00</td><td>50.00</td><td>55.00</td><td>50.60</td><td>120.00</td><td>135.00</td><td>84.00</td></tr>
<tr><td>抵支收入</td><td>200.12</td><td>220.64</td><td>231.87</td><td>272.00</td><td>204.20</td><td>18.20</td><td>16.00</td><td>9.30</td></tr>
<tr><td rowspan="5">经费支出（万元）</td><td>人员经费</td><td>267.53</td><td>290.20</td><td>324.89</td><td>348.70</td><td>382.80</td><td rowspan="4">721.69</td><td rowspan="4">756.10</td><td>608.30</td></tr>
<tr><td>公务费</td><td>28.77</td><td>29.50</td><td>88.64</td><td>116.70</td><td>96.40</td><td>140.00</td></tr>
<tr><td>业务费</td><td>54.49</td><td>143.14</td><td>122.54</td><td>172.90</td><td>135.50</td><td>160.80</td></tr>
<tr><td>小修费</td><td>2.13</td><td>6.46</td><td>—</td><td>—</td><td>—</td><td>—</td></tr>
<tr><td>合　计</td><td>352.92</td><td>469.30</td><td>536.09</td><td>639.30</td><td>639.60</td><td>721.69</td><td>756.10</td><td>909.10</td></tr>
<tr><td colspan="2">专项经费支出（万元）</td><td>55.00</td><td>50.00</td><td>50.00</td><td>55.00</td><td>50.60</td><td>105.34</td><td>—</td><td>84.00</td></tr>
<tr><td colspan="2">当年预算经费结余（万元）</td><td>11.41</td><td>—</td><td>1.00</td><td>—</td><td>—</td><td>—</td><td>—</td><td>—</td></tr>
<tr><td colspan="2">每万人口防疫预算拨款(含专项)(万元)</td><td>3.01</td><td>4.35</td><td>4.36</td><td>5.27</td><td>6.22</td><td>8.56</td><td>10.88</td><td>14.01</td></tr>
</table>

（四）职　责

1997年3月南汇县卫生局卫生监督所非独立建制时，主要从事食品卫生监督。2000年1月南汇县卫生局卫生监督所独立建制后，承担履行法律、法规授予南汇区（县）卫生行政部门对公共卫生监督管理职责，主要从事食品卫生（2005年1月，食品卫生监督职能平移至上海市食品药品监督局南汇分局南汇区食品药品监督所），各类公共卫生、医疗执业行政许可申请的受理、审核，提出审核意见；开展经常性卫生监督执法检查；开展卫生法制宣传和培训；对违反卫生法律、法规和规章的行为依法立案、调查取证、采取必要的控制措施，提出处罚意见；承担卫生监督信息汇总、报告；根据规定做好有关建筑项目的预防性设计卫生审核；受理医疗事故争议行政处理案件；组织实施南汇区（县）国家医师资格考试；承担卫生行政部门交付的其他任务。对公共场所、有毒有害生产企业、学校、消毒产品生产经营使用单位、放射性同位素和射线装置的生产经营使用单位、集中式供水单位、涉及饮用水卫生安全产品的生产单位、二次供水单位以及健康相关产品和医疗机构、医疗执业人员、大型医疗设备、医疗新技术以及流动人口卫生防疫管理、传染病防制与消毒等的卫生管理监督职责。

南汇区（县）卫生局卫生监督所的日常业务工作受上海市卫生局卫生监督所的统一部署和技术指导，同时完成南汇区（县）卫生局、南汇区（县）爱国卫生运动委员会办公室布置的专项和突击任务。

四、南汇区（县）妇幼保健所

1952年8月，南汇县妇幼保健所（以下简称妇保所）建立。所址设在惠南镇北门大街原机关食堂处（今惠南镇新华路13号处）。新场、老港、祝桥设3个妇保所分站，承担出诊接生工作，1959年3月撤并。

1954年10月，迁至惠南镇惠南镇小学后面盛姓房子（今惠南镇人民新村29～32号门处），与南汇县人民政府卫生院合署办公。1958年，从南汇县人民医院分出。

1960年春，卫生部门体制改变，南汇县县级卫生单位（南汇县卫生科、血防站、妇保所、中心医院、卫生工作者协会）合署办公。

1969年4月，南汇县县级卫生单位（南汇县卫生科、血防站、妇保所、中心医院、卫生工作者协会）合并成立南汇县卫生局革命委员会，妇保所分属外勤组，负责全县妇幼保健工作。行政办公设在南汇县中心医院内，业务组室仍留原址。

1970年1月，原南汇县血防站、妇保所合并，成立南汇县卫生防疫站革命委员会。

1973年10月，南汇县妇保所恢复单独建制。所址几经变迁。1963年下半年迁至惠南镇人民路65号（今惠南镇人民东路3030号）。

2001年8月，南汇撤县建区，南汇县妇保所更名为南汇区妇保所。职能部门设有：行政科、财务科、总务科、信息科。门诊设有：妇产科、乳腺科、性病专科、儿保科、婚检科、检验科。

2009年8月，南汇区并入浦东新区后，浦东新区妇幼保健院的预防保健职能剥离到南汇南汇区妇保所，南汇区妇保所更名为浦东新区妇幼保健所。

1973年9月，中共南汇县妇保所支部委员会建立。

（一）党政领导

表3-1-12

1952～2009年南汇区（县）妇保所行政领导情况表

姓　名	性　别	职　务	任职时间
瞿月琴	女	副所长	1952-08～1961-01
康玉梅	女	所　长	1960-09～1970-01
康玉梅	女	主　任	1970-01～1973-10
张健静	女	所　长	1973-10～1978-12
黄菊人	女	所　长	1979-05～1985-10
吴从谕	男	副所长	1979-05～1985-04
叶克义	女	副所长	1979-05～1981-01
张永生	男	所　长	1985-10～1988-04
周俐平	女	副所长（主持工作）	1988-04～1989-05
周俐平	女	所　长	1989-05～1990-04
卫美华	女	所　长	1990-04～1994-02
赵一鸣	男	所　长	1994-02～1995-01
杨正修	男	副所长	1995-02～1999-03
卫美华	女	所　长	1995-01～1999-03
王伟佳	女	副所长	1997-07～2004-12
范　冰	女	所　长	1999-03～2003-06
严　萍	女	所　长	2003-06～2009-08
吕维星	男	副所长	2003-12～2005-02
施君瑶	女	副所长	2005-12～2009-08
姚继兵	男	副所长	2008-05～2009-08

说明：1970年1月至1973年10月，南汇县妇保所与南汇县血吸虫病防治站合并为南汇县卫生防疫站革命委员会。

1973～2009年中共南汇区（县）妇保所支部委员会领导情况表

表3-1-13

姓名	性别	职务	任职时间
张健静	女	书记	1973-10～1979-04
施云仙	女	副书记	1973-10～1978-10
黄菊人	女	书记	1979-05～1988-04
周俐平	女	副书记（主持工作）	1988-04～1989-05
周俐平	女	书记	1989-05～1990-04
卫美华	女	书记	1990-04～1991-07
赵一鸣	男	书记	1991-07～1994-02
卫美华	女	书记	1994-02～2000-01
范冰	女	书记	2000-01～2003-06
严萍	女	书记	2003-06～2009-08

（二）人员

1952～2000年部分年份南汇县妇保所人员情况表

表3-1-14 单位：人

年份	总数	西医师	医士	护士	助产士	行政管理	工勤人员	年份	总数	西医师	医士	护士	助产士	行政管理	工勤人员
1952	10	0	0	0	7	2	1	1982	15	2	5	2	1	5	0
1958	16	0	1	0	10	2	3	1984	18	1	7	2	1	6	1
1962	5	0	0	2	2	1	0	1985	24	12	5	0	6	1	0
1965	7	0	0	4	2	1	0	1990	28	11	3	7	1	1	5
1973	15	2	4	0	1	7	1	1995	30	13	3	6	0	2	6
1979	14	2	5	0	1	5	1	2000	35	15	5	6	0	3	6

2001～2007年南汇区妇保所人员情况表

表3-1-15 单位：人

年份	职工总计	按岗位分类									按学历分类			
		卫生技术人员（职称）					管理人员			其他人员	本科	大专	中专	其他
		合计	医生		护理		合计	卫技	其他					
			中级	初级	中级	初级		中级	初级					
2001	34	25	7	14	1	3	4	2	2	5	1	9	19	5
2002	34	25	7	14	1	3	4	2	2	5	1	9	20	4
2003	34	25	7	14	1	3	4	2	2	5	1	9	20	4
2004	38	33	9	16	1	7	2	1	1	3	2	9	20	7
2005	41	36	9	19	2	6	2	1	1	3	4	16	16	5
2006	46	40	8	24	2	6	1	0	1	5	16	18	12	0
2007	51	45	16	21	2	6	4	1	3	2	22	14	14	1

2008、2009年南汇区妇保所卫生技术人员分类情况表

表3-1-16　　单位：人

年份	卫生技术人员数												
	合计	西医师	医士	护士	助产士	药剂人员	检验人员	其他技术人员	其中				
									小计	执业医师	助理执业医师	药师	执业护士
2008	45	25	2	8	1	3	4	2	38	25	1	3	9
2009	48	27	4	9	0	3	3	2	40	27	1	3	9

（三）经费、设施

1982年，南汇县妇保所拥有房屋154平方米。

1986年8月，上海市卫生局投资30万元，建造南汇县妇保所五层业务大楼，有业务用房53间，建筑面积1364平方米。

1988～2009年，投资80万元[南汇区（县）卫生局投资7万元，自筹资金73万元]进行房屋改建。至2009年8月底，南汇区妇保所占地面积384平方米，建筑面积1389平方米。

1986～2009年，自筹资金购买A1okc-ssc370B超仪、红外乳腺检查仪和治疗仪、血液分析仪、小儿智商筛查仪、听力筛查仪、东芝复印机等先进医疗仪器设备。拥有大型全自动生化仪、三分类血球仪、安全生物柜等大型医疗仪器，拥有阿洛卡、GE180各一台，GE200、GE便携式两台，蓝韵便携式1台，以及GE彩超1台。添置BTX-9800A钼靶摄片机一台，流动普查车一辆。

1985年，南汇县妇保所总资产6万元。2001年，南汇区妇保所总资产166万元。2009年，总资产1596万元。

1985～2009年部分年份南汇区（县）妇保所收支情况表

表3-1-17　　单位：万元

年份	总收入			总支出		
	合计	业务收入	上级拨款	合计	业务支出	人员经费
1985	2.00	—	2.00	1.00	—	1.00
1995	99.26	70.26	29.00	74.81	33.50	41.31
2000	246.01	199.01	47.00	199.12	90.62	108.50
2001	282.60	221.00	61.60	214.00	134.00	80.00
2002	352.70	265.80	86.90	314.20	183.20	131.00
2003	358.60	259.30	99.30	376.90	222.70	154.20
2004	466.20	297.90	168.30	444.80	272.30	172.50
2005	693.30	437.10	256.20	576.10	346.50	229.60
2006	898.50	564.50	334.00	707.80	440.50	267.30
2007	1014.90	602.30	412.60	928.80	466.00	462.80
2008	1234.00	822.00	412.00	1151.00	602.00	549.00
2009	1253.00	819.00	434.00	1185.50	515.20	670.30

（四）业务发展

1952年8月，南汇县妇保所设有床位12张，病床上用的被褥由产妇自带。初建时，主要任务是承担出诊接生和住院接生、训练接生员，推广新法接生、科学育儿和孕产期保健、妇女病的防治、宣传妇女四期（经期、孕期、产期、哺乳期）劳动保护、儿童保健、幼托组织建设、宣传计划生育及优生等。

1982年，开设儿童保健门诊，每周开放2天。1986年8月，设立检验科，开设三大常规检验。1987年，增设检验项目RPR、ALT、乙型肝炎病毒表面抗原等。至2007年，检验科开设50多项检验项目，开展室内室间质控，取得二级微生物实验室的资格。

1987年，设置B超室。开设临床诊疗科目，确定为南汇区婚前医学检查的定点单位。开设妇产科门诊。同年，根据上海市政府批准的《上海市婚前健康检查暂行办法》的规定，成立婚前医学检查科，设置男女婚检、综合体检、宣教室、新婚学校等，对检查出的各类影响婚育的疾病及时进行分类指导。1990年起，在全县开展弱视筛查工作。

1999年9月，增设乳腺保健专家门诊及专科门诊。开设乳腺、性病、男性、妇产科、儿童泌尿、B超、阴道镜、LEEP刀等专家专科门诊。拥有红外线乳腺检查仪IBS-600一台、IBS-800数台；开设皮肤（性病）科，进行全套性病项目的检测，是南汇县妊娠梅毒的治疗、随访等管理工作的定点科室；拥有便携式、立式CO_2激光机各一台。每年的门诊量约400人次、门诊手术130人次左右。

2000年，开设特色门诊——乳腺保健科，至2007年，诊治各类乳腺患者达3万余人次，发现乳腺恶性肿瘤89例。2002年起，在全区开展妇女病普查工作。2003年，开设特色检查项目——阴道超声检查。2004年1月，开设眼保健门诊，主治弱视、近视、远视，当年门诊人次数1840人，好转率为81.3%。开设男性科，开展对男性不育、性功能障碍、前列腺疾病的诊治，每年门诊量约1500人次。同年，增设产科门诊，开展孕妇学校，对全区的孕产妇进行系统管理，对全区妇女进行妇女病普查，至2008年底，年普查量达5万人次。

2005年9月始，根据上海市政府免费婚检政策，妇保所实行免费婚前医学咨询、体检，在南汇区民政局婚管所设置婚前医学咨询室，对新婚对象进行医学咨询及鼓励婚检。

2009年，南汇区妇保所遵循“以保健为中心，保健与临床相结合”的妇幼卫生工作方针，承担着全区妇幼保健、计划生育的业务指导、监督和质量管理任务。

五、南汇区（县）血站

1992年3月，南汇县血站成立，属全民所有制相当行政正科级的事业单位，是依法指定的专门从事采、供血的非盈利性公益机构，设南汇县中心医院内，与南汇县献血办公室合署办公。1995年始，筹建南汇县血站新址，在惠南镇人民东路3218号南汇县中心医院毗邻的西侧原南汇县人民武装部四合院二楼层面上，进行改建装修，建筑面积620平方米。1996年9月，南汇县血站新址建成，设置检验科、质控科、成分制备、血库、血源科、办公室、财务室、总务科等功能科室；主要业务是按计划需求负责区域内临床采、供、储、检、制备和输血业务指导。

2001年8月，随南汇撤县建区，南汇县血站更名为南汇区血站。

2006年底，在惠南镇拱为路2800号（南汇区医疗卫生中心内）立项开工新建血站，至2007底完成建筑面积1600平方米的房屋土建和初装饰工程。2009年5月，南汇区血站迁入新址。2009年8月，南汇区并入浦东新区。2010年1月，南汇区血站并入浦东新区血站。

1996～2009年，南汇区（县）血站每年都参加或参与大型街头宣传、咨询和为民服务活动，招募社会献血志愿者，进行现场无偿献血。

（一）党政领导

1992～2009年南汇区（县）血站行政领导情况表

表3-1-18

姓　名	性　别	职　务	任职时间
吴才良	男	站　长	1992-10～2008-05
杨正修	男	副站长	1999-03～2006-03
施建华	男	副站长	2003-12～2009-08
马创奇	男	副站长	2006-03～2009-08
周伟标	男	站　长（兼）	2008-05～2009-08

1996～2009年中共南汇区（县）血站支部委员会领导情况表

表3-1-19

姓　名	性　别	职　务	任职时间
许文清	男	书　记	1996-09～1999-03
吴才良	男	书　记	1999-03～2008-05
吴锦明	男	副书记	1999-03～2003-12
施建华	男	书　记	2008-05～2009-08

（二）人　员

1992年3月建立南汇县血站时，核定人员编制20人，工作人员由南汇县直属医疗单位调配。卫生技术人员占65%，多数为检验人员，其中本科学历1人、大专学历2人，其余为中专学历；高级职称2人，中级职称2人，其余为初级职称。

至2009年，南汇区（县）血站有工作人员17人，卫生技术人员的学历层次和职称档次有较大提高，并根据业务特点对人员职称结构比例作较大调整。具备本科学历6人，大专学历5人；有副主任技师1人，主管技师4人，主治医师2人，技师3人，检验人员占卫技人员的67%。

1996～2009年部分年份南汇区（县）血站人员情况表

表3-1-20　　　　单位：人

年份				1996	2001	2007	2008	2009
职工总计				20	21	20	17	17
按岗位分类	卫生技术人员	合计		14	14	12	11	11
		医生	中级	0	0	0	1	1
			初级	1	1	2	2	2
		检验	高级	0	1	1	1	1
			中级	1	2	3	4	4
			初级	8	10	6	3	3
		护理	中级	1	0	0	0	0
			初级	3	0	0	0	0
	管理人员	合计		2	3	4	2	2
		卫技职称	高级	2	1	1	0	0
			中级	0	0	1	1	1
		行政		0	2	2	1	1
	其他技术人员		行政	2	2	2	2	2
	工人			2	2	2	2	2
按学历分类			本科	1	1	6	6	6
			大专	2	4	6	5	5
			中专	14	12	4	3	3
			其他	3	4	4	3	3

（三）经费、设施

1995年，南汇县血站根据县级血站建设的基本要求筹建，对原南汇县人民武装部四合院二楼层面用房按卫生学和采供血流程进行改建装修，投入资金31万元，其中30万元为南汇县计划委员会拨款，1万元为自筹资金。1997年，建造发电机房、库房、淋浴房、厕所计40平方米，修筑下水道、排污管道40米，投入资金14.7万元，南汇县卫生局出资2万元，自筹资金12.7万元。2000年，自筹资金6万元，用于增加内部设施及房屋维修。2006年，南汇区卫生局拨款2万元，用于房屋加固及维修工程。

1995～2009年，南汇区（县）血站用于专项设备投入420万元。至2009年底，南汇区血站拥有大容量低温离心机、酶标仪、多孔洗板机、超低温冰箱、进口血库冰箱、血小板振荡仪、单采血小板机、血球计数仪、净化台、无菌接管仪、流动采血车、急救送血车、公务车、发电机等设备、设施、仪器。

1996～2009年部分年份南汇区（县）血站收支情况表

表3-1-21　　单位：万元

年份	总收入				总支出	
	合计	业务收入	上级拨款	其他收入	合计	其中：人员经费
1996	163.0	123.0	40.0	0	152.0	5.0
2001	280.0	250.2	25.8	4.0	270.0	31.0
2007	495.3	345.6	148.8	0.9	487.9	61.7
2008	698.0	375.0	322.0	1.0	506.0	186.0
2009	523.2	351.7	170.7	0.8	685.0	197.5

六、南汇区（县）献血办公室

1987年6月，南汇县献血领导小组成立，由南汇县政府分管卫生副县长兼任组长，南汇县卫生局分管业务副局长任副组长，下设办公室。历届办公室主任由卫生局分管局长兼任。办公室设在南汇县中心医院内。主要职能是调查南汇县用血供求状况，做出计划，分配献血任务，督促各乡、镇、市属企业（农场）完成献血任务、检查血液质量。

1989年，《上海市公民义务献血条例》颁布施行，单位计划献血模式正式确立。南汇县献血办公室担负计划制订落实、宣传发动、执法检查三大职能。同年5月，由缪桂根任南汇县献血办公室副主任，负责日常工作，兼任南汇县中心医院副院长。

1992年3月，南汇县血站建立，与之合署办公。同年，南汇县卫生局任命吴才良为南汇县献血办公室副主任、南汇县血站站长，兼任南汇县中心医院副院长，负责筹建南汇县血站新址。日常采供血等业务工作由南汇县中心医院检验科负责。

1996年9月，南汇县血站新址建成开业，南汇县献血办公室随同迁入。

2001年8月，南汇撤县建区。同年，经南汇区编制委员会批准，南汇县献血办公室更名为南汇区血液管理办公室，与南汇区血站合署办公。其职能为公民献血、采血、用血与临床血液管理四大职能。

2005年7月，原由南汇区血液管理办公室承担的献血执法职能平移至南汇区卫生局卫生监督所。南汇区血液管理办公室职能调整为：献血计划执行、宣传组织招募、日常血液管理。

2009年5月，南汇区血站迁入惠南镇拱为路2800号（南汇区医疗卫生中心内）新址，南汇区血液管理办公室亦随同迁入新址办公。2009年8月，南汇区并入浦东新区。2010年1月，南汇区血液管理办公室并入浦东新区血液管理办公室。

七、南汇区（县）卫生局药品检验所

1980年4月23日，南汇县卫生局药品检验所经上海市卫生局沪卫办（80）45号文批复同意建立，所址在惠南镇南门大街156号（今惠南镇南门大街卫星河桥南堍西南侧），用房面积为70平方米。1984年底，南汇县卫生局药品检验所有工作人员10人，其中：中药师1人、西药师3人、医士2人、药剂士1人，行政、后勤3人。主要设备有分析天平秤、分光光度仪、显微镜、旋光仪、电冰箱、细菌培养箱等。1987年搬迁至城北路7号新址。2001年，南汇县卫生局药品检验所核定编制13人，实有11人，从事药品检验的专业技术人员8人（其中主管药师3人，药师5人）占全所职工人数的72.7%。占地面积846平方米，房屋总面积（建筑面积）366平方米，业务用房实用面积200.9平方米。固定资产67095.36元，5000元以上的贵重仪器设备有UV岛津2401紫外分光度计、溶出度测定仪、微粒测定仪，沙多利士电子分析天平、自动旋光度测定仪、自动熔点测定仪等7台，各种图书药品质量标准资料255册。

所内设有化学室、中药室、生测室和办公室4个科室，可进行中西成药的理化检验，中药材、中药饮片的检验，药品卫生学和无菌检验等。

2001年8月，南汇撤县建区，南汇县卫生局药品检验所改名为南汇区卫生局药品检验所。

2002年5月13日，随药品监管体制改革，南汇区卫生局药品检验所撤销，其职能移交给上海市药品监督管理局南汇分局。

南汇区（县）卫生局药品检验所行政领导情况表

表3-1-22

姓　名	性　别	职　务	任职时间
吴忠华	男	负责人	1980-04～1982-04
吴忠华	男	副所长	1982-04～1986-02
吴忠华	男	所　长	1986-05～1988-12
陈雍旦	男	副所长	1986-05～1987-11
陈雍旦	男	所　长	1988-12～1990-12
王宗显	男	所　长	1990-12～2002-05

南汇区（县）卫生局药品检验所的职能是负责全区（县）制剂室、各医疗卫生单位的药品质量检验，价格监督和做好采、种、制、用中草药的技术指导监督等工作。主要工作任务：(1)对辖区内的药品生产、经营、使用单位的药品质量进行监督检验和技术仲裁工作，有计划地进行药品抽验、掌握药品质量情况，协同南汇区（县）药政部门做好伪劣药品的查处工作；(2)接收外单位药品的送验和报验，判定药品的真伪优劣；(3)指导南汇区（县）内药品生产、经营、使用单位质检机构的业务技术工作，培训药品检验技术人员，指导群众性药品质量监督工作；(4)审查、复核和协助医疗机构修订自制制剂的质量标准；(5)协助有关部门加强对集贸市场经营中药材的管理，鉴定真伪优劣，打击游医药贩进行的药品违法活动。

八、南汇区（县）医疗救护站

1985年1月，南汇县医疗救护站成立，有职工17人、救护车6辆，借南汇县中心医院救护车间办公。同年，征用惠南乡城北大队土地（今南汇区惠南镇城北路63号处）建造南汇县医疗救护站，占地面积1998平方米，投资25万元（南汇县财政出资5万元，外借资金20万元），建筑面积815平方米（办公大楼365平方米，车库450平方米）。1986年10月，迁入新址。1988年，南汇县财政出资3万元，自筹资金35万元，建造多功能会议室（建筑面积100平方米）、生活用房、汽配仓库70平方米、油库79平方米。1992年，自筹资金10万元，对办公大楼、车库等进行屋顶架人字屋面的装修。

2001年8月，南汇县撤县建区，南汇县医疗救护站更名为南汇区医疗救护站。

2005年12月，在南汇区周浦镇周东一村8幢11号，建立南汇区医疗救护站周浦分站，投资200万元，建筑面积415.22平方米。2006年10月，在南汇区南芦公路1843号（泥城镇社区卫生服务中心内）建立南汇区医疗救护站泥城分站，投资230万元，建筑面积210平方米。2008年2月，在南汇区大团镇永定南路169号（大团镇社区卫生服务中心内）建立南汇区医疗救护站大团分站，投资415万元，建筑面积450平方米。2009年2月，在南汇区康桥镇拯安路58号（康桥镇社区卫生服务中心内），建立南汇区医疗救护站康桥分站，投资140万元，建筑面积350平方米。

2009年4月29日，南汇区医疗救护站搬迁至惠南镇拱为路2800号的南汇区医疗卫生中心内。新站建筑面积1760平方米，有急救车31辆，建有全新的通讯调度指挥系统，投资253万元。2009年8月，随南汇撤并入浦东新区，南汇区医疗救护站一同并入。2010年3月，更名为浦东新区南汇医疗救护站。2010年5月，原上海市南汇区医疗救护站事业单位建制撤销，有关职能划入上海市浦东新区医疗急救中心。

1985年10月，中共南汇县医疗救护站支部委员会建立。

（一）党政领导

1985～2009年南汇区（县）医疗救护站行政领导情况表

表3-1-23

姓　名	性　别	职　务	任职时间
赵书明	男	负责人	1985-01～1985-05
赵书明	男	站　长	1985-05～2003-12
富德国	男	副站长	2002-06～2008-05
孙铭安	男	站　长	2003-12～2007-07
周伟标	男	站　长	2007-07～2009-08
唐志红	女	副站长	2008-05～2009-08

1985～2009年中共南汇区（县）医疗救护站支部委员会领导情况表

表3-1-24

姓　名	性　别	职　务	任职时间
赵书明	男	书　记	1985-10～2003-12
孙铭安	男	书　记	2003-12～2006-07
杨根飞	男	书　记	2006-07～2009-08

（二）人　员

1985年，南汇县医疗救护站有职工17人，其中管理人员2人，会计、出纳、总务各1人，驾驶员8人，修理工3人，勤工1人。1993年，调入医生1人。2000年，从人才交流市场招聘医疗大专毕业生4人。2001年，从南汇县光明中医医院调入医生2人，使院前急救水平有较大幅度的提高。2006年，从芜湖医学院、遵义医学院、郑州医学院引进临床医学本科毕业生5人、中西医结合本科毕业生1人。2007年，引进临床医学本科毕业生5人。

至2009年底，有职工52人，其中卫生技术人员31人，占职工总人数的59.62%。

1985～2009年部分年份南汇区（县）医疗救护站人员情况表

表3-1-25　　单位：人

年份	职工总人数	按岗位分类						按学历分类				
		卫生技术人员		其他专业人员	管理人员	后勤人员		本科	大专	中专	高中	初中以下
		初级	中级	初级	初级	初级	中级					
1985	17	3	0	3	2	0	9	0	0	0	1	16
2001	23	7	0	2	2	7	5	0	4	4	2	13
2007	52	30	2	2	3	6	9	14	21	1	5	11
2008	52	27	4	2	2	10	7	20	16	2	14	
2009	52	27	4	2	2	10	7	20	16	2	14	

（二）职责、业务

根据2004年11月上海市卫生局制定的《上海市医疗急救中心（站）工作规定》，南汇区医疗救护站的基本任务是：为南汇区民众提供日常院前医疗急救服务；南汇区重大突发性灾害事件（公共卫生事件）的现场紧急医疗救援；国际国内重要会议、重大活动的院前医疗服务保障以及上级部门指派的其他相关医疗保障任务；对民众开展急救知识的宣传、普及和培训；承担南汇区院前医疗急救服务，坚持“救死扶伤，全心全意为病人”的服务宗旨，树立“以人为本”的服务理念，为病人提供快速、温馨、便捷、优质的院前医疗急救服务；负责对伤病员实施现场医疗急救和快速护送转运。通过现场急救，维持伤病员基本生命体征，减轻伤病员痛苦，稳定伤病情，防止再损伤，降低伤残率和死亡率，为伤病员的院内救治提供条件。

1986年，南汇县医疗救护站获得南汇县“团结救灾重建家园”先进集体；1991年，获上海市卫生系统“院前急救优质服务”优胜单位；2001年，获上海市“红十字人道救助基金”荣誉证书。

九、南汇县结核病防治所

1974年始，南汇县筹建结核病防治所。先行在南汇县工农兵医院内组建结核病防治下乡小组，开展全县结核病普查摸底工作。1976年4月4日，南汇县结核病防治所成立，办公室设在南汇县卫生局内。设备有300毫安X光机3台，10毫安x光机2台。1977年2月，所址迁至惠南镇南门大街156号，有用房120平方米。1977年底，所址迁往南汇县工农兵医院内合署办公，与南汇县工农兵医院为一套班子、两块牌子。

1987年5月，南汇县结核病防治所与南汇县工农兵医院合并，更名为南汇县结核病防治院，院内设立防保科。

（一）党政领导

1974～1983年南汇县结核病防治所领导情况表

表3-1-26

姓　名	性　别	职　务	任职时间
李玉祥	男	所　长	1974-05～1979-04
朱福祥	男	负责人	1979-04～1981-12
马振雄	男	负责人	1981-12～1982-03
张才根	男	所　长	1982-03～1987-12
张兰芝	男	副所长	1982-03～1983-12

（二）人　员

1976年建所时，有医护员工6人，至年底增至10人；1977年底，南汇县结核病防治所工作人员为13人，其中卫生技术人员8人。1983年底，南汇县结核病防治所有工作人员12名（其中中医师1名、西医士3名、护士1名、技士1名、初级卫生人员1名、行政人员3名、工勤人员2名）。

（三）业务、职能

南汇县结核病防治所负责辖区内肺结核病的普查、资料汇总、病人分类，宣传肺结核病的预防和治疗知识；抓卡介苗接种工作，加强防痨措施，降低结核病的发病率。

1974年，筹建结核病防治所期间，同时组建结核病防治下乡小组，在上海市结核病防治中心所的指导、协助下，进行全县结核病普查摸底工作，对全县肺结核病人普查登记，有活动性肺结核病人5706人。为南汇县此后开展结核病防治工作打下基础。通过防治，工作效果显著，至1978年，活动性肺结核病人下降到2729人；1982年下降至1609人。

1977年初，南汇县财政拨款5万元，添置X光线流动车1辆，对全县肺结核病人进行普查，作好病人分类。年平均普查量约为3万人次；摄片阳性率为3‰。参加过3次全国性肺结核病流行病学调查（第一次，在祝桥镇；第二次，在泥城镇塘角村；第三次，在新场镇果园村）。

各镇（乡、公社）卫生院配有肺科医生1名，负责该镇（乡、公社）所属村的结核病的防治知识的宣传、卡介苗接种、3个月婴儿PPD试验〔是指：结核菌素纯蛋白衍化物（TB—PPD）试验，是诊断结核菌感染的常用参考指标〕及病人治疗管理等工作，发挥县、镇（乡、公社）二级防痨机构的作用。防保科定期派专人下基层，督促和把好各医院接种技术关，保证接种质量。

十、南汇区（县）医疗保险事务中心

2000年11月1日，南汇县医疗保险事务中心成立，设在南汇县卫生局机关内（惠南镇城北路8号），与南汇区医疗保险办公室合署办公，人员编制15人，属全额拨款的相当行政正科级事业单位，隶属于南汇县卫生局。2001年4月，南汇县医疗保险办公室和南汇县医疗保险事务中心搬迁至惠南镇人民西路88号，仍合署办公，建筑面积372平方米，固定资产为44.27万元。南汇县医疗保险事务中心设立咨询、住院（大病）登记、制卡、零报、清算、审核等7个服务窗口。

2001年8月，南汇撤县建区，南汇县医疗保险事务中心更名为南汇区医疗保险事务中心。

2005年5月，南汇区医疗保险办公室搬回南汇区卫生局机关内（惠南镇城北路8号）。南汇区医疗保险事务中心独立办公。

2007年，根据上海市医保事务管理中心“三部一室”的设置要求，职能部门设有综合办公室、社会服务部、审核部、结算部。南汇区医疗保险事务中心有工作人员14人。其中，本科学历7人，占职工总数的50%，大专学历6人，占职工总数的42%；中级职称3人，占职工总数的21%，初级职称9人，占职工总数的64%。

2007年10月24日，南汇区医保事务中心通过BSI（英国标准协会）ISO 9000质量体系认证，成为ISO 9000族标准质量管理体系贯标认证单位。

2008年7月，南汇区医疗保险事务中心搬迁至惠南镇北门大街174～178号1～3楼。

2009年4月，南汇区医疗保险事务中心和南汇区医疗保险办公室从南汇区卫生局划出，隶属于南汇区人力资源和社会保障局。

南汇区（县）医疗保险事务中心的职能任务是：负责辖区内有关职工医疗保险工作的方针政策、法律法规、规章的贯彻执行；承办辖区内职工医疗保险管理中的具体事务。主要工作有：(1) 职工个人医疗账户医疗资金的结算、查询等；(2) 职工就医凭证、“就医记录册”的核发、更换、挂失登记处理，办理职工就医关系转移；(3) 负责门诊大病登记工作；(4) 负责辖区内定点医疗机构、定点药店的医保计算机系统的建设工作；(5) 职工外埠医疗费及急诊和院前急救医疗费报销；(6) 做好定点医院和药店的日对账工作；(7) 负责政策解答和咨询工作；(8) 负责对各镇医保服务点培训指导等管理工作；(9) 承办上海市医保事务中心、上海市医保信息中心及南汇区（县）医疗保险办公室交办的其他事项。

2002年12月，中共南汇区医疗保险事务中心支部委员会建立。

2000～2009年南汇区（县）医疗保险事务中心行政领导情况表

表3-1-27

姓　名	性　别	职　务	任职时间
傅国辛	男	主任（兼）	2000-11～2006-04
董引福	男	副主任（主持日常工作）	2000-11～2004-12
曹　斌	男	副主任（主持日常工作）	2004-12～2007-12
严素勤	女	主任（兼）	2006-04～2007-04
李荣华	男	主任（兼）	2007-04～2009-04
沈　波	女	副主任（主持日常工作）	2007-12～2009-04

2002～2009年中共南汇区医疗保险事务中心支部委员会领导情况表

表3-1-28

姓　名	性　别	职　务	任职时间
董引福	男	书　记	2002-12～2006-03
曹　斌	男	书　记	2006-03～2007-12
沈　波	女	书　记	2007-12～2009-04

十一、南汇区（县）卫生后勤服务中心

南汇区（县）卫生后勤服务中心的前身是南汇县卫生用品服务中心、南汇县卫生工业公司。

1981年，南汇县航头乡卫生院首家办起小工厂，第一年产值33万元，利润8.3万元。南汇县卫生局因势利导，积极支持和加以提倡。后相继有书院乡卫生院、下沙乡卫生院、老港乡卫生院、周西乡卫生院、横沔乡卫生院、周浦医院等医疗卫生单位办起小工厂（第三产业），采用“以工助医”、“以副养主”的做法，弥补医疗卫生经费不足，增强医疗卫生单位经济活力，促进医疗卫生事业发展。

1985年，南汇县卫生工业公司成立，初始设在南汇县精神病防治院（惠南镇北门路43号）内，后租赁南汇县妇保所5楼（惠南镇人民路68号）办公用房52平方米，有职工6人，其中管理人员1人，文秘人员1人，财务统计3人，驾驶员1人。南汇县卫生工业公司先后由李荣棋、周炎培、金玉龙、蔡云章任经理，周炎培、徐龙章、陈龙官任副经理。

1988年，南汇县卫生局工业办公室成立，与南汇县卫生工业公司合署办公，实行两块牌子一套班子，由南汇县卫生局副局长顾新泉兼任主任，先后由周炎培、金玉龙、陈龙官任副主任，负责管理南汇县卫生医疗机构所办的企业及挂靠卫生系统的社会企业。同年底，全县40个医疗卫生单位中有30个单位办厂、开店（办厂38家、开店13家），资产总额577.4万元（其中固定资产213.28万元，流动资金364.12万元）。经营生产项目有五金电器、手表装配、玻璃制品、真空镀膜、印刷、皮件、家具木器和医用试剂等20多种，职工1745人（其中小店营业人员71人）。至1988年底，医办工厂的总产值达6597.40万元，工业利润达512.54万元。1988年度，获利万元以上的有17家，其中获利5万元以上的有8家。航头乡卫生院获利润91.39万元，其中，提取44.9万元用于建造门诊楼、妇产科病房和食堂，购置一台200毫安X光机以及部分理疗器械、显微镜等医用设备。横沔乡卫生院从企业利润中提取8万元用于添置40张病床及其配套设施，购置光电变色仪、立式高压锅等，种植绿化，美化环境。周浦医院将小厂上缴给医院的利润，安排一部分资金用于20多名医务人员外出进修、培训，用40多万元建造1600多平方米职工住宅，添置电扇。全县卫生系统所办工厂（企业）安排卫生医疗单位富余的非卫技人员100多人，职工家属220多人。

1986～1988年，全县各医疗卫生单位所办的工厂上缴给国家的税收达161.5万元。1987年，南汇县卫生系统成为全国卫生产业先进单位。

1992～1993年，全县卫生系统有企业73家。其中工业54家，商业16家，建筑业3家。经营范围涉及手表、铜管件、油漆、灯具等20余个项目。

1981～1996年，南汇县卫生系统所属企业实现总产值49740万元、利润1968万元，完成税收2387万元，以工助医1209万元。

1996年起，随着国家经济结构调整及市场经济改革的深化，国家为明确产权关系，开展清理挂靠企业。南汇县卫生局工业办公室和南汇县卫生工业公司撤销。南汇县卫生局批准成立南汇县卫生用品服务中心，先后由蔡云章、康玉龙任经理。全面负责南汇县卫生系统一般医疗用品的配置工作。1997～1998年，卫生用品服务中心对所属企业进行清理甄别，处理好医院与挂靠企业债权、债务、房屋、场所等关系，分别采用脱钩、变卖、转制等方式完成清理工作。

医院办企业随之停止经营。

1997年，南汇县卫生用品服务中心迁至惠南镇城北路8号，有办公用房100平方米、仓储用房180平方米。

1999年7月，实施《南汇县卫生系统医疗器械实施政府采购暂行办法》，在南汇县卫生用品服务中心内组建南汇县卫生局采购中心，以有限竞争性招标和竞争性谈判采购为主，实行医疗设备的集中采购，做到同品位低价位及售后服务的有限保障。

2000年12月5日，南汇县编制委员会批复同意将南汇县卫生用品服务中心组建为上海市南汇县卫生后勤服务中心。其主要职责是负责南汇县医院后勤社会化、集团化的服务管理工作，促进卫生改革发展；负责南汇县卫生系统政府采购工作的落实。该中心为自收自支全民事业单位，实行企业化管理，行政上隶属于南汇县卫生局，人员编制在南汇县卫生系统各医疗卫生单位总编制内调剂。

2001年8月，南汇撤县建区，南汇县卫生后勤服务中心更名为南汇区卫生后勤服务中心。

同月，南汇区卫生后勤服务中心与南汇区卫生工作者协会、爱国卫生运动委员会办公室、医保事务中心、卫生局药品检验所组建成立中共南汇区卫生后勤服务中心联合支部委员会。

2000～2009年南汇区（县）卫生后勤服务中心行政领导情况表

表3-1-29

姓　名	性　别	职　务	任职时间
杨震宇	男	主任（兼）	2000-12～2001-08
康玉龙	男	副主任（主持日常工作）	2000-12～2003-04
周俐平	女	主任（兼）	2001-08～2003-05
沈志弟	男	副主任（主持日常工作）	2003-04～2004-12
严素勤	女	主任（兼）	2003-05～2007-04
谭北京	男	副主任	2003-12～2004-11
谭北京	男	副主任（主持日常工作）	2004-12～2008-05
康向清	女	主任（兼）	2007-04～2009-08
曹　斌	男	副主任（主持日常工作）	2008-05～2009-08
江　波	男	副主任	2008-05～2009-08

2001～2009年中共南汇县卫生后勤服务中心联合支部委员会领导情况表

表3-1-30

姓　名	性　别	职　务	任职时间
康玉龙	男	书　记	2001-08～2003-04
严　萍	女	书　记	2003-04～2003-05
谭北京	男	书　记	2003-12～2008-05
曹　斌	男	书　记	2008-05～2009-08

南汇区（县）卫生后勤服务中心主要负责后勤社会化服务管理、规范医疗机构采购行为等工作；开展衣被洗涤、汽车社会化维修、医疗卫生用品、临床诊断试剂、医疗仪器设备集中采购的组织和实施等。

2003年9月后，医疗机构药品联合采购工作纳入南汇区卫生后勤服务中心管理。2004年4月18日，南汇区卫生后勤服务中心为规范基层单位用工，解决后顾之忧，减轻社会压力，为下岗失业人员提供就业机会，注册成立上海南卫保洁保养有限公司。将南汇区各医疗、卫生单位原已招用的经劳动保障部门确认的低保特困人员，统一纳入其管理范围，安排从事保洁、保绿、安保、保养及后勤服务工作。至同年12月底，安排落实失业协保人员242人。

2006年3月，南汇区卫生后勤服务中心成立非正规就业劳动组织——南汇区卫生机关事业单位后勤服务社，注册资金2万元，为各医疗卫生单位提供后勤保障服务，主要承担保洁、保养、保绿及保安服务4个项目。全年吸纳低保特困人员134人，协保特困人员5人。

2007年12月，南汇区卫生后勤服务中心有员工18人，其中管理人员3人，各职能科室6人，驾驶员3人，科室设置有主任室、办公室、财务室、试剂办、医用器材办、药品采购工作小组、仓储运输组、印刷厂。人员不单独列编，由南汇区卫生系统内部调剂。

2008年4月14日，南汇区编制委员会批复：鉴于南汇区卫生后勤中心承担着卫生系统政府采购、后勤服务等工作，为确保工作正常开展，经研究，核定南汇区卫生后勤中心人员编制10人，人员根据工作需要逐步到位，并同意该中心拨款方式由自收自支调整为全额拨款，实行“收支两条线”管理。

2009年8月，南汇区卫生后勤服务中心随南汇区撤并入浦东新区。至2009年12月，南汇区卫生后勤服务中心有员工20人，其中在编人员4人（其中人事代理1人），各单位借用人员7人，编外1人，社会用工8人。

2010年5月14日，《上海市浦东新区机构编制委员会下发关于浦东新区卫生局所属有关事业单位调整的通知》，原上海市南汇区卫生后勤服务中心更名为上海市浦东新区卫生资源管理中心。

十二、南汇区（县）爱国卫生运动委员会办公室

1950年，南汇县防疫委员会、南汇县卫生委员会先后成立，领导全县的卫生工作。解放初期，区（县下属“区”）、乡（俗称“小乡”）政府中都配备有1至2名卫生干部。

1951年以后，各镇（乡、公社）相继建立爱国卫生运动委员会（简称“爱卫会”），由分管卫生工作的副镇（乡、公社）长（主任）兼任镇（乡、公社）主任，由1名镇（乡、公社）长（主任）助理具体负责爱国卫生工作，业务指导由有关的卫生部门负责。

1953年初，南汇县卫生委员会撤销，建立南汇县爱国卫生运动委员会（简称“南汇县爱卫会”），领导全县的卫生工作。下设办公室（简称“南汇县爱卫办”），分4个组，分别负责药品器材的分配，经费的调度，宣教、防疫教育，卫生讲座，掌握疫情。

1955年底，中共南汇县委血吸虫病防治工作领导小组成立，下设办公室，负责全县血吸虫病的防治工作。

1957年，南汇县除害灭病办公室成立。

1958年前后，城区各企事业单位、各居民委员会有设卫生委员会的，有设卫生小组的。农村各大队（村）各生产队（村民小组）、单位也有爱卫领导小组，都设半脱产卫生干部和兼职卫生员。街道、社区建有执勤和保洁队伍。

1959年，中共南汇县委员会血吸虫病防治工作领导小组更名为中共南汇县委除害灭病领导小组，代替原南汇县爱卫会和血吸虫病防治工作领导小组，下设办公室，统一领导全县的爱国卫生、卫生防疫及血吸虫病、疟疾、丝虫病、沙眼、子宫脱垂、小儿麻疹等疾病的防治工作。

“文化大革命”期间，中共南汇县委除害灭病领导小组被撤销。1970年3月，中共南汇县委除害灭病领导小组恢复。

1973年起，南汇县卫生局增设医疗预防股，和南汇县除害灭病领导小组办公室合署办公。

1978年，南汇县爱卫会恢复，下设办公室，主任由南汇县领导兼任，设专职副主任主持工作。办公室设在南汇县卫生局内，人员从有关基层单位借调使用。

1991年，南汇县编制委员会批准南汇县爱卫办为南汇县卫生局下属相当行政正科级的事业单位，核定人员编制6人。地址设在惠南镇人民路67号（惠南镇人民东路3036号）。1995年底，迁至惠南镇南园宾馆（惠南镇南门大街41号）7号楼。1997年，迁至惠南镇人民西路88号。

2001年8月，南汇撤县建区，南汇县爱国卫生委员会改称为南汇区爱国卫生委员会。

2005年12月，南汇区成立“人人动手、清洁家园”办公室，与南汇区爱卫办合署办公。同时，南汇区爱卫办迁至惠南镇南园宾馆（惠南镇南门大街41号）10号楼。

2006年5月，南汇区编制委员会批准南汇区爱卫办调整为相当行政副处级的事业单位，增挂南汇区健康促进委员会牌子。同年10月，批准为正处级事业单位。2007年5月，人员编制增加到14人，下设综合办公室、卫生创建科、健康教育科、病媒科等4个科室。

2008年底，南汇区爱卫办和南汇区“人人动手、清洁家园”办公室迁至惠南镇城南路1288号1号楼。

2009年8月，南汇区并入浦东新区，南汇区爱卫会及其办公室亦随之并入浦东新区爱卫会及其办公室。

表3-1-31 1978～2009年南汇区（县）爱卫会办公室领导情况表

姓　名	性　别	职　务	任职时间
徐步朝	男	副主任（主持工作）	1978-11～1984-03
郭绪良	男	副主任（兼）	1980～1983-12
龚银龙	男	副主任（兼）	1980～1981-11
徐步朝	男	主　任	1984-03～1987-12
朱林根	男	副主任	1979-05～2000-05
赵慧新	女	主　任	1987-12～1992-12
孙国华	女	主　任	1992-12～1998-07
傅国辛	男	主任（兼）	1998-08～2005-09
葛　忠	男	副主任（主持工作）	1998-09～2000-10
方　一	男	负责人（主持工作）	2000-11～2001-06
		副主任（主持工作）	2001-06～2006-09
李荣华	男	主任（兼）	2005-09～2006-09
潘艳萍	女	主　任	2006-09～2009-08
方　一	男	副主任	2006-09～2008-03
张宝民	男	副主任	2008-03～2009-08

十三、南汇区卫生信息中心

2002年7月始，南汇区卫生局抽调专人，筹建南汇区卫生局信息中心，建设卫生信息网络系统。着手对卫生系统的17个医疗卫生单位进行调研，制订南汇区卫生局门户网站建设方案。此时，各单位自行配置电脑678台，服务器17台，路由器16台，投入资金730.8万元。

2003年上半年，突如其来的“非典”重大疫情灾害，暴露出中国突发公共卫生事件应急机制不健全，信息传输机制发展滞后。2003年11月，南汇区卫生局按当年9月卫生部“全国公共卫生信息系统建设电视电话会议”精神，落实《上海市加强公共卫生体系建设三年行动计划》和《南汇区国民经济和社会信息化2003～2005年发展规划》构建覆盖全区的卫生信息网络系统。

（一）卫生信息化机构建设

2003年11月，南汇区卫生局卫生信息化领导小组成立，下设办公室。领导小组负责全区卫生信息化建设的领导和重大问题的决策工作。办公室具体负责卫生信息化建设的日常组织、管理、协调和督办工作。

同月，南汇区卫生局卫生信息中心成立，着手制订并组织实施全区卫生信息化发展规划；负责卫生信息网的建设、管理、信息提供与维护；承担基层单位信息化建设的协调、指导和计算机技术人员的培训；负责市、区、卫生局机关决策信息的提供和服务；制订卫生信息化发展规划和近期建设方案。

（二）卫生信息化网络建设

2003年12月，南汇区卫生信息系统建设列入南汇区公共卫生体系建设三年行动计划(2003～2005年)，“建立起具有一流水平、功能完善、网路通畅、反应灵敏的公共卫生管理系统，覆盖预防控制、医疗救治、卫生监督三大系统，向下延伸至社区、镇、村”总体目标。

1. 基础网络建设

2004年，投入115万元，完成南汇区卫生局局域网、卫生信息网站主体建设。基层医疗单位的HIS（医院信息系统）、病案管理系统等推广使用工作启动。2005年，投入资金35万元，建成覆盖全区各医疗卫生单位的基础网络平台（该项目获2005年度上海市区县信息化应用成果项目评比优秀成果奖）。南汇区卫生局机关实现办公自动化系统、合作医疗信息管理系统等的远程互联应用。同年6月17日，“南汇卫生信息网”开通，南汇区120急救指挥系统的建设完成。2006年，“南汇卫生信息网”被“上海南汇”政府门户网站运行管理中心评为优秀网站。

2. 镇、村信息系统建设

2005～2006年，区卫生局投入50万元，完成全区各镇社区卫生服务中心HIS系统改造基本。2007年，全区一级医院及其分支机构HIS系统全部完成建设。2006年7月28日，南汇区卫生局2006年十大实事项目之一的南汇区社区卫生服务信息化建设项目启动，实现村卫生室人员、药品的统一管理和农村合作医疗基金的统筹管理，实现农村合作医疗保险的实时结算，方便农民就医。2006～2008年，全区163所村卫生室网络基本覆盖到位，145所卫生室在网上开展工作。

2006年，完成航头、六灶两所社区卫生服务中心为农村合作医疗病人在社区就医实时结算项目试点，利用政务外网连接社区卫生服务中心与南汇区卫生信息中心进行数据交换，并获得上海市医保局的认可。同年10月“南汇合作医疗网”开通。至2008年，南汇区新型农村合作医疗信息管理系统全面建成，区镇二级合作医疗全部实行网上结报，合作医疗信息化管理走在上海市郊区前列。

（三）网站后续建设

2007年，完成南汇区卫生信息中心网站改版，网站与OA（办公自动化）系统整合；2008年，南汇区卫生局启动政务外网接入工作，14家社区卫生服务中心与区卫生局的政务外网互联，形成南汇区卫生系统的政务外网，为区、镇二级医疗卫生服务管理联动提供重要的信息传输平台。同时，南汇区卫生局卫生监督所也接入政务外网。同年，南华医院数字医院建设工作启动，分三期进行。是年，该项目一、二期工程如期完成（第三期工程，因南汇区撤并到浦东新区，资金不到位，未能如期完成）。

（四）信息化管理

2007年，南汇区卫生局制订、下发《关于加强医院信息系统药品、高值耗材统计功能管理的通知》，建立健全医院信息系统管理制度，对医院各个部门通过计算机网络查询医院信息的权限实行分级管理；对医院信息系统中有关药品、高值耗材使用等信息实行专人负责、加密管理。要求各医疗卫生单位有计划申报电脑及网络设备的购置，进入政府集中采购程序。

2006年，南汇区卫生信息中心加大政务公开力度，主动公开各类政府信息，完善各项政务公开制度，编写及更新政府公开信息目录。2007年，成立南汇区卫生系统政府信息公开工作联席会议办公室，南汇区卫生局分管领导为总召集人，党政办公室具体负责。

2007年11月1日始，南汇区卫生信息中心实施卫生统计网络直报工作。2008年始，通过网络完成南汇区各级各类医疗卫生机构“卫生机构（组织）分类代码证”的换证工作。同年始，对《南汇区村卫生室基本用药目录（2008）》中涉及的按实际进价收费的基本药品在村卫生室信息管理系统中进行价格调整、管理维护和相关数据的汇总上报。

2006～2008年，南汇区卫生信息中心重点抓好网络管理员、信息员队伍建设和业务知识、网络安全知识的培训。各医疗卫生单位按照《卫生系统政府信息公开目录责任分解表》进行收集、整理、上报资料。2008年1月，如期将卫生系统政府信息进行网上公开。

十四、南汇区社区卫生服务管理中心

2007年7月，南汇区社区卫生服务管理中心成立，借用惠南镇北门大街88号512室（浦发银行大楼五楼）办公，为全额拨款事业单位，行政上隶属于南汇区卫生局；2008年7月，迁入南汇区惠南镇北门大街180号5楼，建筑面积474平方米；首任主任陶红，副主任姚中华，下设办公室、业务科；核定人员编制10人，初到位在编职工6人。至2009年8月，在编职工8人，其中研究生1人、本科学历5人、大专2人；高级职称1人、中级职称5人、初级职称2人。

南汇区社区卫生服务管理中心的职能是：协调有关医疗卫生单位，组织对辖区内社区卫生服务中心和村卫生所（室）开展业务指导、培训和考核；落实社区卫生服务综合改革各项措施，提高服务水平与管理质量，推进综合改革。

2009年3月，南汇区社区卫生服务管理中心与南汇区卫生工作者协会、合作医疗基金管理委员会办公室组建成立中共南汇区社区卫生服务管理中心联合支部委员会，由陶红任书记。2009年8月，随南汇区撤并入浦东新区。2010年5月，上海市南汇区社区卫生服务管理中心与上海市浦东新区医疗机构管理中心合并，组建成新的上海市浦东新区医疗机构管理中心。

十五、南汇区（县）眼病牙病防治所

（一）南汇区（县）眼病防治所

1987年11月20日，南汇县政府批复同意建立南汇县眼病防治所（以下简称南汇县眼防所），为集体所有制性质事业单位，与惠南乡卫生院两块牌子、一套班子，由惠南乡卫生院院长刘志成兼任眼防所所长。南汇县眼病防治所主要负责辖区范围内的眼病防治和专业培训管理工作。

1991年6月，随惠南乡卫生院和南汇县中医医院合并改建成南汇县光明中医医院后，南汇县眼防所改设在南汇县光明中医医院内，所长由南汇县光明中医医院院长尚云兼任。下设办公室，并指定专人负责日常工作。办公经费由南汇县卫生局拨款，负责全县的眼病防治和专业培训管理工作。2001年8月，南汇撤县改区后，南汇县眼病防治所更名为南汇区眼病防治所。同年11月后，由南汇区光明中医医院院长黄惠泉兼任。

2009年3月，南汇区政府发文批准同意南汇区眼病防治所与南汇区牙病防治所合并，成立上海市南汇区眼病牙病防治所。2010年1月，南汇区眼病防治所并入南汇区眼病牙病防治所，移址惠南镇文化路222号。

（二）南汇区（县）牙病防治所

1997年2月，南汇县牙病防治所成立，挂靠在南汇县中心医院内。2001年8月，南汇撤县建区后，改名南汇区牙病防治所。2009年3月，南汇区政府发文批准同意南汇区眼病防治所与南汇区牙病防治所合并，成立上海市南汇区眼病牙病防治所。2010年1月，南汇区牙病防治所并入南汇区眼病牙病防治所，移址惠南镇文化路222号。

南汇区（县）牙病防治所的职责是：开展辖区范围内的牙病普查普治、口腔健康教育、专业业务培训等。

1997～2010年南汇区（县）牙防所领导情况表

表3-1-32

姓　名	性　别	职　务	任职时间
张龙泉	男	所　长	1997-02～2004-03
王亚益	男	副所长	1997-02～1999-03
王　炼	男	副所长（主持工作）	2004-04～2010-04

（三）南汇区眼病牙病防治所

2009年3月26日，经南汇区政府批准同意“成立上海市南汇区眼病牙病防治所，该单位为全民差额拨款事业单位，级别相当行政副处级，人员编制78名”。同时，将南汇区眼病防治所从南汇区光明中医医院划出，南汇区牙病防治所从南汇区中心医院划出。2009年4月，成立筹建组，由南汇区卫生局副局长李明兼任组长，周伟、王炼任副组长，对惠南镇文化路222号原区卫生局机关办公楼进行改建。2009年8月，南汇区并入浦东新区。2010年1月，上海市浦东新区机构编制委员会发文将南汇区眼病牙病防治所更名为浦东新区眼病牙病防治所。

南汇区眼病牙病防治所业务范围：组织落实全区眼病牙病的防治工作，建立健全防控组织网络体系，加强对全区范围内的社区卫生服务中心眼防、牙防工作开展业务指导、检查及考核，同时开设眼科、口腔科门诊业务。单位开设预防保健科、眼科、医学检验科、临床生化检验专业、医学影像、X线诊断专业、口腔粘膜病专业、儿童口腔专业、口腔颌面外科专业、口腔修复专业、口腔正畸专业、预防口腔专业等。单位有口腔科椅位15台，配有口腔全景机、牙片机、全自动电脑验光仪、非接触性眼压计、全自动电脑视野计等医疗设备。

十六、南汇区（县）卫生人才服务中心

2000年7月，南汇县卫生人才服务中心建立。其主要职能：接受南汇县卫生事业单位委托，对南汇县卫生事业单位人员实行人事管理。2001年8月，随南汇撤县建区，南汇县卫生人才服务中心改为南汇区卫生人才服务中心。主任由周俐平（2000-07～2007-12）、李荣华（2008-04～2009-08）兼任。

2008年8月，南汇区卫生人才服务中心配备专职工作人员5人，人员经费列入财政预算，所需人员从南汇区卫生系统编内人员中调剂。

第二节　镇（乡）级卫生专业机构

一、惠南镇卫生所

惠南镇卫生所的前身是惠南镇血吸虫病防治组，1969年8月成立。设在惠南镇镇政府内（今为惠南镇彩虹苑），有房2间，建筑面积约60平方米。初始从有关部门中借用3名人员，奚均明为惠南镇血防组负责人。隶属于惠南镇政府领导。主要任务是爱国卫生、血吸虫病防治、计划免疫等工作。

1979年，惠南镇血吸虫病防治组改称为惠南镇卫生办公室。奚均明为惠南镇卫生办负责人。

1985年3月27日，根据沪卫办〔1985〕字第30号文《关于同意建立南汇县四个县属镇卫生所的批复》，1985年8月8日，惠南镇卫生办公室改建为惠南镇卫生所，由南汇县卫生局和惠南镇政府双重领导。定编11人，实有工作人员6人。为全额拨款的相当行政副科级集体事业单位。主要任务是卫生防疫、爱国卫生、妇幼保健、计划生育等。

1989年10月，惠南镇卫生办公室搬迁至惠南镇人民新村37号门南侧3间平房内（今惠南镇小学4号楼北面的小操场处），约140平方米。工作人员11人。1990年，有工作人员13人。其中：医生1人、护士9人、工人1人、管理人员2人。

1996年3月，惠南镇卫生办公室搬迁至原惠南镇文化中心（今为惠南镇人民东路3185号），建筑面积140平方米，有工作人员14人。

1998年8月27日，惠南镇卫生所并入南汇县光明中医医院防保科。是年，惠南镇卫生所在编人员14人，其中中级职称1人，初级职称10人，工人编制3人。负责惠南镇地区9.6万人口和南汇工业园区8653人口的预防保健指导工作。全所分管24个条线，包括计划免疫、食

品卫生、营养卫生、环境卫生、饮水卫生、劳动卫生、学校卫生、放射卫生、健康教育、死因统计、妇保、计划生育、儿保、消毒、防疫、除害、外口、寄防、精防、结防、慢防、牙防、性防、医院的院内感染。

1985～1998 年南汇县惠南镇卫生所领导情况表

表 3-2-1

姓　名	性　别	职　务	任职时间
奚均明	男	负责人	1985-08～1987-01
奚均明	男	副所长（主持工作）	1987-01～1990-11
高玉兰	女	副所长	1987-01～1990-11
叶　菁	女	所　长	1990-11～1998-08

二、周浦镇卫生所

1964 年，周浦镇血吸虫病防治组成立，是周浦镇单独的公共卫生防疫机构。1979 年，周浦镇血吸虫病防治组改称周浦镇卫生办公室，设在周浦镇中大街 144 号。

1985 年 3 月 27 日，上海市卫生局下发沪卫办〔1985〕第 30 号文《关于同意建立南汇县四个县属镇卫生所的批复》，同年 8 月 8 日，南汇县卫生局下发《关于转告市卫生局同意建立南汇县四个县属镇卫生所并制发印章的通知》，1986 年 1 月，在周浦镇卫生办的基础上，建立南汇县周浦镇卫生所。所址在周浦镇中大街 144 号，占地面积 390 平方米，建筑面积 210 平方米，有职工 12 人（其中，全民人员 4 人，集体人员 8 人）。经南汇县编制委员会列编，定为南汇县卫生局全额拨款的县属集体所有制相当行政副科级的事业单位。周浦镇卫生所由南汇县卫生局和周浦镇政府双重领导。

1987 年 1 月，中共周浦镇卫生所支部委员会成立，隶属于中共周浦镇委员会领导。

1997 年 1 月，周浦镇卫生所并入周浦医院，其人员和职能分解，部分人员和职能并入周浦医院防保科，部分人员和职能进入南汇县卫生防疫站周浦食品监督分所。

（一）党政领导

1964～1997 年周浦镇卫生所（血防组、卫生办）行政领导情况表

表 3-2-2

姓　名	性　别	职　务	任职时间
蔡汉民	男	负责人	1964～1979-03
张　玉	女	主　任	1979-03～1983-12
张兰芝	男	主　任	1983-12～1986-01
张兰芝	男	负责人	1986-01～1987-01
吴金林	男	所　长	1987-01～1997-01

1987～1997 年中共周浦镇卫生所支部委员会领导情况表

表 3-2-3

姓　名	性　别	职　务	任职时间
张兰芝	男	书　记	1987-01～1990-12
吴金林	男	书　记	1991-01～1997-01

（二）职责任务

1964年周浦镇血防组成立时，主要负责周浦地区的血吸虫病防治工作，开展查灭钉螺，化验血吸虫病，先后对全镇有钉螺的河道进行大规模的铲土、填沟。对复杂地区采取“筑堤断流施药浸泡法”，彻底灭螺。1965年，将全镇市河的水桥（河埠）全部翻砌，把2000多米长的石驳岸缝隙全部填塞水泥，把市河有螺面积1.28万平方米全部进行填埋，先后填埋2.78万平方米，有效地控制螺情。1965年，开展查病、治病，治疗血吸虫病患者799人。1969年，又进行全面普查粪便，查出血吸虫病人2477人，对所有患病者进行集中治疗，使大多数患者恢复健康。1975年，周浦地区达到基本消灭血吸虫病的标准。为根除此病，1978年，又进行普查，全镇应检人口11750人，实际受检11046人，受检率达97.32%，查出阳性病人24人，立即进行治疗。是年，周浦镇被评为“上海市血吸虫病防治先进集体”。1979年3月，经上级考查，被确认达到根治血吸虫病的标准，周浦镇实现送走“瘟神”的目标。

1979年时，周浦镇卫生办公室的工作职能扩展到公共卫生、计划免疫、精神病防治、学校卫生、饮食卫生、除四害等。人员由原来8人增至10人，工作定位“预防保健，防治结合”。开展预防接种的普及推广，着重防治流行性传染病，重点对伤寒、霍乱、脊髓灰质炎、乙脑、流脑、肝炎、肺结核、菌痢、流行性出血热等疾病的防治。发现疫情，防保人员及时前往病家消毒，对患者定期随访，及时登记上报。随访登记率达100%。

1986年后，周浦镇卫生所的主要任务是承担周浦镇辖区内的卫生防疫、爱国卫生、妇幼保健、计划生育、献血等工作。

三、新场镇卫生所

1969年，新场镇革命委员会设置血防、卫生办公室，编制2人。因工作需要向外单位借入2人。1974年，新场镇正式设立卫生办公室，发印章，人员编制依旧。

1977年，新场镇卫生办公室由新场镇政府内搬迁至新场镇向阳路44号（今东后老街141号）。

1980年9月，新场镇第八届人民代表大会后，新场镇革命委员会恢复“新场镇人民政府”建制，新场镇卫生办公室随之变更为“新场镇人民政府卫生办公室”，改发印章，人员编制4人，属县属大集体编制，另借调其他单位4人，聘用退休工人2人，共10人；下设防疫、血防、食品卫生、环境卫生、劳动卫生、除害、宣教、饮水卫生、学校卫生、计划生育和妇幼保健等工作条线，兼管新场镇的绿化工作。1985年3月27日，经上海市卫生局批准同意建立新场镇卫生所。1985年8月，新场镇卫生所成立，为集体所有制性质，属南汇县卫生局和新场镇政府双重领导。主要任务是卫生防疫、爱国卫生、妇幼保健、计划生育等。

新场镇的爱国卫生工作成绩卓著。1979年9月，上海市卫生、市容检查团到新场镇检查获得好评。外事部门批准这个地区对外开放。这一年，新场镇先后接待了泰国、菲律宾、奥地利等国家和地区的世界卫生组织及港澳同胞18批；接待卫生部和上海市政协有关领导50多人次的视察。1980年11月8日，上海市卫生城镇考察检查团到新场镇考查，得分83.3分，在上海市郊区8个被查城镇中居第一名，获得上海市卫生城镇称号。1980～1982年，新场镇连续3年被评为上海市爱国卫生先进集体。1981年，被评为血防工作先进集体。

1994年5月，原新场镇、新场乡建制撤销，建立新的新场镇，新场镇卫生所并入新场镇卫生院。

1974～1994年新场镇卫生所（卫生办公室）行政领导情况表

表3-2-4

姓　名	性　别	职　务	任职时间
唐才初	男	主　任	1974-04～1985-04
朱水珍	女	负责人（主持工作）	1985-04～1987-01
唐大德	男	负责人	1985-04～1987-01
朱水珍	女	所　长	1987-01～1992-10
唐大德	男	副所长	1987-01～1994-05
毛渭春	男	所　长	1992-10～1994-05
朱水珍	女	副所长	1992-10～1994-05

四、大团镇卫生所

大团镇卫生所前身是大团镇卫生办公室，成立于1969年8月，始坐落于大团镇中大街苏家弄内（今大团镇永春中路20号）；占地120平方米，建筑面积90平方米；由华爱光任主任，工作人员4人。1978年6月，大团镇卫生办公室搬至大团镇镇政府大院内（今大团镇永春中路56号），占地面积200平方米，建筑面积150平方米。1981～1984年，大团镇卫生办公室职工增至8人，人事关系属南汇县卫生局，日常事务工作由大团镇政府分管卫生工作的副镇长、文卫助理管辖。1985年8月，大团镇卫生办公室由南汇县编制委员会列编为相当行政副科级的集体事业单位，更名为大团镇卫生所，由华爱光任所长、周伯林任副所长，中共组织关系隶属于中共大团镇机关支部。大团镇卫生办公室经费由南汇县卫生防疫站事业经费中列支，列编后大团镇卫生所经费由南汇卫生局直接拨款。

1994年5月，原大团镇、大团乡建制撤销，组建新的大团镇。同年9月，撤销大团乡卫生院、大团镇卫生所，建立大团镇卫生院。

（一）人员、职能

1985年8月大团镇卫生所成立时，有人员8人（其中：本科2人、中专3人、初中3人）。1987年1月，大团镇卫生所卫生专业技术人员首次聘任，有中级职称2人、初级（师）2人、初级（士）4人。

大团镇卫生所担负着预防、保健、计划生育、爱国卫生、除“四害”四大职能，还兼管红十字会，组织献血、环境保护等工作。

（二）日常工作

1. 预防保健

血防及寄防工作：自1970年1月起，贯彻执行《中共中央关于南方十三省市消灭血吸虫病工作意见》，大规模开展查灭螺、查病、治病工作，对全镇辖区内7300米河道每年春秋两次查螺，采用五氯酚钠进行沿边浸杀，高水位灭螺及修筑灭螺带；对全镇居民采用显微镜检查及毛蚴孵化法开展血吸虫病普查；在四大镇卫生办公室中唯一独立开设治疗点，利用寒暑假中小学空置教室，收治血吸虫病病人。至1981年8月，大团镇基本消灭血吸虫病，查不到钉螺，查不到病人。

另外，还开展丝虫病、蛔虫病和钩虫病的查治工作。

食品卫生：对辖区内饮食、食品行业、食品加工场所、集体食堂建档建卡，定期检查指导，每年进行从业人员体检。1984年5月起，利用自有技术资源，在四大镇卫生所，率先自行开展体检。

学校卫生：对二所中学、二所小学，建立学生健康档案，对教室的通风，采光等作了监督、指导，进行意外伤害统计等。在学校保健老师努力下，确保学生饮水卫生。

劳动卫生：对各工厂进行建档，每年进行高温作业工人体检，对有毒有害有污染的企业包括皮鞋厂、抛光厂、轧花厂、橡胶厂、电镀厂等加强工人劳动防护监督指导，防止职业病发生。

公共场所卫生：对公共浴室、理发行业、娱乐场所、大型商场等进行卫生监督、指导各种用具、茶具的消毒，预防传染病的发生。

饮水卫生：在20世纪70年代，对全镇尚存的56口水井，投发放漂白粉精消毒；加强水厂取水口水源保护工作。1979年，有效阻止了大团食品站在水厂对面建立屠宰场。1980年，会同南汇县环保局有效消除了三墩农化厂排放红色污水对大团水厂取水口的污染，避免了之前多次停水事件；定期监督有关单位对新村屋顶水箱的清洗工作，防止二次污染。

妇幼保健：在大团镇（乡）卫生院配合下，对幼儿园、托儿所，定期检查指导，做妇女病普查，采用各种形式，版面、黑板报、街头咨询、健康教育课等进行卫生宣教工作；对肝炎、肠道传染病及时进行消毒工作，做好生命统计，死因分析等工作。

防病工作：对全镇精神病患者登记造册、定期访视、签订责任制协议书，对关锁病人肇事病人配合公安及家属重点控制。对婴儿、小学一年级、六年级学生及时做结核菌素皮试及接种卡介苗；开展学校低年级学生及幼儿园小孩龋齿检查和口腔卫生教育；在学生中开展沙眼、“红眼睛”（病毒性结膜炎）防治工作等。

计划免疫：每年按计划完成麻疹疫苗、卡介苗、百、白、破、乙脑等接种工作，还进行流脑、精白破、乙肝疫苗等接种工作。

2. 计划生育

1980年前，大团镇卫生办公室担负计划生育避孕药具的发放及避孕、节育知识的宣传教育工作。

3. 爱国卫生

大团镇卫生所（办公室）是大团镇政府爱国卫生的职能科室，负责人兼任大团镇爱国卫生运动委员会副主任及办公室主任，处理爱国卫生日常事务工作，承办开展群众性爱国卫生、创建卫生城镇等活动。大团镇多次获得南汇县卫生先进镇及县级卫生城镇的称号。

4. 除“四害”

除害灭病，每年开展对老鼠、苍蝇、蚊虫、蟑螂进行大规模的灭杀工作。

5. 环境保护

对镇区排放三废的单位：如锅炉房、电镀厂、印染厂、造纸厂等废气、废水、废渣进行定期监察指导，使这些企业从无序排放到达标排放。

6. 献血

自1972年起，组织献血工作。从志愿献血逐步过渡到50%以上无偿献血，成立应急救护队。1984年始，兼任大团镇红十字会日常事务工作，进行急救包扎训练。在全镇5个居委，4所学校，12家工厂设有红十字卫生站，开展保健培训。

7. 科技创新

1979年7月，自行设计建造自控恒温血吸虫毛蚴孵化室，大大提高血吸虫毛蚴孵化率及查病质量；1980年，研制、批量生产电热除蚊器；利用蚊虫喜好紫外光的原理，自制灭蚊灯；设立药物除蚊实验室，采用不同药物，敌敌畏，各种除虫菊测定蚊虫击倒率，为选择高效低毒药物杀灭蚊虫提供科学依据。

五、芦潮港卫生所

1958年秋，南汇县畜牧水产局、水利局联合在周浦镇召开会议，决定开发浙江省嵊泗渔场，成立南汇县外洋捕捞营。为确保出海捕捞人员身体健康，经协商，选派泥城公社卫生院董旱雨医师随队进行医疗卫生服务，并在泥城公社外洋捕捞大队驻地西南角不足10平方米的小屋门上贴上“卫生所”。这就是最初的芦潮港卫生所。

芦潮港卫生所创建初，条件十分简陋，只有医生一人、药箱一个，没有其他医疗器械。药品很少。此时的服务对象主要是渔民。鱼汛期，医生随船出海到嵊泗捕鱼指挥部候诊。休渔期，返回驻地，并对外出捕鱼捉蟹的渔民给予一些小外伤包扎类服务。

1964年，南汇县卫生防疫站在芦潮港建立南汇县卫生防疫站芦潮港检疫站，开展卫生检疫工作。芦潮港卫生所又增一名医生（徐伯鲜），条件仍然十分简陋。1967～1977年10年间，由泥城公社卫生院派遣医生，承担芦潮港卫生所辖区的医疗卫生工作。

1991年12月17日，在芦潮港卫生所的基础上组建成立南汇县芦潮港镇卫生所，与南汇县卫生防疫站的芦潮港检疫站合署办公，定集体事业编制7人，由金玉龙负责，把“赤脚医生”组织起来，又增加两名医生。芦潮港镇卫生所设立在南汇县卫生防疫站芦潮港检疫站的剩余房子内。

1993年3月，原芦潮港镇、果园乡建制撤销，建立新的芦潮港镇。芦潮港镇卫生所归属芦潮港镇卫生院。

六、泥城卫生所

1952年9月23日，南汇县卫生科决定建立南汇县泥城卫生所，所址设在南汇县泥城区南横港，由唐全荣任副所长（主持工作）。

泥城卫生所初创时有工作人员4人，后增至6人。主要任务是负责泥城区的卫生行政、医疗保健和妇幼保健工作，检查、督促预防接种情况和掌握进度，统计上报。

泥城卫生所主要开展内、外科门诊，其他兼治。每天门诊人次10～20号左右，出诊较多。1959年3月，泥城卫生所撤销，人员分流至泥城、周浦、新场公社医院。

第四章　人事　财务　审计

1949年底，南汇县有卫生人员607人。2008年底，卫生技术人员中有博士15人、硕士117人、本科1360人、大专1175人、中专874人；2009年，全县卫生部门职工有4234人，其中卫生技术人员有3663人。

1978年始，恢复和晋升技术职称的工作。1988年，南汇县卫生局所属单位的2472名卫生技术人员中，有高级职称23人、中级职称271人。2009年，南汇区卫生局所属单位的3663名卫生技术人员中，高级职称的有204人。

1950～1966年，分配到南汇县的高校毕业生只有96人。1979～1989年，南汇县接收分配的大学本科毕业生44人，专科毕业生42人。1990～1999年，南汇县招聘到外地、上海市各院校毕业生345人，其中硕士3人，本科毕业生104人，专科毕业生238人。

1950～1966年，南汇县卫生系统接收中专毕业生236人。1979～1987年，南汇县接收中专毕业生512人。1988～2000年上半年，南汇县接收上海市分配的中专毕业生1028人。2000年7月至2009年底，为992名新进人员办理人事代理。

1979～2009年，南汇县引进卫生技术人才533人；1996～2009年，到外地招聘人才669人，其中博士毕业生18人，硕士毕业生103人，本科毕业生700人，大专毕业生11人。1996～2009年试行委托培养。1995年，全县卫生事业单位的聘用合同制工作完善率达100%，有4115人签订聘用合同。

自1972～1985年工资改革前，南汇县卫生系统进行6次工资调整，1985～2006年3次工资改革，职工工资明显增长。1995年4月后，少数单位实行浮动工资制，并实行护龄津贴、卫生津贴、郊区补贴。

解放前，卫生设施不多，经费很少，卫生事业得不到重视和发展。1947年，南汇县的卫生经费只占全县财政总支出的1.26%。

解放后，医疗卫生单位逐步形成全额预算管理、差额预算管理及自收自支管理三种模式和相关的预算管理、资金管理、会计核算等卫生系统单行的制度和办法。1980年，南汇县的医疗卫生单位实行经费预算包干；1982年，实行“两种医疗收费标准”；随着卫生事业的逐步发展，卫生经费不断增加。1965年后，南汇县财政单独设立“卫生经费”项目，当年为69万元。2009年为28607.31万元（不含基建费）。

卫生事业单位的开支（除自行组织业务收入外）主要是由国家预算拨款。1958年11月后，实行市、县分级管理财政管理体制。南汇县县级公办医疗卫生单位的基本建设和重大医疗设备由上海市、南汇县两级财政拨款，日常卫生事业经费由南汇县财政支出；镇（乡）卫生院的费用由镇（乡）财政支出为主，南汇县财政补充。医疗卫生经费逐年增加。

1985年后，上海市财政体制改革，区、县财政实行“分灶吃饭”。南汇区（县）卫生经费由南汇区（县）政府自行安排、管理，有时含环境卫生、计划生育经费、公费医疗经费、中医经费。2008年2月，南汇区卫生局机关账务进行整理核算，划分行政、事业账套，并将行政账套移交南汇区机关事务管理局结算中心。

南汇区（县）医疗卫生单位的医疗收费标准、卫生部门实行的支出标准以及重要的财务管理制度、办法，1958年11月前，按苏南行政公署和江苏省制订的执行；1958年11月后，按上海市制订的执行。

第一节　人事管理

一、人员变化

1949年5月南汇县解放时，全县有中医376人，西医38人，其他医技人员168人，平均每千人只有医生1.1人。1949年底，全县有卫生人员607人，其中卫生技术人员582人。卫生技术人员中，中西医医师376人，占卫生技术人员总数的64.6%；护士、助产士21人，占卫生技术人员总数的3.61%。除14人在公立医院工作外，其余都在私人创办的医院或私人开业。

1951年，南汇县医护工作者纷纷响应政府号召，组织起来，参加联合诊所。至1952年底，参加联合诊所的医护人员有480人。

经过3年国民经济的恢复、过渡、实施第一个五年计划，南汇县卫生事业发展较快，至1958年，全县卫生部门人员增至1210人，其中卫生技术人员1166人，与1949年相比，增长100%。1959～1961年"三年困难时期"，南汇县卫生事业的发展受到重创。1962年，全县卫生部门人员缩减到734人，仅为1958年的60.66%，其中卫生技术人员缩减到695人，仅为1958年的59.61%。经过1962～1965年的国民经济调整，南汇县卫生事业逐步得到恢复。至1966年，全县卫生部门人员恢复到1190人，其中卫生技术人员999人，分别达到1958年的98.35%和85.68%。

1966年起，由于"文化大革命"，大、中专院校停止招生，卫生技术人员一度呈现下降趋势。1972年起，采取短学制培训措施后，卫生技术人员增长较快，至1976年，全县卫生部门职工增至2204人，其中卫生技术人员1663人，其时全县总人口47万，平均每千人卫生人员有4.69人，每千人卫生技术人员有3.54人。

1965年6月26日，毛泽东发出"把医疗卫生工作的重点放到农村去"的指示，1965年12月起，全县培训"半农半医"（后改称为"赤脚医生"）506人。1970年初，全县335个大队全部成立卫生室，并培训"赤脚医生"895人，成为农村卫生战线上的一支重要力量。

1985年，全县有卫生技术人员2906人。其中，卫生部门有2288人，占卫生技术人员总数的78.73%；其他部门有550人，占卫生技术人员总数的18.93%；私人开业医生有68人，占卫生技术人员总数的2.34%。

1988年，全县卫生职工有3122人，其中卫生技术人员有2472人，比1949年分别增长4.42倍和3.25倍。在2472名卫生技术人员中，高级专业技术职称人员23人、中级专业技术职称人员271人。1988年与1985年的人员分布比例大致相当。

20世纪90年代以后，由于产业结构调整等原因，其他部门所办医务所（室）逐渐减少。从业人员也相应减少。1993年，全县有卫生技术人员3367人。其中，卫生部门有2754人，占卫生技术人员总数的81.79%；其他部门有479人，占卫生技术人员总数的14.23%；私人开业医生有134人，占卫生技术人员总数的3.98%。

2000年，全县卫生技术人员3591人。其中卫生部门有3214人，占全县卫生技术人员总数的89.50%；其他部门有290人，占全县卫生技术人员总数的8.08%；私人开业医生有87人，占全县卫生技术人员总数的2.42%。2001年，全县卫生部门职工有4029人，其中卫生技术人员有3115人，与1988年相比，分别增长25.36%和33.17%。

2007年，全区卫生技术人员3828人,其中：卫生部门有3393人，占全区卫生技术人员的88.63%；其他部门有406人，占全区卫生技术人员的10.61%；私人开业医生有29人，占全区卫生技术人员的0.76%。

2009年，全县卫生部门职工有4234人，其中卫生技术人员有3663人，与1988年相比，分别增长28.58%和48.18%。

（一）1949～2008年南汇区（县）区域卫生技术人员分布情况

1949～2008年部分年份南汇区（县）卫生技术人员分布情况表

表4-1-1　　单位：人

年份	总人数	卫生部门		其他部门		私人开业	
		人数	占比（%）	人数	占比（%）	人数	占比（%）
1949	607	14	2.31	—	—	593	97.69
1985	2906	2288	78.73	551	18.96	67	2.31
1988	3122	2472	79.18	576	18.45	74	2.37
1993	3367	2754	81.79	479	14.23	134	3.98
2000	3591	3214	89.50	290	8.08	87	2.42
2007	3828	3393	88.63	406	10.61	29	0.76
2008	4143	3439	83.01	681	16.44	23	0.56

（二）1984年底南汇县各乡卫生院人员分类情况

1984年底南汇县各乡卫生院人员分类情况表

表4-1-2 单位：人

单位名称	固定职工总人数	卫生技术人员																		管理人员	其他工勤人员	年末固定职工	
		合计	中医师	西医师	护师	检验师	中医士	西医士	护士	助产士	中药剂士	西药剂士	检验士	其他技士	其他中医	护理员	中药剂员	西药剂员	检验员	其他卫技人员			全民人员	集体人员
总计	1543	1247	141	62	5	2	20	298	201	60	1	43	45	112	3	50	14	34	12	144	156	140	226	1317
瓦屑	45	37	2	3	1	0	1	11	3	1	0	0	1	2	0	4	0	2	0	6	7	1	8	37
横沔	60	47	9	1	0	0	2	8	6	4	0	1	0	8	0	2	0	2	2	2	5	8	9	51
周西	62	51	2	3	0	0	0	18	8	3	0	3	2	2	1	1	0	0	0	8	7	4	7	55
下沙	58	48	8	1	0	0	0	7	6	3	0	2	2	6	0	3	0	2	0	8	6	4	10	48
航头	61	41	3	3	0	0	0	14	8	0	0	2	2	6	0	2	0	0	0	1	6	14	12	49
新场	148	119	6	14	2	1	3	29	28	5	0	6	5	7	0	2	2	2	0	7	13	16	24	124
宣桥	38	29	4	1	0	0	0	11	3	0	0	1	1	0	0	2	0	1	0	5	4	5	4	34
三灶	49	38	7	1	0	0	0	7	7	0	0	1	2	4	0	1	0	1	0	7	5	6	7	42
坦直	44	34	2	0	0	0	0	10	5	3	0	0	1	4	0	1	0	2	1	5	5	5	6	38
六灶	59	48	7	1	0	0	3	12	5	3	0	1	1	0	0	3	1	1	0	10	10	1	9	50
祝桥	74	59	9	1	0	0	3	7	10	2	0	0	3	10	1	2	3	4	0	4	5	10	11	63
东海	44	37	7	0	0	0	0	11	4	3	0	1	1	1	0	1	0	1	1	6	7	0	10	34
盐仓	59	48	6	4	0	0	1	9	5	1	0	1	1	7	0	4	0	2	1	6	8	3	4	55
惠南	119	97	13	7	1	0	0	18	14	9	0	6	4	14	0	0	0	0	0	11	7	15	2	117
黄路	70	56	8	3	0	0	0	9	8	3	1	3	2	10	0	3	0	1	1	4	7	7	7	63
三墩	56	46	8	0	0	0	3	13	5	4	0	2	1	0	0	3	0	2	1	4	7	3	2	54
大团	142	117	10	10	1	0	0	31	24	6	0	7	7	3	0	3	2	0	0	13	13	12	32	110
彭镇	50	42	5	0	0	0	0	11	5	1	0	0	2	4	0	4	0	3	0	7	4	4	12	38
泥城	78	66	6	2	0	0	2	11	10	4	0	1	3	8	0	3	3	3	1	9	9	3	12	66
书院	45	40	3	2	0	0	0	9	9	1	0	2	1	3	0	0	2	0	0	8	5	0	10	35
万祥	41	36	5	3	0	0	0	6	9	2	0	0	0	5	0	0	0	1	2	3	5	0	9	32
新港	47	36	3	2	0	0	0	16	7	0	0	1	1	0	0	1	1	1	1	2	5	6	6	41
老港	65	51	5	0	0	1	1	14	9	1	0	1	1	6	1	3	0	2	1	5	3	11	8	57
果园	29	24	3	0	0	0	1	6	3	1	0	1	1	2	0	2	0	1	0	3	3	2	5	24

（三）南汇县各乡人口与医务人员比例情况

1984 年南汇县各乡每千人口床位数、医务人员、赤脚医生数的比例情况表

表 4-1-3　　单位：人

单位名称	各乡人口数（人）	平均每 1000 人口中			
		床位数（张）	卫技人员数（人）	医生数（人）	赤脚医生数（人）
瓦屑乡	16268	2.46	2.27	1.04	1.91
横沔乡	20768	1.44	2.26	0.96	1.83
周浦乡	42565	4.40	6.04	2.54	0.70
周西乡	19555	1.89	2.61	1.18	1.43
下沙乡	30125	1.56	1.59	0.53	1.56
航头乡	22294	2.02	1.84	0.90	1.93
新场乡	29527	5.01	4.03	1.76	1.69
宣桥乡	19572	1.02	1.48	0.82	1.84
三灶乡	19435	1.90	1.96	0.77	1.85
坦直乡	19813	2.78	1.72	0.61	1.82
六灶乡	30424	1.51	1.58	0.76	1.68
祝桥乡	32449	1.48	1.82	0.62	1.30
东海乡	20532	1.46	1.80	0.88	1.66
盐仓乡	22349	1.34	2.15	0.89	1.52
惠南乡	55397	1.14	1.75	0.69	1.08
黄路乡	31583	1.36	1.77	0.63	1.90
三墩乡	28314	1.48	1.62	0.85	1.59
大团乡	36629	4.64	3.19	1.39	1.31
彭镇乡	25815	1.30	1.63	0.62	1.28
泥城乡	25855	2.32	2.55	0.81	1.16
书院乡	22957	2.74	1.74	0.61	1.83
万祥乡	21942	1.37	1.64	0.64	1.60
新港乡	20254	1.73	1.78	1.04	1.83
老港乡	28487	2.28	1.79	0.70	1.61
果园乡	10024	4.49	2.39	1.00	1.20

（四）南汇县卫生人员构成情况（卫生部门）

1949～1984年部分年份南汇县卫生人员构成表（卫生部门）

表4-1-4　　　　单位：人

年份	人员总计	卫生技术人员									行政人员	工勤人员
		合计	中医	西医	医士	助产士	护师	护士	药剂人员	其他卫技人员		
1949	14	14	—	—	—	—	—	—	—	—	—	—
1953	595	555	367	9	16	21	0	13	9	120	18	22
1958	1210	1166	277	5	36	19	0	22	24	783	20	24
1962	734	695	344	27	64	36	0	79	32	113	19	20
1966	1190	999	267	114	122	0	0	208	51	237	119	72
1972	1704	1325	251	134	260	0	0	255	72	353	179	200
1976	2204	1663	272	132	347	71	0	331	95	415	233	308
1978	2412	1835	269	143	380	88	0	401	89	465	248	329
1982	2897	2148	247	211	592	108	27	392	79	492	314	435
1983	2906	2170	179	224	545	97	27	441	80	577	298	438
1984	2988	2192	177	214	489	95	26	473	77	641	309	487

（五）南汇区（县）医疗卫生单位人员构成（卫生部门）

1985～2009年南汇区（县）医疗卫生单位人员构成情况表（卫生部门）

表4-1-5　　　　单位：人

年份	职工人数	卫生技术人员																	其他技术人员	管理人员	工勤人员
		合计	中医师	西医师	护师	中药师	西药师	检验师	其他技师	中医士	西医士	护士	助产士	中药剂士	西药剂士	检验士	其他技士	员级人员			
1985	3087	2288	178	237	21	2	10	12	3	20	526	510	127	7	81	90	70	394	14	324	461
1986	3179	2334	178	256	25	4	11	13	2	22	531	508	146	9	82	92	69	386	16	326	503
1987	3261	2421	174	302	31	6	14	12	3	27	531	537	136	6	82	93	72	395	17	310	513
1988	3293	2472	193	589	167	6	54	44	37	22	278	449	116	4	44	59	38	372	19	309	493
1989	3390	2582	193	628	170	8	49	47	40	11	310	489	128	13	54	70	38	334	19	311	478
1990	3459	2654	195	675	177	9	49	48	14	19	389	568	133	25	92	86	36	139	18	312	475
1991	3492	2716	189	741	301	8	55	51	40	13	346	472	114	29	96	89	47	125	15	298	463
1992	3527	2746	191	781	420	8	61	58	25	20	331	368	82	35	91	86	42	147	22	280	479
1993	3585	2754	179	807	456	10	66	55	40	23	311	357	70	34	93	85	48	120	19	322	490
1994	3671	2834	178	828	496	11	71	57	40	27	304	354	71	32	93	80	60	132	19	304	514
1995	3782	2939	172	907	525	13	76	71	32	37	289	356	67	36	94	82	60	122	22	343	478
1996	3878	2972	162	915	559	12	70	69	40	37	304	360	74	37	99	76	61	97	30	320	556
1997	4046	3067	157	921	559	18	82	86	60	48	334	378	63	35	88	81	58	99	24	430	525
1998	4137	3172	157	1001	551	17	88	96	55	44	337	416	62	39	93	81	53	82	26	434	505
1999	4176	3207	150	1011	583	16	95	97	59	51	342	413	68	41	78	81	59	63	22	435	512
2000	4147	3214	158	1080	618	19	95	102	52	39	324	395	54	34	76	73	44	51	26	431	476
2001	4029	3115	137	1078	618	25	100	106	74	35	308	350	37	26	78	73	34	36	29	419	466
2002	4093	3259	1221		694	107		92	59	482		370	41	87		74	32	—	32	194	608
2003	3978	3252	1259		720	104		78	87	414		388	31	80		70	21	—	35	169	522
2004	3968	3265	1331		777	110		58	108	368		353	13	70		51	26	—	33	174	496
2005	3811	3161	1319		813	123		174		279		316		58		79		—	28	169	453
2006	4019	3299	1350		844	128		176		317		336		64		84		—	29	168	523
2007	4227	3393	1384		859	129		178		349		341		71		82		—	25	177	632
2008	4324	3439	1425		887	137		191		324		328		79		68		—	193	169	523
2009	4234	3663	137	1639	900	139		193		195		275		70		59		56	214	119	238

1985～2001年南汇区（县）医疗卫生单位人员构成情况表（区域合计）

表4-1-6 单位：人

年份	职工人数	卫生技术人员																其他技术人员	管理人员	工勤人员
		合计	中医师	西医师	护师	中药师	西药师	检验师	其他技师	中医士	西医士	护士	助产士	中药剂士	西药剂士	检验士	其他技士	员级人员			
1985	3808	2906	195	280	23	2	10	13	3	39	625	529	127	7	89	99	74	791	14	356	532
1986	3921	2962	199	305	26	4	11	14	2	31	672	524	148	10	89	99	73	755	20	356	583
1987	4013	3056	195	355	32	6	14	12	3	27	753	551	138	7	87	110	79	687	22	346	589
1988	4066	3122	217	674	169	7	56	46	40	20	455	468	117	4	49	63	41	696	21	346	577
1989	4230	3296	236	739	174	8	50	50	44	11	498	514	128	13	61	77	40	653	21	351	562
1990	4278	3349	228	793	186	10	50	52	17	29	597	586	133	25	102	94	37	410	18	352	559
1991	4477	3572	229	903	320	8	56	56	43	25	609	501	115	29	111	100	47	420	15	337	553
1992	4333	3428	233	909	450	8	65	61	29	37	575	390	83	36	101	93	46	312	22	325	558
1993	4327	3367	220	910	474	10	68	59	42	38	558	379	71	35	103	91	49	260	19	359	582
1994	4408	3471	216	954	522	11	73	62	41	41	557	375	72	33	102	86	64	262	19	344	574
1995	4634	3684	206	1026	548	13	80	76	35	46	658	375	68	37	103	86	71	256	22	382	546
1996	4468	3472	188	1030	578	12	72	74	41	48	482	384	75	38	110	79	63	198	30	360	606
1997	4551	3474	182	1048	579	18	85	92	65	57	426	401	64	35	91	82	61	188	24	466	587
1998	4634	3571	187	1124	572	17	91	103	60	53	414	439	63	39	102	82	57	168	26	470	567
1999	4651	3591	179	1134	603	16	97	103	62	59	419	452	68	42	82	82	61	132	22	476	562
2000	4617	3591	181	1201	637	19	98	106	53	45	419	435	54	34	79	75	46	109	26	476	524
2001	4506	3503	169	1235	638	25	104	109	75	41	372	374	37	26	80	75	36	107	29	458	516

2002～2008年南汇区医疗卫生单位人员构成情况表（区域合计）

表4-1-7

单位：人

年份	职工人数	卫生系统人员数										其他部门医院人员数	单位内设机构人员数	村卫生室人员数	私人诊所人员数
		小计	卫生技术人员数						其他技术人员	管理人员	工勤人员				
			执业医师	执业助理医师	注册护士	药剂人员	检验人员	其他							
2002	5112	4093	1221	482	1105	194	166	91	32	248	554	270	67	654	28
2003	4626	3978	1259	414	1139	184	148	108	35	181	510	280	57	285	26
2004	5063	3968	1331	368	1143	180	109	134	33	280	390	269	131	671	24
2005	4850	3811	1319	279	1129	181	253	0	28	269	353	219	123	671	26
2006	5169	4019	1350	317	1180	192	260	0	29	315	376	445	121	554	30
2007	5553	4227	1384	349	1200	200	260	0	25	177	632	528	154	615	29
2008	5813	4324	1425	324	1215	216	259	0	193	169	523	814	119	533	23

二、职称构成

解放初期，南汇县医技力量十分薄弱，20世纪50年代，全县仅有主治医师3人。1966年，全县医技人员中只有主任医师1人、主治医师8人。

“文化大革命”期间，医、护、工人员结构被打乱，技术职称停止评定。1978年始，恢复和晋升技术职称的工作。由基层单位考核评议推荐，南汇县卫生局统一平衡审批，报上海市卫生局备案。是年，晋升副主任医师7人；次年，又晋升主治医师38人。1980年后，采用平时考核和晋升考试相结合的方法晋升主治医师，凡是1966年前大专院校毕业的，由本人提出申请，单位推荐上报，南汇县卫生局进行专业基础理论和外文考试，并进行论文答辩，上海市卫生局统一组织资格审查，南汇县先后进行三批晋升考试，33人晋升为主治医师。1982年，又晋升主治医师12人。1982年，南汇县卫生学校的教师经评议推荐，由上海市教育局中专处、上海市卫生局医教处统一评审，可批准为讲师。是年8月，南汇县有1名教师晋升为讲师。

1977年前，护士没有技术职称晋级的制度。是年，根据上海市卫生局文件的精神，凡是担任护士长20年以上者，由基层单位推荐、经上海市卫生局组织统一评议，南汇县卫生局办理审批手续，报上海市卫生局备案，可晋升技术职称。1980年7月，南汇县免试晋升护师3人。1981年，经过上海市卫生局组织为期一年的复习培训，凡是在1966年底前毕业的护士由基层单位考核推荐，南汇县卫生局审定上报；1981年12月，参加上海市卫生局统一考试，凡成绩及格者均晋升为护师。1982年2月，南汇县有27名护士晋升为护师。此后技术职称评定工作冻结，直至1987年。

1988年以后，技术职称的评定工作进行改革，只评技术职称任职资格，并采用评聘结合的办法，只有在所评的任职资格被聘任后，才能享受相应的待遇。此后，技术职称任职资格评定晋升工作走上正轨。

1988年，南汇县卫生局所属单位的2472名卫生技术人员中，有高级职称23人，比1966年增加22人；中级职称271人，比1966年增加269人；高级职称、中级职称的人数分别占卫生技术人员总数的0.93%、10.96%。

1999年，全县卫生局所属单位的3207名卫生技术人员中，有高级职称134人，比1988年增加111人，中级职称558人，比1988年增加287人；高级职称人数和中级职称人数分别占卫生技术人员总数的4.18%和17.40%。

2000年起，专业技术职务实施评聘分离。卫生系列高级专业技术职务任职资格实行资格评审或资格评审与考试相结合的办法。根据卫生部和上海市卫生系列高级专业技术职务任职资格评审工作的有关规定，组织卫生系列高级专业技术职务任职资格的评审。评审通过者可获得卫生系列高级专业技术职务任职资格。卫生系列中、初级专业技术任职资格实行以考代评，不再组织评审。考试合格者，可获得卫生系列中、初级专业技术职务任职资格。实施评聘分离以后，卫生专业技术人员工资福利待遇，按所聘任的岗位（职位）确定。

2009年，南汇区卫生局所属单位的3663名卫生技术人员中，有高级职称204人（其中：正高级职称32人，副高级职称172人），高级职称人数和中级职称人数分别占卫生技术人员总数的5.56%和32.32%；高、中级卫技职称人数比1988年分别增长750.00%和336.90%；比1999年高、中级卫技职称人数分别增加70人、626人。

1987～2009年南汇区（县）卫生部门各类卫生技术人员专业技术职称晋升情况表

表4-1-8　　单位：人

年份	副高升正高通过人数	中级升副高通过人数	初级升中级通过人数	士升师通过人数	年份	副高升正高通过人数	中级升副高通过人数	初级升中级通过人数	士升师通过人数
1987	2	25	0	511	1999	0	11	39	60
1988	0	8	248		2000	2	13	46	46
1989	1	8	82	0	2001	2	17	263	97
1990	3	8	3	203	2002	2	10	119	100
1991	0	4	48	185	2003	4	11	97	108
1992	2	9	80	99	2004	3	16	78	116
1993	2	16	110	75	2005	4	21	54	53
1994	0	15	36	110	2006	4	11	102	98
1995	0	22	57	74	2007	2	8	78	185
1996	1	8	47	81	2008	5	21	77	138
1997	1	15	37	0	2009	2	17	0	0
1998	1	13	50	18					

1966～2009年部分年份南汇区（县）卫生部门高、中级技术职称人员情况表

表4-1-9

年份	卫技人员总数（人）	正高级		副高级		中级	
		人数（人）	占比（%）	人数（人）	占比（%）	人数（人）	占比（%）
1966	999	1	0.10	0	0	8	0.80
1978	1835	1	0.05	7	0.38	8	0.44
1988	2472	1	0.04	23	0.93	271	10.96
1993	2754	4	0.15	38	1.38	395	14.34
2000	3214	12	0.37	120	3.73	579	18.01
2007	3393	19	0.56	154	4.54	726	21.40
2008	3439	26	0.76	168	4.89	775	22.50
2009	3663	32	0.87	172	4.70	1184	32.32

说明：占比（%）是指高中级人员占卫生专业技术人员总数之百分比。

1985～2009年南汇区（县）卫生部门卫生技术人员高、中、初级职称情况表

表4-1-10　　单位：人

年龄	职工人数	卫技人员	高级		中级	初级	
			正高	副高		初级师	士以下
1985	3087	2288	0	1	63	2224	
1986	3179	2334	0	1	65	2268	
1987	3261	2421	0	1	79	2341	
1988	3293	2472	1	23	271	2177	
1989	3390	2582	0	28	324	2230	
1990	3459	2654	0	27	352	2275	
1991	3492	2716	2	29	386	2299	
1992	3527	2746	2	30	388	2326	
1993	3585	2754	4	38	395	2317	
1994	3671	2834	4	52	456	2322	
1995	3782	2939	6	82	500	1284	1067
1996	3878	2972	7	93	561	1274	1037
1997	4046	3067	7	93	507	1341	1119
1998	4137	3172	13	99	516	1379	1165
1999	4176	3207	12	122	558	1429	1086
2000	4147	3214	12	120	579	1539	964
2001	4029	3115	12	123	537	1617	826
2002	4093	3259	13	115	625	1513	993
2003	3978	3252	19	116	637	1508	972
2004	3968	3265	9	130	671	1560	895
2005	3811	3161	14	138	673	1612	724
2006	4019	3299	19	157	691	1576	856
2007	4227	3393	19	154	726	1654	840
2008	4324	3439	26	168	775	1671	799
2009	4234	3663	32	172	1184	1623	652

1985～2009年南汇区（县）卫生部门卫生技术人员高、中级职称分类情况表

表4-1-11　　单位：人

年度	副主任（副教授等）以上								主治（主管、讲师等）							
	合计	中医师	西医师	护师	中药师	西药师	检验师	其他技师	合计	中医师	西医师	护师	中药师	西药师	检验师	技师
1985	1	0	1	0	0	0	0		63	3	56	0	0	3	1	0
1986	1	0	1	0	0	0	0		65	3	58	0	0	3	1	0

续表 4-1-11　　　　单位：人

年度	副主任（副教授等）以上								主治（主管、讲师等）							
	合计	中医师	西医师	护师	中药师	西药师	检验师	其他技师	合计	中医师	西医师	护师	中药师	西药师	检验师	技师
1987	1	0	1	0	0	0	0		79	5	68	0	0	5	1	0
1988	24	5	17	0	0	2	0		271	84	145	22	3	6	7	4
1989	28	3	23	0	0	2	0		324	90	189	28	0	5	7	5
1990	27	3	22	0	0	2	0		352	110	183	39	1	6	8	5
1991	31	2	26	0	0	3	0		386	118	208	36	1	9	9	5
1992	32	3	25	0	0	3	1		388	121	203	38	1	11	9	5
1993	42	3	36	0	0	3	0		395	126	214	32	1	10	6	6
1994	56	9	43	0	0	3	1		456	124	257	44	3	10	10	8
1995	88	18	64	1	0	4	1		500	106	312	42	3	9	20	8
1996	100	23	72	1	0	3	1		561	96	373	55	4	7	18	8
1997	100	25	70	1	0	3	1		507	87	327	50	4	9	19	11
1998	112	24	82	1	0	3	2		516	80	339	56	2	11	18	10
1999	134	25	104	1	0	4	0		558	76	368	67	2	13	21	11
2000	132	29	96	1	1	5	0		579	71	385	81	3	10	22	7
2001	135	27	103	1	0	4	0		537	56	330	101	4	11	23	12
2002	128	120		2	4		2		625	464		118	12		31	
2003	135	128		2	3		2		637	448		141	15		33	
2004	139	131		3	3		2		671	459		156	17		39	
2005	152	141		4	3		4		673	439		173	18		43	
2006	176	161		5	4		6		691	450		176	21		44	
2007	173	157		7	3		6		726	471		185	25		45	
2008	194	174		10	3		7		775	496		205	27		47	
2009	204	181		12	4		5	2	1184	652		402	51		79	

三、人员配备

（一）学校毕业生分配、录用

1. 高校毕业生分配、录用

解放前，医药院校学生毕业后原则上自谋职业。1951 年底，上海各高等院校毕业生参加华东军政委员会组织的思想改造学习后，由国家统一分配。1957 年 11 月起，上海第一医学院毕业生改由卫生部直接分配，第二医学院毕业生分配以地方分配为主。

1962 年秋，上海中医学院首届毕业生纳入地方统一分配，但上海市卫生局按照“保证重点、兼顾一般、专业对口、学用一致”的原则，首先充实到市级医疗、预防机构，重点配备新建和扩建单位，适当充实地方医疗卫生单位。1950～1966 年，分配到南汇县的高校毕业生

96人。

"文化大革命"开始后，各大专院校停止招生，原在校的1967～1970年的毕业生除少数照顾留沪安排外，按照四个面向（面向农村、面向工矿、面向基层、面向边疆）全部分配去外地工作。1970年，根据毛泽东"学制要缩短"的精神，创办两年制试点班，学员由基层推荐，结业后回原单位工作。1971年始，招收三年制大专班学生，首批于1974年结业，由上海市计划委员会纳入计划，统一分配。从1972～1981年，南汇县接收的短学制毕业生数量不多。

1978年恢复高考。1982年，分配给南汇县医药专业四年制毕业生9人，大专毕业生2人，重点充实到南汇县中心医院等县级医疗机构。1983～1986年，为缓和郊县及企业系统医疗力量不足的矛盾，上海第二医学院采用定向招生和代培自费走读生，毕业后实行定向分配。1986年，始接收外地高等医药院校部分应届毕业生来沪工作，拓宽人才来源的渠道。1979～1989年，南汇县接收分配的大学本科毕业生44人，专科毕业生42人。

1990年起，人事制度改革，大中专毕业生由计划分配改为宏观调控、供需见面、双向选择，用人单位等额或差额招聘，并签订限期服务合同。1996年起，可以到外地部属医药院校、地方院校招收应届毕业生，给用人单位以更大的选择自由。1990～1999年，南汇县招聘到外地、上海市各院校毕业生345人，其中硕士3人，本科毕业生104人，专科毕业生238人。2000～2009年底，南汇区（县）招聘到大专院校毕业生913人，其中博士17人，硕士90人，本科毕业生623人，专科毕业生183人。

2. 中专毕业生分配、录用

20世纪50年代，南汇县接收的医务人员大多来自苏州医士学校。1958年，南汇县划归上海市后，创办护士学校（后改为卫生学校），首届毕业生于1960年毕业。1950～1966年，南汇县卫生系统接收中专毕业生236人。至1969年，南汇县卫生学校毕业分配医士、护士等184人，多数充实到县属医疗卫生事业单位。

1969～1970年，撤销中等卫生专业学校，使中等卫生专业技术人员奇缺。1971年，采取从上海市郊区农场知识青年中招收，以医院办校方式培训护士，学制一年半，结业后回县工作。1972年12月，南汇县卫生学校招收两年制短训班。至1978年，结业分配339人。

1982年，卫生学校的护士、助产士班学制恢复为三年，医士专业为四年。1979～1987年，南汇县接收中专毕业生512人。

1988年起，改革分配方法，实行优生优配，违纪及因病不能坚持工作者不予分配或暂缓分配，短缺专业保证重点，过剩专业协商分配，计划内定向培养或委托代培生回原地工作。1988～2000年上半年，南汇县接收上海市分配的中专毕业生1028人。2000年7月始，南汇县卫生事业单位录用大专、中专毕业生，实行人事代理制。

1979～2009年南汇区（县）卫生系统学校毕业生分配、录用情况表

表4-1-12　　单位：人

年份	本科	大专	中专	年份	博士	硕士	本科	大专	中专
1979	0	1	33	1995	0	0	5	35	107
1980	0	15	7	1996	0	0	7	34	103
1981	0	0	117	1997	0	0	14	37	132
1982	9	2	11	1998	0	0	11	39	72
1983	3	3	63	1999	0	3	16	33	64
1984	0	3	68	2000	0	2	13	0	0
1985	2	2	106	2001	0	0	15	0	0
1986	2	0	50	2002	0	0	14	0	0
1987	2	1	57	2003	0	2	16	0	0
1988	17	7	60	2004	1	0	18	0	0
1989	9	8	97	2005	0	3	10	0	0
1990	10	8	78	2006	5	13	201	1	0
1991	9	18	72	2007	8	40	212	69	43
1992	12	9	81	2008	2	21	99	68	43
1993	18	9	63	2009	1	9	25	45	36
1994	2	16	99						

（二）人事代理

2000年7月，南汇县推进人事制度改革，对卫生事业单位录用大专、中专毕业生实行人事代理。实行公布岗位、公开招考、择优录用的方式吸收新进人员，较好地体现公开、公平、公正的原则。2000年7月至2009年底，为992名新进人员办理人事代理。

2000～2009年南汇区（县）卫生系统人事代理人数表

表4-1-13　　单位：人

年份	2000	2001	2002	2003	2004	2005	2006	2007	2008	2009	合计
人数	55	35	54	41	69	68	184	287	134	65	992

（三）外地招聘

1996年起，可以到外省市部属医药院校和地方医药院校（限紧缺专业）招聘应届毕业生，进一步拓宽人才来源渠道。1996～2009年，南汇区（县）到外地招聘人才832人，其中博士毕业生18人，硕士毕业生103人，本科毕业生700人，大专毕业生11人。

1996～2009年南汇区（县）卫生系统外地招聘人员表

表4-1-14 单位：人

年份	博士	硕士	本科	大专	总计	年份	博士	硕士	本科	大专	总计
1996	0	0	20	4	24	2003	0	4	5	0	9
1997	0	0	17	2	19	2004	3	6	12	0	21
1998	0	0	41	1	42	2005	2	10	74	0	86
1999	0	10	10	0	20	2006	5	13	199	0	217
2000	0	1	9	0	10	2007	5	32	167	4	208
2001	0	0	6	0	6	2008	3	18	84	0	105
2002	0	0	7	0	7	2009	0	9	49	0	58

（四）人才引进

南汇县卫生技术人员的引进，开始都是从上海市分配到外地工作的大中专毕业生中引进的，为照顾他们的家庭各种困难，采取商调的办法，把他们调入南汇县工作。改革开放以后，随着人事制度改革的不断深化，人才流动打破地域，各单位可以按需引进人才，特别是1995年以后引进的人才，逐步向高学历、高职称倾斜。1979～2009年，南汇县引进卫生技术人才533人。其中：主任医师16人，副主任医师69人，主治医师（主管护师）153人，其他人才（初级职称）295人。

1979～2009年南汇区（县）卫生系统引进人才情况表

表4-1-15 单位：人

年份	副高	中级	其他	总计	年份	正高	副高	中级	其他	总计
1979	0	1	3	4	1995	1	1	8	11	21
1980	0	0	6	6	1996	0	2	6	12	20
1981	0	0	10	10	1997	0	3	5	5	13
1982	0	0	10	10	1998	1	3	4	2	10
1983	0	0	11	11	1999	2	8	5	10	25
1984	0	0	19	19	2000	0	3	9	9	21
1985	0	8	25	33	2001	0	7	1	4	12
1986	0	8	30	38	2002	1	4	6	1	12
1987	0	7	21	28	2003	1	9	2	5	17
1988	0	6	14	20	2004	0	5	10	0	15
1989	2	8	7	17	2005	2	8	4	0	14
1990	0	7	4	11	2006	3	7	13	0	23
1991	0	1	5	6	2007	1	2	16	29	48
1992	0	3	5	8	2008	3	5	6	2	16
1993	0	7	15	22	2009	1	0	0	0	1
1994	0	2	20	22						

（五）委托培养

1996年6月起，为补充南汇县专业人才的不足，南汇县卫生局委托上海第二医科大学定向培养医科大学毕业生。由南汇县卫生局、补充专业人才的单位和受培训的应届高中毕业生共同签订定向培训协议书，并经南汇县公证处公证确认。当年委托定向培养11人。其中周浦医院4人，新场镇卫生院2人，泥城镇卫生院、祝桥镇光明医院各1人，大团镇卫生院3人；1997年6月，委托定向培养11人。其中南汇县精神卫生中心1人，三灶镇、新港镇卫生院各2人，芦潮港镇、下沙镇、宣桥镇、坦直镇、盐仓镇卫生院、祝桥镇光明医院各1人。

2006年9月，按照上海市卫生局、上海市教育委员会、上海市财政局、上海市农业委员会联合下发的《关于加强本市乡村医生培养的通知》精神，实行郊区应届高中毕业生和“三校生”定向培养机制，参加高校统一入学考试后，由定点培训的上海医药高等专科学校（南汇区周祝公路279号）在一定范围内择优录取参加定点培养学校的临床医学（专科）学习，学制三年。培养对象录取后由所在乡镇政府与其签订培养协议，毕业后回原乡镇工作。2007～2009年，南汇区有40名应届高中毕业生，参加高考统一入学考试并达到录取资格线后，办理签订协议的手续。

（六）聘用合同制

1995年，南汇县卫生局按照《上海市事业单位实行聘用合同制暂行办法》、《上海市事业单位实行聘用合同制有关问题的处理办法》、《南汇县卫生事业单位实行全员聘用合同制的实施意见(试行)》等文件精神，全面推行以全员聘用合同制为中心的人事制度改革，全县卫生事业单位的聘用合同制工作完成率达100%，有4115人签订聘用合同，其中3732人签订岗位合同。

四、工资津贴

（一）工资调整

解放初期，医务人员大多私人开业。1951年建立联合诊所后，无固定工资，按照多劳多得为原则，评定工资。每月月终除了每人伙食费及日常开支外，剩余结算薪金。1958年，成立乡人民医院，实行固定工资制。

1972年夏，公社卫生院转为南汇县县属大集体体制，待遇参照全民单位进行工资定级。自1972～1985年工资改革前，南汇县卫生系统进行6次工资调整。

1. 1971年10月偏低工资调整

1972年，职工偏低工资进行调整，从1971年10月起算。

1971年10月南汇县卫生系统职工偏低工资调整情况表

表4-1-16

所有制	参加工调人数（人）	月增资金额（元）	人均月增资金额（元）
机关	3	18.00	6.00
全民事业单位	98	664.00	6.78
集体事业单位	470	3082.30	6.56
合计	571	3764.30	6.59

2. 1977年10月40%人员工资调整

1977年10月工资调整，增资面以职工人数40%比例。调整的重点是工作多年、工资偏低的职工；再按政治表现、劳动态度、贡献大小、技术高低由群众评议；优先考虑贡献较大、工作多年、工资偏低的生产、工作骨干和技术人员。

1977年10月南汇县卫生系统职工工资调整情况表

表4-1-17

所有制	参加工调人数（人）	月增资金额（元）	人均月增资金额（元）
全民事业单位	13	71.50	5.50
集体事业单位	276	1437.00	5.21
集体	664	3005.50	4.53
合计	953	4514.00	4.74

经过两次偏低工资调整，1977年，南汇县卫生系统职工人均月工资为44.76元。

3. 1978年10月2%人员工资调整

1978年工资调整以职工总数2%比例名额分配到基层。

1978年10月南汇县卫生系统职工工资调整情况表

表4-1-18

所有制	参加工调人数（人）	月增资金额（元）	人均月增资金额（元）
全民事业单位	15	85.00	5.67
集体事业单位	23	133.00	5.78
合计	38	218.00	5.74

4. 1979年11月40%人员工资调整

1979年工资调整是以1978年底职工人数40%比例。各个方面劳动好、贡献大的职工为工资调整的重点；按照劳动态度、技术高低，贡献大小3个条件，以贡献大小为主，全面衡量，考核评比，好中选好，择优升级。

1979年11月南汇县卫生系统职工工资调整情况表

表4-1-19

所有制	参加工调人数（人）	月增资金额（元）	人均月增资金额（元）
机关	23	146.00	6.35
全民事业单位	451	2562.50	5.68
集体事业单位	1028	4907.50	4.77
合计	1502	7616.00	5.07

5. 1981年7月部分人员工资调整

重点：提高护士等中级卫生技术人员的工资，并适当解决其他各类人员工资偏低的问题。

范围：医疗卫生事业单位，卫生学校中部分职工。

对象：1980年在册职工中，属1978年底以前参加工作，1981年9月30日以前已取得中级卫生技术职称的人员和1976年以前参加工作的其他各类人员。

1981年7月南汇县卫生系统职工工资调整情况表

表4-1-20

所有制	参加工调人数（人）	月增资金额（元）	人均月增资金额（元）
全民事业单位	808	6515.72	8.06
集体事业单位	1477	12536.60	8.49
合计	2285	19052.32	8.34

6. 1982年10月工资调整

范围：国家机关、医疗卫生事业单位、卫生学校中部分职工。

对象：1981年底在册职工中，属1978年底以前参加工作，到1982年9月底以前已经定级的正式职工；对1966年以前的高等学校和中等专业学校毕业生中部分人员在1981年末增加到标准工资额的进行升级或补级。

1982年10月南汇县卫生系统职工工资调整情况表

表4-1-21

所有制	参加工调人数（人）	月增资金额（元）	人均月增资金额（元）
机关	28	253.93	9.07
全民事业单位	332	1979.43	5.96
集体事业单位	175	835.10	4.77
合计	535	3068.46	5.74

7. 1985年7月工资改革

1985年7月，实行工资改革，废除等级工资制度，实行以职务工资为主要内容的结构工资制，改革后的工资由基础工资、职务工资、地区补贴工资和工龄津贴四部分组成。南汇县卫生系统有2886人参加工资改革，人均增资17元～64元。此外，对长期在医疗卫生单位从事护理工作的护士发放护龄津贴；对长期从事麻风病防治工作的人员实行浮动工资制。此次工资改革后，凡职务升迁、职称晋升，可随时调整到相应的工资标准。

1985年7月南汇县卫生系统职工工资改革情况表

表4-1-22

所有制	参加工调人数（人）	工调前人均月工资（元）	月增资金额（元）	月平均增资额（元）	工调后人均月工资（元）
机关	33	83.67	750.30	22.74	106.41
局直属单位	1375	69.73	23452.65	17.06	86.79
乡镇卫生院	1478	69.46	26694.30	18.06	87.52
合计	2886	69.74	50897.25	17.64	87.39

8. 1986年10月至1988年10月部分人员工资调整

1986年10月，重点解决高、中级专业技术人员和处级干部职务工资偏低和明显不合理的“平台”问题，南汇县卫生系统职工有321人工资作调整，每月增资金额2441.50元，人均月增资7.61元。

1987年10月，重点解决讲师、助理研究员、主治医师、工程师及相当职务的中级专业技术人员。南汇县卫生系统职工有1349人工资作调整，每月增资11318.50元，人均增资8.39元。

1988年10月，对1957年以来未升过级的专家、老干部（含离、退休干部）进行升级和补贴。南汇县卫生系统职工有70人工资作了调整，每月增资492元，人均月增资7.03元。

9. 1989年10月工资普调

1989年10月，工资普调，并在普调基础上再加一级。参加工资普调的南汇县卫生系统职工有3314人，人均月增资7.32元。

1989年10月南汇县卫生系统职工普调工资情况表

表4-1-23

所有制	参加工调人数（人）	普调前人均月工资（元）	月增资金额（元）	月平均增资额（元）	普调后人均月工资（元）
机关	30	98.30	243.50	8.12	106.42
局直属单位	1746	85.37	12557.71	7.19	92.56
乡镇卫生院	1538	88.46	11461.02	7.45	95.91
合计	3314	86.92	24262.23	7.32	94.24

10. 1993年10月工资改革

1993年10月，进行工资改革，进一步完善结构工资制。改革后的工资由基础工资、职务（岗位）工资、八类地区补贴、工龄津贴、职务岗位津贴等组成并另加奖金。参加此次工资改革的南汇县卫生系统职工有3606人，人均月增资82.77元，为历次工资调整中增幅较大的一次。

1993年10月南汇县卫生系统职工工资改革情况表

表4-1-24

所有制	参加工调人数（人）	工改前人均月工资（元）	月增资金额（元）	月平均增资额（元）	工改后人均月工资（元）
机关	31	369.10	2864.00	92.39	461.49
局直属单位	2027	345.03	171292.00	84.51	429.54
乡镇卫生院	1548	353.70	124326.00	80.31	434.01
合计	3606	348.96	298482.00	82.77	431.73

11. 1995年4月少数单位实行浮动工资制

1995年4月，根据人事部、卫生部《卫生事业单位工作人员工资制度改革方案实施意见》的有关规定，上海市对在麻风病院、精神病医院、传染病医院等卫生事业单位中工作的人员实行浮动工资的办法。对在上述单位工作的正式职工，可在本人职务工资标准基础上向上浮动一级工资，实行浮动工资满8年的，浮动的一级工资可予以固定，然后继续向上浮动一级工资。

1993年10月1日起执行。1993年10月，首批享受上浮10%工资的职工有315人，上浮每月金额8760.80元，平均每人每月上浮27.81元。

2001年10月，南汇县相关医院实行浮动工资满8年的医护人员有218人，浮动的一级工资予以固定，并继续向上浮动一级工资。2001年以后，凡浮动各自满8年的医护人员到时即将上浮的一级工资固定，并继续上浮一级工资。

12. 1997年7月起工资调整走向正常化

1993年工资改革后，随着改革的不断深化，国务院对现有工资标准在1997年7月、1999年7月、2001年1月、2001年10月和2003年7月先后作了5次调整。上海市又对职务岗位津贴标准，在1993年7月、1993年8月、1994年9月、1995年3月、1996年1月、1997年1月、1998年1月、2000年1月、2003年1月、2004年1月、2005年1月先后作了11次调整。工资改革后两年一次正常晋升职务工资制度化，此外还增加养老保险补贴和医保补贴性工资，卫生系统职工工资收入有较大的提高。

1993年10月，南汇县卫生系统享受养老保险补贴的有3557人，每月金额60204.00元，人均每月增加养老保险补贴16.93元。

2001年，医疗保险制度进行改革，实行医疗保险补贴性工资，南汇县卫生系统享受医疗保险补贴的有3908人，每月金额126692.00元，平均每人每月增加医疗保险补贴性工资32.42元。

13. 2006年7月工资制度改革

2006年7月，机关公务员工资制度改革，改革后的公务员工资由职务工资、级别工资和其他（补差）三部分组成。南汇区卫生局机关参加此次公务员工资改革的有36人，人均月增资477.94元。

2006年7月，事业单位分配制度改革，实行岗位工资和薪级工资，并改两年一次晋升职务工资为每年一次正常晋升薪级工资。参加此次工资改革的南汇县卫生系统职工有3410人，人均月增资159.90元，为历次工调中增幅最大。

2006年7月南汇区卫生系统职工工资改革增加工资情况表

表4-1-25

所有制	参加工改人数（人）	工改前人均月工资（元）	月增资金额（元）	月平均增资额（元）	工改后人均月工资（元）
机关	36	992.36	17206.00	477.94	1470.30
局直属单位	2347	906.40	382040.00	162.78	1069.18
镇社区卫生服务中心	1063	880.81	163208.00	153.54	1034.35
合计	3446	899.40	562454.00	163.22	1062.62

（二）津贴、补贴

解放初，南汇县医务人员无任何福利。1958年，成立乡人民医院后，福利待遇随着国民经济和卫生事业的发展而逐渐增加。首先是医药费待遇，每人每月3元，全年可报销36元，超支自负。1972年，乡卫生院转为南汇县县属大集体后，福利待遇进一步改善，职工个人生老病死也有保障。本人可享受公费医疗，年老可享受退休，过世有丧葬费及抚恤金。职工的直系亲属可享受医药费半劳保。

改革开放后，职工的福利待遇大幅度提高，增发奖金，尚有节约奖、节日加班费，早、晚班工作补贴费，废品回收奖励费等。在物价制度改革时，国家给职工发放物价补贴。1979年始，医务人员年老因病不能继续工作的，可以退休、退职，其未婚子女和在农村的子女可以顶替。1979年11月，进行副食品提价时，每人每月补贴5元；住房制度改革时，国家给职工发放住房补贴。养老保险制度改革时，实行养老保险补贴；医疗保险制度改革时除为职工缴纳医疗保险费的一半数额外，还增发了医疗保险补贴性工资。为了鼓励医务人员的工作积极性和切实保障他们的身体健康，给予医务人员发放各种津贴。

1. 护龄津贴

1986年1月，上海市人事局根据国务院工资制度改革小组、劳动人事部的文件精神，下发《上海市贯彻执行〈关于护士护龄津贴的若干规定〉实施细则的通知》，对各级卫生部门所属的医疗卫生机构中直接护理病人，从事护理技术操作和营养配制工作的护士（含公共卫生护士）、助产士、护师、主管护师、正副护士长、正副助产士长、护理部正副主任或正副总护士长，除按规定发给工龄津贴外，另外发给护士工龄津贴。护龄满五年不满十年的，每月3元；满十年不满十五年的，每月5元；满十五年不满二十年，每月7元；满二十年以上的，每月10元，并规定护龄津贴可计入计发离退休费基数。从1985年7月1日起实行。

南汇县卫生系统首批享受护士工龄津贴的有456人，其中护龄二十年以上的有143人，每月增发护龄津贴2695元，人均每月增发护龄津贴5.91元。

1988年10月1日起，提高护士工资标准，将各级各类医疗卫生机构中从事护理工作，并被聘任为护士专业技术职务人员的职务工资提高10%。南汇县卫生系统首批享受职务工资提高10%的护士有875人，每月增发6939.50元，人均每月增发7.93元。此后，每年初给予到达护士工作规定年限的人员，进行护龄津贴调整。

2. 卫生津贴

1952年7月，卫生部、人事部联合通知，对派往少数民族地区、疫区及在烈性传染病、精神病、麻风病防治院所工作的卫生技术人员与接触病人的工勤人员增加工资10%～20%（临时津贴）。1953年7月，南汇县执行卫生部颁布的《疫区烈性传染病、麻风病、结核病防治院所及放射科工作人员临时津贴试行办法》。

1962年10月，上海市卫生局规定对参加急性肠道传染病防治的工作人员发放保健津贴，凡参加病家及周围卫生处理、直接接触患者污衣、污物人员，担任病原细菌检验人员，检验站接触带菌者的人员，隔离病室与病人直接接触的医、护、工勤人员，分别每人每日津贴0.20元～0.40元。

1966年6月，上海市卫生局制定《关于接触传染性肝炎病人的工作人员发给保健津贴的试行规定》，根据接触程度与时间长短，每人每月发给津贴6元～10元。进行病家卫生处理的防疫人员参照执行。

1980年6月，贯彻执行上海市卫生局、上海市财政局、上海市劳动局制定的关于贯彻执行卫生部、财政部、国家劳动总局《关于医疗卫生津贴试行办法实施细则》和《卫生防疫人员实行防疫津贴的暂行实施细则》，按工作性质、工作量、危害健康程度、工作条件、防护难易等情况，分别享受一、二、三、四类保健津贴，发放标准：一类每人每月13元～15元，二类每人每月10元～12元，三类每人每月7元～9元，四类每人每月6元。从1980年1月起执行。机关、团体、企业和各类学校附设医务室、保健站工作人员的医疗卫生津贴，1981年5月起执行。

1986年，南汇县卫生系统发放医疗卫生津贴每人每月8元～9元。

1987年，上海市卫生局对医疗卫生津贴及防疫津贴标准作调整，1987年7月起执行。

1987年7月调整后的医疗卫生津贴及卫生防疫津贴发放标准

表4-1-26

类别	发放范围	各类人员每人每月津贴标准（元）			
		一类	二类	三类	四类
医疗卫生津贴	麻风病院工作人员	1.20	1.00	0.80	—
	传染病院工作人员	1.00	0.80	0.50	—
	结核病院工作人员	1.00	0.80	0.60	0.50
	精神病院工作人员	1.00	0.80	0.60	0.50
	放射科工作人员	1.00	0.50	—	—
	同位素室工作人员	1.00	0.50	—	—
	综合医院专科医院有关工作人员	凡从事有毒、有害、有传染性的工作人员均按上述有关标准执行			
卫生防疫津贴	卫生防疫站工作人员	1.00	0.80	0.50	—

医疗卫生津贴及卫生防疫津贴调整后，1987年，南汇县卫生系统全年发放医疗卫生津贴及卫生防疫津贴9.1万元。1995年，为切实保障医疗卫生人员的身体健康，进一步调动他们完成防病、治病、教学科研等任务的积极性、促进医疗服务质量和效益的提高，上海市人事局，上海市卫生局，上海市财政局对医疗卫生津贴标准作适当调整。1995年3月1日起执行。

1995年3月1日调整后的医疗卫生津贴分类和发放标准

表4-1-27

医院性质	类别	范围和对象	每人每月发放标准
综合性医院	第一类	专职从事传染病、放射、放疗、同位素等工作的人员	70元
		专职从事肝功能、检验工作的人员	
		专职从事太平间工作的人员	
	第二类	专职从事急诊、烧伤、高压氧舱等工作人员	50元
		专职从事口腔科工作并直接接触汞等有毒物质的人员	
		从事性病诊治工作的人员	
		专职从事检验、血透、病理、内窥镜等工作的人员	
		专职从事污物污水处理的工作人员	
		专职从事实验动物饲养工作的人员	
	第三类	专职从事内、外、妇、儿、眼、耳鼻喉、皮肤、中医等临床工作人员	40元
		专职从事社区预防保健工作的人员	
	第四类	专职从事药剂、医技等工作的人员	30元
	其他接触有毒、有害、有传染性工作的人员，可按第四类津贴标准的2/3发给		

续表 4-1-27

医院性质	类别	范围和对象	每人每月发放标准
专科医院	第一类	专职从事性病、艾滋病诊治工作的人员	70 元
		专职从事传染病诊治及检验工作的人员	
		专职从事结核病诊治工作的人员	
		专职从事精神病诊治、康复工作的人员	
		在结核病、精神病医院专职从事污物、污水处理的人员	
		专职从事放射性、同位素等工作的人员	
		专职从事太平间工作的人员	
		少数岗位（烈性传染病房、太平间、污水处理、重症病房、传染科等）	最高 100 元
	第二类	专职从事药剂、医技、检验、经常深入病区接触病人的人员	50 元
	第三类	其他接触有毒、有害、有传染性工作的人员	30 元
麻风病院	专职从事麻风病临床、医技、药剂、检验、科研等工作人员		不得超过 100 元
	其他经常接触麻风病的工作人员		最高不得超过 70 元
其 他	妇产、儿童、胸科等医院、防治站所药品检验、医药科研等单位参照综合医院		

上述津贴，工作日不足月工作日 1/3 的，按津贴标准的 1/3 发给；工作日超过 1/3 但不足 2/3 的，按津贴标准的 2/3 发给；工作日超过 2/3 以上的，按津贴标准的全额发给。

病事假在一个月以内的，全额发放；病事假在一个月以上三个月以内的，按津贴标准减半发给；病事假三个月以上者，停发。

1996 年 12 月，为切实保障从事医疗卫生工作人员的身体健康，进一步调动他们开展防病、治病，为机关、事业单位工作人员服务的积极性，对上海市机关、事业单位附设的医务科（室）、保健站（室）疗养所、卫生所等部门中专职从事接触有毒、有害、有传染性工作的人员实行医疗卫生津贴。1996 年 12 月 1 日起实行。

1996 年 12 月 1 日调整后的医疗卫生津贴分类和发放标准

表 4-1-28

服务对象	类别	范围和对象	每人每月发放标准
11～3000 人以上	第一类	专职从事传染病、放射、肝功能检验工作的人员	50 元
	第二类	专职从事口腔科工作，并直接接触汞等有毒物质的人员，性病诊治、污物污水处理、检验、血透内窥镜、激光、超声波、推拿等工作的人员	40 元
	第三类	专职从事内、外、妇、儿、眼、耳鼻喉、皮肤、中医等工作人员和预防保健工作人员	30 元
	第四类	专职从事制药、医技	20 元
其他		单位医、技人员	20 元

3. 郊区补贴

1986年12月，上海市人民政府办公厅下发《关于大中专学校毕业生到本市郊县医疗卫生单位实行生活补贴的通知》。规定凡原系市区户口分配到上海市郊县医疗卫生单位和原系郊县城镇户口分配到卫生院的大、中专毕业生，包括中华人民共和国成立后分配去的上述人员，均可享受郊区津贴，1986年11月起试行。南汇县卫生系统享受郊区补贴的有688人。

具体标准：近郊（上海县、嘉定县、川沙县、宝山县）每人每月平均5元；远郊（青浦县、金山县、松江县、南汇县、奉贤县）每人每月平均7元；崇明县的每人每月平均9元。

2001年8月南汇撤县建区后，停止执行。

第二节 财务管理

解放前，南汇县的医疗卫生单位大多是私立医院、私人诊所，公立医疗机构仅南汇县卫生院一所。卫生设施不多，经费很少，卫生事业得不到重视和发展。

解放后，医疗卫生单位逐步形成全额预算管理、差额预算管理及自收自支管理三种模式和相关的预算管理、资金管理、会计核算等卫生系统单行的制度和办法。1980年，南汇县的医疗卫生单位实行经费预算包干，加强经济管理。1982年，实行“两种医疗收费标准”，劳保、公费病人实行按不含工资的成本收费，自费病人维持原收费标准。其后又推行一系列改革措施，给卫生事业注入一定的活力和生机。

随着卫生事业的逐步发展，卫生经费不断增加。1965年前，南汇县财政对卫生经费与教育经费一并核算。1965年后，南汇县财政单独设立“卫生经费”项目，当年为69万元。1985年为619万元，增加7.97倍。2007年为20125.77万元，2007年比1985年增加53.99倍。2008年为25870.69万元。2009年为28607.31万元（纯事业经费，不含基建）。

民国时期，南汇县的公共卫生事业主要有民间机构和私人兴办，医疗卫生事业经费主要靠社会筹集，财政投入甚微，经费来源一直没有保障。民国22年（1933年），南汇县的卫生经费只占全县财政总支出的1.26%。民国36年（1947年），占0.56%。

解放后，卫生事业单位的开支（除自行组织业务收入外）主要是由国家预算拨款。中华人民共和国成立初期，苏南行政公署卫生处（局）对各卫生单位的经费实行统收统报。1952年后，每年由江苏省卫生处向各市、县下达卫生事业经费，实行卫生系统垂直管理。江苏省卫生处拨给各直属单位的经费分为经常费和临时费两种。经常费包括人员经费、办公经费和日常业务经费等，一般在预算中核给，不足时可以经由同样手续追加。临时费则指各单位临时需求上报申请的大笔业务费、修缮费和房屋建筑费等，由单位上报，经江苏省卫生处审核，报向财政厅请款，由财政厅予以审批拨款。1953年起，根据卫生部、财政部规定，公费医疗经费从“卫生支出”款中划出，单独列“公费医疗”项进行管理，但在财政预、决算或统计时，有时又纳入卫生经费或卫生事业经费。环境卫生与计划生育经费，分别从其成立主管部门起由各该主管部门管理。

国家补助给卫生事业单位卫生事业经费（以下简称卫生经费）一般指：财政预、决算时，拨给卫生行政主管部门用于公立医疗卫生机构的设备添置、更新，房舍维修及补充人员经费不足的费用。主要有：医院经费、公社卫生院经费、防疫经费、妇幼保健经费、药检经费、中专学校经费、干训费、合作医疗补助费以及麻风防治、爱国卫生运动经费等等。1978年前，还包括计划生育经费、公费医疗经费。1986年前，卫生经费中包括中医事业费、科研经费。中医经费在1987年，计划生育经费、公费医疗经费在1979年从卫生经费中划出，单独列款。医药科研经费自1987年划归科学技术委员会管理，列科学事业费。国家对集体所有制的卫生院，自1974年起才有固定的补助，在此之前，均视困难情况给予酌情补助。卫生经费的各个项目（医院经费、防疫经费等等）在不同时期有其不同的结构比例。

1958年11月，南汇县由江苏省划入上海市，逐步形成在上海市统一领导下的市、县分级管理财政管理体制。上海市卫生局主管市级卫生事业经费，并向上海市财政提出各区、县卫生经费分配指标的建议数，由上海市财政综合平衡后下达到县。南汇县的卫生经费由南汇县管理。南汇县县级公办医疗卫生单位的基本建设和重要医疗设备由上海市、南汇县两级财政拨款，日常卫生事业经费由南汇县财政支出；镇（乡）卫生院的费用由镇（乡）财政支出为主，南汇县财政补充。医疗卫生经费逐年增加。

1985年后，上海市财政体制改革，区、县财政实行“分灶吃饭”。南汇区（县）卫生经费由南汇区（县）政府自行安排、管理，有时含环境卫生、计划生育、公费医疗、中医经费。

2008年2月，南汇区卫生局机关账务进行整理核算，划分行政、事业账套，并将行政账套移交南汇区机关事务管理局结算中心。

南汇区（县）医疗卫生单位的医疗收费标准、卫生部门实行的支出标准以及重要的财务管理制度、办法，1958年11月前，按苏南行政公署和江苏省制订的执行；1958年11月后，按上海市制订的执行。

一、管理体制

1. 财务机构设置：实行“统一领导、集中管理”的财务管理体制，一个单位设一个财务核算机构，财务人员按照国家有关法规、规定设置。

2. 财务管理规章制度：医疗卫生事业单位执行《事业单位财务规则》，医院执行《医院财务制度》和《医院会计制度》等。

3. 单位财务管理基本原则：执行国家有关法律、法规和财务规章制度；坚持厉行节约、勤俭办事业、制止奢侈浪费的方针；在以社会效益为主的原则下讲求经济效益。

4. 单位财务管理的主要任务是：合理编制单位预算，如实反映单位财务状况；依法组织收入，努力节约支出；建立健全财务制度，加强经济核算，提高资金使用。

5. 财务人员责任：事业单位财务人员应按照有关法律、法规准确核算本单位经济活动，并为领导决策做好参谋。财务人员按照规定核算单位收入、支出，做好单位预算管理、收入管理、支出管理、结余及其分配、专用基金管理、资产管理、负债管理、单位清算、财务报告和财务分析。

二、财务决算

各医疗卫生单位每月编制月报上报南汇区（县）卫生局汇总留存。每年底，南汇区（县）卫生局负责审编《南汇区（县）卫生决算报表》上报上海市卫生局和南汇区（县）财政局。

（一）增减情况

清代，南汇县财政支出无预算。民国以后，始有财政支出预算。支出费用主要用于行政治安、文教、建设、救济等，卫生经费支出极少。

民国22年（1933年），南汇县卫生经费为7042元（银元）。

解放初，南汇县财政将教育、文化与卫生经费合项记载，其中教育经费单独记载，卫生与文化合并记载。1965年始，单独设立“卫生经费”项目。以后，南汇区（县）的财务预、决算口径和项目的划分亦有所变动。

“一五计划”至“十五计划”南汇区（县）卫生（事业）经费增长情况表

表4-2-1 单位：万元

“五年计划”排列	“计划”前一年数	“计划”末年数	“计划”末年同比增长数	“计划”末年同比增长比例（%）	平均年递增（%）
“一五计划”（1953～1957）	6.36	25.36	19.00	298.74	31.87
“二五计划”（1958～1962）	25.36	51.54	26.18	103.23	15.24
国民经济调整（1963～1965）	51.54	78.60	27.06	52.50	15.10
“三五计划”（1966～1970）	78.60	117.82	39.22	49.90	8.43
“四五计划”（1971～1975）	117.82	210.00	92.18	78.24	12.25
“五五计划”（1976～1980）	210.00	318.00	108.00	51.43	8.65
“六五计划”（1981～1985）	318.00	619.00	301.00	94.65	14.25
“七五计划”（1986～1990）	619.00	1189.00	570.00	92.08	13.95
“八五计划”（1991～1995）	1189.00	4220.00	3031.00	254.92	28.83
“九五计划”（1996～2000）	4220.00	7852.00	3632.00	86.07	13.22
“十五计划”（2001～2005）	7852.00	15113.00	7261.00	92.47	13.99

（二）财政支出

卫生（事业）经费占南汇区（县）财政总支出无固定比重。

民国22年（1933年），南汇县财政支出557769元（银元），卫生经费支出7042元（银元），卫生经费占财政总支出1.26%。民国36年（1947年）占0.56%。

1950～1985年，南汇县卫生总支出占全县财政总支出的11.33%。2001年，南汇区卫生支出又比1985年增长7.66倍。

1946～1948年南汇县财政支出、卫生行政支出情况表

表4-2-2 单位：万元（法币）

年份	财政支出	卫生行政支出	占财政支出比重（%）
1945-12～1946-12	73368.10	1015.33	1.38
1947-01～1947-12	540464.93	3037.97	0.56
1948-01～1948-06	5217862.15	16305.09	0.31

1950～1964年南汇县财政支出、文化卫生经费支出情况表

表4-2-3

年份	财政总支出（万元）	文化卫生经费（万元）	总人口数（万人）	文化卫生经费财政支出比重（%）	平均每人口文化卫生经费（元）
1950	16.39	1.24	38.15	7.57	0.03
1951	41.20	5.48	38.99	13.30	0.14
1952	84.73	6.34	37.28	7.48	0.17
1953	147.08	12.10	37.92	8.23	0.32
1954	162.33	11.40	39.73	6.78	0.29
1955	160.55	11.39	40.39	7.09	0.28
1956	264.03	21.34	41.53	8.08	0.51
1957	294.21	25.36	42.45	8.62	0.60
1958	745.37	34.16	44.64	4.58	0.77
1959	527.94	45.63	45.09	8.64	1.01
1960	907.42	63.01	45.49	6.94	1.39
1961	565.28	52.49	46.11	9.29	1.14
1962	695.20	51.54	48.03	7.41	1.07
1963	482.97	86.85	49.80	17.99	1.74
1964	543.92	102.81	50.76	18.90	2.03

1965～1985年南汇县财政支出、卫生事业经费支出情况表

表4-2-4

年份	财政支出（万元）	卫生事业经费（万元）	总人口数（万人）	卫生事业经费占财政支出比重（%）	平均每人口卫生事业经费（元）
1965	508	69	51.69	13.59	1.34
1966	512	89.78(含文化)	52.83	—	—
1967	588	94.58(含文化)	53.88	—	—
1968	510	85.44(含文化)	55.05	—	—
1969	641	126.40(含文化)	56.44	—	—
1970	686	85	57.47	12.39	1.48
1971	786	143	57.16	18.19	2.50
1972	954	140	57.71	14.68	2.43
1973	1154	190	58.28	16.46	3.26
1974	1518	218	58.69	14.36	3.71
1975	1569	222	60.93	14.15	3.64
1976	1595	243	62.13	15.24	3.91
1977	1784	210	63.40	11.77	3.31
1978	3263	237	63.83	7.26	3.71
1979	3353	271	63.54	8.08	4.27
1980	2714	379	64.05	13.96	5.92
1981	2636	372	65.39	14.11	5.69

续表 4-2-4

年份	财政支出（万元）	卫生事业经费（万元）	总人口数（万人）	卫生事业经费占财政支出比重（%）	平均每人口卫生事业经费（元）
1982	3134	439	66.25	14.01	6.63
1983	3140	489	66.72	15.57	7.33
1984	3849	542	67.04	14.08	8.09
1985	4756	619	67.26	13.02	9.20

1986～1995 年南汇县财政支出、卫生事业经费支出情况表

表 4-2-5

年份	财政支出（万元）	卫生事业经费（万元）	总人口数（万人）	卫生事业经费占财政支出比重（%）	平均每人口卫生事业经费（元）
1986	5757	709	67.76	12.32	10.46
1987	5953	732	68.51	12.30	10.68
1988	7219	875	68.94	12.12	12.69
1989	10754	751	69.52	6.98	10.80
1990	12579	1189	69.78	9.45	17.04
1991	14998	1373	70.09	9.15	19.59
1992	16701	1648	70.22	9.87	23.47
1993	22336	2282	70.29	10.21	32.47
1994	28802	3276	70.32	11.37	46.59
1995	39705	4220	70.17	10.63	60.14

1996～2009 年南汇区（县）财政支出、卫生经费支出情况表

表 4-2-6

年份	财政支出（万元）	卫生经费（万元）	总人口数（万人）	卫生经费占财政支出比重（%）	平均每人口卫生经费（元）
1996	48629	4799	70.04	9.87	68.52
1997	53044	5508	69.82	10.38	78.89
1998	65225	6167	69.49	9.45	88.75
1999	77081	6773	69.11	8.79	98.00
2000	93991	7852	69.03	8.35	113.75
2001	124508	9717	69.05	7.80	140.72
2002	177102	8923	69.35	5.04	128.67
2003	244357	10242	69.91	4.19	146.50
2004	332633	14758	70.77	4.44	208.53
2005	468389	15113	71.89	3.23	210.22
2006	567550	25297	72.73	4.46	347.82
2007	679433	20126	73.40	2.96	274.20
2008	—	25870.69	—	—	—
2009	—	28607.31	—	—	—

说明：2007～2009 年为纯事业经费，不含基建费用。

（三）经费结构

1972～1984年，南汇县卫生事业经费3974.98万元。其中：县医院经费905.06万元，占22.76%；防治经费645.26万元，占16.23%；妇幼工作、计划生育经费118.26万元，占2.98%；公费医疗经费598.04万元，占15.01%；医学教学经费132.49万元，占3.33%；人民公社卫生院补助经费1352.10万元，占34.02%；县属镇卫生补助经费16.71万元，占0.42%；其他卫生事业经费73.14万元，占1.84%。

卫生事业经费中，县医院差额补助经费的比例在18.95%～32.36%；医院经费来源：除财政差额补助经费外，还有业务收入。公社卫生院补助经费在31.37%～29.42%；防治经费在22.94%～10.62%。

1972～1984年南汇县卫生事业经费分项支出情况表

表4-2-7　　单位：万元

年份	卫生事业经费合计	县医院差额补助费	防治经费	妇幼工作计划生育经费	公费医疗经费	医学教学经费	公社卫生院补助经费	县属镇卫生补助经费	其他卫生事业经费	卫生行政经费
1972	140.32	26.60	32.72	6.28	23.56	—	44.02	1.10	5.32	9～12月 0.72
1973	189.53	31.40	32.31	9.55	32.46	8.59	67.78	1.81	1.14	4.49
1974	218.19	33.24	46.80	7.83	41.85	6.59	75.19	1.40	3.10	2.19
1975	222.23	31.00	49.04	9.49	42.71	5.35	78.43	1.96	1.63	2.62
1976	232.54	25.05	50.73	8.18	44.56	6.37	86.07	1.00	2.28	8.30
1977	209.85	34.37	35.27	8.60	43.32	6.74	71.12	1.00	1.33	8.10
1978	229.93	38.51	40.91	11.41	42.30	7.01	79.76	2.05	3.56	4.42
1979	267.46	47.47	61.64	3.27	47.62	7.82	84.78	2.03	5.12	7.71
1980	371.03	97.71	73.36	3.40	47.12	10.97	122.31	2.26	8.13	5.77
1981	362.61	98.66	45.50	3.60	57.58	12.78	132.05	2.20	5.15	5.09
1982	428.44	120.56	47.05	9.10	51.81	19.81	165.92	2.20	8.09	3.90
1983	472.27	137.24	51.95	8.36	54.26	21.10	178.04	2.20	14.71	4.41
1984	567.14	183.25	77.98	29.19	68.89	19.36	166.63	2.30	14.72	4.82
合计	3911.54	905.06	645.26	118.26	598.04	132.49	1352.10	23.51	74.28	62.54

1985～2001年，南汇县投入卫生事业费38170万元，其中：南汇县财政投入33396.4万元，占87.5%；镇（乡）财政投入3339.6万元，占8.7%；社会集资1167万元，占3.1%；其他投入267万元，占0.7%。

1985～2008年南汇区（县）卫生事业费投入情况表

表4-2-8　　单位：万元

年份	区（县）财政拨款	基建拨款	年份	区（县）财政拨款	基建拨款
1985	480.0	50.0	1988	564.0	110.0
1986	610.0	401.0	1989	762.0	96.4
1987	245.2	75.0	1990	856.7	86.0

续表 4-2-8

单位：万元

年份	区（县）财政拨款	基建拨款	年份	区（县）财政拨款	基建拨款
1991	1050.5	31.0	2001	4363.0	228.5
1992	1276.2	183.5	2002	4558.0	—
1993	1575.4	447.9	2003	5935.0	—
1994	2084.0	80.0	2004	56628.0	—
1995	2569.4	280.0	2005	18635.0	—
1996	2855.8	330.0	2006	25297.0	—
1997	3195.8	170.0	2007	34036.0	—
1998	3743.7	128.0	2008	44981.0	—
1999	3746.0	125.0	合计	217531.4	2922.3
2000	3418.7	100.0			

2001～2006年，南汇区卫生事业费为43413.71万元。其中，医院经费11768.5万元，占27.11%；中医事业费2445.7万元，占5.63%；防治防疫及保健经费7833.18万元，占18.04%；镇（乡）卫生院补助费7708.53万元，占17.76%；妇幼保健经费1030.82万元，占2.37%；合作医疗补助费5519.5万元，占12.71%；中等专业学校经费182万元，占0.42%；其他事业费6925.51万元，占15.95%。

2001～2007年，卫生事业费中，医院经费的比例呈下降趋势，2001年为40.61%，2003年为35.72%，2005年为23.17%，2006年为14.37%。医院预算拨款占整个收入比例总体亦呈下降趋势，2001年为8.68%，2007年为5.39%。防治防疫经费除2004年、2005年外，都在12.47%～16.65%，2004年和2005年分别为24.23%和25.08%；合作医疗经费增长较快，由2001年1.72%增长到2006年的23.68%，增长42.08倍；镇（乡）卫生院补助费占卫生事业经费比例由2001年的15.88%增长到2007年的32.66%（社区卫生服务），经费增长9.02倍。

2001～2006年南汇区卫生事业经费分项支出情况表

表4-2-9

单位：万元

年份	卫生事业费合计	区（县）医院经费	中医医院经费	乡镇卫生院补助费	防治防疫事业费	妇幼保健经费	中等专业学校经费	合作医疗补助费	其他卫生事业费
2001	4131.40	1677.90	350.80	656.10	687.90	61.60	11.00	71.00	615.10
2002	4945.93	1953.12	419.14	902.10	783.74	90.62	11.00	100.00	686.21
2003	5775.05	2062.76	465.60	852.10	887.07	108.99	—	372.00	1026.53
2004	7157.36	2251.89	354.42	846.10	1734.42	179.41	45.00	420.00	1326.12
2005	8487.25	1966.52	488.94	1156.10	2129.15	256.20	50.00	1497.50	942.84
2006	12916.72	1856.28	366.80	3296.03	1610.90	334.00	65.00	3059.00	2328.71
合计	43413.71	11768.47	2445.70	7708.53	7833.18	1030.82	182.00	5519.50	6925.51

2007年，国家实行收支分类改革，卫生事业经费按照功能和经济划分不同的类别，分成医疗服务、社区卫生服务、医疗保障、疾病预防控制、卫生监督、妇幼保健、粮油事务、住房改革支出、医疗卫生管理事务、行政事业单位离退休、一般公共服务。2007年，南汇区的卫生事业经费为20125.77万元。其中，医疗服务1480.28万元，占7.36%；社区卫生服务6572.38万元，占32.66%；医疗保障5118.52万元，占25.43%；疾病预防控制1789.97万元，占8.89%；卫生监督814.89万元，占4.05%；妇幼保健265.3万元，占1.32%；其他4084.43万元，占20.29%。

2008年，南汇区的卫生事业经费为25870.69万元。其中，医疗服务2963.90万元，占11.46%；社区卫生服务7276.75万元，占28.13%；医疗保障6385.11万元，占24.68%；疾病预防控制2705.11万元，占10.46%；卫生监督883.32万元，占3.4%；妇幼保健385.85万元，占1.5%；其他5270.66万元，占20.37%。

2009年，南汇区的卫生事业经费为28607.31万元。其中，医疗服务4718.85万元，占16.50%；社区卫生服务9299.99万元，占32.51%；医疗保障6699.16万元，占23.42%；疾病预防控制2774.96万元，占9.7%；卫生监督1003.69万元，占3.51%；妇幼保健434.11万元，占1.52%；其他3676.54万元，占12.85%。

2007～2009年南汇区卫生事业费分项支出情况表

表4-2-10　　单位：万元

年份	卫生事业费合计	医疗服务	社区卫生服务	医疗保障	疾病预防控制	卫生监督	妇幼保健	粮油事务	住房改革支出	医疗卫生管理事务	行政事业单位离退休	一般公共服务
2007	20125.77	1480.28	6572.38	5118.52	1789.97	814.89	265.30	2.69	111.85	3637.25	287.64	45.00
2008	25870.69	2963.90	7276.75	6385.11	2705.11	883.32	385.85	3.88	90.75	3815.94	293.08	142.00
2009	28607.31	4718.85	9299.99	6699.16	2774.96	1003.69	434.11	1.7	77.26	3310.18	287.40	—

三、预算管理

（一）全民所有制卫生事业单位

1. 1955年，全民所有制的医院执行江苏省卫生厅、财政厅制定的《江苏省城市医院财务管理办法》，对医院实行“全额管理，定额补助”（年初核定补助定额，医院包干）的财务管理方法。

1956年，全民所有制的医院及其他医疗机构实行“全额管理，差额补助”预算管理，即以其业务收入抵补支出，支大于收的差额部分列入财政预算拨款；对大修、大购项目给予定项补助。

1980年起，实行“全额管理，定额补助，结余留用”。增收节支的结余中，60%用于专项修理购置，改善医院条件，40%用于集体福利和个人奖励。全年各项奖金提取总额最多不超过本单位职工的一个月基本工资额。

1984年起，全面推行预算分配办法的改革，即：将原来按床位数或人员工资数计算预算补助的办法改为综合医院职工工资的70%、专科医院职工工资的100%、离休退休人员工资的100%和医院房租费的70%由国家补助；另有业务补助，其金额与医院业务数量及质量挂钩计算，业务量多的多补助，业务量少的少补助，以鼓励先进，推动后进。

1986年，对大型设备专项预算拨款办法进行改革，试行拨款、贷款与自筹款结合的办法，提高资金使用效果，加强使用单位的责任。建立医院大型医疗设备维护更新基金，800MAX光机等设备，按其投入使用产生业务收入的40%～60%提取基金，专户储存，保证维护更新的资金需求，并可调节医院间收入分配。

1987年起，医院逐步推行超额劳务补贴办法，在定员定额的基础上，对超额医疗服务所得收入扣除消耗成本，计提一部分给有关医务人员及职工作为经济补贴。配合医疗单位开设联合病房、家庭病床、专家门诊、业余服务、随车救护、预防保健单位推行部分项目有偿服务等改革措施，相应制订兼顾国家、集体、个人三者利益的管理办法。

1991年后，对医院实行按照人员经费和专用设备购置经费预算管理。医院的业务收入不上缴，超支不补，结余留用，财政对医院人员按照定额进行预算补助，对医院专用设备购置进行经费预算补助；对差额拨款的单位、医院的医疗专用设备、办公设备等采购，实行财政预算拨款与自筹相结合的方式。

2. 对卫生防疫、妇幼保健、药品检验、中等卫生学校、卫生宣传教育等没有业务收入（或仅有很少业务收入）的卫生防疫站（后为疾病预防控制中心与卫生监督所）、妇幼保健所、卫生工作者协会、医保事务中心、爱国卫生运动委员会办公室等单位，实行将行政性事业收费收入全部上缴、各项支出从预算拨款中开支的统收统支全额预算管理的制度。单位支出全部由财政拨款，年初核定预算，支出实报实销，年终节余上缴财政。对单位的医疗专用设备、办公设备等采购，南汇区（县）财政实行全额预算拨款。

对于全额拨款单位、差额拨款的直属单位及医院经相关部门批准后的基建项目实行财政预算拨款。

2005年前，周浦医院属于集体所有制单位的县级医疗机构，参照全民所有制的医疗单位进行预算管理。

（二）集体所有制单位

从1950年起，对联合诊所实行“独立核算，自负盈亏，民主管理，按劳分配”的财务管理制度。

南汇县镇（乡、公社）卫生院卫生事业经费补贴的原则是：初期按卫生院的人员，以“人头费”平分的补贴办法。

1972年，南汇县的卫生院由公社集体所有制转为县属集体所有制。成立之初经济状况尚可，基本能以自身业务收入解决其各项开支，有的还有结余。后受业务、收费标准、人员、开支等多种内外条件变动的影响，有些公社卫生院始入不敷出，由南汇县卫生局商请南汇县财政酌情给予经费补助。

1974年，按照上海市卫生局制订的《关于加强本市农村公社卫生院财务管理的意见》规定，对南汇县各公社卫生院区别不同经济情况，按集体编制人员工资的75%予以补足。

1980年，按照上海市卫生局《关于市区集体所有制医疗单位经费补贴试行办法》的精神，对公社卫生院实行定项补助。补贴范围及标准为:退休人员退休金及医药费补贴，按上年12月份实发退休金及医疗费定额补给；防保费补贴按每万人口1500元计算；病床补助费按核定病床数结合病床使用率计算，普通病床每床120元，传染病床每床180元。适当集中资金分期分批逐步改善部分卫生院用房和装备。

1985年，上海市卫生局对集体医疗机构进行改革，恢复实行“独立核算，自负盈亏，民主管理，按劳分配”的财务管理制度。按照上海市卫生局《关于本市郊县乡镇卫生院经费补贴意见》的精神，镇（乡）卫生院经费补贴仍按1974年标准及有关规定拨给。由南汇县卫生局、财政局根据各镇（乡）卫生院完成任务的好差进行补贴，其中：40%～55%作为预防保健补贴（包括卫生防疫、爱国卫生、慢性病防治、妇幼卫生和村卫生室管理等），20%～35%用作病床和手术补贴，均按完成任务的数量和质量核算。多余部分由南汇县卫生局掌握作为培训、专项修理购置、奖励先进等用途。退休人员的退休金、副食品补贴、医疗费由南汇县卫生局核定拨交南汇县卫生工作者协会统一掌握使用。

1991年后，对集体医疗机构的镇（乡）卫生院按照人员经费和专用设备购置经费预算管理。

2000年后，对各镇卫生院的业务收入不上缴，超支不补，结余留用，南汇区（县）、镇财政对医院人员按照定额进行预算补助；对医疗专用设备、办公设备等采购，实行区（县）、镇财政预算拨款与单位自筹相结合的筹款方式。

对镇社区卫生服务中心的基建项目实行镇财政为主、上海市、南汇区（县）财政扶持的筹款方式。

2007年6月28日，南汇区政府下发《南汇区社区卫生服务综合改革实施方案（试行）》。2007年7月，康桥、六灶、万祥3家镇社区卫生服务中心首批试点，实施收支两条线管理，将所有收入和支出纳入部门预算，取得的收入按规定全额缴入财政管理专户。2008年4月，周浦、航头、惠南、老港、书院5家镇社区卫生服务中心纳入第二批收支两条线管理试点范围。2009年4月，全区14家社区卫生服务中心全面实行收支两条线管理。2007～2009年，南汇区财政用于社区卫生服务中心支出的补助为16893.7万元，镇财政为7844万元，合计24737.7万元。

2007～2009年南汇区、镇财政用于镇社区卫生服务中心支出情况表

表4-2-11　　　　单位：万元

支　出	2007年		2008年		2009年	
	区财政	镇财政	区财政	镇财政	区财政	镇财政
人员费用	—	—	—	—	4052	—
防保经费（区）	1800	1800	2240	2240	2364	2364
专项资金	570	570	620	620	250	250
诊查费减免（社区）	607	—	933	—	1600	—
诊查费减免（村卫生室）	157	—	401	—	—	—
药品零差价补贴（村卫生室）	—	—	125	—	—	—
药品零差价补贴（社区）	—	—	—	—	1000	—
乡村医生纳保补贴（区）	—	—	64	—	—	—
乡村医生纳保补贴（镇）	—	—	63	—	—	—
全科医生培养	—	—	47.7	—	—	—
合　计	3134	2370	4493.7	2860	9266	2614

说明：(1) 数据来源南汇区财政，2007、2008年口径一样，2009年口径与前两年不一样，门诊减免，药品零差率不分社区与村卫生室，算在一起，除项目外，都算在人员经费内。(2) 防保经费、专项经费镇财政均按1∶1投入。

2009年，南汇区有11家社区卫生服务中心通过政府采购实行后勤社会化管理，服务内容包括物业管理（保安、保洁、绿化、部分设备的维修）、被服洗涤、污物污水处理、食堂管理、护工管理等。11家中心的合同总金额432.84万元/年，平均每家39.35万元/年，经费由财政专项保障。

（三）私立、社团、民营医疗单位

私立、社团办医疗单位、（民营）医院（诊所）的经费实行自收自支，自负盈亏、自行管理。国家不给予经费补助。

四、收费管理

（一）医疗收费

解放前，南汇县的医疗收费缺乏统一管理，基本由各私立医院、私立诊所自定。

解放后，医疗收费经历从自行定价到由江苏省、上海市卫生局、物价局统一规定收费标准，南汇区（县）医疗卫生单位和机构均遵照执行。

1. 国家医疗机构收费

中华人民共和国成立初期，医疗收费标准基本延续解放前的水平，与人民群众的生活水平相比较高。1951年，人民政府接管医院后，收费标准开始陆续降低（至1955年，江苏省对医疗收费标准未作出统一规定）。1953年，南汇县的医疗诊治收费情况：挂号金：初诊0.10元，复诊0.05元；诊金：门诊0.30元，出诊1.5公里内1.00元，1.5公里外，每0.5公里加0.20元（以上均已折成新版人民币）。

1956年7月，卫生部决定降低医疗收费标准。同年10月，江苏省人民委员会作出《关于降低公立医疗机构医疗收费的指示》，同时制定《江苏省公立医疗机构1956年度降低医疗收费标准》。至此，南汇县公立医院医疗收费标准按江苏省规定执行。住院费县人民医院收0.25元～0.50元；住院部分的注射费、一般治疗费、常规化验费、输血手续费等免收；手术费：特大手术（如胸腔类）最高50元，甲种大手术（如前列腺类）85元，乙种大手术（如剖宫产类）25元，丙种大手术（如阑尾炎类）20元，中手术15元，小手术10元；药品费平均降低5%；对西药、中药、管制的麻醉药品、自制药品等规定具体的加成率。

1958年，卫生部指出：为减轻人民群众的经济负担，医院、卫生院等医疗机构的部分费用可由国家在财政上给以一定的补助。同时提出，今后随着生产的发展将有可能逐步实现全民免费医疗。1958年11月，南汇县划归上海市后，南汇县公立医疗机构始按1956年上海市卫生局颁布的《上海市各级医疗机构收费标准》进行收费。

1956年上海市各级医疗机构收费标准情况表

表4-2-12

收费项目	计算单位	收费标准（元）
住院费	天	甲等病房1.00　乙等病房0.70　丙等病房0.50　特定病房3.00
病室治疗费	天	0.20～0.30
伙食费	天	甲等0.70　乙等0.60
手术材料费	次	0.50～40.00

续表 4-2-12

收费项目	计算单位	收费标准（元）
接生费	次	6.00
门诊费	次	初诊 0.20　复诊 0.10　急诊 0.40
透视费	次	0.50
药品费		按医药公司配方价计算

1961 年 1 月始，统一执行上海市卫生局制发《上海市县医院收费标准》，县级医院医疗收费比前降低约 3%～4%。

1966 年 9 月，为贯彻毛泽东主席“6·26”指示：“把医疗卫生工作的重点放到农村去”，按照“农村多降，城市少降，住院多降、门诊少降，重病多降、轻病少降，一般医院多降、大医院少降”的原则，除住院费保持基本不动外，对医疗收费进行较全面的调整，南汇县级医院执行经上海市人民政府批准的《上海市国家医疗机构收费标准》。据此收费标准，南汇县医疗机构收费低于上海市区医疗机构收费。

1966 年上海市国家医疗机构收费标准情况表

表 4-2-13

收费项目		计算单位	收费标准（元）	
			市区	郊县
住院费		天	甲级 1.00　乙级 0.70	0.40
病室治疗费		天	0.10～0.30	0.10～0.20
手术材料费		次	0.50～35.00	0.50～25.00
接生费		次	6.00	4.00
透视费		次	0.40	0.40
伙食费		天	0.60～1.00	（自订）
门诊费	初诊	次	0.20	0.15
	复诊	次	0.10	0.10

说明：（1）取消急诊挂号费，收费与初复诊同。（2）公社卫生院初复诊一律收费 0.10 元。

1967～1980 年，对个别项目收费作某些补充和调整。

1981 年春，经上海市政府批准，医院实行两种收费标准，即对劳保、公费医疗病人，实行不包括职工工资在内的按成本收费，自费病人则仍按原收费标准收费。医院增加的收入用于添置医疗设备，更新住院病人的生活用具，维修病房。实行两种收费标准后，医院越办越穷的情况有所好转，医院的设备条件和院容院貌有所改善。

1982 年 6 月，南汇县国家医疗机构执行上海市卫生局制定的《上海市医院实施两种医疗收费标准的暂行办法》，公费和劳保医疗实行按医疗成本（不包括工资）计算的收费标准，约比原标准提高 1.15 倍（药费、血费不在内），调整门诊挂号费、住院费、手术材料费、X 线透视费、摄片费、化验费、特种治疗检查费、输血材料费等几个主要收费项目的标准，其他各项仍按原标准收取。增加的业务收入用于改善医疗及服务设施，使设备条件、院容院貌有所改善，病人得到实惠。

1982年6月上海市国家医疗机构公费和劳保医疗收费项目表

表4-2-14

项目		金额（元）
住院费	市级综合医院	3.5
	市级专科和区（县）中心医院	3.0
	区（县）级医院	2.5
	街道（乡镇）医院	1.0
	手术材料费	1～70（少数特种手术105、140）
	X线透视费	0.8
	门诊挂号费	初诊0.3　复诊0.2

1983～1985年，上海市卫生局对1966年以来新开展的553项医疗项目、病人医疗收费、协作病房、业余门诊、精神病康复站以及应用新仪器、新设备项目（CT检查、24小时心电图检查、碎石机治疗结石等），陆续制订的收费标准并贯彻执行。

1986年12月，执行上海市卫生局、物价局联合制定的规定：凡1982年未实行两种收费的医疗项目，如同位素、理疗、物理检验、一般检查治疗、注射等公费医疗和劳保医疗都按原收费标准加1倍收费。翌年6月，调整住院费、病室治疗费和手术费，自费医疗和劳保、公费医疗收费基本上都按原标准增加1倍。

1986年12月上海市国家医疗机构公费和劳保医疗收费项目表

表4-2-15

项目	自费（元）	公费劳保（元）
甲状腺吸碘试验	2.50	5.00
短波理疗	0.40	0.80
全身CT机检查（12片以下）	120.00	240.00
心电图检查	1.60	3.20
B型超声波检查	5.00	10.00
注射费	0.10	0.20

1987年6月，执行调整后的住院费、病室治疗费和手术材料费等三项医疗收费标准。

1987年6月上海市国家医疗机构住院、病室治疗和手术材料收费情况表

表4-2-16

项目		自费（元）	公费劳保（元）
住院费	市级综合医院	2.0	7.0
	市级专科和区（县）中心医院	2.0	6.0
	区（县）级医院	2.0	5.0
	街道（乡镇）医院	1.5	3.0
	病室治疗费	0.6	1.2
	手术材料费	1.0～70.0	2.0～140.0（少数特种手术210.0、280.0）

1990年10月，执行调整后的挂号、化验收费标准。挂号费，复诊：自费病人每次从0.10元调整为0.30元，劳保、公费病人从每次0.20元调整为0.40元；初诊：自费病人从每次0.20元调整为0.40元，劳保、公费病人从每次0.30元调到0.50元。化验费调高80%左右。同时，降低CT检查等大型仪器设备收费标准，降低幅度为30%～50%。

1990年10月上海市国家医疗机构调整收费项目情况表

表4-2-17

项　目		自费（元）	公费劳保（元）
门诊挂号费	门诊　初诊	0.40	0.50
	复诊	0.30	0.40
	急诊　初诊	0.70	0.80
	复诊	0.60	0.70
化验费	血液常规检验（每项）	0.30	0.60
	尿常规（每套）	0.50	1.00
	粪便常规（每套）	0.50	1.00
全身CT（平扫）		150.00	280.00
核磁共振（超导）		600.00	950.00

1993年5月，执行调整后的手术费、住院费和治疗费的收费标准，主要调整情况：手术材料费提高2倍。阑尾手术由原收费40元调整为120元。住院费提高1倍。市综合医院公费劳保收费由每床每天7元调整为14元，但经批准的新建病房住院费只提高50%。治疗费原则上提高1倍。

1994年7月，执行增设和调整部分体现医务人员技术劳务的收费项目：增设诊疗费，门诊每人次一级医院1.5元，二级医院2元。住院病人每人每天一级医院2元，二级医院3元。增设护理费，住院病人一级护理每人每天5元，二级护理3元，三级护理1元。提高手术费，如阑尾手术由120元调整为240元，部分中医科收费提高2倍。如针灸由每次1元调整为3元。提高X光摄片费、透视费，一般透视由每次0.80元调整为1.60元。提高化验费，如尿常规由每次1元调整为1.5元。

1995年4月，执行调整后的诊疗费和护理费：诊疗费，门诊提高为一级医院2.5元，二级医院3元；住院病人提高为一级医院3元，二级医院4元。护理费，住院病人每人每天一级护理6元，二级护理4元，三级护理2元。

1997年6月，执行上海市卫生局、物价局《上海市各级医疗机构收费标准（汇编）》。诊疗费，门诊提高为一级医院4.5元，二级医院5元；住院病人提高为一级医院7元，二级医院8元。护理费，住院病人每人每天一级护理8元，二级护理6元，三级护理4元。

1997年9月，执行上海市卫生局和物价局发布的《上海市各级医疗机构收费标准》补充规定，对部分收费项目进行调整。

1999年9月，执行《关于调整部分医疗收费标准的通知》：其中诊疗费，门诊提高为一级医院6元，二级医院7元；住院病人提高为一级医院8元，二级医院9元。护理费，住院病人每人每天一级护理10元，二级护理8元，三级护理6元。住院费分为A、B、C三等，收费标准由原来的 18 元 / 天提高到，C 等病房 29 元 / 天，B 等病房 34 元 / 天，A 等病房放开。

2006 年 5 月，执行上海市发改委、财政局、卫生局、医保局、经济委员会、食品药品监督管理局、上海市政府法制办公室、上海市纠正行业不正之风办公室八个部委联合发文规定：县及县以上医疗机构销售药品，要严格执行以实际购进价为基础，顺加不超过 15% 的加价率作价的规定，中药饮片加价率可适当放宽，但原则上应控制在 25% 以内。2006 年 9 月起，取消租用躺椅输液费和妇科检查费。

至 2007 年底，南汇区 6 所区级医院和 14 所镇级医疗机构，按照 1997 年版的收费标准进行医疗服务收费。

2009 年 4 月，南汇区执行上海市物价局、上海市卫生局、上海市医疗保险办公室联合下发的《关于规范和调整本市综合类医疗服务价格的通知》。

门急诊诊查费医保支付标准情况表

表 4-2-18　　　　单位：元 / 人次

项　目	类　别	收费标准	医保支付标准
普通门诊诊查费	一级医院	7	6
	二级医院	10	7
	三级医院	14	8
专家门诊诊查费	二级医院副主任医师	14	7
	二级医院主任医师	17	7
	三级医院副主任医师	17	8
	三级医院主任医师	20	8
急诊诊查费	二级医院	10	7
	三级医院	14	8

普通病房床位费医保支付标准情况表

表 4-2-19　　　　单位：元 / 日

项　目	类　别	收费标准	医保支付标准
普通病房床位费	二级医院 A 等病房	医院自主确定	32
	三级医院 A 等病房	医院自主确定	40
	二级医院 B 等病房	37	32
	三级医院 B 等病房	45	40
	一级医院 C 等病房	22	22
	二级医院 C 等病房	32	32
	三级医院 C 等病房	40	40
	护理医院 4 人以上病房	18	18
	护理医院 4 人病房	20	20
	护理医院 3 人病房	24	20
	护理医院 2 人病房	34	20
	护理医院单人病房	44	20

2009年8月，按照上海市物价局、卫生局、医疗保险办公室联合发布《关于规范和调整本市医技诊疗类医疗服务价格》的通知精神，非营利性医疗机构的940余种医疗服务项目的最高价格标准，执行最高限价。

营利性医疗机构的医技诊疗类医疗服务价格实行市场调节价。

执行限价的940余种医疗服务包括：

（1）尿常规检查（指手工操作；含外观、酸碱度、蛋白定性、镜检）每次4元；

（2）普通透视（含胸、腹、盆腔、四肢等）每次4元；

（3）血小板计数每次5元；

（4）食管造影每次20元；

（5）B超常规检查每套30元；

（6）普通二维超声心动图每次50元；

（7）乳腺钼靶摄片单侧90元；

（8）心功能测定（指心功能仪法）每次400元；

（9）术中放疗每次1500元等。

2. 联合医疗机构、民营医疗机构收费

1950年后，南汇县由私人开业医生筹建的各联合诊所的收费大致相同。联合诊所门诊每次0.40元，出诊1.5公里内1.00元，1.5公里外，每0.5公里加0.20元（以上已折算成新版人民币）。

1958年5月14日，南汇县卫生工作者协会修订南汇县联合诊所、个体诊所统一诊例收费标准诊疗费。还规定向外购进药品，按本县医药公司批发牌价，加进规定利润额计算，押瓶费，瓶子不分大小，一律收取押瓶费0.50元。

南汇县联合诊所统一诊例号诊金收费标准

表4-2-20

挂号费	初诊：每次0.10元	复诊：每次0.05元	门诊费：每次0.20元
出诊费	本镇或1公里内，每次0.50元	1公里外，每0.5公里加0.10元，交通费由病家负担。	
接生费	平产：每次3元（包括材料费，出外接生不收出诊费）		
住所费	每人每天自带被褥0.30元，供应被褥0.50元（包括诊疗费、什费等），伙食费自理。		

说明：（1）特约单位的收费标准率相同，公费医疗按南汇县公费医疗管理委员会的规定收取；（2）医生认为需转科治疗的作会诊论，不再收取诊疗费，如病家要求转科治疗，则照收诊疗费；

南汇县联合诊所统一诊例注射费标准

表4-2-21

皮下注射	次	0.10元	盐水注射	次	每1000毫升/0.30元
肌肉注射	次	0.10元	血清注射	次	0.20元
静脉注射	次	0.10元	自血疗法	次	0.20元
油剂注射	次	0.10元	封闭疗法	次	0.10元～0.30元

说明：（1）青霉素、链霉素一次注射0.10元，二次以上按每瓶0.20元计算；（2）盐水注射即盐水静脉点滴。

1958年7月，南汇县原有39个联合诊所合并转化为16所乡人民医院，联合诊所至此终结。

2002年5月27日，为进一步规范非营利性医疗机构特需服务价格管理，上海市卫生局、上海市物价局下发《非营利性医疗机构特需服务价格管理试行办法》。特需服务价格按成本加适当盈余同时兼顾市场供求情况的定价原则制定，实行价格放开。特诊部挂号费和住院床位费收费价格，由医疗机构自主确定。特需病房诊疗费和护理费可在基本医疗收费标准基础上，根据各自实际情况向上浮动，并分别报市卫生、价格行政主管部门备案，备案价格一经确定半年内不得变动。其他医疗服务项目仍按原收费标准执行。特需服务的费用不属于基本医疗保险支付范围，由患者自行负担。

2005年后，南汇区卫生工作者协会重点加强对民办门诊部的日常管理，就门诊部收费标准、收费项目要求全部向病人公示；对门诊部收费要求做到有收据有清单。

2006年6月，执行上海市卫生局、物价局制定的《关于加强本市营利性医疗机构价格管理的通知》。通知明确民营医院不能以自主定价为名，随意定价、漫天要价，民营医院的收费也要报有关部门备案，且不得擅自更改。

2009年4月1日，执行上海市物价局、卫生局、医疗保险办公室《关于规范和调整本市综合类医疗服务价格的通知》的精神，鼓励非营利性医疗机构通过加强管理、降低成本，逐步降低服务价格；规范营利性医疗机构的价格行为。营利性医疗机构的综合类医疗服务价格实行市场调节价，要在政府有关部门的指导和监督下，发挥行业组织的作用，加强自律，规范价格行为。

3. 私人开业医务人员收费

解放前，开业医务人员收费不一，一般都是自行定价。解放初期，也没有统一标准。

南汇区（县）私人开业医务人员收费由南汇区（县）卫生工作者协会负责协同南汇区（县）物价局、卫生局进行管理。

1958年11月以前，执行江苏省关于私人开业医务人员的收费规定，以后执行上海市卫生局的规定。

1963年5月，对镶牙开业医务人员收费标准进行调整。

1964年，统一开业医生接生员的收费标准。

1965年，对开业医事人员的收费进行审价工作。后因‘文化大革命”而中断。1980年，恢复个体开业行医后，至1982年11月，执行上海市卫生局修订的《上海市开业医务人员管理办法》及实施细则，其中规定门诊诊金每次0.60元，最高不超过1元，出诊诊金1.5公里以内不超过2元，1.5公里以外不超过3元，车费另加。

1982年11月，执行上海市卫生局对私人开业医务人员重新规定的收费标准：门诊诊金不超过0.60元，少数有特殊技能者，最高不超过1元。出诊诊金1.5公里以内不超过2元，1.5公里以外不超过3元，车费另加。其他医疗收费，不超过基层医疗机构的收费标准。

1988年，执行上海市卫生局规定：各级开业医务人员门诊诊金的最高限额：主任医师每次5元，主治医师2元，医师1.50元，其余1元。其他收费可略高于医院或镇（乡）卫生院，但不得超过30%。

1989年4月起，执行调整后的收费标准：诊金（最高限额）：主任医师5元，副主任医师

3 元，主治医师 2 元，医师 1.50 元，其他开业者 1 元。其他收费标准：可略高于镇卫生院，但不能超过 30%。

2006 年 7 月，南汇区卫生工作者协会对区内各私人开业的个体诊所的收费进行汇编，出台《上海市南汇区个体诊所收费标准表》。

（二）住院病人预交款

1958 年 11 月，南汇县划归上海市后始，公立医疗机构执行 1956 年上海市卫生局修订的《关于上海市市立医院预交款规定》（该规定是上海市卫生局于 1954 年制定）。一般病人在入院时按 10 天治疗所需伙食、药品材料等费用预交 15 元；产科预付 10 元。慢性病一般预付 15 天估计医疗费用，最高不超过 50 元，需施行手术、供给贵重药品及血液等，在施行手术及使用药品输血后即行付款。遇急症重病患者医院应先行急救，然后由家属办理预付手续，医院加强定期结算催收。病人如确有困难，可按有关规定申请医疗补助。1959 年，又重申急症重病患者，医院应先行收治，然后由病人家属办理预付手续的规定。

1966 年 8 月“文化大革命”开始后，根据卫生部、财政部通知，病人住院治疗除酌收一定的伙食费外，其他住院医药等费用一律不再预收。1974 年 5 月起，全市各级医院不收入院预交费。1976 年以后，因病人欠费增长过多，医院资金周转发生困难，又逐渐恢复收取住院预交费。

2000 年后，多数医院为加强住院预交款管理，以预交款既不可过高而吓退患者，又不可过低引起催款困难为准则，确立各院“合理”的预交款基数，少则几千，多则上万。严格住院手续，保证预交款到位、实施计算机管理；加强住院期间病人费用管理，计算机录入医嘱、高额医疗费用的管理、定期催款制度、设置“预导”制度；加强住院病人出院结账管理。制订《住院病人预交款标准》、《住院收费日清月结制度》、《高额病历中途结账制度》、《定期催款制度》、《出院病历核对制度》等住院病人费用管理制度，多环节、多渠道地加强对住院病人费用的监督、控制和管理。

（三）医药欠费

1958年11月后，南汇县公立医疗机构执行上海市卫生局于1958年制定的《病人欠费处理暂行办法》，规定病人欠费处理原则为：凡病人及其家属经济确实困难又无亲友帮助，无力负担全部医疗费用者，在取得有关部门经济情况证明或调查属实的情况下，根据其偿付能力酌情减免作呆账处理。后又执行1959年制订的《上海市各县农民急症重病医疗欠费处理暂行办法》和《上海市医院病人欠费处理的几项规定》，按该收则收、该免则免的精神，规定减免的对象和原则，并强调医院对急症重病应先行抢救，必须住院者应尽量设法收治，其预交款交付视实际能力办理。

1974 年、1978 年，分别集中清理和处理病人欠费。1974 年，重点清理 1972 年底以前 10 年以上旧欠，处理原则：对确属劳动力少、人口多、医疗费用较大、无力偿付，而单位、社队又解决不了的欠户，酌情减免或免收；对贫下中农和患传染病、精神病的欠费以及 10 年以上旧欠，适当从宽；国家党政机关、企事业单位的职工家属医疗欠费确实无力偿还的，由单位从福利费中补助，单位福利费不足，可申请拨补或自行调剂；医疗事故、医疗纠纷等欠费内部核销；计划生育、血吸虫病未实行免费前的欠户，由医疗单位作呆账处理。清理后的医疗欠费经一定审批手续予以免收或核销。

（四）卫生防疫收费

解放前，南汇县的卫生医疗机构进行预防接种不向群众收费。种牛痘由种痘医生收费。

解放后的相当一段时间内，南汇县没有设立卫生防疫收费。1950年10月，卫生部决定，接种牛痘免费。

1981年3月，南汇县卫生防疫站执行上海市卫生局颁发《上海市卫生防疫机构业务收费暂行标准》，分五大项：检验费每件0.50元～40元；测试费每件1元～50元；消毒除害费：灭蚊蝇每平方米0.1元（药物另加），高压蒸气消毒每立方米10.80元；体检费参照医疗单位收费；现场业务处理费，每船或每点30元～300元。

1986年7月，南汇县卫生防疫站执行上海市卫生局制订的《上海市计划免疫接种收费试行办法》，对接种麻疹、脊髓灰质炎、百白破、卡介苗和乙脑疫苗，于出生后统一收取一次性预防接种劳务费2元；按次计算，每次为0.10元。同年12月，制订《上海市化妆品生产企业卫生许可证发放细则》，规定按生产规模收审批费每项50元～200元。

1988年2月，执行上海市卫生局、物价局制发的《上海市卫生防疫监督监测检验收费标准》，分微生物检验、劳动卫生、环境卫生、食品卫生、消毒除害及放射线防护检验监测等六大类、37小类。肠道、呼吸道及其他细菌检验每次2元～5元，水质物理检验每次2元～10元，食品密封试验、固体分析等每次2元～15元，X线鉴定防护监测每次50元～200元。凡抽查不合标准者，加倍收费。

1996年9月，执行上海市物价局、卫生局制订的《关于加强防疫收费管理和核定部分防疫项目收费标准的通知》，对卫生防疫部分收费项目进行调整，其中包括卫生评价及评审、健康监护、事故处理、从业人员培训、现场测试、消毒除害、生物监测、放射卫生防护检测、微生物检测、病理监测、理化检验、计量检定、仪器开机费及前处理费及其他，共十四大项目。

1998年12月8日，上海市卫生局下发《关于取消部分防疫收费项目的通知》，为配合上海市再就业工程，工商、税务等国家机关及有关职业介绍机构、卫生防疫机构一律免收下岗职工再就业过程中申领卫生许可证的“卫生许可证工本费”和“建筑设计卫生学评价”每平方米0.30元的收费项目。

2008年6月4日，《上海市人民政府关于公布本市取消和停止征收148项行政事业性收费项目的通知》（从2008年7月1日起施行）下发。卫生行业取消的收费项目：（1）取消的行政性收费项目：健康证工本费、医疗检查测定费、健康证工本费（食品）、健康证工本费（化妆品）、卫生学评价及产品质量鉴定费（食品）、卫生学评价及产品质量鉴定费（化妆品）、医疗保险结算表工本费；（2）停止征收的行政性收费项目：母婴保健技术考核合格证书费、母婴保健技术服务许可证费、卫生监测费（食品）、卫生监测费（化妆品）。

1996～2009年卫生防疫、检测、体检、办证等收费标准情况表

表4-2-22

日期	发文单位	文件标题	主要收费及变更内容
1996-09-02	上海市物价局上海市卫生局沪价行〔1996〕第221号	关于加强防疫收费管理和核定部分防疫项目收费标准的通知	疾病预防所涉及的体检、化验、诊治项目参照医疗项目收费附件：(1)《卫生防疫部分新收费项目》；(2)《卫生监督防疫收费管理办法》。各类卫生防疫培训的收费参照社会力量办学（班）的有关规定执行；卫生防疫的收费项目、范围、对象及频次严格按照国家物价局、财政部〔1992〕价字314号文的有关规定执行；委托性服务项目等可根据实际成本收费，但最高不超过规定标准的两倍
1998-12-08	上海市卫生局沪卫收〔1998〕34号	关于取消部分防疫收费项目的通知	(1)为配合本市再就业工程，工商、税务等国家机关及有关职业介绍机构、卫生防疫机构一律免收下岗职工再就业过程中申领卫生许可证的“卫生许可证工本费”；(2)取消上海市物价局、上海市卫生局《关于加强防疫收费管理和核定部分防疫项目收费标准的通知》中“建筑设计卫生学评价”每平方米0.30元的收费项目。
2008-06-04	上海市人民政府沪府发〔2008〕26号	上海市人民政府关于公布本市取消和停止征收148项行政事业性收费项目的通知(从2008年7月1日起施行)	(1)取消的行政性收费项目：健康证工本费、医疗检查测定费、健康证工本费（食品）、健康证工本费（化妆品）、卫生学评价及产品质量鉴定费（食品）、卫生学评价及产品质量鉴定费（化妆品）、医疗保险结算表工本费。(2)停止征收的行政性收费项目：母婴保健技术考核合格证书费、母婴保健技术服务许可证费、卫生监测费（食品）、卫生监测费（化妆品）。

第三节 审计监察

南汇县卫生局系统的监察审计工作起始于1985年，至1991年10月，由南汇县卫生局办公室的会计人员和其他工作人员兼任。1991年10月，南汇县卫生局监察审计股建立，编制人员2人。1992年6月，南汇县卫生局监察审计股改设为南汇县卫生局监察审计科。2001年8月，南汇县卫生局监察审计科改为南汇区卫生局监察审计科。

南汇区（县）卫生局监察审计科的职责是：实施卫生系统纪检监察、党风建设、纠正行业不正之风工作；对信访件及有关案件进行调查、核实、分析；根据审理违纪案件的要求，查处卫生系统内违反党纪、政纪案件及对违纪对象的回访教育；组织、安排、实施卫生系统的内部审计；对工程项目、政府采购、财务收支、基层正职离任等实施监督和审计；负责惠南镇地区医疗卫生单位的社会治安综合治理。

1991～2007年南汇区（县）卫生局监察审计科（股）领导人员情况表

表4-3-1

姓　名	性　别	职　务	任职时间
杨震宇	男	股　长	1991-12～1992-06
黄炎龙	男	副股长	1991-12～1992-04
杨震宇	男	科　长	1992-06～1993-01
葛　翔	男	科　长	1993-01～1996-02
杨国标	男	科　长	1996-02～2000-10
闵华祖	男	科　长（兼）	2000-10～2002-04
瞿雪映	女	科　长	2002-04～2009-08

一、基建审计

主要对南汇区（县）医疗卫生单位的基本建设项目（包括土建、装饰、维修、绿化等）进行审计。2002年4月，南汇区卫生局制定、下发《医疗卫生单位基本建设工程施工实行招投标监察审计的规定》和《上海市南汇区卫生系统基本建设（土建、装饰、维修、绿化等）工程项目审计实施办法》。2001年以前，南汇县卫生局内部审计单项价值10万元以下项目；2002年后，执行50万元以下的基本建设项目审计。

1995～2009年南汇区（县）医疗卫生单位基建审计情况表

表4-3-2　　单位：万元

年份	南汇区（县）卫生局自审项目					送南汇区（县）审计局项目				
	自审项目（件）	送审金额	审定金额	核减金额	核减率（%）	送审计局项目（件）	送审金额	审定金额	核减金额	核减率（%）
1995	11	147.60	129.96	17.64	11.95	—	—	—	—	—
1996	18	160.90	124.70	36.20	22.50	—	—	—	—	—
1997	36	316.30	246.90	69.40	21.94	7	792.20	694.70	101.50	12.75
1998	38	403.30	330.60	72.70	18.03	7	898.70	759.80	138.90	15.46
1999	35	523.39	443.27	80.12	15.30	—	—	—	—	—
2000	27	584.40	491.80	92.60	15.80	—	—	—	—	—
2001	32	397.80	359.90	37.90	9.50	4	1212.90	934.80	278.10	22.93
2002	45	837.07	751.09	85.98	10.00	3	791.50	677.50	114.00	14.40
2003	53	983.70	838.08	145.70	14.80	3	608.03	553.45	54.59	8.98
2004	43	447.40	366.30	81.06	18.00	3	474.50	—	—	—
2005	46	941.47	852.21	189.20	22.76	3	1415.04	—	—	—
2006	57	1011.09	817.90	193.20	19.11	1	1400.10	—	—	—
2007	68	897.40	713.50	183.90	21.58	2	372.41	—	—	—
2008	62	1251.21	959.47	291.73	23.79	1	197.38	154.77	42.98	21.77
2009	38	733.22	564.29	168.92	23.04	2	526.17	430.55	95.62	18.17

二、其他审计

根据《中华人民共和国审计法》有关规定要求，对卫生系统基层领导干部任期满进行任期经济责任审计；财务审计、专项审计则是对单位的规模、资产、债务等方面的情况进行查实，明确责任，加强管理，促进卫生事业健康有序发展。

1995～2009年南汇区（县）医疗卫生单位经济责任、财务收支、专项审计情况表

表4-3-3　　单位：件

年份	离任审计	财务审计	财务抽查	专项审计	合计	年份	离任审计	财务审计	财务抽查	专项审计	合计
1995	1	1	0	2	4	2003	7	1	0	0	8
1996	2	2	0	1	5	2004	11	1	2	0	14
1997	3	0	3	0	6	2005	8	1	0	0	9
1998	2	0	5	0	7	2006	4	1	0	0	5
1999	6	0	24	0	30	2007	5	3	0	0	8
2000	9	0	0	0	9	2008	5	2	0	0	7
2001	5	0	0	0	5	2009-06	4	1	0	0	5
2002	5	1	0	1	7						

第五章　医疗服务

解放前，南汇县的主要医务力量是个体开业中医。清宣统二年（1910年）始，有个别西医开业行医。民国21年（1932年），民国政府办起第一座南汇公立医院。解放初期，全县有中医385人，西医38人，中药店128家，药材行3家，西药店8家，公立医院1所，慈善事业办的医院1所，私立医院先后有8所。公私立医院只有40张床位。其时全县人口372189人，平均每5000人才有1个医生，每万人口只有1.07张床位。医药大多集中在西半县和大集镇，广大农村缺医少药的现象尤为严重。

南汇县解放后，南汇县军管会、人民政府先后接管南汇县卫生院、周浦辅善医院，分别改名为南汇县人民医院、周浦人民医院，负责全县的医疗卫生业务。以后又陆续建立有关的医疗机构。20世纪50年代，先后建立妇幼保健所、16个乡人民医院、上海市第二精神病疗养院；60年代，建立中心医院血库、工农兵医院；70年代，建立精神病防治院；80年代，建立传染病医院、中医医院、医疗救护站；90年代，建立血站。南汇县的医疗技术力量、设备规模逐步壮大，医疗服务质量不断提高。

80年代后期，发展家庭病床、增设老干部病房、开设专家门诊。医疗救护实现无线通讯调度，救护网络、车辆装备、医疗器材、随车救护、应急救护不断完善更新。全面实施公民义务献血，提倡和推广无偿献血活动，志愿无偿献血者逐年增多。90年代，广泛开展大小医院业务挂钩协作，开设协作联合病房。组织医务人员巡回医疗，送医下乡。21世纪初，开展援外医疗。不断拓展服务层次和服务能力。

随着劳保、公费医疗制度的实施，职工、干部的医疗待遇有了保障。90年代中期，劳保医疗制度逐步被城镇企业职工医疗制度取代。2001年，公费医疗享受单位和享受人员全部纳入“上海市城镇职工基本医疗保险”。由政府引导、农民自愿参与的互助互济农村合作医疗和大病医疗费统筹制度的建立，成为农村社会保障体系的重要组成部分。南汇县农村合作医疗制度始于20世纪50年代末期，兴起于60年代后期和70年代初期，坚持于80年代和90年代，发展于21世纪，至今已有50余年。

至2008年底，南汇区有各级各类医疗卫生机构310所。其中：南汇区卫生局所属45所，二级医院（中心医院、周浦医院、中医医院）3所、专科医院（南华医院、精神卫生中心、老年护理院）3所和镇社区卫生服务中心26所（含11所分中心）等。编制床位4075张，实际开放床位5423张。全区门、急诊诊疗443.9万人次，手术1.57万人次，出院人数8.24万人次。全区各级医疗机构按照各自服务功能定位，初步形成布局合理、科室齐全、设备配套、各具特色的医疗服务体系。

第一节　医疗活动

一、医疗业务

（一）公立医疗机构的医疗业务发展

解放前，南汇县境内仅有2所医院。民国21年（1932年）夏秋间，南汇县政府建立全县第一所公立医院——南汇县公立医院（中心医院前身）；民国22年（1933年），周浦辅善医院（周浦医院前身）建成开业。南汇县解放时，南汇县卫生院只有8个工作人员，用房14间、280平方米，设简陋病床四五张，药品、器械甚少，医疗业务不多，主要诊治对象是南汇县县级党、政、军警、机关公职人员。普通老百姓的疾病主要由当地私人诊所、个体开业医生诊治。

1949年5月南汇县解放后，人民政府先后接管南汇县卫生院、周浦辅善医院，分别改名为南汇县人民医院、周浦人民医院。负责全县的医疗卫生业务。

1952年8月，南汇县妇幼保健所建立，承担全县的妇女儿童的保健工作。同年9月，泥城卫生所建立，主要开展内、外科门诊，其他兼治。1952年，大团供销合作社卫生部成立，有门诊室、药房、挂号室、化验室、设病床17张，主要开展内、外、妇产科业务。1958年4月，大团供销合作社卫生部归口国家医疗单位，改为大团卫生所，后并入大团公社医院。

1958年12月，上海市民政局在南汇县横沔建立南汇县疗养院，翌年9月，改名上海市第二精神病疗养院，有病床100张，专业人员16人，收容社会上无家属、无工作、无生活来源的精神病人。

1967年，南汇县工农兵医院建立，1968～1970年，重点治疗南汇县辖区的血吸虫病患者。1970～1973年，先后开设内、外、肺科病区。1983年后，定为肺结核病防治专科医院。1987年，更名为南汇县结核病防治院，主要担负全县的肺结核病防治和血吸虫病危重疑难病例的诊治工作。2006年，更名为“南汇区老年医院”。2007年，转型为二级综合医院。

1978年，南汇县精神病防治院竣工开诊，设床位108张，住院部分男、女2个病区，收治各种精神病患者。

1980年7月，南汇县传染病医院建立，设3个病区、156张病床。主要收治全县传染性肝炎（占90%左右），菌痢、乙脑、流行性出血热，腮腺炎、猩红热、伤寒、麻疹等传染病。

1984年12月，南汇县中医医院成立，设中医内、外、妇、儿、针灸、推拿、伤骨、喉、眼、痔、皮肤等科室。1990年6月，惠南乡卫生院并入，更名为南汇县光明中医医院。

（二）集体医疗机构的医疗业务发展

解放后的集体医疗机构是由社会上的个体开业医生联合组织发展起来的。其发展经历：联合诊所——乡人民医院——公社医院——公社卫生院——乡卫生院——镇卫生院——镇社区卫生服务中心7个主要阶段。

1. 联合诊所的建立和发展

1950年元旦，经南汇县卫生院发动和召集，南汇县有史以来第一个由人民政府领导的联合医疗机构——坦直乡人民治疗所成立。1950年，卫生部公布《关于组织医疗机构实施办法》后，同年6月，由三灶街长周桂彬和乔文秀医生等发起，全县第一个联合诊所——三灶联合诊所建立。1951年7月13日，政务院颁布《关于充实国防建设中的卫生人员的决定》，1951年9月11日，华东军政委员会通过关于组织联合医院、联合诊所的指示精神，南汇县卫生院和南汇县卫生工作者协会发动社会上私人开业医生筹建联合诊所。全县私人开业医生纷纷响应人民政府的号召，在物质条件（房子，药品，器械，开办经费等）欠缺的重重困难下，积极筹建联合诊所。1951年底，南汇县组建14所联合诊所。初创时，各所人数因地制宜，一般3～5人不等，从医生中推选1人任所长、1名会计（均系兼职），负责领导和经营管理。联合诊所用房大都是向私人租赁。各联合诊所分别制订组织章程。

至1952年底，随着全县农业合作化形势发展，全县相继成立中西医联合诊所14所、中医联合诊所32所，其中分诊所6所、联合医院1所。

1952年11月，参加联合医疗机构的医务人员有480人，占南汇县卫生工作者协会会员总数的79.6%。40多个联台医疗机构分布在全县各集镇和农村，其中有12个担负公费医疗预防的任务，不但便利病员，还弥补公立医疗机构的不足，几个较大的联合诊所内都设有内、外、儿、妇、眼等科，全县有病床42张。

1953年以后，南汇县卫生事业随着工农业生产的发展，小型联合诊所经过合并，规模逐步扩大，社会上尚未参加联合诊所的部分开业医生看到组织起来的优越性后，也相继加入或组织联合诊所。

联合诊所筹建始，因经济困难，仅少数诊所能正常发工资，大多数只能维持个人生活。联合诊所组成人员中，有20%左右的医生业务好，可依业务收入维持家庭开支；30%左右的医生原要靠部分副业收入；50%左右的医生原要靠大部分副业收入维持家庭开支；这些人员参加联合诊所后，难兼副业，分配亦不多。部分游医在参加联合诊所后无人请诊，收入不稳定。加上对联合诊所缺乏组织管理，出现“两随便”（进、出联合诊所随便，建、散联合诊所随便）的现象。其时，处于农村经济尚未全面好转，病家请医困难，公费劳保也未曾普及，联合诊所业务发展不易。

1953年南汇县联合诊所情况表

表5-1-1

所属辖区	机构名称	成立时间	负责人	人数	其中（人）							
					中医师	医士	牙科技士	练习生	勤杂人员	西医	助产士	其他
大团区	大团镇联合诊所	1952-02	王正章	38	20	6	5	6	1	0	0	0
	大桥联合诊所	1952-03	韩良声	8	5	1	0	2	0	0	0	0
	新石联合诊所	1952-12	张宏明	5	4	1	0	0	0	0	0	0
	万祥联合诊所	1952-05	沈谷平	7	5	0	0	0	0	1	1	0
	三墩联合诊所	1952-06	严亚平	8	5	0	0	0	0	0	0	3
城区	惠南联合诊所	1952-02	倪天石	16	9	0	0	2	0	0	1	4
	唐灶路联合诊所	1952-02	朱福宜	5	5	0	0	0	0	0	0	0
	黄路联合诊所	1952-02	金应庚	14	11	1	0	1	1	0	0	0
	六灶湾联合诊所	1952-03	黄雅镕	4	3	0	0	1	0	0	0	0
	东门联合诊所	1952-02	吴炳江	6	3	2	0	0	0	0	0	1

续表 5-1-1

所属辖区	机构名称	成立时间	负责人	人数	其中（人）							
					中医师	医士	牙科技士	练习生	勤杂人员	西医	助产士	其他
沈庄区	沈庄渔潭联合所	1952-04	吴根余	7	6	1	0	0	0	0	0	0
	秀康联合诊所	1951-11	陈楚良	2	2	0	0	0	0	0	0	0
	黑桥联合诊所	1952-01	郁阶平	6	4	1	0	1	0	0	0	0
	汤巷联合诊所	1952-09	刘德裕	4	4	0	0	0	0	0	0	0
	澧西联合诊所	1952-01	火梦生	3	3	0	0	0	0	0	0	0
	沈庄联合诊所	1952-11	黄时若	6	1	2	0	2	0	0	1	0
	叠桥联合诊所	1951-11	曹云鹤	5	4	0	0	0	0	0	0	1
	横沔联合诊所	1951-06	徐克勤	29	11	3	0	11	1	0	0	3
新场区	三灶联合诊所	1950-06	黄林森	5	3	1	0	0	0	0	0	1
	宣桥联合诊所	1951-12	徐昆粱	8	8	0	0	0	0	0	0	0
	新场联合医院	1952-01	周　导	29	8	5	0	11	3	0	0	2
	坦直联合诊所	1951-12	李柏青	8	5	0	0	1	1	0	0	1
泥城区	彭镇联合诊所	1952-03	胡宗钰	15	10	1	0	2	0	0	0	2
	新书联合诊所	1952-03	丁山远	8	8	0	0	0	0	0	0	0
	泥城区第一联合诊所	1953-01	朱勇前	14	12	1	0	0	0	0	0	1
	马厂联合诊所	1952-10	顾海平	3	3	0	0	0	0	0	0	0
祝桥区	祝桥联合诊所	1951-03	顾唯一	20	16	0	0	3	1	0	0	0
	先锋联合诊所	1953-12	倪廷焕	9	5	1	0	1	0	0	0	2
	四团仓联合诊所	1951-12	沈国柱	17	16	1	0	0	0	0	0	0
	窑墩联合诊所	1951-12	徐振风	9	7	1	0	0	0	0	0	1
周浦镇	周浦第二联合诊所	1952-06	劳成福	16	12	2	0	1	1	0	0	0
	周浦第一联合诊所	1952-09	杨依方	21	14	3	0	2	2	0	0	0
老港区	老港联合诊所	1952-03	沈国华	5	5	0	0	0	0	0	0	0
	铁桥联合诊所	1952-06	傅耀生	5	4	0	0	1	0	0	0	0
	谈店联合诊所	1952-02	顾贯一	5	5	0	0	0	0	0	0	0
	窑港联合诊所	1952-07	卫进才	6	2	0	0	0	0	0	0	4
	路北联合诊所	1952-03	严守仁	5	5	0	0	0	0	0	0	0
下沙区	航头联合诊所	1951-06	黄友泉	11	6	1	0	3	1	0	0	0
	下沙联合诊所	1951-06	周振明	19	7	1	0	2	2	0	0	7
六灶区	六灶联合诊所	1952-06	储乃昌	6	4	0	0	2	0	0	0	0
	汤店联合诊所	1951-10	唐正心	2	2	0	0	0	0	0	0	0
	陈桥联合诊所	1951-05	赵国荣	4	3	0	0	1	0	0	0	0
	其成联合诊所	1951-06	张瑞中	3	3	0	0	0	0	0	0	0
	连民联合诊所	1952-05	乔百祥	4	3	0	0	0	0	1	0	0
	焙灶联合诊所	1952-08	闵汉彬	2	2	0	0	0	0	0	0	0
	瓦屑联合诊所	1952-10	沈水祥	6	6	0	0	0	0	0	0	0
合计	46 所			441	289	36	5	56	14	2	3	36

2. 联合诊所的整顿和巩固

1954年9月，南汇县政府发出南卫〔1954〕字第3627、3628号通知："明确为进一步加强对联合诊所的领导和管理，充分发挥其潜在力量，适应人民群众对医药卫生的需要，决定对南汇县联合诊所进行整顿和登记。由区卫协分会负责汇集并签具意见，送各区（直辖镇）公所审核后再行汇转南汇县卫生工作者协会审查，最后报本府核定"。"为防止联合诊所人员的任意变动，影响诊所的巩固与发展，规定联合诊所人员有变动时须事前办理报准手续。"南汇县卫生工作者协会始对联合诊所进行逐个整顿、开业登记工作。进行全面整顿后，联合诊所出现稳定巩固的局面。至1955年12月，南汇县43个联合诊所中74.4%属基本巩固，25.6%还不很健全巩固。

随着农业合作化高潮的到来，形成联合诊所以区为单位的大联合。然而出现单位与单位、个人与集体、领导与群众之间不少矛盾。1957年，南汇县卫生科组织联合诊所整顿工作组，由南汇县卫生科副科长王声扬任组长，马良治、唐奎龙任副组长。对城区联合诊所等调查并作出报告，提出整顿意见。结合南汇县实际情况，为巩固联合诊所及发挥社会医生的积极因素，更好地为病家服务，为社会主义服务，调查结果认为联合诊所以小型为宜。

1958年3月7日，南汇县颁布《南汇县联合诊所组织暂行条例》，明确：（1）联合诊所的性质是：在党和政府领导下，由独立脑力劳动的医务人员及部分事务行政人员自愿组织起来的合作社性质的社会卫生福利事业机构，是基层卫生组织的一种组织形式；（2）联合诊所的任务是：在乡、镇人民委员会的领导下，积极贯彻"预防为主"的方针，担负地区医疗、预防、卫生防疫、妇幼保健、卫生宣教工作和开展爱国卫生运动，为工农业生产服务，做好传染病报告制度；（3）联合诊所的组织：在党和政府的领导下，贯彻民主集中制的原则，实行民主管理，以全体成员会议为最高组织形式；经济、人事，工作制度等一切措施，必须通过全体成员会议讨论决定，由所长决定之；（4）联合诊所成员工资的分配形式：根据所内业务情况决定，在业务收入不正常或仅可维持一切开支的情况下，可采取"死分活值"的方法。在业务收入正常，经济基础基本固定的条件下，应有计划、有领导的实行固定工资。

3. 乡人民医院、卫生院的建立和发展

1957年7月始，南汇县撤区并乡，小乡并大乡，全县原49个乡并为16个乡。卫生战线为积极支援工农业生产大跃进，根据农民群众"就近就医、减少往返，重病就近住院，生产不受牵挂"的要求，提出"乡乡有医院，社社有保健站，队队有保健员"。

1958年7月上旬，南汇县卫生科在盐仓乡进行组建卫生保健网试点。7月21～30日10天时间内在全县全面普及。将全县原有39个联合诊所合并转化为16个乡人民医院，并根据地区分布需要，另设立分院2所、保健站55个。医药商店也从商业部门全部划入医院，并吸收当地个体开业医生，形成医药合一，统一领导、统一经营的医疗卫生机构。为加强医疗卫生工作领导，各乡组建保健委员会和院务委员会，乡保健委员会主任由乡支书兼任，院务委员会主任由乡长兼任。1958年，全县设立乡医院妇产科18个和农村简易产院141所，拥有床位453张（至1960年，农村产院减少至46所，1961年，只剩下3所）。至此，全县基本形成农村医药保健网。每个社员按月缴纳保健费0.05元～0.06元，由乡保健委员统筹统付。群众在本乡医疗单位看病，不付号诊金、注射费、手术费等，社员仅负担药费、材料费。乡人民医院为自给自足单独核算的单位。

1958年8月南汇县16个乡人民医院情况表

表5-1-2

黄路乡人民医院	书院乡人民医院	新场乡人民医院	六灶乡人民医院
大团乡人民医院	下沙乡人民医院	金陵乡人民医院	盐仓乡人民医院
祝桥乡人民医院	泥城乡人民医院	新港乡人民医院	坦直乡人民医院
中心乡人民医院	惠中乡人民医院	老港乡人民医院	横沔乡人民医院

1958年10月，为适应人民公社化运动后形势的需要，使医疗卫生工作更好地为生产服务，根据南汇县人民公社建制，将16个乡人民医院和全县的医药商店合并改组为医药合一的10个公社医院和8所分院、101个保健站、272个巡回医疗点。由各公社统一领导。1959年3月，将周浦人民医院、大团供销合作社卫生部，泥城卫生所和妇幼保健站的新场、祝桥、老港3个分站下放归并到所在地公社医院。同年8月，南汇县医药公司所属合营商店始与医院经济划分，恢复公私合营企业，重新归口于南汇县医药公司。

1960年春，南汇县进行行政区划调整，全县划分为21个公社。按照上海市农村人民公社卫生机构调整设置办法的精神，结合南汇县具体情况，制订《南汇县人民公社卫生机构调整设置暂行办法》，公社设卫生院，卫生院以各公社名称命名。1960年10月始，公社医院变更为公社卫生院。至1960年底，全县有公社卫生院21所，病床260张、简易病床21张。

1962年3月至1966年10月，增建东海、宣桥、果园、周西等4所公社卫生院。“文化大革命”时期，公社卫生院改称人民公社卫生院革命委员会。1978年10月起，恢复公社卫生院冠名。公社卫生院是农村三级医疗网的重要环节，占全县34所医疗保健机构总数的73%。至1983年底，全县有公社卫生院24所。1984年2月始，公社卫生院更名为乡卫生院。1986年7月，经上海市政府批准，撤销下沙乡建制，建立下沙镇，下沙乡卫生院更名为下沙镇卫生院，其余各乡卫生院在1993年3月至1995年10月先后更名为镇卫生院。

1950～2005年南汇区（县）一级医疗机构情况表

表5-1-3

镇社区卫生服务中心名称	原卫生院所属镇名称	成立联合诊所时间	建立乡人民医院时间	建立公社医院时间	更名公社卫生院时间	更名乡卫生院时间	更名镇卫生院时间	创建社区卫生服务中心时间
芦潮港镇社区卫生服务中心	果园乡	1952	—	—	1966-10	1984	1993-03	2003-12
	芦潮港镇	—	—	—	—	—		
康桥镇社区卫生服务中心	横沔镇	1951-06	1958-07	1959-06	1960-10	1984-03	1994-08	2005-12
周浦镇社区卫生服务中心	瓦屑镇	1951-06	—	1959-09	1960-10	1984-04	1994-08	2005-12
航头镇社区卫生服务中心	航头镇	1951-06	1958-09	1959-07	1960-10	1984-02	1994-08	2003-12
	下沙镇	1951-06	1958-07	1959-08	1960-10	1984-02	1986-07	
新场镇社区卫生服务中心	新场镇	1950-08	1958-07	1958-10	1960-10	1984-03	1994-05	2001-12
	坦直镇	1951-12	1958-07	—	1960-10	1984-04	1995-09	2002-07并入
宣桥镇社区卫生服务中心	宣桥镇	1951-12	—	—	1962-05	1984-04	1995-09	2004-12
	三灶镇	1950-06	—	—	1960-10	1984-04	1995-10	
六灶镇社区卫生服务中心	六灶镇	1951-05	1958-07	1958-10	1960-10	1984-04	1994-08	2005-12
祝桥镇社区卫生服务中心	祝桥镇	1951-03	1958-07	1958-09	1960-10	1984-02	1993-07	2004-12
	东海镇	1951-06	—	—	1962-03	1984-02	1995-04	
	盐仓镇	1951-11	1958-07	1959-06	1960-10	1984-02	1994-06	
惠南镇社区卫生服务中心	黄路镇	1952-02	1958-07	—	1960-10	1984-04	1995-09	2006-12
大团镇社区卫生服务中心	三墩镇	1952-06	—	1960-01	1960-10	1984-04	1995-09	2003-12
	大团镇	1952-02	1958-07	1958-10	1960-10	1984-02	1994-05	
泥城镇社区卫生服务中心	彭镇镇	1952-03.	—	1959-07	1960-10	1984-02	1995-07	2003-12
	泥城镇	1953-01	1958-07	1958-10	1960-10	1984-02	1994-07	
书院镇社区卫生服务中心	书院镇	1952-02	1958-07	1958-10	1960-10	1984-04	1995-09	2003-12
	新港镇	1952-03	1958-07	1959-06	1960-10	1984-02	1995-09	
万祥镇社区卫生服务中心	万祥镇	1952-06	—	1959-06	1960-10	1984-08	1994-09	2003-12
老港镇社区卫生服务中心	老港镇	1952-03	1958-07	1958-09	1960-10	1984-04	1995-09	2004-12
	滨海	—	—	—	—	1984-05	1996-04	

说明：(1) 原周西乡、惠南乡卫生院分别并入周浦医院和光明中医医院，此表没纳入。(2) 2004年12月，滨海旅游度假区卫生院创建成滨海旅游度假区社区卫生服务中心；2007年2月，合并到老港镇社区卫生服务中心，故在此表的社区卫生服务中心栏中未纳入。

（三）门诊、急诊、住院

1971～1983年部分年份南汇县部分医疗单位和大队卫生室业务情况表

表5-1-4　　　　单位：人次

年份	门急诊总人次数	住院病人总出院人次数	其中：县中心医院		其中：人民公社卫生院		其中：大队卫生室门急诊总人次数
			门急诊总人次数	住院病人总出院人次数	门急诊总人次数	住院病人总出院人次数	
1971	1702705	43299	200592	7437	1493960	35086	—
1978	1802785	45381	182122	7163	1601309	37119	—
1983	5135398	72638	298745	9736	1711490	55731	2769427

说明：（1）1983年全县门急诊总人次数5135398人次。其中：县级医院占12.5%，公社卫生院占33.3%，大队卫生室占54.2%；（2）1983年，全县住院病人出院总人次数72638人次。其中：县级医院占23.30%，公社卫生院占76.7%。

1985～2008年南汇区（县）卫生部门各类医院业务情况表

表5-1-5

年度	诊疗总次数（人次）	门急诊次数（人次）	入院人数（人）	出院人数（人）	病床使用率（%）	平均住院日（天）
1985	1858324	1836572	64116	64088	73.51	9.30
1986	1915815	1898017	67704	67605	71.75	9.31
1987	2011901	1990040	71977	71857	75.86	8.55
1988	2119065	2106709	75374	75262	85.88	9.10
1989	1947865	1838974	72751	73003	70.15	9.05
1990	1971351	1867533	70369	70360	72.16	10.67
1991	1963810	1931203	64514	64622	73.11	9.94
1992	1984162	1941068	71546	71440	72.31	9.08
1993	1815403	1788149	69613	69841	66.16	8.40
1994	1592261	1575275	65600	65728	60.71	8.01
1995	1510709	1490425	70263	70286	59.89	7.48
1996	1535826	1513044	59139	58986	59.07	8.65
1997	1633511	1604598	59440	59385	65.77	9.22
1998	1709046	1695723	61124	61161	67.29	9.28
1999	1836196	1819678	60577	60545	70.73	9.61
2000	1884193	1871322	66982	66567	78.11	9.32
2001	1911744	1902990	76860	76487	84.73	10.15
2002	～	～	～	～	～	～
2003	2241887	2232167	80169	80036	79.26	13.20
2004	2340007	2332487	80721	80647	80.62	13.64
2005	2626597	2617544	84314	83548	87.63	14.35
2006	2997485	2984982	82336	82235	89.51	16.01
2007	3655022	3635109	79555	79483	89.38	15.02
2008	4438968	4419543	82694	82399	91.17	18.95

1985～2007年南汇区（县）卫生部门二级医院业务情况表

表5-1-6

年度	诊疗总次数（人次）	门急诊次数（人次）	入院人数（人）	出院人数（人）	病床使用率（%）	平均住院日（天）
1985	570361	558655	15963	15887	87.48	19.21
1986	637814	556363	17317	17198	86.58	14.37
1987	662569	649378	17587	17550	90.55	18.39
1988	727176	727175	19504	19432	103.37	18.73
1989	635890	540119	20638	20704	96.54	17.59
1990	658877	618889	19232	19211	81.98	24.62
1991	698545	682752	19282	19265	84.34	19.70
1992	797883	779788	19308	19295	78.18	19.48
1993	724177	714782	17984	18132	72.38	18.85
1994	634178	626185	16928	16975	66.31	18.09
1995	648451	639982	17644	17698	64.71	17.62
1996	697024	687332	18546	18397	66.53	17.19
1997	789124	769055	19367	19374	70.12	16.77
1998	889462	878855	20670	20620	70.55	16.44
1999	982198	967510	21353	21452	73.42	16.27
2000	1017081	1007910	22034	21802	85.04	16.59
2001	999094	990635	24159	24189	89.78	16.24
2002	～	～	～	～	～	～
2003	1187710	1179257	30942	30924	85.86	14.06
2004	1239034	1233122	35565	35602	88.51	13.31
2005	1339983	1332910	41615	41314	98.40	12.81
2006	1527237	1516806	44417	44373	99.63	12.63
2007	1675845	1667258	46689	46665	97.94	12.65

1971～1984年南汇县卫生院业务情况表

表5-1-7

年份	诊疗人次数		期初留院人数（万人）	入院人数（万人）	出院人数		平均开放病床数（张）	治愈率（%）	病死率（%）	平均病床周转次数（次）	平均病床工作日（天）	实际病床使用率（%）	平均住院日（天）
	诊疗总次数（万人次）	平均每天（万人次）			总计（万人）	其中出院病人数（万人）							
1971	149.40	0.41	～	3.91	3.51	0.00	825	～	～	～	～	～	～
1972	147.35	0.40	～	3.62	3.51	0.00	1126	～	～	～	～	～	～
1973	154.89	0.43	～	3.58	3.52	2.97	1296	～	～	～	～	～	～
1974	162.73	0.45	137	3.79	3.72	3.24	1224	88.80	0.82	30.40	223.60	61.30	6.00
1975	157.50	0.43	723	3.44	3.44	3.17	12524	85.10	0.98	27.50	205.30	56.20	6.90
1976	149.15	0.41	731	3.61	3.62	3.24	13114	86.50	1.10	27.40	193.40	52.80	6.70
1977	146.46	0.40	581	3.58	3.57	3.28	13814	85.50	1.10	25.90	176.60	48.40	6.50
1978	160.13	0.44	640	3.71	3.71	3.33	12694	85.40	1.40	29.30	195.10	53.60	6.60
1979	176.02	0.57	645	4.01	4.05	3.61	13064	85.20	1.40	31.00	218.10	59.80	6.90
1980	185.11	0.60	802	4.33	4.33	3.87	1456	94.92	2.40	38.50	244.20	66.70	6.14
1981	165.46	0.54	597	4.10	4.10	3.50	1196	83.50	1.52	34.30	223.30	61.10	6.34
1982	171.25	0.55	589	4.99	4.97	4.11	1182	87.16	1.05	42.00	248.20	68.00	5.79
1983	171.15	0.56	708	5.58	5.57	4.91	1245	88.56	1.06	44.70	271.50	74.30	5.99
1984	154.49	0.50	737	4.85	4.85	4.43	1254	91.33	1.04	38.80	250.60	68.20	6.39

1985～2008年南汇区（县）一级医院业务情况表

表5-1-8

年度	诊疗总次数（人次）	门急诊次数（人次）	入院人数（人）	出院人数（人）	病床使用率（%）	平均住院日（天）
1985	1287963	1277917	48153	48201	64.15	6.03
1986	1278001	1272954	50387	50407	60.28	5.60
1987	1349332	1340659	54390	54307	64.15	5.37
1988	1391889	1379534	55870	55830	71.58	5.75
1989	1311975	1298855	52113	52299	64.35	5.67
1990	1312474	1297545	51146	51149	62.32	5.43
1991	1265265	1248451	45232	45357	60.66	5.80
1992	1186279	1161280	52238	52145	65.26	5.23
1993	1091226	1073367	51629	51709	58.84	4.74
1994	958083	949090	48672	48753	54.01	4.51
1995	862258	850443	52619	52588	53.93	4.06
1996	838802	825712	40593	40589	49.77	4.78
1997	844387	835543	40073	40011	59.93	5.56
1998	819584	816868	40454	40541	62.81	5.65
1999	853998	852168	39224	39093	66.94	5.95
2000	867112	863412	44948	44765	69.70	5.78
2001	897814	897519	51594	51283	81.50	6.14
2002	～	～	～	～	～	～
2003	1001392	1000439	45828	45899	66.99	8.69
2004	1050794	1049434	41656	41637	66.79	9.20
2005	1210471	1208751	39150	38845	72.38	10.14
2006	1384636	1382843	35352	35418	75.12	11.73
2007	1877281	1865955	31088	31016	76.67	13.17
2008	2415461	2400533	28257	28139	80.09	16.51

4. 镇社区卫生服务中心建设

2001年12月，新场镇卫生院率先完成社区卫生服务中心标准化建设。2003～2005年，经3年努力，市、区、镇三级政府投资16705万元，全区另14个镇的社区卫生服务中心标准化建设全部完成，达到每个镇有一所政府举办的、能向居民提供集预防、保健、医疗、康复、健康教育和计划生育技术指导“六位一体”功能的卫生综合服务机构的要求，居民就医环境、受到的医疗服务得到明显改观。2006年4月26日，南汇区机构编制委员会办公室下文，原南汇区15个镇卫生院全部更名为镇社区卫生服务中心。

解放以后，南汇区（县）基层医疗单位由联合诊所、乡人民医院、公社医院、公社卫生院、乡卫生院、镇卫生院，直至各镇社区卫生服务中心创建成功。在这过程中，人员由少到多，规模由小到大，技术力量由弱到强，设备逐年增添，医疗服务质量不断提高。

（四）协作联合病房

1993年12月至1995年3月，南汇县瓦屑镇卫生院与江西省核工业部721矿职工医院合作成立妇外科联合病房；1995年4月至2002年7月，南汇县中心医院与南汇县瓦屑镇卫生院合作成立联合外科病房，合作形式先为紧密型后为松散型；1995年9月至1997年9月，芦潮港镇卫生院与西安骨科医院联合开设骨科病房；1996年2月至1997年1月底，南汇县中心医院与三墩镇卫生院建立外科、妇产科联合病房；2001年12月至2002年7月，南汇县老年护理院与瓦屑镇卫生院联合开设护理病房。

（五）家庭病房

20世纪50年代始，各联合诊所及后来的卫生院等医疗机构均有出诊制度，遇有中风后遗症、晚期肿瘤及行动不便的病人，则连续出诊，家庭病床的医疗服务形式初露端倪。1984年9月，上海市卫生局发布《上海市家庭病床实施办法（试行）》，对家庭病床的任务、组织领导、工作制度、收费、奖励等作出规定。1985年后，南汇县卫生局制订家庭病床管理办法，各综合医院成立家庭病床科（组），实行建床、撤床、病史书写、岗位职责、三级（分管医师、主治医师、院长）查房等管理制度。患者以老年人为主，病种有老年慢性支气管炎、晚期肿瘤、心脑血管病意外后遗症、骨折等30余种，服务项目从注射、灌肠、导尿、化验扩大到输液、理疗、外伤换药、心电图检查等10多种。

1985～1987年，南汇县周浦医院、中心医院、光明中医医院相继开设家庭病床科，提供以家庭医疗、家庭护理、家庭保健、功能康复和健康教育于一体的服务，缓解住院难的状况，降低医疗费用，减轻国家的负担，为医院保健工作开创一个新的局面。

1989年5月后，南汇县卫生局成立南汇县家庭病床质量管理小组，并制订统一的家庭病床中西医病史书写规范、质量检查标准及管理规范化标准等。

家庭病床组成立后，各院都配置有固定人员，抽调有丰富临床经验、工作认真的医务人员负责家庭病床工作。南汇县周浦医院配备2名5年以上工作资历的医生，2名具有实际工作经验的护士；南汇县中心医院配备3名医生，3名护士；南汇县光明中医医院配备1名科主任，2名主治医师，3名住院医师及4名护士组成家庭病床组，保证医疗服务质量。随家庭病床业务的发展，医疗质量进一步提高，病床数量日益增多，至20世纪90年代末，全县拥有家庭病床130张（其中，周浦医院40张，中心医院40张，光明中医医院50张）。

1998年，结合社区敬老服务工作，全县镇、村医疗机构以镇为单位，定期为老年人进行义务体检；定期在“老年之家”开设敬老医疗服务站，为老年人提供义务医疗保健咨询服务；优先为60岁以上老人挂号、诊治、取药，为卧床不起的高龄老人开设家庭病床，送医上门。

1999年12月22日，南汇县中心医院家庭病床组在上海市老龄委员会、新民晚报社、上海电视台等单位联合召开的表彰会上，被授予“爱心助老服务基地”称号。

2002年，新场镇社区卫生服务中心开设社区服务科，创建家庭病床15张，每周定期上门服务一次，先后收治病人78人次。至2003年，南汇区拥有家庭病床400张。

2005年7月，新场镇社区卫生服务中心启动“团队全科保健服务”，与金建、王桥、新卫3个村的2283名村民签订“家庭保健合同”。发挥镇、村医疗机构管理一体化的优势，聘用乡村医生与中心选派的联村医生、防保人员一起组成团队，把健康保健服务送上门。签约对象免挂号费，享受“团队”定期的上门服务、健康指导。以后，此服务模式推广至全区所有镇社区卫生服务中心。

2007年，南汇区家庭病床床位数增加至600张。2008年底，全区14家社区卫生服务中心组建全科团队172个，为13.02万名60岁以上老年人进行免费健康体检，体检率达95%。为重点人群建立动态健康档案12.1万份，签订保健服务合同18.2万人份，慢性病人上门随访40.3万人次，为老年人上门随访23.6万人次、残疾人康复服务9.4万人次。

2006年9月南汇区医疗机构家庭病床建床情况表

表5-1-9　　　　单位：张

单位名称	家庭病床建床数	单位名称	家庭病床建床数
中心医院	40	六灶镇社区卫生服务中心	20
光明中医医院	70	祝桥镇社区卫生服务中心	50
周浦医院	40	惠南镇社区卫生服务中心	50
芦潮港镇社区卫生服务中心	20	大团镇社区卫生服务中心	50
康桥镇社区卫生服务中心	30	泥城镇社区卫生服务中心	50
周浦镇社区卫生服务中心	20	书院镇社区卫生服务中心	20
航头镇社区卫生服务中心	20	万祥镇社区卫生服务中心	20
新场镇社区卫生服务中心	60	老港镇社区卫生服务中心	20
宣桥镇社区卫生服务中心	20	合计	600

2008年南汇区家庭病床实际开放情况表

表5-1-10

医院	家庭病床诊疗总人数（人）	期初原有家庭病床数（张）	期内新建家庭病床数（张）	期内撤床病人的治疗结果数（人）					期末实有家庭病床数（张）	期内病人床总床日数（天）	期内撤床病人住床总床日数（天）	期内撤床病人诊疗总人数（人）
				计	治愈	好转	稳定	转院				
二级医院	4497	98	228	222		38	181	3	104	36996	23330	2803
一级医院	1733	99	135	131	1	53	68	9	103	34933	22391	2210
合计	6230	197	363	353	1	91	249	12	207	71929	45721	5013

2008年南汇区期内新建家庭病床按病种分类的病人情况表

表5-1-11 单位：人

医 院	中风病人	老慢支病人	心血管疾病病人	晚期肿瘤病人	骨折病人	其他病人	小计
二级医院	26	17	148	7	—	30	228
一级医院	22	28	63	5	6	11	135
合计	48	45	211	12	6	41	363

（六）老干部病房

1982年，南汇县中心医院增设老干部床位30张。1983年9月，老干部病房开始建造，为3层混合结构的平顶屋面建筑。1983年11月完工，开设南汇县中心医院老干部病区（亦称九病区），确定收治对象为行政18级以上（相当县、团、处级干部）的离休干部。1998年7～9月，为改善老干部住院条件，南汇县财政拨款70万元，为老干部病房楼装修和添置设备。2005年7～11月，南汇区财政投入69万元，对老干部病房楼改建，装修卫生设施，扩大病房面积，装修建筑面积713平方米。2008年，南汇区中心医院搬迁到南汇区医疗卫生中心后，老干部病房设置在南汇区中心医院病房大楼14楼，床位30张，年收治人员70人左右。

二、专家门诊

1987年起，南汇县卫生局为适应不同层次的医疗服务需要，以解决农村病人就医交通不便和在南汇县就能得到上海市级医务专家教授就诊等，先后与上海市华山医院、第九人民医院、儿童医院、曙光医院、精神病总院、传染病总院等多家医院达成协议，有20多个专科，聘请专家定期在全县各医疗机构中开设专科及专家门诊、组织会诊、开展手术。与此同时，各医疗单位内中级职称以上者纷纷开设专科、专家门诊。

1988年4月，南汇县周浦医院先后与上海市华山医院、第九人民医院、曙光医院等三级医院达成协议，聘请上海市市级医院的专家教授主任开设专家门诊、特色门诊，设19个专科，定期请专家来院门诊、会诊、手术。同年始，南汇县中心医院开设专家门诊、主任门诊。2000年9月，南汇区光明中医医院“农工党医学专家服务基地”（暨“名医苑”）正式揭牌，邀请上海华山医院、仁济医院、曙光医院、妇产科医院、肿瘤医院等专家定期到医院门诊。

2002年，南汇区中心医院各重点科室相继开展新技术、新项目；业务力量薄弱的科室聘请三级医院专家到医院门诊、指导会诊，既传授技术，又充分发挥二级医院科室设置全、收费比三级医院低的优势，使病人能就近享受到满意的医疗服务。医院严格执行收费标准，努力降低医疗成本，提供优质价廉的医疗服务。同年4月，南汇区中心医院专家咨询委员会成立，由具有副主任医师资格并担任医院正副院长者或担任过医院正副院长的退休医务人员、具有主任医师资格已退休者组成。拟帮助院部对业务建设中的重大问题展开咨询、调研；发挥专长，开设专家门诊、参与主任查房；参与院内疑难疾病的会诊、手术和危重病人的抢救诊治；协助医务科、门诊办公室等进行医疗质量检查等。

2005年9月，南汇区建立以中心医院主任医师顾文忠，光明中医医院主任医师尚云、卫新国、副主任医师许文清为导师的4个“南汇区老中医经验工作室”。各工作室由1名导师带领数名学员主持日常门诊、病区查房和专家门诊工作。同年11月，泥城镇社区卫生服务中心特邀上海中医药大学、复旦大学等附属医院的知名专家、主任坐诊，特设冬令膏方门诊，以普通号诊金为287人提供膏方门诊服务。

2006年4月，南汇区周浦医院引进三级医院工作的肾内科主任和呼吸内科主任各1人，开设专家门诊，填补这两个科目的空缺。

2007年，上海市第九人民医院派出口腔科、神经内科等16个科室的21名教授，到南汇区周浦医院开设专家门诊，全年接诊服务6819人次。

2008年12月，南汇区中心医院（复旦大学附属华山医院南汇分院）聘任华山医院的9名专家任呼吸内科、神经内科、神经外科、放射科、五官科、超声波室、普外科、心内科、皮肤科主任。

三、巡回医疗

1965年1月，中共中央批转卫生部党组《关于组织巡回医疗队下农村问题的报告》后，上海市卫生局于3～9月组织的巡回医疗队到南汇县进行巡回医疗。上海市静安区、南市区、杨浦区和海员医院、邮电医院、国际妇幼保健院、第一结核病防治院等卫生工作队及上海市血吸虫病防治研究所相继派员到南汇县工农兵医院，东海、泥城等公社，下社、队开展卫生宣教、防病治病、培训卫生人员，帮助农村卫生建设，参与、指导医疗工作。1965年12月起，为全县培训“半农半医”506人、生产队卫生员3625人。

1969～1979年，上海警备区第129医院（前称698野战医院驻地新场镇）组织巡回医疗队下乡不间断服务，军医足迹跑遍全县，诊治农民患者达26万余人次。

1988年5月14日，南汇县中心医院组织一批高年资医师到洋山岛作巡回医疗，有内、外、妇、儿、眼科专家、高年资医师参加。

1990年，南汇县卫生局组织中、高级医务人员20余人，利用休息日先后3次赴农村义务门诊，全天诊治病人491人次，B超50多人次。

2004年5月18日至6月18日，中共南汇区委宣传部、文明办、卫生局组织专家到全区各镇个别村卫生所巡回义诊，受益人数达625人次。

2007年，南汇区卫生系统有7人参加南汇区科普讲师团，深入有关镇进行“养生保健——走出亚健康”、“中医药膳和食疗”、“健康与保健”、“心血管疾病的防治”等医疗卫生科普巡回讲座。

2008年9月始，南汇区医学会组织一支由医学专家、博士和学科带头人领衔的卫生科普讲师团30人，不定期地下社区、基层、单位等开展卫生科普知识讲座，免费发放《医学科普自我保健1000问》和部分治疗感冒、高血脂、糖尿病等药品及10余种卫生法律法规和职业病、传染病防治相关小册子等，以满足人民群众的健康保健需求。

四、送医下乡

1996年起，南汇区（县）卫生局配合由中宣部、中央文明办、上海市、南汇区（县）相关部门组织的文化科技卫生“三下乡”活动，每年都抽调中、高级医务人员，深入各镇、街道，开展送医下乡活动，进行医疗义务咨询活动。

上海市市级医院到南汇县送医下乡。1997年9月12日，上海市高校退管会、上海市教育人才交流服务中心、南汇县教育局、卫生局联合在光明中医医院举办上海高校医学老专家迎国庆大型义诊活动。来自上海市中山医院、第二医科大学、铁道医学院、中医学院、华山医院等30名老专家、教授，分设皮肤科、胸外科、肺科、消化科等20多个专业，义诊644人次。

南汇区二级医院到镇送医下乡。2003年1月5日，南汇区医学会选派8名中、高级医务人员到芦潮港镇进行义诊100多人次。2月23日，南汇区医学会和南汇区中心医院联合组织中青年骨干医师一行赴万祥镇卫生院开展“迎新春大型义诊活动”200人次。2004年1月，选派6名医务人员在航头镇召开的“三下乡”开幕式上为群众义诊；2006年，组织南汇区中心医院、光明中医医院、周浦医院的中医专家队伍深入农村，开展中医专家现场指导、义诊活动，服务1160余人次。2007年，配合南汇区“我们的家园”主题宣传月活动，组织南汇区中心医院、光明中医医院、周浦医院的医务人员深入14个镇社区，开展医疗义诊活动，服务2000余人次，受到中共南汇区委宣传部和当地群众的好评。2008年10月26日，南汇区卫生局在惠南镇东方电影院广场组织开展“中医中药中国行”南汇分会场活动。南汇区光明中医医院15名专家为现场200余名群众提供中医义诊、咨询服务，中药鉴别专家组为居民仔细讲解辨别中药材的真伪，受到居民欢迎。

五、国内对口支援和援外

云南省文山县是南汇县挂钩的对口支援县，1984～1986年，南汇县卫生局派出3名药剂教师到文山县支教；2000～2008年底，南汇区（县）卫生局先后派出11批、55名医务工作者到文山县人民医院参加工作，得到文山县人民的好评。2004年，《云南文山日报》第三版刊登《情真意切为患者》，曾对此作详细报道。

南汇区（县）赴云南省文山县医疗队情况表

表5-1-12

批次	带队	队员	起止时间
1	朱文福	洪莉莉　张智平　朱美萍　李小宁	2000-08-28～10-28
2	顾联斌	马建忠　王爱华　王秀会　孙铭基	2000-11-01～12-30
3	薛　冰	林春颖　周花仙　袁秀莲　贾巧屏	2001-07-20～10-30
4	吴金芳	毕玉坤	2001-09-29～12-30
5	李明珠	顾龙殿　周新军　蒋伟坚　田明霞　庄华萍　龚凯平	2002-05-10～09-20
6	柯青平	王安龙　张　青　乔居吉　周惠龙	2003-04-13～10-13
7	姜新华	傅秀芬　范正君　赵同文　周　迤	2004-06-23～08-23
8	王志敬	敖　翔　包　红　王　奕　胡　平	2005-08-15～11-15
9	徐根才	马菊芳　舒达理　冯琴华　沈洪超	2006-09-25～12-30
10	方铭喜	李　承　郑文龙　缪祥新　王伟峰	2007-09-20～12-20
11	湛鸿玲	汪锡华　齐金军　吕　峰　冯思源	2008-09-20～12-20

2003年3月至2005年5月，根据上海市卫生局外事处的要求，南汇区首次组建、派出一支医疗小分队赴摩洛哥。由南汇区中心医院鞠建平、光明中医医院李小宁、周浦医院朱汉光、结核病防治院倪小春、新场镇卫生院陶惠红、黄路镇卫生院陈运文、大团镇卫生院黄佩华、泥城镇卫生院孙政训等9家医疗机构的内、外、骨、妇、眼科的9名高、中级人员组成，疾病预防控制中心副主任朱友才任队长。两年内，医疗队在摩洛哥诊治门诊病人36849人次，急诊病人20276人次，住院病人7279人次，进行各类手术4358人次，抢救危重病人733人次，抢救成功率97.00%。医疗小分队圆满地完成援外任务，增进中摩两国人民的友谊，受到摩洛哥政府和人民的好评。2005年3月18日，摩洛哥王国卫生大臣专程到医疗小分队驻地接见医疗小分队成员，深情表示："中国医生辛苦了，你们的工作很出色，感谢中国医生，感谢中国政府"。

2005年7月，新场镇卫生院妇产科主治医师温朝阳被南汇区卫生局选派为上海市第五批援疆干部之一，赴新疆阿克苏地区，援助当地妇幼保健工作（为期3年）。

2009年3月26日，南汇区第二批援摩医疗队飞赴上海援助摩洛哥的定点医院——沙温医院，参加为期两年的医疗援助工作。医疗队由南汇区中心医院王笑，光明中医医院缪祥新、姜威和梅岩新婚夫妇，周浦医院张慧英，老年医院唐维才，新场镇社区卫生服务中心沈超、胡晓英，祝桥镇社区卫生服务中心吴小明，泥城镇社区卫生服务中心毛春华等8家单位选派的妇产科、骨科、外科等9名医生和2名工作人员组成，宣桥镇社区卫生服务中心副主任黄爱民任队长。

第二节　医疗救护

一、救护网络

1985年，南汇县医疗救护站仅有1部急救电话，受理全县的急救调度。1987年，投入3万余元，建立无线通讯站，逐步为救护车配备无线对讲机。2001年，投入10万元，更新对讲机，"120"急救电话扩容到4门，其中专线电话2门、外线电话1门、内线电话1门。2009年4月，投入300万元，购置"120"电子通讯高度系统，将有线通讯、无线通讯、计算机应用技术、GIS技术（地理信息系统）、GPS等高科技与"120"急救电话有机整合，形成完善、可靠的一体化实用系统，提高"120"急救电话受理的质量和效率，实现信息化管理，提高急救运行的效率。

二、车辆装备

南汇县医疗救护站建立时，仅有从南汇县中心医院和各个医疗卫生单位调入的6辆救护车（美国中吉普和南京老跃进）。1986～1997年，从上海市医疗救护中心站购进旧的救护车7辆，经过自修、保养，投入正常使用。以后逐年对行驶里程长、车况差的10辆车辆予以淘汰。1986～2001年，添置新救护车20辆，投入资金296万元（其中自筹资金75万元，财政投入221万元）。至2001年底，全站救护车辆有10辆，且性能好，全部具有空调设备。至2009年底，有急救型监护车30辆、急救指挥车1辆。

1986～2008年南汇区（县）医疗救护站及其分站救护车添置情况表

表5-2-1

<table>
<tr><th>年份</th><th>单　位</th><th>救护车名称</th><th>数量（辆）</th><th>金额（万元）</th></tr>
<tr><td>1986</td><td>南汇县医疗救护站</td><td>日本产“马自达”</td><td>1</td><td rowspan="9">296.0</td></tr>
<tr><td>1987</td><td>南汇县医疗救护站</td><td>大　众</td><td>1</td></tr>
<tr><td>1989</td><td>南汇县医疗救护站</td><td>杜　鹃</td><td>1</td></tr>
<tr><td>1990</td><td>南汇县医疗救护站</td><td>女　神</td><td>2</td></tr>
<tr><td>1992</td><td>南汇县医疗救护站</td><td>女　神</td><td>2</td></tr>
<tr><td>1993</td><td>南汇县医疗救护站</td><td>日　月</td><td>2</td></tr>
<tr><td>1996</td><td>南汇县医疗救护站</td><td>解　放</td><td>3</td></tr>
<tr><td>1998</td><td>南汇县医疗救护站</td><td>金　杯</td><td>2</td></tr>
<tr><td>1999～2001</td><td>南汇县医疗救护站</td><td>金　杯</td><td>6</td></tr>
<tr><td rowspan="2">2005</td><td rowspan="2">南汇区医疗救护站</td><td>监护型救护车</td><td>6</td><td rowspan="2">170.0</td></tr>
<tr><td>急救指挥车</td><td>1</td></tr>
<tr><td>2005</td><td>南汇区医疗救护站周浦分站</td><td>监护型救护车</td><td>2</td><td>～</td></tr>
<tr><td>2006</td><td>南汇区医疗救护站</td><td>新型救护车</td><td>4</td><td>148.0</td></tr>
<tr><td>2006</td><td>南汇区医疗救护站泥城分站</td><td>抢救型救护车</td><td>2</td><td>～</td></tr>
<tr><td>2007</td><td>南汇区医疗救护站</td><td>监护型救护车</td><td>6</td><td>197.9</td></tr>
<tr><td>2008</td><td>南汇区医疗救护站</td><td>救护车</td><td>10</td><td>515.0</td></tr>
</table>

三、医疗器材

南汇县医疗救护站建站初期，救护车只配备有1副担架，一个氧气袋以及包扎、止血等简单的器械。1997年，添置康能气垫。2000年，投入资金20万元（其中自筹资金5万元，财政投入15万元），配备微型急救呼吸机2台。2001年，配备除颤仪2台、血糖仪2台、血氧饱和度仪6台、心电图机2台。2005年后，新购置的监护型救护车内配置齐全，除拥有普通型救护车设备外，还配备有心电监护仪、除颤仪、呼吸机等，使病员在转运过程中得到及时的救治。2006年，投资148万元购置的抢救型救护车内配置心电监护仪、心电图机、电动吸引器、血氧饱和仪、可视听诊器、软推床担架、急救箱等，改善院前急救条件，使院前急救更加专业、合理，降低急、危、重症患者的死亡率和致残率，推进院前急救从转运型到抢救型的进程，推进院前急救人性化服务。

至2009年底，南汇区医疗救护站医疗仪器、设备有31种236件，价值213.85万元。

2004～2009年南汇区医疗救护站添置医疗仪器设备情况表

表5-2-2

设备名称	型号规格	购买日期	购买价格（万元）	数量	总金额（万元）
微型气动气控呼吸机	WQH-1A	2004-03	1.800/套	3	5.400
	WQH-1A	2005-05	1.500/套	5	7.500
	WQH-1A	2006-03	1.500/套	5	7.500
英式呼吸机	CEO-577	2004-04	1.800/套	3	5.400
可视听诊器		2004-05	0.080/套	12	0.960
心电监护除颤仪	PRIMEDICDMI型	2004-09	4.800/架	2	9.600
	FC-1760	2005-07	3.850/架	5	19.250
	FC-1760	2006-03	3.800/架	2	7.600
	1IFEPAK-9	2006-11	7.800/架	2	15.600
	ZO11M	2007-12	6.300/架	5	31.500
	1IFEPAK-12	—	上海市中心站赠送	1	—
	ZO11	2009-03	7.400/架	10	74.000
急救转运呼吸机	MEDUMATEasy	2007-10	3.200/套	5	16.000
急救转运呼吸机	MEDUMANTEasy	2009-02	2.900/套	5	14.500
单导心电图机	FX-7000	2007-04	0.380/架	11	4.180
	SE100	2008-12	0.360/架	10	3.600
表式血压计		2005-06	0.010/具	10	0.100
脉搏血氧饱和仪	Digopox	2005-08	0.090/架	10	0.900
	NBP-40	2008-01	0.480/架	5	2.400
	H100B	2008-12	0.265/架	20	5.300
模拟人		2006-06	0.420/具	1	0.420
血糖仪	雅培	2007-02	0.045/具	20	0.900
		2008-01	0.060/具	5	0.300
	稳豪倍易型	2009-01	0.020/具	20	0.400
手腕式血压计	欧姆龙	2008-01	0.048/具	5	0.240
麻醉咽喉镜	1UNAR	2008-01	0.180/具	5	0.900
	1UNAR	2008-01	0.129/具	10	1.290
硅胶质急救复苏球	AMBU	2008/2009	0.065/具	15	0.975
真空夹板	FT-1型	2009-02	0.180/块	10	1.800
心脏按压泵	AMBU	2009-03	0.380/具	4	1.520
硅胶质急救复苏球	AMBU	2009-03	0.065/具	10	0.650

四、随车救护

南汇区（县）医疗救护站坚持“为病人的一切，一切为病人”的宗旨，尽一切努力挽救和维持患者基本生命体征，减轻患者的痛苦，预防继发损伤和安全快速转运，为赢取院内抢救奠定基础和宝贵时间。南汇县医疗救护站建站初期，救护车的随车医生大部分由南汇县中心医院的内、外、妇、儿科医生兼任，利用休息时间，轮流跟车执行院外急救任务。1988 年，从镇（乡）的村卫生所中借调出 6 名乡村医生作为医疗救护站相对固定的随车医生，维持近 10 年时间。2000 年始，招收医疗大专毕业生 4 人，送到南汇县中心医院外科、内科、儿科、骨科、妇科、急诊科等科室进修培训。2001 年，从南汇区光明中医医院调入 2 名有临床经验的医生，提高随车医生的救护水平。2006年后，从医学院校引进临床医学本科毕业生和中西医结合本科毕业生充实急救队伍，提高院前急救质量。

随着院前急救需求的提高，急救队伍和医疗设备逐步趋向现代化、专业化。院前急救由转运型向急救型模式转变。救护车内配备急救箱、氧气瓶、心电监护仪、心电图机、除颤仪、电动吸引器、便携式呼吸机、血氧饱和仪、可视听诊器、外伤急救器材、康能气垫等综合治疗器械和静脉输液及各种急救药品。每辆救护车配备急救医师 1 人、见习医师 1 人和驾驶员 1 人。

2003～2009 年南汇区医疗救护站院前急救病人病种情况表

表 5-2-3

年份			2003	2004	2005	2006	2007	2008	2009
救治病人数（人）			4548	6082	6364	7727	9988	11572	12867
危重病人数（人）			831	1007	947	1395	450	737	1091
占（%）			18.27	16.56	15.00	18.05	4.51	6.37	8.48
其中	车祸	例数（例）	742	990	955	1534	2052	2353	2862
		占（%）	16.30	16.28	15.00	19.86	20.54	20.33	22.24
	神经系统	例数（例）	775	967	1146	1365	1459	1644	1792
		占（%）	17.00	15.89	18.00	17.67	14.61	14.21	13.93
	骨折	例数（例）	74	606	636	881	1144	1291	1691
		占（%）	1.60	9.96	10.00	11.40	11.45	11.16	13.14
	普通外科	例数（例）	395	384	445	707	990	1164	1082
		占（%）	8.69	6.32	7.00	9.15	9.91	10.06	8.41
	肿瘤	例数（例）	—	445	390	285	308	—	—
		占（%）	—	7.00	5.05	2.85	2.66	—	—
	呼吸系统	例数（例）	283	—	—	—	—	—	844
		占（%）	6.20	—	—	—	—	—	6.56
	儿科	例数（例）	101	—	—	—	—	—	—
		占（%）	16.56	—	—	—	—	—	—

五、应急救护

为应对各类突发公共卫生事件以及其他突发公共事件，南汇区（县）医疗救护站根据2003年9月27日颁布的《上海市实施〈突发公共卫生事件应急条例细则〉》和相关预案的要求，贯彻“完善应急管理体制机制，有效应对各种风险”的精神，制定、完善卫生应急预案，细化卫生应急工作职责，制度，标准和规范，成立突发事件应急领导小组，由站长任组长，副站长、急救科科长、医务科科长任副组长，组织人员、安排急救车辆、落实药品物资，确保各项应急工作的开展；完善急救指挥信息系统和急救网络建设，开展每周五安全检查活动，定时检查急救通讯设备，对120急救指挥系统及时进行维护、升级、修复，保持急救通讯24小时畅通，确保120急救指挥系统正常运转；与“110”、“119”等有关部门协调、配合，做好应急求援工作。

1986年7月11日，一股罕见的风带宽40米的龙卷风袭击南汇县新场乡、坦直乡、六灶乡，给人民的生命和财产带来严重的损害，受伤554人，当场死亡25人。南汇县医疗救护站接到应急指令后，站长赵书明立即指挥应急小组成员，出动所有救护车，携带大量急救药品以及外伤急救器材，立即奔赴事发现场，在南汇县中心医院、周浦医院医务人员的配合下，按照现场急救规范，程序和操作流程，迅速开展急救医疗工作，及时救治，合理分流病人，并与“110”，“119”等有关部门协调，配合，做好应急救援工作。在这场重大的灾害事故中将所有伤员送到邻近南汇县中心医院、周浦医院等12家医院，并得到及时有效的救治。

1987年11月25日至1988年1月25日，万祥乡新一村介水型伤寒暴发流行，伤寒病人138例，救护站派出救护车，迅速将病员送到相关医院，使138人得到及时救治，得到上海市政府、市卫生局和市急救中心的赞扬。

2002年9月27日上午10时左右，万祥镇小学学生饮用学生奶，11时30分在学校食堂吃午餐。12时30分左右，有16名小学生始出现腹痛、呕吐等症状。在接到学校的急救电话后，救护站马上派出急救车，同时向上海市急救中心汇报相应情况，并做出应急方案，积极调配人员及车辆，随时待命。救护车及时赶到现场后，有序地把中毒儿童按症状轻重，就近分流到附近医院，并和医院做好各项交接工作。下午4时许，病人急剧增加，约达300多人，在上海市急救中心的支持下，至9月28日凌晨，病员转运完毕，均得到有效及时诊治。

2005年7月4日，一辆液氨车在惠南镇黄家滩发生爆炸，周边群众不同程度中毒，救护站应急领导小组立即调集全体驾驶员和医务人员，组成2个抢救小组，出动抢救车9次，有效救治转运中毒病员53人。

2008年“5·12”四川大地震后，南汇区医疗急救站及时组建抗震救灾小分队。5月14日，共产党员龚华和毛剑雄驾驶120急救车，携带部分医疗设备，参加上海市医疗救援队奔赴四川青川灾区第一线抗震救灾，运送伤员和救灾物资。5月20日，派出王杰替换第一梯队救援队员。5月23日，派出金晓峰参加第二梯队救援。5月29日，救护站按上级关于做好汶川地震伤员接收及救治工作的通知，制定转送伤员工作方案，抽调6名医务人员及3辆救护车，转送伤员7名，分别送往瑞金、同济、龙华、市三和宝钢医院，圆满完成转送任务。6月26日，9

月28日，又分别派出周国恩、严永勇参加对口支援都江堰第一、第二批医疗队。

至2009年8月，南汇区医疗救护站先后建立周浦、泥城、大团、康桥分站，使急救网络覆盖全区，缩短南汇区院前急救平均半径和反应时间，院前急救质量进一步得到提高。

第三节 献血用血

一、血 源

（一）有偿献血

20世纪60～70年代，南汇县各医疗单位临床用血自采自供，血源来自个体供血者。据南汇县中心医院、周浦医院两家主要用血单位血库记载，年用血量相加维持在4000～6000单位（一单位为200毫升）。医院血库负责血源调剂，给个体供血者记录登记、建卡设档。当时供血者大多来自南汇县老港、惠南公社一带的农民，对有偿献血十分踊跃，这些人群不仅供给南汇县用血，上海市中心血站还定期下乡采血，每年供市血量在6000～8000单位，素有“活血库”之称。献血员献血后，按国家规定给予营养费、点心费和计划购货券，一般一次献血200毫升。60年代营养费18元，70年代30元，并可享受2元点心费和少量糖票、肉票等计划购货券。

南汇县自采自供的献血模式一直延续到80年代初期，踊跃的个体献血队伍能满足当时的临床用血需求。同时，献血人员复杂，身体素质不一，多少带有经济利益驱动，并囿于检测水平限制，血液质量难以保证，一定程度上影响救治质量。

（二）义务献血

80年代中后期，南汇县临床用血需求量猛增，血液供求矛盾始凸现，社会对血液质量要求的呼声越来越高。

南汇县献血由个体供血转变为有偿计划供血模式。南汇县中心医院建立中心血库，负责全县的采供血业务工作。根据当时南汇县实际情况，大多数计划指标由老港乡完成。

1989年7月1日起，《上海市公民义务献血条例》施行，条例规定：县人民政府领导公民义务献血工作。首次明确完成献血计划任务是政府职能工作，并规定4种用血制度，用血须经献血办公室审批，献血形式分为义务和无偿两种。即：献血后领取80元营养费为义务献血，发给“义务献血证”，享受用血权利；献血后，未领取报酬的为无偿献血，发给“无偿献血证”，需要用血按规定可享受免费用血待遇。是年，上海市献血办公室下达给南汇县献血指标为8000人份（200毫升/人份）。

（三）无偿献血

1990年2月，南汇县老港乡试行家庭储血制（又称血液银行），全乡有188人参加。对无偿献血者发给“公民无偿献血证”，献血者及家庭成员不享受公费、劳保医疗待遇的，可凭证和用血费收据到南汇县献血办公室报销与无偿献血等量的医疗用血费。

1998年10月1日，《中华人民共和国献血法》、《上海市献血条例》颁布，国家实行无偿献血制度。南汇县努力实现向无偿献血制度的平稳过渡，临床用血来自公民无偿献血形式。

2000年，在中共南汇县委、南汇县政府、人大、政协联合主持下，发起建立由南汇县县级机关、卫生局、公安局、团委和各乡、镇等35支无偿献血志愿者队伍，人数达2000人，为南汇县确立无偿献血制度起到率先垂范的作用，无偿献血事业蓬勃发展。

2002年3月，由上海市统一部署，南汇区首次启用流动采血车定点或上门采血，极大方便无偿志愿者献血，提升献血服务内涵，激发公民献血热情。这一举措标志着南汇区献血工作由计划模式向真正的无偿献血迈出实质性的一步。至年底，流动采血车采血5000人份，占年度全区献血计划总量的1/3。

2003年，南汇区血站组织无偿献血10575人次，完成计划无偿献血10575人份，自愿无偿献血3481人份。供临床用血总量达36936.50单位，其中：提供全血量14280.50单位，提供成分血浆量10513单位，提供成分血量12143单位。

2004年始，辖区高校献血实行属地化管理，南汇大学城志愿献血学生成为南汇区无偿献血的主流人群。南汇区血液管理办公室、血站为尽快实现计划献血向无偿献血转轨，会同辖区内高校学生会、共青团南汇区委员会先后在上海水产大学、电力学院、工商外国语学院、建桥职业技术学院开展“我献血、我健康”、“南汇区大学生无偿献血志愿者形象大使评选”、“一二·九”学生爱国运动纪念日无偿献血”、“慈善·爱心·无偿献血”等系列活动。是年，学生们献血1732人份，占全区供血总量的25%。

2006年，南汇区制定推行无偿献血的三年行动计划（2006～2008年），至2008年底，要求全区临床用血总量的75%来自公民无偿献血者的血液；在《南汇区创建上海市文明城区三年发展规划（2006～2008年）》中，无偿献血被列入重点工程项目，作为评估硬指标。按照分年度渐进发展目标，2006～2008年，要求自愿无偿献血应占献血总量的50%、65%、80%。是年，辖区高校无偿献血在连续几年增长的背景下继续大幅攀升，突破具有标杆意义的5000人份关口，达5902人份；2007年，采血16954人份，其中无偿献血量12723人份；2008年，采血18111人份，其中无偿献血14924人份。三年无偿献血量分别占采血总量的50%、75%、82.4%。2008年，文明城区无偿献血量占临床用血量102.02%，超过80%的规定。

2008年7月，南汇区血站组建由115人组成的奥运备血应急献血者队伍，并进行实战演习，平稳度过奥运供血。是年，在开展自愿无偿献血特别是高校无偿献血工作中取得明显成效，无偿献血量首次突破6000人份大关，达6100人份。

至2009年底，全区临床用血总量的93.5%来自公民无偿献血者。1989～2009年20年间，上海市下达给南汇区（县）献血计划数年均在15000人份以上，在确保南汇区（县）临床供血的同时，每年完成上交市用血3000～4000人份的计划任务。

南汇区（县）的献血工作得到各级领导和社会各界的重视、关注，广大公民积极参与，形成良好的氛围，向全面实行无偿献血的方向积极推进。南汇区血液管理办公室、一些镇和单位曾多次被评为上海市献血先进集体单位，同时涌现像王道成、陆才官等一批全国无偿献血金杯，金、银、铜牌奖获得者的好公民。

二、质量控制及成分输血

（一）输血质量控制

南汇区（县）血站，实行以质量为核心的标准化管理。按照卫生部《血站管理办法》、《血站基本标准》及《上海市献血条例》制订南汇血站各种管理制度和技术操作规范、细则等，建立完整的内部质量监控体系和质量保证体系。2004 年 7～11 月，为规范采供血行为，确保血液安全，防止艾滋病等疾病经血液传播，南汇区政府组织南汇区卫生局、监察委员会、上海市工商行政管理局南汇分局、食品药品监督管理局南汇分局等相关单位联合在辖区内开展“打击非法采供血液和单采血浆”专项整治。对辖区内采供血机构、临床用血医院、献血计划单位作全面检查，对出现影响血液安全的薄弱环节进行整改。是年，南汇区顺利通过上海市专项整治工作小组的复核评审。

2006 年 6 月始，由广东汕头穿越计算机有限公司研发，上海市血液中心、南汇区等 8 家区县血站通力合作攻关，开发 PAss3000SP 采供血计算机网络应用程序在全市采供血机构推广应用。该程序对包括血源筛选、检测、成分制备、血库存储发放等进行系统化监控，有效提高血液质量体系的稳定性、可靠度，提高工作效率，为保证血液质量提供科学基础和技术支撑。

2006 年 9 月，南汇区血站经上海市卫生局血站周期执业评审组的严格执业评审，按照卫生部新版《血站管理办法》、《血站质量管理规范》、《血站实验室质量管理规范》等内容标准，通过全面评审，取得执业资格。2007 年 8 月，上海市行业专家组比对南汇区血站实行《血站管理办法》、《血站质量管理规范》、《血站实验室质量管理规范》及 ISO 9000 运作情况等实施督导、校验，获得通过。

1996 年建站至 2009 年底，南汇区（县）无一例因输血感染疾病及严重输血反应。

（二）成分输血

南汇区（县）血站开展血液成分输血的技术应用，发展成分血制品在临床上的推广使用。1996～1997 年，南汇成分血制品仅占临床供血总量的 30%。2007 年始至 2009 年，成分血制品已占临床供血总量的 98% 以上，跻身上海市先进行列。成分血品种由原来单纯的普通冰冻血浆发展到具备制备浓缩血小板、红细胞悬液、浓缩白细胞、冷沉淀等 5 个品种。血站为临床自身输血、择期输血提供技术信息，为疑难血型交叉试验，输血反应等提供技术分析和咨询服务，帮助和监督基层血库规范运作。建立 Rh 阴性血型献血者资源库，为稀有血型患者和临床救治提供方便。

2009 年 3 月 16 日，南汇区血站依据卫生部《供血机构设置规划指导原则》、上海市卫生局《采供血机构设置规划（2006～2010 年）》，整合资源、统一标准、提高质量、提高效率，试行将所采集血液的两遍检测工作集中归由上海市血液中心实施。

南汇区（县）血站积极开展科研工作，《保存期血液溶血原因及预防的研究》课题入围上海市百人培养计划项目。1996～2009 年，有 6 篇论文分别发表在省市级杂志上。

1997～2009年部分年份南汇区（县）血站采供血业务情况表

表5-3-1

年　份		1997	2001	2007	2008	2009
采供血总量人份（200毫升）		15145	10576	16954	18111	19493
全血和成份血	全血（200毫升）	13431	4527	114	73	37
	新鲜冰冻血浆（100毫升）	1334	4884	5044	588	—
	普通冰冻血浆（100毫升）	208	724	—	5570	9801
	红细胞悬液（单位）	1714	6049	8066	8687	7776
	浓缩白细胞（单位）	5	20	—	—	—
	浓缩血小板（单位）	222	596	220	319	41
	低温沉淀物（单位）	—	—	4	26	10
	特殊加工新鲜血浆（100毫升）	62	117	—	—	—
体检人数（人次）		10754	7367	12135	13583	14432

第四节　医疗制度

一、自费医疗

解放前，南汇县的居民治疗疾病都是自付医药费，以当时流通货币或实物（如大米等）支付。少数医院、私人诊所、慈善人士开设施医局及义务诊疗所对贫病者进行医药救助，但杯水车薪，获减免、救济者为数寥寥。据《上海卫生志》记载："抗日战争胜利后，96%以上的市民自费医疗，获急病医药救助和市立医院一次性免费、半免费治疗者覆盖率仅占全市人口的3.6%左右。"广大劳苦群众生病往往无力求医，贫病交迫。

解放初期，南汇县的居民仍需自费医疗。自1951～1952年实行劳动保险医疗和公费医疗制度后，自费医疗人数逐渐下降。但居住在农村的广大农民仍实行自费医疗。直至1970年春南汇县335个大队全部实行合作医疗制度后，自费医疗比重显著降低。

二、减免医疗

（一）贫病减免

清光绪年间（1875～1908年）及其后的民国期间，南汇县的施医局及义务诊疗所在各地大小集镇逢夏令疾病流行时组织义诊，施医舍药，百姓扶老携幼求医者甚多。

解放前，对贫病医疗减免没有具体规定，部分医院、诊所、卫生事务所有时对贫苦者免收门诊号金，对赤贫者免收手术费及药费，但为数甚少。

解放后，各级医疗卫生机构对群众治病依据不同情况，实行收费、减费或免费。1950年，苏南行署卫生处规定对赤贫劳动群众、贫困的烈、军、工属患急性传染病、外伤急救和影响劳动生产较严重的疾病实行减免。联合诊所、联合医院对烈军属及照顾贫苦工农诊治，实行减免。烈军属八折优待，贫苦工农诊治，经当地政府证明，只收药费，其他费用酌情减免。新场区联合诊所于1951年全年减免1175人，计61331万元（折新版人民币61331元）。1954年，江苏省政府制定《江苏省贫病医疗减免暂行办法》，规定对失业工人、赤贫农民、城市贫民患病，经申请批准，凭证券就诊，挂号、检验、手术、住院、医药费、住院伙食、保暖等费用向民政部门结算，其他费用由卫生部门负责。1956年起，减免经费均由民政部门在救济费中列支。

（二）疾病防治减免

解放后，在不同的时期，国家对各种特殊的疾病和重点人群实施免费、减免医疗预防，费用由国家承担。如血吸虫病、疟疾、丝虫病、霍乱、艾滋病病毒感染者及病人、肺结核、精神病、传染性非典型性肺炎、人感染高致病性禽流感等。

1. 传染病减免

1954年，江苏省卫生厅制定《急性传染病临时防治经费补助范围及领报办法》，对灾民及经济困难者发生天花、霍乱、乙型脑炎、斑疹伤寒、回归热、白喉、流行性脑脊髓膜炎、猩红热、赤痢、麻疹、百日咳等几种急性传染病诊疗住院及药品费实行减免。1955年，中共中央和国务院规定血吸虫病的检查和治疗免费，并明确规定血防工作由国家拨付专款。南汇县执行上海市卫生局于1980年10月颁布的关于晚期血吸虫病检查和治疗免费范围等有关规定。

对丝虫病、疟疾、雅司病的贫苦患者，1957年也曾根据患者困难情况给予减免补助。

1958年11月，南汇县划归上海市之后，南汇县公立医疗机构始按1956年上海市卫生局颁布的《上海市各级医疗机构收费标准》进行收费，并按该标准规定：凡国家规定须于一定时期内消灭的疾病，除药品可按成本计收外，其他治疗费用全免；传染病专科医院住院病人只收伙食费、药品费，其他费用全免。

解放初期，由于当时传染病人多、传染病病种多。国家实行较大规模的疫苗免费突击预防接种。20世纪50年代，南汇县免费接种人次达129万余人。进入80年代后，国家每年花费大量经费，将卡介苗、脊髓灰质炎疫苗、百白破疫苗、麻疹疫苗、乙肝疫苗列入免疫程序对儿童实施计划免疫，以控制相应传染病的发生。2006～2009年，南汇区为加强外来儿童计划免疫工作，为南汇区外来儿童60.04万人次提供免费计划免疫，免除接种针次费86.86万元。

2. 妇女病普查免费

2005～2009年，南汇区妇幼保健所为全区248170名妇女提供免费的妇科检查，查出患病人数59250人，查出恶性肿瘤患者10余人。其中困难及退休妇女24540人。妇女病普查及困难退休人员的普查费用都由政府支出。

2005～2009年南汇区妇女病普查及困难退休人员情况表

表5-4-1　　单位：人

年份	应该查人数	实查人数	患病人数	困难及退休妇女
2005	55700	43802	9955	—
2006	57988	44723	8663	—
2007	64366	52644	13795	12443
2008	55662	53036	11998	10062
2009	55455	53965	14839	2035
合计	289171	248170	59250	24540

3. 社区居民就诊减免

2007年2月1日起，按照上海市卫生局《本市市民社区就诊和定向转诊普通门（急）诊诊查费减免试行办法》，南汇区社区卫生服务中心对持南汇区户口的居民减免门急诊诊疗费7元，至12月底，为141.80万人次实施减免992.63万元。同年8月1日起，按上海市卫生局等5部门《本市郊区村卫生室门诊诊查费减免试行办法》，从当年，参加上海市新农合的郊区居民持合作医疗卡或社会保障卡，到所在村卫生室就诊，可以减免门诊诊查费。减免费用额度及承担：村卫生室门诊诊查费减免2元/人次。郊区居民在村卫生室就诊减免的门诊诊查费，由上海市财政承担50%，区、镇财政分担其余的50%。减免费用按实际发生数专项结算。至12月底，南汇区为78.42万人次实施减免156.84万元。两项合计为220.22万人次，减免1149.47万元。

2008年10月1日起，南汇区161所村卫生室全面实行基本药品零差率销售，150种基本药品按进价销售给患者，由南汇区财政按零差率药品销售总额的15%进行补助。10～12月，村卫生室就诊67.25万人次，销售零差率药品966.16万元，财政补助金额144.92万元。同年12月28日起，全区14家社区卫生服务中心全部实行基本药品零差率，产生的补偿费用由医保基金承担，非城保人员在社区卫生服务中心使用零差率药品产生的补偿费用纳入部门预算，由南汇区财政承担。

2009年，南汇区14家社区卫生服务中心根据上海市卫生局要求，开展诊查费减免、社区卫生服务中心166种药品零差率、村卫生室150种药品零差率等惠民利民工作。减免172.58万人次、1208万元，村卫生室减免209万人次、417万元，社区卫生服务中心药品零差率让利299万元，村卫生室药品零差率让利659万元。

4. 肺结核病减免

2003年11月11日、2006年11月8日，上海市政府办公厅先后转发上海市卫生局、财政局制订的《上海市菌阳肺结核病政府减免治疗办法》和《上海市菌阴肺结核病政府减免治疗费用办法》，凡上海市常住人口（包括本市居民和领取本市暂住证且至发病时已在上海市居住满6个月以上的外来人员）中，经卫生部门指定结核病定点医疗机构确诊、登记报告，并按规定使用规范性治疗方案，完成全程督导治疗的菌阳、菌阴肺结核病人。对上述肺结核病人的抗结核规范性治疗方案所涉及的药品、检查费用，实行政府减免。市、区（县）两级财政设立专项经费，分担减免的治疗费用。上海市财政投入的专项防治经费，主要用于上述肺结核病人的药品减免；其他减免费用，由区（县）财政负担。

2004～2008年，南汇区为1632人次结核病减免费用47.33万元。

2004～2008年南汇区肺结核病人减免费用情况表

表5-4-2　　　　单位：万元

年度	合计		其中					
	人次	减免金额	菌阳病人	减免金额	菌阴病人	减免金额	首诊病人	减免金额
2004	96	7.20	96	7.20	—	—	—	—
2005	344	3.69	34	0.50	45	0.55	265	2.64
2006	436	12.00	80	6.50	50	2.20	306	3.30
2007	713	20.49	77	7.93	88	6.26	548	6.30
2008	43	3.95	23	—	20	—	—	—
合计	1632	47.33	310	22.13	203	9.01	1119	12.24

5. 性病、吸毒免费医疗

解放后，根据中央关于“性病治疗可以免费”的指示精神，上海市卫生局于1959年4月第四次对性病医疗收费作出补充规定，按“能付则付、要减则减、需免则免”的原则办理。解放初期，对吸毒者进行免费戒毒治疗。

2005年4月1日，按上海市卫生局、财政局《上海市艾滋病及常见机会性感染减、免费药物治疗实施办法（试行）》和《上海市艾滋病免费自愿咨询检测实施办法（试行）》，不仅抗病毒药物的费用可以减免，艾滋病患者感染细菌性肺炎、细菌性肠炎、败血症、皮肤损伤、细菌性脑膜炎等四大类15种感染可获减免药物治疗费用。

6. 精神病人减免费

1997年和2001年，南汇县根据上海市财政局、卫生局《关于增加经费投入、进一步加强本市精神病防治工作的若干意见》，先后制定《关于贫困精神病人住院费用分级负担的办法》、《关于贫困肇事肇祸精神病人住院费用分级负担的办法》，及2006年10月10日，《上海市无业贫困精神病人免费服药项目实施方案》，为上海市无业、贫困精神疾病患者免费提供精神病治疗基本药物。1997年以来，南汇区（县）政府用于各类贫困精神病人治疗助贫款逐年递增。2004年，全区助贫贫困精神病人3187人次，金额达283万元。2005年，为934人次各类贫困精神病人住院减免治疗款204.8万元。2006年12月底，有417名贫困无业精神病人列入上海市免费服药名单，165名贫困无业精神病人享受南汇区定点精神科门诊免费治疗。2007年，南汇区享受上海市免费服药精神病人396人，全区有802名在册精神病人获得上海市、南汇区两级门诊免费服药。2008年，南汇区783名无业贫困精神病人获免费门诊、代配药、送药到病家服务。2004～2009年，南汇区有1750人次获得免费服药卡（每位病人每年免费500元）。

2005年，南汇区政府为148名贫困易肇事肇祸精神病人住院减免治疗款122万元；为704名贫困精神病人发放35万元门诊治疗慈善医疗卡；为38名关锁精神病人中的12人实行减免住院治疗7.8万元；为44名三级负担精神病人住院治疗款40万元。2006年12月底，南汇区有417名贫困无业精神病人列入上海市免费服药名单，165名贫困无业精神病人享受南汇区定点精神科门诊免费治疗。

7. 其他减免

1961～1964年，对浮肿、子宫脱垂、闭经、小儿营养不良四种疾病防治，在救济款内设置临时性的医疗救济费，专门用于医疗和减免补助等。

1998年4月，南汇县卫生局、退休职工管理委员会对特困退休职工使用“帮困医疗卡”，每卡可享受500元的药费减免。持卡人去指定医院就诊，还可享受优惠待遇：免收挂号费、诊疗费；免收辅助检查费（CT、彩超除外）；免收三大常规检验费；免收注射费。

1999年起，南汇区开展防盲治盲的复明工程，为老年人白内障患者免费施行复明手术。

2001～2007年南汇区老年人白内障复明手术情况表

表5-4-3

年份	2001	2002	2003	2004	2005	2006	2007
人数	294	267	259	328	704	867	268

从2005年9月起，南汇区实行免费婚前咨询和检查。

2008年，南汇区为13.02万名60岁以上老年人进行免费健康体检。

（三）离休干部个人不自负医疗费

1998年12月14日，《国务院关于建立城镇职工基本医疗保险制度的决定》明确：在建立城镇职工基本医疗保险制度的过程中，离休人员的医疗待遇不变，医疗费用按原资金渠道解决，支付确有困难的，由同级人民政府帮助解决。

2000年11月24日，中共中央办公厅、国务院办公厅关于转发《中央组织部、国家经贸委、财政部、人事部、劳动和社会保障部、卫生部关于落实离休干部离休费、医药费的意见》的通知中明确，离休干部的医药费按规定实报实销。

2009年4月，上海市物价局、卫生局、医疗保险办公室联合下发的《关于规范和调整本市综合类医疗服务价格的通知》中明确：上海市老红军、离休干部、二等乙级以上革命伤残军人住A等病房，超出C等病房床位费收费标准的费用由病人自负；住B等病房，超出C等病房床位费收费标准的费用病人不自负。

（四）革命残废军人及其家属医疗费减免

南汇县执行1950年卫生部、内务部规定对在乡二等以上革命残废军人伤口复发的治疗费、手术费和医药费实行全免。1956年经内务部、卫生部批准，二等以上革命残废军人家属因病医药费实行全免或半免。

1991年7月4日，上海市政府《上海市优抚对象优待办法》十二条（二）革命烈士家属、因公牺牲军人家属、病故军人家属、革命伤残军人因病就诊时，医疗单位应当优先治疗。不享受公费医疗待遇的革命烈士家属、因公牺牲军人家属、病故军人家属、现役军人家属以及带病回乡的复员退伍军人，因病治疗无力支付医疗费的，区、县卫生部门应当酌情给予减免。对二等以上革命伤残军人就诊，凭“革命伤残军人证”，免付挂号费。

（五）少数民族减免

南汇县执行1950年卫生部制定《少数民族诊治疾病优待暂行办法》规定：挂号费、诊疗费、注射费免收；普通手术费、透视及住院费、重要药品材料费、摄片费、特殊化验费7折收费；接生费经省妇女联合会审批，可在新法接生补助费内解决。减免经费，每年由省卫生厅核定指标下达地、市、县。

三、劳保医疗

1951年2月，南汇县贯彻、执行《中华人民共和国劳动保险条例》，实行职工的劳保医疗制度。至1953年，南汇县交通运输、邮电、财贸商业和工厂企业单位均实施职工劳动保险医疗制度（简称“劳保”）。劳保医疗的经费：1953年前全部由企业负担，在职职工在企业职工福利基金中列支，按企业职工工资总额的3%提取。退休职工在营业外支出中列支。1958年11月并入上海市后，按上海市的标准执行。企业职工供养的直系亲属享受半费医疗待遇。

劳保医疗任务：除工厂企业保健站、职工医院自己承担一部分外，由南汇县卫生局指定医院分别和各工厂企业单位挂钩，作为特约劳保医院，签订劳保医疗合同，凭特约单就诊记账，按月结算。

1982年起，劳保医疗费用大幅度上升，企业不堪负担，企业拖欠职工和医院医药费的情况十分严重。1984年6月，上海市劳动部门制定《关于在部分企业中试行医药费包干使用办法的几点意见》，南汇县选择一部分企业对原报销办法进行探索和改革。部分单位按照“定额包干，定期结算，超支实报，节余奖励”的原则试点，根据各单位人员多寡和经济情况，采取不同形式的医药费用包干办法。离退休人员的医药费实报实销。

上述各种改革办法中，职工个人都须按工龄或年龄承担一定数额的医疗费用。20世纪90年代中期，劳保医疗制度逐步被城镇企业职工医疗制度取代。

四、公费医疗

公费医疗经费是财政资金用于解决行政机关、事业单位、党派团体工作人员以及二等乙级以上在乡残废军人、大专院校学生等人员病伤的医疗费用。

解放初，南汇县享受供给制（包干制）人员的医药（包括矫治）费都由国家承担。1952年6月27日，政务院颁发“关于全国各级人民政府党派，团体及所属事业单位的国家工作人员实行公费医疗预防”的指示。1953年，江苏省政府颁发《江苏省各级人民政府党派团体及所属事业单位的国家工作人员公费医疗预防暂行实施办法》，明确规定公费医疗的享受范围，建立公费医疗经费的管理制度和管理机构。南汇县成立公费医疗预防管理委员会，由南汇县财政科、卫生科共同管理。1953年6月起，全县对乡干部实行公费医疗。南汇县实行公费医疗制度后，先后数次修改过“公费医疗管理试行办法”、“享受公费医疗待遇范围”、“经费报销范围”等有关的规定。

1953年，江苏省政府规定，公费医疗经费按实有人数每人每月2元（已折为新版人民币）编列预算。以每乡3人计算，超过者可在公费医疗中自行调度解决。1954年1月，下发补充规定，公费医疗标准改为每人每月1.50元供给。

1955年底，公费医疗标准规定为每人每月1.20元～1.40元。“凡享受公费医疗的行政机关、党、群团体及事业单位的工作人员，其子女随机关所在地居住生活的均可自愿参加统筹医疗，每个子女每月由父母自负1元，所在机关福利费中负担0.70元，18周岁以上者不得参加”。

1957年规定，南汇县撤区并乡后，县、区干部下放至乡，其子女可继续参加统筹医疗。

1960年12月规定，凡下放干部子女，原享受统筹医疗待遇者继续享受。干部家属回乡将子女领回乡间的停止统筹医疗待遇。1961年起，凡不和干部一起生活的子女，一律不予参加统筹医疗。

1962年4月，南汇县实行“公费医疗实施暂行规定（草案）”，停止统筹医疗。1962年6月，又对上述暂行规定（草案）前面加入参加统筹医疗的子女可继续参加，至1965年5月，统筹医疗终止。

1979年10月1日始，南汇县实行国家机关、事业单位干部职工家属医疗费补贴的办法，试行办法规定享受公费医疗职工的直系供养亲属的医疗费用，参照企业职工家属的医疗费报销办法，由所在单位在职工福利费中补贴50%。

1984年起，实行公费医疗制度改革，门诊药费与个人挂钩，试行“部分指标到人，节约归己”的办法。

1988 年 1 月，试行发给医药费备用金，门急诊医疗费少量付费的办法。

1992 年 1 月，实行公费医疗分级管理，乡级机关、事业单位原享受公费医疗人员的医疗费由乡财政承担；县级机关、事业单位原享受公费医疗人员的医疗费由县财政承担。

2000 年 4 月，实行《南汇县公费医疗管理办法》，规定在职人员自负门诊诊疗费，退休人员自负 50% 门诊诊疗费；在职人员自负门诊医疗费 10%；退休人员自负门诊医疗费 5%；在职人员自负住院医疗费 15%，退休人员自负住院医疗费 8%；是年，在职人员自负医疗费超过 1600 元，退休人员自负医疗费超过 800 元以上的部分补助 50%。

1952 年后，随着国民经济的发展，南汇县享受公费医疗的人员和经费均不断增加。1952 年为 2017 人，全年支出经费 1.03 万元，人均支出 5.11 元；1962 年 4148 人，支出 30.35 万元，人均支出 73.17 元；1972 年 5283 人，支出 23.56 万元，人均支出 44.60 元；1982 年 10467 人，支出 51.81 万元，人均支出 49.50 元；1992 年为 16945 人，支出 435.11 万元，人均 256.78 元；2000 年为 19886 人，是 1952 年享受公费医疗的人员的 9.86 倍，支出 3862.33 万元，是 1952 年的 3749.83 倍，人均支出 1942.23 元，是 1952 年的 380.09 倍；至 2001 年 1～3 月，享受公费医疗的人员 20074 人，支出 2481.19 万元，人均支出 1236.02 元。

2001 年 3 月，公费医疗享受单位和享受人员全部纳入“上海市城镇职工基本医疗保险”，结束长达 50 年的公费医疗制度。

1952～1962 年南汇县公费医疗经费支出情况表

表 5-4-4

年份	享受人数	支出金额（万元）	年人均支出（元）	年份	享受人数	支出金额（万元）	年人均支出（元）
1952	2017	1.03	5.11	1958	2493	6.35	25.47
1953	2451	5.28	21.54	1959	3854	9.14	23.72
1954	2432	4.42	18.17	1960	4353	15.62	35.88
1955	2379	3.53	14.84	1961	4483	21.45	47.85
1956	2695	5.57	20.67	1962	4148	30.35	73.17
1957	2833	7.48	26.40				

说明：1952 年、1953 年、1954 年的支出金额已折为新版人民币。

1971～2001 年 3 月南汇县公费医疗经费支出情况表

表 5-4-5

年份	享受人数（人）	支出金额（万元）	年人均支出（元）	年份	享受人数（人）	支出金额（万元）	年人均支出（元）
1971	4990	19.71	39.50	1978	8945	42.30	47.29
1972	5283	23.56	44.60	1979	9265	47.62	51.40
1973	7513	32.55	43.32	1980	9819	47.12	47.99
1974	7870	41.85	53.18	1981	9841	39.43	40.07
1975	8058	42.71	53.00	1982	10467	51.81	49.50
1976	8457	44.56	52.70	1983	10818	54.26	50.16
1977	9179	43.32	47.19	1984	11203	68.89	61.49

续表5-4-5

年份	享受人数（人）	支出金额（万元）	年人均支出（元）	年份	享受人数（人）	支出金额（万元）	年人均支出（元）
1985	11493	83.05	72.26	1994	17481	1087.47	622.09
1986	12068	95.04	78.75	1995	17964	1546.03	860.63
1987	12897	138.34	107.27	1996	18352	1922.77	1047.72
1988	14080	192.10	136.43	1997	18786	2308.92	1229.06
1989	15343	264.68	172.51	1998	19124	2985.03	1560.88
1990	15999	277.41	173.39	1999	19514	3554.04	1821.28
1991	16581	347.65	209.68	2000	19886	3862.33	1942.24
1992	16945	435.11	256.78	2001-01～03	20074	2481.19	1236.02
1993	17178	687.78	400.38				

五、医疗保险

（一）城镇职工基本医疗保险

1996年5月，南汇县实行《上海市城镇企业职工住院医疗保险办法》，实行定点医疗机构医疗。上海市乡镇以上公立医疗机构作为定点医疗机构。职工凭单位开出的住院凭证住院治疗。

医疗费用分担：设置起付线，参保职工每次住院起付线为一级医疗机构1500元；二级医疗机构2000元；三级医疗机构2500元；超过起付线以上部分，医疗保险部门承担85%。另15%由个人和企业承担。

2000年9月22日，上海市第十一届人大常委会第22次会议通过《上海市贯彻〈国务院关于建立城镇职工基本医疗保险制度的决定〉的实施方案》；2000年12月1日，《上海市城镇职工基本医疗保险办法》开始施行。

2001年1月1日，《上海市城镇职工基本医疗保险办法》全面实施。南汇县范围内的城镇企业、机关、事业单位社会团体和民办非事业单位在职职工、退休职工和其他参保人员均参加基本医疗保险。原来公费医疗享受单位和享受人员全部纳入上海市城镇职工基本医疗保险范围。全县1243家参保单位的23646名退休人员划卡就医，78235名在职职工用“老凭证”按新办法结算。2000年12月1日起，南汇县医疗保险制度改革领导小组成立；对各医疗单位的分管领导、财务科长、医务科长、医院的挂号、收费窗口电脑操作、维护人员进行培训；全县31家医疗单位安装计算机硬件设施及门急诊收费软件；联络南汇县社保中心，分8批对全县1500多名企事业单位医保经办人员进行培训，并发放医保文件和培训材料。

交费费率：用人单位缴费费率为上年单位职工工资的10%加2%地方附加医疗保险费，个人缴纳工资额的2%。

实行个人账户和社会统筹相结合的办法。参保人员在上海市所有医保定点医疗机构自由就诊。

1. 账户计入

职工按其在医疗保险年度（以下简称医保年度，即当年4月1日至次年3月31日）起始时实足年龄所处的年龄段标准，计入其个人医疗账户资金（即用人单位缴纳的基本医疗保险费，根据下列比例计入在职职工个人医疗账户：34岁以下的，按上一年度上海市职工年平均工资的0.5%；35～44岁的，按上一年度上海市职工年平均工资的1%；45岁至退休的，按上一年度上海市职工年平均工资的1.5%）；在职职工退休后，自可领取养老金之月起，按退休人员标准计入其个人医疗账户资金。若退休后计入的资金不足的，不足部分在下一医保年度时计入个人医疗账户历年结余资金部分。

对职工在医保年度起始前已参加的、在医保年度中参加的，或职工补缴、欠缴医疗保险费及个人医疗账户资金等都作了详尽规定。

医疗保险项目扩展到门诊急诊部分、院前急救医疗费用（不包括急救车费和非急救医疗费）、计划生育手术费、经批准暂缓退休人员、恶性肿瘤病人门诊大病医疗范围由原来的肿瘤化疗、放疗扩展到放射治疗、同位素、介入和中医药抗肿瘤治疗及必要的相关检查。

2. 支付比例

上海市城镇职工基本医疗保险医疗费支付比例情况表

表5-4-6

<table>
<tr><th>职工状况</th><th>参加工作时段</th><th>诊疗状况</th><th>医疗费支付比例</th></tr>
<tr><td rowspan="5">在职</td><td rowspan="2">2000年12月31日前参加工作</td><td>门急诊</td><td>账户段＋自负段（上年度职工年平均工资10%）＋根据出生年月个人分别自负30%（即1955年12月31日前出生、在2000年12月31日前参加工作的城保在职人员）、40%（即1956年1月1日至1965年12月31日出生、在2000年12月31日前参加工作的城保在职人员）、50%（即1966年1月1日后出生、在2000年12月31日前参加工作的城保在职人员），其余医保支付。</td></tr>
<tr><td>住　院</td><td>起付线上年度职工年平均工资10%，超过以上部分个人自负15%。</td></tr>
<tr><td rowspan="2">2001年1月1日后参加工作</td><td>门急诊</td><td>账户段后，全部个人自负。</td></tr>
<tr><td>住　院</td><td>起付线为上年度职工年平均工资10%，超过部分个人自负15%。</td></tr>
<tr><td colspan="2">门诊大病</td><td>无起付线，15%个人自负。</td></tr>
</table>

续表 5-4-6

职工状况	参加工作时段	诊疗状况	医疗费支付比例
退休	2000 年 12 月 31 日前退休	门急诊	账户段＋自负上年度职工年平均工资 2%，根据医院级别，个人自负：一级 10%、二级 15%，三级 20%。
		住　院	起付线上年度职工年平均工资 5%，以上部分，个人自负 8%。
	2000 年 12 月 31 日前参加工作，2001 年 1 月 1 日后退休	门急诊	起付线为上年度职工年平均工资 5%，根据医院级别，个人自负：一级 15%～45%，二级 20%～50%，三级 25%～55%。
		住　院	起付线为上年度职工年平均工资 8%，超过部分个人自负 8%。
	2001 年 1 月 1 日后参加工作并退休	门急诊	起付线为上年度职工年平均工资 10%，根据医院级别，个人自负：一级 45%，二级 50%，三级 55%。
		住　院	起付线为上年度职工年平均工资 10%，超过部分个人自负 8%。
	门诊大病		无起付线，8% 个人自负。
封顶线			上年度职工年平均工资的 4 倍，超过部分个人自负 20%。
起付线			住院和门诊在一个医保年度内只有一个起付线。

3. 病种付费

2004 年，贯彻《关于本市城镇职工基本医疗保险部分住院病种实行按病种付费试点工作的通知》，对顺产剖宫产、阑尾炎＋阑尾切除术、胆囊结石伴胆囊炎＋经腹胆囊切除术、胆囊结石伴胆囊炎＋腹腔镜胆囊切除术、甲状腺良性肿瘤＋甲状腺切除术、子宫肌瘤＋子宫全切术、乳房良性肿瘤＋病损切除术、白内障＋人工晶体植入术等 9 个病种按病种付费。2005 年，按照上海市医保局《关于进一步扩展本市按病种付费试点病种数量的通知》，又推出腰椎增生或椎间盘突出＋椎间盘切除手术大、小隐静脉曲张＋静脉曲张手术、腹股沟疝＋腹股沟疝手术、前列腺增生＋前列腺手术、卵巢良性肿物＋经腹卵巢手术、卵巢良性肿物＋腹腔镜卵巢手术等 6 个病种按病种付费。从而以服务项目付费逐渐向按病种付费办法的过渡，降低个人的支出水平。

4. 医疗减负

2001 年 3 月至 2007 年 7 月，上海市医保局先后出台 18 个文件，减轻病人负担，方便病人就医确保医保平稳实施。先后对尿毒症透析病人自负医疗费、恶性肿瘤病人门诊大病医疗、精神病患者自负医疗费、肾移植术后抗排异病人自负医疗费、低收入困难人员住院起付标准以下医疗费、大部分丧失劳动能力的低收入困难职工住院起付标准以下医疗费、困难群体门急诊自负段标准、统筹基金起付标准以下部分自负医疗费用、恶性肿瘤门诊大病医保管理、门急诊自负高额医疗费困难人员、尿毒症透析、肾移植术后抗排异治疗病人使用乙类药品自负医疗费用等实行医保减负，对因患大病、重病而完全丧失劳动能力的特困人员比照享受退休时有关医疗保险待遇，出台上海市城镇职工基本医疗保险综合减负实施办法、中小学生和婴幼儿住院、门诊大病基本医疗保障试行办法、调整医保综合减负操作办法等。南汇区（县）参保人员按照上述政策精神，进行医疗费用减负。

5. 就医管理

2002年后，上海市基本医疗保险不断扩展医疗保险项目和扩大参保对象，调整医疗费用支付比例，完善管理办法。

2003年8月，根据上海市卫生局"就医记录册"发放总体实施计划，完成全区1970家单位在职职工的82168本记录册和164家单位离休干部的348本记录册发放。

2003年8月，根据上海市政府办公厅《关于在本市街道（镇）社会保障服务机构内增设医疗保险事务服务点工作有关事项的通知》，南汇区设置周浦、大团两个服务点。2005年，开展6个镇事务点重点建设，8个镇事务点非重点建设，招收49名工作人员。增加计算机、柜台等设备，将以非现金类业务为主的医保业务下沉到医保事务点。同年，大团镇永春福利院、航头镇养老院、周浦镇敬老院3所养老机构作为内设医疗机构纳入医保结算。

2004年1月1日起，南汇区组织实施计算机四期接口规范及结算项目库建设，医疗机构根据项目库的诊疗项目、药品、医用材料等项目按收费标准收费。

2005年，南汇区从以前门急诊高额减负过渡到门急诊、住院和门诊大病"三合一"的综合减负，享受人员在一个医保年度内，个人支付医疗费从不可知到可知和设定最高支付限额。同年12月，按《上海市基本医疗保险和工伤保险药品目录（2005年版）的通知》，规定甲类药品直接进入医保结算；乙类药品支付比例分三档：（1）参照甲类支付；（2）按10%自负比例支付；（3）按20%自负比例支付。是年起，推进举报奖励制度，凡举报者举报违反医疗保险政策的医疗单位、个人，经查属实后，给予举报人一定金额奖励。

2006年，南汇区建立和完善医保中心的内部的基金审核制度，设置和配备稽核岗位，落实工作职责。

2007年10月18日起，全区2325名"三类人员"（老年遗属、无保老人和重残人员）的医疗费用实行网上实时结算。是年，全区14个服务点受理6000多参保人员登记缴费，146多所学校和幼儿园的77000多人员参保。

2008年，将中小学生、老职工遗属、重残人员、高龄无保障老人统一归并纳入城镇居民医疗保险办法，全区有10万多人参加城镇居民医疗保险。降低参保人员起付线标准。将全区各社区卫生服务中心医保费用有后付制向预付制转变。将人口较为密集地区社区卫生服务站纳入医保结算，康桥、周浦、泥城三镇4个卫生服务站纳入医保结算。

6. 定点医院

2009年8月南汇区医保定点医院情况表

表5-4-7

序号	名　称	地　址
1	南汇区中心医院	惠南镇拱为路2800号
2	南汇区周浦医院	周浦镇关岳路135号
3	南汇区周浦医院康桥门诊部	周浦镇康沈路1478号
4	南汇区光明中医医院	惠南镇东门大街339号
5	南汇区精神卫生中心	惠南镇城北路43号
6	上海市民政第二精神卫生中心	川周公路2607号

续表5-4-7

序号	名　称	地　址
7	南汇区妇幼保健所	惠南镇人民东路3030号
8	南汇区老年医院	张家桥车站北首
9	芦潮港镇社区卫生服务中心	芦潮港镇南首
10	芦潮港镇社区卫生服务中心芦农分中心	南汇芦潮港农场
11	康桥镇社区卫生服务中心	横沔新镇拯安路58号
12	康桥镇社区卫生服务中心美林小城社区卫生服务站	沪南公路3468号
13	康桥镇社区卫生服务中心老镇社区卫生服务站	康桥镇横沔老街河西街
14	康桥镇社区卫生服务中心南华城小区社区卫生服务站	康桥镇浦三路4688弄
15	康桥镇社区卫生服务中心周康小区社区卫生服务站	康桥镇康沈路400号
16	周浦镇社区卫生服务中心	周浦镇沈梅东路163号
17	周浦镇社区卫生服务中心幸福社区卫生服务站	周浦镇川周路4058弄8号
18	周浦镇社区卫生服务中心东南社区卫生服务站	周浦镇东南二村小花园内
19	周浦镇社区卫生服务中心瓦屑分中心	周浦镇瓦屑老街148号
20	航头镇社区卫生服务中心	航头镇沪南公路5395号
21	航头镇社区卫生服务中心航西分中心	航头镇航南路大治河桥东侧
22	新场镇社区卫生服务中心	新场镇朝阳路44号
23	新场镇社区卫生服务中心坦直分中心	新场镇新坦瓦公路365号
24	宣桥镇社区卫生服务中心	宣桥镇沪南公路8719号
25	宣桥镇社区卫生服务中心三灶分中心	宣桥镇三灶街北首
26	六灶镇社区卫生服务中心	六灶镇崇溪路120号
27	祝桥镇社区卫生服务中心	祝桥镇川南奉公路5009号
28	祝桥镇社区卫生服务中心东海分中心	祝桥镇盐朝公路867号
29	祝桥镇社区卫生服务中心朝阳分中心	南汇朝阳农场
30	祝桥镇社区卫生服务中心盐仓分中心	祝桥镇川南奉公路5729号
31	惠南镇社区卫生服务中心听潮分中心	惠南镇城西路1号
32	惠南镇社区卫生服务中心	惠南镇黄路村友谊1012号
33	惠南镇社区卫生服务中心红光社区卫生服务站	惠南镇红光小区856号
34	惠南镇社区卫生服务中心荡湾社区卫生服务站	惠南镇荡湾小区荡湾路28号
35	大团镇社区卫生服务中心	大团镇永定南路169号
36	大团镇社区卫生服务中心三墩分中心	大团镇三宣公路368号
37	泥城镇社区卫生服务中心	泥城镇南芦公路1843号
38	泥城镇社区卫生服务中心申港街道临港家园社区卫生服务站	临港新城主城区古棕路555弄119号楼
39	泥城镇社区卫生服务中心彭镇分中心	泥城镇马五路61号
40	书院镇社区卫生服务中心	书院镇新卫路6号
41	书院镇社区卫生服务中心南分中心	书院镇芸香路38号
42	万祥镇社区卫生服务中心	万祥镇万和路8号
43	老港镇社区卫生服务中心	老港镇鑫盛路13号
44	老港镇社区卫生服务中心滨海分中心	滨海镇通源东路15号

7. 定点药店

2009年，全区医保定点药店由2004年的7个扩大到17个，实现每个镇都有一个医保定点药店，方便享受人员到药店购药。

2009年南汇医保定点药店情况表

表5-4-8

序号	名　称	地　址
1	上海南汇华泰药店连锁总店华惠店	惠南镇东门大街3号
2	上海市第一医药商店连锁经营有限公司人民药房	惠南镇人民东路2635弄138号
3	上海南汇开心人大药房有限公司	惠南镇人民西路15-25号
4	上海龙威大药房有限公司康沈路店	康桥镇康沈路337-339号
5	上海南汇华泰药店总店华意店	周浦镇年家浜路348号
6	上海南汇华泰药店连锁总店周浦一店	康桥镇康沈路1585号
7	上海南汇华泰药店连锁总店航头店	航头镇航兴路4-6号
8	上海南汇华泰药店连锁总店新场二店	新场镇牌楼西路106号
9	上海南汇华泰药店连锁总店宣桥店	宣桥镇南宣公路328号
10	上海南汇华泰药店连锁总店六灶店	六灶镇周祝公路2311号
11	上海南汇华泰药店连锁总店祝桥店	祝桥镇东大街33号
12	上海南汇华泰药店连锁总店大团店	大团镇永春中路54号
13	上海南汇华泰药店连锁总店泥城店	泥城镇泥城路32号
14	上海南汇华泰药店连锁总店书院店	书院镇石皮泐路
15	上海雷允上添天乐药房	万祥镇万和路38号
16	上海南汇华泰药店连锁总店老港店	中港镇建中路3号
17	上海雷允上果园药房有限公司	芦潮港镇渔港路75号

（二）小城镇社会医疗保险

2003年10月，南汇区范围内用人单位及其上海市户籍从业人员，及经上海市政府批准的其他人员按上年度全市职工月平均工资60%的5%缴费。缴费年限不低于15年的，在南汇区内一、二级医疗机构就医时，享受住院和门诊大病的医保待遇。因病情需要转诊治疗的，需办理转诊手续。其住院：每年第一次住院起付标准为上年全市职工平均工资60%的10%；第二次及以上的住院起付标准为上年全市职工平均工资60%的5%。超过起付线以上部分，在职人员医保支付70%；按月领取养老金人员医保支付80%。其门诊大病：在职人员医保支付70%；按月领取养老金人员医保支付80%。每年4月1日至次年3月31日为一个医保年度。

2006年，推进小城镇医疗保险，南汇区为失地农民落实小城镇保险，解决在道路修建过程中失地农民的保障问题，同时为“农来农去”的知识青年、公安民警家属、教师家属、科技干部家属、海员家属、自理口粮户口、小城镇户口、1949年10月1日前入党的老党员、西藏复员兵等特殊人群落实小城镇保险。至年末，全区参加小城镇保险人数达到24.8万人，参保总量列上海市第一。2007年末，参保人员达到25万人。

2008年3月，经上海市政府批准，2008年医保年度（2008年4月1日至2009年3月31日）上海市小城镇医疗保险按月领取养老金人员，缴费年限超过20年的，其门急诊补充保险个人账户计入标准，以2005年上海市职工年平均工资26823元的60%为基数，并按规定比例计入。

为弥补小城镇医保享受人员不能享受门急诊医疗保险的不足，凡小城镇医保享受人员可以参加合作医疗，所需资金从个人账户资金中划转，划拨到南汇区合作医疗办公室。

（三）城镇居民基本医疗保险

2008年1月1日起，南汇区执行上海市政府制定的《上海市城镇居民基本医疗保险试行办法》、《上海市城镇居民基本医疗保险操作细则》和上海市城镇居民基本医疗保险结算办法。

规定：凡未参加上海市城镇职工基本医疗保险、小城镇医疗保险和新型农村合作医疗，且符合以下条件之一的人员，可以参加城镇居民基本医疗保险（以下简称“居民医保”）。①具有上海市城镇户籍，年龄超过18周岁的人员；②具有本市户籍的中小学生和婴幼儿；③根据实际情况，可以参照适用本办法的其他人员。居民医保的登记缴费期为每年10月1日至12月20日，参保人员按照年度缴费，次年1月1日至12月31日享受相应居民医保待遇。居民医保基金由个人缴费、政府财政补贴、职工医保基金划转和专项资金组成。居民医保基金的筹资标准以及个人缴费标准，按照参保人员的不同年龄分段确定：① 70周岁以上人员，筹资标准每人每年1500元，其中个人缴费240元；② 60周岁以上、不满70周岁人员，筹资标准每人每年1200元，其中个人缴费360元；③超过18周岁、不满60周岁人员，筹资标准每人每年700元，其中个人缴费480元；④中小学生和婴幼儿，筹资标准每人每年260元，其中个人缴费60元。参保人员个人缴费以外资金，由政府财政补贴资金等支付。

医保待遇：参保人员门诊急诊（含家庭病床）、住院（含急诊观察室留院观察）发生的符合本办法规定的医疗费用，由居民医保基金按照以下比例支付，其余部分由参保人员个人自负：① 70周岁以上的人员，住院支付70%，门诊急诊支付50%；② 60周岁以上、不满70周岁的人员，住院支付60%，门诊急诊支付50%；③超过18周岁、不满60周岁的人员，住院支付50%，门诊急诊医疗费年度累计超过1000元以上的部分支付50%；④中小学生和婴幼儿，住院支付50%，门诊急诊支付50%。参保人员门诊在社区卫生服务中心（或者一级医疗机构）就医，由居民医保基金支付60%。居民医保的诊疗项目、医疗服务设施和用药范围、支付标准以及定点医疗机构管理等，参照上海市城镇职工基本医疗保险的有关规定执行。全年，全区居民医疗保险参保人数100978人，实际缴费参保人数90117人，其中在校学生和幼儿童参保人数74953人。城镇居民医疗保险费用累计申报结算2.19亿元。

2008年3月，根据《上海市人民政府关于修改〈上海市城镇职工基本医疗保险办法〉的决定》有关规定，经上海市政府批准，将2008年医保年度（2008年4月1日至2009年3月31日）上海市城镇职工基本医疗保险（以下简称“城保”）参保人员个人医疗账户计入标准，门急诊自负段标准、统筹基金起付标准和最高支付限额（以下简称“三项标准”）作调整。

2008年医保年度城保个人医疗账户单位缴费计入部分计入标准情况表

表5-4-9

参保对象		计入标准（元）	参保对象		计入标准（元）
在职职工	34岁以下	140	退休人员	74岁以下	1120
	35～44岁	280		75岁以上	1260
	45岁以上	420			

同时，将上海市城镇从事自由职业人员和个体经济组织业主及其从业人员基本医疗保险（以下简称“个保”）按月领取养老金人员个人医疗账户计入标准，以及个保参保人员门急诊自负段标准、统筹基金起付标准和最高支付限额（以下简称“三项标准”），参照2008年医保年度本市城镇职工基本医疗保险的相关标准执行。(1) 个保按月领取养老金人员个人医疗账户按下列标准分别计入：①退休至74岁以下的为1120元；② 75岁以上的为1260元。(2) 关于个保“三项标准”：

2008年医保年度城保参保人员“三项标准”情况表

表5-4-10

参保对象		门急诊自负段标准（元）	统筹基金起付标准（元）	统筹基金最高支付限额（元）
在职职工		1500	1500	70000
退休人员	2000年12月31日前退休	300	700	70000
	2001年1月1日后退休	700	1200	70000

2008年4月1日起，增加上海市未退休协保人员个人医疗账户计入资金。2008年医保年度，未退休协保人员个人医疗账户个人缴费计入部分，由按原个人缴费基数的2%计入统一调整为按2007年上海市职工年平均工资80%的2%计入。

同年9月1日起，南汇区提高心脏起搏器、人工关节基本医疗保险支付标准，上海市基本医疗保险参保人员，安装心脏起搏器发生的一次性医用材料费用，最高支付标准由每套13800元提高为25000元；进行人工关节置换发生的一次性医用材料费用，最高支付标准由每套1760元提高为15000元。

2009年4月，南汇区执行上海市人力资源社会保障局和上海市医保局制定的《上海市外来从业人员综合保险住院医疗费用结算操作细则》，方便外来从业人员医疗费用结算。

（四）精减退职回乡人员医疗保险

2005年7月，南汇县实行上海市1961～1962年国民经济调整时期精减退职回乡、现仍在农村的1957年底以前参加工作的老职工基本医疗保障纳入社会统筹。其门急诊医疗费用实行个人医疗费用定额包干制度，定额包干费标准为每人每月50元，由上海市社保中心随生活补助费一起发放。其住院和门诊大病医疗参照享受上海市城镇职工基本医疗保险办法所规定的2000年12月31日前退休人员的住院、急诊观察室留院观察和门诊大病医疗待遇。其高额自负医疗费用参照享受上海市城镇职工基本医疗保险的各项医疗费用减负待遇。

2008年1月1日起，按照上海市医疗保险局、上海市劳动和社会保障局、上海市财政局、上海市人事局《关于提高精减退职回乡老职工门急诊定额包干费标准的通知》精神，调整精减回乡老职工门急诊定额包干费标准。从每月50元提高到每月80元，由上海市社保中心随生活补助费一起发放。南汇区有100多个单位、400多人纳入这一范围。

（五）城镇职工老年遗属医疗保险

2006年1月1日始，南汇区贯彻、落实上海市《关于妥善解决本市城镇职工老年遗属医疗费报销问题的处理意见》，参加上海市医疗保险的企业和机关、事业单位的职工死亡后，其原供养的直系亲属，且有上海市户籍，年满60周岁，按规定享受遗属生活困难补助且无保障的人员纳入医疗保险范围。至年末，南汇区有1500名老年遗属纳入医疗保险范围。

（六）城镇高龄无保障老人医疗保障

2006年9月1日，按照《上海市城镇高龄无保障老人基本医疗保障试行办法》，对南汇区内年满70周岁，在上海市居住、生活满30年，从户籍制度建立起就是上海市城镇户籍，且未纳入基本养老保险和医疗保险制度以及未享受征地养老等待遇的老人，给予享受新制度规定的养老、医疗保障待遇。门急诊医疗费由医保基金支50%；住院医疗费由医保基金支付70%。其基本的养老待遇为每人每月460元，基本医疗保障实行定点医疗、按需转诊的就医制度。至年末，南汇区有449名高龄老人纳保。

（七）普通高等院校学生医疗保障

2007年4月，对上海市各类高等院校、科研所全日制本科生，高职高专学生及非在职研究生的住院和门诊大病医疗由医疗保险中的统筹资金支付（住院治疗一级医院起付标准50元，二级医院100元，三级医院300元以上的医疗费用全部由医保中的统筹资金支付，起付标准及其以下部分医疗费用由个人负担。门诊大病医疗费用全部由医保中的统筹资金支付）。普通门急诊医疗费用由学校补助资金支付（院校内门诊医疗费用个人支付不超过10%，院校外门诊医疗费用个人支付不超过20%）。

（八）城镇重残人员纳入基本医疗保障

2007年7月，依据上海市《关于将本市城镇重残人员纳入基本医疗保障的试行意见》，对具有上海市城镇户籍，年满16周岁，持有“中华人民共和国残疾证”并符合上海市重残标准的无医疗保障人员的门急诊医疗发生的费用，由保障基金支付50%，住院医疗发生的费用由保障基金支付70%，其余部分由个人承担。南汇区残联按每人每年200元标准筹集的重残人员大病、重病医疗帮困专项基金对自负高额医疗费有特殊困难的城镇重残人员提供医疗帮助。

六、医疗补助

2004年1月，南汇区实行上海市市民社区医疗互助帮困计划。凡按国家和上海市政策、经政府动员支援外省市建设在外省市单位工作现退休回沪在南汇区定居、已取得上海市户籍并由上海市总工会发放生活补贴的人员，在每一年度的首月按规定的缴费标准向所在街道（镇）的医疗互助帮困服务点缴费（2004年度的缴费标准为每人50元）后，自缴费的次月起，享受医疗互助帮困补贴。根据支内（支疆）退休回沪定居人员工资收入低、医疗保障不足的特点，南汇区为做好上海市社区医疗互助帮困计划，每人发放门诊医疗卡150元，在定居的社区医疗服务中心使用，其他医疗费用根据不同情况进行补助。2004年，南汇区有1600多人参加，全年补助金额为8万元。2007年末，帮困人员达到2429人。

其门诊医疗互助帮困补贴用于支付在事先就近选定的南汇区一级医疗机构(称约定医疗机构)发生的门诊医疗费用（2004年度的门诊医疗互助帮困补贴标准为150元）。

其高额自负医疗费符合相关条件的可申请帮困补助，2004年度门诊高额自负医疗费的补助标准为：实际自负的门诊医疗费超出1200元以上部分，由医疗互助帮困资金补助50%。2004年度住院（包括急诊观察室留院观察）高额自负医疗费的补助标准为：实际自负的住院医疗费，由医疗互助帮困资金补助50%。

医疗互助帮困对象获得上述补助后，因为高额自负医疗费负担过重仍有困难的，可以向户籍所在地街道（镇）社会救助事务管理所提出医疗救助申请。对符合医疗救助条件的上述人员，民政部门给予救助。

2008年12月，根据《上海市人民政府办公厅转发市人力资源社会保障局等五部门关于进一步完善本市市民社区医疗互助帮困计划意见的通知》（沪府办〔2008〕61号）精神，落实上海市民社区医疗互助帮困计划并制定《上海市市民社区医疗互助帮困计划实施细则》。

2004～2007年南汇区医疗互助帮困资金收支情况表

表5-4-11 单位：元

年度	缴费人数	经费合计	个人缴费	区财政拨款	市医保局拨款	支出总计
2004	1454	626178	72700	180000	373478	70242.72
2005	1454	384686	72700	159396	152590	305142.39
2006	1937	678527	87200	215000	376327	373029.63
2007	2452	1318527	122900	270000	925627	458277.82

2002年1月，南汇区对区级机关公务员和全额拨款事业单位的在编和退休人员实行医疗补助，镇级机关公务员和全额拨款事业单位人员由镇实行医疗补助。退休人员住院、急诊观察室留院观察、门诊大病及家庭病床发生的个人自负医疗费用部分，予以补助50%；在职人员住院和急诊观察室发生的个人自负起付线以下的医疗费用部分，予以补助50%；因肾透析、精神病、恶性肿瘤患者，个人自负医疗费较高影响生活，给予酌情补助。全区享受公务员医疗补助人员9000多人。2004年，各镇学校教职工6000多人纳入公务员医疗补助。

七、医疗互助

1996年9月1日，上海市红十字会、上海市教委、上海市卫生局联合建立上海市中小学生、婴幼儿住院医疗互助基金（以下简称少儿住院基金）。该项基金遵循互助共济、节余滚存的原则，实行全市少年儿童住院医疗费用的社会统筹、风险共担，成为上海市市民医疗保障体系中的一个重要组成部分。同年9月，南汇县建立“南汇县中小学生、婴幼儿住院医疗互助基金管理委员会”（简称管委会），下设办公室，处理日常事务。

根据社会的需要，少儿住院基金参加对象不断扩大。2003学年，覆盖对象从原有的中小学生（含中专、职校、技校、特殊学校）在册的学生（包括外省市借读生）和具有上海市常住户口的学龄前儿童扩大到上海市学龄前的残疾儿童。2004学年，少儿住院基金又将上海市“外来媳妇”生育的学龄前子女、外来就业人员的已在民工学校接受义务教育的子女纳入基金覆盖范围。

2005学年，又将上海市已领取残疾证未入学的残疾未成年人以及上海市引进人才子女，已办居住证并在有效期内的学龄前儿童纳入基金覆盖范围。2006学年，把18周岁以下辍学学生以及高中毕业且在教育行政部门确认的学校内就读高复班学生（一年以内），纳入少儿住院基金覆盖范围。少儿住院基金覆盖对象从上海市户籍的少年儿童扩展至居住在上海市的非上海市户籍的少年儿童。

2009 学年，上海市少儿住院基金明确：

1. 参加对象

（1）中小学生（含中专、职校、技校、特殊学校）在册的学生（包括外省市借读生）；（2）具有上海市常住户口学龄前儿童。

2. 收费标准及办理手续

参加者按学年收费（每年 9 月 1 日至次年 8 月 31 日）。

收费调整情况：1996 学年，0～3 周岁为每人 32 元，4～18 周岁 20 元；1998 学年，0～3 周岁为每人 36 元，4～18 周岁 25 元；2000 学年，0～3 周岁为每人 40 元，4～18 周岁 30 元。2004 学年，从原来的 0～3 周岁 40 元调整为 0～5 周岁 60 元；4～18 周岁 30 元调整为 6～18 周岁 50 元。2009 学年，0～5 周岁以及上海市学龄期因残疾不能入学的少年儿童 60 元/年；6～18 周岁 60 元/年。中小学生、幼儿园、托儿所儿童由学校统一办理参加手续。0～5 周岁未入园、入托儿童以及新生儿满月后 30 天内和上海市学龄期因残疾不能入学的少年儿童到户籍所属街道、镇医院办理参加手续。

3. 享受待遇

参加者一旦因病、伤住院，凭少儿住院基金医疗证和收费单位出具的住院医疗费用结算证明单，可享受以下待遇：（1）入院时可免交 50% 的住院预付金；（2）出院时可免于缴纳由少儿住院基金扣除起付线以外 50% 的医疗费用（起付线：I 级医院 50 元，II 级医院 100 元，III 级医院 300 元）；（3）白血病、血友病、再生障碍性贫血、恶性肿瘤出院后的专科门诊费用以及接受肾移植前的透析费用和手术后的抗排异药物费用，也可支付 50% 的医疗费用，不设起付线；（4）每人每学年最高支付金额为 10 万元。

4. 定点医疗

凡参加医疗互助基金者因病、伤住院需遵守划区定点住院医疗的规定，即在患儿户籍或就读、入院、入托所在地的市、区（县）级医院及乡镇卫生院治疗。不在规定的医疗单位治疗的住院费用不属于互助基金支付范围。急诊可在全市定点医院范围内就近住院。南汇区（县）有 32 家定点医院（其中，6 家区级医院，26 家镇卫生院）。

1996～2001 年少儿住院基金分级支付比例情况表

表 5-4-12

级数	医疗费用级距	支付比例
（1）	1000 元（含 1000 元）以下的部分	60%
（2）	1000 元以上 5000 元的部分	70%
（3）	5000 元以上 10000 元的部分	80%
（4）	10000 元以上的部分	90%

南汇县 1996～2001 年少儿基金收支情况如下：1996～2001 年有 671069 人次参加少儿基金，基金收入 1727.60 万元，其中住院支付人次 37831 人次，基金支付 1785.72 万元。少儿基金十分有效地减轻患儿家庭的经济负担，为成千上万的家庭幸福和社会稳定作出卓有成效的贡献。

1996～2008年南汇区（县）少年儿童住院医疗互助基金情况表

表5-4-13

学年度	参加人数（人）	基金收入（元）	住院支付人次（人次）	基金支出（元）	基金使用率（%）
1996学年	119092	2474120.00	4370	1829040.00	73.93
1997学年	116217	2384412.00	5330	2487540.00	104.33
1998学年	111394	2842700.00	4576	2610656.00	91.84
1999学年	108393	2821204.00	7163	3296319.00	116.84
2000学年	106370	3359600.00	8992	3883640.00	115.98
2001学年	109603	3393930.00	7400	3750000.00	110.49
2002学年	106307	3277490.00	8823	3531423.44	107.75
2003学年	108205	3383790.00	6725	3420786.75	101.09
2004学年	107107	5606440.00	6773	4763000.00	84.96
2005学年	107272	5627290.00	5999	4600000.00	81.74
2006学年	108218	5705610.00	5928	4546191.00	79.68
2007学年	105742	5582410.00	5800	4978214.91	89.18
2008学年	105926	5613000.00	6096	5630000.00	100.30
合　计	1419846	52071996.00	83975	49326811.10	94.73

说明：学年是指当年的9月份至第二年的8月份。

2006年，南汇区卫生局被上海市少年儿童住院医疗互助基金管理委员会评为“2002～2004学年度上海市少儿住院互助基金先进集体”。

八、合作医疗

农村合作医疗制度是由政府引导、支持农民自愿参与的互助互济医疗保障制度，是农村社会保障体系的重要组成部分。南汇县农村合作医疗制度始于20世纪50年代末期，兴起于60年代后期和70年代初期，坚持于80年代和90年代，发展于21世纪，至2009年已有50余年。

1950年初，合作医疗初始。当时南汇县坦直乡社会医务人员成立“坦直乡人民治疗所”，规定每户月缴大米1.5公斤，作为统筹医疗费用，凡参加者免收医疗费用，因入不敷出，同年9月改为每人每年缴大米0.5公斤，就诊者免诊金而药费自理，不久即停办。

1956年秋，绝大多数农业生产合作社与联合诊所订立保健合约，社员凭特约单看病记账，由各生产合作社统一垫支费用。

1958年秋，各乡成立保健委员会，参加保健的社员每人每月缴保健费5分～6分，由生产合作社从公益金中支出，凭保健卡到乡医院或医疗站就诊，一般免三费（号金、诊金、注射费），药费自理年终结算，每个卫生室有保健员备有常用保健药品（如红汞、碘酒等），不收费用。

1964年始，各公社先后试行新的合作医疗制度，1969年7月推广。1970年春，全县335个大队全部实现合作医疗。经费来源：(1) 合作基金，由大队公益金中提取和社员自负，每人每年备支1元～3元。(2) 三费（号金、诊金，注射费）收入。(3) 国家拨给防疫补贴费。社员享受医疗经费报销，一般每年控制在30元～50元之间，超支部分社员自负，特别困难者经有关领导批准，适当减免。1969～1976年，合作医疗制度实行队办队管，全县队队办起合作医疗。基本上做到：无病早防，有病早治、常见病多发病治疗不出队。

1977～1986年，合作医疗制度实行社办合作医疗，社队分级核算。1978年，下沙、新场、惠南、泥城、六灶、三灶、瓦屑、周西等8个经济发达的公社实行社办合作医疗，社员治病不受金额限制，药费、检验费、手术费全部向公社报销，挂号、出诊、注射费自理。

1980年，南汇县革命委员会批转南汇县卫生局《关于整顿合作医疗一些做法的请示报告》，其资金筹集可以集体公益金中抽一部分，个人付一部分，其比例由社员讨论决定。随着集体经济的不断壮大，逐步降低社员自付的合作医疗基金，扩大报销范围，避免“一刀切”，“五保户”的基金全部由公益金支出。如：下沙公社社员医药费报销20元～40元的有233人，41元～60元的55人，61元～100元的43人，101元～500元的42人，500元以上的2人。

1983年，全县58.7万农业人口，有13.8万人享受社办工厂半劳保，44.9万人参加合作医疗，全年报销医药费250万元。至1985年，全县有村合作医疗室343处，设观察床230张。

1986年，全县参加合作医疗的农民有33.29万人。合作医疗基金由个人、生产队、村委会、乡政府四方投入，总额190.9万元，人均5.74元。1989年，下沙、惠南、坦直、盐仓4个乡试行“农工统筹、医疗预防保健相结合，由乡举办”的合作医疗制度。

1987～1997年，合作医疗制度实行农工统筹，医疗预防保健相结合，以乡举办的健康保险制度。

1997年底，南汇县政府办公室下发《关于成立南汇县农村合作医疗基金管理委员会》通知，分管副县长任主任、卫生局局长任副主任，计经委、财政局、民政局、农委、税务局、审计局、广播电视局、计生委、物价局、教育局、中国农业银行南汇支行等部门的负责人为成员，下设办公室，设在南汇县卫生局内，负责处理日常工作。各镇相继成立农村合作医疗基金管理委员会，由各镇分管副镇长任主任，下设办公室，办公室设在镇卫生院，配备专职管理人员2人，负责日常工作。

1998年1月，《南汇县农村合作医疗制度实施细则》实施，以县为单位，由国家、集体与家庭个人共同投入合作医疗保障制度。康桥、横沔、新场、祝桥、工业园区、东海6个地区开展农村合作医疗县级大病统筹试点。规定：凡参加农村合作医疗县级大病统筹的农民，其住院医药费累计5001元～10000元补偿50%；10001元～15000元补偿60%；15001元～20000元补偿65%；20001元以上补偿75%；补偿总额2万元封顶。上述6个地区当年参加大病统筹52688人，占应参加的53.28%。筹集到大病风险基金77.3万元，南汇县财政拨款70万元扶持南汇县大病统筹工作。是年，住院医药费超过5000元为227人，实报金额65.86万元。

1999年起，全县各镇全部参加县级大病统筹。

2000年，全县农民有27.6万人参加农村合作医疗，投保率为66.1%。投保农民中发生大病的2126人，补偿金额734万元，人均补偿3455元，全年累计最高补偿2万元封顶的有43人。

2001年，全县农民有29万人参加，投保率70.7%。投保农民中发生大病的有2193人，补偿金额709.1万元，人均补偿3234元，全年累计最高补偿2万元的有29人。

2001 年 8 月，南汇县农村合作医疗基金管理委员会（办公室）更名南汇区农村合作医疗基金管理委员会（办公室）。2005 年 1 月，南汇农村合作医疗基金管理委员会（办公室）更名为南汇区农村合作医疗管理委员会（办公室），并落实区、镇两级农村合作医疗管理委员会办公室人员编制，经费由区、镇财政全额预算安排。

2005 年 7 月 1 日，南汇区实施新型农村合作医疗制度，南汇区政府常务会议通过并实施《南汇区新型农村合作医疗改革方案》、《上海市南汇区人民政府印发南汇区农村合作医疗制度管理实施办法》、《南汇区农村合作医疗人事管理细则》、《南汇区农村合作医疗资金管理细则》。

2006 年，南汇区开展合作医疗计算机信息管理系统建设，通过区、镇两级联网，合作医疗业务网上审核结算、实时监控和信息汇总。同年 10 月，“南汇合作医疗网”开通，具有工作动态、办事指南、个人账户查询、信息公示公告等栏目。2006～2008 年，用三年时间完成村卫生室合作医疗实时报销的系统工程。另外，民政“一口上下”救助管理信息网与南汇区农村合作医疗管理委员会办公室开通，沟通合作医疗大病救助与各镇救助所的业务平台。

2008 年 3 月 21 日，南汇区合作医疗基金管理委员会办公室更名为南汇区合作医疗事务管理中心。

2008 年，农村合作医疗参保 39.57 万人，参保率 99.6%；年人均筹资 480 元，全区筹资 2.026 亿元，享受合作医疗补偿 350 万人次，补偿金额 2.195 亿元，医疗总费用平均补偿比例达 58.6%。农村贫困户和残疾人等优抚对象个人参加合作医疗的费用，继续由区、镇二级财政给予补助。全区有 1.71 万名贫困人员参加合作医疗。对患大病、重病的贫困人员，在享受农村合作医疗基本补偿后，年度内自负医疗费用超过 1 万元的部分，按照 90% 比例再给予医疗救助，全年对 382 名贫困人员实施医疗救助 477.6 万元。

市、区、镇三级政府加大对农村合作医疗的投入，分别投入资金 2100 万元、3337 万元、3754 万元，企业集体与其他基金投入 4902 万元，合计投入 1.41 亿元。

2009 年，全区合作医疗参保人数 38.5 万，参保率达 99.8%；年人均筹资 480 元，筹资总额 1.85 亿元；参保农民医疗费平均补偿比例达到 60% 左右。

2001～2009 年南汇区农民参加合作医疗情况表

表 5-4-14　　单位：人

年份	应参保农民数	实际参保农民数	参保率（%）	年份	应参保农民数	实际参保农民数	参保率（%）
2001	410047	290002	70.7	2006	394522	392084	99.4
2002	409972	292181	71.3	2007	397098	394921	99.5
2003	413571	310772	75.1	2008	397033	395713	99.7
2004	408100	349064	85.5	2009	385762	385001	99.9
2005	388843	385463	99.2				

2001～2009年南汇区农民合作医疗筹资与补偿情况表

表5-4-15

年份	人均筹资(元/年)	其中(元/年)					平均补偿(%)	年份	人均筹资(元/年)	其中(元/年)					平均补偿(%)
		市	区	镇	集体	个人				市	区	镇	集体	个人	
2001	125	35				90	25	2006	330	20	65	65	60	120	51
2002	146	50				96	26	2007	400	20	85	85	80	130	56
2003	175	70				105	28	2008	440	20	95	95	90	140	58
2004	200	10	12	18	60	100	29	2009	480	60	95	95	90	140	60
2005	260	10	38.5	41.5	60	110	40								

1982年南汇县农村合作医疗基本情况表

表5-4-16

社名	实行合作医疗大队			合作医疗基金		全年医药费总支出		结余		亏损	
	大队数(个)	总人口数(万)	参加人数(万)	基金总数(万元)	人均数(元)	总支出(万元)	人均费用(元)	大队数(个)	金额(万元)	大队数(个)	金额(万元)
总计	342	55.57	44.93	246.87	5.50	256.90	5.72	197	27.10	145	37.05
瓦屑	12	1.54	1.20	9.03	7.53	8.30	6.91	9	0.61	3	0.30
横沔	12	1.89	1.42	8.68	610.00	8.28	9.83	8	1.07	4	0.42
周浦	13	1.80	1.34	5.84	4.35	7.58	5.64	6	0.40	7	1.43
周西	12	1.94	1.52	2.43	16.00	20.06	13.22	11	5.11	1	0.88
下沙	15	3.00	2.22	8.90	4.00	24.70	11.11	—	—	15	15.81
航头	14	2.03	1.65	7.88	4.76	5.01	3.03	14	3.14	—	—
新场	16	2.09	1.79	14.49	8.08	12.58	7.02	11	2.49	5	0.57
宣桥	12	1.88	1.35	6.46	4.79	5.71	4.24	8	0.98	4	0.23
三灶	12	1.78	1.31	5.74	5.26	5.15	3.94	11	1.74	1	0.01
坦直	10	1.90	1.71	6.88	3.35	5.82	3.40	6	0.31	4	0.39
六灶	16	2.88	2.52	12.58	5.00	12.18	8.84	8	0.79	8	0.77
祝桥	17	3.04	2.53	10.52	4.16	10.39	4.10	11	0.98	6	0.40
东海	12	1.91	1.54	6.30	4.10	6.45	4.20	6	0.41	6	1.17
盐仓	12	2.08	2.02	8.08	4.00	7.14	3.54	10	1.04	2	0.07
惠南	18	3.09	2.60	24.66	9.50	27.98	10.78	—	—	18	3.31
黄路	19	3.00	2.40	10.98	4.57	11.23	4.67	14	0.76	5	0.80
三墩	17	2.58	1.97	7.61	3.87	5.77	2.53	14	1.84	3	0.59
大团	17	2.84	2.37	8.58	3.63	13.17	5.57	3	0.22	14	5.04
彭镇	14	2.38	1.94	8.80	4.53	7.58	3.90	9	1.69	5	0.47
泥城	14	2.44	2.02	16.57	8.20	15.21	7.53	10	1.79	4	0.37
书院	13	2.08	1.62	5.63	3.48	5.98	3.70	8	0.82	5	0.79
万祥	14	2.05	1.60	5.16	3.22	5.37	3.35	5	0.14	9	0.42
新港	12	1.92	1.59	8.06	5.05	10.08	6.32	—	—	12	2.02
老港	14	2.72	1.99	10.90	5.48	10.14	5.10	14	0.76	—	—
果园	5	0.71	0.71	4.26	5.99	5.03	7.08	1	0.02	4	0.79

2001～2009年南汇区农村合作医疗筹资情况表

表5-4-17　　单位：元/人

年份	缴费分类	周浦镇	康桥镇	航头镇	新场镇	宣桥镇	六灶镇	祝桥镇	惠南镇	大团镇	泥城镇	书院镇	万祥镇	老港镇	芦潮港	平均
2001	个人缴费	160	150	100	100	80	80	100	60	100	55	60	80	60	80	90
	政府与集体	35	35	35	35	35	35	35	35	35	35	35	35	35	35	35
	人均筹资	195	185	135	135	115	115	135	95	135	90	95	115	95	115	125
2002	个人缴费	160	150	100	100	80	80	100	80	100	80	80	80	80	80	96
	政府与集体	50	50	50	50	50	50	50	50	50	50	50	50	50	50	50
	人均筹资	210	200	150	150	130	130	150	130	150	130	130	130	130	130	146
2003	个人缴费	160	150	120	100	100	80	120	80	100	80	80	100	100	100	105
	政府与集体	70	70	70	70	70	70	70	70	70	70	70	70	70	70	70
	人均筹资	230	220	190	170	170	150	190	150	170	150	150	170	170	170	175
2004	个人缴费	160	150	120	100	100	100	120	100	100	80	100	100	100	100	109
	政府与集体	88	88	88	88	88	88	88	88	88	88	88	88	88	88	88
	人均筹资	248	238	208	188	188	188	208	188	188	168	188	188	188	188	197
2005	个人缴费	160	160	120	120	100	100	120	100	100	100	100	100	100	100	113
	政府与集体	136	136	136	136	136	136	136	136	136	136	136	136	136	136	136
	人均筹资	296	296	256	256	236	236	256	236	236	236	236	236	236	236	249
2006	个人缴费	160	160	120	120	120	120	120	120	120	120	120	120	100	120	124
	政府与集体	210	210	210	210	210	210	210	210	210	210	210	210	210	210	210
	人均筹资	370	370	330	330	330	330	330	330	330	330	330	330	310	330	334
2007	个人缴费	160	160	130	130	130	130	130	130	130	130	130	130	130	130	134
	政府与集体	300	300	300	300	300	300	300	300	300	300	300	300	300	300	300
	人均筹资	460	460	430	430	430	430	430	430	430	430	430	430	430	430	434
2008	个人缴费	180	180	140	140	140	140	140	140	140	140	140	140	140	140	145
	政府与集体	300	300	300	300	300	300	300	300	300	300	300	300	300	300	300
	人均筹资	480	480	440	440	440	440	440	440	440	440	440	440	440	440	445
2009	个人缴费	180	180	140	140	140	140	140	140	140	140	140	140	140	140	145
	政府与集体	340	340	340	340	340	340	340	340	340	340	340	340	340	340	340
	人均筹资	520	520	480	480	480	480	480	480	480	480	480	480	480	480	485

说明：平均数已包涵原工业园区和滨海旅游度假区。

表 5-4-18

2001～2009 年南汇区各镇农民参加农村合作医疗投保情况表

年份		周浦镇	康桥镇	航头镇	新场镇	宣桥镇	六灶镇	祝桥镇	惠南镇	大团镇	泥城镇	书院镇	万祥镇	老港镇	芦潮港	合计
2001	应保人数(人)	24518	19360	31659	29874	23909	22760	48491	40509	45739	35790	32810	16167	20444	7680	410047
	参保人数（人）	19284	18935	27095	23122	14859	14024	37144	30975	28249	26851	20867	10812	14849	4709	290002
	参保率（%）	78.7	97.8	85.6	77.4	62.2	61.6	76.6	76.5	61.8	75	63.6	66.9	72.618	61.3	70.7
2002	应保人数（人）	24718	21508	36196	29120	24720	24334	51082	36905	43697	37160	32491	17629	17985	7085	409972
	参保人数（人）	18016	20956	26385	21001	16854	14499	36068	29350	27660	24855	23266	11728	12054	4762	292181
	参保率（%）	72.9	97.4	72.9	72.1	68.2	59.6	70.6	79.5	63.3	66.9	71.6	66.5	67	67.2	71.3
2003	应保人数（人）	22652	20296	35460	32249	24819	23033	51240	36342	41942	37556	18855	17895	23471	7821	413571
	参保人数（人）	18774	20172	29711	24536	18837	16639	36015	29509	27704	27103	11756	11775	15344	5820	310772
	参保率（%）	82.9	99.4	83.8	76.1	75.9	72.2	70.3	81.2	66.1	72.2	62.4	65.8	65.4	74.4	75.1
2004	应保人数（人）	23967	26014	34153	28550	24819	21345	48553	32296	42044	37589	34914	17462	20764	7821	408100
	参保人数（人）	21830	25801	30421	25036	21778	18788	41997	30258	33652	31019	26686	12321	16635	6852	349064
	参保率（%）	91.08	99.18	89.07	87.69	87.75	88.02	86.5	90.88	80.04	82.52	76.43	70.56	80.11	87.61	85.53
2005	应保人数（人）	27324	29981	36441	30503	26380	18397	43259	42064	34153	30543	26271	15684	18397	7479	388943
	参保人数（人）	27179	29891	36267	30126	26142	18251	42904	42036	33545	30221	26044	15380	180789	7332	385463
	参保率（%）	99.5	99.5	99.5	99	99	99.5	99.3	99.9	98.7	99.3	99.4	98.6	98.7	98.5	99.2
2006	应保人数（人）	27593	33527	41324	24540	22122	20992	44122	52159	30615	28029	25529	15953	20509	7508	394522
	参保人数（人）	27537	33517	41078	24371	22000	20894	43358	52129	30300	27867	25477	15873	20185	7498	392084
	参保率（%）	99.8	99.9	99.4	99.3	99.4	99.5	98.3	99.9	99	99.4	99.8	99.5	98.4	99.9	99.4
2007	应保人数（人）	25563	35259	43402	28581	19743	22210	48195	55781	29693	33594	26022	15153	18829	6023	397098
	参保人数（人）	25484	35259	43266	28571	19729	22121	48178	55522	29215	33108	25525	15097	18823	6023	394921
	参保率（%）	99.7	100	99.7	99.9	99.9	99.6	99.9	99.5	98.4	98.6	98.1	99.6	99.7	100	99.5
2008	应保人数（人）	24941	30368	34859	28227	21027	20669	40231	52743	33917	35136	30654	16370	19449	8442	397033
	参保人数（人）	24933	30368	34804	28227	20983	20593	40209	52705	33297	35121	30328	16363	19340	8442	395713
	参保率（%）	99.9	100	99.8	100	99.8	99.6	99.9	99.9	98.2	99.9	98.9	99.9	99.4	100	99.7
2009	应保人数（人）	24588	21160	35901	24989	21394	19910	41625	50382	33102	36096	31713	16542	18859	9502	385762
	参保人数（人）	24577	21160	35901	24989	21314	19865	41621	50379	32877	36096	31338	16523	18859	9502	385001
	参保率（%）	100	100	100	100	99.6	99.8	100	100	99.3	100	98.8	99.9	100	100	99.9

说明：合计数包涵原工业园区和滨海旅游度假区。

第六章　中医　中药

南汇区（县）的中医源于中原地区，始见于唐代，绵延发展至今，源远流长。中医在防治疾病、保障人民健康、繁衍人口方面卓有成效。曾涌现元朝时代的徐信之（四团人），配服和药，施舍亲属邻里。明代李中梓、秦昌遇等著名中医学家，尤以李中梓为最，所著有《删补颐生微论》、《伤寒括要》、《内经知要》、《士材三书》、《医宗必读》等至今仍是学医者必读之书。后又有清乾隆年间的沈鲁珍，清咸丰、同治至光绪初年的乔、华、金、庄四家等，堪称当时南汇县的名医。鸦片战争后，西医药大量传入。民国元年（1912年）至民国15年（1926年），西医药迅速发展，逐步形成中医、西医两支队伍。北洋政府从医学教学和中医管理诸方面歧视、压制中医。中医遭教育部、内务部压制，甚至提出要废止中医，国内出现一股废止中医的思潮。民国18年（1929年）2月，民国政府卫生部中央卫生委员会通过《废止旧医以扫除医事卫生之障碍案》，激起全国中医药界和民众的普遍反对，掀起保存国粹、中西汇通和医药救亡运动，出现中西医会通派，为中西医结合之萌芽。同年3月17日，全国医药团体总联合会领导的反对"废止中医"斗争震动全国。各地中医药界代表云集上海，集会抗议并组派代表团赴南京请愿，迫使当局取消该决议案，承认中医为国医，保持中药业，并在南京成立中央国医馆，允许各地设立分馆，并制订《中医条例》，情况稍有缓和，但斗争仍时起时伏，迄至解放。是时，南汇县未成立国医馆。

解放前，南汇县中医事业长期陷于一蹶不振的境地，许多中医个体开业者只能在群众的支持下惨淡经营，走串江湖，形式多样，无多大发展。

民国26年（1937年）3月，《南汇医报》创刊，不意陡遭侵华日军的祸患，《南汇医报》停刊。

民国30年（1941年），南汇县国医公会成立。民国34年（1945年），举办中医登记工作，进行中医考试，签发会员开业执照400余张，取缔无照医生。

民国35年（1946年）春，南汇县国医公会整理委员会成立，后更名为南汇县中医师公会，分设各地区中医师公会分会，成立中医研究委员会，恢复《南汇医报》周刊。

1951年，中医师公会改名为医务工作者协会。

解放初，不少中医改行西医或另操他业。1954年后，卫生行政部门采取扶持中医的措施，中医人数逐渐增加，相继开展中医传徒工作。1956年，南汇县有较好理论基础和临床经验的老中医60人，其中有43名带徒弟，有141名知识青年参加继承中医的学习。1957年，在南汇县卫生工作者协会主持下，对所带的学徒进行整顿，对中医学徒人员的入选条件严格把关，经严格考核、考试、技术鉴定结业合格者，准许行医。中医人员逐年增多。至1958年12月，中医学徒结业28人。全县联合医疗机构有医务人员619人，含医生286人，其中：中医242人，占医生总数的85%。1959年8月，全县有中医学徒生54人，参加中医学徒阶段考试48人，及格47人，不及格1人。

1960年12月，南汇县卫生学校设中医班，有学生19人。1961～1965年，通过中医带徒结业46人。至1963年底，全县有中医人员360人。

“文化大革命”期间，南汇县中医事业受到严重摧残，许多老中医横遭迫害，许多医院中医科被撤并或停办，医、教、研活动陷于停顿状态，中医后继乏人、后继乏术的现象非常严重。全县多家医院没有中医科，没有中医病床。

1970年6月，上海中医学院恢复招生，从南汇县籍的初高中应届毕业生中招收学生37人，学制三年，毕业后回南汇县20人，分别安排在各医院临床第一线。1973年底，全县中医人员有287人。1978年，从集体医疗单位中及社会闲散中医人员中吸收11名人员到全民所有制医疗单位工作。

1980年，南汇县贯彻《中央转发中共卫生部党组〈关于认真贯彻党的中医政策，解决中医队伍后继乏人问题》及上海市《关于认真贯彻党的中医政策，解决中医队伍后继乏人问题》的精神，加快发展中医事业，培养建设中医队伍。是年起，南汇县2所综合医院（中心医院、周浦医院）陆续恢复和扩建中医科。

1984年，南汇县有中医人员204人。全县的中医特色专科境况令人担忧，祝桥张氏疯科、六灶卢氏伤科、周浦杨氏针灸科、三墩沈氏皮肤科等均后继乏人。同年12月，南汇县政府决定成立南汇县中医医院。1986年2月，南汇县中医医院挂牌成立。1990年6月，南汇县中医医院与惠南乡卫生院合并，更名为南汇县光明中医医院。

1997～2004年，南汇县开展创建“全国农村中医工作试点县”和“全国示范中医医院”和Ⅱ期建设，均顺利通过国家级验收。

2005年，惠南镇、康桥镇被列为上海市首批中医药服务进社区的试点单位之一。2007年11月14日，南汇区卫生局命名南汇区光明中医医院为南汇区中医药适宜技术培训基地；中心医院、周浦医院两所综合性医院示范中医科创建达标；康桥、惠南镇社区卫生服务中心中医药服务社区创建通过上海市卫生局的考核、验收；新场、祝桥、泥城、周浦镇社区卫生服务中心开展新一轮中医药服务社区创建。2008年，通过达标验收。4家老中医工作室创建工作通过专家验收。2009年7月，南汇区光明中医医院入围上海市中医类别全科医师临床实习基地建设单位。

第一节 个体开业

一、解放前的个体开业医生

南汇县中医始于唐朝，代代相传、名医辈出。以中医行医个体开业为主的私人诊所是民众治疗疾病的主要场所。元代，四团（现为奉贤区四团镇）徐信之，配服和药，并好施予亲属邻里，免费用药，医好万余人，备受百姓爱戴。

明代李中梓，明末著名医学家，惠南镇人。因多病，自学方书，遂以医名世，遇奇症无不立愈。明末清初时，朱氏五世中医朱丽庚，早年攻读古典医学，精心从事医业，医术出众；惠南镇七世朱氏中医朱宗海，擅长内、外、儿科，经验丰富，医术高明，秘方四出。清康熙、乾隆年间，祝家桥十世疯科张氏中医，声誉卓著，人称“张一贴”。清咸丰、同治至光绪初年，南汇县名医“乔、华、金、庄四家，为吾邑医家之最有盛誉者”。航头地区有六世严氏中医，著有《锄目山庄诗文稿》、《医林心镜》，传五代孙严佑舒秉承祖业，悬壶乡里。盐仓有五世外科郁氏中医，医术高明，对疮疡诸症善于辨证，确立诊断，辨确脓头，手术切口有独到之处，有外科“一把刀”之称。民国后，中医内科蒋友云善用调理药，医术高明，曾获当时军政局和民政局的奖状。咽喉专科施志达，自制秘方良药，辨证施治，有喉症求治者络绎不绝。这些都因父兄研习医术，祖传或开业授徒或自学成医等，他们熟读医药经典，但大多数文化程度不高，掌握家传特色，世代行医，一脉相承，有一定的医疗技术，不分科目、或局限于单科、或限于掌握几种病的治疗技术以职业行医为生，为民众施行善事。

南汇县境内绝大多数医生从事个体开业。元、明两代，南汇地区虽有私人医室，但为数很少。至清代，医室逐渐增多，主要集中于周浦、新场、惠南、大团和一些乡村集镇，个体开业其形式大体有三种：(1) 医寓，医生在自己家中接待就诊病人，无专门诊疗用房（诊疗室），只备有简单的诊疗用具、小药橱或书橱等；(2) 私人诊所，以中医行医的个体开业为主，是民众治疗疾病的主要场所。诊所有专门的诊疗室和简单医疗设备或药橱等，并带一两名助手或学徒，私人诊所大多规定，上午门诊，下午出诊。出诊时，由于当时交通不便，都有地区性限制，多数是步行，也有以船代步或乘坐双人轿，个别的有骑马、骑驴或坐独轮车（即牛头车），解放前夕医生出诊则骑自行车；(3) 坐堂行医，即在中药铺内设座行医，一般多为内、妇、儿科医生，无须医疗设备，仅开处方，就地配药。这些医生中，绝大多数是中医，其医术或得自祖传或经人传授，有一技之长，也有些人只徒有医生之名。至1949年，先后有几百名中医行医者分散在南汇县各地开业行医（私人诊所）。

医生诊费由医生各自决定，政府不作规定，按历来陈年习俗，善良的医生看病不计报酬，随便病家赠金，对贫病者施医舍药，不收分文者也有；有个别医生诊费昂贵，诊金以银元计算，4元、6元、10元不等。邀请出诊先付聘金，赴诊以后病家还需付诊金，获得双酬，以示本人的声望。如顾小星，出诊收费每里1元，并从诊费中提取一成酬谢给代为请诊者。

至解放前夕，南汇县境内有私人开业医生385人。

解放前夕南汇地区社会开业医生分布情况表

表6-1-1　　单位：人

地区	人数	地区	人数	地区	人数	地区	人数	地区	人数
城区	37	老港区	21	周浦区	31	祝桥区	60	新场区	45
下沙区	25	泥城区	37	大团区	51	沈庄区	50	六灶区	28

二、解放后的个体开业医生

1951年起，大部分社会开业医生参加各地区组建的联合诊所，少部分社会开业医生经卫生行政部门多次考核、登记和整顿，发给执照，仍留在社会上从事个人开业和行医。1958年，联合诊所改为乡人民医院后，一部分私人开业的医生也加入乡人民医院。

1960年后，国家处“困难时期”，公社卫生院部分医生下放或自动离职，回到农村，恢复个人开业和行医。1966年“文化大革命”开始，个体开业人员被迫停业，后有少数医生进街道服务站医务组工作。

1977～1979年，南汇县原先有开业执照的一部分社会开业医生又陆续自行开业行医；还有一部分新的社会开业医生向南汇县卫生局提出申请，要求个体开业。

1980年9月，遵照卫生部对私人开业的规定，对3种人允许开业：(1) 过去领有执照，现无工作，仍有能力继续行医者。(2) 因各种原因，目前未在国家或集体医疗机构工作的中医、西医、助产士、牙科医技人员。(3) 已退休的医生、助产士和牙科技工。1982年，全县有执照的私人开业医生32人。1984年底，南汇县批准个体开业行医者有44人，批准在街道服务站医务组就业的24人。1986年，继续开业的有60人（开业许可证17份，行医证明书43份）。

1996年，南汇县经批准开业的医务人员127人，分布在各镇。1997年，经上海市卫生局审核、批准的个体诊所42家。分布在惠南、周浦、新场、大团、祝桥等14个镇。1999年底，经执业医师（助理医师）资格认定、登记，符合认定条件并登记的开业医生有17人。

2000年起，南汇县组织在中医方面师承和有一技之长的开业人员参加国家统一的职称考试，参加上海市卫生局考试合格者22人，参加全国统一考试合格者3人。2001年5月，师承确有专长的开业医生参加上海市执业医师资格考试，参加口腔专业考试12人，合格6人；参加其他专业考试28人，合格22人。同年9月，符合资格的42名开业医生进行登记。2007年初，南汇区有个体开业医生29人。至2009年，全区有社会个体诊所执业医师28人。

第二节　世家　名医

一、中医世家

（一）祝桥十一世张氏疯科

张氏专科。祝桥张氏疯科，始于清雍正、乾隆年间，当时祝桥镇张家宅（今祝桥镇星光村8组）有张传丰，用丹方、验方为人治病，而以风湿为主。传子张王瑞。至清咸丰年间，再传张翼天，始挂牌，正式开业。因医术高明，曾号称“张一贴”，求治者络绎不绝。清同治年间，第四世张露香继承祖业，以家传丸、散、膏、丹之验方编成秘本，每一秘方写明药物名称、注明疗法，传子不传婿。又历张柳塘、张雅卿二世。民国初年，再传七世张忍伯、张涤初，专治半身麻木、风湿痹症。继祖传特色，以丸、散、膏、丹为主，汤剂为引，处方平稳妥贴，疗效确切，名声益振。慕名求医者，不远百里，纷至沓来。沪地冒名张氏疯科者，亦不乏其人。因之张氏方笺上特印有“历代门诊，素不设期”八字，以防假冒。至今忍伯、涤初之后嗣又有四代行医（共十一世）。其中忍伯孙张丙文继承祖业、造诣颇深，疗效显著，为世公认。

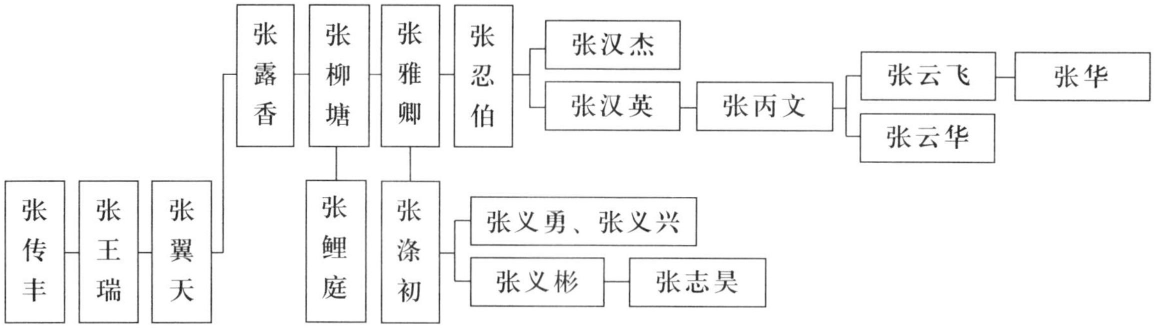

图6-2-1　十一世张氏疯科支系表

1951年12月祝桥联合诊所成立时，张氏疯科第九代传人张丙文创建风湿针灸科。现有第十一代传人，继承先辈治疗传统。运用中医学辨证论治，以汤药、针灸为主，并采用中西医结合方法，专治风湿疾病。为风湿性关节炎、类风湿性关节炎、强项性脊柱炎、风湿性关节痛、颈腰腿痛、腰突症、中风偏瘫，兼治皮肤病、鹅掌风等疾病。疗效显著，求诊者不远百里，络绎不绝，年诊疗病人达1.5万多人次，深得群众称誉。2004年10月，浦东新区金桥人士顾夏德患风湿性关节炎26年，行走不便，前来诊治，经不足一年时间的悉心治疗，得以康复。《全蝎胶囊加熏洗法治疗风湿性关节炎》、《非手术治疗腰椎间盘突出症》、《针灸治疗男性高尿道压综合征》、《针刺“条口穴”治疗冻结肩》等10多篇论文在全国医药杂志发表。

（二）六世严氏中医

航头地区严家塘中医严梦令字锡九，号西畴，擅长内、妇科，清乾隆年间，名望颇著，著有《锄目山庄诗文稿》、《医林心镜》。传子严宗仕，传孙严祥树，继传严瑞瀛、严瑞澈、严瑞澜，传五代孙严佑舒秉承祖业，悬壶乡里。后迁航头镇东街平桥头应诊，为人厚道，诊务繁忙，誉满遐迩，群众赠予“妙手回春”匾额一块。严佑舒传子严庆方，医道颇有独到之处，任周浦医院院长，被誉称“人民的好医生”。门人唐申儒为航头地区有名望的中医。门人钱伯熙，1981～1984年曾任下沙卫生院副院长。

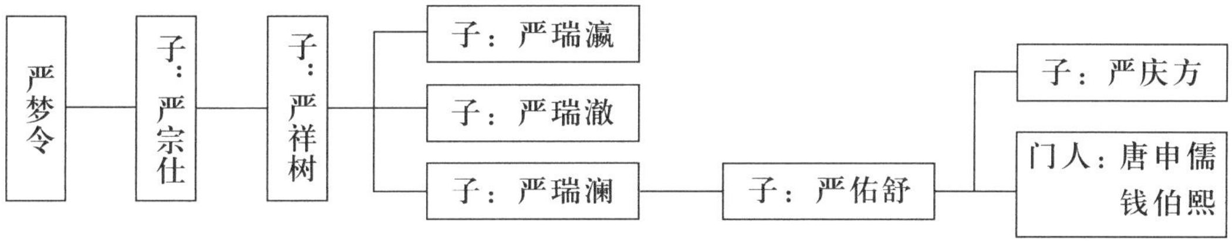

图 6-2-2　**严氏支系表**

（三）七世朱氏中医

三灶码头（今惠南镇红光小区）中医朱宗海擅长内、外、儿科，精理大小内科方脉，经验丰富，医术高明，秘方四出，代代相传。早在清康熙、乾隆年间就很有声誉，闻名于浦东。其长子朱葵明、次子朱玉明继承父业，子孙代代相传，门生遍及南汇县。

五代朱丽赓早年攻读古典医学，精心从事医业，中年从老家三灶码头迁至南汇县县城内东潭子口（今惠南镇卫星路16号第一中学内九层角下水关）行医，医术出众，曾治愈南汇县知事李文玉妻之病，被赠“着手成春”的红底金字匾额一方，名扬全县；先后带门人11人，其门人方见吾，继承师传，并有创新，对“伤寒热病”的诊治与临床实验，喜用大剂寒凉药，有“寒冷派”之称，奉贤、川沙县等地前来就医者甚多。门诊、出诊日达20次。方氏还培养门生14人。六代朱景溪曾几度联合聘请医生，先后在惠南镇和老家三灶码头开设“南汇戒烟所”、“景溪医院”，为南汇县境内较早的私立医院之一。贫民上门求医，务医行善，免收酬金，群众赞颂；他先后授门生12人，桃李遍布南汇县境。

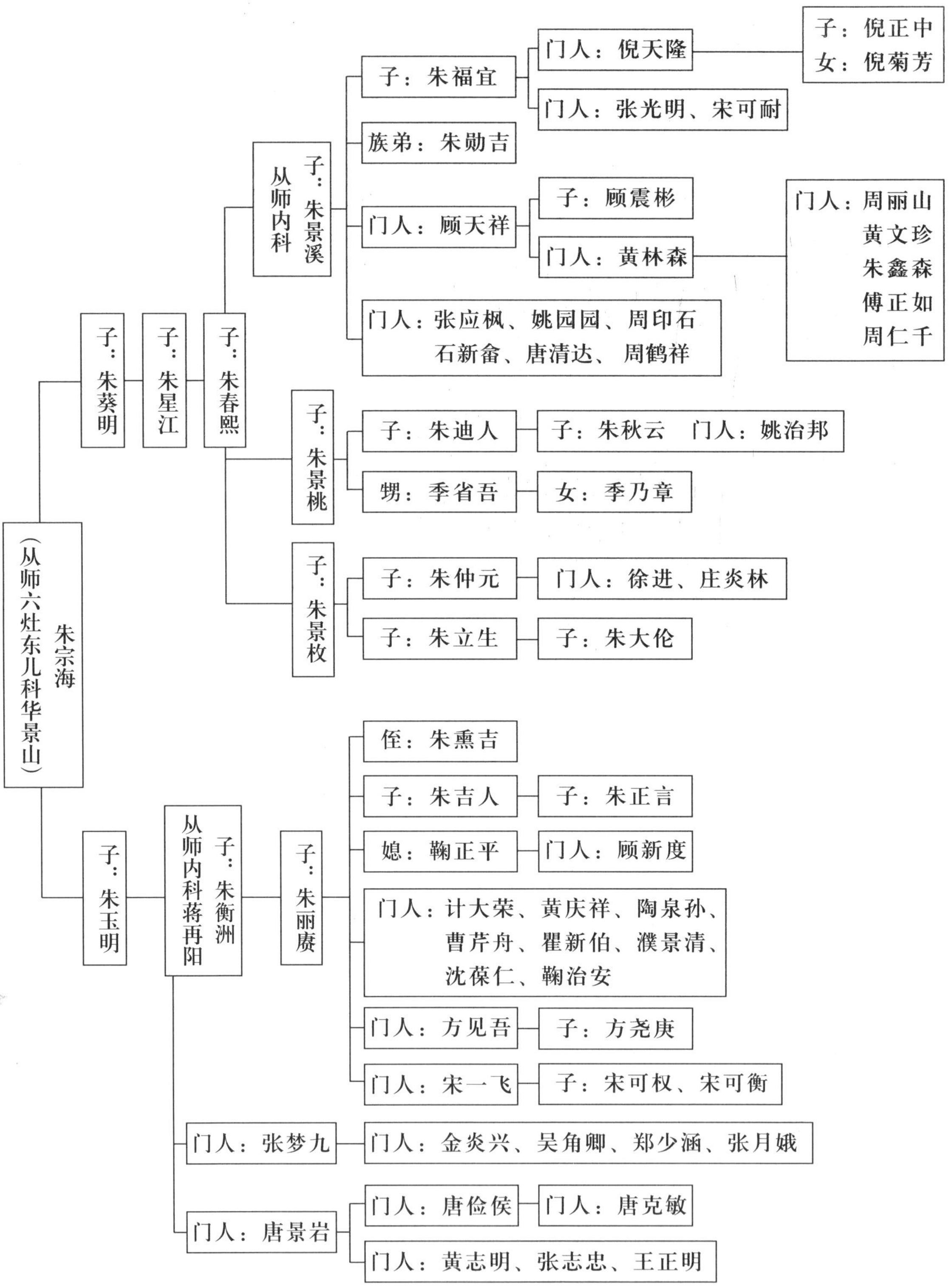

图 6-2-3 **七世朱氏中医支系表**

（四）六世妇科计氏中医

上海县陈家行计家角计旭卿设诊于周浦镇张成大药店。六世祖计光增，五世祖计育德，四世祖计秋庄，子计少卿、孙计国章，六代祖传妇科胎产放血。有日出诊甚急，产妇胞破三日，胎儿不下，势在危笃，计诊脉说：尚幸无妨，此沥胎生养也，嘱速买车前子 1 公斤，煮浓汁服饮之，未几胎下，母子都安。家中藏书两橱之多，“文化大革命”中均遭焚毁。授业门人有谈惠夫、王建良等 6 人，著有《胎前、产后》等。

（五）五世外科郁氏中医

盐仓世代中医外科郁文彪，传子郁梅卿。医术高明，对疮疡诸症善于辨证，确立诊断，辨确脓头。手术切口有独到之处：故有外科“一把刀”之称。还用“巴豆滴耳疗法”、退消膏，祖传秘方“立马回疔丹”等，临床效果良好。特别对治疗骨髓炎用麻线抽除脓骨法，累积丰富的经验。善用“降”药，掌握可靠，恰到好处。群众威信很高，远道求医者甚广，川沙等地病家均来就医。医德高尚，不计酬金，贫病一律给药，特困者施舍金钱。对晚辈教育严。三代郁学林，随父步杏林，医术精明，后迁三灶镇（今为南汇区宣桥镇三灶集镇）行医，兼治内科，尤以外科见长，别树一帜。春暖杏林，颇负时誉，授业门人张福仁，传子二，长次皆家学渊源，长子应六，后继有人，并造就门人 4 人。

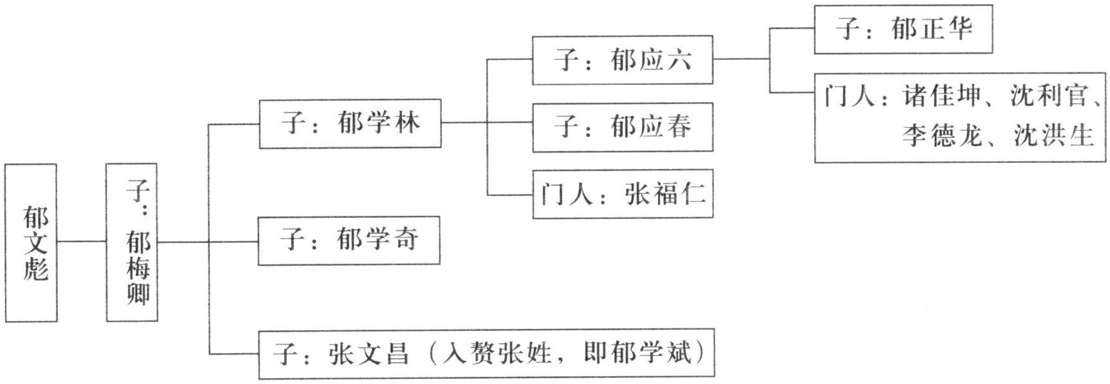

图 6-2-4　郁氏中医支系表

（六）杨氏七代中医儿科

杨氏医术肇自杨孟符，擅诗文，以儒而医，与吴县薛生白氏为道义交，诗文往返，此唱彼和。薛氏精通医理，对伤寒论有所发展，医林推崇。杨孟符命子学周从其游，耳提面命，深得奥旨。学成归里，行道三十余年，颇负时望，著有《听月楼随笔》二卷。传子杨绣园。杨绣园传子杨培生，医名重振。杨培生子明杨，字遂园，攻举子业不第，又专于医道，及传子杨步青为第六世。

杨步青继承家学，治学严谨，诊余手不释卷，更受岳丈朱蔼亭之熏陶，通内、外、幼各科。授业子女均从内经、伤寒、金匮着手，次及温病，析疑解惑，深入浅出。学术思想推崇温热经纬论点，突出人以胃为本。立方用药皆及平正，对诊治温病亦以下不宜迟，伤寒外感汗不嫌早，而常以过汗能亡阳，过下能亡阴，苦寒能化燥为戒。对产后发热，重在辨证。对瘀积发热，首先治血化瘀。去血过多发热，主以甘温，导火归源。见到浪用岑连者，在会诊时必极力争辩。主重治病术本论。尝谓见痰休治痰，见血休治血，咳嗽毋早止，泻痢毋早涩。对儿科病用药，更重视脾胃，以生长发育，全赖后天化源。

杨步青亲自传授子女医学，长子杨泊藩以妇科专长，对白血病颇有心得，三子杨季藩及七女杨静芳皆以儿科见长。著有《憩鹤轩灯右录》一卷，及七言诗体《外科诊治脉诀》一卷，记述临诊验案。

二、医林人物

（一）南汇名医四家

据《南沙杂志》所载，在清咸丰、同治至光绪初年，有“名医乔、华、金、庄四家，为吾邑医家之最有盛誉者”。

1. 乔锄兰

连笔花桥又称保佑桥（位南汇区新场镇祝桥村与六灶镇连民村交界处）人。南汇县名医四家之一，治内、外科，精于五运六气之理，制方得奇验。性情独特，对富家聘以重金，或不往诊，而对贫民，则不索酬，遇疑难症，必检看医书，不轻易处方，甚至夜间不寐。对外科重症，主内服方，缩短疗程，理法井然，遗有抄本《外科医案》，可垂法则。传授侄子衡堂，明末清初治内科，对热性病别具一格，善用羚羊药，有“乔羚羊”之称。并用三甲、白虎、承气诸方挽危不少，一时誉为“扳药先生”（使用重价以挽危，民间为扳药）。其孙冰如，又名乔七，授业于祖上，玄孙伯祥，继承祖业，传授门人徐雅亭。乔氏祖孙乐为贫苦病家治病，受病家称颂。

2. 华扫花

清同治至民国年间横沔人，祖传第十七代中医。善内、妇科杂症，医术高明，医德高尚。南汇县名医四家之一，举人出身，幼承祖辈的医理熏陶，治内、妇科杂病，运用四诊望、闻、问、切，对症下药，治标又治本，多用釜底抽薪的方法。医术高超，长于用肉桂，在医治妇女病中发挥疗效，人称“华肉桂”，“华一帖”，当时有南华（华古愚是华扫花之叔父）北庄（庄桂年是庄伯斋之父）的名称，医德高尚，不欺贫爱富，对待贫病者诊金不论，还施医舍药，处方上盖有华扫花图章可免费配取中药。著有《华氏医案》。扫花传子环伯，秉性耿直，授业门人友桐、仲汀的医术亦高明。

3. 金颂白

周浦人，南汇县名医四家之一，外科闻名遐迩。阴症流疽，治多奇效，尤能愈老年烂脚。入室弟子朱礼泉，字振声，上海长寿寺人，寓居周浦。擅治内科，长于治温热病，群医束手者，辄能获效。求诊者往往给药，亏本不计，医德为人所赞，授门生周彦达、陈霖雨、火琴山、吴立山、李步青、叶菊人等。著有《五运六气》、《内经运气辑要》。金颂白遗有《颂白医案》等。

4. 庄桂年（1857—1937）

清代横沔人，南汇县名医四家之一，为幼科圣手，传子庄伯斋。使用末药散剂治幼儿病，选药讲究，药采沪上姜衍泽药店之中药。临诊辨证施治，处方取六、七味燉汁服。所采效验方严而不杂。对暑、风、惊厥、盘肠气痛一类病症，尤多特效。品格清高，断语无虚发，群众信仰之心益坚。门人杨子荣、蔡麟书、五世孙庄锦心，继承祖传业绩。

（二）秦昌遇（约1547—1629）

字景明，医学家，闸港人。文学家秦裕伯的裔孙。昌遇幼年多病，故于读书之余，也留心学习医学知识，体验病理。后逐渐对医学发生兴趣，由于他古文基础扎实，对较深奥的医学理论，也能读懂并理解。成年后，便开始为家人及乡邻看病，因疗效显著而名闻乡里。

秦昌遇不但精于医理，技术超越，而且医德高尚。他发觉人有病，不待病人求医，便主动延揽。昌遇自学医理，刻苦认真，并及时总结自己的临床经验。一生著有《大方折衷》（折衷即准则）、《幼科折衷》、《痘诊折衷》、《证因脉治》等医学著作，而《证因脉治》一书，刻印出版，传之后世。昌遇还喜作诗，常和文坛大家来往唱和，著有《澹香堂诗文集》，书画家董其昌（1555—1636）曾绘有《六逸图》一幅，秦昌遇是六位逸士中最年轻的一位，年60岁病逝。

（三）李中梓（1588—1655）

字士材，号念莪。明末著名医学家，惠南镇人。出生于书香门第，父亲是万历己丑进士。幼年擅长于文学、兵法，但屡试不第，加之体弱多病，乃弃儒学医。他悉心钻研当时医学界的张、刘、朱、李四大名家的著作，深得其中精要，在实践中创立了自己的医学理论，成为一代名医。

在医疗上注重脾肾治理，江苏金坛有一名医王宇泰，年已八十，患脾泄，根据一般医理，泄病宜补，岂知愈补病势愈重，他便求教于中梓，中梓问明病源后对他说："你体肥多痰，愈补愈滞，病当然不会好了。应反其常规，用迅利药荡涤之"。于是用巴豆霜给老医生服用，果然泄下许多痰涎，病也就好了。

他注重实践，不墨守成规，在实践中总结经验，对各种疑难杂病很有研究，时人称为神医。有个叫鲁藩的人，得了一种怪病，在盛暑的大热天，虽将房门紧闭，床上悬挂帐帷，身上又盖上三重貂皮被，还不断地喊冷。李中梓观察病情后，诊为"伏热病"。古人用'传水灌项法"治疗，中梓变通一下，改服石膏三斛汤，他开了三帖药，第一帖服下，病人去掉貂皮被；第二帖服下，病人让去掉帐帷；第三帖服下，病人又叫将门窗打开，只见他大汗淋漓，热气蒸腾，毛病痊愈。

李中梓的医学著作甚丰，主要有《内经知要》、《医宗必读》、《伤寒括要》、《删补颐生微论》、《诊家正眼》、《病机沙篆》、《本草通元》等书，文章简明通俗，流传甚广。由他多次删补的《颐生微论》风行于时，尤以《医宗必读》影响深远，至今仍是习学中医者的必读书。

（四）刘鼎扬

清道光年间南汇县鹤沙人，又名作铭，号意亭，居下沙镇，钱时来之婿。从小苦读，学习医术，后得岳父传授。又从名医钱杏园学医5年，医学精湛，兀起于清代，曾在道光元年（1821年），疾疠大作，他医多束手，鼎扬独用黄连香薷饮加减投之成效。朱姓妇腹隆，众以为症瘕，鼎扬告诉她是怀孕，果生男子。求治者应接不暇，得治者皆痊愈。著有《彭城医案》，群众中有"天上吕纯阳，地上刘鼎扬"之说。

（五）沈鲁珍（1658—1738）

南汇县人。精于医理，尤善于针灸。鲁珍家境贫寒，生性耿直，平时衣着很不讲究，但他医术精通，且态度谦和，平易近人，在当时深受医术界人士的敬重。

沈鲁珍不但医术高明，而且医德很好。他看病非常认真负责，常常是白天看病，夜间开方，对每一个病人耐心细查，通过表象找出其发病的根源，特别对一些疑难杂症，更是细心观察，全面分析，辨证施治，然后对症下药，所以往往疗效很好，药到病除。沈鲁珍所到之处，问诊就医的人常常是环绕左右，病家盈门，遇到穷苦人患病求医，他总是不顾自己疲劳，必慨然应诊，且不计较诊费报酬，故受到病家的衷心拥戴。沈鲁珍乐于带徒，跟他学医的人很多，有得意门生17人。虽然如此，他还是虚心好学，博采众长，成名之后，还慕名前往苏州拜叶天士为师，使他的医术更臻佳境。他依靠一根银针，屡起沉疴，被世人誉为“仙针”，著有《沈鲁珍先生医案》一书，现存于上海中医学院图书馆。

（六）孙绍庆

字应岐，系周浦镇西孙家楼人，好学不倦，精医典，对针道有精研独到之处，治文武痴癫，风湿瘫痪，能针到疯除，由此驰誉四乡。此医术后得粤籍僧人指点，针穴益神，名声益噪，时盛传有遇仙之说，相传孙家穿心针可称神手。后进宫医治皇后“弄舌”顽疾获愈，诏命入太医院供奉。辑有《针灸分经》内有《经钥歌》。

（七）陈雪生

字昌言，南汇县陈家行人，家世业儒，究岐黄术，世医内科，上溯内难伤寒金匮本草之源，下参西昌石顽、洄溪、孟英之说，复得外家、清代名医四家之一金颂白的医学之术，又精疡科，治内外各症，应手霍然，名噪遐迩。授业门生60人之多，著有《医学杂论》，《药性撮要》，《医杂绪余》，《三友庐医案》等。

第三节 中西医结合

一、西医学习中医

鸦片战争后，西方医学传入，逐步形成中医、西医两支队伍。为使医务人员有共同学习交流的机会，逐渐从原来望、问、闻、切的诊断方法和视、摸、叩、听的方法结合起来，中西医各取所长，为中西医结合治疗打下基础。1960年8月20～24日，南汇县卫生科举行针灸治疗经验交流会议。南汇县中心医院，各公社卫生院推派针灸科医生代表1人参加，把临床治疗心得和创造革新等回到各单位传达贯彻，并把经验应用到临床上，进一步发扬，推广针灸治疗。

1971～1973年，全县输送19名西医离职学习中医，运用西医的诊断方法，病理分型，用中医药辨证施治或中、西二法结合治疗，普遍用于临床，取得良好效果。

1998年，南汇县光明中医医院对从事临床、药剂、护理的94名医护人员进行为期2个月的“西学中”培训，并授予“西学中”培训合格证书。

南汇县中心医院中医科主任医师顾文忠是1969年毕业于上海第二军医大学的西医，在工作中跟随两名地方老中医会诊时感触到中医治病的甜头，感悟到中医理论的博大精深，立志要当一名中西医医生。1973年，参加部队军区举办的“西医离职学习中医班”，系统学习《黄帝内经》、《伤寒论》、《金匮要略》、《温病条辨》四大经典著作。40年如一日，坚持从事中医和中西医结合工作。在国内外医药杂志上发表中医和中西医结合论文156篇，获得南汇区科技进步奖3项，获全国和上海市的多项殊荣。2004年，被南汇区政府聘为高级专家带教导师。2006

年，被南汇区卫生局聘为“老中医工作室指导老师”。

二、中西医结合治疗

解放以前，南汇县的开业医务人员绝大部分是中医师，西医人数寥寥无几。解放后，经过联合诊所的组织，医务人员有共同交流的机会，逐渐从中医的望、问、闻、切的诊断、治疗方法和西医的视、摸、叩、听的诊断方法、治疗结合起来，增加诊断的正确性，并能掌握常用药物的药理及其适应症，中西医各取所长，为中西法结合治疗奠定基础。1956年，对晚期血吸虫病的患者，采用中、西医结合的治疗，症状大有改善，先用西药利尿护肝药品，后用中药补中益气之法，健脾利尿，改善贫血，以培其本，并用验方“八将平臌散”取得满意的效果。对侏儒症患者先用中、西医结合治疗，使症状有所改善，再采用三价锑治疗，治愈不少患者。1958年，在治疗乙型脑炎时，加用中药“白虎汤”，有较好效果。

1971年后，随着医疗设备的不断增加，如X光机，化验室，改变以往光靠三指搭脉开方的传统做法，治疗病种亦日益扩大，内、外、妇、儿科均有中西医结合的独特疗效，用西医的诊断方法，病理分型，用中医中药的辨证施治，或者中、西两法联合治疗取得实效。

（一）中西医结合运用于诊断

在诊断上运用“证”、“病”相结合。南汇县中心医院自1974年起中西结合治疗肺脓疡20多例，用西医的现代设备观察用中药治疗肺脓疡，按中西医结合分成如下Ⅲ期：

Ⅰ初期：肺部病灶仅有充血，渗出，相当于肺炎的红色或灰色肝变期。此期主要是清肺、散热，方剂主要为“千金苇茎汤”合“银翘散”加减。此时经常以胸透指导方药的变动。

Ⅱ成痈溃破期：当患者病势不减，痰少而热盛，毒血症候严重，X线透视见已成痈成脓，引流不畅，毒素吸收所致，则在上方加“遥脓散”。

Ⅲ恢复愈合期：热退，咳止、脓尽，X线透视，只留残腔，虽无脓液，病菌未能全部除尽，除清热解毒外，加用糯黄精，以调脾润肺，自芨生肌疗症，百合清肺养阴往往促使残腔迅速闭合。

探讨急性阑尾炎的“舌诊”规律，运用“舌诊”在手术前明确区别阑尾炎症程度以利于治疗，是中西结合在诊断学范畴之一。

周浦公社卫生院从1976年起，对急性阑尾炎的手术病员，在术前观察患者的舌苔、在手术中于直视下观察尚未断离的阑尾炎程度，从舌面红刺、舌面苔垢、舌质色泽等多方面积累阑尾不同炎症程度的“舌诊”标志，然后进一步做术前“舌诊”诊断和术后诊断符合的对照，经过153例的观察验证，符合率达到93.5%，提示：急性阑尾炎的“舌诊”标志特征，可以作为术前判断急性阑尾炎症程度的诊断之用。

（二）治疗方法

根据西医诊断结合中医理论进行分证分型，有时需要西医一套检验方法明确诊断，应用中药进行治疗亦可以中西结合，相辅相成，达到提高疗效，取得许多独具特色的疗效。

1. 中、西医结合治疗宫外孕

1971年8月起，南汇县中心医院妇产科对宫外孕患者采用中西医结合治疗法，采用西医输血、输液，同时服用活血化瘀的中药，病情缓解后，体内结成的血块应用草药，取名为红莼汤加入链霉素0.5克和青霉素进行灌肠，包块就能逐渐缩小，疗效较好。至1974年，收治42例，有休克型、不稳定型、包块型、治愈37例，成功率88.8%，经随访这些治愈者，有31例月经基本恢复正常，再次妊娠6例。采用中西医结合非手术治疗宫外孕，能起到花钱少，痛苦少，疗效高，无手术后的副作用等优点。

红莼汤的组成是：红莼，蒲公英，紫花地丁，鸭跖草，败酱草，各一两。红莼汤灌肠还能治疗盆腔炎。

2. 先西药控制，后中药巩固

“子痫”是重度妊娠毒血症之急重期，除具有妊娠毒血症的三大特症外，还有抽搐、昏迷的特征。当时为产妇死亡的四大原因之一。南汇县中心医院妇产科采用中西结合的方法治愈子痫42例，通过治疗，仅有2例发生第二次抽搐，没有严重并发症和死亡。其治疗原则是在子痫发作期先以西药为主，镇痉降压，控制抽搐后，和先兆子痫阶段，以中药为主，平肝息风。具体方法是：子痫病人一入院，即刻肌注或静推杜冷丁50毫克～100毫克，25%硫酸镁20毫升，再搬体位，做体检，安静后静脉滴注冬眠1号液，或安定20毫克加5%葡萄糖500毫升维持，肌注醒脑净。当昏迷过后神志清醒就给服至宝丹一颗或紫雪散一支，一日三次。同时服用镇痉方汤剂。伴有水肿者饮服消肿方，基本上不用西药降压。全方达到“标本”兼治之目的。

中药煎剂能抗妊娠毒血症，用于预防子痫。瓦屑乡卫生院连续8年采用此方未发生过子痫病人。

内科运用中西结合治疗肝癌，采用活血化瘀、疏肝理气的几味中药，组成治肝Ⅰ号方，每日三次每次30毫升，给以扶正，并用西医大剂量抗癌药，服用超剂量750毫克3支5-氟脲嘧啶（5-FU），口服连续7～10天。工农兵医院临床治疗24个晚期肝癌，好转出院14人，占58.3%。万祥公社万五三队王某某延长生命3年多。

3. 先西医治病，后中药扶正

中药在西医手术后能起到促进恢复肠功能的作用。

许多妇产科疾病需要手术治疗。子宫肌瘤囊肿，宫外孕、难产等。但手术后往往在腹内存留一个创面，会产生肠粘连，肠梗阻等弊病。南汇县中心医院妇产科于1977～1983年施行妇产科全子宫、附件切除和剖宫产手术1858例，术后常规服用扶正理气汤3天，一般均在24小时内出现肠蠕动，48小时内出现肛管排气、没有发生因手术引起的肠粘连，肠梗阻病例。

1977年9月始，妇科治疗中型及重型宫颈糜烂，用妇科电熨器治疗，但手术后发现局部渗液多、出血多、脱痂期长，延长治愈时间，根据术后出现的三个不同临床阶段分别加用具有清热解毒，抗菌消炎的苍柏散，具有收敛消炎止血的海自散，并以单纯电熨不加任何药物以及电熨术后加用西药治疗对照，分别观察其疗程，经154例总结表明电熨后愈合过程中，加用中药，提高治疗效果，缩短疗程。

1958年起，对流行性乙型脑炎进行中西医二法联合治疗，有较好的效果。1965年，流行性乙型脑炎大流行，南汇县中心医院收治300多例患者。其中部分病例采用中西二法治疗，以西医检验诊断，用西药对症治疗，降温、抗痉，控制呼吸衰竭等方法，并按照中医辨证论治，流行性乙型脑炎相当于“暑温”“伏暑”。卫气证以辛凉解表，清热解毒，芳香化湿为原则，用银翘散加减。气营证以清热解毒凉血熄风，化温开窍为原则，用“白虎汤”加减，另外抽搐者加用勾莼，全蝎，痰多者加用天竺黄，鲜竹沥或猴枣散。对于极重病人根据病情选用紫雪丹，至宝丹，安宫牛黄丸等治疗。对于“乙脑”后遗症的治疗，西医方面缺少有效的办法，运用中医针灸及推拿治疗取得较好的疗效。

4. 先中药扶正，后西药抗病

妇科晚期癌肿，在祖国医药中属“坚结积三类”，“坚者削之”“结者散之”是对“症正积”三治疗大法，当碰到恶性肿瘤，晚期转移的病例，不能手术根除或不能彻底切除肿瘤时，又无条件进行化疗，（如白血球、红血球、血小板减少）的情况下，可应用大剂量的清热解毒，软坚消结的中药进行治疗，尚能起到缓解作用，但苦寒药物口服，容易败胃、晚期癌症的病例，大多正气大伤，邪气尤盛，对于口服苦寒药，往往不能忍受，在此情况下用保留灌肠的方法，通过肠粘膜吸收药物的途径，可避免败胃之副作用。

通过20例的临床使用，收到一定效果，具体药方为：蛇舌草，半边莲，蛇莓，夏枯草，三棱术，蜀羊泉，煎汤浓缩成100毫升药液，待温备用，于临睡前，保留灌肠。应用中感到尚有增进胃纳，提高白血球等功效为化疗创造条件。缓解腹水和病灶增长速度，从而减轻症状，延长生存期。1978年2月，中西药结合治疗在原工农兵医院治疗肺结核病导管引流治其“标”，中药“百合固金汤”治其“本”的方法对两例顽固性气胸患者颇有疗效。

南汇区（县）中心医院中医科和内科共同开设中西医结合治疗肿瘤病房25张，通过运用中医中药辨证施治法，对于适宜手术的肿瘤患者，采取先西后中的中西医结合方法治疗；对不适宜手术并不适合放化疗的患者和高龄患者，采用纯中医药为主治疗，以改善症状、体征，提高生存质量。中医门诊病人中，95%以上全部单独应用中药汤剂治疗，使用中成药者不到3%，使用西药不到2%，有力地保证中医药特色、优势的发挥，大大提高临床疗效，深受患者的欢迎和好评。

大团、泥城等镇社区卫生服务中心的中医科在治疗肿瘤或疑难病症等疾病时，采取中西医二法或先西后中待病情稳定后运用中医中药辨证疗法给予扶正固本。

5. 针刺麻醉代替药物麻醉

针刺麻醉是祖国医学的针刺镇痛代替药物麻醉和外科手术相结合的中西医结合的重点科研项目之一。南汇县自1970年始，先后开展休针、鼻针、耳针、唇针、头皮针，切口针和刺后不留针的麻醉手术，用不同的针麻方法开展手术，进行筛选，不断提高针麻效果。手术优良率稳定于80%～90%之间。在周浦公社卫生院针刺麻醉用于甲状腺手术、脾切除术、阑尾摘除术、疝修补术、剖腹产、宫外孕，女子经腹输卵管结扎术及部分骨科手术的常规首选麻醉方法。还作为胆囊，胃，肠切，子宫切除、卵巢，肝切除等手术的备选麻醉方法，对某些手术可以不用常规辅助用药，不用局麻药。因此，特别对麻醉药物过敏，老年体弱，中毒性休克，血压过高过低，心脏功能严重不全的病员，选用针刺麻醉、尤为适宜。

周浦公社卫生院参加上海市针麻协作组。1976年、1977年，连续评为上海市针麻先进单位。

6. 用针灸调整血压

周浦公社卫生院（周浦医院前身）在外科手术时，遇到血压波动，突然降低或升高，除用药物麻黄素或利血平来纠正血压外，有时也用针刺耳穴肾上腺点或降压沟点，作为相应紧急处理措施。在手术过程中因血压波动而用耳针进行对症处理的144例、与用药物进行对症处理的409例，进行对照分析。耳针肾上腺点升血压的起效时间平均为6.6分钟，麻黄素的升血压起效时间平均为9.1分钟，以上提示耳针升血压有效率优于药物麻黄素（P<0.05）。耳针降压沟点降血压起效时间平均为8.75分钟，利血平的降血压起效时间平均为11.6分钟，以上提示耳针降血压有效率优于药物利血平。同时，在门诊上临床应用中，耳针肾上腺点的升血压和降血压沟点的降血压，均取得良好效果，在临床上具有实用价值。

7. 中西医结合治疗漏肩风

肩周炎（俗称漏肩风）病程长而致使肌肉萎缩，造成肩关节僵直废用。如果采用西医疗法，只能暂缓其症状，不能彻底治好，如果采用中医疗法、疗程长，效果差，病人痛苦。

南汇县中心医院针灸科吸取中医和西医疗法之长，设计一种在臂丛神经阻滞麻醉下进行“手法分次剥离术”，逐步分离肩关节周围粘连之肌筋，为巩固疗效，还自己创造性的编一套“老汉起来把门关，双手托起太行山”的漏肩风病医疗保健体操，使患者易记、易学。在每次手术后，嘱患者自我锻炼，巩固疗效。降低复发率。多年来经医治重症漏肩风614例，效果较好，治愈好转率达95%以上。应用中药和西药合用穴位注射治疗腰腿痛、颈椎病等也很有疗效。

六灶、康桥等镇社区卫生服务中心在伤科治疗肩周炎、腰背部软组织损伤运用中西医结合针灸、理疗（红外线和电脑低中频）和硬膏贴敷（狗皮膏加丁桂散）综合疗法，效果显著。

治疗伤骨科的闭合性骨折和小儿青枝骨折时运用动静结合的方法，取得较好的疗效。

这种中西医结合疗法，优于单一疗法，疗效高，操作简便，化钱少的优点。并且符合医学整体观，标本兼治。

8. 中药加西药结合用药

1978年2月，南汇县工农兵医院治疗肺结核病采用“780”合剂，结合用西药异菸肼，链霉素、疗效较好。

治疗后咳嗽好转者55%，咳痰好转者64%，胸痛减轻或消失者64%，咯血全部停止。4例气急者均好转，睡眠改善者80%，3例发热者2例消退。

X线片，浸润增殖性4例，浸润干酪性3例，浸润空洞性6例，纤维干酪空洞性1例，纤维增殖性2例。治疗后18例进步，无变化3例，退步3例。

“780”合剂组成：律草，生地榆、鱼腥草、蒸百部、侧柏叶、生甘草。以律草为主药。

1993年后，坦直镇卫生院风湿科采用中西医结合治疗，开展类风湿、风湿性关节炎、强直性脊柱炎、软组织损伤性疾病、骨关节炎、更年期关节炎、免疫性关节炎、痛风、肩周炎、颈椎病等，至1995年开展腰椎间盘突出症的治疗，疗效显著，吸引奉、南、川及外省市病人，甚至有台湾同胞也前来就诊。

9. 用西药中医穴位注射

南汇县中心医院小儿科治疗腹泻病，采用阿托品穴位注射，每公斤体重用0.05毫克～0.01毫克注射在足三里内，能收到一定效果，可以减少肠蠕动，减少大便次数，经临床记载，治愈率达70%～80%。

1980年起，南汇县中心医院皮肤科治疗“斑秃”，始根据中医“头面合谷收”的理论，为合谷穴位注射。采用确炎舒松乳剂10毫克，分别注射两侧合谷穴位，每周两次，连续5次后改为每周1次。一般注射3次后可见毳毛生长，10次后能恢复正常。

还用确炎舒松注射于曲池，血海穴位治疗荨麻疹，进行性牛皮癣，疗效很好。

（三）中药制成西药剂型

1. 红藤露

1972年，南汇县中心医院制剂室把中药红藤汤制成如开塞露样包装，取名红藤露：能治疗盆腔炎和包块。临床有效率达95%。病员反映使用方便，可以回到家里自己治疗。

用法：每日用1～2只，塞肛挤入，效果与灌肠相同。

2. 以中草药制成针剂

南汇县中心医院制剂室自采，自制的鸡矢藤针剂，取南汇县东海边产的草药鸡矢藤，提取有效成分，制成针剂，治疗痛经、减轻临产前的宫缩痛，经临床应用，收到良好的效果。

3. 以中草药制成冲剂、合剂

1974年3月，运用"生化汤"（当归、川芎、桃仁、炮姜、甘草）加益母草制成"生化合剂"，应用于产后宫缩痛和恶露过多的病例，经过50例的观察，有明显的加速子宫复旧，排出胎膜，减少恶露的效果。为病人携带和使用的方便改进为"生化冲剂"，治疗数千例，深得广大产妇欢迎。

2000～2002年，南汇区（县）中心医院制剂室生产自制中药制剂主要为合剂，规格250毫升/瓶～500毫升/瓶。制剂的名称有："胃炎止痛合剂"、"养血增白合剂"、"复方抗高热饮合剂"、"复方壮阳合剂"、"复方前列清合剂"、"复方生精合剂"、"复方尿路清合剂"。

1990年5月10日，南汇县中心医院开设的中医男科开创南汇区（县）中医史上男性专科先河。主任医师顾文忠坐诊，经18年，先后诊治数万名男性疾病，其"复方壮阳合剂（汤）"。科研项目，通过上海市市级专家评审，列为市级科技成果。

4. 以中草药制成酊剂

用破子草（又名：野胡萝卜）治疗夏季皮炎，搔痒症、神经性皮炎，丘疹、荨麻疹等效果良好。为保存药汁和便于使用，南汇县中心医院制剂室从1980年起把破子草制成酊，名："N·S·A"。

三、中西医结合病房

1980年6月，南汇县中心医院开设中西医结合病房，设有床位22张，以治疗消化系统、血液系统疾病为主。建立中医和中西医结合的会诊制度、病例讨论制度。对住院病人采取辨证与辨病相结合的形式，从一病一症一方一药始，中医西医各有独立地进行疾病的诊断治疗和记载病例。在中药治疗缺铁性贫血方面取得很好的效果。2003年10月后，主要收治各种肿瘤患者，少量收治内科患者。病史以中医病例书写要求，护理人员以从中医药大学护理专业毕业的人员为主。采用中西医结合治疗方法，年收治病人数200～250人次，2003年10月至2007年底，收治1200人次，治愈率为5%，好转率为85%以上。

1991年至2008年2月，周浦医院开设中西医结合病房床位30～50张。配有中医医生4～8人，主要收治慢性气支管炎、肺源性心脏病、高血压病、脑血管意外、恶性肿瘤、白血病等病症。自开设中西医结合病房后，总收治病人数2995人，治愈659人，好转1508人。

四、中医适宜技术应用

2002年10月，南汇区为加强中医药工作的长效管理，发挥中医药独特功能，组织两批医院分管院长、中医科长（或中医资料员）到江苏省江阴市学习取经关于中医特色专科、中医适宜技术推广应用。全区各医疗单位重视开展中医药先进项目，新场镇卫生院引进的腰椎牵引、中药熏洗治疗腰椎病；祝桥、航头镇卫生院的小针刀；三灶镇卫生院的耳针治疗仪；大团镇卫生院的针灸电疗仪；东海镇卫生院的床头牵引、神灯、电子灸；六灶镇卫生院的骨折病人康复、按摩仪；新港卫生院的电疗仪等。2003年1月，经南汇区卫生局组织有关专家在综合评估各医疗单位的适宜技术的基础上，确定6项区级适宜技术在全区推广运用。2005年，为加强对各医院引进的中医新生力量的岗位培养，建立“南汇区中医药专家指导小组”，发挥专家作用，确立指导小组职责和任务。组织撰写“南汇区中医适宜技术推广手册”，发至每位乡村医生手中。

2003年南汇区中医药适宜技术全区推广项目情况表

表6-3-1

项目名称	引进单位	推广应用范围
冬病夏治敷贴法	光明中医医院、书院镇卫生院	全区各医疗单位、村卫生室
拖线脱管法治疗肛瘘	光明中医医院	全区各医疗单位
走罐疗法	光明中医医院	全区各医疗单位、村卫生室
颈、腰椎牵引	新港、黄路、万祥、六灶、新场、下沙、彭镇镇卫生院	全区各医疗单位
药袋	大团镇卫生院	全区各医疗单位、村卫生室
中药薰洗自控治疗仪	彭镇、大团镇卫生院	全区各医疗单位

第四节　中医科和特色门诊

一、中医科

1956年4月，南汇县中心医院开设中医科。至2008年底，开设中医内科、外、儿、妇、针灸科、推拿科、伤科、痔瘘科等，特色专科有“中医消化、呼吸、男性、肝病、妇科、颈肩腰腿痛专科”等。

1958年8月，周浦医院开设中医科。至2008年底，开设中医内科、针灸科、推拿科、伤科、痔瘘科等，特色专科有中医絮刺火罐专科等。

1984年，全县公立医疗机构有中医人员212人，由于对中医政策落实不够，中医特色专科医况渐下，祝桥张氏疯科、六灶卢氏伤科、周浦杨氏针灸科、三墩沈氏皮肤科等均出现断层、萎缩。

1998年始，南汇县中医工作落实国家中医药管理局关于《创建全国农村中医工作先进县》的精神，对全县在职中医和中西医人员进行培养和培训，全县中医和中西医人员逐年增加，医院内的中医科特色和中医治疗仪器设备增加。大多数卫生院都有中医内科、针灸科、伤科等，均备有250种以上的饮片配方部和中药库房。二级医院都有中药煎药机煎药，方便病人吃汤药。

2003～2004年，南汇区以3所二级医院中医科为中医药业务的培训实习基地，组织乡村医生轮流到二级医院中医科实习培训，使他（她）们初步了解中医药基本知识和适宜技术的操作方法，并能对常见病进行中西医结合的预防、治疗、保健、康复指导。

2006年，周浦医院在创建上海市综合性医院中医达标建设中，本着“科有特色，人有专长”精神，建立针灸科的“腰椎间盘突出症”、伤科的“肩周炎”、痔瘘科的“肛瘘”、中西医结合病区的“慢性支气管炎”4个特色中医专科。南汇区光明中医医院在农村社区推广安全有效、成本低廉、简便易学的中医适宜技术，发挥中医“简、便、廉、验、效”的特色，编纂《中医适宜技术简明图谱》、《常见百病针灸治疗图谱》、《临床常用腧穴简明图谱》等系列读本，方便社区卫生工作者和乡村医生学习掌握。2007年11月14日，被南汇区卫生局定为中医药适宜技术培训基地。同年，南汇区中心医院中医科、周浦医院中医科通过创建达标，成为“上海市综合性医院示范中医科”。

2008年底，南汇区光明中医医院开设有中医内科、外科、妇科、儿科、伤科、针灸科、推拿科、中西医结合耳鼻喉科、痔科、皮肤科等临床科室和心血管内科、泌尿内科、消化内科、肿瘤科、呼吸内科等中医特色专科。全区各社区卫生中心的中医门诊科室2～3个，中医专科1～2个，中医门急诊治疗量占总门急诊治疗量的41.0%、治愈率达38.4%。

二、老中医工作室

（一）“肿瘤、男性病”工作室

南汇区中心医院中医主任医师顾文忠擅长运用中医辨证施治及中西医结合疗法治疗中医肿瘤和男性疾病，其《复方前列清汤治疗慢性前列腺炎的临床研究》和《复方生精汤治疗男子少弱精子症的临床研究》两项科研，分别获得南汇区科技进步三等奖和通过专家评审鉴定。

（二）“心脑血管病”工作室

南汇区光明中医医院主任医师尚云，多年来运用传统中医理论，采用益气、养血、化瘀、通络、祛痰、清利等方法对心律失常、冠心病、高血压病、高脂血症等病证进行辨证论治，疗效显著。其代表方“黄芪保心汤”是根据长期临床实践结合传统中医理论，综合各家学说组方而成，方具行气活血化痰之功，实验及临床研究均表明黄芪保心汤能抗自由基损伤，提高SOD，调节TxA2/PGI2、ET/NO的平衡，并能调节血脂，改善血液流变学异常，从而保护冠心病心肌缺血缺氧损伤，保护心肌细胞超微结构，维持正常心脏功能。

（三）“咳喘病”工作室

南汇区光明中医医院副主任医师许文清，运用中医学“天人相应”理论和现代医学的“气道慢性学说”，从生态医学的角度阐明咳喘病的发病机理。在治疗方法上，依据“咳喘病是一种对生态适应性调节功能失常疾病”的理论观点，采用辨证论治，恢复人体本能的适应能力，从根本上治疗咳喘顽症的指导思想，创立“活血化瘀止咳法”、“通络活血化瘀法”，改善气道阻塞，缓解或消除咳、喘、痰的症状以治标；稳定机体内环境、增强机体适应性调节功能以治本的治则，拟定局部病理和整体功能的调理相结合。常规治疗与临时控制相结合，一个疗程三个阶段，即治标、标本兼治、治本的治疗方案，在临床上每每取得较满意的疗效。

（四）“脾胃病”工作室

南汇区光明中医医院主任医师卫新国擅长运用中医辨证施治及中西医结合疗法治疗慢性萎缩性胃炎、HP感染、癌前病变、消化性溃疡、功能性消化不良、肠易激综合症等消化系统疾病，方法简、便、易、廉，临床疗效显著。特别其针对慢性萎缩性胃炎、消化性溃疡独创的“平胃愈萎汤”和“平胃安中汤”等“平胃”系列，在治疗上形成独特疗效。

“平胃愈萎汤”运用温中散寒、化瘀散结治疗原理，有效改善胃粘膜血流量，促进病变部位细胞修复再生，具有保护胃粘膜屏障、增强机体免疫力，增进消化机能，促进慢性萎缩性胃炎病理改变逆转的功效。

“平胃安中汤”拟益气祛瘀、疏肝化湿之治法，通过抑制胃酸和胃蛋白酶分泌，抑杀幽门螺杆菌，抗氧自由基损伤，促进粘膜粘液分泌，增加前列腺素和环腺苷酸含量，增加粘膜血流量，促进粘膜细胞修复等作用机理，提高溃疡的痊愈率。

三、中医特色专科

相传有声望的医生中，有些是独长一技。三墩的沈氏烂脚、大团的朱氏伤科，盐仓的计氏疔疮，在群众中有相当的威信，诊务繁忙，难能可贵。

（一）三墩沈氏专治老烂脚

沈和尚，又名沈芝祥（1885—1982），沈氏专治老烂脚，三墩人。他以四代祖传已有百余年的秘方专治老烂脚，得到显效。1961年8月，《解放日报》、《健康报》、《新民晚报》登载“沈和尚医生为治疗老烂脚的土专家”一文后，湖南、安徽、上海、黑龙江及香港等相继有人慕名而求治。他自制烂脚膏、珠黄散，皆用药道地，配法考究，治理精确，一般经治1～2次即能痊愈。他施医舍药，挽留食宿，事迹感人，妇孺称颂。1958年，横沔公社红旗食堂唐文龙路远往返不便，沈氏留他膳宿月余，不但烂脚治愈，而且分文不取，唐文龙感激万分。1973年秋，家住上海汾阳路的费善德得知沈老医师专治老烂脚。适逢居住香港的老外婆回大陆探亲，遂推荐治疗。他们专程乘车至三墩卫生院找沈和尚医治。经医治两次，费时一月，烂脚痊愈，仅花去40元。病人自述：居住香港患烂脚数十年，为此住院10多次，花去港币万余元，效验不佳。此次返乡探亲，两次即除病根，怎能不激动！真是：“沈老妙手回春，老妪病愈回港，中药确是宝库，同胞骨肉赞颂”。

1962年，沈和尚医师把祖传秘方献给三墩公社卫生院，三墩公社卫生院遂开设烂脚科。为证实沈和尚医师老烂脚秘方的功效，1963年，上海市卫生局曾组织上海市医药学会与有关医院作专题研究。经药物研究和病理分析，61例临床用药证明有效率达95%以上。沈和尚医师退休乃至辞世后，三墩镇（乡）卫生院先后有朱银海、高丽仙等医师根据沈和尚医师献出的秘方继续为烂脚患者治病，沈和尚医师后人沈秋根医师继承祖业，烂脚科特色门诊后继有人。2002年来，三墩镇卫生院进一步发展老烂脚特色门诊，深受患者好评。前来看老烂脚特色门诊的病人除来自南汇区（县）外，还有上海市区、浦东新区，奉贤、松江、崇明、金山等区（县）患者，年门诊量500～600人次。

（二）大团朱氏伤科专治跌打损伤

朱楠芳（1908—1952），学名镛，籍贯江苏盐城，生在南汇县大团镇，楠芳早年丧母，家境贫困，幼小就随父朱松涛习武，并继承祖传中医伤科。年及弱冠，偕舅兄夏万松合作行医，两人以船为家，走南闯北，在江浙两省颇负声誉，有“大力士”之称。楠芳为人厚道，作风正派，不沾烟酒，以解除患者的痛苦为己任，凡贫病求医者优先应诊，酌收药本，遇病家确有困难的则乐于资助。有日在平湖县虎啸桥行医，遇一位壮年妇女，因肩挑重担上石桥，不慎失足滑跌，右肩疼痛，手不能下垂，由乡民扶持抬臂求医。经朱氏诊查为肩关节脱臼，立即治疗，他仅使以两手突向患者作脱裤子状的动作，迫使妇女自然地速将双手抓住裤子，此时，但闻“格笃”一声，肩关节复了位。妇女感谢不已，高兴而去。传授门人袁定海（平湖）、李大生、黄泰官（绍兴）等6人。

（三）计氏治疗疔疮

计慧敏（1890—1955），女，南汇县盐仓镇南市梢人。民国6年（1917年），随父习医，勤奋好学，深得其父计志山祖传疔疮科医术精髓，悬壶于乡里。初期应诊，一般不取诊金药费，即获声誉，嗣后酌收药金，经数年的临床，治病辄获成效，在群众中威望日高，就医病人越来越多，由近而远及邻县川沙、奉贤、上海县。计医生热情接待病家，不管老少贫富者均悉心诊治。对穷苦病家，非但诊金不取，还赠送药本，医德高尚，可敬可钦。新中国成立后，于1951年响应政府号召，积极参加盐仓联合诊所，贡献出祖传疔疮秘方。群众为感谢其业绩，赠送“匾额”、“锦旗”颇多，被誉为“治疗疔疮的好医生”。

第五节　中　药

一、种植及采集

解放初，南汇县零星荒地较多，兼之河沟交织，野生药材品种很多，全县可供药材使用的中草药据不完全统计有258种。当地虽有极为丰富的中草药资源，但未完全发掘使用，只有少数中药从业人员采摘作药用，少数作为单方、验方使用。

境域内中草药有：金银花、金钱草、忍冬屯、蒲公英、野菊花、菊花、夏枯草、鱼腥草、青箱子、虎耳草、鸭跖草、半支莲、猪殃殃、凤尾草、垂盆草、玉簪、马齿苋、马兰根、马莲、芦根、龙葵、灯笼草、土牛夕、阳字草、天胡荽、挂金灯、开金锁、蜀羊泉、点地梅、辣蓼、荷叶、荷蒂、荷梗、藕节、乌蔹莓、律草、羊蹄根、天名精、蛇莓、蛇、鸡眼草、鸡黄、冬葵子、半边莲、天南星、石蒜、秋蒿、盲肠草、槐叶草、小青草、紫花地丁、西瓜翠、江剪刀草、败酱草、直立婆婆纳、绿豆、水红菱、鲜竹叶、白茅根、白茅花、白术、白扁豆、大、小蓟草、蚕豆花、仙鹤草、茜草根、艾叶、蒲黄、蚂蝗、荠菜花、墨旱莲、血见愁、地锦草、藁本、三七、丝瓜络、鳖甲壳、龟板、蛤蟆浆、壁虎干、地龙干、水蜈蚣、蜈蚣干、车前草、红药、紫苏梗、苦甘草（益母草）、菖蓬、糯稻根、串只活、桃仁、橘皮、桃干、仙草、田螺、知（蝉）、蜜蜂等。部分地区养殖珍珠蚌，生产珍珠和珍珠母。横沔、芦潮港等地区饲养梅花鹿，生产鹿茸、鹿筋等名贵药材。

解放后，随着农业生产的发展，荒地变良田，野生中草药品种和数量大大下降。20世纪

60年代初，由南汇县医药公司牵头在周西公社始种植中药生地黄，以后面积品种扩大。1967年，老港地区种植中草药土地计划面积22.47公顷（不包括合作医疗种植面积），品种有玄胡索、川芎等10余种，南汇县医药公司由专人负责对种、管、收的技术指导，一般年产值7.8万元（1973年达15万余元）。1970～1972年，部分大队卫生室始设草药房，时常在外采摘中草药为老百姓防病、治病。个别卫生室专程组织“赤脚医生”、草药工去浙江、江苏省等山区采摘中草药数万公斤。

1970～1990年，南汇县卫生局为巩固合作医疗制度，减少支出，发挥中草药作用，要求每个卫生室都做到四个有：草药房、草药地、草药工、代煎药；做到四自：自种、自采、自制、自用；每个村都有0.5公顷～1公顷左右的中草药地，每年种植一定数量的各种草药。20世纪90年代后，各乡镇的中草药房炮制技术不过关等原因而终止。

二、加工及制造

1840年鸦片战争以后，整个中药材具有以“行”、“号”、“拆”、“客”四种特色的原药批发网，大部分从“拆”进货，少数从整件进货。这些中草药原料都为粗料，各按传统方法（无统一标准）加工饮片后再烘、炒、晒。解放前及解放初，全县中药店无论大小，每户都有加工场，有一套加工工艺，批进原药后，需加工成段、片、块，有的要添加蜂蜜等原料后再烘、炒、晒，自制膏、丸、丹、散等。精制中药丸药，配方浸药酒，合药研粉调匀搽治各种外伤、关节痛、风湿病。入冬后，精心配制“膏滋药”，其各有特色，深受人民欢迎。当时有病者求医用药，习惯以中医、中药治病。有的病家为省钱而不求医，直接上药店买药治病。

1956年，全行业公私合营后，原则上由各区医药商店设加工场，统一加工饮片和膏、丸、丹、散，供应辖地各门市部销售。1958年，南汇增设下沙、六灶、万祥3个加工场，停止中成药自制工作。1964年，南汇县对加工场进行调整，撤销下沙、六灶、万祥、泥城加工场，保留6个加工场。平均每月加工药材20多吨，划区供应医药商店门市。20世纪70～80年代初期，南汇县各医疗单位和大队卫生室先后设置加工中、西药物的小厂，以中草药为主，产品200多种，类型有水剂、糖浆、酊剂、露剂、丸片剂、散剂、饮膏等。1981年4月，南汇县药材公司接管4个县属镇中药加工场，扩建周浦的厂房、仓库。1982年，先后撤销祝桥、惠南加工场，再扩大周浦加工场业务。加工质量在郊县药材加工质量检查中屡次夺冠。1988年，全县有6个药品生产企业和10个医院制剂室持有药品生产或制剂许可证。1991年，康桥宝康饮片加工厂（今改名为康桥中药饮片有限公司）成立，主要对800多种中药饮片及部分参茸补品的生产、加工、包装、销售等。2001年，康桥药业有限公司成立，主要经营中西药物等。2001年，药品生产总产值2.9亿元，药品经营销售总额3.95亿元，医疗机构药品使用总额1.5亿元。

三、中药房、中药店

（一）中药房

解放初期，南汇县绝大多数医疗单位都以西药为主，兼配中成药，后逐渐设立中药配方部。各医疗单位均设有药房（配药部），负责本单位配方，绝大多数以西药为主，兼配中成药。

南汇县中心医院从1959年初始设中药配方部，只负责本院病人配方，药源由南汇县药材公司供应。周浦医院、南汇县光明中医医院从建院起设立中药配方部。20世纪70年代，各大队卫生室和大部分公社合作医疗管理委员会设有中药配方部，药源以自种、自采、自配、自用为主，部分中药由当地医药商店供应，按规定免纳税收。

1969年，各生产大队相继建立卫生室，农村实行合作医疗。“赤脚医生”利用草药为群众防病治病，收到较好的效果。其间，新港公社新六大队率先在800多平方米土地上种植200多种中草药材，采用“四自”做法，为群众治病防病，既缓解缺医少药的矛盾和减少病家的痛苦，又减轻生产大队合作医疗资金的不足，深受群众欢迎，并得到上海市、南汇县有关部门的表扬，《解放日报》曾于1971年2月刊登文章，对新六大队的做法加以肯定。

1978年，下沙公社15个卫生室建起草药房，种1.95公顷药地，平均每千人达0.08公顷，用中草药治疗28653人次，配出中草药64289帖。

1980年4月，全县94.2%卫生室有草药房、种草药地，药工444人，种草药21.86公顷，达到千人0.07公顷（1亩）草药地的有180多个大队。

其间，瓦屑公社合作医疗中草药配方收入逐年增加。

瓦屑公杜合作医疗中草药配方情况表

表6-5-1　　单位：元

项目／年份	社员享受记账报销金额	社员自负收取现金金额	合计	年终库存金额	项目／年份	社员享受记账报销金额	社员自负收取现金金额	合计	年终库存金额
1979	3574.11	820.98	4395.09	7054.78	1981	11778.32	4564.80	16343.12	7335.73
1980	10216.84	4987.79	15204.63	6989.13	1982	13503.24	3926.44	17429.68	8439.37

1978年12月，六灶公社建立合作医疗中药配方部，位于六灶集镇东市，农民看病如需中药调理，凭“赤脚医生”的中草药处方可在社办中药配方部配方。20世纪90年代前期，合作医疗中药配方部迁至六灶卫生院内。中药配方部成为六灶镇合作医疗中西药调拨的药库，后期，归并六灶镇卫生院直接领导。惠南乡有18个村卫生室备有中西药品，自90年代初期起，由南汇县光明中医医院药房管理配备。

1982年，祝桥、泥城公社卫生院先后恢复中药配方部。至1997年，全县各一、二级医疗单位都有中药饮片（300个品种以上）、中西药房配方部和中西药库，负责本单位门诊和住院病人的用药、配方。

2000年后，全县各合作医疗、卫生室设有中西药配方部和中西药库，为当地农民治病服务。

2006年，南汇区创建农村卫生室所合格药房，142家农村卫生室分9批进行“合格药房”的验收，卫生室全部达到“五个有”（即一间设施完备的药房、一名专职药品管理员、一份农村用药目录、一套完整的药品管理制度、一套齐全的药品质量管理记录），确保农民用药安全、放心、经济、有效。

（二）中药店

南汇地区于元代出现有沪上中药零售商。清康熙初期，南汇地区始形成自己的中药业。但零售中药商出现和形成药品行业迟于其他郊县。有走方郎中问病卖药，无固定地点，一旦要用药，随手撮取，不用量具（习俗的配方称之为撮药）。16世纪中叶，渐次发展固定地点，开设中药店，有柜台、药橱、加工工具等，并自制丸散。药店的利润比其他店铺要高得多，群众中有“开过药店打过铁，别样生意全要歇”的说法。

民国时期，政局不稳，一般百年老店营业亦衰败，南汇县钦公塘以东无一家年代久远中药店。

抗日战争初期，全县各集镇开设中药店、中药铺、国药号、堂等96家，规模大小不一。抗日战争时期，敌伪当局歧视中医药，大部分药店处境困难。抗日战争胜利后，民国政府滥发纸币，加上苛捐杂税，致中药业又陷入困境。为谋出路，经营中成药者普遍兼营参茸业务，经售部分西药，品种仅有奎宁粉、消治龙片、配尼西林、虫积糖、疟疾丸、人造自来血、人丹、沙药水、艾罗补脑汁等，时有128家。

解放前，药店不仅配方，亦可问病买药。同时自行采购、自行炮制加工各类药品和自制饮片、膏、丸、丹、散等中药。

解放后，中国共产党和人民政府重视祖国医药的宝贵遗产。解放初，南汇县有中药店96家（其中夫妻店占11%），从业人员294人，资金21.33万元。有些国药店内设有坐堂医生：良诚记国药店内有医生吴承林、王礼福坐堂施诊。杨季藩开设的大公堂国药店由侄子掌店，自己坐堂行医，集中医内科、外科、妇科、伤科于一身，其专长的小儿科尤为出名，故大公堂中药处方多，业务最忙；该店由杨季藩自制的、以中药为主要原料的“支肺一号”（祖传秘方）药剂，对感冒引发的寒热和咳嗽具有特殊疗效。

1953年，药店归属由南汇县供销合作社管辖。1955年，公私合营前有96家。1956年，经过全行业的公私合营，按行政区域设区医药商店和一个中药加工场。合并后在管理、经营作风、劳资关系等方面都有改变。全县各镇的中西药店组成医药商店，有的地方设立分店，经济单独核算。同年11月，医药商店与供销合作社分立经营，医药商店归属南汇县药材医药总公司管辖。以后南汇县中西药业网点遍及大、小集镇和农村合作医疗卫生室。1958年4月，全县始走“医药合一”的道路。10月，各公社医药商店下放给医院。全县10个公社医院、2所分院、55个保健站都设立中药配方部，中药人员有283人，做到那里有医就有药。1959年8月，随着国民经济调整，公社卫生院的分拆，以及税收等问题，中药部又从医院划出，恢复公私合营体制，归商业部门领导，按公社成立医药商店，兼营部分中草药收购业务。

20世纪90年代前后，惠南镇中西药店纷纷改变经营模式，药店的规模扩大，药店的数量有所增加。原惠南医药商店改为华泰药店，开设华琳、华怡、精品商厦、东门、春光、华召等9家药店。

古代中药方的量制单位不但与现代的不同，而且各个时期也不相同。1959年6月25日，国务院发布《关于统一计量制度的命令》，但中药计量仍袭旧制不变。从1979年1月1日起，南汇县与全国一样，统一使用中药计量单位，为计算方便，改革中药处方计量，统一将原来的“两”制（16两为一斤）改为“克”制，用“克、毫克、升、毫升”，不再用“两、钱、分”。

1955年前南汇县中药业情况表

表6-5-2

地区	抗战初期户数（户）	抗战胜利至解放		公私合营前一年（1955年）	
		户数（户）	人数（人）	户数（户）	人数（人）
周浦	10	16	69	16	51
大团	26	33	106	20	76
惠南	14	19	51	20	51
新场	20	24	48	15	50
祝桥	21	27	66	25	66
下沙	3	9	18	（划入周浦）	
合计	94	128	358	96	294

说明：其中夫妻店占11%，3个工人以下占72%，4～5个工人占9%，5个工人以上占5%。

奚长生药店　南汇县药店中最古老的1家，距今有400多年。奚西庄，南京美林关人，从南京到浦东，以走方卖药为业，遂定居川沙县，历代相传。明万历三年（1575年），奚氏四代赴山东走方卖药生涯，始设铺坐堂行医，铺名“长生药材”。明代后期，迁店南汇县新场镇洪福桥北首坐东朝西门面开张营业，取名奚长生。该店经营有道，配装的紫金锭颜色黑而有光泽，香味浓而经久不散，支条匀称而细腻，选料、炮制、配伍、剂量、加工、工艺等都有独到之处，尤其注重麝香一味，药治疫病，为辟秽、化浊、解毒、消滞、润肠、止吐良药。据传说“前清时代紫金锭，被群众传作家贮良药，有将紫金锭挂在幼儿胸前，任凭幼儿舔吮，以取防病怯瘟之功效。紫金锭处方：麝香、山慈姑，千金子霜、雄黄、红毛大戟、朱砂、五倍子等组成。奚长生紫金锭誉声洋溢，盛名驰达江浙沪滨，药品远销南洋一带，商品规模亦为南汇县首屈一指。民国初期，奚长生药店分为两家，抗战前又增设一家，后有奚氏族中收回经营。解放后，1956年改为公私合营。

同仁济药店　创立于清嘉庆十年（1805年），地址设在大团镇蟠龙桥下堍，五开间门面，内设全套工场，叶彩章为经理，有营业员和生产工人16人。后调冯旭山任经理，着手整顿，建立制度，冯能以身作则，晚必察视四周，晨必黎明开店，注意服务态度，扩大业务影响，誉扬南汇县东南一带。当时同行业对手广仁堂，终至无法维持而宣告歇闭。嗣后，同仁济药店有冯裕兴接任经理，得父之荫庇，老职工之帮助，营业不减当年，解放后全行业实行公私合营。

张成大药店　开设于清光绪年间（约在1900年左右），地址在周浦镇金龙街七号瑞安桥堍，创始人张本溪，南汇县人。清光绪三十一年（1905年），中药店被毁，后重振旗鼓，聘上海县塘口镇杨堂任经理，历时20年。继而张立森任经理，年少有为，善于经营管理，邀请各科名医坐堂应诊，开辟接方送药代客煎药业务，收购当地药材，讲究药品质量，选用上等规格道地药材，认真修合丸散，重视药品保管，店主亲自站柜，笑脸迎送顾客，大小生意一律欢迎，日夜服务。扩大经营范围，增加新药业务，店铺资金日盛。抗日战争胜利后，长子张锦荣主持，业务发展，在同行业中居于领先地位。

大成裕中药店　清光绪十二年（1886年），倪墙高开设平心中药店，位于祝桥镇东大街石库门内，人称谓“庭心店”，营业不盛。后有张鲤庭、张雅卿、李苑花合股受理该店，改名为大成裕中药店，首任经理范营江。民国时期，传徒张书文任经理，严格考究药材，剔选道地药品，加工炮制精细，自行秘制张氏疯科药丸、熬剂经售，营业昌盛，信誉遍及南汇、川沙两县，为祝桥镇诸药店之冠。

陈益生药店 民国18年（1929年），陈天义开设陈益生中药店于谈家店，店员3名，自制小儿肺风痰喘药，治小儿咳嗽哮喘，效果显著，享有盛誉。

第六节 药 方

1958年，为继承和发扬老中医的学术经验，南汇县组织中医界有声望和学识经验丰富的老中医开展献三方（秘方、单方、验方）活动，深入到群众中去采集民间单方。大团公社医院中医外科医生王正章，把自己的一本祖传229张秘方的手抄本献出来。老中医严焕纯一人献出37方，并把祖传抄本献出来，他又把以往蒙了被单施行手术，秘不可传的治疗喉闭绝技“擒拿手”在老中医会议上公开表演和传授。1959年3月，在周浦镇召开老中医座谈会，确定第一批“三方”治验项目27个。1960年4月，再次召开老中医座谈会议，老中医们又献出“三方”87张。南汇县老中医们共献出“三方”1.5万多件，经整理选出“三方”383个，由南汇县中心医院和13个公社医院分工进行临床治验，并整理、编成《祖国医药采风集》两辑。可惜这些珍藏物经50多年很大部分已经散失，所存无几。本志录部分尚存秘方、单方、验方。

一、秘 方

秘方是指：有效而秘不外传的方剂。

（一）立马回疔丹

主治：疔疮。

药物组成：降药6.6克，大红三仙升6.6克，煅磁石3.3克，煨石膏粉、杜蟾酥3.3克。

制法：上药共研细末，蟾酥3.3克先乳化溶解，捣和诸药，捏成麦粒样大小，瓷瓶贮藏。

用法：按疔脚大小长短嵌疮口内，深度至疔根尽处为度（不可过深或太浅），轻者间日揭开，重者间二日揭，其疔脚自然脱落，脓随之出，毒化肿消，继用九一丹掺膏药贴之。

来源：大团老中医王正章。

（二）吹耳散

主治：耳脓（中耳炎）。

药物组成：西月石16.6克，镜面朱砂少许，大梅片3.3毫克。

制法：西月石研极细末，纳入朱砂、梅片研细，瓷瓶收藏待用。

用法：先擦净耳道，吹入药粉，1日2～3次。

来源：祝桥老中医严焕纯。

（三）皮湿散

主治：皮蛀、湿疹。

药物组成：蛇床子66克，烟膏33克，黄柏49克，铜绿6.6克，煅牡蛎33克，青黛26.6克。

制法：上药共研细末，瓷瓶收藏备用（痒者加枯矾33克，红肿者加熟石膏66克）。

用法：用麻油调和、涂患处。

来源：周浦老中医陈祥龙。

（四）黄连膏

主治：小儿赤游丹、火丹等红肿热痛之症。

药物组成：川连10克，根生地33克，黄柏10克，姜黄10克，当归尾16.6克，黄占132克，香油400克。

制法：除黄占外浸入香油内5天，用文火煎成黄色，切勿令枯，滤去药渣，加入黄占搅匀待冷，收藏待用。

用法：单用擦患处，调外敷药可作敷药用。

来源：新场中医高若溪。

（五）蛇 药

主治：毒蛇咬伤，疯狗咬亦可试用。

药物组成：当门子3.3克，制甘石6.6克、，腰黄3.3克，大梅片3.3克，淡火硝3.3克，生石膏3.3克。

制法：上药共研细末，越细越好，瓷瓶收藏。

用法：点眼用，每日早、中、晚3次，至少点7次，重则加用，咬在左边点右眼角，咬在右边点左眼角，忌吃发食，孕妇忌用。

来源：大团童履丰祖传秘方。

（六）烂脚膏

主治：老烂脚。

药物组成：珍珠6.6克，血珀8.4克、，朱砂6.6克，龙骨4钱，水飞甘石660克，血余660克，水飞寒水石500克，煨石膏132克，川占100克，老烟膏264克，香油2244克。

制法；按法熬煎成膏药肉。

用法：(1) 膏贴法，随疮口大小摊于牛皮纸上紧贴患处，2～3日换1次。(2) 围敷法，搔痒肿痛时，刺局部，使血外溢，掺上“皮蛀”药本。(3) 敷贴合并法，有痛痒，又有疮口者用此法。

来源：三墩沈和尚，四代祖传秘方。

（七）麦壳散

主治：跌打损伤。

药物组成：乳香、古钱、归金、血芨、生草乌、自然铜各等分。

制法：共研细末。

用法：每日服23.3克，陈酒送服，不可多吃，服后不可见风；另将麸皮炒热，熨伤处，效更好。

来源：三墩老中医严仲葵。

二、单　方

单方是指：多为用单味药或简单的药味组成的方剂。

（一）丝瓜叶

主治：天疱疮。

用法：鲜丝瓜叶打汁涂患处。

来源：周浦中医师陈祥龙。

（二）紫浮萍

主治：荨麻疹（风疹块）。

用法：鲜紫背浮萍1大碗，焙干，炙灰，加入红糖少许，顿服。

来源：新场中医师高若溪。

（三）壁虎干（守宫）

主治：烂疬子（颈淋巴结核）。

用法：壁虎炙灰，加银硃等量，研细末，麻油调敷，或掺于疮口外贴清凉膏药。

来源：周浦中医师顾宝钧。

（四）黄病水肿方

主治：黄病水肿。

药物组成：黑鱼1条，不论大小，绿矾、砂仁、黑枣各适量。

服法：将黑鱼剖开，嵌入绿矾、砂仁、黑枣煅焦研细末，分次开水冲服。

来源：黄路老中医缪济光。

（五）遗尿方

主治：儿童遗尿（尿床）。

药物组成：补骨脂，胎盘（烘干）。

制服法：补骨脂、胎盘等量，共研细末，蜜丸如芡实大，每服6.6克，日服3次。

来源：下沙老中医杨季藩。

（六）哮喘方

药物组成：麦芽糖（饴糖）500克，烧酒适量。

制服法：两味混合，适量日服3次。

来源：黄路中医师缪济光。

（七）田螺水

主治：痔核肿痛，亦可滴耳脓。

药物组成：大田螺一只、冰片少许。

制服法：冰片嵌入螺靥内，仰放碗内，少顷流出水来，取搽痔核；耳脓先用棉签蘸过氧化氢卷清耳道，滴入田螺水。

来源：彭镇中医师顾海平。

（八）辣蓼草花

主治：赤白痢。

制服法：将辣蓼草花150克洗净晒干炒微焦，用清水煎成浓汁，去渣，酌加赤砂糖，分作3份，每4小时服1份，可连服数天，2～3天内见效。

来源：六灶中医师闵子谦。

三、验　方

验方是指：临床反复使用而有效的方剂。

（一）碧雪散

主治：一切口疳。

药物组成：青黛8.4克，人中白（煅）10克，西月石（煅）33克，朱砂10毫克，胆矾16.6毫克，元明粉（煅）3.3克，煅石膏33克，冰片16.6毫克。

制法：上药共研细末（月石、冰片后放入），越细越好，搽患处。

来源：航头中医师施志达。

（二）枯痔散

主治：外翻内痔。

药物组成：白矾66克，信石33克，雄黄38克。

制法：将白矾打碎拣净，放砂罐内炭火上加热，待呈液状倒入已研细之信石及雄黄，然后拌捣不停，待罐内冒出青烟，液呈红褐色糊状，加快拌捣速度，烟少为度，冷却后研细，置瓷瓶内备用，涂患处。

来源：新场卫生院。

（三）胶红饮

主治：妇女血崩症。

药物组成：阿胶珠33克，红花13.3克，当归33克，冬瓜子16.6克。

制服法：煎汤服。如经绝期老妇血崩，加重红花用量，少妇虚寒者酌入白术、山药，先兆流产加杜仲、桑寄生、续断和菟丝子各13.3克，合并白带者加墓头回33克。

来源：航头中医师严佑舒。

（四）油珠丹

主治：小儿肺风痰呛（肺炎痰多）。

药物组成：甘遂6.6克，轻粉16.6毫克，朱砂10克。

制服法：上药共研细末，贮瓷瓶备用。每次1分，用麻油少许放在冷开水面上，待药下沉，倾去水取药服之。

来源：下沙老中医丁盛良。

（五）加味保赤散

主治：肺风痰喘，气逆胸满，攻逐食滞。

药物组成：花槟榔10克，建神曲10克，巴豆霜10克，朱砂10克。

制服法：上药共研细末，每服半分至3.3毫克。

来源：祝桥中医师顾唯一。

第七节 乡医土药

一、游医、土医、巫医

（一）游 医

俗称“走方郎中”。他们四处漂泊或撑大阳伞卖膏药、背山畚卖草药，或设摊卖艺或走村串户，无固定诊所，只单凭掌握一些单方、验方、针灸或拔牙、“推拿”、“正骨”等一般技能，为人治病，略见疗效。这类医生本是文人儒生，攻读医理，自学成才，对医学理论颇有研究。

但其中不乏有一些识真病、卖假药的游医，往往施展诀窍，玩弄伎俩，危言耸听，信口开河，观察到病人求医的心切，乘之机会许诺包医包好，博得求医者的信任，其目的是骗取钱财。

1962年，南汇县对游医进行整顿和管理。经查，南汇县有游医23人，其中10人是南汇县人。经南汇县技术鉴定的有13人，符合开业条件的9人，不合格4人。这类医生一般都缺乏医药基础理论，而有临床经验和手法技术，有少数人无临床经验，连一般伤科知识也搞不清楚。对游医管理的方法是限制他们对群众不利的方面，利用他们对群众有利的方面，根据各人业务技术情况，分别处理。

（二）土 医

南汇县的土医由来已久。民国时期，这些土医分散在大小集镇，流散于民间，渗入到农村各地。这批土医都讨教自学相结合，学得一技之长，用草药或民间单方、验方进行治病。一般有固定住所，平时从事其他职业，但他们之中鱼目混珠，有病人时从医；也有挤于巫祝之流，人自为学，家自为教；也有偶得一纸医方据以治病衣钵，居然技操熟练；有用一根针、一把小刀、一味草药为患者进行土法医病。相传土医有技操放痧、挑筋、挑河白、捉火丹、挑疔疮、治疗蛇咬伤、入骱、“推拿”、“正骨”等一般技能。因求治方便，随唤随到，收费低廉，有一定疗效，对一般突发性小病尚能及时发挥些作用，但也有使用江湖骗术以索取钱财者。

老港公社港北3队袁银英，她割“螳螂子”、“挑河白”、“捉火丹”、推惊皆能，盛誉颇响，登门求医者颇多。中港村土医王德贤，备有“疔疮要诀”和图解，看图挑疔疮，其媳倪秀宝祖传整骨，医治一般脱臼。新港公社桃园九队施根郎擅放痧，传子施可久，能拔罐针灸，免费行道，得到群众欢迎。地方遍传习常应用推筋方法以葱管一根，蘸上烧酒，头部推太阳、天门、颈椎，手部寸关、手心，脚部膝盖、脚中心部位，可望效果。三灶镇西街土医顾阿土，由父顾松桃传授，专治疔疮，据说有祖传秘方，用“无刺莓”浸湿捣烂敷患处有奇效，名噪一时。蔡圈村乔桂生、金光村王桂香、五星村乔行舟等均善针灸放痧，技术不弱，颇负时名。三灶镇南首（季桥村5组）的仇正如擅长放痧、挑筋，针灸也稍知穴位，技术尚可，疗效较佳，故每当时疫流行季节，求治者较多。

（三）巫 医

解放前，南汇县科学文化落后，封建迷信盛行。加之，农民生活拮据，农村缺医少药严重，有病痛发作，常以迷信方式求治，延误诊疗，死于非命的人很多。是时，一般有三种较为常见的迷信治病方法。方术类：以“仙人”、“道士”、“太保先生”为主，形式大致有“设坛”、“赶瘟疫”、“退土”、“打醮”、“唱三太保”、“扎仙”等，名目繁多，危害性大；清光绪二十一年（1895年）至民国30年（1941年），南汇县有三次大瘟疫流行，百姓集资吹吹打打，设坛驱疫，劳民伤财，毫无效果。巫祝类：巫祝之术，古今有之，多在民间秘传，见诸“捉鬼箭”、“捉蛇痱”、“方火丹”、“方田鸡鼓”、“捉蚂蚁风”等，无效果。传统类：在乡村，有一种以迷信方式治病的陋习，即“送客人”、“叫喜神”、“夜啼郎”、“五方叫”等，毫无治病效果。这类巫医本非医生，不懂医术，专以画符划水，降魔捉鬼等迷信方式骗取钱财。

解放初期，民间尚有愚昧无知者推惊念诀词“鼻头眼通经，二眼看新经，心对直医经，小儿百无经，脚踏金刚经，句句如灵太上老君救”，一口气念上7遍。尤有捉岳子（疟疾），如法盼月食时、选择老皇历30张图样，用经纸珠笔望月食，一口气划画好，此纸称“符”藏于家中，待人发岳子（疟疾）时，用线扎“符”于左手，能除疟疾云云。此纯系迷信欺人，蛊惑人心之举，不可信。

二、土药、土方

（一）土　药

蒲公英，土名黄花郎，功效为消肿、止泻。

紫地丁，土名开紫色花的犁头草，对未溃疡的伤口有消炎、消肿作用。

车前草，土名打官司草，功效为清热、利尿。

金钱草，土名铜钱草，功效：消炎，对尿路感染引起尿道灼痛、解尿不畅有显效。

野菊花，功效为消炎、敛伤口。

鸭跖草，土名鸭脚头草，功效为清热、利尿。

小叶草，土名蛇果草。

点地梅，又名百花珍珠草。

芦根，土名芦头根，功效为清热、解毒。

绿豆，土名光绿豆。

鳖甲，土名甲鱼背。

龟板，土名乌龟板。

地骨皮，土名枸杞根皮。

地梧桐根皮，土名臭梧桐根皮。

地锦草，土名粪脚草。

枸杞子，又名野红枣。

生梨，功效为生津、养阴。

蝼蛄干，又名土狗干。

将军干，又名蟋蟀。

苋菜花，功效为清热、止泻。

桃花，又名桃花瓣，功效为利尿、通便。

桃仁，又名桃核仁。

苏叶，又名紫苏叶。

薄荷，苍耳草，土名五杆姆，功效为清热、提神。

浮萍，小河表草。

桑叶，又名冬桑叶，疏风解毒。

橘皮、橘叶，功效为止咳、清肺。

橘经，又名橘络，功效为止咳、清热。

百残花，土名野蔷薇花，功效为芳香、化脓。

半夏，土名三叶头草，功效为止剧毒。

枇杷叶，治久咳不止。

天将壳，土名麻雀棺材壳。

江剪刀草，又名野青菜。

佛耳草，又名发霉草。

竹沥，竹二青，土名竹肉，功效为化痰、止咳。

擀擀活，又名接骨木，泽兰叶。

丝瓜络，化痰，活血，通络。

（二）土　方

草药和土方治疗部分疾病有时能起到事半功倍效果，由于掌握一二种民间秘方：有蛇药、肤热散、烂脚膏、去寒（汤）、痰喘药或治疗方法等，替人治病时又收费低廉，有的免费服务，奏效迅速，深受群众欢迎。

1. 疔疮方：蒲公英20克，紫地丁20克，野菊花20克。水煎服，一日三次分服。服后未溃者即能消肿，已溃者，亦能很快消炎、敛口。忌：鱼鲜发物，香甜辛辣之物。

2. 腹泻方：马齿苋30克，蒲公英20克，车前草15克，橘皮1克，水煎服，一日三次分服。本方有清热消炎、分清别浊之功，对水泻疗效更显著。

3. 清热利尿方：全车前（车前草不去籽）30克，金钱草30克，鸭跖草30克，水煎服。一日三次分服。本方有清热利尿之功，对因膀胱发炎或尿路感染引起的尿频尿急，欲解不畅，尿道灼痛，小便发黄，甚至痉闭不通者，疗效显著。

4. 鼻血方：小蓟头草20克，旱莲草30克，白茅花5克。水煎服，一日三次分服。外用头发灰净末少许，撒于棉花絮上塞鼻。鼻血即止。本方有凉血止血之功，故对血热上涌而引起的鼻血疗效较佳。

以上各方药量均系干料量，如用鲜的则用干料量的3倍。

三、土法治病

1. 如患霍乱病，用麸皮加适量食盐揩擦皮肤能起到活血通经作用。

2. 伤风，食用生姜。

3. 紫粟治疗寒热感冒。

4. 腹泻症者服用“酱板菜”煮的汤。

5.“老蛤蟆草”捣烂后敷于患处能治疗疮。

6. 吸风茄花燃烧后的烟可治支气管炎。

7. 3岁以内小孩患百日咳，取腊梅花籽十数粒，加冰糖适量，置于茶碗中，加水蒸透后口服，日服多次，每次1～2调羹，疗效显著。

8. 高热久不出汗，用糯稻根煎汤，日服二次，每次半碗。

9. 病者高烧不退，用嫩竹枝中竹心煎茶服用，有退热之效。

10. 鼻腔出血不止，用小蓟草捣烂后塞鼻，立时见效。

11. 小孩生天疱疮，又名水痘，用黄豆煅灰后加菜油调和涂于患处。

12. 烂脚久治不愈，俗称老烂脚，用红蚯蚓若干条加红糖适量，捣糊后涂于患处，效果甚佳。

13. 关节疼痛及腰酸背痛，用半块红砖，放入火中烧红后取出，稍隔一时，以用纸包住不燃烧为止，外面再包一层布，贴于患处及周围移动，到砖头不烫为止，每周一次，每次三四块红砖，效果较好。

第八节　示范区创建

一、全国农村中医工作先进县Ⅰ期建设

1997年，根据国家中医药管理局《创建全国农村中医工作先进县》的精神，南汇县制订《南汇县中医工作发展规划》，着手创建全国农村中医工作先进县Ⅰ期建设。同年9月，南汇县振兴中医领导小组成立，由县政府分管卫生的副县长任组长，卫生局局长、光明中医医院院长任副组长，南汇县财政、人事、计委、广电、卫生局分管领导为成员。

1998年起，确定下沙、新场、三灶、坦直、祝桥、泥城等6个镇为南汇县创建农村中医工作先进县的试点镇。全县26个镇相继成立"振兴中医领导小组"。南汇县卫生局设立中医科，全面负责中医工作的落实、检查、督促、培训、指导等工作。南汇县光明中医医院设立基层中医药工作指导科，各镇卫生院设立中医管理科。编印下发《常用中成药、单方、验方选编》、《中医常见诊疗读本》、《中医常用药物汇编》、《1998年南汇中医论文汇编》、《1999年南汇中医论文汇编》等到基层单位。

至1999年，南汇县建立、健全以光明中医医院为"龙头"，各镇卫生院中医管理科为枢纽，镇村卫生室有中医药服务为基础的农村中医三级医疗预防、保健、康复的服务网络。在28所医疗机构中，全县医药人员1595人。其中，中医药人员518人，占医药人员32.5%。中医药人员中具有高级职称者35人，中级职称104人，初级职称379人。全县病床1924张，其中，中医床位382张，每千人口0.55张。县级医院开设中医病床234张，占总床位的24.0%；镇卫生院开设中医病床148张，占总床位的15.6%。县级医院开设中医门诊科室26个，镇卫生院开设中医门诊科室55个，平均每所卫生院2.6个。

1997～1999年，南汇县县级医院中医门诊量占门诊总量分别为49.4%、47.6%、50.6%；中医住院治疗量占住院总量分别为20.4%、20.4%、20%。镇卫生院中医门诊量占门诊总量分别为25.5%、30.7%、42%；中医住院治疗量占住院总量分别为10.7%、12.5%、15.5%。全县中医处方合格率分别为97.8%、98.5%、96.6%。门诊病案合格率分别为95%、95.8%、93.8%。住院病案合格率分别为95.4%、97%、96.8%。县级综合性医院、镇卫生院均设有中药房、中药库，药库中的中西药品均按要求做到分开摆放，每所医院中药饮片平均为546种。

全县299个村卫生室有乡村医生629人，其中，掌握中医治疗技术的有383人，占总数的60.9%。所有村卫生室能运用中医中药开展疾病预防和健康教育，均备有中成药30种以上，并能运用中医传统方法（针灸、拔罐、按摩）治疗农村常见病、多发病。

县、镇二级政府把中医工作列入工作目标和社会发展规划，南汇县财政局在财力十分紧张的情况下，依然对中医工作采取倾斜政策，在年度预算中明确中医经费所占比例，核拨中医经费。中医创建经费每年20万元，3年60万元全部及时到位，按全县人口计算人均0.36元；中医事业费的增长比例高于同期卫生事业费增长比例。3年中，南汇县财政拨专款292.4万元，用于全县中医机构建设、南汇县光明中医医院门诊大楼扩建、设备更新和资助中医人才的培养。香港爱国同胞王佰生对南汇县光明中医医院创建工作给予极大支持，使医院硬件设施更趋完善，全院面貌焕然一新。

全县举办中医药人才培训班16期，575人次。其中：办“西学中”班两期、904人次，中医卫技人员占卫技人员比例由8.34%增加到32.5%；举办中医病史班5期，180人；举办中医管理资料质量学习班3期，80人。

以点带面，抓中医试点镇（新场镇、祝桥镇）工作，推进创建工作。重建、新建、扩大中医科室、中医病房，发展中医诊疗范围。医疗单位中医科室从原来的平均每院1.6个，增加到2.6个，镇卫生院都设有中药房。

南汇县光明中医医院在开展“全国示范中医医院”创建中，开展“一切以病人为中心，实行全优服务”活动，做到“365天天天门诊，24小时时时服务”，病人满意率保持在95%以上；重视和支持基层的中医工作，分期分批培训各镇卫生院的中医药人员。

2000年5月，通过国家中医药管理局对南汇县创建全国农村中医工作先进县Ⅰ期的验收，南汇县被命名为“全国农村中医工作先进县”，南汇县光明中医医院被命名为“全国示范中医医院”。

二、全国农村中医工作先进区Ⅱ期建设

2001年3月至2004年4月，南汇区（县）进入创建全国农村中医工作先进区Ⅱ期建设周期。农村中医工作先进区Ⅰ期建设后，南汇区（县）坚持组织不散、机构不撤、经费不减。加强对中医工作督查和指导，制定和实施《南汇区中医工作3～5年发展规划》、《南汇区创建全国农村中医工作先进区Ⅱ期建设分阶段实施计划》，并将中医工作列入南汇区卫生事业第十个五年计划纲要。

3年中，南汇区（县）振兴中医领导小组每年召开1～2次会议，中医创建办公室召开各类会议24次，统一学习、统一要求、统一部署。南汇区人民代表大会常委会召开专题会议，听取和审议情况汇报，提出要求；政协南汇区委员会精心调研，提出意见和建议。

举办7期中医药培训班，完成55岁以下在职中医师、中药人员和能中会西的乡村医生培训工作，培训率达100%；开展技术练兵和中药专业人员技术操作竞赛；组织部分名老中医，远赴广东省中医院学习取经；开展科研与科普活动，在全国性、省市级杂志上发表论文67篇，交流论文50多篇。获得上海市、南汇区科研成果和课题立项10项；南汇区医学会编著的《医学科普1000问》出版发行；开展“健康使者”活动，免费赠送中医科普书、书柜下农村；开

展全区性学术活动3次；在上海市第六届科技节期间开展中医药大型医疗咨询活动，受益群众达1000人。

推广、引进中医适宜技术，提高中医药在社区和农村防病治病中的作用。筛选推广一批农村中医药适宜技术，引进中医适宜技术。在《南汇年鉴》、《南汇报》、《保健信息》、《南汇卫生信息》等登载相关内容20多篇。南汇电视台拍摄、播出电视短片《春雨杏林听潮声》，体现和反映南汇区中医先进区Ⅱ期建设的整体风貌，受到好评。

2004年4月，经国家中医药管理局领导及上海市卫生局组织评审、考核认为：上海市南汇区全国农村中医工作先进区的创建工作领导重视、措施有力、工作踏实、成绩显著，以978分高分评审验收通过，达到“全国农村中医工作先进区Ⅱ期”的标准。同时，“全国示范中医医院”——南汇区光明中医医院，也通过国家中医药管理局的复评。

第七章　医政　药政　药品

辛亥革命前，南汇县衙门里无专人治理全县卫生事宜，兼职人员亦无固定办公地点。辛亥革命后，医药卫生事业由南汇县政府第一科（民政）兼管，后有警察局和民政局兼管。民国21年（1932年）设立南汇县公立医院后，专设一名公共卫生护士兼管全县卫生行政工作。

1949年5月南汇县解放后，南汇军管委接管南汇县卫生院改名为南汇县人民医院，兼管卫生行政事务。1952年5月4日，南汇县政府卫生科成立，统一管理全县医药卫生事宜。1978年，南汇县卫生局设医药管理股后，负责主管全县各级医疗卫生机构内医疗业务、药政事务、卫技人员业务培训、业务技术水平考核、社会医务人员开业管理等。

医政管理包括划区分级医疗、卫生区域划分、执业人员管理、医院等级评审、医疗机构管理、医疗事故处理、社会办医管理、医疗资源整合等工作。“文化大革命”中，医政管理一度呈瘫痪状态，直至1978年12月以后，医政管理工作逐步恢复，走上正轨。

城乡三级医疗网的建设是医政工作的重要部分。1958年南汇县划归上海市前，按江苏省管理模式，着重加强城乡基层卫生组织的建设和管理，为城乡人民提供基本医疗设施，方便群众就近求医。着手建立以大中城市医院为依托，由县医院、乡卫生院、行政村卫生室组成的城乡三级医疗网。划归上海市后，按照医院的地区分布，合理安排医疗预防任务，就近就医，三级分工，实施市、县、公社三级医疗机构分工，明确上海市城乡医疗卫生工作协作挂钩关系，加强市级医院支援郊县农村卫生事业建设。

1993～1995年，南汇县实施医院等级评审工作，评出二级甲等医院2所、二级乙等医院1所、一级甲等医院14所、一级乙等医院8所。

2001～2005年，南汇区完成社区卫生服务中心标准化建设15所。2006年，各镇卫生院全部更名为镇社区卫生服务中心。

2006年始，南汇区卫生局着手开展医疗资源整合工作，健全医疗服务体系，提高卫生资源利用效率。两家二级医院与两家市三级医院试行共建合作模式；区内12家镇社区卫生服务中心与3家二级医院建立合作关系。同时，做好区域内医疗机构的申请审核、校验工作，社会办医管理和执业人员管理。

2002年，《医疗事故处理条例》实施后，至2009年，南汇区卫生局接待医疗纠纷投诉587件，受理医疗事故鉴定案件103件。

1980年，南汇县卫生局药品检验所成立，担负起全县的药品检验工作。

1985年，《中华人民共和国药品管理法》实施后。药政工作从行政管理转为法制管理，对药品生产、药品经营和医院制剂实行“许可证”制度。1992年，南汇县卫生局药政科成立后，建立药品监督员制度，强化药品的监督管理，实行医院药剂工作分级管理制度。1994年，开展创建合格药房，对进入南汇县的药品生产经营企业实行准销证制度和医院药品采购报验制度。2000年，开展药品生产经营许可证的换证和对医疗器械的经营实行许可制度。

2001年，南汇县卫生局的药品管理职能移交上海市药品监督管理局南汇分局后，卫生局医政科内有1名科员兼管医疗单位内部的药品管理和督查。

第一节　医政管理

明清时期，南汇县系江苏省管辖。清光绪三十二年（1906年），江苏都督府民政司警务科承办医事管理。清宣统二年（1910年），江苏省统一规定各州巡警道第四科兼理地方医政；并建县（厅）医学，负责管理境内卫生行政包括施医施药、医户差役、医药诉讼、方剂鉴定以及医学教育等事项。各县（厅）医学，除上海、崇明、嘉定外，都无固定办公地点。辛亥革命前（1911年），南汇县衙门里无专人治理全县卫生事宜。辛亥革命后，民国政府规定，医药卫生事业由南汇县政府第一科（民政）兼管，后又规定，全县医药卫生事宜由警察局和民政局兼管。民国21年（1932年），南汇县政府建立南汇县公立医院后，专设一名公共卫生护士兼管全县卫生行政工作。

1949年5月南汇县解放后，南汇县卫生院改名为南汇县人民医院，兼管卫生行政事务。1952年5月4日南汇县政府卫生科成立，统一管理全县医药卫生事宜：南汇县人民政府卫生院和周浦医院为全县主要医疗场所；组织个体医务人员联合起来办联合诊所；逐步建立、健全相应机构，形成较完整的管理体系；制定、颁发有关制度、办法和规定，加强医政管理。

1958年11月南汇县划归上海市管辖后，南汇县人民委员会在人力、财力、物力上支持卫生事业，统一规划全县的医药卫生，县一级有规模较大的综合性医院，公社设卫生院，大队建卫生室，初步形成县、公社、大队三级医疗网络。

医政工作包括划区分级医疗、卫生区域划分、执业人员管理、医院等级评审、医疗机构管理、医疗事故处理、社会办医管理、医疗资源整合等。在其发展过程中，分别采取相应的管理措施，逐步制订、完善管理制度和办法。

“文化大革命”始，南汇县的医政管理与其他工作一样呈瘫痪状态。1972年至1977年7月，南汇县革命委员会卫生局成立，下设业务股，有医政管理人员1人，处理全县的医疗、护理、医学教育、药剂、医学会等日常事务工作。1978年2月，南汇县革命委员会卫生局改为南汇县卫生局后，撤业务股，改设医药管理股，编制2人（后逐增加到4人），主管全县医政、药政业务。

中共十一届三中全会（1978年12月）以后，医院管理工作逐步走上正轨，健全以岗位责任制为中心的各项管理制度，建立各种常见疾病的医疗护理常规和各种操作常规。同年起，对全县各医疗单位实行年中、年终两次大检查和考核评比，检查各项医疗业务等工作质量。

1978～1984年南汇县对各乡（公社）卫生院检查、考核情况表

表7-1-1

单位名称	考核名次						单位名称	考核名次					
	1978	1979	1981	1982	1983	1984		1978	1979	1981	1982	1983	1984
瓦屑乡(公社)卫生院	5	6	15	8	9	7	盐仓乡(公社)卫生院	9	18	20	17	14	11
横沔乡(公社)卫生院	11	12	9	11	13	19	惠南乡(公社)卫生院	6	11	16	7	8	8
周浦公社卫生院	5	—	—	—	—	—	黄路乡(公社)卫生院	1	16	10	6	5	10
周西乡(公社)卫生院	14	22	2	9	12	13	三墩乡(公社)卫生院	9	8	19	23	14	6
下沙乡(公社)卫生院	15	1	3	5	7	1	大团乡(公社)卫生院	12	15	7	2	3	2
航头乡(公社)卫生院	16	2	5	3	1	3	彭镇乡(公社)卫生院	10	17	20	16	19	20
新场乡(公社)卫生院	8	5	1	1	2	4	泥城乡(公社)卫生院	15	23	4	4	6	18
宣桥乡(公社)卫生院	17	19	22	18	20	12	书院乡(公社)卫生院	7	14	12	19	24	22
三灶乡(公社)卫生院	2	9	8	20	17	21	万祥乡(公社)卫生院	3	3	13	12	16	14
坦直乡(公社)卫生院	3	4	23	21	22	24	新港乡(公社)卫生院	11	13	14	15	10	9
六灶乡(公社)卫生院	13	20	18	22	18	17	老港乡(公社)卫生院	5	10	11	13	21	16
祝桥乡(公社)卫生院	4	7	6	10	4	5	果园乡(公社)卫生院	12	20	24	14	11	15
东海乡(公社)卫生院	15	21	17	14	23	23							

说明：1980年度考核是以3个公社卫生院组成1个小组，在每个小组内评出1～3名，因此该年未作全县性总名次排列。

1979年9月，按上海市卫生局的通知，各医疗机构统一护士工作服。同年10月，南汇县卫生局贯彻卫生部《医院工作条例》、《医院工作制度》及《全国农村人民公社卫生院暂行条例》，开展医学业务、科研、教育等各类活动；为提高医院新的管理水平，提出4条提高医疗质量要求：（1）医疗诊断是否正确、及时、全面；（2）治疗是否全面、及时、有效彻底；（3）有无由于医疗预防不当而给病人增加不应有的痛苦和伤害；（4）医疗工作效率与医疗费用的高低。

1981年始，各医疗单位制订医德规范。1982年7～10月，开展文明行医战高温百日竞赛创先进活动。1985年，强化医疗业务质量管理制度建设。

1991年8月，根据上海市卫生局《关于实施医院分级管理的通知》，各医院按其不同的功能和任务，实行标准化管理，健全城乡三级医疗网，强化上级医院对下级医院的业务指导和城市支援农村等工作，着手进行医院等级评审准备。南汇县卫生局和各医院组建医疗、护理、精神文明、财务物价、总务5个质量监督控制小组，初步形成较为完整的医院管理网络；制定下发《南汇县乡、镇卫生院门急诊工作基本要求》，修订和完善各医院各项规章制度。

1994年1月，参照《上海市医院工作人员行为规范》，各医疗单位加强医德医风建设，提高医务人员的职业道德素质，塑造医务人员的良好形象。

1995～1997年，以医疗质量年为契机，将医院文明规范服务、行业达标作为全年工作重点，执行上海市卫生局提出的：杜绝医疗责任事故；每一出院病人平均住院日比上年缩短2天；控制院内感染发生，使感染率比上年有所下降；医院医疗费总收入增长的幅度控制在卫生行政

部门核定的指标数内；社区、病员满意度比上年有所升高；改善病员伙食、安装病区电话、提供病员沐浴条件等6项目标要求，提高医疗质量。抓缩短平均住院日和控制住院医疗费用；组织门诊、住院病史、规章制度、质控记录展览、护理操作竞赛、青年医师（士）优秀病史评比，组织高年资医师下乡咨询、科普版面展览等活动。1996年始，执行《上海市医院病案撰写规则》，规范二级、一级医院病史书写。针对一级医院书写病史少、质量不高的现状，加大病史质量检查力度。1997年7月，按《上海市医疗机构管理办法》，成立南汇县医疗机构监督管理办公室，负责全县各级各类医疗机构设置审批、执业登记、执业管理，合理配置全县卫生资源，整顿医疗秩序，规范医疗行为等。

1998年，落实南汇县《创建全国农村中医工作先进县》的要求，确定6个镇为创建试点镇。

1999年，按上海市卫生局《关于加强医院医疗质量管理的通知》、《关于对乡镇卫生院进行质量管理的通知》精神，南汇县卫生局医疗质量督查队先后8次对全县6所二级医院、23所卫生院进行专项质量检查，县二级综合性医院三级查房率100%，甲级病史率97.4%，住院好转率94.5%；开展家庭病床工作。是年11月后，组织医务人员学习上海市卫生局《医疗护理常规》，规范提高技术操作水平。

2000年，选派责任心强、技术过硬、有一定管理能力的退休技术专家，对全县一级医院的医疗、护理工作每月进行1次突击、滚动式检查，对存在问题以书面形式当场反馈，全县的医疗质量较往年有显著提高。

2001年，南汇区各级医院相继开展医务人员挂牌服务，实行病人选择医生。

2002年5月，南汇区医疗执业监督科成立。同年9月1日，实施新的《医疗事故处理条例》。实施医疗服务信息公示制度，加强医疗质量、严格医疗准入制度、完善急救预报网络等。

2003年4～7月，全区在防治“非典”时期，落实各项防控措施和上海市政府通告，严格监控，严密防范，快速诊治，开展流行病学调查，全区无“非典”病例发生。

2004年，南汇区卫生局建立医院医疗质量管理及考核组织，成立17个医疗护理质量控制小组。

2005～2009年，按卫生部、国家中医药管理局和上海市卫生局通知要求：在全区开展“以病人为中心，以提高医疗服务质量为主题”的医院管理年活动。落实《处方管理办法》和《抗菌药物临床应用指导原则上海市实施细则》，“加强药品使用环节管理专项工作”督查。推进医疗资源纵向整合，逐步建立功能定位明确、技术支持有力、转诊合理有序的医疗服务体系。完善院前医疗急救网络建设；加强医疗服务标准和规范制定，严格医政准入工作；加快护理事业发展；加强血液管理，确保血液质量和安全。抓建立畅通、高效的院前急救“绿色通道”；病人安全目标；青年医师基本技能岗位训练和竞赛；单病种质量控制；合理使用抗菌药物。控制医药费用，落实医院感染管理各项措施；加强手术和麻醉医疗安全管理；优化服务环境和流程，提高服务效率；加强临床检验的质量控制，切实解决群众“看病难”、“看病贵”问题。

在5年的“医院管理年”活动考核中，南汇区中心医院的护理质量在全市30所二级医院中位于第二。在6所郊区区（县）中心医院中，护理质量、人力资源管理、统计质量、理疗专业、ICU专业、临床营养、性病专业、眼科专业、激光治疗专业位列第一。

一、划区分级医疗

1957年1月，根据《上海市推行划区医疗方案》，按照医院的地区分布，合理安排医疗预防任务，就近就医，三级分工，实行地段医生负责制。全市医疗机构分为三级，三级之间技术上对口挂钩指导，业务上分工合作。市民就诊按划区范围先一级（地区基层）、后二级（区县级）、再三级（市级），逐级转诊，急诊病人则不受限制。同时适当照顾自由就诊的需要。

1958年，全县农村各乡人民医院成立，二级医院也有发展，原来安排的挂钩关系已不能适应新情况的变化。南汇县中心医院先后与浦东中心医院、徐汇区中心医院、第六人民医院、静安区中心医院、第九人民医院挂钩。1959年7月，上海市卫生局《进一步调整划区医疗的意见》重申"就近就医，分级分工"的原则。1964年11月，上海市卫生局印发《调整和加强上海市、区医院与县医院的业务挂钩工作的通知》，要求市、区医院通过接受转诊、会诊、干部培训等多种形式帮助县医院提高业务技术水平。"文化大革命"中，划区医疗遭到破坏。

1976年10月后，划区医疗逐步恢复。1978～1992年，上海市卫生局、上海市教卫办多次就加强上海市级医院与区、县及企业、专科医院、医学院校与教学协作医院、城乡医疗卫生工作协作、教学基地、医疗业务、中医医院建立上下级医院业务的挂钩关系和进一步组织城市医疗卫生机构支援农村卫生事业建设等作出规定和调整。南汇县县级医疗单位与上海市三级医院的协作挂钩单位在文件中都有明确规定。改革开放后，划区医疗和挂钩关系逐渐削弱，协作门诊、协作病房有所发展。

1982～1992年上海市市级医院与南汇县县级医院医疗业务挂钩情况表

表7-1-2

上海市级医院名称	挂钩单位	挂钩专业
上海第二医科大学附属第九人民医院	南汇县中心医院、周浦医院	医疗业务
上海中医药大学附属曙光医院	南汇县光明中医医院	医疗业务
上海市第一结核病防治院	南汇县结核病防治所	肺结核病科专业
上海市传染病总院	南汇县传染病医院	传染病专业
上海市精神病防治总院	南汇县精神病防治院	精神科专业

二、卫生区域划分

1995年3月6日，南汇县卫生局办公会议首次提出卫生区域划分：在县级医院中，抓一个中心（中心医院）、两个重点（光明中医医院、周浦医院），协调发展专科医院、发展特色病种医院；在镇卫生院中，明确新场、大团、祝桥、泥城镇卫生院为重点中心卫生院，重点发展六灶、新港、下沙镇卫生院；全方位抓卫生工作。

2003年4月，上海市卫生局批复同意《上海市南汇区区域卫生规划（2001～2010年）》、《上海市南汇区区域卫生规划三年行动计划（2003～2005年）》，提出加速构建由区域医疗中心、社区卫生服务中心、社区卫生服务点组成的医疗服务新体系的目标。

2006年2月，南汇区制定"十一五"医疗资源配置规划，确定南汇区至2010年将初步形成东、中、西3个区域医疗中心。其中：东部地区以临港新城医院（待建）为中心，以书院、大团、泥城、芦潮港和万祥5个镇社区卫生服务中心为基础形成东部医疗体系；中部地区以南汇区中心医院为中心，以老港、六灶、祝桥、惠南、新场和宣桥6个镇社区卫生服务中心为基础形成中部医疗体系；西部地区以南汇区周浦医院为中心，周浦、康桥和航头3个镇社区卫生服务中心为基础形成西部医疗体系。

三、医疗资源整合

20世纪90年代后期，南汇县调整周康地区卫生资源，先后将康桥、横沔镇卫生院并入周浦医院。

2001年6月，周浦医院在周浦镇东南社区开设东南新村卫生所，在康桥开发区开设康桥社区卫生服务点。

2002年11月，新场、坦直镇卫生院合并，建立新的新场镇卫生院。

2003年，依据2002年7月《南汇区人民代表大会常务委员会关于南汇区镇级区划调整有关问题的决定》，将13所镇卫生院合并为6所。同年4月，撤销原航头镇卫生院、下沙镇卫生院，建立新的航头镇卫生院；12月，撤销原宣桥镇卫生院、三灶镇卫生院，建立新的宣桥镇卫生院；撤销原大团镇卫生院、三墩镇卫生院，建立新的大团镇卫生院；撤销原祝桥镇卫生院、东海镇卫生院和盐仓镇卫生院，建立新的祝桥镇卫生院；撤销原书院镇卫生院、新港镇卫生院，建立新的书院镇卫生院；撤销原泥城镇卫生院、彭镇镇卫生院，建立新的泥城镇卫生院。

2005年，全区15所社区卫生服务中心标准化建设全部完成，2006年4月，15所镇卫生院全部更名镇社区卫生服务中心。同年12月后至2009年，南汇区医疗急救站周浦、泥城、大团、康桥分站等相继投入使用，院前急救的平均服务半径和反应时间缩短。

2006年10月，芦潮港、朝阳两所农场职工医院属地化管理交接，分别合并到芦潮港、祝桥镇社区卫生服务中心。

2007年2月，南汇区卫生局提出三级医疗四级架构、纵向整合、合理分工、密切协作、相互支持的具有南汇区特色的多元化技术紧密型合作模式的构想，制定《南汇区基本医疗资源纵向整合的有关设想》。滨海旅游度假区社区卫生服务中心合并到老港镇社区卫生服务中心。5月，南汇区老年医院负责的全区结核病防治功能整合至南华医院。11月，南汇区光明中医医院承担的公共卫生服务功能移交惠南镇社区卫生服务中心。同年12月，南汇区卫生局下发《关于南汇区公立医院支援社区卫生服务工作的实施意见（暂行）》。提出以块为主、条块结合、综合协调；明确功能定位、提供适宜技术；结合实际、因地制宜三个基本原则。明确以建立和完善南汇区医院和社区卫生服务中心对口支援、结对帮扶的长效工作机制，组织适宜、优质的卫生专业人力资源对南汇区社区卫生服务中心实现全覆盖支持，逐步提高社区卫生服务中心的医疗卫生服务能力为工作目标。

2008年3月，南汇区卫生局设立医疗资源整合办公室，由专人负责具体医疗资源整合工作，医疗资源整合有序推进。制定、下发《南汇区基本医疗资源纵向整合实施方案》、《南汇区社区卫生服务中心——村卫生室医疗资源整合实施指导意见》等相关文件，出台《南汇区二级医院支援社区派出人员经费的实施意见》。至2009年8月，南汇区3家二级医院与12家镇社区卫生服务中心建立合作关系。

2006～2009年南汇区区级医疗资源整合签约情况表

表7-1-3

上级医院	下级医院	整合后第二冠名	签约日期
上海第九人民医院	周浦医院	上海第九人民医院周浦分院	2006-08-31
华山医院	中心医院	华山医院南汇分院	2008-12-24
中心医院	宣桥镇社区卫生服务中心	中心医院宣桥分院	2006-09-29
	老港镇社区卫生服务中心	中心医院老港分院	2009-05-06
	祝桥镇社区卫生服务中心	中心医院祝桥分院	2009-06-09
	六灶镇社区卫生服务中心	中心医院六灶分院	2009-07-23
光明中医医院	泥城镇社区卫生服务中心	光明中医医院泥城分院	2006-10-25
	惠南镇社区卫生服务中心	光明中医医院惠南分院	2008-01-21
	书院镇社区卫生服务中心	光明中医医院书院分院	2009-03-26
	万祥镇社区卫生服务中心	光明中医医院万祥分院	2009-04-20
	芦潮港镇社区卫生服务中心	光明中医医院芦潮港分院	2009-07-28
周浦医院	康桥镇社区卫生服务中心	周浦医院康桥分院	2008-11-19
	航头镇社区卫生服务中心	周浦医院航头分院	2009-05-08
	周浦镇社区卫生服务中心	周浦医院周浦社区分院	2009-07-21

四、医院等级评审

1992年3月，为落实卫生部“关于实施医院分级管理的通知”及上海市卫生局《医院分级管理实施细则》的通知精神，南汇县卫生局下发《南汇县医院分级管理等级评审工作实施计划》，成立由党委书记为组长，局长为副组长的南汇县卫生局医院等级评审工作领导小组，下设评审办公室，全面开展医院分级管理工作。自1993年3月至1995年5月，经3年多时间，完成2所二级甲等医院、1所二级乙等医院、14所一级甲等医院、8所一级乙等医院的评审。

1993～1995年南汇县医疗机构等级评审情况表

表7-1-4

单位名称	评审等级	通过时间	单位名称	评审等级	通过时间
南汇县光明中医医院	二级甲等中医院	1993-12	祝桥光明医院	一级甲等医院	1993-07
南汇县中心医院	二级甲等医院	1994-11	东海乡卫生院	一级乙等医院	1993-12
	国家级爱婴医院	1994-09	盐仓乡卫生院	一级甲等医院	1993-07
南汇县周浦医院	二级乙等医院	1995-05	黄路乡卫生院	一级甲等医院	1993-07
	国家级爱婴医院	1995-06	三墩乡卫生院	一级乙等医院	1993-12
芦潮港镇卫生院	未　评	—	大团乡卫生院	一级甲等医院	1993-03
瓦屑乡卫生院	一级甲等医院	1993-12	彭镇乡卫生院	一级乙等医院	1994-11
周西乡卫生院	一级甲等医院	1993-12	泥城乡卫生院	一级甲等医院	1993-07
横沔乡卫生院	一级甲等医院	1993-12	书院乡卫生院	一级乙等医院	1993-12
下沙乡卫生院	一级甲等医院	1993-03	万祥乡卫生院	一级乙等医院	1993-12
航头乡卫生院	一级甲等医院	1993-07	新港乡卫生院	一级甲等医院	1993-07
新场乡卫生院	一级甲等医院	1993-03	老港乡卫生院	一级甲等医院	1993-12

续表 7-1-4

单位名称	评审等级	通过时间	单位名称	评审等级	通过时间
宣桥乡卫生院	一级乙等医院	1993-12	滨海乡卫生院	未　评	—
三灶乡卫生院	一级乙等医院	1993-07	芦潮港农场职工医院	一级甲等医院	1993-09
坦直乡卫生院	一级乙等医院	1994-11	朝阳农场职工医院	一级甲等医院	1993-05
六灶乡卫生院	一级甲等医院	1993-07	东海农场职工医院	一级乙等医院	1993-05

说明：芦潮港农场、朝阳农场、东海农场职工医院，由上海市农场管理局评审。

五、医疗机构管理

1952 年，南汇县卫生工作者协会对会员诊疗用的复诊券、处方笺、病历卡，健康证明书、疾病诊断书、死亡诊断书等 6 种医疗用品实行统一格式。

1979 年 9 月始，根据上海市卫生局通知，南汇县中心医院、周浦医院、工农兵医院、精神病防治医院、各卫生院统一护士制服。

1985 年起，先后设置惠南、周浦、新场、大团、芦潮港镇卫生所；医疗急救、献血、中医、老年护理机构相继成立。

1995 年 1 月 1 日，南汇县卫生局在新场镇开始“一院二制五统一”的镇村卫生机构一体化管理工作试点（一院二制：把村级卫生室作为卫生院延伸点，行政上受村委会和卫生院双重领导，业务上由卫生院统一管理，村级卫生室性质不变，卫生室人员体制不变，按劳分配制度不变；实行五统一：统一管理体制、统一财务建账、统一村卫生所的布局设置、统一药品调拨、统一实行聘任制、工资制、退休制）。

20 世纪 90 年代中期，镇卫生所先后撤并至当地卫生院或医院。南汇县先后建立牙病防治所、眼病防治所、性病防治中心、肿瘤防治办公室、心脑血管病防治办公室、健康教育所等机构，分别挂靠在南汇县中心医院、中医医院、卫生防疫站等。

1997 年 5 月 4 日，南华医院在惠南镇听潮地区开设听潮门诊部。同年 7 月 1 日，《上海市医疗机构管理办法》启动实施。12 月，南汇县卫生局医疗机构监督管理办公室成立，设在医政科内。具体负责《上海市医疗机构管理办法》的实施工作，对南汇县辖区内各级各类医疗机构进行设置审批、执业登记、执业管理、合理配置卫生资源、整顿医疗秩序、规范医疗行为等医疗执业管理工作（2002年，该办公室在南汇区卫生局机构改革时下放到南汇区卫生局卫生监督所内）。

1994 年 2～9 月，根据国务院《医疗机构管理条例》、卫生部《医疗机构管理条例实施细则》、《上海市医疗机构管理办法》等法规、规章的有关规定，制订《南汇县“九五”期间医疗机构设置规划》，1997～1998 年，完成 6 家二级医疗机构（含二级专科医院）、23 所镇卫生院、3 所农场职工医院、80 家内部医疗机构补办执业登记手续；现场验收 93 家个体诊所，20 所不符合条件的个体诊所不予登记；每个镇抽查 2 个村卫生室，对不符合要求的卫生室提出整改要求。

1999 年，完成对二级医院 2 个门诊部，一级医院以及分支机构 29 所，110 家个体诊所，84 家内部医疗机构，328 所村卫生室的补办设置、申请冠名、核准、执业注册登记审核等电脑打印、发证工作，对不符合条件的个别医疗机构提出整改及复审等工作。同时，对23所镇卫生院、3所农场职工医院和镇卫生院3所分支机构核发“医疗机构执业许可证”。根据医疗业务开展情况和辖区内卫生资源情况，对全县一、二级医院病床数作重新调整。

2000年1月，卫生监督和疾病控制体系有重大改革，撤销南汇县卫生防疫站和性病防治、肿瘤防治、心脑血管病防治、健康教育等有关专业防治机构，成立南汇县卫生局卫生监督所和疾病预防控制中心。对医疗机构加大监管考核力度，不定期检查留院1周以上的病史质量、三级查房、疑难病例、死亡病例讨论等内容，每月成绩量化后公布，综合性医院三级查房率达100%，甲级病史率二级医院平均达到98%，一级医院平均达到80%以上，出入院诊断符合率达到85%以上。2000年12月15日至2001年3月15日，进行分类医疗机构核定。经审核，101所医疗机构核定为非营利性医疗机构（其中包括26所一级医疗机构、3所分支机构、72所内部医疗机构）；40所个体诊所核定为营利性医疗机构。

2001年后，执行《上海市城镇医疗机构分类管理实施办法（试行)》，南汇区开展医疗机构的分类核定注册及登记工作。完成内部医疗机构、村卫生所等16所新医疗机构的设置、执业许可证的发放；26所医疗机构的项目变更和10所医疗机构的注销注册；首次校验一级医疗机构，校验合格的26所一级医疗机构、3所分支机构、3所内部医疗机构、40所个体诊所核发执业许可证。

2006年，南汇区完成321家医疗机构的申请审核、校验工作。其中，设置申请24家，冠名申请17家，执业注册申请24家，变更申请11家，注销审核3家；还完成28家民办门诊部、52家内部医疗机构和162家卫生所的校验工作。

2007年3月后，贯彻、落实《上海市医疗机构不良执业行为积分管理暂行办法》工作方案的通知，规范全区医疗机构的执业行为，维护医疗市场的正常秩序，增强医疗机构的依法执业意识。

2007年7月，经南汇区编委批准，南汇区社区卫生服务管理中心成立。主要负责社区公共卫生和基本医疗服务的业务指导、业务培训和绩效考核，落实社区卫生服务综合改革各项措施。

六、医疗事故处理

解放前，南汇县发生的医疗事故处理侧重于由司法部门法律裁决，涉及医学技术问题必要时请医学团体审议。发生医疗差错事故，大多由医院与病家自行协商解决，极少数上诉法院裁决。对发生差错事故的医务人员，有的罚以脱掉工作帽，有的停发工资，实习生延期毕业，也有登报批评等。

解放后，20世纪50年代，发生医疗事故通常先由医院、卫生行政部门与病家协商处理，有关技术问题出现争议时，请医学会审议、鉴定。病家不服者，可向法院起诉。法院听取各方意见后进行调解，调解不成或属重大责任事故触犯法律者，由法院判决。1954年12月始，上海市卫生局建立、健全医疗事故、差错报告和登记制度，充实人员专司医疗事故处理。60年代，医疗事故由卫生行政部门定性处理为主。70年代后期，上海市卫生局下发规范性文件，实行卫生行政部门和司法部门“医法结合”。县级医院普遍建立医疗事故、差错登记和报告制度。

南汇县卫生科就医疗事故的等级、性质、原因、责任、处理原则、防范措施等作较详细的规定。对医疗事故处理工作进行总结，认为大多数医疗事故未能得到很好处理，医务人员的工作积极性及医疗效果受到影响。

1981年3月，上海市卫生局下发《医疗事故登记报告制度暂行规定》，对医疗事故概念、性质、范围提出统一要求，规定医院对严重责任事故应在24小时内向上级主管部门和上海市卫生局报告，其他医疗事故一周内上报，并于一个月内填好“医疗事故报告表”报上级主管部门和上海市卫生局；医疗事故和严重差错的总结报告每年上报两次。同年12月，又下发《医院药剂工作差错事故分类范围的规定（试行稿）》。1985年3月8日，经上海市人民代表大会常务委员会批准，上海市政府颁布《上海市医疗事故处理暂行规定》，同年5月1日起施行。该“暂行规定”将医疗事故分为责任事故、技术事故两大类，并按致死、致残、致重要器官损伤或严重痛苦等不同程度划分为4级，对医疗事故的处理程序、鉴定、经济补偿和处罚作出明确规定。同年6月，建立“上海市医疗事故鉴定委员会”，由73名医学专家、学者组成。同期，南汇县也相应建立南汇县卫生系统医疗事故鉴定委员会。是年10月，《上海市医疗事故处理暂行规定实施细则》下发。1987年6月29日，国务院发布《医疗事故处理办法》。翌年11月11日，上海市人大常委会公告，终止执行《上海市医疗事故处理暂行规定》。1989年8月，上海市政府批准上海市卫生局新制订的《上海市医疗事故处理办法实施细则》，自9月1日起施行。

1999～2001年，南汇县无重大医疗责任事故发生。

2002年9月1日，国务院《医疗事故处理条例》正式实施。南汇区医疗事故处理办公室成立，配置专职管理人员4人，挂靠在南汇区卫生局卫生监督所；南汇区医疗事故鉴定中心成立，挂靠在南汇区医学会，设立医疗事故鉴定专家库。各医疗机构相应成立医疗事故处理办公室和医疗质量督查组。是年，南汇区举办以医疗事故的范围、鉴定、赔偿和处理为内容的培训班，参加300余人次。同年，医疗事故鉴定中心开始受理案件和医疗事故技术鉴定。

2002～2009年南汇区医疗事故鉴定情况表

表7-1-5 单位：件

年度	接待医疗纠纷投诉	受理案件	卫生行政部门移交	法院委托	医患双方共同委托	中止	终止	鉴定案例	定医疗事故				
									小计	一级	二级	三级	四级
2002	—	5	3	0	2	0	0	5	2	2	0	0	0
2003	—	17	12	5	0	0	2	8	2	2	0	0	0
2004	81	19	10	9	0	2	2	9	4	1	0	1	2
2005	197	17	12	5	0	2	2	16	7	4	0	2	1
2006	84	12	8	4	0	0	3	9	3	1	0	2	0
2007	137	16	15	1	0	0	2	10	4	2	1	1	0
2008	88	12	7	5	0	0	2	12	4	3	0	1	0
2009	—	5	2	3	0	1	0	7	0	0	0	0	0
合计	—	103	69	32	2	5	13	76	26	15	1	7	3

七、社会办医管理

解放前，南汇县的私立医院一般由当地社会人士赞助而创办，设备较简陋。

民国34年（1945年），南汇县开展中医登记工作。当时进行中医考试，聘任上海名中医秦伯未为主任委员，方见吾为副主任委员，签发会员开业执照400余张，取缔无照医生。至1949年，南汇县享有盛誉的私立医院有：辅善医院、周浦平民医院、声扬医院、林氏医院等。

解放后的1950年，南汇县卫生工作者协会始对社会开业的医生进行管理。解放初期，南汇县医务人员缺乏，曾有开业医生迁离南汇县。南汇县政府作出规定，欲迁离南汇县的，必须由南汇县卫生工作者协会各区分会报请到南汇县卫生工作者协会，然后再向公安部门提出申请，得到许可，才能迁出，以稳定南汇县的医务人员。南汇县的医生个人开业和行医状况没有根本变化。

中华人民共和国成立后，人民政府加强了对个体行医的管理。1951年5月，江苏省执行卫生部颁布的《医师暂行条例》，对省内开业医师进行资格审查，不合格者停止执业。同年，苏南行署卫生处发布《医师、中医师领证暂行办法》，规定由卫生局、公安局、医师协会联合组成资格审查委员会，对开业医师逐个审查，合格者领证执业；不合格者予以学习，参加医师考试；技术差、医疗作风恶劣者予以取缔，从而保障了个体行医行业的健康发展。1951年2月25日，南汇县医务工作者协会成立（同年6月23日，南汇县医务工作者协会改名为南汇县卫生工作者协会），对开业医事人员进行管理。1952年5月4日，南汇县政府建立卫生科，管理社会医事。

1954年，为制止医药人员夸大宣传，南汇县政府规定：凡是医生和药店对外宣传和广告，应经卫生主管机关审核批准。5月17日，南汇县政府同意南汇县卫生工作者协会对联合诊所刊制统一式样的图章。1954年起，南汇县卫生工作者协会对全县联合诊所逐个进行整顿。至9月，第一批惠南、黄路、盐仓等12所联合诊所完成整顿，同意其申请办理登记批准行医许可手续。至年底，全县43个联合诊所有步骤完成整顿，74.4%得到巩固。全县联合诊所通过整顿，取得显著的效果。联合诊所通过整顿，修订规章制度，明确职责分工，革新卫生局面，提高工作责任，组织起来的力量和优越性得到体现，服务态度和工作作风得到改善，业务得以发展，有利个人、诊所、国家利益。

1957年8月，南汇县卫生工作者协会建立“南汇县社医技术鉴定组”，有步骤地分批开展技术鉴定工作。根据被鉴定人申请开业的科目，分科进行鉴定；根据所学专业理论进行考试后观察临床操作的原则，考试分笔试、口试、临床三种方法。各科鉴定小组，经研究、讨论得出结论，提出鉴定结论，必要时进行复试，最后报送南汇县卫生科，作出批准开业的决定。至1958年，经两次技术鉴定，105名被鉴定人员中，合格64人，不合格41人，对不合格中无培养前途而转业的16人，其余25人继续学习一年后再行鉴定。

1960年，对全县的牙技生进行技术鉴定，凡是符合条件的批准单独执行拔牙、镶牙、补牙业务。1962年，对全县23名游医进行整顿和管理，经南汇县技术鉴定的有13人，符合开业条件9人，不合格4人。1963年4月，根据《上海市开业医务人员暂行管理办法》和《实施细则》，对全县私人开业医务人员开展整顿，进行第二次全面登记。6月，转入审核发证。对登记审查中发现的依靠吹牛、迷信等手段欺骗群众，甚至造成人命事故的85名小贩、秤柴、理发、卖馄饨等人员，分别进行处理和公示。

“文化大革命”开始后，开业医务人员被诬为“走资本主义道路”，遭到取缔。直至1978年中共十一届三中全会后才恢复发展。1980年，国务院批转卫生部《关于允许个体开业行医问题的请示报告》。1982年，上海市卫生局对1962年的《上海市开业医务人员暂行管理办法》进行修订，规定在上海有常住户籍，高中等医学院校毕业或从师学艺、祖传授业，具有相当医疗业务水平，有相应证明文件的，过去领有开业许可证或行医证明书现无工作或未在国家、集体医疗机构工作的中医、西医、护士和镶牙生，可以申请开业；退休医务人员，散在民间对治疗某种疾病有一技之长者也可办理开业申请。

1984年11月13日，南汇县卫生工作者协会恢复组织活动，开展对开业医务人员、离退休医务人员等的管理。1985年始，对开业医生进行年度验证审核工作。1986年，经年度验证审核，同意继续开业的，要求开业医生做到：看病有记录，开药有处方，收费有单据，疫情有报告。1987年4月，组织开业医务人员进行《中华人民共和国宪法》、《中华人民共和国药品管理法》、《上海市开业医务人员暂行管理办法》等普法学习考试，46人参加考试，大部分成绩良好。1988年，根据《上海市开业医务人员管理办法》和实施细则的文件精神，加强对南汇县内开业医生的日常管理，组织全体开业医务人员多次学习讨论文件，贯彻落实。

1991年11月，组织全县开业医务人员学习《医学伦理学》。1992年3月，转发《上海市开业医务人员门诊病史（内、外科）质量标准》、《上海市开业医务人员中医病史质量标准》、《上海市开业医务人员口腔病史质量标准》、《上海市开业医务人员门诊处方质量标准》、《开业医务人员执业考核标准》、《上海市开业医务人员行医守则》6文件，要求全体开业医务人员认真学习，按照文件要求规范个体诊所的行医。1997年，对原发证的个体开业诊所实施全面整顿，重新进行执业登记，经上海市卫生局审核批准的个体诊所为42家，分布在惠南、周浦、新场、大团、祝桥等14个镇。1999年底始，对全县开业医生中凡取得医士以上职称的人员进行执业医师（助理医师）资格认定登记工作。1993～2000年，南汇县有20名开业医生被上海市卫生工作者协会评为“文明服务”优胜者。

2000年，南汇县对原发证的87家个体开业诊所实施执业登记，经上海市卫生局审核批准执业的个体诊所40家。组织师承确有专长的原开业医生参加上海市卫生局执业医师资格考试，参加口腔专业考试12人，合格6人；参加其他专业考试28人，合格22人。同年9月16日，28名考试合格者参加全国医师资格考试。2001年9月，南汇区社团管理局对开业医生进行登记，组织开业医生学习《民办非企业单位登记管理条例》，对符合资格的开业医生进行登记。2003年春，在抗击“非典”期间，对开业医生如何做好防治“非典”工作作专门布置，还免费为每名开业医生发放口罩、宣传画册；对每个开业诊所进行3轮检查，要求发现“疑似”病人必须及时上报。2008年底，南汇区有开业医生26人。

2004年4～5月，南汇区民办“汇南门诊部”、“申浦门诊部”先后开业。2006年1月，南汇区卫生局卫生监督所完成辖区内28家民办医疗机构医疗执业许可校验。同年5月18日，南汇区工厂企事业卫生保健管理协会成立，负责协会内设医疗机构的各项卫生保健和相关管理工作。2008年底，南汇区有3所民营门诊部、4所民营医院（是年新增上海国正医院和上海康沈医院)。

南汇区每年进行行政管理、医疗质量、护理、检验、药剂等方面的年中、年终考核。南汇区卫生工作者协会配合南汇区卫生局和物价局对全区民营医疗机构医疗服务价格执行备案制度，审核各民营医疗机构上报的医疗服务价格，上报上海市卫生局，在市卫生信息网上进行公示。

2007年南汇区私立医疗诊所情况表

表7-1-6

姓名	地址	科目	姓名	地址	科目
周品良	惠南镇城南路1059弄46号	中医科	姚吉祥	周浦镇年家浜路261号601室	中医科
施可红	惠南镇东城花苑一村	中医科	黄玉平	周浦镇年家浜路东八灶74号	口腔科
沈文贤	惠南镇东门大街420弄6号	口腔科	杨锦春	周浦镇上南路7919号	口腔科
宋青	惠南镇工农南路6-8号	口腔科	闵银仙	周浦镇汤家木桥112号	内科
陈海宝	惠南镇南门大街65号	中医科	张云飞	周浦镇竹行街115号	中医科
林家春	惠南镇人民西路249号南田公寓3号门底楼	外科	闵新娟	新场镇车站路8号	妇产科
			瞿梅芳	大团镇第一新村4幢8室	口腔科
潘志华	惠南镇听潮六村14-32-102	内科	杨锦兵	康桥镇周川公路2829号	口腔科
马建华	惠南镇听潮六村45-97-202	中医科	杨春青	航头镇航兴路25弄4号	中医科
张爱娟	惠南镇听潮一村25-46-202	内科	杨锦秀	航头镇沈庄街84弄6号	中医科
沈惠琴	惠南镇新华路7号8室	内科	闵建平	六灶镇其成村121号	中医科
张志浩	惠南镇沿河泾西路1号	皮肤科	张义兴	祝桥镇星光村8组949号	中医科
赵文彬	惠南镇振东路6号	中医科	袁亚明	泥城镇农具新村3号门101室	中医科
丁育林	惠南镇中山路公园新村2号西楼101室	中医科	陈国良	芦潮港镇杭湾路250弄	中医科

八、执业人员管理

1999年5月，《中华人民共和国执业医师法》实施，南汇县卫生局成立南汇县执业医师考试领导小组，下设考试办公室。南汇县内设中心医院、光明中医医院、防疫站3个实践技能考点，10月23日，全县221名医技人员参加执业医师和执业助理医师技能考试，合格217人，不合格4人。对医务人员违反执业管理的处罚也作出相应规定。

1999年7月16日，卫生部颁布《医师资格考试暂行办法》，对评价申请医师资格者是否具备执业所必需的专业知识与技能的考试作出规定。1999～2001年，南汇县报考857人，参加南汇县实践技能考试477人，成绩合格454人，合格率95.17%；参加上海市实践技能考试34人，成绩合格27人，合格率79.41%；参加全国医师资格考试810人，成绩合格611人，合格率75.43%。

2001年，对425名在1999～2000年度参加全国医师综合理论考试成绩合格者，进行合格审核，发放医师资格证书。

2002年6月，南汇区对181名医师进行技能考核。9月14～15日，组织183名医师参加全国统一综合理论考试。是年，南汇区完成1999～2001年执业医师资格考试合格人员注册558人，同时下发注册证书和资格证书。参加卫生部统一举行的护士执业考试52人，合格48人，免考2人，老护士2人，申请办理新注册52人。完成全区在职护士的连续注册1080人，并协助上海市护士注册办公室编入全市电脑软件。

2004年，对获得2002～2003年普通高等医学院校护理专业专科以上文凭者进行护士注册71人，办理零星医师注册7人；2003年，医师注册145人、医师资格考试合格证书156份；受理医师资格考试195人；合格186人。

2005年7月1日起，施行卫生部《医师外出会诊管理暂行规定》，对规范医疗机构之间医师会诊行为，促进医学交流与发展，提高医疗水平，保证医疗质量和医疗安全，方便群众就医，保护患者、医师、医疗机构的合法权益，作出规定。明确规定为其他医疗机构特定的患者开展执业范围内的诊疗活动，医师外出会诊要经所在单位批准，医师未经所在医疗机构批准，不得擅自外出会诊。

2006年，受理医师资格报考人员238人，完成1236件护士连续注册审核验证工作。

2007年5月1日起，施行卫生部《处方管理办法》，对由注册的执业医师和执业助理医师（以下简称医师）在诊疗活动中为患者开具的处方作出规定，并进行监督管理。2007年，受理医师资格考试资料364人，完成医师首次注册35人，变更42人，护士连续注册5人。严格审核，仔细把关人员准入工作。是年，受理办理医师首次注册82人，变更66人。

2008年底，南汇区卫生局所属45所医疗卫生单位3697名卫生技术人员中，有执业（助理）医师1549人（其中执业医师1405人，执业助理医师144人），注册护士1198人，分别占全区的69.59%（68.34%，84.71%），83.37%。

第二节　药政管理

解放前，上海市的药政工作萌芽于对麻醉药品的管理。民国3年（1914年），民国政府颁布《吗啡治罪条例》，是上海最早的麻醉药品管理法规。在这时期，卫生署也曾颁发过药政管理的条例和办法，也曾指令南汇县卫生院负责管理，但只是一纸空文，反给贪官污吏营私舞弊可乘之机。祝桥赵南石以低劣之原料制成药酒、药露、药丸，也能取得许可证，在沪开药业局推销全国，竟通行无阻。禁烟、禁毒亦曾三令五申，但越禁，贩毒、吸毒者越多。全县虽设多处公私立戒烟所，然收效甚微。

抗日战争时期，敌伪当局歧视中医药，当时虽有极为丰富的中草药资源，但无人采摘利用，更谈不到药政管理，伪劣药品滥竽充数，坑害人民。抗日战争胜利后，中药业经售部分西药。

解放后，南汇县政府指令药检工作由南汇县卫生院负责（后归南汇县政府卫生科管理，1952年5月4日成立卫生科），药检工作逐渐深入开展。

1959年，南汇县卫生科对全县的药物生产、配件、使用制定一套较为完整的规定、办法和制度。

“文化大革命”时期，特别是1969年4月，南汇县卫生科改为南汇县卫生局革命委员会后，药政工作力度大大削弱。

1978年2月，南汇县卫生局革命委员会改名南汇县卫生局后，药检工作由南汇县卫生局医药管理股负责管理，逐步恢复原来的部分药品检验制度。

1980年，南汇县卫生局药品检验所成立，担负起全县的药检工作。对伪药范围（假药、掺假、掺杂、与规定成分不符、含量不足、已失效或变质、假冒牌号等）违法处理等作规定。加强对各医疗单位药房、药剂人员，制剂的检查督促。

1982年6月，按照上海市卫生局《关于整顿医院自制制剂的通知》和《上海市医疗单位自制制剂管理规定（试行）》，对自制制剂的范围等进行整顿，保证临床用药安全有效。1985年，南汇县卫生局的药政管理在医政科内，有一名专职管理干部负责。1988年，全县有6个药品生产企业和10个医院制剂室持有药品生产或制剂许可证。1992年，南汇县卫生局成立药政科，建立药品监督员制度，强化药品的监督管理，部署医院药剂工作分级管理，印发评审要求和考核标准，组织有关人员进行学习。

1994年，开展创建合格药房，对进入南汇县的药品生产经营企业实行准销证制度和医院药品采购报验制度。结合《中华人民共和国药品管理法》实施10周年纪念活动，进一步加强对药品行业的管理和监督。是年，对全县各医疗单位开展1次药品质量大检查，抽查样品经药检所检验，不合格率为12.3%。

2000年，开展药品生产经营许可证的换证，并首次对医疗器械的经营实行许可制度。当年，药检所检品1000余件。

2001年7月，上海市药品监督管理局南汇分局成立，南汇县卫生局的药品管理职能移交上海市药品监督管理局南汇分局管理。2001年8月至2009年8月，南汇区卫生局医政科内有1名科员兼职管理督查医疗单位内部的药品管理工作。

一、药政工作

1992年，南汇县卫生局药政科成立，负责辖区内医疗机构的药品质量管理和药品生产、经营及使用单位的依法行政。2001年7月药政科撤销后，辖区医疗单位的药品质量工作归属医政科管理。2002年1月，学习、贯彻《医疗机构药事管理暂行规定》；2004年10月，学习、贯彻卫生部、中医药管理局、人民解放军总后勤部卫生部联合发布《抗菌药物临床应用指导原则》；2005年8月，学习、贯彻《麻醉、精神药品管理条例》；2007年2月，学习、贯彻《处方管理办法》等文件。各医疗机构相继建立药事管理委员会，加强医院药事管理工作。南汇区卫生局成立药事质控管理组，加强药事督查力度。定期对全区所有的医疗机构进行每年两次质控督查，通过考核及时纠正发现的问题。

2002年10月20日，针对农村合作医疗药品供应和药品监管比较薄弱的问题，南汇区按照“监管重心下移，监管触角延伸”的要求，采取“百村调查”行动，“抓好试点、以点带面”，制订农村卫生室用药目录和药品管理制度，对各镇合管站、村卫生所（室）的药品供应进行整顿和规范。全区14个镇合作医疗管理站全部撤销药库，停止药品购销行为，农村卫生室的药品统一由镇卫生院（镇社区卫生服务中心）代购。

2003年始，按照《上海市医疗机构药剂管理规范》的要求，用近2年的时间，在全区医疗机构开展药剂规范化建设工作。至2004年底，全区22家医疗机构（区、镇二级）先后分5批完成药剂规范化创建。通过创建，全区医疗机构药房面积累计增加314平方米，药库面积增加437平方米，增添冰箱34台、空调19台、吸潮机2台、货架159个、特殊药品保险柜19台，各医疗机构药剂管理基本达到管理规范、制度完善、分类清楚、责任明确、质量可控、服务优良的要求。

2005年9月8日，南汇区第二届人大常委会28次会议专门听取全区贯彻实施《中华人民共和国药品管理法》的情况汇报。肯定南汇区认真贯彻实施《中华人民共和国药品管理法》取得的成绩，南汇区老百姓的用药比较安全、放心。针对存在的一些不足，会议建议：要加大《中华人民共和国药品管理法》宣传力度，增强全社会的法制意识；要进一步规范药品管理，加大执法监督力度；要加强队伍建设，提高整体素质。

2002～2007年，南汇区以推进创建农村卫生所（室）"合格药房"活动为突破口，坚持农村卫生所（室）"合格药房"创建与社区文化中心同步规划、同步建设、同步验收，创建成熟一家即验收一家。全区146家农村卫生室分9批通过"合格药房"的验收，卫生室全部达到"五个有"（即一间设施完备的药房、一名专职药品管理员、一份农村用药目录、一套完整的药品管理制度、一套齐全的药品质量管理记录）。

南汇区第1～9批147家农村卫生所"合格药房"情况表

表7-2-1

公布日期	所属镇	卫生所名称
第一批（6家） 2002-11-14	新场镇	东南卫生所　镇北卫生所　东北卫生所　西南卫生所
	祝桥镇	高乐卫生所　永乐卫生所
第二批（16家） 2002-11-14	惠南镇	王家滩卫生所　城西卫生所　英雄卫生所
	康桥镇	康桥第一卫生所
	万祥镇	新建卫生所　新振卫生所　万兴村卫生所　万宏村卫生所　新路村卫生所　金路村卫生所
	老港镇	第一卫生所　第二卫生所　第五卫生所　第六卫生所　第三卫生所　第四卫生所
第三批（10家） 2002-11-14	芦潮港镇	第一卫生所　第二卫生所　第三卫生所
	大团镇	柴场卫生所
	祝桥镇	东港花苑卫生所
	新场镇	坦南卫生所　坦东卫生所
	惠南镇	邬家路卫生所　大治河卫生所
	书院镇	西北卫生所
第四批（3家） 2003-01-29	泥城镇	西北卫生所　港南卫生所
	惠南镇	为民卫生所

续表 7-2-1-1

公布日期	所属镇	卫生所名称
第五批（32 家） 2005-03-17	书院镇	外灶卫生所　路南卫生所　洋溢卫生所　四灶卫生所 塘北卫生所　棉场卫生所　新北卫生所　余姚卫生所
	万祥镇	万隆卫生所
	泥城镇	新泐卫生所　龙港卫生所　杭园卫生所
	航头镇	黄楼卫生所　沉香卫生所　鹤东卫生所　航东卫生所 梅园卫生所　东南卫生所　果园卫生所　丰桥卫生所
	宣桥镇	宣桥卫生所　三灶卫生所
	六灶镇	汤店卫生所
	祝桥镇	三育卫生所　新如卫生所　星火卫生所　立新卫生所
	周浦镇	牛桥卫生所　红桥卫生所
	康桥镇	第二卫生所　第三卫生所
	惠南镇	工业园区卫生所
第六批（21 家） 2005-08-15	惠南镇	长陆卫生所　二灶卫生所　陆楼卫生所
	航头镇	福善卫生所　长达卫生所　牌楼卫生所
	宣桥镇	光明卫生所　季桥卫生所
	六灶镇	民义卫生所　七灶卫生所　会龙卫生所　陈桥卫生所
	大团镇	邵村卫生所　金园卫生所　团西卫生所　金石卫生所 团新卫生所　海潮卫生所　龙树卫生所　车站卫生所 园艺卫生所
第七批（23 家） 2006-03-13	新场镇	祝桥卫生所　仁义卫生所
	宣桥镇	腰路卫生所　项埭卫生所
	惠南镇	远东卫生所　海沈卫生所　双店卫生所　团结卫生所 六灶湾卫生所
	泥城镇	深港卫生所
	书院镇	洼港卫生所
	祝桥镇	红三卫生所
	康桥镇	双秀卫生所　和合卫生所
	周浦镇	周东卫生所
	六灶镇	其成卫生所　连民卫生所　鹿溪卫生所
	航头镇	鹤鸣卫生所　沈庄卫生所
	大团镇	扶栏卫生所　邵宅卫生所　周埠卫生所
第八批（8 家） 2007-12-24	周浦镇	塘东卫生室　沈西卫生所
	康桥镇	第四卫生所
	六灶镇	果园卫生室
	泥城镇	人民卫生所　中庙卫生所　马厂卫生所
	芦潮港镇	新芦苑卫生所

续表 7-2-1-2

公布日期	所属镇	卫生所名称
第九批（27家） 2008-12-01	周浦镇	棋杆卫生所　北庄卫生所　姚桥卫生所 瓦南卫生所　界浜卫生所
	祝桥镇	义泓卫生所　东新卫生所　祝西卫生所　星光卫生所 高永卫生所　明星卫生所　红星卫生所
	康桥镇	太平卫生所　花墙卫生所　火箭卫生所　新苗卫生所 沔青卫生所　怡园卫生所　沿南卫生所
	新场镇	果园卫生所　蒋桥卫生所
	六灶镇	新吉卫生所
	书院镇	李雪卫生所
	万祥镇	馨苑卫生所
	宣桥镇	松兰卫生所　陆桥卫生所
	惠南镇	桥北卫生所

2007年上海市卫生局成立药事质控组后，药事质控标准及时与上海市接轨，同年成立南汇区药事质控组。南汇区药事质控组召开医院药事管理讲评会，检阅药事管理成果。

二、麻醉药品管理

民国3年（1914年），民国政府颁布“吗啡治罪条例”，是上海市最早的麻醉药品管理法规。1951年下半年，南汇县卫生主管部门对符合条件的医院、联合诊所核发购置麻醉药品印鉴卡，凭卡购买并允许单位调剂使用，不符合者不发。

1952年12月11日，南汇县政府卫生科发文，要求对已领到麻醉药品印鉴卡的私立医院、诊所，于20日前重新登记。

1953年5月13日，江苏省卫生厅对非正式医师使用麻醉药品作规定。同年12月7日，在南汇县卫生工作者协会第7次执行委员会议上作贯彻，并始执行。凡不具备条件的医务人员一律不准使用，停止可向有卡单位调剂使用的办法，凡符合条件者可继续申请。至1955年上半年，南汇县有14个原无卡单位，1个私人开业医生申请，结果核发7个联合诊所的印鉴卡同意其购买。

1960年，南汇县对使用麻醉药品的单位和医务人员重新进行审定。同年夏，发现泥城、书院、彭镇、新港、六灶等公社少数社员仍在零星土地上种植罂粟花，南汇县卫生科报告南汇县人民委员会后，通知各公社进行劝阻，已收获出售给医药商店的，汇交南汇县卫生科处理。

1964年，南汇县卫生科对可以使用麻、毒、限、剧这类药物的医务人员进行审查；除南汇县中心医院外不得购用第一类毒、限、剧药；须购用第二类者应经南汇县卫生科批准；医药商店零售第三类者须凭有使用权的医师处方；并规定实行定额管理，定量领用，定期盘点的三定制度。

1965年初，南汇县卫生科对未经医学院校毕业的医生，申请使用毒限剧药者进行鉴定，参加考试159人，及格88人，补考60人，不准使用11人。

1979年6月30日，卫生部等部门修订关于“医疗用毒药、限制性剧毒药的管理规定”后，南汇县毒限剧药的管理更趋完善，对一类药做到专人专柜加锁保管，建立专账记载收、用情况，第二类药物单独存放等制度。同年，卫生部制订“麻醉药品管理条例和细则”，规定公社卫生院以上医疗单位，经批准可购用麻醉药品，限购量有较大增加，大队卫生室可配5支杜冷丁，对晚期癌症确需止痛者可核发“晚期癌症病人麻醉药品专用卡”；医疗单位要有专人负责、专柜加锁、专用账册、专用处方、处方保存5年，还规定使用麻醉药品医生的资格等。同年7月，上海市卫生局颁发补充规定，重新制定购用印鉴卡。南汇县对使用麻醉药品的医疗单位重新审批，换发新卡，加强管理。

麻醉药品管理虽一再整顿，但仍有少数医务人员利用业务之便吸毒，甚至贩卖。南汇县开假处方套取吗啡针、阿片酊等者有2人，偷用吗啡针者4人，安瓿内抽去吗啡注入蒸馏水者2人，在复方樟脑酊中回收毒品使用者1人，将复方樟脑酊3万多毫升卖给吸毒者1人，其他方法获取毒品使用者2人。这些人中逮捕法办和管制者6人，记过、警告、取消麻醉药品使用权等行政处分者6人。

1987年11月，国务院颁发《麻醉药品管理办法》和《精神药品管理办法》，对麻醉药品的使用作出更严格规定，明确麻醉药品只限用于医疗、教学和科研需要。实施“麻醉药品购用印鉴卡”、采购填送“麻醉药品申购单”、危重病人核发“麻醉药品专用卡”、精神药品需持“精神药品购用卡”等。

1994年6月1日始，按照卫生部、上海市卫生局《癌症病人申领麻醉药品专用卡的规定》和“本市有关补充规定”的通知精神，加强癌症病人申领麻醉药品专用卡的申领管理，同时为减轻病人不必要的负担，如无特殊情况，只要病人持有上海市指定及外省市县（含县）以上医疗单位开具的癌症诊断证明，发“卡”单位无须重新诊断，应直接发“卡”。也为防止病人死亡后，防止其家属继续取药，必须在持“卡”病人使用的麻醉药品处方的右上角注明“专”字，以区别其他麻醉药品处方；持“卡”的病人必须持有医生开具的处方及病人本人的身份证到药房取药，药房工作人员应认真把关。为防止异地诊治病人使用身份证办“卡”可能出现的多处领药的情况，各发“卡”单位应在每月10日以前将上月本院办“卡”（含换“卡”）病人情况填表后上报卫生局药械处。

1994年7月1日始，按照上海市卫生局《关于下发“上海市医疗单位麻醉药品精神药品计划供应办法”的通知》，麻醉药品及精神药品供应办法将有限量制改为报计划制，医疗单位购买麻醉药品及一类精神药品（以下简称精神药品）一律使用新的“麻醉药品、精神药品购用印鉴卡”，提前上报医疗单位麻醉药品、一类精神药品年度用量申请。麻醉药品、精神药品购用计划报主管卫生局核批，经批准后，按季度到上海市医药公司购买。所购麻醉药品、精神药品只能自用，一律不得调剂给其他单位，私自调出麻醉药品和精神药品的应视为贩卖毒品，按禁毒法规有关规定处理。

从1998年起，按照上海市卫生局《关于做好上海市麻醉药品、Ⅰ类精神药品供应、使用管理的通知》，确定上海市医药有限公司和上海市医药销售公司为上海市麻醉药品（均含Ⅰ类精神药品）二级经营单位（供应医疗单位），每年10月底以前上报下年度计划。为加强麻醉药品管理，防止被盗危害社会，从1997年7月1日起，医疗单位购买麻醉药品由原来的每季一次改为每月一次，医疗单位药库麻醉药品最大库存量不得多于1个月的用量。医疗单位夜间无配方任务的配方室，夜间不得贮存麻醉药品，每天配方结束后必须将麻醉药品封于专用箱，贮放药库，次日配方工作始前从药库取回，并认真做好交接记录。医疗单位存放麻醉药品的橱柜必须坚固，并不得标有“麻醉药品，精神药品”字样的标志。用 S_1 和 S_2 即specia1的第一个字母分别作为麻醉药品和精神药品分类标记。凡因管理不善玩忽职守而造成麻醉药品被盗流失者，将严肃追究有关领导及责任人员的责任。

2000年12月5日，经上海市卫生局批准，南汇县中心医院开设麻醉苏醒室，设床位3张。对临床需手术的全麻病人，加强麻醉后的复苏监护，确保安全有效。

2002年，南汇区各级医疗机构实施麻醉特殊药品管理“四查一对”（即查制度、查设施设备、查处方、查账目、对实物）规定，有效杜绝特殊药品流入非法渠道，危害社会。

2003年，南汇区举办各医疗机构麻醉药品的管理和使用人员学习班，麻醉药品专用卡审批、发放102人次。

2005年7月，国务院颁发《麻醉药品和精神药品管理条例》，同年11月，颁发《医疗机构麻醉药品、第一类精神药品管理规定》规定。2005年底，南汇区对全区1117名具有处方权的执业医师进行麻醉药品、第一类精神药品管理培训。2006年1月1日始，对全区21家麻醉药品和第一类精神药品“印鉴卡”购用单位审核、发证。2007年12月，南汇区卫生局对全区未取得麻醉药品、第一类精神药品处方权的临床医师、药剂人员约500人，组织培训和考核。

三、戒毒检测治疗

2008年，南汇区14家定点医疗机构完成对3130例戒毒人员的尿样检测。同年，南汇区精卫中心被确定为上海市第四批社区药物（美沙酮）维持治疗试点单位。12月29日，软硬件建设水平达到国内一流水平的南汇区精神卫生中心社区药物维持治疗门诊开诊，吸毒人员每天只需花费10元钱，就可以在这里进行社区药物（美沙酮）维持治疗（美沙酮是阿片类毒品的一种替代药物，主要用于吸毒人员在戒毒过程中服用，以减轻对毒品的依赖，逐渐达到戒断毒品的目的，美沙酮替代疗法是目前国家对吸毒人员进行治疗康复、控制艾滋病经静脉注射毒品传播的主要手段）。

四、药品宣传管理

1951年8月，为取缔夸大、欺骗或不正当的宣传，华东军政委员会卫生部发布《华东管理医疗药品器材宣传品暂行办法》，规定未经当地卫生主管机关核准的宣传品不得擅自发布。南汇县人民政府卫生院于1951年8月30日发文布置贯彻执行。

1954年4月26日，南汇县政府规定：凡医生和药店对外宣传广告，应将原稿先送卫生主管机关审核批准。

1991年，组织有关人员关于达标工作学习。随后开展西药房、西药库的达标工作，有3家医院通过验收，颁发“合格证”。

1992年，举办南汇县药品生产技术人员学习班，组织人员学习《中华人民共和国药品管理法》及GMP（生产质量管理规范），开展药学工作者论文交流和合理用药知识竞赛。

1995年，南汇县组织《中华人民共和国药品管理法》的上街宣传咨询活动，发放资料300余份，接受咨询群众达400余人。

1996年，围绕“公开、公正、公平”原则，加强文明执法。定期发布药品质量简报，制定“加强医疗单位药品采购工作管理的通知”。

1997年，开展“合理用药，认真用药，杜绝药源性后果发生”的活动，参加人数40余人，论文交流17篇。

2002～2009年，为让药事工作推广落到实处，每年由南汇区卫生局药事组组织全区各医院主管领导、医务科长、药剂科负责人参加各类药事业务管理、相关法律法规等知识的培训班，提高全区的药学管理水平。

五、药品质量管理

1951年12月22日，南汇县人民政府卫生院发文，禁用天津上海市达生药厂出品之溴化钙。

1952年8月，南汇县卫生主管部门先后发出5次通知，禁售、停用山羊血等23种药品。

1952年10月9日至11月3日，苏南行政公署卫生处连续发出17个文件，停止制造内分泌制剂维他赐保命等34种，小儿药16种外，查禁小儿宝、卫生丹等20余种。南汇县随之取缔伪劣药品。

1959～1960年，依据全国药政会议和全国药品检验工作苏州现场会的精神，南汇县卫生主管部门重申药政管理工作，要求做好中西成药管理，麻醉药品管理，中药剂型改进和医院药房管理工作，对药物的产、配、用有一套较为完整的规定办法、制度。

1965年8月7日，南汇县黄路、周浦公社卫生院经南汇县卫生科批准自制液剂、片剂多种。至20世纪70年代，医疗单位的制剂室大发展，制剂从煎剂、合剂、糖浆、浸膏、离子水、片剂，发展到针剂、大输液。70年代后期，每个公社医疗单位均设制剂室，产品一般有数10种之多，供本单位临床使用。凡配制灭菌制剂者，必须抽样送南汇县卫生局转上海药检所检验，不合格者不准使用。

1980年4月，南汇县卫生局药品检验所成立后，全面负责药品生产、经营和质量的监督检验工作，加强对各医疗单位药房、药剂人员、制剂室的检查督促，抽查产品和业务提高等，并规定各医院制剂室产品供自用外，可调剂给大队卫生室用。

1981年初，南汇县对制剂工作进行调查，29个医疗单位中，开展制剂的单位有19个，品种从1～50种不等。查得部分单位的糖浆杂菌含量较多；丹参片外观色泽差；有10个单位加工四环素片，配料时不考虑效价，加工后未做效价测定；用旧瓶装自制大输液，致个别质量有问题；也有一些单位的制剂在杂菌、霉菌、崩解度、酸碱度、有效成分含量不符合药典规定。调查后，要求各单位加强药政管理，稳定药剂人员，对制剂品种进行筛选，分类报南汇县卫生局审批。药检所经常下去检查制剂质量，把好药品生产关。在对中西药物的经营单位和医疗单位药房检查中，发现11个单位积存过期强力霉素200余瓶，作停止使用处理。发现某医疗单位向江西采购“白芍”1吨，经鉴定，已严重霉变。大团、下沙等医药商店，下沙合作医疗站、新港卫生院等，从安徽购进当归3吨，经分析鉴定，为欧当归的根，均给予销毁处理。

1981年6月，按上海市卫生局布置，对淘汰上海市生产的“六八一”注射液等461种药品和卫生部汇总建议淘汰药品组织讨论。1982年，卫生部“关于公布淘汰127种药品”的通知下发后，全县有关单位即行清点处理。

1982年6月底，南汇县执行《上海市医疗单位自制制剂管理规定（试行）》，规定自制制剂的范围，不得作为商品流入市场；对房屋、设备、药剂人员资历、操作规程和质量检验制度提出严格要求，卫生院一般不得配制灭菌制剂，制剂所需原、辅料必须符合药典规定，计价必须严格按上海市卫生局规定执行；重申新开展制剂必须按“新制剂申请”要求进行。南汇县卫生局又制定常用中草药益母草糖浆等6种协定处方和配置、制法操作工艺，并对药品检查费收取标准重新制订。同年7月，南汇县3家大输液配制申请单位经上海市卫生局验收，南汇县中心医院制剂室基本合格，其余2家因不具条件，停止配制。

1985～1990年，南汇县对药品生产经营企业进行验收，12家药厂、14家医院制剂室及41家药店相继取得“许可证”。规范医药行为，查处配发劣药的医疗单位。1991年，依照《中华人民共和国药品管理法》做好每年一度的核发“许可证”和回访检验注册登记工作。

1991～2001年，依法立案查处案件14起，罚款金额7.3万元，没收药品案值11880元，销毁不符合规定的药品2.79万元；药品抽验合格率平均达到99%。

1992年，南汇县卫生局药政科成立，部署医院药剂工作分级管理，印发评审要求和考核标准。开展西药房（库）的达标工作，有3家医院通过验收，颁发“合格证”。整顿药品市场，对街头游医药贩进行查处5次，查封霉坏变质、过期失效的药品353种次，并对其进行销毁处理。

1994年，对领取许可证单位进行审核，换发新证。加强对外省、上海市企业销售药品的验证、注册登记工作，确保药品质量。

1995年，聘任7名兼职药品监督员，强化执法队伍建设。配合南汇县打假办公室进行全县性打假行动，取缔无证经营药品单位3家。对医院的制剂品种进行评审，批准准予生产的制剂品种316个，制止以物代药现象。南汇县中心医院、大团、下沙及新场卫生院药剂科被评为“上海市医院先进药剂科”。

1996年6月，南汇县光明中医医院药房创建成为上海市最早的十家“放心药房”之一。南汇县对持“上岗证”的药业人员457位进行考核、注册。配合卫生执法年，加大对药品检查和抽验的频度和幅度，做到集中检查与平时抽查相结合，药品检验送验和抽验相结合。

1999年，全县加大药品检查的频度和广度，集中抽查6次，平时抽查216次，覆盖医院、药店、药厂、村卫生室、工厂医务室。

2000年，继续加强药品监督，对42家药品经营单位和43家医疗器械经营单位进行许可初审，对医院、药店、药厂、村卫生室、工厂医务室等单位开展药品专项监督检查，取缔无证生产经营药品3起，没收药品案值近6000元。同时，依照《药品采购管理办法》，对进入药品配置中心的药品经营单位加强监督，药品抽检合格率98.59%。

2001年7月，南汇县卫生局的药品管理职能移交上海市药品监督管理局南汇分局。南汇县卫生局药品检验所撤销后，南汇县卫生局医政科仅负责医疗器械购置的管理审核和强检，以及药品集中采购的管理工作和对药技人员的培训、考核。

2008年，南汇区药品不良反应监测领导小组成立，建立、健全监测网络，保证用药安全。

六、药技人员和设备

（一）药技人员

1949年，南汇县卫技人员有582人，药剂人员只有7人，占卫生技术人员1.2%。

20世纪60年代初，因国民经济发展遭受挫折，卫生事业发展也受到重创。1962年，全县卫生人员缩减到734人，药剂工作人员仅32人。

1949～1984年部分年份南汇县药技人员（卫生部门）情况表

表7-2-2

年份	卫技人员总数（人）	药剂人员总数（人）	占卫生技术人员比例（%）	年份	卫技人员总数（人）	药剂人员总数（人）	占卫生技术人员比例（%）
1949	582	7	1.20	1976	1663	95	5.71
1953	555	9	1.62	1978	1835	89	4.85
1958	1166	24	2.06	1982	2148	79	3.68
1962	695	32	4.60	1983	2170	80	3.69
1966	999	51	5.11	1984	2192	77	3.51
1972	1325	72	5.43				

1985～2009年南汇区（县）医疗卫生单位药剂人员情况表（区域合计）

表7-2-3

年份	卫技人员数（人）	小计（人）	中药师（人）	西药师（人）	中药剂士（人）	西药剂士（人）	占卫生技术人员比例（%）
1985	2906	108	2	10	7	89	3.72
1986	2962	114	4	11	10	89	3.85
1987	3062	114	6	14	7	87	3.72
1988	3122	116	7	56	4	49	3.72
1989	3296	132	8	50	13	61	4.00
1990	3349	187	10	50	25	102	5.58
1991	3572	204	8	56	29	111	5.71
1992	3428	210	8	65	36	101	6.13
1993	3367	216	10	68	35	103	6.42
1994	3471	219	11	73	33	102	6.31
1995	3684	233	13	80	37	103	6.32
1996	3451	232	12	72	38	110	6.72
1997	3474	229	18	85	35	91	6.59
1998	3571	249	17	91	39	102	6.97
1999	3583	237	16	97	42	82	6.61
2000	3591	230	19	98	34	79	6.40

续表 7-2-3

年份	卫技人员数（人）	小计（人）	中药师（人）	西药师（人）	中药剂士（人）	西药剂士（人）	占卫生技术人员比例（%）
2001	3503	235	25	104	26	80	6.70
2002	3702	200	200				5.40
2003	3548	190	190				5.36
2004	3947	186	186				4.71
2005	4190	187	187				4.46
2006	4334	198	198				4.57
2007	4396	206	206				4.69
2008	4389	222	222				5.06
2009	3675	215	215				5.85

1985～2009年南汇（县）区药剂人员获得高、中级职称情况表

表 7-2-4 单位：人

年度	合计	副主任药师以上			主管药师			年度	合计	副主任药师以上			主管药师		
		小计	中药	西药	小计	中药	西药			小计	中药	西药	小计	中药	西药
1985	3	0	0	0	3	0	3	1998	16	3	0	3	13	2	11
1986	3	0	0	0	3	0	3	1999	19	4	0	4	15	2	13
1987	5	0	0	0	5	0	5	2000	19	6	1	5	13	3	10
1988	11	2	0	2	9	3	6	2001	18	5	5		13	13	
1989	7	2	0	2	5	0	5	2002	18	4	4		14	14	
1990	9	2	0	2	7	1	6	2003	20	5	5		15	15	
1991	13	3	0	3	10	1	9	2004	37	4	4		33	33	
1992	15	3	0	3	12	1	11	2005	38	3	3		35	35	
1993	14	3	0	3	11	1	10	2006	41	4	4		37	37	
1994	16	3	0	3	13	3	10	2007	45	4	4		41	41	
1995	16	4	0	4	12	3	9	2008	53	3	3		50	50	
1996	14	3	0	3	11	4	7	2009	56	4	4		52	52	
1997	16	3	0	3	13	4	9								

1991～2009年，南汇区（县）药剂技术人员严重缺乏，药剂工作人员徘徊在200人左右，其中：有专业学历的仅占44.1%，有职称的占61.8%（其中一部分自然晋升者），自然晋升职称的药学人员未接受系统的药动学、药剂学、药理学等知识系统学习，人员知识结构不合理，知识内容严重老化，仅停留于经验阶段。2008年，全区药学专业技术人员与病床之比达到82%（国家标准为1∶80～1∶100），但与国家高标准100%还有距离（GB2004—医院人员编制规定：药剂师与病床之比为1∶80～1∶100，其他药剂人员与病床之比为1∶15～1∶18，中药炮制、制剂人员与病床之比为1∶60～1∶80）。

（二）硬件条件的改善

2002年前，南汇区（县）各医疗单位药品仓库面积普遍不足；与药品品种相适应的冷藏、降温、防潮、防虫、防鼠等设备与设施不全；药品存放分类不清，没有一家医院将串味药单独分开存放；特殊药品无专柜；在8～9月，培菲康等药放于常温下。

2007年，各医院通过对设备与设施的配备，努力争取资金配置仓储设备，以上设备配备率全部达到100%。

表7-2-5

2002年南汇区医疗机构仓储设备配置情况表

类别		门诊西药房	住院西药房	西药库	门诊中药房	中药库
空调	配备数（家）	20	9	24	6	3
	百分比（%）	60.6	90.0	72.2	25.0	15.0
冰箱	配备数（家）	32	9	27	3	1
	百分比（%）	97.0	90.0	81.8	12.5	5.0
吸潮机	配备数（家）	—	—	—	14	15
	百分比（%）	—	—	—	58.3	75.0

第三节　药品产销

一、药品购销

解放前，南汇县药店经营以中药为主，无管理的专业机构，以竞争求生存，各自加工炮制，供应门市。

解放初，南汇县药店经营的中药仍向上海市内药行进货，各自加工炮制，供应门市。西药向上海市内经营批发的药房批进。公私医疗单位（包括私人开业医生），亦从市内药房进货。

中药批购早期源于苏州、嘉定等地，后转为上海批购。1840年鸦片战争以后，中药行业业务发展，上海市有专营批发的“行”、直接向产地采办的“号”、经营郊区城镇小批发的“拆”，和外地药商在沪设庄的“客”，具有四种特色的原药批发网。南汇县大部分药店从“拆”进货，少数能“整件”进货。西药向上海市内经营批发的几家大药房批进，公私医疗单位（包括私人开业医生）亦从上海市内药房进货，供治疗之需。

解放后，屡经改革，购销渠道通畅，南汇县零售药业相继发展。

1953年春，中西药业由南汇县供销合作社领导，在新场镇中北街创办中药批发部，主持批发业务，经营部分中药品种。1954年下半年起，各联合诊所所需之西药按季度由南汇县百货公司供应（私人诊所计划并入就近联合诊所）。

1956年5月，南汇县药材公司成立，经营范围扩大到奉贤、南汇、川沙县的原药批发，品种逐步增加，并经营中成药。南汇县药材公司下设几个中心店，划片管理领导全县中药店的业务工作。全行业实行公私合营后，由南汇县药材公司管辖，负责南汇县中、西药业网点及各医疗机构的药品供应工作，遍及大、小集镇和农村合作医疗。在人民公社化运动中，乡人民医院和所在乡的医药商店合并改组成医药合一的公社医院。1958年4月，为安排统一药材的产供销，南汇县商业局、南汇县卫生科发联合通知："中西药业务合并划归卫生部门领导"，将中百公司兼营的西药业务和南汇县药材公司全部移交给南汇县卫生科接收，中西药业务并归卫生部门领导，同时成立南汇县医药公司，实行统一经营、核算。1959年8月，医院与药店重新分开。20世纪80年代，又改为南汇县药材公司，担负全县医疗单位和医药商店的中西药批发业务。

2001年，南汇区有中西药店55家，中西药厂12家，批发部5家，供应全区各医疗单位的中西药房、中西药库房配置。2002年，南汇区有药品生产企业16家，药用包装材料生产企业10家，药品批发企业4家，药品经营企业61家，镇（区）医疗机构32家，农村卫生室所和个体诊所390家。2006年，南汇区有药品生产企业20家，药用包装材料生产企业11家，药品经营企业116家，医疗器械经营企业83家，区、镇医疗机构22家、农村卫生室185家、有证个体诊所24家、工厂、企业单位、学校医务室162家。这些医疗单位均有中西药房、中西药库房，供应所有就诊病人的用药配置。

二、药品生产和采集

南汇区（县）药源主要靠外地供应，无专业药农，西药生产原料药的更为少数，医疗单位的药房、制剂室只配制加工而已。

（一）中草药种植与采集

解放初，南汇县零星荒地较多，兼之河沟交织，野生药材品种很多，全县可供中草药使用的据不完全统计有258种之多。但未充分发掘使用，仅有少数中药从业人员采作药用，少数作为单方使用，还有部分农民挖杜瓜根，制作天花粉等。

随着农业生产的发展，荒地变良田，野生中草药品种和数量大大下降。20世纪60年代初，由南汇县医药公司牵头，在周西公社始种植中药生地黄，以后面积品种扩大。1967年，老港公社种植中草药土地计划面积为22.47公顷（不包括合作医疗种植面积），品种有玄胡索、川芎等10余种，南汇县医药公司有专人负责种，管、收的技术指导，一般年产值7.8万元（1973年达15万余元）。20世纪60年代后期，大队卫生室始设草药房，以采摘弥补不足。

1970年，全县330个大队卫生室都有草药房，自种园地，但疏于管理。至1973年，全县仅存52个大队卫生室草药房。

1974年7月22日，在"南汇县加强农村卫生室管理经验交流大会"上，要求恢复草药房后，卫生室草药地又有扩大。1975年，推广下沙经验，以后全县草药房大部分恢复。1980年，大队卫生室开展中草药"四自"（自种、自采、自制、自用）工作，是年4月，全县有94.2%卫生室建草药房、种草药地，有药工444人，种草药21.86公顷，达到千人1亩草药地的有180多个大队。

1981年农村实行联产承包责任制后，中草药种、采、制、用出现下降趋势。

另外，南汇县部分公社养殖珍珠蚌，生产珍珠和珍珠母。横沔公社饲养梅花鹿，生产鹿茸、鹿筋等名贵药材。

（二）中西药加工与制造

1. 中药材的加工炮制

解放初，南汇县中药店无论大小，批进原药，各按传统方法（无统一标准）加工饮片、丸、散、膏、丹。

1956年全行业公私合营后，原则上由各区医药商店设加工场供应所在地区各门市部销售。1958年，增设下沙、六灶、万祥3个加工场，停止中成药自制。

1964年，撤销下沙、六灶、万祥3个加工场，后又撤销泥城加工场。

1981年4月，南汇县药材公司接管4个县属镇中药加工场，扩建周浦的厂房仓库。1982年，先后撤销祝桥、惠南加工场，再扩大周浦加工场业务。加工质量在郊县药材加工质量检查中屡次夺冠。

2. 中西药生产

（1）四环素

1969年8月，83304部队制药厂始建，1971年始，生产四环素原料。1982年，年产30吨，产品除供上海市外，远销东南亚地区和联邦德国等。

（2）升华硫磺

1976年，瓦屑公社化工厂始生产，1982年年产10吨左右。

（3）肌醇（半成品）

1972年，南汇县米厂于试生产。1982年，年产15吨，产值约67万元，产品国内使用外，每年出口美国约5吨～8吨。

（4）10%硝酸甘油溶液

1975年，老港综合厂始生产。1981年，年产量140公斤。

（5）硝酸戊四醇酯

1981年，老港综合厂生产，年产量700公斤。

（6）鱼石脂、鱼石脂软膏

老港综合厂生产，产品分别供应天津健民药厂、江苏六合县制药厂。

（7）1981年，东海农场制药一厂，年产罗布麻干浸膏7755公斤、强力补流浸膏67250.5公斤、咳舒流浸膏12876公斤、桔梗流浸膏14335公斤、百部流浸膏5145公斤、桑皮流浸膏404公斤、远志流浸膏100公斤、紫苑流浸膏1265公斤、防菊干浸膏8283公斤、止血纱布2028公斤、肿节疯6585公斤。1981年，东方制药厂年产甲酚皂溶液175.6吨、医用软皂58.5吨。

（8）周西公社秀龙中药厂

1972年建立，主要生产加工一见喜、参芪汤、党参浸膏液、玄参浸膏液等80余种，出口东西亚各国。三花减肥茶全部产品出口日本及东南亚地区。

（9）南汇地区还有：上海华龙中医药保健品厂、上海金康制药厂、涵春保健品厂、康桥中药饮片有限公司、信德中药公司、迪赛诺维生素有限公司、双基药业有限公司、上海童涵春制药厂等药厂生产中西药品。

2001～2007年南汇区中西药业和药房情况表

表7-3-1　单位：家

年份	药品生产企业	包装材料生产企业	药品批发企业	药品经营零售企业	区镇医疗机构药房	内设医疗机构药房	个体诊所	村卫生所
2001	15	7	4	53	35	62	85	300
2002	16	10	4	61	35	34	28	265
2003	16	9	4	69	35	71	26	173
2004	19	9	4	85	25	60	24	181
2005	19	11	4	94	25	62	25	174
2006	20	11	4	116	26	59	30	162
2007	—	—	—	—	25	67	27	166

（三）药品采购管理

1997年以前，南汇县医疗单位药品采购主要有三种方式：(1) 自行到医药公司零星采购；(2) 在参加上海市卫生局招标的基础上选择几个品种指定采购；(3) 由医院自行组织招标采购。

1997年4月始，南汇县卫生系统针对药品采购权力过分集中、自行采购中缺乏监督等因素，开展药品采购管理，设立联合采购办公室，建立采购网络平台，各医疗单位所有药品必须在该平台上采购，强化管理力度，实施药品遴选和审核专家制度，使采购公开化，权力分散，降低人情、贿赂事件发生。制定、下发《南汇县医疗卫生单位药品采购管理暂行办法》，成立南汇县卫生系统药品采购管理领导小组，由南汇县卫生局局长、分管副局长任组长、副组长，医务工会主席、办公室主任、药政科长、药品检验所所长、监审科长任组员，下设办公室（简称“药管办”）。

药品采购管理领导小组负责对各医疗卫生单位药品采购宏观调控、监督指导，选定和控制药品供应的具体单位。药管办建立电脑管理系统，对各购销单位的药品价格、品种、数量等情况进行统计分析，对购销行为进行监管。做好公司数量控制、严格考核制度、把好新药准入、制定操作规范、保证药品质量、降低采购成本、减轻病人负担、定期编写“药品采购管理”信息等。

2001年8月，南汇区卫生局制定、下发《南汇区医疗机构药品采购管理办法》，成立联合集中采购监督办公室，监督管理全区医疗机构药品采购行为。成立全区医疗机构药品联合集中采购领导小组，由卫生局分管副局长任组长，中心医院、周浦医院、光明中医医院院长任副组长，其余各医院院长为成员，下设工作小组。领导小组对联合集中公开采购进行领导、决策和对工作小组的日常工作进行管理。各医疗机构相应成立药品采购管理领导小组，负责对所在医院药品采购工作的领导和对采购员的采购工作进行管理。采购员实施所在医院药品采购工作。

监督机构由南汇区纠风办、南汇区卫生局纠风办、药品联合集中采购监督办公室、监审科、计财科组成。

2007年9月，南汇区卫生局下发《南汇区医疗设备政府采购有关规定》的通知，明确医疗设备政府采购流程。

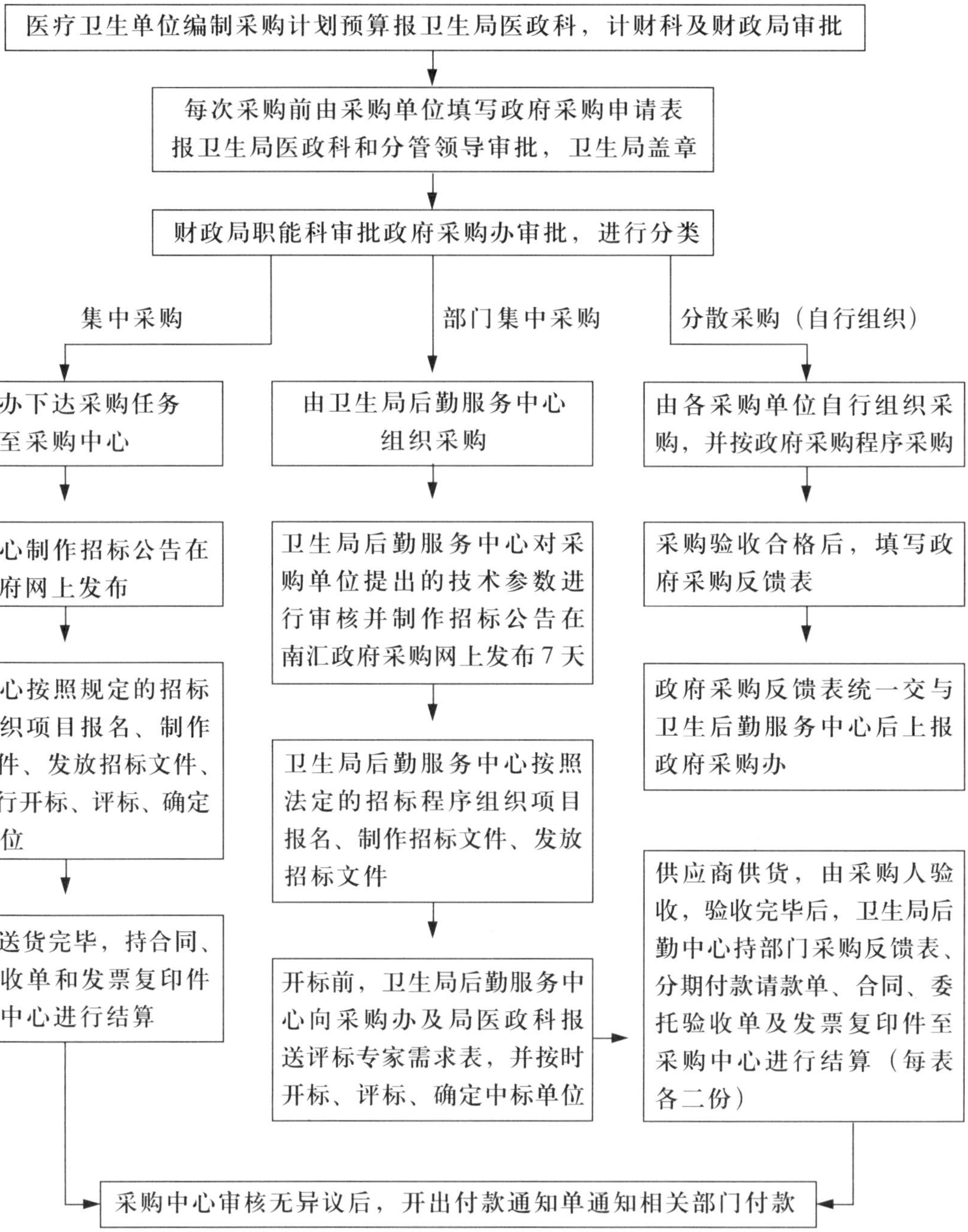

图7-3-1 医疗设备政府采购流程图

1997年至2009年6月南汇区（县）药品联合采购情况表

表7-3-2

年度	总金额（万元）	联合采购率（%）	其中（万元）			
			中西成药	中药饮片	医疗器械	医疗用品
1997	3932.00	—	3932.00	—	—	—
1998	8407.00	—	7901.00	506.00	—	—
1999	8754.00	100	8246.00	508.00	—	—
2000	11400.00	100	10893.00	507.00	—	—
2001	13871.00	100	13260.00	611.00	—	—
2002	12398.00	100	11718.00	680.00	—	—
2003	15320.00	100	14660.00	660.00	—	—
2004	23658.00	100	22894.00	764.00	—	—
2005	28023.00	100	27147.00	876.00	—	—
2006	37141.80	100	31435.00	1005.00	1801.80	2900.00
2007	47424.70	100	40765.00	1485.00	1774.70	3400.00
2008	57538.70	100	50895.00	1658.00	1078.70	3907.00
2009	70243.00	99.60	62000.00	1439.00	2054.00	4750.00

第八章　卫生保健

解放前，南汇县广大妇女儿童得不到医疗保健服务。妇女分娩大多数由旧产婆接生，母婴常因产褥热、难产、破伤风、早产死亡。危害儿童的天花、白喉、麻疹、结核等急性和慢性传染病连年流行。是时，南汇县新生儿死亡率高达366.8‰，难产妇女死亡屡见不鲜。

解放后，妇幼保健被列为卫生事业的重要组成部分。1952年，南汇县妇幼保健所成立。改造旧产婆、推行新法接生，积极防治传染病，推广新法育儿，培训和建立专业队伍。至1958年，全县妇幼保健网初步形成，新法接生率上升为89.6%，孕期保健、产前检查和婴幼儿预防接种制度相继建立。1963年始，南汇县开展宣传晚婚，实行计划生育，落实各种节育措施，进行计划生育技术指导。普遍推行儿童计划免疫，开展小儿营养不良和佝偻病等疾病的防治。

进入20世纪80年代后，南汇县实施围产医学新技术，建立围产保健工作制度。实施学龄前儿童的系统管理，开展婴幼儿神经精神发育和智力开发等早期教育工作；以优生优育为中心，降低孕产妇死亡率和围产儿死亡率，1990年，围产儿死亡率从1986年的35.40‰下降为14.5‰。进入90年代，进一步健全、巩固三级妇幼保健网，全面贯彻《中华人民共和国母婴保健法》和《上海市母婴保健条例》。进入21世纪，加强宣传母乳喂养、开展婚前保健、计划生育和妇女常见疾病筛查，加强0～6岁儿童系统保健管理和保健队伍培训，加强托幼机构卫生保健指导，进一步提高妇幼卫生工作质量。

随着人口老龄化问题的突出，为解决老年人老有所养，老有所医的社会问题。1988年，全国第一家临终关怀医院——上海市退休职工南汇护理院诞生。1999年，上海南汇大团老年护理院开办。2000年，航头镇老年护理院开设，列入上海市医保范围。2002年，上海市东海老年护理医院开业。1988～2002年，两所区（县）级医院及8所镇卫生院相继开设老年护理病房。至2009年，核准护理病床446张，实际开放1082张。至2009年，南汇区有养老机构43所，核定养老床位5597张。同时，镇、村医疗机构认真开展敬老卫生服务活动，为老年人进行义务体检、提供义务医疗保健咨询服务、建立健康档案等。

为实现“2000年人人享有卫生保健”的宏伟目标，1991年，南汇县、乡（镇）成立初级卫生保健委员会，县、乡分管领导任主任并下设办公室。经过探索、试点、局部、全面普及四个阶段，以点带面，实施初级卫生保健规划。至1994年底，通过上海市评审，提前6年达到世界卫生组织提出的“2000年人人享有卫生保健”的目标。1995～2000年，全县继续巩固初级卫生保健达标成果，通过复审。

第一节　初级卫生保健

1975年，世界卫生组织提出“2000年人人享有卫生保健”的口号。“人人享有卫生保健”就是实现“人人达到最高可能的卫生水平”这一目标，即人人能够有成效进行工作，能够积极参加所在社区的社会生活，每个人都应享受到初级卫生保健。

为实施“2000年人人享有卫生保健”的宏伟目标，南汇县根据卫生部、国家计委、农业部、国家环保总局和全国爱卫会联合发布的《关于我国农村“2000年人人享有卫生保健”的规划目标》和上海市政府教卫办、上海市农委批转的《上海郊县“八五”期间实施初级卫生保健规划》及“分年度实施计划”的要求，1991年，南汇县、乡（镇）两级分别成立初级卫生保健委员会（以下简称初保委），由分管副县长、分管副乡长任县、乡（镇）两级主任并下设初级卫生保健委员会办公室（以下简称初保办），形成管理网络。从1991～1994年，在全县范围内实施初级卫生保健工作。

一、职　责

初保委：审定辖区初级卫生保健规划和年度计划；制定保证初级卫生保健实施的地方性政策和法规；协调各部门工作，检查督促各部门工作计划的实施；动员组织全社会积极参与初级卫生保健；定期组织所辖地区初级卫生保健评价工作。

初保办：负责草拟规划与年度计划；负责与有关部门联系，督促计划实施；负责资料的收集整理归档工作；定期向政府及初级卫生保健领导协调组织报告工作及提出建议；处理辖区初级卫生保健管理的日常工作。

二、实　施

1. 1987年3月，在合作医疗基础比较好的下沙乡进行农村健康保险制度试点。1989年10月，在下沙乡召开县农村健康保险制度现场会，下发《南汇县农村健康保险试点办法》，在全县范围内推行。以农村健康保险制度的改革推动初级卫生保健工作的开展。各乡相继成立“合作医疗管理站”，实施合作医疗从村办村管到村办乡管的管理模式。创建合格村卫生室、文明村卫生室。

2. 1991年起，全县范围内实施初级卫生保健。6月，南汇县初保委制订“八五期间初保规划”，确定五大类34项指标，将各项指标分解到县初保成员部门及各乡（镇）初保委。把初级卫生保健工作纳入县、乡（镇）两级政府社会经济发展的总体规划和对各级政府的考核内容。对乡（镇）、村二级干部，基层医务人员，乡村医生分层次多形式地进行初保业务培训。确定新场、三墩乡为第一批试点乡。组织全县各分管乡（镇）长赴崇明、山东参观学习初保工作经验。制定实施计划，经过乡（镇）自查、县级评审、申报市级审评，至1992年底，通过上海市审评验收，新场乡被评为上海市初保工作先进试点乡。

3. 按上海市初保办对郊县初保实施的计划，南汇县要有50%乡（镇）初保达标。南汇县初保委确定12个乡（镇），每个乡（镇）开展2个试点村的初保达标工作，使试点村成为乡的示范村。1993年底，经过12个乡（镇）自查，南汇县、上海市审评验收，全部达标。

4. 在全县范围内全面普及实施初级卫生保健。1994年底，经上海市初保委专家审评时全面达标。南汇县提前6年达到世界卫生组织提出的“2000年人人享有卫生保健”的目标。初步形成政府领导、部门负责、人人参与的卫生保健管理体制，三级医疗预防保健网有新的发展。

5. 1995～2000年，南汇县继续巩固初级卫生保健达标成果，通过上海市复审。

第二节 妇幼保健

解放前，南汇县的孕妇生小孩绝大多数是老法接生，新生儿死亡率高达36.68%，难产妇女死亡屡见不鲜。

解放后，南汇县的妇幼卫生事业得到发展。1950年初，苏南行署在苏南第一次卫生工作会议上，要求各市、县都建立妇幼卫生机构。苏南行署卫生处将当时私立南洋、人和、江南等助产学校毕业生分配到各县，创建妇幼保健所。

1952年8月，南汇县妇幼保健所成立。

1954年，按照江苏省卫生厅关于县医院以上综合医院陆续建立妇产科、儿科的要求，南汇县人民政府卫生院开设妇产科、儿科。

1956年，江苏省卫生厅颁发《江苏省妇幼保健所组织试行简则（草案）》，规定妇幼保健院、产院、综合医院的妇产科、小儿科承担对下级妇幼保健所的业务指导任务，使妇幼保健工作进入健康发展的阶段。至1958年，南汇县18个乡医院（包括分院）设妇产科和141所农村简易产院，拥有床位453张，接生员410人，推行新法接生，新法接生率上升为89.6%。初步形成县、乡妇幼保健网。此后，各公社卫生院均设有妇幼组，除担负日常妇幼保健业务外，负责辖区内接生员的管理工作。同年11月，南汇县划归上海市后，南汇县妇幼保健工作接受上海市市级妇幼保健机构的指导。实行产科市、县、乡三级分工制，形成市、县、基层三级妇幼保健网。上一级专业机构接受下一级机构的转诊、会诊和业务培训等。1960年，南汇县农村产院减少到46所，1963年，只剩下3所。“文化大革命”期间，妇幼保健机构和妇幼保健工作遭到破坏，南汇县妇幼保健所建制被撤销，各公社卫生院的妇幼组被撤销，妇幼保健人员并入防保组或妇产科，负责全公社的计划生育工作和节育指导，对接生员的管理与培训陷于停顿状态。

1973年10月，南汇县妇幼保健所建制恢复。1974年始，重建各公社卫生院妇幼组。至1978年，市、县、基层三级妇幼保健网得以恢复。1982年，南汇县妇幼保健所开设儿童保健门诊。

1986年，贯彻卫生部“妇幼卫生工作条例”、“各级妇幼保健机构的编制标准（试行草案）”。全县各乡卫生院按每1万人口配备妇幼保健人员1人，加强妇幼组；负责全乡妇幼保健业务，并在上级医疗保健单位指导下，定期开展妇女病查治和学龄前儿童健康体检。

1990年后，继续加强法规管理，三级妇幼保健网进一步健全、巩固。1998年，以降低孕产妇和婴儿死亡率、提高出生人口素质为目标，全面贯彻《中华人民共和国母婴保健法》和《上海市母婴保健条例》。2000年，加强宣传母乳喂养、开展婚前保健和计划生育、妇女常见疾病筛查；加强0～6岁儿童系统保健管理、保健队伍培训；托幼机构卫生保健指导、提高妇幼卫生工作质量。2001年始，启动妇幼保健保偿责任制工作。2002年，贯彻《上海市孕产妇保健工作规范》。2003年，开展改善营养、防止疾病、促进生长、增强体质、发展智力等儿童保健工作，全区形成健全的儿童保健网络。2005年始，南汇区卫生局将妇幼保健工作列入医防、医政共管，全区妇幼保健管理网络得到健全和保障。2006年，不断健全保健保偿制度，加大宣传和投保力度，使孕产妇保健保偿投保率达到95%。2007年，完成书院、泥城、康桥、万祥镇4.5万人次的妇女病普查、7122人次的贫困妇女检查。2008年，完成祝桥镇、周浦镇、老港镇等镇50000多人次妇女病常规普查及贫困妇女普查工作；修订危重孕产妇抢救制度，完善救治网络，发挥“抢救绿色通道”作用；做好孕产妇、儿童保健的全覆盖管理。2009年，全面启动落实“全覆盖孕产妇系统保健管理”项目及孕前保健项目。对地区高危对象进行免费孕前保健，对辖区内农村妇女实行免费早孕建册服务，有力预防和控制出生缺陷的发生。开展“生殖保健进校园”青春期健康教育活动，开设亲青热线电话和“伴你成长”的邮箱并开展问卷调查，为青春期学生提供保健服务。

一、婚前保健

解放前，民间历来有同姓不通婚的习俗。解放后，人民政府为切实保护下一代的健康成长，1950年5月1日，经政务院批准施行的《中华人民共和国婚姻法》规定，有三种情况不准结婚：（1）直系血亲或为同胞兄弟姐妹，或同父异母或同母异父兄弟姐妹。其他五代内禁止结婚的问题，从习惯；（2）有生理缺陷不能发生性行为者；（3）患花柳病、精神病未经治愈、患麻风病或其他医学上认为不应结婚之疾病。经当时全社会对《中华人民共和国婚姻法》广泛的宣传、教育，绝大部分群众都能接受《中华人民共和国婚姻法》的规定，民政部门在办理结婚登记手续时，视情把关。

1980年9月，全国人民代表大会五届三次会议通过修改的《中华人民共和国婚姻法》，1981年1月1日起施行。对禁止结婚者改为：直系血亲和三代以内的旁系血亲，以及患麻风病未经治愈或患其他在医学上认为不应当结婚的疾病。再次提倡和开展婚前检查，除婚姻法规定的麻风等疾病外，还注意到遗传性疾病。

1985年，南汇县妇幼保健所按照上海市的“婚前保健门诊工作常规”和“影响婚育异常疾病分类指导标准”，制定统一的婚前健康检查表，编定《婚前保健医师手册》，并创作录像带、宣传册，举办新婚学校等，开展婚前保健指导。

1986～2001年，按《中华人民共和国母婴保健法》、《上海市婚前健康检查暂行办法》，南汇县妇幼保健所开设婚前医学检查，成为上海市申请结婚登记者必经的法定程序。检查94074人次，筛查出各类疾病9487人次；其中传染性疾病447人次（1995年前主要是肝炎，1995年后主要是性病）；遗传及先天性疾病442人次（唇腭裂、精神病、先天性聋哑等）；生殖系统疾病6411人次（包茎、隐睾、无子宫等）；内科疾病2347人次（如甲亢、心脏病、肾脏病等）。给予暂缓结婚281人次；建议不宜生育21人次。对39458对新人进行新婚知识宣传、婚前卫生指导，并免费发放宣传资料，提供婚育咨询，从源头上为提高出生人口质量提供医学保证。南汇区（县）的婚检率始终保持在95%以上，并对检查出的各类影响婚育的疾病及时进行分类指导。经过婚检指导，在结婚之前予以治愈，或在怀孕时重点监测，有效降低围产儿、孕产妇死亡率，把好优生优育第一关。

南汇区（县）的3所二级医院都建立“孕妇学校”，开设“孕妇自我保健和自我监护”、“产褥期保健和母乳喂养好处”等课程，夫妇同时参加听课，更好地保证孕妇安全妊娠、顺利分娩。

2003年10月始，按照新的“婚姻登记条例”，取消强制婚检，实行婚检自愿、自费原则，南汇区的婚检率下降至1.29%；2005年9月始，随着上海市政府免费婚检政策的出台，南汇区始实行免费婚前医学咨询、体检，南汇区妇幼保健所在南汇区民政局婚管所设置婚前医学咨询室，对新婚对象进行医学咨询及鼓励婚检，新婚对象进行婚前医学咨询者占60%。

1988～2009年南汇区（县）婚检率和患病率情况表

表8-2-1

年度	应检人数（人）	实检人数（人）	婚检率（%）	患病例数（例）	患病率（%）
1988	11518	8984	78.00	726	8.08
1989	13186	12260	92.98	1052	8.58
1990	14300	13580	94.97	1263	9.30
1991	12548	12026	95.84	1182	9.83
1992	11220	11045	98.44	700	6.34
1993	9410	9179	97.55	779	8.49
1994	9628	9586	99.56	446	4.65
1995	8350	8317	99.60	1116	13.42
1996	8190	8150	99.51	697	8.55
1997	12270	12174	99.22	1261	10.36
1998	7920	7791	98.37	1153	14.80
1999	10270	10165	98.98	1985	19.53
2000	8780	8715	99.26	838	9.62
2001	10022	9144	91.24	861	9.42
2002	12202	11617	95.21	914	7.87
2003	13284	7349	55.32	668	9.09
2004	12369	160	1.29	40	25.00
2005	12052	365	3.03	62	16.99
2006	14958	723	4.83	84	11.62
2007	10964	498	4.54	18	3.61
2008	12658	498	3.93	90	18.07
2009	11688	582	4.98	148	25.43

1988～2009年南汇区（县）婚检检出疾病构成情况表

表8-2-2

年度	婚检检出疾病总数（例）	传染病		遗传或先天性疾病		生殖系统疾病		内科疾病		其他各科疾病	
		（例）	（%）	（例）	（%）	（例）	（%）	（例）	（%）	（例）	（%）
1988	726	18	2.48	39	5.37	363	50.00	296	40.77	10	1.38
1989	1052	21	2.00	45	4.28	546	51.90	425	40.40	15	1.43
1990	1263	26	2.06	51	4.04	576	45.61	585	46.32	25	1.98
1991	1182	23	1.95	48	4.06	496	41.96	593	50.17	22	1.86
1992	674	11	1.63	49	7.27	581	86.20	33	4.90	26	3.86
1993	779	20	2.57	43	5.52	409	52.50	294	37.74	13	1.67
1994	468	41	8.76	27	5.77	341	72.86	20	4.27	17	3.63
1995	1083	18	1.66	42	3.88	560	51.71	462	42.66	34	3.14
1996	757	22	2.91	68	8.98	454	59.97	118	15.59	35	4.62
1997	1209	49	4.05	93	7.69	843	69.73	233	19.27	43	3.56
1998	1093	45	4.12	51	4.67	673	61.57	351	32.11	33	3.02
1999	1863	93	4.99	29	1.56	1308	70.21	498	26.73	57	3.60
2000	800	81	10.13	12	1.50	594	74.25	96	12.00	55	6.88
2001	835	68	8.14	29	3.47	548	65.63	132	15.81	84	10.06
2002	872	119	13.65	64	7.34	463	53.10	161	18.46	107	12.27
2003	628	71	11.31	27	4.30	255	40.61	284	45.22	31	4.94
2004	37	5	13.51	1	2.70	14	37.84	5	13.51	15	40.54
2005	58	6	10.34	0	0	27	46.55	1	1.72	28	48.28
2006	82	2	2.44	0	0	32	39.02	8	9.76	42	51.22
2007	18	0	0	0	0	3	16.67	1	5.56	14	77.78
2008	85	0	0	0	0	13	15.29	1	1.18	76	89.41
2009	131	1	0.76	3	2.29	32	24.43	2	1.53	110	83.97

二、妇婴保健

（一）推行新法接生

解放前，南汇地区产妇分娩都依靠产婆（稳婆）采用旧法接生，产前不诊断胎位，产时不消毒，产后不正确处理脐带，断脐用成衣剪、镰刀，甚至碎碗片，遇难产则更可怕，甚至有使用铁钩钩的。工具既不消毒，方法亦极不科学，给产妇和婴儿都构成严重的威胁。新生儿死亡率高达36.68%，难产妇女死亡率高。据不完全统计，当时南汇地区婴儿死亡率竟高达31.13%。

解放后，南汇县以普及新法接生作为妇幼卫生工作的重点和起点。1950年的第一届全国卫生工作会议和第一次全国妇幼卫生工作座谈会上提出：改造旧接生员，训练新法接生员，加强卫生宣教工作，推行新法接生，以减少危害母子最严重的新生儿破伤风和产妇产褥热，为妇幼卫生的中心任务。苏南卫生局（处），采取各种方式，开展新法接生宣传教育活动，培养新法接生员。要求做到“一躺三消毒”(即躺着分娩，消毒断脐用具、产妇会阴和接生者的手)。对合格者发给证件，按地区建立接生站（组），配备消毒的产包、血管钳、剪刀等简单设备。

1952年，苏南地区成立妇幼卫生工作队，下基层培养妇幼保健干部、训练接生员、组织接生站、开展新法接生，协助、辅导妇幼保健工作的开展等。同年11月，为鼓励新法接生，南汇县无痛分娩推行委员会成立，各区、镇（乡）设分会，各联合诊所设推行小组。其成乡联合诊所自费购置幻灯机一架，用汽油灯为光源，轮流赴各村宣传。

1953年起，南汇县妇幼保健所先后举办12期改造旧产婆培训班，每期学习10天，受训近500人。南汇县政府规定：各区、镇（乡）保送名额，年龄必须在60岁以内，身体比较健康者。在受训的基础上，产婆改称为接生员。同年5月，将推广新法接生作为一项重要任务，下达各区、镇（乡），全县按乡联合起来成立接生组(站)。为巩固新法接生，南汇县政府决定凡用新法接生在经济上有困难者可申请减免，给予接生员以适当的经济补助，全年核准补助名额1370人。

1954年起，举办接生员复训提高班，至1958年，复训3708人次。

1958年，南汇县中心医院和各乡医院设立妇产科，设产科床位。全县18个乡医院（包括分院）设妇产科和141所农村简易产院，拥有床位453张，接生员410人，从根本上改变南汇县在接生工作上原有的落后面貌，使新法接生率上升为89.6%。黄路公社同心大队产院由4个接生员组成，借用4间民房设产床10张，全大队新法接生率达100%，消灭产褥热和婴儿破伤风，获得中央、市和县“三八红旗集体”称号。

1960年，国民经济处“困难时期”，因接生员脱产，浪费劳动力以及用房等原因，农村接生员回农业生产第一线，接生工作由专职成兼职。简易产院大部分解散，至1963年，全县仅剩下3家。

“文化大革命”时期的前8年（1966～1974年），全县335个大队有74个大队的接生工作又被130名产婆所代替。仅1973年，发生新生儿破伤风9例。从1974年2月始，南汇县重新举办接生员培训班。至1975年，办班7期，新培训166人，复训提高55人。至1976年，尚有23个大队没有接生员，仍有旧产婆93人接生。1979年3月，对全县44名老法接生员进行宣传教育，动员她们终结接生工作，南汇县的老法接生至此终止。

中共十一届三中全会后，南汇县县、乡两级医疗力量增长很快，住院分娩率显著提高，南汇县政府为鼓励群众住院分娩曾规定：各医院每接受一名产妇，可得补助金3元，全县补助29688元。1980年，南汇县妇幼保健所购取暖火炉50只，免费分发给各公社卫生院妇产科。1982年，全县住院分娩率由1975年的51.76%上升至83.84%。1990年后，住院分娩率达99%以上。1995年，住院分娩率为100%。

1996年，全县产妇住院分娩率达到99.83%，年孕产妇死亡率降至14.97/10万。

1998年，全县接产数5002例，年孕产妇死亡率16.84/10万，早孕建卡率80.83%，产科“三基”（基本知识、基本理论、基本操作）知识考试及格率88.24%，助产、计划生育手术技术人员持证上岗率100%。

1999年始，南汇县加强孕产妇系统管理，管理率达99%，全县接产数5630例，年孕产妇死亡率首次为0。2001～2002年，年孕产妇死亡均为0。自2000年后，流动人口孕产妇逐年上升，死亡的孕产妇中流动人口孕产妇占绝大多数。2002年始，加强高危孕产妇、外来人口孕产妇的管理和基层妇幼医技人员的培训。

2002年，南汇区加强生殖保健，加强孕期保健，切实保障妇女的健康水平。孕产妇死亡率为0/10万，达到世界发达国家水平。孕早期检查率84.1%，比上年下降8.6个百分点；孕产妇系统管理率80.0%，比上年下降8.7%；开展妇科疾病检查，2002年，全年受检人数达2.7万人次，比上年增加1.3万人次。2002年，南汇区女性的平均期望寿命达到79.2岁。

2003年始，南汇区对部分不符合标准的接产单位责令整改，仍不符合的停止开展接产。接产单位从1990年的26家减至2003年15家。2004年9月，彭镇、万祥、盐仓、瓦屑镇卫生院4个接产点关闭。至2005年底，南汇区有7家助产医疗机构。其中二级医疗机构3个（南汇区中心医院、周浦医院、光明中医医院），镇社区卫生服务中心4个（新场镇、祝桥镇、大团镇、泥城镇）。

2004年8月，为降低孕产妇死亡和围产儿死亡，南汇区卫生局在新场社区卫生服务中心设立流动人口平价分娩点，采用医院让利一点，政府补贴一点，对外来贫困孕产妇实行800元/人的限价分娩。2005年，流动孕产妇分娩人数首次超过辖区常住人口孕产妇。全区年孕产妇死亡为0。2006年始，开展孕产妇保健保偿，当年投保率达到95%。为抓好外来孕产妇管理，降低孕产妇死亡率，举办两期中、初级保育员培训班，参加培训132人次。2007年，继续抓好孕产妇系统管理，重点规范危重孕产妇抢救流程，完善孕产妇死亡评审制度，降低孕产妇死亡率。同年3月，在大团镇社区卫生服务中心增设流动人口孕产妇平价分娩点。是年，全区孕产妇死亡率19.27/10万（全部为外来孕产妇）。2008年，孕产妇死亡率为30.69/10万（均为外来孕产妇）。2009年，孕产妇死亡率为10.61/10万（均为外来孕产妇）。

（二）围产期保健

解放后，南汇县在改造旧产婆、普及新法接生的同时，开展围产期保健工作。苏南行署卫生处要求各地区的公立医院、县卫生院，把产前、产后检查、婴幼儿检查、家庭访视等作为孕产期保健工作的主要内容，并列入工作报告。

1957年，南汇县建立妇幼卫生季报表制度。翌年1月，实施孕产妇死亡报告制度。规定孕5月，始登记检查，要求每孕产妇产前检查平均达到8次。1961年，产前检查平均每人2.7次。1974年起，逐年健全孕产期保健的各项规章制度。1978年7月，按《上海市孕产妇系统保健试行办法》，自早孕（孕12～16周）始至产后42天孕产期，按各阶段保健工作的内容，做到系统保健。1983年，全县开展围产保健。1985年6月，按卫生部颁布的《关于实行〈全国城乡孕产期保健质量标准和要求〉的通知》，开展孕产期保健工作。南汇县按甲类地区的农村标准，孕产期保健要达到：孕产妇死亡率4/万以下、围产儿死亡率25‰以下、孕3个月初检率50%以上、产前检查率80%以上、子痫发病率1%以下、新法接生率95%以上、产后出血发生率5%以下、产褥热感染率3%以下、新生儿破伤风发生率1%以下、产后访视率70%以上、住院分娩率50%～80%以上、Ⅲ度会阴裂伤发生率1%以下等。

1986年，上海市围产保健协作组成立。南汇县开展围产儿死亡和孕产妇死亡评审工作，分析死亡原因，寻找工作中存在的问题。围产保健抓四个环节：早建卡，早检查，早评分，初筛高危对象，必要时进行产前诊断；定期产前检查，提高产前检查质量，及时发现高危对象；孕末期通过对胎儿成熟度及胎盘功能的测定，对高危妊娠安排计划分娩；使用产程图，加强产程观察。

1987年，健全围产儿死亡评审制度，每季度评审一次。南汇县卫生局成立由行政领导、产科、儿科专家组成的南汇县围产协作组，每季度对孕产妇死亡、围产儿死亡进行评审。

1988年，南汇县普遍推行孕妇家庭自我监护，常规使用妊娠图，普及B型超声级测胎儿生长发育及诊断畸形儿。1990年，优化围产保健，全县孕产妇12周建卡率为34.2%，产后访视率99.34%，围产儿死亡率从1986年的35.40‰下降为14.5‰。1992年1月始，统一使用“上海市孕产妇保健卡”，加强对孕产妇系统管理。1993年始，统一使用高危孕妇登记表及评分标准，对流动人口孕产妇逐步开展登记、建卡的管理制度，实行修改后的产后访视常规。1998年，围产儿死亡率9.1‰。

1999年始，全面开展孕产妇保健保偿责任制。围产儿死亡率＜7.5‰。

2000年，全县开展、围育保健的五官保健、生长发育监测等工作。16个接产点、25个计划生育手术点在软硬件方面均符合上海市卫生局规定的指标。开办孕妇学校，对孕产妇及其家属进行孕产妇保健和围产保健宣传工作。同年9月，对南汇县中心医院、周浦医院、光明中医医院3所孕妇学校师资进行上岗培训和发证。此后，陆续进行孕妇学校师资培训。

2001年6月，《中华人民共和国母婴保健法实施办法》颁发，明确“母婴保健工作应以保健为中心，以保障生殖健康为目的，实行保健与临床相结合，面向基层、面向群体和预防为主的方针”。是年，南汇区围产儿死亡率为4.67‰（上海市卫生局要求＜7.5‰）。

2002年始，南汇区执行《上海市孕产期保健工作规范》。是年，围产儿死亡率为5.59‰。2003年，全区12个接产点复验合格，周浦医院获上海市卫生局保护自然分娩达标奖。2004年，加强对高危孕妇管理、妊娠梅毒筛查和B超大畸形的筛查，提高出生人口素质。围产儿死亡为4.69‰。2005年起，南汇区将孕产期保健工作纳入公共卫生服务项目之中，公共卫生服务经费从2005年的20万元/万人到2007年的50万元/万人，南汇区的围产期保健上一个新的台阶。

2006年后，南汇区建立、健全孕产期保健“三级”管理网络，孕产妇保健保偿投保率达到95%。抓好外来孕产妇管理，降低孕产妇死亡率和围产儿死亡率。组织25名准妈妈参加“生命在于孕动”孕妇操比赛。同年，南汇区围产协作组成员增加B超和病理科专家，通过评审提高全区的产科质量。同年9月，南汇区成立危重孕产妇抢救小组，各助产医疗机构也建立由分管院长任组长的危重孕产妇抢救小组，制定抢救工作预案。2007年，南汇区抓好孕产妇系统管理，规范危重孕产妇抢救流程，完善孕产妇和围产儿死亡评审制度，规范预防出生缺陷、出生医学证明管理等工作制度，抓好各基层医疗单位的业务质控检查和督导，提高出生人口素质，保障母婴安全，降低围产儿死亡率和孕产妇死亡率。成功抢救7例危重孕产妇。

2007年南汇区妇女保健业务指标完成情况表

表8-2-3

指　标	Ⅱ级医院	完成指标数	Ⅰ级医院	完成指标数
危重孕产妇上报及时率	100%	100%	100%	100%
孕册填写完整率、孕产妇服务记录单回收率	100%	95%	100%	92.35%
高危孕妇管理率(专册登记、随访、妊娠结局)	100%	99.87%	及时转院100%	100%
巨大儿发生率	6%	7.99%	6%	8.39%
剖宫产率	<35%	53.96%	<15%	25.41%
7天内新生儿死亡率	<2‰	1.06‰	<1‰	0.35‰
≥37周死胎发生率	<2‰	1.83‰	<1‰	0
符合爱婴医院十点要求符合率	100%	100%	100%	100%
出院时纯母乳喂养率（抽样调查）	80%	80%	80%	80%
助产人员（助产士、住院医师）持证上岗率及要求接受复训率	100%	100%	100%	100%
孕18～24周B超大畸形儿筛查率	95%	98.42%	95%	92.02%
可避免围产儿死亡率	0	0.13‰	0	0
可避免和创造条件可避免的孕产妇死亡率	0	0	0	0
孕妇学校健康教育率	98%	—	98%	—
孕妇自我监护率（抽样调查）	80%	—	80%	—

1990～2009年部分年份南汇区（县）孕产妇、围产儿死亡情况表

表8-2-4

年度	分娩产妇总人数（人）	活产新生儿数（人）	孕产妇死亡数（人）	孕产妇死亡率（/10万）	围产儿死亡率（‰）	
1990	9415	9391	3	31.94	14.5	
1991	7274	7275	1	13.75	11.74	
2000	5876	5888	1	16.98	3.90	
2001	5757	5765	0	0	3.64	
2002	6330	6336	0	0	4.26	
2003	6304	6308	3	47.55	3.96	
2004	7407	7433	0	0	2.96	
2005	8071	8089	1	12.36	本地2.31	外地7.33
2006	9156	9164	1	10.91	本地2.77	外地6.97
2007	10353	10357	2	19.31	本地1.84	外地5.45
2008	9764	9774	3	30.69	本市3.85	外地4.94
2009	9398	9421	1	10.61	本市2.80	外地5.60

（三）新生儿疾病筛选

1992年，南汇县中心医院及周浦医院开展新生儿甲状腺功能低下和苯丙酮尿症的筛查工作。1996年3月，在全县接产单位全面开展。2007年9月起，根据《上海市新生儿遗传代谢性疾病筛查工作实施方案》，在原有筛查病种的基础上，新增加先天性肾上腺皮质增生症和葡萄糖6-磷酸脱基酶缺乏症两种疾病的筛查，并对新生儿疾病筛查工作的流程和职责分工作明确规定。1996～2007年，南汇区（县）筛查71829人，平均筛查率为92.08%，筛查并确诊阳性数22例，其中甲状腺功能低下18例，苯丙酮尿症3例，葡萄糖6-磷酸脱基酶缺乏症1例。2008年，筛查9225人次，平均筛查率为94.4%，其中甲状腺功能低下2例，苯丙酮尿症2例，葡萄糖6-磷酸脱基酶缺乏症11例。2009年，筛查9008人次，平均筛查率为95.6%，其中甲状腺功能低下2例，苯丙酮尿症2例，葡萄糖6-磷酸脱基酶缺乏症8例。

（四）出生缺陷监测

1993年始，南汇区（县）采用“上海市围产儿死亡、出生缺陷登记表”建立个案报告制度，对全区（县）接产单位的围产儿进行出生缺陷监测，1993～2007年，南汇区（县）发现围产儿出生缺陷449例，平均出生缺陷发生率为4.30‰，主要缺陷有唇腭裂，指趾畸形，先天性脑积水，先天性心脏病，马蹄内翻等。

各级医疗单位加强对围产期保健和人畸形B超的筛查工作，同时，在新婚和孕妇学校，加强优生优育知识宣传和教育。2002年，全区的住院分娩出生缺陷儿发生率为31.4/万，比上年下降15.3/万，远远低于90/万的目标值；全区的低出生体重发生率为2.72%，比上年下降0.3个百分点。

2007年9月，根据上海市有关要求，将出生缺陷监测和残疾儿童监测进行统一管理，使用统一的“出生缺陷儿、残疾儿童报告卡”。

1993～2007年南汇区（县）出生缺陷发生情况表

表8-2-5

年份	出生缺陷例数（例）	发生率（‰）	年份	出生缺陷例数（例）	发生率（‰）
1993	12	1.64	2001	27	4.67
1994	23	3.27	2002	20	3.14
1995	36	5.36	2003	22	3.47
1996	25	3.98	2004	42	5.63
1997	31	5.14	2005	26	3.20
1998	30	5.10	2006	48	5.22
1999	24	5.15	2007	61	5.86
2000	22	3.72			

（五）科学育儿、母乳喂养

解放初期，每年六一国际儿童节，南汇县组织大型的儿童卫生宣传，开展儿童健康检查和免费门诊。1953年，在普及新法接生基础上提倡新法育儿，重点宣传儿童急性传染病防治知识，提倡按年龄定期进行各种预防接种。1962年起，重点宣传合理喂养、改善营养、增强儿童体质的科学知识；向群众开展科学育儿教育，并为农村儿童进行健康检查和驱蛔；组织观看《婴幼儿卫生》、《婴儿沐浴》、《婴儿体格锻炼》等录像片，组织阅读《农村育儿知识问答》、《三岁前幼儿教养教材》等书刊进行科学育儿教育和指导。

20世纪60年代起，上海市母乳喂养逐步被人工喂养或混合喂养所替代，母乳喂养率逐年下降。1990年5月20日是全国第一届母乳喂养宣传日，呼吁全社会参与保护、促进、支持母乳喂养和母婴同室。同年，南汇县开展母乳喂养宣传工作。1995年，全县有7家接产单位创建为爱婴医院，全面推行母乳喂养、母婴同室工作。2002年，南汇区监测统计显示，全区4个月以内婴儿母乳喂养率达93.8%，比上年上升1.2个百分点，超过80%的目标值13.8个百分点。2007年，全区平均母乳喂养率达92%以上。2008年，全区平均母乳喂养率达87%以上；2009年，全区平均母乳喂养率达85%以上。

2009年，在辖区内7家助产机构开展"爱婴医院自评估"工作，并在2009年产科质量考核中进行专项检查，每年8月1～7日开展"母乳喂养周"活动，积极宣传母乳喂养知识，促进、支持母乳喂养成功，取得良好成效。

1993～2009年南汇区（县）母乳喂养情况表

表8-2-6

年份	母乳喂养率（%）	年份	母乳喂养率（%）	年份	母乳喂养率（%）
1993	92.80	1999	93.98	2005	93.00
1994	94.36	2000	95.59	2006	84.00
1995	94.90	2001	93.28	2007	80.00
1996	93.00	2002	93.53	2008	87.00
1997	96.04	2003	94.21	2009	85.00
1998	93.10	2004	93.82		

（六）妇科病防治

妇女病普查普治是中国妇女保健的重要内容和常规工作。1958年起，南汇县开展对农村妇女病普查工作。祝桥公社检查3685人，查出患病149人，患病率为4.04%，其中三度子宫脱垂占1/3。

1960年12月，三灶公社调查摸底，查出妇女病107人。1961年，开展全县妇女病普查普治。1962～1966年，南汇县规定常住户口的农村社员和不享受公费、劳保待遇的城镇居民，治疗子宫脱垂而经济上确有困难者可申请减免医药费。

1972～1973年，按照上海市卫生局规定的"妇女病普查项目"，全县开展第一次系统性的妇女病普查普治工作。1974年，复查复治。1975年，全县开展第二次妇女病普查普治，每次查70000多人。1977年起，改为每隔2～5年普查一次。

1978年，妇女"三病"（宫颈糜烂、尿瘘、会阴Ⅲ度破裂）实行免费治疗。至1980年3年完成"三病"查治工作，全县患"三病"妇女1125人，其中需治疗的950人，支出经费111.78万元。

1972～1982年部分年份南汇县妇女病普查普治情况表

表8-2-7

年份	单位个数	应检人数	实检人数	受检率(%)	异常人数	治疗人数	治疗率(%)
1972～1973	全县	—	78988	—	17714	9108	51.42
1975	全县	103043	73335	71.17	36946	5990	16.21
1977	13	48648	29446	60.52	10509	3776	35.93
1978	5	18022	11731	65.10	5937	3091	52.06
1979	6	22202	12733	57.35	4986	2230	44.73
1980	9	32810	23024	70.17	13448	3328	24.75
1981	6	20010	10087	50.41	5085	2425	47.70
1982	2	9558	7137	74.67	1801	1770	98.30

说明：查出患癌32人，治疗数统计不全。

南汇区（县）认真贯彻、实施上海市卫生局于1994年和1997年先后签发的《上海市妇科常见病筛查工作管理办法》及其修改文件和2004年和2005年分别下发的《关于做好本市妇科常见疾病筛查服务执业登记有关事项的通知》、《关于印发上海市妇科常见疾病筛查技术规范的通知》，加强对妇女病普查队伍管理，提高普查质量，对各镇（乡）卫生院的妇女病普查队伍进行定期培训、统一考核，并坚持工作人员“持证上岗”，提高普查队伍的素质。严格控制外来普查、非法普查和无证普查，加强妇女常见疾病筛查工作的业务指导和质量监控。在南汇区（县）妇女联合会的配合下，全区（县）组建10支普查队，实查1.9万人。进一步加强妇科常见疾病筛查的管理，规范医疗保健机构的执业行为，提高筛查质量。

2002年4～6月，南汇区对泥城、彭镇等9个镇2.15万人进行妇女病普查，查出患有妇科疾病6501人、乳腺科疾病208人、乳腺癌3人。

2004年12月，南汇区妇幼保健所建立由妇产科、乳腺外科、病理、检验、统计等专业人员组成的妇科普查队，负责全区妇科病的日常普查。

2005年4月，南汇区妇幼保健所配置一辆普查设备齐全的流动普查车——“母亲健康爱心流动车”。为全区妇女进行妇女病普查。流动车到社区、企业、农村开展妇科常规、乳腺红外线、腔内超声（腹部）、常规实验室等检查，达4万余人。为1200名特困妇女提供免费的妇科检查，查出恶性肿瘤患者10余人。

2003～2005年，南汇区合作医疗基金管理委员会为妇女病普查补贴10元/每人，各镇人民政府补贴10元/每人，群众自费5元；2006年起，南汇区合作医疗基金管理委员会为妇女病普查补贴15元/每人，各镇人民政府补贴10元/每人；2007年起，南汇区合作医疗基金管理委员会为妇女病普查补贴25元/每人，镇政府补贴10元/每人。

2006年，南汇区对芦潮港镇、祝桥镇、宣桥镇、航头镇、老港镇、周浦镇、新场镇进行妇女病普查，达4.47万人，普查率为77.59%。2007年9月，对书院、泥城、康桥、万祥镇进行妇女病普查，达4.5万人；贫困妇女7122人得到检查；对130名南汇区康复协会女会员免费进行妇女病普查和义务咨询。

1993～2009年南汇区妇女病普查普治情况表

表 8-2-8

年份	应检人数	实检		患病		治疗人数	查出肿瘤人数
		人数	实检率（%）	人数	患病率（%）		
1993	36534	23645	64.72	7141	30.20	6601	1
1994	21326	14845	69.61	4305	28.98	4260	0
1995	24583	17978	73.13	5305	29.51	5096	1
1996	23642	15556	65.80	7307	46.97	7201	3
1997	22014	14839	67.41	6800	45.83	6491	0
1998	24581	15925	64.79	5237	32.89	5160	1
1999	28538	16355	55.37	6280	38.40	6180	0
2000	38562	25476	66.07	9851	38.67	9460	2
2001	16472	14017	85.64	5488	39.15	5223	2
2002	36432	27368	75.12	11417	41.72	9510	3
2003	32768	24235	73.96	5113	21.10	4626	0
2004	46039	39521	85.84	9705	24.56	9249	6
2005	55700	43802	78.64	9955	22.73	9614	9
2006	57988	44723	77.12	8663	19.37	8635	3
2007	64366	52644	81.79	13795	26.20	13704	12
2008	55662	53036	95.00	11998	22.62	11803	6
2009	55455	53965	97.00	14839	27.00	14246	11
合计	640662	497930	77.72	143199	28.76	137059	60

（七）妇幼保健保偿

1988年12月，为适应南汇县妇女儿童卫生保健的要求，尽早实现《九十年代上海儿童优生、保护、发展规划》，南汇县成立妇幼保健保偿责任制工作领导小组和技术鉴定小组。制定有关的工作规范和管理标准，对各乡镇卫生院有关人员进行业务培训和技术指导。1998年12月1日起，《南汇县妇幼保健保偿责任制》工作启动，在全县推广实施。《南汇县妇幼保健保偿责任制》规定施保单位和参保者双方的权利和义务，对保偿金的管理和使用作详尽的规定。全县2490名产妇投保，投保率为81.5%；6185名儿童投保，投保率为89%。

2001年，南汇区保健保偿领导小组讨论决定，提高补偿金额，围产儿死亡补偿金由原来的500元提高到2000元，孕产妇死亡补偿金由原来的2000元提高至20000元，婴幼儿“三病”（指婴幼儿营养不良、佝偻病、贫血）补偿金由原来的150元提高至200元。全县孕产妇投保率为91%，0～6岁儿童投保率为91.6%。

2007年，妇保、儿保的平均投保率均达97%以上；妇保补偿20人，儿保补偿0人，补偿金额达28000元；2008年妇保补偿1人，补偿金额为6000元；2009年妇保补偿1人，补偿金额为2000元。

2000～2009年南汇区（县）妇幼保健保偿投保情况表

表8-2-9

年份	妇保（%）	儿保（%）	年份	妇保（%）	儿保（%）
2000	97.10	91.60	2005	96.80	99.20
2001	97.49	95.90	2006	96.00	99.00
2002	99.30	98.60	2007	97.56	99.30
2003	98.00	99.00	2008	90.27	97.01
2004	96.00	99.60	2009	79.56	93.00

（八）女职工保健

解放后，国家十分重视对妇女的劳动保健工作。1951年，政务院颁布的《劳动保险条例》中明确规定："禁止女工担任特别繁重或有害于妇女生理机能的工种和工作"，"女工人和女职工生育，产前产后共给假56天，产假期间工资照发"。当时，卫生部门在妇幼卫生工作方面的重点是改造旧产婆，推行新法接生，妇女保健工作除普遍执行女工人和女职工56天产假外，很少单位建立女工卫生室和建立月经期、孕期、产褥期、哺乳期的保健制度。

1954年农业生产合作社建立以后，农村妇女参加集体劳动，实行"四期"（经期、孕期、产褥期、哺乳期）保健制度，由女社员到生产队所在地自己挂牌，生产队妇女队长管理。"四期"的具体做法是：经期"调干不调湿"（不下水田，调做干活）；孕期"调轻不调重"（调做轻工，不做重工）；产褥期给产假30～50天，工分照记；哺乳期"调近不调远"（安排离家近的地方干活）。并规定直到婴儿满周岁，每天上午、下午各给半小时喂奶时间，工分照记。

1958年人民公社建立后，农村劳动妇女始有生育假期，产假期按同等劳动力评工记分。至1983年，女工保健形成制度。1986年3月，上海市政府发布"女工劳动保护暂行规定"，禁止安排已婚未育、妊娠和哺乳期的女职工从事生产和使用明显危害女性生理技能的有毒物质作业，对女职工的产假及在妊娠期、哺乳期的照顾作出相应规定。1992年4月，落实《中华人民共和国妇女权益保障法》和"女职工劳动保护规定"，做好月经期保健，婚前保健，孕前保健，孕期保健，产后保健，哺乳期保健，更年期保健，对女职工定期进行妇科疾病及乳腺疾病普治。

2000年，全县开展妇女的围婚保健、更年期保健工作。抓好更年期保健，开设更年期门诊，为全县更年期妇女提供咨询和指导。同时还开设两期更年期知识培训班，提高更年期妇女生活质量。2002年，南汇区妇联推出"特困妇女健康实事项目"，为全区9个镇的1200名年龄在40～55岁之间的下岗、待业或提前退休的特困妇女提供免费妇科普查；南汇区卫生局投入资金15万元，对参加合作医疗投保的农村妇女贴补10元的检查经费。该项目被评为上海市农村妇女健康发展实事项目。2005年8月，南汇区贯彻落实全国人大十七次会议《关于修改妇女权益保障法》的决定，加大维护妇女婚姻家庭权益的力度。

三、儿童保健

解放后，南汇县儿童保健的主要对象是7岁以下婴幼儿。根据各时期不同情况，从宣传教育入手开展工作。1950年起，根据卫生部"加强儿童保健及试行新法育儿普及宣传"的指示，各地结合"三八"妇女节、"六一"国际儿童节等节日进行"六一"体格检查，举办展览会，以实物、幻灯、电影、真人真事编写短剧等方法，宣传新法接生、新法育儿、种牛痘、防治传染病、多发病和指导新生儿喂养等婴幼儿保健知识；医疗机构利用候诊室、病室、结合产前产后检查、产后访视进行宣传；逐步增加群众的新法育儿知识，减少群众中一旦孩子有病就烧香、拜佛，给婴儿割螳螂子（挑板牙）和随便打骂孩子的现象。

1979年南汇县为77513名2～9岁儿童免费供应驱蛔虫药品，排虫率为62.58%。

1980年1月，南汇县贯彻卫生部关于城乡儿童保健工作要求，开展新生儿管理、体弱儿童管理、定期体检等。1987年11月，卫生部颁发“散居儿童卫生保健管理制度”，全县全面实行0～6岁婴幼儿系统观察。

1982年，南汇县妇幼保健所开设儿童健康门诊，进行健康检查、健康咨询、预防接种、缺点矫治等工作，并指导各卫生院开展儿童保健，定期对0～6岁儿童进行系统体格检查，儿童保健门诊逐渐规范化。

1985年、1995年、2005年，三次参加全国正常儿童生长发育抽样调查。

2000年6月，妇幼保健所开设儿童生殖泌尿专科门诊，特邀市儿童医院泌尿科副主任医师为儿童诊治，专治小儿包茎、生殖泌尿道疑难杂症。

2002年，监测统计结果显示，全区5岁以下儿童死亡率、婴儿死亡率分别为5.72‰和3.55‰，接近世界发达国家的水平。

降低儿童营养不良率。2002年，南汇区0～6岁儿童系统保健管理率达98.6%，比上年上升2.3个百分点。通过有效的健康保健指导，全区儿童的营养性疾病的患病率继续降低。2002年，全区5岁以下儿童中重度营养不良患病率为0.13%，完成目标要求；1岁以下儿童贫血发病率17.7%，高于10%以下目标值。

2000～2009年南汇县妇幼保健所开设儿童生殖泌尿专科门诊情况表

表8-2-10

年度	就诊人数	其中包茎气囊扩张术（例）	年度	就诊人数	其中包茎气囊扩张术（例）
2000	500	309	2005	180	171
2001	310	254	2006	189	179
2002	350	294	2007	151	143
2003	130	110	2008	（当年因手足口病防控未开展此工作）	
2004	193	189	2009	72	72

2003年起，南汇区开展5岁以下儿童死亡病史调查和讨论，并为全区3～16岁学习困难儿童作韦氏智测，为降低南汇区婴幼儿死亡作出努力；开设儿童生殖保健门诊，解决南汇区儿童泌尿系统疑难杂症；同年起开设眼保健门诊。

2007年8月起，妇幼保健所开设婴儿泳疗抚触馆，开拓南汇区儿童保健工作的新领域。2007年9月，开展上海市出生缺陷儿童报告工作。2008年，上报出生缺陷儿童104人，2009年，上报出生缺陷儿60人。2008年9月，开展2岁以上儿童每年一次的尿常规检查，促进早期发现儿童泌尿系统疾病。2008年9月，组织对全区食用受污染配方奶粉3岁以内儿童入户调查22063人次，抽查做好食用受污22种奶粉100人的追踪体检工作。2009年起，开展新生儿遗传代谢性疾病和先天性听力障碍筛查阳性儿童召回工作，召回阳性儿童81例，确诊有病儿童20例。

2009年度，开展危重新生儿抢救转运工作，2009年1～3季度转运126人次。至2009年，南汇区儿童保健率为99.5%。

（一）儿童主要传染性疾病防治

解放前，南汇县儿童的白喉、麻疹的发病率、病死率很高。

解放后，南汇县儿童的白喉、麻疹等的发病率、病死率在20世纪50～60年代仍处于高发期。1950年，南汇县对8岁以下儿童注射白喉类毒素；1956年起，婴幼儿各项预防接种形成制度。1958年1月，实行系统预防接种一人一卡制。1965年起，推广使用乙脑灭活疫苗、麻疹减毒疫苗。此后，上述几种传染病的发病及病死率明显下降。1966年，白喉基本控制流行，1977年后，已无病例发生。

1972年，预防接种的疫苗8种。1988年，增加乙肝疫苗1种，婴幼儿从出生至15周岁，按免疫程序有计划地接种有关疫苗，有效地控制传染病的发生。20世纪50年代初，婴儿传染病死亡占死亡原因首位。1955年，降为第三位。1990年起，已非主要死因。

为预防结核病，把新生儿卡介苗接种作为妇产科常规工作之一。1953年，全面推行卡介苗口服法。1982年，全县对不满周岁婴儿接种卡介苗15993人，接种率达83%。1990年，卡介苗接种率99.60%，1995年以后，接种率一直保持100%。

从1983年始，按照国家颁布的儿童计划免疫程序，将预防接种覆盖面压缩到儿童少年，以婴儿为重点对象，在12月龄内完成“四苗”（卡介苗、百白破疫苗、麻疹疫苗、脊髓灰质炎疫苗）基础免疫接种，预防“六病”（结核、百日咳、白喉、破伤风、麻疹、脊髓灰质炎），俗称“四苗防六病”。同时对4岁、7岁、14岁儿童实施乙脑、流脑等疫苗的季节性接种。1990年，“四苗”全程免疫接种率95.60%，2000年，99.10%，有效提高儿童免疫水平，控制以至消灭相应的传染病。保持计划免疫覆盖率。至2002年，南汇区“卡介苗、脊灰疫苗、百白破三联制剂、麻疹疫苗、乙肝疫苗”全程免疫接种率达99.2%，达到发达国家的水平。高水平的免疫覆盖率，使南汇区形成稳固的传染病保护屏障，大大提高儿童的防病抗病能力。

白喉防治 白喉是南汇县流行的一种主要传染病，1950年，发病13人，发病率3.40/10万，死亡1人，死亡率0.26/10万。1959年秋，白喉袭击南汇县，其中横沔公社发病最重，在叠桥天主堂内开设临时隔离病房。以后，泥城公社亦相继出现疫情。上海市传染病总院派来医师支援南汇县的疫情防治。中共南汇县委用当时唯一的机动车（大炮牌摩托车）专门接送病儿，其中10多例行气管切开术抢救成功。是年，发病率为南汇县解放后历史上最高，发病571人，发病率126.64/10万，死亡16人，死亡率3.55/10万。1965年，发病102人，发病率19.73/10万，死亡44人，死亡率8.51/10万。以后，经反复百白破及精白疫苗接种，疫情逐年下降。1967～1977年仅发生5例，最后一例在1977年12月发生，1978年后，再无白喉发病报告。

麻疹防治 南汇县在未用麻疹疫苗以前，特别是20世纪50年代后期，每两年就有一次大流行。1950年，发病19人，发病率4.98/10万；1959年，发病率为南汇县解放后历史上最高，发病14914人，发病率3307.61/10万、死亡73人，死亡率16.19/10万；1965年，发病11618人，发病率2247.65/10万、死亡58人，死亡率11.22/10万；是年，始普种麻疹疫苗，冬季发病明显下降。1970～1979年，发病人数在11～403人之间；1980～1989年，发病人数在752～0人之间；1990～1999年，在10～0人之间；2000～2009年，发病人数在109～6人之间。

流行性乙型脑炎防治　1956年，发病71人，发病率17.10/10万、死亡7人，死亡率1.69/10万。1965年，是南汇县解放后乙脑发病人数最多的一年，有476人，发病率高达92.08/10万；死亡也最多，有52人，死亡率10.06/10万。1965年始，南汇县加强疫苗接种等防治措施，发病有所下降。是时，疫苗效果尚不理想，故发病尚有起伏。1970～1979年，发病人数在165～6人之间；1980～1989年，发病人数在58～7人之间；1990～1999年，发病人数除1993年、1991年、1993年分别为5人、2人、1人外，其余年份没有发病病例；2000～2009年，发病人数除2003年有1例外，其余年份没有发病病例。

（二）幼托机构的卫生保健管理

解放前，南汇县的托儿所、幼儿园主要是由私人和社团办，收托人数不多，只起到帮助家长看管的作用。清光绪三十一年（1905年），南汇县公立城南第一女校设蒙养院，招收幼儿50人。民国9年（1920年），县内3所女校设幼稚班，入学幼儿88人。民国25年（1936年），全县仅有2所小学附设幼稚班，入学幼儿145人。民国35年（1946年），城乡小学普设幼稚班，有140班，入学幼儿4109人，绝大多数幼儿班与单级小学混合编班，无专门卫生保健。

解放后，南汇县人民政府接办6个幼稚班。是时，苏南地区托儿所发展较快。1952年1月，苏南行署卫生处在转发中央人民政府内务、教育、卫生等部门联合通知中明确托儿机构的主管部门：凡属托儿事业组织，已由卫生部门管理者仍归卫生部门管理，尚未由卫生部门接管之托儿所，俟条件成熟后，再由卫生部门接管。

1956年，卫生部、内务部、教育部发出《关于托儿所、幼儿园几个问题的联合通知》，明确托幼组织的领导关系：收0岁以下儿童的为托儿所，业务工作由卫生行政部门领导，收0～6岁儿童的为幼儿园，业务工作由教育行政部门领导。南汇县农村在农忙时组织农忙托儿所。有的托幼机构设有入所体格检查、晨间检查、定期健康检查、儿童个人卫生、儿童营养、疾病防治、环境卫生等卫生保健制度和隔离室、医务室、活动室等保健设施。江苏省卫生厅还拨出100万人儿童的医药补助费，为农忙托儿所购买药品和卫生器材。南汇县妇幼保健所承担健康检查、缺点矫治和保健指导。

1959年，南汇县对农村保育员进行通俗卫生保健培训。1964年，上海市人民委员会批发《关于加强对街道里弄举办的幼儿园、托儿所领导管理的几点意见》，进一步明确卫生部门主要负责儿童体格检查、预防接种、传染病管理、消毒隔离、多发病防治、体育锻炼、营养等。对保健人员防治沙眼、肠寄生虫病、季节性传染病的专题培训，加强儿童营养卫生管理，推广晨间检查，土法流水洗手，户外活动等。

"文化大革命"开始后，妇幼保健机构被撤销，民办幼儿园多数停办。1967年，全县在园幼儿仅487人。在办托儿所仅能满足于让孩子吃、睡和不发生意外事故，半数以上没有卫生保健。

1973年起，南汇县对托儿所保健员进行复训，要求"四会二抓"（会预防接种，会体格检查，会管理饮食，会防治小伤病，抓卫生保健制度落实，抓儿童卫生习惯培养）。

1979年，全国托幼工作会议确定托儿所由卫生部门领导，幼儿园由卫生行政部门检查和指导卫生保健工作。全县举办3岁前婴幼儿心理教育教养培训和婴幼儿教养技能技巧培训。

1990年2月1日起，"幼儿园管理条例"施行，该条例再次强调卫生部门对托儿所、幼儿园卫生保健主管工作。1991年，南汇县教育统筹委员会、教育局、托幼办联合下发《关于对乡村办企事业单位未达标幼儿园教师进行岗位培训的通知》，培训班开设“三学”（教育学、心理学、卫生学），卫生学为“三学”的必学课程之一。至1995年，办7期13班，521名教师参加培训，422人考核成绩合格，获得上岗证书。至2001年，35所公办独立幼儿园中，保健教师达标率94%，营养员达标率74%。

1993年以后，南汇县妇幼保健所每年对保健老师进行卫生保健知识的继续教育和统一体检，对托儿所、幼儿园的儿童进行入托入园前的体检、入托入园后的定期体检。对保健观察隔离室条件、保健观察隔离室设备及药品、保健人员条件、卫生保健管理、卫生保健工作5个方面进一步规范。

1996年3月，上海市卫生局、上海市教育委员会、上海市托幼机构工作办公室联合下发的《托儿所、幼儿园卫生保健管理实施细则》中再次明确，市、区（县）卫生行政部门主管辖区内的托儿所、幼儿园的卫生保健管理工作。各级妇幼保健机构负责托儿所、幼儿园卫生保健常规制度的监督检查。

2001年5月后，进一步加强对各级各类幼儿园的卫生保健业务管理，落实儿童的体格检查、预防接种、传染病管理、消毒隔离、常见病的防治、安全管理、体育锻炼、营养工作等，实现幼儿园保育与教育相结合的工作原则。

至2007年底，南汇区累计接受培训的保健人员达350多人。

（三）开展儿童生长发育调查

从1952年”六一”儿童节始，南汇县为部分儿童开展体格检查。20世纪60年代起，为6足岁内儿童定期体检，发现疾病及早矫治。70年代，部分医疗单位实行产后三访，了解产妇、婴儿的健康状况。1975年起，对1足岁内儿童作定期检查。1980年，横沔、新场两个乡试点开设儿童保健门诊。1983年后，普遍开设儿童保健门诊，每周1～2天，定期对0～6岁儿童系统体格检查。从1975年始，卫生部每10年组织一次全国儿童体格发育状况的调查。1985年、1995年、2005年，南汇县3次参加全国第二、三、四次9省市儿童体格发育状况上海市郊区抽样调查。1995年，南汇县完成调查体检0～6岁儿童1300人。2005年，南汇区完成对22个年龄组1152名0～6岁儿童进行体格调研。每次调研身高、体重二项指标，各年龄组儿童均值都逐年有所提高。

1985～2005年部分年份南汇区（县）1岁男、女婴儿体重身高均值情况表

表8-2-11

年 份	体重（公斤）		身高（厘米）	
	男	女	男	女
1985	9.90	8.61	76.60	74.05
1995	10.00	9.23	76.65	75.50
2005	10.35	9.47	78.35	76.50

（四）开展儿童智力测试

1982年，南汇县对0～6岁儿童采用丹佛智能发育筛选法（DDST），筛查健、优、美。1986

年，逐渐在部分儿保门诊，为1足岁婴儿进行测试。1990年起，全县对9个月高危儿测试，及早筛查出弱智儿童，全面进行精神保健。1993年后，在全县儿保门诊上全面推广。1997年，在新场镇为941名儿童做DDST测试，其中部分儿童做韦氏测试，测出智力残疾儿童6人。2000年，开展学习困难学生门诊，为3～16岁儿童韦氏智力测试61人；2001年，南汇区测试309人；2002年，测试113人。2003年3～7月，完成上海市DDST常模改版抽样调查和测试0～6岁儿童300人。2005年1～6月，完成上海市婴幼儿语言发育调查家长问卷900份。

四、计划生育技术指导

解放后，人民生活安定，要求避孕者日益增多。1954年，国家始提倡计划生育，卫生部发出通知要求各地准备一切条件，解决群众对避孕的需要。1956年，江苏省卫生厅发出通知，要求全省医药卫生部门广泛组织避孕药具的供应，除在药房出售外，百货公司、农村供销合作社都设专柜供应，各公、私立医院也代售避孕用具。

1958年，根据《农业发展纲要》（草案），南汇县各乡人民医院成立计划生育指导门诊。

1963年后，计划生育工作全面开展，南汇县县医院、各公社卫生院普遍开设计划生育指导门诊，卫生教育部门广泛开展宣传活动，消除群众思想顾虑，动员多子女夫妇采取计划生育措施。

“文化大革命”初期，南汇县的计划生育工作及技术指导一度停顿。

1969年重新恢复，女“赤脚医生”、助产员、卫生员等基层妇幼卫生人员深入群众宣传晚婚，抓生育规划，落实节育措施，送避孕药具上门。

1971年起，南汇县建立计划生育并发症防治协作组，负责处理全县节育手术质量并发症事宜。执行卫生部和上海市卫生局关于“节育手术并发症”的诊断标准和管理意见及国家计生委的《节育手术常规》，有效地规免节育手术并发症。

1973年后，南汇县县级医院恢复计划生育指导门诊。1974年1月起，免费发放避孕药具。1975年，推广以宫内节育器为主的综合节育措施和指导口服避孕药，使已婚育龄夫妇延长生育间隔。1980年，技术指导的重点放在已婚妇女在育龄期内有效地节制生育。

1981年起，南汇县妇幼保健所及各家医院也相继设立咨询门诊普及少生、优生知识，推广各种节育措施，受到群众欢迎。

（一）技术力量的组织

1963年4月，上海市卫生局派两名主治医师到南汇县，搞计划生育示范手术，并带教培养一批医生。

1964年，南汇县帮助卫生院开展节育手术，采取三种办法：上海市、南汇县联合组织计划生育巡回手术队分批定期到公社开展节育手术，公社卫生院派出一两名年纪轻，基础较好的医生参加手术队，经过一年的培训、实习，使之胜任节育手术；公社卫生院采取定期轮换的办法，半年左右为一期，选派人员到南汇县中心医院及周浦医院学习节育手术；南汇县选派“种子”医生到公社卫生院较长时间蹲点和传授技术。

（二）节育措施

1. 药物避孕法

（1）口服避孕药

长效口服避孕药：复方18-甲基炔诺酮月服片、复方16-次甲基氯地孕酮月服片、长效1恩号避孕药。

短效口服避孕药：口服避孕药1号（炔诺酮片）、口服避孕片2号（复方甲地孕酮片）、口服避孕药0号（前两种比较常用）、妈富隆等。

速效口服避孕药（速效口服避孕药主要适用于分居两地的夫妇临时短期探亲时避孕所用，故又叫探亲避孕药）：有炔诺酮探亲片、探亲避孕药1号（甲地孕酮探亲片）、53号探亲避孕片、18-甲基炔诺酮探亲片及氯醚避孕片、毓婷即左炔诺孕酮片等。

（2）女性外用避孕药

外用避孕药是放在阴道内进行避孕药物，这些药物在阴道内能很快溶解，散布在宫颈的周围，形成不易穿透的油层或泡沫层，药物可直接杀死精子或使精子失去活力，还可改变宫颈管分泌物的粘稠性，阻止精子进入宫腔达到避孕目的，而对人体及内分泌月经周期都无不良影响，正确掌握使用有效率达99%以上。有外用避孕药膜〔国家推广应用的有烷苯醇醚避孕药膜（含烷苯醇醚50毫克）和王苯醇醚外用避孕药膜（含王苯醇醚50毫克）〕、乐乐醚外用避孕片、王苯醇醚避孕栓、避孕膏。

（3）阴道环

阴道环系用硅橡胶制成，环内放置孕激素或孕激素加雌激素。常用的孕激素为18-甲基炔诺酮、甲地孕酮等。将阴道环放入阴道后，孕激素可透过环壁缓慢持续释放，使血浆中女性激素的浓度处于恒定水平，影响子宫内膜及宫颈粘液，使之不利于受孕或阻碍孕卵着床而起到长效避孕作用。

（4）避孕针剂

复方已酸孕酮注射液（避孕针1号）、复方炔诺酮庚酸酯注射液（单庚针；庚酸炔诺酮注射液；炔诺酮庚酸酯注射液）、狄波—普维拉（醋酸甲羟孕酮注射液）、复方甲地孕酮注射液（美尔伊避孕注射液7300针）。

2. 工具避孕法

利用工具防止精子进入阴道，或阻止进入阴道内的精子进入宫腔，或通过改变宫腔内环境，达到避孕目的，称工具避孕法。

男用避孕套（安全套）

女用子宫帽（阴道隔膜）

宫内节育器（IUD）：宫内节育器的种类很多，国内常用的有金属单环、麻花环、混合环、节育环、T型环等，但以金属单环为最多。不带药的节育器称惰性宫内节育器，如宫内节育器加上孕激素或铜，可提高避孕效果，称之为带药或活性宫内节育器，是目前推崇的节育器械种类。节育器放置术适应症：已婚育龄妇女无禁忌症，愿选用此法避孕者。

3. 安全期避孕法

在每月的女性排卵期，即易受孕期避免性交以达到避孕目的方法。此法的优点是可免除避孕药的副作用及麻烦、器械和工具避孕法的副作用以及对手术的顾虑等，缺点是失败率高。

第三节　老年保健

一、护理院

1988年9月，南汇县结核病防治院为解决老人老有所养、老有所医的社会问题，经南汇县卫生局批准，在上海市总工会、上海市卫生局、上海市退休工人管理委员会大力支持下，利用医院富余房屋及医技力量创办全国第一家临终关怀医院——上海市退休职工南汇护理院。收治中风后遗症、肿瘤晚期、多种心脑疾病、糖尿病、久病长期卧床患褥疮、丧失生活自理能力等老年人，为其实行24小时的医疗、护理、康复保健、善终等全方位服务。初期设床位30张，短短几个月即告住满。在上级领导关怀和扶植、社会各界的支持下，规模不断扩大。开放护理床位280张。1988年10月至2007年12月，收治老年病人3281人次，在院辞世1495人。

1999年12月，大团镇卫生院与南汇县东尼集团股份有限公司联合开办上海南汇大团老年护理院，大团镇卫生院出资300万元（其中：200万元无形资产），东尼公司出资700万元，注册资金1000万元，设置床位120张，由大团镇卫生院管理，实行独立核算，收支节余70%归东尼，30%归卫生院；如亏损，70%由东尼负担，30%由大团镇卫生院负担，协议期限为5年。从2000年始，护理院收到很好的社会效益和经济效益，病人来自上海市市区、上海市郊区及南汇县各镇。2001年1月，因医疗机构与非医疗机构不能联合办医，经双方协调，于2001年9月，将原来联合经营改为租赁经营，即大团镇卫生院租赁东尼公司房屋，租赁期2年，以经营结余中的60%支付房租。2003年10月租赁期满，大团老年护理院迁至原三墩镇卫生院内。

2000年5月，航头镇老年护理院开设，列入上海市医保范围。主要收治各种常见病和多发病以及老年性各种慢性病。老年病区实行治疗、护理一条龙服务。有床位350张，占地面积2万平方米；拥有B超、多导联心电图、心电监护仪、24小时动态心电图、全自动血液分析仪、尿液分析仪、CRP蛋白定量、激光治疗仪、宫腔镜、乳超、自动牵引床等各种心疗设备，并配有各种辅助治疗；健身设施条件健全，房屋朝南，阳光充足，绿化面广，北临大治河，环境幽雅，空气清新。病房冬暖夏凉，房间设有2人房和3人房，内设彩电、空调、电话、衣柜、床头柜、电视柜、手推轮椅、卫生间、洗澡间等各种设施，老年活动室、健身房、过道装有靠墙扶手架，可以满足各类病人的需求。历年来，航头镇老年护理院是南汇区文明单位，上海市爱心助老特色基地。至2008年底，收治各类老年病人400人左右。2009年，在院250人。

2002年6月28日，东海老年护理医院正式开业，占地面积3万平方米，其中绿地面积占51%，医院具有浓郁的西欧田园式建筑风格，西班牙别墅式的病房之间，由可开启式的玻璃长廊连接，错落有致的绿树衬托，使医院更具人性化。全院有12个病区，400张床位（其中医疗床位100张）。每个病区都设置多功能活动室、护理浴室，有中心图书馆、健身房、定期举办各类讲座、竞赛、展览、演出等活动。医院以崭新的文化理念与国际老年护理理念接轨，医疗中心设有各类门诊和设备完善的医技科室。

二、护理病房

1988～2002年，南汇区（县）结核病防治院，大团镇、航头镇卫生院，南汇区（县）精神卫生中心，盐仓镇（今祝桥镇）、六灶镇、横沔镇（今康桥镇）、瓦屑镇（今周浦镇）、新场镇、宣桥镇卫生院等2所区（县）级医院及8所镇卫生院相继开设老年护理病房，开展老年护理工作，至2009年8月，核准护理病床446张，实际开放1082张。主要收治：糖尿病、慢阻肺、肺心病等慢性病，高血压、冠心病、脑梗及脑溢血后遗症康复期，中晚期肿瘤、肝硬化晚期，术后老年病人、肢体残疾康复期、老年痴呆、老年精神病人等。

2001年12月，周浦医院在原横沔卫生院开设集医疗、生活护理于一体的老年病区正式收治病人，总投资100万元，添置医疗、生活设施，装修病房869平方米，新建食堂、活动室396平方米；设病室18间，病床49张；每间病房有空调、彩电、衣柜、呼叫器、卫生设备等；花卉盆景、绿化点缀整个病区及休闲场所。2006年3月，老年病区划拨单立的康桥镇社区卫生服务中心。

2009年8月南汇区医疗单位护理病床开设情况表

表8-3-1　单位：张

单位	开设年月	核准数	实际开放数	单位	开设年月	核准数	实际开放数
南汇区老年医院	1988-01	100	290	六灶镇社区卫生服务中心	2001-05	50	72
大团镇社区卫生服务中心	1999-01	40	120	康桥镇社区卫生服务中心	2001-12	48	63
航头镇社区卫生服务中心	2000-05	97	149	周浦镇社区卫生服务中心	2002-01	—	67
南汇区精神卫生中心	2000-12	—	64	新场镇社区卫生服务中心	2002-03	54	54
祝桥镇社区卫生服务中心	2000-12	—	185	宣桥镇社区卫生服务中心	2002-03	57	82

三、健康咨询体检

1999年，结合敬老服务工作，南汇县镇、村医疗机构认真开展敬老卫生服务活动，以镇为单位，定期为老年人进行义务体检；定期在“老年之家”开设敬老医疗服务站，为老年人提供义务医疗保健咨询服务；优先为60岁以上老人挂号、诊治、取药，村卫生室优先让60岁以上老人就诊、打针、费用按各镇制订的合作医疗制度，适当给予优惠；为卧床不起的高龄老人开设家庭病床，送医上门。4月21日，南汇县卫生局、南汇县退休职工管理委员会联合制订南汇县《关于对特困退休职工使用“帮困医疗卡”的通知》。每张“帮困医疗卡”可享受500元的药费，一人一卡当年有效。南汇县中心医院、周浦医院，新场镇、大团镇卫生院4所医疗单位为医疗特约单位。凡持“帮困医疗卡”在指定医疗单位就诊可享受优惠待遇：免收挂号费、诊疗费；辅助检查费（CT、彩超除外）；三大常规检查、注射费。使用“医疗帮困卡”，体现党和政府对特困退休职工的关怀。

2000年，为抓好老年妇女更年期保健健康，南汇县妇幼保健所开设更年期门诊，举办更年期保健知识师资培训班，开展更年期知识讲座，为全县更年期妇女提供咨询和指导。

2003年，南汇区眼病防治所会同南汇区光明中医医院，以“关爱老年人的眼睛”为主题，在全区坚持开展尊老敬老、爱心助老活动，每年6月6日开展“爱眼日”活动。同年10月，南汇区眼病防治所被上海市老龄工作委员会命名为“爱心助老特色基地”。

2004年初，南汇区光明中医医院向社会承诺：加强老干部健康保健工作，有效实施老干部保健保偿合同制度；5月底，大团镇社区卫生服务中心组建社区卫生服务科及团队服务工作队，对全镇60岁及以上老人进行摸底调查，定制社区卫生服务保健卡，60岁以上老人到社区卫生服务点门诊，免收挂号费。12月，中共南汇区委组织部、中共南汇区委老干部局、南汇区民政局授予南汇区光明中医医院、周浦医院为区级“社区卫生服务中心老干部工作示范点”称号。周浦医院与辖区内的101名离休干部签订保健服务协议书：建立健康档案、每月一次上门提供基本保健、心理咨询、测量血压、宣传保健知识等；给予离休干部优先挂号、优先就诊、优先检查，使用特定处方，入住特需病房减免33%床位费。万祥镇社区卫生服务中心推出每周六、日为社区70岁以上老人免收挂号费、诊疗费的利民措施。

2005年，多家医院对70岁以上老年病人实行“六优先”（优先挂号、优先就诊、优先化验、优先体检、优先取药、优先住院）服务；7月，周浦医院内科门诊开设老年简易门诊，一些老病人、慢性病病人可在挂号后直接开处方配药；南汇区老年护理院与坦直敬老院进行结对，建立长期服务合作、资源共享的互动平台，实施“一条龙”的人性化服务，为坦直敬老院老人义诊、服务103人次，对坦直敬老院的护工进行护理技能培训。8月，芦潮港镇社区卫生服务中心为秋胜敬老院提供每周两次义诊服务。南汇区卫生局开展与区内的全国劳动模范、“五一”劳动奖章获得者进行医疗保健咨询服务的结对活动和医疗服务。

2006年，大团镇社区卫生服务中心对805名在职和退休教师实施体检，并建立健康档案。60岁以上老年人体检率达到85.6%。服务中心为全镇16个村的6165名60岁以上老人进行免费体检，并建立健康档案。

2007年，南汇区继续为11.2万名60岁以上老年人免费健康体检。10月，南汇区妇幼保健所开展退休妇女和生活困难妇女的妇科疾病普查工作，主要为全区低保家庭、公益性岗位工作和生活困难的退休已婚妇女免费提供妇科病、乳腺病的三合症筛查（指阴道分泌物常规、宫颈脱落细胞学、乳腺远红外线）和阴道腔内超声。南汇区医学会助医义工队9名志愿者参加“敬老日慈善义诊活动”，接受义诊人数200余人，测血压300余人。

第九章　爱国卫生运动

南汇地区历史上就有专人清除垃圾、粪便和浚井、“淘渠”。在民间，每年夏至日例行浚井改水之事，淘除井中污垢，疏浚河渠，清除粪污防瘟疫（传染病）发生。尚有“黎明即起，打扫院屋”；“春节掸尘，端午熏艾”的习俗。百姓世代相沿。清光绪三十年（1904年）起，民间宣传讲究卫生、移风易俗,强国健民者日众。

解放后，人民政府号召讲究卫生，开展爱国卫生运动，提高人民健康水平。

南汇区（县）爱国卫生运动网络组织是由南汇区（县）爱卫会及其办事机构区（县）爱卫会办公室、镇（乡）爱卫会、执勤及保洁队伍组成。各级爱卫会全面贯彻“政府组织、地方负责、部门协调、群众动手、科学治理、社会监督”的工作方针。

南汇区（县）爱卫会的组成由中共南汇区（县）委或南汇区（县）政府的一名领导兼任主任委员，各有关部、委、局（科）、人民团体的负责人兼任委员；下设办公室，处理日常工作。

1952年初，美国在侵朝战争中使用细菌武器。毛泽东主席号召：全国人民“动员起来，讲究卫生，减少疾病，提高健康水平，粉碎敌人的细菌战争！”1952年5月7日，苏南防疫委员会主任管文蔚发布指令，号召全区人民行动起来，开展爱国防疫卫生运动。各级防疫委员会每月逐级作出书面综合报告。南汇县城乡普遍开展清洁扫除运动，人人动手，做到“三净”（户内户外扫干净、垃圾污物除干净、衣服用具洗干净）、“三不”（不随地大小便，不下河洗马桶，不存留污水杂草），“三防”（防食品腐败、防蝇、防尘），“三消毒”（碗筷碟匙开水洗涤消毒，公毛巾、浴巾煮沸消毒，厕所、粪缸、阴沟用石灰水或石碳酸杀虫、消毒）。

1953年初，全县各部门结合生产任务，开展爱国卫生运动。1956年，南汇县按照中共中央《农业发展纲要（草案）》要求，开展以除“四害”（老鼠、苍蝇、蚊子、麻雀后改为“蟑螂”）、讲卫生、消灭主要疾病为中心的爱国卫生运动，做到“家喻户晓，人人动手”。1958年2月12日，落实中共中央、国务院“关于除四害讲卫生的指示”，全县掀起除“四害”运动。各基层单位每星期、各大单位每月检查评比一次，年终检查评比一次。1958～1959年，南汇县开展以除‘四害’为中心的爱国卫生运动的规模与声势前所未有，成效显著。1960年，总结出“卫生为生产，生产讲卫生”、“标本兼治，治本为主”、“突击与经常相结合”、“专业队伍与群众相结合”的经验，爱国卫生运动更扎实开展。“三年困难时期”（1959～1961年），爱国卫生工作有所放松，后随着经济形势好转，1963年起，各项工作又有所发展。

“文化大革命”初期，爱国卫生机构被撤销，群众卫生队伍涣散，工作处于停滞状况，垃圾堆积，“四害”密度上升。1970年3月，南汇县成立除害灭病领导小组及其办事机构，爱国卫生运动得到恢复。1978年，组织群众卫生队伍，整治环境，除害防病工作全面展开。

20世纪80年代，爱国卫生纳入社会主义精神文明建设轨道，实行政府领导、部门负责、群众参与的“大卫生”管理。南汇县执行上海市人民代表大会、上海市政府颁布的市容卫生等多部法规、规章，加大法治力度。1990年，响应上海市领导的号召，每年开展“卫生月”活动，创建卫生城镇，市民自觉维护市容环境卫生，“从我做起，从现在做起”。经过80～90年代的努力，南汇县的卫生面貌不断改善，农村自来水建设发展迅速，粪便管理得以加强，灭臭虫达到国家规定标准。

1985～2009年，南汇区（县）卫生村镇创建、除害防病、农村改水改厕、血吸虫病防治、群众健康教育、环境卫生整治等方面均取得长足发展。开展创建上海市卫生村镇的活动，健康教育逐步开展。2006年，康桥镇创建成南汇区首个国家卫生镇。2006～2008年，南汇区开展“建设健康城区‘人人动手、清洁家园’活动”取得满意效果。

第一节　除害活动

1957年，南汇县除害灭病办公室成立后，设专门指挥部，在全县范围内开展除“五害”（根据南汇县的实际情况，增加“钉螺”）运动，先从除麻雀始，紧接着开展灭鼠活动，继而又全面开展除“五害”活动。

1958年，“除五害”运动经过元旦、春节、清明、五一、七一、八一、国庆、灭雀战等8次全县性突击活动，先后出动680.31万人次，灭杀苍蝇、蚊虫、老鼠、麻雀。

1959年，根据“七害”（原“五害”加臭虫、蟑螂）的活动规律和农村风俗习惯，先后在元旦、春节、清明、五一、端午、八一、国庆等节日开展突击活动，出动120多万人次，灭除苍蝇、蚊子、老鼠、麻雀、蟑螂。经过几年的努力，全县“五害”密度下降。

“文化大革命”期间，除“害”活动一度停止。

1977～1978年，全县从城镇到农村，发动群众大灭蚊蝇，消灭蚊蝇孳生地，开展以除“四害”为重点的突击活动。

1980年，继续灭杀“四害”（老鼠、苍蝇、蚊子、蟑螂），巩固灭杀臭虫成果，降低老鼠密度，努力控制秋季蚊蝇高峰。1981年，南汇县县属四镇（惠南镇、周浦镇、新场镇、大团镇）加强除害队伍建设，除环卫所指定专人负责外，街道、单位等建立起由104人组成的群众性除害队伍。1982年4月，南汇县爱卫办召开县属四大镇和有关公社除害工作会议，提出成立除害专业队伍，由刚退休的、身体健康的人员参加。

1983年、1984年1～8月南汇县“四害”密度测定情况表

表9-1-1

类别＼年份／密度	1983年	1984年	增减（%）	类别＼年份／密度	1983年	1984年	增减（%）
蚊虫	79.460	36.260	-54.36	老鼠	0.150	0.160	+6.67
苍蝇	21.610	17.870	-17.45	蟑螂	0.327	0.242	-25.99

1985年前，南汇县县属四大镇的爱卫办下设除害队，在各镇开展除“四害”活动。包括农夹居粪缸下药，厕所、垃圾箱房喷洒药水，杀灭蚊蝇，翻缸倒罐，清除蚊蝇孳生地。1986年，南汇县首次开展春季大规模灭鼠活动，支出23万元，投毒饵52吨。1988年4月20日，上海市政府颁布《上海市除四害工作管理暂行规定》，南汇县爱卫办和四大镇组建监督执法队，开展执法活动，为爱国卫生走上法制化轨道奠定基础。1991年，南汇县除害咨询服务站成立。1993年5月，南汇县除四害协会成立。1994年，经上海市灭鼠达标专家组考核，认定南汇县进入灭鼠先进行列。1996年，南汇县开展大规模灭蟑活动，饮食业抓好“四害”的防制工作，包括装

纱窗纱门、下水道安装铁丝网，防止室内老鼠、苍蝇密度超标。在开展群众性和行业性除害工作的同时，努力搞好专业队伍建设，贯彻群众运动和专业队伍相结合的方针。

2003年防治“非典”期间，南汇区各镇成立集除害、公共场所消毒、爱国卫生整治于一体的爱国卫生专业队伍168人（男79人、女89人），经南汇区爱卫办组织专业化培训，分批上岗。在抗击“非典”、阻断禽流感、防制乙型脑炎等工作中发挥很好的作用。作为一项新兴职业，得到劳动部门认可。政府以购买服务的形式，采用市场化运作开展工作（上海市财政出资养老保险和工资的50%费用，其余50%由当地镇财政出资）。配备添置大型喷雾机等适应不同环境的消杀作业机器设备，应用诱饵（颗粒剂、水剂、油剂、粘贴剂）等多种多样剂型的药物，使“四害”密度大幅度下降。

随着经济快速发展，专业化的消杀公司（PCO公司）逐渐出现。2007～2009年，经南汇区爱卫办备案的消杀公司有6家。这些消杀公司按照上海市有害生物防制协会制定的《鼠害与虫害预防与控制技术规范》的要求，开展工作，并开展专业队伍创A、AA、AAA三个等级的消杀队伍创建活动，先后创建成A级PCO机构的有周浦、新场、康桥、万祥等镇和申港街道。南汇区采取措施推动除害专业队伍正规化、专业化建设，除害工作更趋规范化。

第二节　环境整治

解放前，南汇县的环境卫生很差，污水直接排放河道或直接倾倒河中，河道污染严重，黑臭现象屡见不鲜。垃圾随处倾倒，有些地方形成垃圾山。露天粪缸、土葬等陋习造成环境卫生尤为恶劣。

四大镇的记载真实地反映解放前的环境卫生面貌。

大团镇：终年垃圾堆成山，市河长年失疏，河水发臭色绿，镇区露天粪缸有2000多个，逢天雨时候，粪尿满街四溢，臭气扑鼻，环境杂草过膝。夏秋季节，到处蚊蝇飞舞撞面，秽不堪言。义冢地（即毁人滩，是贫穷人家土葬地及无主尸体抛尸处）9处，占地3万多平方米。

周浦镇：解放前，镇商会雇用清道夫7人，清道夫不扫大街，只从垃圾箱内挑走垃圾，全镇设有垃圾箱24个，居民垃圾大都倾倒于河中、岸边。死猫、死狗氽在河中亦为常见。全镇有9处毁人滩，到处枯骨可见，狗啃食尸体常有所见。

惠南镇：解放前，镇上的卫生工作无人管，民谣：“城里城外臭水浜，垃圾多来堆成山，夜里蚊子碰鼻头，日里苍蝇乱飞舞。西北城外毁人滩，死人臭气冲九天”。全镇没有垃圾箱，居民生活垃圾随处乱倒。全镇街后各个角落的大小垃圾山竟达200多处，其中最大的垃圾山位于东门城脚一带，占地近1500平方米，高度达2米多。国民党区公所雇用4名清扫工（清道夫）清扫大街热闹地区，每月发给折值5斗米的薪金。商业集中地区由商会或所属地段大商店出钱雇佣清扫工清扫。“毁人滩”多，常见野兽叼着婴儿尸体到处乱窜；臭水浜多，近水居民都将粪便、垃圾倒入河内。

新场镇：解放前，全镇雇5名“清道夫”，只管理垃圾箱之垃圾运往南北垃圾堆山，逢节日招呼居民清扫街道。“清道夫”的经费常由商会捐募筹集。镇的南北形成两座垃圾高山，号称南、北两大高峰，臭气逼人，贻害无穷。镇上毁人滩达8处。镇上居民饮用被污染的河水。

农村环境卫生更差。人们的不卫生陋习，随地大小便，家禽、家畜到处撒尿拉屎。村民饮用河水、湖泊水，洗菜、淘米、洗衣服、马桶都在河里洗，水源严重污染。

解放后，环境卫生同防病工作紧密结合，人民政府开展一系列环境卫生整治，开展爱国卫生运动。

新场镇：1951年5月、1953年4月，全镇人民先后铲除堆积几十年的南、北两高峰（2座垃圾山），搬运垃圾3万多吨。

1952年，全县发动大扫除38次，清洁指导340次，卫生检查52次，参加人数12721人，清除垃圾10.42吨，填平洼地、水塘、臭水浜28处。1958年以后，村民逐步养成“人人爱清洁、家家讲卫生”的习惯，每天第一件事是打扫室内、外环境卫生，坚持每天一小扫、一周一大扫。

1978年，南汇县县属四大镇在贯彻、执行《南汇县城镇卫生管理暂行条例》和《上海市市容、卫生管理试行规定》中，开展4次宣传、8次突击活动，建立4支队伍（专业清扫保洁、群众保洁、路政管理执勤、除害员）。全县有184个单位出动8000人次，清理马路、街道堆物，处理工业垃圾和堆物311.8吨，征收占地费3147.78元。消灭老鼠13313只，不同程度地解决脏、乱、臭问题。1979年，新场镇被评为卫生红旗单位。

20世纪90年代以前，生产队每年要把河道底部的河泥捞起和杂草混合做成草塘泥作为有机肥，起到疏通河道的作用。

70年代末，农村开始修建钢渣路。90年代，铺设水泥路。农村住房由60年代的草房到80年代的砖平房，再到90年代的楼房，采用不锈钢、铝合金、塑钢门窗的装潢，农村的环境卫生得到显著改善。

在城镇，全县认真贯彻上海市政府颁发的市容交通管理条例，环卫设施、市政道路大为改善，开展群众性的环境卫生整治，完善管理制度，开展文明卫生城镇的创建，城镇的市容环境卫生面貌发生很大的改观。

1991年，南汇县爱卫办组织实施每年4月的“卫生月”活动，把月末周四定为干部卫生劳动日，南汇县政府把卫生劳动列入目标管理考核内容。各条线广泛参与，干部、学生、职工纷纷走上街头，参与整治环境，清除垃圾、死角。“爱国卫生月”是每年爱国卫生工作的第一个高潮，也是群众参与最广泛、社会影响最大的活动。

90年代中期，开展上海市卫生镇、卫生村的创建，卫生设施得到改善，卫生意识得到强化，卫生管理队伍得到加强，卫生制度逐步建立，卫生投入也逐年增加。同时，上海市农委、水利局发起河道整治，环境卫生得到快速发展。

1999年，南汇县市容环境卫生重点抓国家卫生城镇、卫生村的创建，开展市容环境卫生整治、农村生活垃圾收集处置、农村改厕等项工作。南汇县生活垃圾收集中转网络形成，依托在老港的市级垃圾处置场，加快生活垃圾收集、统一处置的步伐。全县先后建成惠南、周浦、新场、祝桥、泥城、三墩6座县级生活垃圾中转站，中转垃圾直送老港处置场。临近老港处置场的新港、滨海、黄路等镇则将生活垃圾直送老港处置场。是年，50个行政村的生活垃圾也实行收集处置。4个集镇被评为国家二级卫生城镇，26个村被评为上海市卫生村。逐步推行管理与作业分开。

2003年，上海市把河道保洁，道路保洁、绿化养护，除害消毒等工作列入“4050”再就业工程，使环境卫生长效管理专业队伍得到加强。各种设备、设施不断完善，机械化程度愈来愈高，配备马路冲洗车、清扫车、不锈钢垃圾房。

2005年底，南汇区开展三年“人人动手、清洁家园”活动，列出全区环境卫生的11项工作加以重点推进。全区清除生活垃圾1509吨，整理乱堆物3707处，清除乱招贴、乱涂写29800余处，整治敞开作业工地30个，更换垃圾箱329个，修缮垃圾房153座，完善公共厕所81座，新建公共厕所13座。投入资金70多万元，开展绿化整治专项活动，完成绿化补种6500平方米。

2007年，南汇区启动“让虫害远离生活”活动，通过投放捕蝇笼、设置毒蚊缸、开展柳条鱼灭蚊蚴等活动，加大生物防制力度，开展控制早春蚊蝇工作。春季灭鼠投药9.5吨，投放粘鼠板5200张，在镇区张贴灭鼠标签1万多张，投药13.11万户、单位1724家，出动专业投药人员2350人，用工4636个工作日。

至2009年8月，“人人动手、清洁家园”活动取得重大成效，向“人人动手、美化家园”拓展。

第三节 饮水卫生

解放前，南汇县沿海水质较咸，农村地区露天水源的水质较易受到污染。群众有挖潭积水饮用的习惯。集镇居民饮水汲取私建土井，或花钱买水。

一、饮水消毒

解放后，随着爱国卫生运动的深入，1958年始，重视饮水卫生，实行饮水消毒，逐步推行缸水消毒。药物从漂白粉到漂粉精，形式从各家自加到专人加（由大队保健员或生产队卫生员定时在缸水中投放漂白粉或漂粉精），方法从每天加发展到持续消毒，缸水经消毒后饮用。但工作难以持久。

1978～1982年，全县每年用于饮水消毒的漂粉精在20吨以上，国家支出6.6万多元。

南汇县饮水消毒在不断发展、巩固，但水质污染仍严重。1982年，化学检验水样131件，虽大多数项目在允许范围之内，但酚、氰化物、砷、铬、汞等毒物的检出超标者较往年增多，说明污染水源日趋严重。

二、打饮水井

1962年冬季，南汇县在黄路公社幸福大队（今惠南镇幸福村）等打3口土井作为试点。对河水和井水经化验比较，浑浊度：河水比井水高4倍；细菌总数：井水比河水少60%以上；大肠菌群数：井水比河水少90%以上，消毒管理也方便。1963年3月，南汇县召开县、社、大队三级干部参加的千人大会，号召“移风易俗，搞好卫生”，把饮水消毒，作为讲卫生的主要内容之一，东部地区的打井工作逐步推开。上海市卫生局拨款8万元，支援钦公塘以东地区的泥城、彭镇、果园、新港、老港、东海、祝桥、盐仓、惠南、黄路、三墩、大团、万祥等13个公社打井。南汇县血吸虫病防治站成立打井办公室，负责计划安排，审核井址，井材加工，落实钢筋水泥等物资，13个打井的公社各配1名打井专职干部，全年打井500多口。全县评出66个先进单位，35名先进工作者。

1963年，南汇县县属四大镇先后建成自来水厂，逐年扩大供应范围，使全部城镇居民饮用自来水。

1964年，上海市拨款12万元，打井1000多口。1965年，开始自费打井（也有大队、生产队支出费用），全县饮用井水数量大大增加。

1968年，在基本满足东半县以后，逐步向西半县推开，井的形式也由大井改为一宅一户的小井。后又始试打灶边井，清洁安全，造价便宜，每口10多元，出现打井新高潮。至1982年，全县打井101617口。由于历年农村建新房水井破坏，1982年实际能饮用的93217口。至1984年，全县有164405户，有473835人饮用井水，占全县人口的71.66%。

打井工作得到有关部门的支援，仅1979～1982年，物资部门拨水泥2059吨，砖头1761.2万块。1968年，南汇县血防站设预制工场，制成1米直径的水泥瓦筒，打1口4.5米的井，造价70元，质量优于砖井。

1969年，预制直径46厘米瓦筒，适宜打灶边井，1口4米深的井，造价15元。

1970年，试验成功砖头灶边井，1口直径50厘米、深3米的井，造价10元左右。下沙、周西等公社统一加工手揿泵，个别家庭装置土自来水。

1965～1984年南汇县打饮用水井情况表

表9-3-1 单位：口

年份	打井数	累计	年份	打井数	累计	年份	打井数	累计
1965年前	—	5966	1972	291	11238	1979	17891	74676
1966	2364	8330	1973	130	11368	1980	17017	91693
1967	342	8672	1974	3612	14980	1981	3446	95139
1968	160	8832	1975	21170	36150	1982	6478	101617
1969	223	9055	1976	10185	46335	1983	2471	103166
1970	1290	10345	1977	7563	53898	1984	3022	105699
1971	593	10947	1978	2887	56785			

说明：1.全县131616口井已有12285口拆迁；2.室外小井37096口、灶边55248口；3.1982年余氯测定情况（1）公社自查98515件，有氯82761件，有氯率83.97%。（2）县站抽查2388件，有氯2023件，有氯率84.7%。

三、建自来水厂

1978～1981年，东海、朝阳、芦潮港3个市属农场和芦潮港水闸陆续打深井15口建水厂，15000多名农场职工和1000多渔民吃上自来水。随着农村经济发展，从1977～1982年，全县有10个公社集镇以自力更生为主，国家补贴为辅，陆续建水厂。横沔老镇利用上海市精神病疗养院，果园公社利用上海登陆局的自来水供应居民。

1979年，新场公社杨辉大队在农村第一个建造大队自来水厂。1982年，泥城公社泥城大队、大团公社新潮大队、老港公社中港大队等5个大队建成自来水厂。

1982～1983年，上海市下拨水泥1083吨，钢材414.5吨，支援建水厂，砖头由公社自行解决，建正规水厂。

1983年始，南汇县爱卫办下设农村改水项目办公室，开展自来水厂建设。

至1984年，全县有16.83万人饮用自来水，占总人口25.5%；尚有7099户、1.81万人饮用河水，占总人口2.84%。

1985年，全县建镇（乡）水厂20座、村水厂25座，延伸管网通水27个村，有42个村使用自来水。

1987年，南汇县爱卫办所属的南汇县农村改水项目办公室及改水工作一并移交给南汇县建设局管理。南汇县自来水厂改为南汇县自来水公司，下设惠南、周浦、新场、大团4个自来水厂，合计日供水能力6万立方米，供水区域局限于4个县属镇，以及镇区周边的部分农村地区。1990年起，村水厂陆续关闭，至1994年，投入资金1.5亿元，全县346个村全部通水，农村供水系统先后兴建22座镇（乡）水厂，农民饮用自来水的普及率达到98%以上。同年10月，南汇县农村实现自来水化。1995年起，各镇水厂全部关闭（除周浦、康桥镇的水厂外），均由南汇县自来水公司集中供水和管理。

1986～2001年，南汇县供水事业发展迅速。其间，南汇县自来水公司供水能力、制水质量、供水区域等发展指标的完成情况在上海市郊区各国营供水企业中曾多次夺得第一。

第四节 粪便管理

解放前，南汇县城镇粪便处于无管理状态，只有少量公共厕所。周浦镇仅有3～4座公共厕所。河边屋后到处是私人安放的粪缸，有的就放置在街道旁，有的人家马桶由私人代倒，粪便属于倒马桶者所有。夏令时间，粪便狼藉满地，臭气熏天。惠南镇简陋的公共厕所仅4座，为粪霸所垄断，实行“公厕私管”，私人搭建于道旁、路口、弄堂里的简易公厕和小便桶有50多处。逢到雨天，粪缸满溢，污染环境，肮脏不堪。露天粪缸多，居民的粪便都倒于自家的露天粪缸内，全镇露天粪缸有480多个，晴天恶臭，雨天粪水满溢。

解放后，南汇县才开始对粪便实施管理。

一、城镇粪便管理

1953年，从周浦镇搞点始，南汇县由4个县属镇发展到各乡小集镇。1956年4月，4个县属镇先后成立清洁管理所，业务上受南汇县卫生科领导，自负盈亏。

（一）惠南镇清洁管理所

惠南镇解放前后都是南汇县的政治、文化、商业中心。但在解放前是满目残墙瓦砾，到处有便溺垃圾，露天粪缸林立，奇臭难闻。群众反映：小便要湿脚，大便打屁股（拍蚊蝇），坑蛆爬进裤裆里，宁愿拉在田野里。实是微妙的写照。

1956年4月，惠南镇清洁管理所成立，专门处理粪便垃圾，统一接管粪便。至1959年，先后取缔露天粪缸1282个、不合要求的破旧厕所32座，新建公共厕所20座，修理改建老厕所83座，砌小便池9处，放置小便桶218个，垃圾箱36个，果壳箱40个，痰盂108个，消灭随地大小便和乱倒垃圾的现象。1959年，建垃圾加工厂，造加温窑，粪便垃圾快速无害化处理，经上海市防疫站与肥料公司分析，证明肥效显著提高，含氮量为68%，比处理前提高10倍有余。

管理所还用土洋结合的办法采取一系列措施，厕所1天冲2～3次；用“六六六”、“二二三”杀蛆灭蝇，热天专人喷药水灭蚊蝇；设专人在镇1.5平方公里范围内的粪缸定期下药，定期疏通阴沟，硫磺烟熏。1958、1959两年共用可湿性“六六六”2025公斤，“二二三”乳剂1111公斤，硫磺350公斤，并设置毒蝇、灭鼠点。

（二）大团镇清洁管理所

1956年4月，大团镇清洁管理所成立。对机关、工厂、企业的粪缸无代价接收，农民和有自留地的居民，根据自愿互利的原则，每人每月留粪15公斤，印发粪票随时取用。先后新建和改建公共厕所71座，清洁工人负责每天倒马桶和清洗厕所。群众自愿翻除粪缸209个。

建立35个垃圾箱，将收集的垃圾加工拣选，泥封发酵，腐熟后送肥下乡，每月约有900余担。拣出来的可用废品卖给国家。

清洁所在管好粪便垃圾以外，还做大量爱国卫生工作，划分地段，固定厕所，明确责任，包干到底。严格控制和处理孳生地，开展“六无”（无蝇、蛆、蚊子、臭味、灰尘、周围无杂草），“三洁”（厕所上下、四壁、坑板清洁），“二节约”（节约药水药粉、工具）的红旗竞赛。倒马桶女工提出“三快”（挑、洗、送），“二轻”（轻放、轻洗），“二洁”（马桶内外清洁），群众反映：“厕所像客堂，蚊蝇消灭光，臭气闻不到，拉屎也清爽”。

1982年，南汇县4个县属镇除镇周农夹居户尚有个别私人粪缸存在外，基本上消灭露天粪缸。公共厕所等卫生设置纳入城镇建设规划中，粪便垃圾运输使用机动车，粪肥可直接送往农村。但在居民住宅区的建设中，仍有不少不合规格的化粪池，粪水溢流入河，造成污染。

1995年以后，在城镇建设中，新型商品房设计粪便的处理系统，城镇粪便管理逐步走上正规，做到无害化处理。

二、农村粪便管理

1955冬至1956年春，南汇县大搞迁移河边粪缸，搭棚加盖。

1958年，以自然村为单位，将粪缸小型集中，搭棚加盖，基本清除散漫零星粪缸，有些地方还发展双缸对合，埋入地下。

1963年后，建造发酵沉卵粪池，对粪管的标准，政策，清洁员的劳动报酬等作出明确规定。先在周西公社试行，建发酵沉卵粪池121个，达到每个生产队1个。以后推广到周浦、下沙、新场、惠南等公社，最后推广到全县血吸虫病流行公社，建发酵沉卵式粪池1300多个。

粪管的标准：（1）粪便折价入队，集中管理；（2）专人倒洗马桶；（3）陈粪施肥。

粪管的政策：（1）粪产量按口粮定粪量；（2）作价；（3）按比例留作社员自用肥；（4）凭票或记卡取肥；（5）自留部分有余交队者给予奖励。

“文化大革命”期间，农村粪管工作停滞、倒退，已集中管理的大批散掉，无害化处理的发酵沉卵粪池的隔墙打掉。1978年底后，发酵沉卵粪池重新利用。结合打沼气池搞粪管的办法始出现，全县先后建造沼气粪池18746个。

1980年，迁离河边粪缸，做到粪便不污染水源，有50%生产队坚持粪便管理。

1981年，始建小型家用粪池（小三格），粪便达到无害化处理。

1965～1979年南汇县血吸虫病流行区域粪便管理工作情况表

表9-4-1

年份	粪便管理					
	流行队数（个）	粪管队数（个）	管理率（%）	无害化粪池		
				总数（个）	符合数（个）	符合率（%）
1965	3380	1479	43.75	34	34	100
1966	3380	1850	54.73	178	178	100
1967	3380	1432	42.36	538	490	91.07
1968	3380	765	19.67	306	251	82.02
1969	3380	1082	32.01	513	419	81.67
1970	3380	1754	51.89	641	576	89.85
1971	3380	1826	54.02	842	610	72.36
1972	3382	1380	40.80	1098	563	51.27
1973	3382	1400	41.39	979	577	58.93
1974	3382	1415	41.83	941	463	49.20
1975	3382	1227	36.28	930	649	69.78
1976	3382	901	26.64	837	605	72.28
1977	3382	790	23.35	633	428	67.61
1978	3382	0639	18.89	596	231	38.75
1979	3382	500	14.78	525	166	31.61

说明：粪管队数指粪便集中管理的农村生产队队数。

1985年，南汇县开展粪缸重新集中、对粪缸加盖及河边粪缸搬迁工作。1993年10月底，全县有16.11万个粪缸，其中加盖或搭棚的有15.82万个，加盖率达98.2%；有河边粪缸1.31万个，其中搬迁1.26万个，搬迁率达95%。1993年，全县家用卫生厕所8619户，占全县农村总户数的3.62%。

至1999年底，全县农村改厕累计完成4.06万座，覆盖率达90%。

2006年，南汇区开展“人人动手清洁家园”活动，彻底清除残存的粪缸。是年，取缔小粪缸4.39万个，取缔率达97.9%。建造三格化粪池3.62万个，在外来人口集聚区建造公厕68所、倒粪站42所。至2009年，取缔小粪缸的工作持续进行，发现一个取缔一个。

第五节 卫生创建

卫生创建是爱国卫生工作发展到一定阶段产生的一种评估活动体系，在此之前的评估活动主要是评比先进活动，通过对爱国卫生工作的评比，产生爱国卫生先进镇（乡、街道）、先进单位、先进个人、卫生乡镇。1980年12月，南汇县县属四镇中，新场镇被评为上海市卫生城镇，其他三镇评比结果是，周浦镇第一，大团镇第二，惠南镇第三。1983～1984年，惠南镇、周浦镇相继建成上海市爱国卫生城镇。

一、卫生镇创建

1983年10月，惠南镇的卫生工作在上海市郊区10个县城镇中名列第三，惠南镇被评为上海市爱国卫生城镇。1984年，惠南镇获得“上海市卫生城镇”称号。1987年，惠南镇获“上海市二级文明卫生城镇”称号。1988年12月，惠南镇辖区内的南汇县中心医院、南汇县光明中医医院、南汇县卫生防疫站的污水治理工程竣工。1994～1995年，惠南镇连续获“上海市一级红旗城镇”称号。

1990年后，南汇县制定卫生镇创建达标要求，包括组织管理、资料存档、环卫设施、环保要求、食品卫生、传染病控制、除四害达标、健康教育、卫生合格单位和清洁户百分率等。全国爱卫会提出开展创建国家卫生城市、卫生县城活动。上海市爱卫会发起创建上海市市级卫生村、镇活动，制定创建卫生城镇13项内容及卫生村的8项内容。

1995年，南汇县卫生创建领导小组成立，分管卫生工作的副县长任组长，在爱卫办内附设卫生创建办公室。是年，惠南镇先后创建成上海市二级卫生镇和一级卫生镇，再创建成国家卫生县城。同年下半年，惠南镇对全镇主要道路和区域进行规模较大的道路交通和环境卫生的整治。

1996年，惠南镇、新场镇、东海农场率先创建成上海市二级卫生镇。惠南镇城北村被评为上海市卫生村。

1997～1998年，按南汇县政府要求进行区域内主要道路及周边环境整治，投入479.1万元（卫生队伍人工费140万元，除“四害”药物、设施17.9万元，居民区公用部分整治25万元，城市管理费用46万元，卫生设施250.2万元）。

1997年，惠南镇创建国家卫生县城工作基本达标；1998年底，惠南镇达到上海市一级卫生镇标准。至2000年，东海镇达到上海市一级卫生镇标准；14个镇（全县的50%）达到上海市二级卫生镇标准。

2005年，周浦镇、宣桥镇、祝桥镇（盐仓社区）等3个镇创建成上海市二级卫生镇（社区）；航头镇、滨海旅游度假区创建（完善）为上海市一级卫生镇。

2006年初，康桥镇列入国家卫生镇创建计划。该镇在国家卫生镇创建中，投入资金2.56亿元，加强道路建设和景观建设；新建公共厕所54座，垃圾房55间，增设果壳箱407个；新建2个标准化菜场，绿化覆盖率达46.48%，人均公共绿地面积达39.4平方米；整治黑臭河道、除害各项指标达国家标准；全镇各村、各单位设立宣传栏、板报等40个，发放《农民健康知识读本》、《居民健康教育读本》、《健康知识和健康行为问答》等3万本；全镇中小学校健康教育开课率达100%。环境卫生道路实行全日制保洁，垃圾日产日清，环卫工作人员增至170人。年底，康桥镇创建成南汇区首个国家卫生镇，全区各镇完成上海市二级卫生镇的创建。

2007年，航头镇创建成国家卫生镇，六灶、老港、万祥创建成上海市一级卫生镇。是年，一级卫生镇在全区占2/3以上。2008年，南汇区各镇全部创建成上海市一级卫生镇，惠南、新场两镇创建成国家卫生镇。2009年起，全国爱卫会创建国家卫生镇实行一年申报，两年创建，南汇区祝桥镇2009年被列入国家卫生镇创建镇，并在2009年通过上海市验收，2010年通过全国爱卫会验收。

1997～2008年部分年份南汇区（县）创建上海市一级卫生镇情况表

表9-5-1

年份	一级卫生镇	年份	一级卫生镇
1997	惠南镇	2006	新场镇、书院镇
2000	东海镇	2007	万祥镇、六灶镇、老港镇
2002	新港镇	2008	周浦镇、大团镇、宣桥镇、祝桥镇、泥城镇、芦潮港镇
2005	航头镇、滨海旅游度假区		

1996～2009年部分年份南汇区（县）创建上海市二级卫生镇情况表

表9-5-2

年份	二级卫生镇
1996	新场镇、惠南镇、东海农场
1997	瓦屑镇、东海镇、新港镇、芦潮港农场、朝阳农场
1998	横沔镇、泥城镇
1999	航头镇、祝桥镇、芦潮港镇、滨海旅游度假区
2003	康桥镇、航头镇（与航头商城、下沙镇合并后完善创建市二级卫生镇）
2004	老港镇、大团镇、六灶镇
2005	周浦镇、宣桥镇、祝桥镇（盐仓社区）
2006	大团镇（三墩社区）（完善创建市二级卫生镇）

2006～2009年南汇区创建国家级卫生镇情况表

表9-5-3

年份	国家级卫生镇	年份	国家级卫生镇
2006	康桥镇	2008	惠南镇、新场镇
2007	航头镇	2009	祝桥镇（开始创建）

二、卫生村创建

1991年，南汇工业园区徐庙村率先开展南汇县卫生村创建试点活动。

1996年，惠南镇城北村借每年桃花节在村内设“民俗村”景点的契机，把彻底改善全村环境卫生纳入创建上海市卫生村的计划，并组织全村干部群众开展环境卫生整治，在改厕、水管、粪管、除害等各方面实行规范管理，农民的生活垃圾也有专人收集。是年，惠南镇城北村、横沔镇汤巷村、六灶镇果园村、泥城镇龙港村、滨海行政3村、南汇工业园区徐庙村、周浦镇沈西村等7个村创建为上海市卫生村。至2005年，南汇区213个村全部创建成上海市卫生村。

1996～2005年南汇区（县）创建上海市卫生村情况表

表9-5-4

年度	村　名
1996（7个）	惠南镇城北村，横沔镇汤巷村，六灶镇果园村，泥城镇龙港村，滨海旅游度假区行政三村，南汇工业园区徐庙村，周浦镇沈西村
1997（10个）	惠南镇西门村，横沔镇石门村，康桥镇果园村，下沙镇沈庄村，三灶镇三灶村，坦直镇蒋桥村，祝桥镇祝西村，东海镇先进村，盐仓镇红一村，黄路镇幸福村
1998（11个）	大团镇车站村，横沔镇沿南村、怡园村，航头镇航西村，宣桥镇宣桥村，六灶镇九曲村，彭镇镇彭六村，泥城镇横港村，万祥镇新一村，老港镇西河村，芦潮港镇芦港村
1999（26个）	新场镇新西村，惠南镇勤丰村、海王村，横沔镇新庙村、人西村、火箭村、沔青村，康桥镇营房村、康桥村、秀龙村、三角村、花墙村、梓潼村，下沙镇白墙村，航头镇福善村、青龙村、果园村、航头村，宣桥镇胡乔村，坦直镇坦东村，六灶镇砖桥村，彭镇镇彭三村、彭南村，万祥镇万五村，新港镇桃园村，航头商城航东村
2000（50个）	周浦镇里仁村、横桥村、周南村、周东村，新场镇金建村、果园村、新桥村，惠南镇英雄村、惠东村，大团镇镇南村、鸭场村、果园村，瓦屑镇红桥村、水门村，横沔镇高西村、叠桥村、沿北村、人南村，康桥镇太平村、秀南村、百曲村、礼西村、和合村，下沙镇沿江村，航头镇鹤鸣村，宣桥镇利民村，三灶镇项埭村、光辉村、五星村，坦直镇坦南村、坦北村、仁义村，六灶镇汤店村、三吉村，祝桥镇三八村，盐仓镇六楼村，黄路镇四墩村、勤俭村，三墩镇严楼村、邵村村，彭镇镇马厂村、水船村，泥城镇人民村，书院镇塘北村、石北村、里灶村，万祥镇万三村，老港镇港西村，南汇工业园区陶桥村、汇南村
2001（21个）	周浦镇姚桥村、牛桥村，新场镇王桥村，大团镇龙潭村，瓦屑镇严桥村、陆弄村，下沙镇梅园村，航头镇倪桥村，宣桥镇新安村，三灶镇施桥村，六灶镇其成村，祝桥镇金星村，东海镇竞新村、新路村、东海村，盐仓镇立新村，三墩镇二团村，泥城镇泥城村、千祥村，老港镇成一村，南汇工业园区城南村
2002（30个）	惠南镇长江村、陆路村、塘路村、灶路村，新场镇新北村、祝桥村、坦西村，大团镇柴场村，周浦镇旗杆村，航头镇海桥村、沉香村、方窑村，宣桥镇行埭村，六灶镇新生村，祝桥镇亭中村，书院镇中南村、李雪村、北窑村，盐仓镇勤乐村、红二村，黄路镇同心村，三墩镇金陵村、金桥村，泥城镇兴旺村、彭一村、彭二村，万祥镇万一村、万六村，新港镇洼港村，芦潮港镇外中村
2003（12个）	老港镇中港村，祝桥镇星火村，芦潮港镇庙港村，滨海旅游度假区行政二村，航头镇长达村、王楼村，六灶镇会龙村、连民村、陈桥村，书院镇棉场村、四灶村、黄华村
2004（22个）	航头镇牌楼村，万祥镇新建村、金路村、新路村，祝桥镇高永村、新光村、卫民村，周浦镇北庄村、界浜村，芦潮港镇汇茂村、汇角村，六灶镇六灶村、七灶村，大团镇扶栏村、龙树村、海潮村、园艺村，泥城镇公平村，书院镇路南村，惠南镇海沈村、双店村，宣桥镇光明村、季桥村
2005（24个）	惠南镇团结村、远东村、桥北村，周浦镇塘东村，新场镇众安村、新南村，大团镇金石村、周埠村、邵宅村，祝桥镇果园村、祝东村、红三村、义泓村、明星村，老港镇大河村、牛肚村、欣河村，六灶镇民义村，泥城镇海关村、中泐村，宣桥镇腰路村，芦潮港镇远征村，书院镇洋溢村、余姚村

三、卫生单位创建

1985～1993年，南汇县开展文明卫生单位的创建，创建成功946家，创建率达80%。后因企业关、并、停、转等诸多因素，至1994年重新复核，符合条件的300家。后将创建文明卫生单位更名为创建卫生合格单位。2000年，南汇县在餐饮行业开展创建“餐饮业爱国卫生合格单位”，当年创建成25家。至2001年，创建成卫生合格单位491家，县级卫生标兵单位144家，盐仓镇、上海四通电力设备有限公司被评为上海市卫生标兵单位。2002年起，南汇区开展创建爱国卫生先进系统，至2007年，全区有8个局行创建成爱国卫生先进系统。

第六节　健康促进

健康促进是卫生宣传——健康教育——建设健康城市等一系列活动的总称。

解放初期到20世纪90年代初，血吸虫病、肠道传染病等疾病在南汇县流行，群众文化落后，卫生知识贫乏，卫生习惯较差。卫生宣传通常用一些口号式的通俗易懂的语言进行，使群众便于接受，常围绕每次卫生整治活动，营造一种声势、一种氛围。如“动员起来，讲究卫生，减少疾病，提高健康水平，粉碎敌人的细菌战争”、“以讲卫生为光荣、不讲卫生为耻辱”、“消灭‘四害’，人人有责”等，还有一些根据防治传染病的小知识，如血吸虫的生活史，怎样预防肠道传染病等。

1963年8月，南汇县人民委员会同意南汇县文教局“关于举办第2期小型演出节目传授班计划”时，要求尽量穿插卫生防病方面的节目，以传授卫生防病知识。

1988年，上海地区甲肝爆发流行时，一直告诫上海市民“若要小康，先要健康”。20世纪90年代初，上海市副市长谢丽娟召集上海市总工会、妇联、共青团上海市委、科协等10多家单位领导进行座谈，作开展“健康教育周”的动员。1991年2月4～10日，经上海市政府同意，上海市卫生局、爱卫办联合发起，在上海市举行首届以加强食品卫生、预防冬季“甲肝”小高峰为内容的“健康教育周”活动。之后，每年初由上海市爱卫办、教委、卫生局、广电局和科协联合举行此项活动，确定每年1月的第二或第三周为“健康教育周”和确定健康教育周的具体内容。

1991年5月15日，上海市爱卫会下发《加强上海市健康教育工作意见》的通知，要求“八五”计划期间，要对70%的应教育人群中30%的人员开展系列读本教育，学校开展每周一刻钟教育，并结合“卫生月”、“爱牙日”、“禁烟日”等活动开展健康教育；卫生创建加入健康教育有关内容，医院要开展影视教育、咨询门诊、健康教育处方等。南汇县按照上海市爱卫会的要求，每年把健康教育列入工作重点。

1994年，南汇县在新场镇开展健康教育示范小区的探索。2001年起，新场镇连续几年开展健康教育示范区试点达标活动。南汇县结合卫生村、镇创建工作，广泛开展系列读本教育。每年的12月，南汇县爱卫办、健康教育所联合开展健康教育宣传周活动，在镇区闹市中心开展咨询活动、发放宣传资料等。

2002年，上海市率先提出把爱国卫生工作的重心从“除害防病”提升到“健康促进”上来的设想，并于2003年起全面协调和推进建设健康城市行动。同年，南汇区启动健康城市建设工作。南汇区爱卫办协同环保局、文广局、教育局、文明办、人口计生委、体育局、商委等相关部门制定《南汇区建设健康城区三年行动计划（2003～2005年）》，明确各部门职责，完成“营造健康环境、提供健康食品、追求健康生活、倡导健康婚育、普及健康锻炼、建设健康校园、发展健康社区、创建精神文明”等8项目标任务及11项重点推进的活动。确定联席会议成员名单、工作职责和制度。召开第一次联席会议。2004年，南汇区围绕“三年行动计划”开展健康促进活动，90%的计划目标完成。南汇区爱卫办投资56万元，印发各类资料30万份。组织18名资深医务人员深入到社区、农村普及医学健康知识，全年讲课30场次，近2000人受教育。南汇区农委推行化肥减量使用，农村秸秆禁烧区域达85%，搬迁或关闭畜禽场16家。南汇区环保局重点整治饮食服务业环境污染；完成21个小区城镇生活垃圾分类收集工作。南汇区水务局扩大河道保洁面，河道保洁面达到90%。全区80%的学校达到“健康学校”标准，南汇中学、周浦小学率先成为南汇区首批上海市健康促进学校，南汇区房管局完成12.4万平方米的旧房综合改造和解决25.3万平方米的无人管理小区。南汇区卫生局在全区推广“无烟医疗单位”创建，在各社区、居委会普遍建立“健康咨询服务点”、“五无社区”（无地下食品加工点和无证食品经营摊贩、无重大集体性食物中毒发生、无重大传染病发生、无免疫接种遗漏对象、无肇事精神病人）。

2005年，南汇区实施全市性的“2211示范工程”（建设20个健康社区、200个健康小区、100个健康单位、1万个健康家庭），新场镇建成南汇区首个健康示范社区。是年，南汇区建成健康小区14个、健康示范单位8个，健康示范家庭475户。

2005年11月20日，上海市爱卫会增挂上海市健康促进委员会牌子。上海市成为国内最早设立健康促进委员会的省市。2006年，南汇区爱卫会办公室增挂上海市南汇区健康促进委员会办公室牌子，同时制定《南汇区制定建设健康城区2006～2008年行动计划》。以营造健康环境、保障健康食品、完善健康服务、倡导健康行为为工作聚焦点，组织相关职能部门共同研制、实施新一轮建设健康城区三年行动计划，重点开展“五个人人”（人人动手清洁家园、人人劝阻室内吸烟、人人坚持日行万步、人人掌握控油控盐、人人学会应急自救）健康市民促进行动。

2007～2009年，南汇区发放《百万农民健康促进行动核心知识读本》18万册，创建健康村36个，健康单位103家，建立居民（职工）自我管理小组40个，设置“千步步行路”17条，开展“健康一二一”活动等；为所有居民发放控油瓶42.56万个，开展控油活动；评卫生健康单位、门店、家庭，开展室内禁烟活动；新建健康管理小组432个，累计达到697个，覆盖全区85个居委、185个村；初步形成以“村中心小组集中培训、村宅小组自主活动、联村医生巡回指导”的工作模式。

第七节　清洁家园

2005年10月，南汇区爱卫办对全区环境卫生现状进行调查，反映出全区诸多环境卫生问题：河道堵塞黑臭熏天；无证建材市场绵延十几公里；无证废品站垃圾飘散周边；农村小粪缸回潮严重；不规范养殖场蚊蝇孳生；乱涂乱贴随处可见。同月，南汇区区长张建晨在近20个委、办、局的主要领导参加的专题调研会上提出：要抓好全区环境卫生整治工作，促进经济建设和精神文明建设，从身边的小事抓起，把“清洁家园”活动作为南汇区精神文明建设的基础性工作来抓。以块为主，部门配合，动员全社会力量共同参与，力争通过2～3年的努力，显著改善全区的环境卫生面貌，不断提升人民群众对健康环境的满意度。

同年底，中共南汇区委、南汇区政府决定：自2006年起，用三年时间开展“建设健康城区‘人人动手、清洁家园’活动”。成立以南汇区区长张建晨为组长的“建设健康城区‘人人动手、清洁家园’活动”领导小组，抽调15名副处级领导组成南汇区“人人动手、清洁家园”活动办公室（简称区清洁办）和南汇区爱卫办合署办公。清洁办设6个组（1个项目组、1个宣传秘书组、4个督查组）。各镇、街道、园区、委办局也相继成立领导小组和办公室。同年12月28日，中共南汇区委、南汇区政府召开全区“建设健康城区‘人人动手、清洁家园’活动”动员大会，下发《上海市南汇区人民政府关于开展建设健康城区“人人动手、清洁家园”活动实施意见》和南汇区清洁办制定的《南汇区关于实施建设健康城区“人人动手、清洁家园”活动的指导意见》。

2006年，活动以清理整顿全区中小河道垃圾、废品回收、马路菜市场、马路旧木料市场、小粪缸、养殖场、“六乱”（乱招贴、乱涂写、乱设摊、乱堆物、乱搭建、乱倒垃圾）、卫生镇创建等12项环境卫生突出问题为主要目标。推出“六个一”（创建一个样板村、一个样板小区、一个样板单位、一条样板河道、一条样板路、一条样板街）样板点创建活动；开展“百面红旗”竞赛，树亮点，展成果；利用报纸、电台电视台、专业网站等多种媒体开展宣传，推广典型经验。各职能部门也相继出台“活动”方案。2007年，活动深入开展，各部、委、办、局、行、企事业单位把打扫单位内部环境和外出清扫挂钩，社区环境和公共部位环境结合起来，把固定双周劳动日活动与本地区开展的重大活动及迎国定节假日工作结合起来，拓宽劳动日活动的内容。2008年是活动开展三年行动计划最后一年，活动着眼重点、突破难点，结合卫生镇创建、农村生活污水处理、无人管理小区纳管工作。

开展“万河整治”工作，全区组建2000多名保洁员队伍，河道保洁90%以上，基本实现全覆盖；累计疏浚整治中小河道4256条段、2688公里；新建生态河道940条段、928公里；种植绿化269万平方米；新建街道绿地10.58万平方米，新种行道树7573株，道路绿化护坡76.94万平方米；补种绿化35.4万平方米。

全区14个镇在村容整洁创建中新（修）筑路面3935条（段）、158.3万平方米，完成乡村等级道路建设30公里、乡村公路危桥改造20座、农桥改造381座。对创建区域内车行道“白改黑”（水泥路面改柏油路面）23.5万平方米，人行道整修7.05万平方米，227个难点基本完成；开展规范停车，增设机动车停车位4000余个，非机动车停车位1.2万平方米，设置机动车、非机动车停车标志750余个。

整治影响市容环境的“六乱”和“三大顽症”，废品回收站由1035家规范到131家；整治中小型养殖场1400家，关闭中小型养殖场地7万平方米；执法整治集市贸易市场、建筑工地、马路木材堆物等100多次，取缔无证经营1652户；整治立面183.4万平方米，清洗、粉刷创建区域内的立面，做到美化白化；拆除违章建筑8.7万平方米；整治马路市场乱设摊3.8万处，查处乱设摊案件3697起；清除马路菜市场180余个，建立疏导点50余个，新建标准化菜场26家；

完成村民小组环境综合整治达95%。

整治村级生活垃圾堆点5.4万处，清除暴露垃圾8.5万吨；宅前屋后堆物整治11.6万处；200个住宅小区完成垃圾分类收集小区155个，完成任务量的77%；改（新）建垃圾转运房187座、增设废物箱1760个，新增农户收集桶18.7万个；新增垃圾收集车203辆。全面取缔小粪缸，改（新）建公厕110座，改（新）建三格化粪池4万座。

开展卫生镇创建工作，开展“六个一”样板活动，创建样板村14个、样板河19条、样板街6条、样板路79条、样板单位20个、样板小区14个；创建样板村民小组2600个（占76.3%），创建样板区域20个，创建上海市村容整洁村82个；航头镇海桥村等自然村落综合整治试点初显成效；14个镇、1个街道、2个园区创建成市容“三类区域”，其中成功创建4个市容环境“规范区域”及15个市容环境“达标区域”。全区创建村组亮点156个。

完成朝阳农场供水网和11个村的水网改造。完成自然宅村生活污水收集系统500个。改善民工集聚点的卫生设施。规范食药办证2172户，持证率由66.4%提高到91.4%；企事业单位食堂、建筑工地食堂持证率从16.1%提高到92%；落实门前责任制，市容环境卫生责任制签约率95%，创建市容环境卫生责任区管理达标镇3个，创建责任区规范、达标路段163条；推进未纳管小区纳管127万平方米。

全区评选出综合性红旗集体40个，单项性红旗集体60个。

短短三年时间，南汇区脏、乱、差的环境卫生情况发生极大的变化，“人人动手、清洁家园”活动取得实效。

第十章　疾病控制

南汇县疫病流行的最早文字记载见于《民国南汇县续志》，从清雍正四年（1726年）南汇建县到辛亥革命的180多年时间内，瘟疫大流行就达15次之多，每10年左右就有一次瘟疫大流行。从辛亥革命到南汇县解放，虽只有37年，但瘟疫大流行的年份就有9年。当时，流行于南汇县最猖獗的传染病是霍乱，还有天花、白喉、麻疹、流脑、疟疾、血吸虫病等。染疫死亡者众多，为害甚烈，传染病的死亡人数居死亡原因之首。食品、环境等卫生状况很差，劳动卫生条件低劣，职业危害严重，广大劳动人民生命健康得不到保障。

解放后，中国共产党和人民政府实行"预防为主"的卫生工作方针，在全县范围内开展声势浩大的防疫运动。发动联合诊所的医生，免费接种霍乱疫苗和牛痘。20世纪50年代初期，天花在南汇县灭绝，古典型霍乱被消灭。1952年12月，南汇县血吸虫病防治站成立（1970年更名为防疫站）后，各公社医院设立防保组，初步形成市、县、公社三级卫生防疫网。开展传染病、职业病的调查和预防，并对食品、学校、环境、放射卫生等进行监督管理，全县卫生状况大为改观。60年代初，实施计划免疫。1977年，全县消灭白喉、脊髓灰质炎；1985年，消灭血吸虫病；1986年，基本消灭疟疾；1987年，消灭血丝虫病；1990年，基本消灭布鲁氏杆菌病；1991年，基本消灭麻风病。麻疹、乙型脑炎、百日咳、流行性脑脊髓膜炎、结核病、狂犬病、流行性出血热等急性传染病得到有效控制。进入21世纪，南汇区（县）对新出现的传染病如艾滋病（HIV）、传染性非典型肺炎（SARS）、高致病性禽流感等，加强预防控制机制，建立应急预案，有力地防止这些新传染病的发生。南汇区（县）的急性传染病总发病率从1980年的1073.2/10万下降到2008年的143.23/10万，低于全市平均水平。传染病死亡率逐年下降，其死因顺位从1950年的首位下降到2008年的第8位。居民平均期望寿命从解放前的35岁上升到2008年的81.53岁（其中男性78.69岁、女性84.26岁），比解放前增长46.53岁。

1970年起，南汇县卫生防疫站开展死因统计，死因调查则由乡（公社）卫生院负责。1974年，建立医院填报婴儿死亡一览表、漏报检查和婴儿死亡代报户口登记等3项制度；1987年始，将直接死因归类统计改按世界卫生组织统一要求的方法统计。2003年初，参加卫生部应用世界卫生组织绩效评价框架对中国死因报告系统的报告质量以及系统的能力进行评估。

南汇区（县）的人口出生率：1970～1991年均在10‰以上；1992～2008年，维持在5‰～9‰左右。南汇区（县）的人口死亡率：1970～2008年在4.35‰～6.79‰之间；人口自然增长率维持在较恒定的低水平，2001～2008年，人口持续负增长。

第一节　免疫预防

一、免疫接种

解放前，南汇县卫生院只有一名公共卫生护士来管理全县的预防接种工作。当时国内疫苗的种类很少，为数不多的疫苗均需自费，广大劳动者由于贫困，难以享受疫苗的接种。

解放后，预防接种工作得到人民政府的重视。1952年5月，南汇县组织为期15天的防病训练班，受训人数85人。随后，南汇县卫生科又从各联合诊所抽出243人进行预防接种培训。受训的接种员利用农民休息时间，挨家挨户进行预防接种服务，做到防病、生产两不误。

从1983年始，按照国家颁布的儿童计划免疫程序，将预防接种覆盖面压缩到儿童少年，以婴儿为重点对象，在12月龄内完成“四苗”（卡介苗、百白破疫苗、麻疹疫苗、脊髓灰质炎疫苗）基础免疫接种，预防“六病”（结核、百日咳、白喉、破伤风、麻疹、脊髓灰质炎），俗称“四苗防六病”。同时对4岁、7岁、14岁儿童实施乙脑、流脑等疫苗的季节性接种。1984年，全县建立计划免疫冷链系统〔指包括冷藏车、疫苗运输车、低温冷库、普通冷库、低温冰箱（又称冰排速冻器）、普通冰箱、疫苗冷藏箱及冷藏包等疫苗冷藏贮存和冷藏运输的设备及其保障体系〕。1986年始，全县实施预防接种门诊定点接种。在儿童出生后，由家长到所在地卫生院（所）预防接种门诊登记建卡，领取接种证，到接种的月龄，由卫生院（所）发通知给儿童家长，由儿童家长带孩子到所在地卫生院（所）预防接种门诊接受疫苗接种。全县预防接种门诊开始按月接种，每月二次（5日、20日），后改为按周接种，每周一次。随着接种门诊量的增加，2005年后，改为每周2～5次。

1992年，儿童计划免疫程序有所改变，乙肝疫苗被纳入儿童基础免疫，“四苗”增加为“五苗”。

2003年，卡介苗接种工作管理从结核病防治院划归疾病预防控制中心管理。全区由7个设产科的医疗机构，负责新生儿卡介苗接种。同时，南汇区中心医院设立卡介苗接种门诊，为出生时未接种的儿童提供卡介苗补接种服务，并进行卡介苗接种效果监测。

从1993年始，在加强、巩固基础免疫工作的基础上，以维持无脊髓灰质炎状态、消除麻疹为目标，以外来流动人口儿童免疫接种为重点，进一步加强免疫预防工作。南汇区（县）户籍人口的12月龄儿童五苗接种率达99%以上，及时率达到98%以上，乙肝疫苗全程接种率96.2%。外来流动人员免疫接种覆盖率进一步提高。通过免疫规划工作，相关的传染病都得以消灭和控制，已消灭的有天花、白喉、脊髓灰质炎。

1996年3月，卫生部计划免疫审评组到南汇县进行以乡镇为单位的第三个85%目标审评，随机抽样3个镇，查看资料、现场核对卡证及访视87名儿童，“四苗”全程接种率为100%，及时率为98.9%，宣布南汇县计划免疫第三个85%目标达标。

民国25年（1936年）8月南汇县卫生院预防注射接种情况表

表10-1-1　　单位：人

疫苗名称	接种人数		合计	疫苗名称	接种人数		合计
	男	女			男	女	
牛痘	376	391	767	赤痢	322	156	478
伤寒	1847	1832	3679	白喉	38	42	80
霍乱	18540	9682	28222	鼠疫	276	191	467

1951～1984年部分年份南汇县预防接种情况表

表10-1-2　　单位：人次

年份	牛痘	鼠疫	霍乱	伤寒	白喉	卡介苗	百日咳	百白破	麻疹	脊髓灰质炎糖丸	乙型脑炎
1951～1959-06	763718	147334	136881	199895	34270	5327	4415	—	—	—	—
1961	101543	—	—	—	7784	—	—	14335	—	—	4756
1963	8133	—	—	—	1234	—	—	2995	—	107091	—
1964	444651	—	—	—	10333	—	—	11731	—	68802	—
1965	15730	—	—	—	87430	—	—	99911	—	57861	—
1971	23490	—	—	—	32276	—	—	11657	—	44483	107766
1972	467350	—	—	—	18153	—	—	25649	55980	44654	253154
1973	12083	—	—	—	29604	—	—	—	18936	37682	160531
1974	12378	—	—	—	28424	—	—	20002	19480	37351	149657
1975	13122	—	—	—	28961	—	—	19330	12780	37387	140879
1976	16178	—	—	—	26445	137110	—	12677	48549	29073	212385
1977	12039	—	—	—	32224	4245	—	16983	35845	34201	121436
1978	446392	—	—	—	28767	7829	—	19408	102906	29508	129857
1979	—	—	—	—	25718	114983	—	21292	10661	34061	135298
1980	13891	—	—	—	26865	7143	—	22489	38778	57647	124455
1981	—	—	—	—	23584	7861	—	19822	32472	44095	49964
1982	—	—	—	—	31521	23225	—	21709	34285	48976	46991
1983	—	—	—	—	—	27883	—	23005	54283	46551	15212
1984	—	—	—	—	—	19709	—	24985	21540	56753	57308
合　计	2350698	147334	136881	199895	473593	355315	4415	387980	486495	816176	1709649

说明：当时疫苗接种方式为不定期群体性接种。

1985～2001年南汇区（县）儿童四苗接种情况表

表10-1-3

年份	卡介苗			脊髓灰质炎糖丸			麻疹疫苗			百白破疫苗		
	应种（人次）	实种（人次）	接种率（%）	应种（人次）	实种（人次）	接种率（%）	应种（人次）	实种（人次）	接种率（%）	应种（人次）	实种（人次）	接种率（%）
1985	76352	24607	32.23	9228	9109	98.71	8028	7847	97.73	8465	8133	96.07
1986	50481	37130	73.55	19829	19661	99.15	8027	7875	98.10	6183	6101	98.67
1987	30060	24523	81.58	10437	10387	99.42	10229	10123	98.96	10598	10523	99.29
1988	8180	8176	99.95	9907	9847	99.39	9796	9722	99.24	9726	9666	99.38
1989	7068	7037	99.56	10104	10055	99.52	9887	9830	99.4	10104	10055	99.52
1990	5790	5789	99.98	9210	9161	99.48	9338	9293	99.52	9334	9277	99.39
1991	4051	4051	100.00	7196	7175	99.71	7977	7937	99.5	7394	7353	99.45
1992	3441	3405	98.95	6177	6158	99.69	6144	6136	99.87	6162	6146	99.74
1993	3697	3697	100.00	6343	6333	99.84	6247	6234	99.79	6230	6221	99.86

续表 10-1-3

年份	卡介苗			脊髓灰质炎糖丸			麻疹疫苗			百白破疫苗		
	应种（人次）	实种（人次）	接种率（%）	应种（人次）	实种（人次）	接种率（%）	应种（人次）	实种（人次）	接种率（%）	应种（人次）	实种（人次）	接种率（%）
1994	4518	4517	99.98	6207	6194	99.77	6236	6221	99.76	6107	6101	99.90
1995	5466	5465	99.98	6095	6089	99.90	6235	6226	99.86	6023	6019	99.93
1996	5021	5021	100.00	5880	5876	99.93	5710	5699	99.81	5810	5799	99.81
1997	5108	5103	99.90	5844	5836	99.86	6022	6019	99.95	5719	5718	99.98
1998	4921	4916	99.90	5668	5666	99.96	5612	5611	99.98	5575	5574	99.98
1999	4746	4746	100.00	5315	5314	99.98	5357	5357	100.00	5375	5375	100.00
2000	5547	5547	100.00	5819	5816	99.95	5847	5847	100.00	5667	5667	100.00
2001	5580	5580	100.00	5862	5862	100.00	5862	5862	100.00	5885	5885	100.00

说明：1985～1987 年包括基础免疫和加强数据。1988～2001 年为基础免疫数据。

2002～2009 年南汇区儿童五苗接种情况表

表 10-1-4

年份	卡介苗			脊灰糖丸			麻疹疫苗			百白破疫苗			乙肝疫苗		
	应种(人次)	实种(人次)	接种率(%)	应种(人次)	实种(人次)	接种率(%)	应种(人次)	实种(人次)	接种率(%)	应种(人次)	实种(人次)	接种率(%)	应种(人次)	实种(人次)	接种率(%)
2002	5784	5781	99.95	4589	4537	98.87	4365	4365	100.00	4555	4555	100.00	4444	4444	100.00
2003	6802	6747	99.19	7054	7054	100.00	6745	6745	100.00	6906	6906	100.00	6477	6477	100.00
2004	6995	6929	99.10	7948	7942	99.99	7377	7369	99.99	7885	7487	99.87	7388	7388	100.00
2005	10684	10642	97.92	4496	4496	100.00	4640	4639	99.99	4649	4648	99.99	4572	4572	100.00
2006	9814	9729	99.10	4374	4369	99.89	4300	4295	99.88	4388	4383	99.88	4311	4309	99.98
2007	12406	12358	99.61	11781	11777	99.97	11873	11870	99.97	11948	11946	99.98	11847	11844	99.97
2008	11001	10941	99.45	12651	12640	99.91	12852	12849	99.98	12738	12729	99.93	12637	12630	99.94
2009	10628	10564	99.40	12485	12475	99.90	12663	12651	99.90	12397	12385	99.90	12966	12957	99.90

上海市免疫规划第一类疫苗预防接种程序表

（2006 年 3 月 1 日始）

表 10-1-5

接种起始年龄	第一类疫苗种类								
	乙肝疫苗	卡介苗	脊灰疫苗	百白破疫苗	A 群流脑疫苗	麻疹疫苗	乙脑疫苗		白破疫苗
							非活	减活	
出生 24 小时内	第 1 剂								
0 月龄		第 1 剂							
1 月龄	第 2 剂								
2 月龄			第 1 剂						
3 月龄			第 2 剂	第 1 剂					
4 月龄			第 3 剂	第 2 剂					

续表 10-1-5

接种起始年龄	第一类疫苗种类								
	乙肝疫苗	卡介苗	脊灰疫苗	百白破疫苗	A 群流脑疫苗	麻疹疫苗	乙脑疫苗		白破疫苗
							非活	减活	
5 月龄				第 3 剂					
6 月龄	第 3 剂				第 1 剂				
8 月龄						第 1 剂	第1、2剂	第 1 剂	
9 月龄					第 2 剂				
18 月龄				第 4 剂		第 2 剂			
2 岁							第 3 剂	第 2 剂	
3 岁					第 3 剂				
4 岁			第 4 剂						
6 岁					第 4 剂		第 4 剂	第 3 剂	第 1 剂
16 岁（初三）									第 2 剂

二、门诊规范建设

20 世纪 90 年代始，南汇县着力建设乡镇规范化预防接种门诊，制定全县规范化预防接种门诊建设标准，全县 28 家乡镇接种门诊均完成规范化改造。进入 21 世纪，随着南汇区经济的发展和外来人口的涌入，加上乡镇合并，儿童接种门诊由原来的 28 家并为 18 家，原有接种门诊已不能满足儿童接种需求。2005 年，根据卫生部印发的《预防接种工作规范》和《上海市接种单位管理办法》、《上海市接种门诊工作规范》要求，南汇区启动新一轮规范化门诊建设，通过原有接种门诊改扩建或新建接种门诊。至 2007 年底，全区各镇均完成规范化门诊改造，各接种门诊均达到 50 平方米以上，门诊面积 100 平方米以上的占一半以上，各接种门诊均设有候诊区、预检区、登记区、接种区、留观区，并做到流程合理，配备有电脑、冰箱、冷藏包、冰排和紫外消毒灯、感应式水龙头、接种操作台及其他接种器材，全部使用一次性注射器。2008 年，全区完成 16 个预防接种门诊规范化、温馨化建设（标准：预防接种门诊面积满足候诊、预检、登记、接种、留观的要求，导向标志明确，布局合理，室内宽敞明亮，光线充足。预检区墙面安装平板电视，配备高性能的 DVD；预检区和留观区墙壁彩色喷绘卡通人物或动物造型；候诊区、留观区设置专用椅，配备儿童玩具、图书等或专设儿童娱乐天地等），门诊接种人员的合格率 100%，接种人员仪表仪容规范率达 98% 以上，温馨化建设儿童及其家长满意率达到 90% 以上。

三、疫苗管理

90 年代，随着扩大免疫规划的实施，大量新疫苗上市并应用于疫苗可预防疾病的控制，南汇县使用的疫苗品种逐年增加，由原来数种发展到 20 多种。每年年初，由各镇根据要求制定疫苗使用计划上报，由防疫站统一分发疫苗，保证疫苗冷链运转。卡介苗、麻疹疫苗、脊髓灰质炎疫苗、百白破疫苗等实行免费接种。2002 年 11 月，乙肝疫苗也纳入免费接种范围。每年根据各接种门诊冷链需求情况配备冰箱、冷藏包等冷链设备。

2005年6月1日，国家颁布的《疫苗流通和预防接种管理条例》实施。疫苗分为第一类疫苗和第二类疫苗，第一类疫苗由政府免费提供，属国家免疫规划疫苗；第二类疫苗为自费疫苗。南汇区将卡介苗等8种疫苗作为第一类疫苗提供免费接种，同时积极开展第二类疫苗接种工作，并实施有效的疫苗流通和物流管理，建立和健全疫苗出入库管理制度。2008年起，南汇区的疫苗运转实施专业冷链配送服务，进一步方便和规范疫苗的冷链运转。同时，南汇区疾控中心为各社区配备桌面冰箱1台，要求各社区疫苗接种点的疫苗储备量不超过1个月，南汇区疾病预防控制中心每年不定期到各接种单位对疫苗出入库情况进行核查。

2000～2009年南汇区（县）一类疫苗使用情况表

表10-1-6　单位：人次

疫苗 / 年份	卡介苗	乙肝疫苗	脊灰糖丸	百白破疫苗	白破疫苗	麻疹疫苗	乙脑疫苗	流脑疫苗
2000	—	—	61130	17040	15400	9560	15920	17200
2001	—	—	62470	17352	19895	13010	15710	16050
2002	—	—	69120	17320	20355	15195	15000	14725
2003	6747	30843	58523	26468	35380	35403	34867	22379
2004	7001	22280	61247	30390	24247	28087	27272	20913
2005	—	27780	55610	11970	3267	25303	9290	3400
2006	11211	30902	44064	33112	21352	27701	26173	67204
2007	4830	34791	47650	3750	5471	2632	27360	12241
2008	11284	34359	48442	6217	30909	48702	31007	45499
2009	10564	33873	49308	31948	31960	42387	31482	47906

2000～2009年南汇区（县）二类疫苗使用情况表

表10-1-7　单位：人次

疫苗 / 年份	麻腮风疫苗	甲肝疫苗	肺炎疫苗	水痘疫苗	HIB疫苗	流感疫苗	狂犬疫苗
2000	7575	—	—	—	—	—	—
2001	5942	—	1166	—	—	—	—
2002	5148	—	891	—	—	—	—
2003	6458	2003	1366	6143	—	3940	3783
2004	11750	6517	1989	4632	—	8898	4891
2005	13636	7530	2920	7147	—	1532	8008
2006	11331	10418	2370	8241	8928	5973	49680
2007	14178	14344	3469	6829	8890	10173	54327
2008	6446	10267	1878	8720	8356	10869	41633
2009	6207	7315	7744	15058	16302	10177	51226

四、疫苗质量和人群抗体监测

疫苗作为一种特殊的制品，储存条件和温度要求极其严格。乙肝、百白破、精白破、乙脑灭活、流脑等非活疫苗的储存温度要求在2℃～8℃，脊灰、麻疹等活疫苗则要求储存在-20℃～8℃。自1999年后，为监测疫苗运转效果和疫苗质量，南汇区（县）防疫站（疾病预防控制中心）每年在本部及其远、中、近3个社区随机抽取对热敏感的麻疹疫苗（MV）和脊髓灰质炎疫苗（OPV）8份进行效价监测，检测结果显示其效价均在合格滴度以上。

1999～2009年南汇区（县）疫苗质量抽查结果情况表

表10-1-8

年度	监测疫苗（份）	合格疫苗（份）	合格率（%）	年度	监测疫苗（份）	合格疫苗（份）	合格率（%）
1999	8	8	100	2005	8	8	100
2000	8	8	100	2006	8	8	100
2001	8	8	100	2007	8	8	100
2002	8	8	100	2008	8	8	100
2003	8	8	100	2009	8	8	100
2004	8	8	100				

南汇区（县）防疫站（疾病预防控制中心）每年在辖区内开展适当数量人群的免疫成功率监测或健康人群抗体水平监测。免疫成功率监测对象主要是乙肝疫苗、脊灰疫苗、百白破疫苗、麻疹疫苗完成基础免疫后1个月，卡介苗完成接种后12周的儿童，每种疫苗抽取50～200人。

2004～2009年南汇区新生儿卡介苗免疫成功率监测情况表

表10-1-9

年份	PPD试验(人)	阳性（人）	阳转率（%）	年份	PPD试验(人)	阳性（人）	阳转率（%）
2004	4664	4494	96.36	2007	249	177	71.08
2005	3303	3057	92.55	2008	262	193	73.66
2006	231	135	58.44	2009	227	187	82.38

五、狂犬病防治

80年代中期始，犬类管理工作由南汇县卫生防疫站负责。自1994年始，设立犬咬伤门诊，负责犬咬伤病人的处理工作。2005年7月，南汇区疾病预防控制中心犬咬伤门诊撤销，移交南汇区中心医院，设立犬咬伤门诊，负责全区犬咬伤患者处理工作。2006年7月，周浦医院增设犬咬伤门诊。

1992年，盐仓镇发生一起狂犬伤人事件，伤及8人，经及时伤口处理和疫苗、血清注射，受伤人员未发生狂犬病病例。1992～2004年，南汇区（县）无狂犬伤多人事件，亦无内源性狂犬病病例（仅2002年，南汇区康桥镇发生1例外源性狂犬病病例）。2003年始，执行《上海市犬咬伤者医疗预防处理工作方案》。2005年4月，泥城镇发生近10年来首起狂犬伤人事件，后狂犬伤人事件呈蔓延趋势，随后几年狂犬伤人事件时有发生。为有效控制发生人狂犬病，2005年10月，南汇区卫生局下发《南汇区犬咬伤者医疗预防处理工作方案》的通知，建立疑似狂犬监测报告制度，加大犬类管理，有效控制人狂犬病的发生，对保障人民健康，预防狂犬病的发生起重要作用。2006年10月后，执行卫生部《狂犬病暴露后处置工作规范（试行）》。

2003～2009年南汇区狂犬病发病和犬咬伤处理情况表

表10-1-10

年　份	犬伤（人）	接种疫苗（人）	接种率（%）	发病（例）	犬伤多人事件数（起）
2003	3803	3783	99.47	1*	0
2004	4935	4891	99.11	0	0
2005	6689	6644	99.33	0	12
2006	9376	9363	99.86	2	39
2007	10747	10688	99.45	1	20
2008	10237	10221	99.84	0	9
2009	10360	10357	99.97	0	5
合　计	56147	55947	99.57	4	85

说明：*2003年为一外源性狂犬病病例。

六、外来儿童接种管理

2004年以来，随着外来人口的大量进入，外来儿童预防接种查漏补种工作一直由基层计划免疫条线人员承担，外来儿童建卡、接种率一般为50%～60%左右。2005年，南汇区政府颁发《关于在本区建立公共卫生服务员队伍的意见》，在全区建立公共卫生员队伍。同时，建立免疫预防外来儿童管理网络，使外来儿童免疫预防工作重心下移，实现外来儿童信息网络化管理，以提高外来儿童疫苗接种率。至2009年，外来儿童建卡、接种率均保持在95%以上。

2002年7月20日，首批来自三峡库区云阳县的809名移民迁到南汇区14个镇落户。免疫预防部门根据上级部门的安排，为这批移民中的适龄儿童新建预防接种证和乙肝疫苗接种卡，建立“移民登记专册”和“移民免疫接种专册”。同年8月，完成222人卡介苗接种，其中结核菌素试验阴性者147人，对阴性者补种卡介苗142人，补种率96.6%。对16～60岁人群接种出血热疫苗，全程接种率79.10%。

2003～2009年南汇区外来儿童接种、建卡（证）情况表

表10-1-11

年份	调查数	建卡数（张）	建卡率（%）	五苗全程接种数（人）	五苗全程接种率（%）	年份	调查数	建卡数（张）	建卡率（%）	五苗全程接种数（人）	五苗全程接种率（%）
2003	547	309	56.5	274	50.1	2007	229	229	100.0	228	99.5
2004	128	83	64.8	87	68.0	2008	592	592	100.0	478	98.6
2005	132	128	97.0	127	96.2	2009	424	424	100.0	412	97.2
2006	214	214	100.0	211	98.6						

第二节 传染病防制

一、传染病发病

解放前，南汇县医疗卫生事业十分落后，传染病任其蔓延而不能控制。尤其是霍乱、天花、流脑、白喉、麻疹等严重威胁群众生命的传染病，来势凶，传染面广，民间称“瘟疫”，死者难以胜数，造成家破人亡，甚至全村衰败，形成万户萧疏的凄凉景象。

清光绪二十七年（1901年）至光绪二十八年（1902年），南汇县喉痧大作，“多至不救，有阖家死亡者”。民国19年（1930年），在新场西首东蒋家宅，白喉流行，发病20余人，死亡达17人之多。民国18年（1929年）9月，霍乱流行，在南汇县城西北隅黄家楼，一宅死亡黄珍全、黄用全等18人。民国21年（1932年），疫疠流行死者不计其数，今惠南镇红光村一周内死亡26人。民国26年（1937年）秋，霍乱几乎宅宅村村有病人。民国29年（1940年）霍乱又爆发，死亡者难以统计。直至民国37年（1948年），8年间又连续3次流行，危害无穷。

1902～1948年部分年份祝桥地区霍乱发病死亡情况表

表10-2-1

年份	发病地点	发病（人）	死亡（人）	病死率（%）	年份	发病地点	发病（人）	死亡（人）	病死率（%）
1902	卫民13队	6	6	100.0	1937	卫民8队	16	9	56.0
1930	金星2队	20	12	60.0	1938	亭东9队	7	4	58.0
1937	金星9队	20	9	45.0	1938	明星14队	22	18	81.8
1937	金星12队	11	7	63.6	1941	亭中4队	20	12	60.0
1937	果园2队	5	4	80.0	1948	三八一队	4	4	100.0

民国35年（1946年）8月传染病发病死亡情况表

表10-2-2　　单位：例

霍乱		伤寒		赤痢	
患病	死亡	患病	死亡	患病	死亡
324	26	62	9	104	12

1950年至2009年6月南汇区（县）甲、乙类传病发病情况表

表10-2-3 单位：例

年份＼病名	灰髓炎	白喉	斑疹伤寒	霍乱	流脑	艾滋病	狂犬病	百日咳	猩红热	菌痢	阿米巴痢疾	伤寒、副伤	急肝	乙脑	出血热	疟疾	淋病	梅毒	麻疹	肺结核	钩体病	合计	发病率(1/10万)
1950	—	13	—	—	4	—	—	29	1	184	—	22	—	—	—	114	—	—	19	—	—	386	101.2
1951	—	9	—	—	4	—	—	12	1	106	—	11	—	—	—	38	—	—	35	—	—	216	56.0
1952	—	29	—	—	0	—	—	11	1	97	—	19	—	—	—	113	—	—	0	—	—	270	70.8
1953	—	58	—	—	12	—	—	0	1	151	—	30	—	4	—	0	—	—	405	—	—	661	174.3
1954	—	15	1	—	4	—	—	372	1	191	—	27	—	4	—	0	—	—	172	—	—	787	198.1
1955	—	35	5	—	5	—	—	65	3	155	—	46	—	15	—	0	—	—	3864	—	—	4193	1038.1
1956	2	43	4	—	74	—	—	111	13	118	—	33	—	71	—	0	—	—	460	—	—	929	223.7
1957	7	8	27	—	18	—	—	84	0	66	—	29	—	70	—	12	—	—	1137	—	—	1458	343.4
1958	2	56	0	—	15	—	—	356	2	76	—	25	2	41	—	10	—	—	794	—	—	1379	316.7
1959	69	571	0	—	149	—	—	756	1	192	43	48	36	57	—	57	—	—	14914	—	—	16893	3765.5
1960	15	209	0	—	67	—	—	22	1	119	48	41	84	17	—	143	—	—	156	—	—	922	203.6
1961	10	156	1	—	14	—	—	20	0	174	62	75	70	27	—	7811	—	—	1472	—	—	9892	2159.7
1962	32	78	0	241	11	—	—	239	1	83	54	52	92	34	—	3215	—	—	575	—	—	4707	989.9
1963	6	209	0	1696	87	—	—	442	4	226	94	93	112	63	—	4591	—	—	2960	—	1	10584	2133.4
1964	14	143	0	24	206	—	—	483	6	495	128	63	296	181	2	4766	—	—	2450	—	0	9257	1833.2
1965	15	102	1	2	2897	—	—	184	24	658	148	36	382	476	0	2862	—	—	14618	—	0	22403	4374.4
1966	9	12	0	0	4098	—	—	106	1	528	104	35	857	134	0	599	—	—	882	—	0	7365	1413.3
1967	6	2	0	0	2213	—	—	112	0	317	43	34	1290	134	0	128	—	—	673	—	0	4952	939.8
1968	8	1	1	1	401	—	—	81	0	198	20	48	468	30	0	22	—	—	162	—	0	1441	270.0
1969	3	0	0	1	88	—	—	5	0	171	12	26	261	111	0	31	—	—	496	—	0	1205	218.4
1970	16	1	0	0	50	—	—	18	1	237	8	23	221	48	1	47	—	—	361	—	0	1032	182.0

续表 10-2-3-1

单位：例

病名/年份	灰髓炎	白喉	斑疹伤寒	霍乱	流脑	艾滋病	狂犬病	百日咳	猩红热	菌痢	阿米巴痢疾	伤寒、副伤	急肝	乙脑	出血热	疟疾	淋病	梅毒	麻疹	肺结核	钩体病	合计	发病率(1/10万)
1971	3	0	1	0	66	—	—	51	1	274	18	40	787	165	1	43	—	—	72	—	0	1522	265.3
1972	2	0	0	0	41	—	—	99	18	408	25	78	1304	28	0	63	—	—	145	—	0	2211	381.8
1973	0	0	0	0	20	—	—	110	46	897	19	78	2199	29	2	64	—	—	341	—	1	3806	653.4
1974	1	0	0	13	27	—	—	85	26	955	8	52	4576	18	2	68	—	—	403	—	0	7401	1249.2
1975	0	0	0	6	43	—	—	50	10	751	8	53	3186	7	13	66	—	—	403	—	0	4596	759.2
1976	0	0	0	18	38	—	—	70	5	612	6	29	2025	7	10	40	—	—	11	—	0	2871	465.6
1977	1	1	0	21	83	—	—	87	12	819	9	47	1183	13	20	18	—	—	102	—	0	2416	384.4
1978	2	0	0	16	45	—	—	29	11	1670	17	37	1512	6	34	14	—	—	36	—	0	3429	539.0
1979	6	0	0	1515	32	—	—	57	17	1670	20	34	4284	15	29	15	—	—	178	—	0	7872	1236.1
1980	0	0	0	1021	21	—	—	177	12	630	10	18	4104	58	29	10	—	—	752	—	0	6842	1073.2
1981	0	0	0	103	19	—	—	168	41	615	12	32	2671	32	22	9	—	—	61	—	0	3785	585.2
1982	0	0	0	69	4	—	—	92	50	1080	21	23	2885	32	38	19	—	—	326	—	1	4572	697.3
1983	0	0	0	116	22	—	—	101	29	1127	14	18	4842	73	38	8	—	—	65	—	13	6363	960.7
1984	0	0	0	32	44	—	—	56	9	1012	6	22	5043	24	19	5	—	—	3	—	0	6243	933.5
1985	0	0	0	0	30	—	—	42	9	603	6	13	3167	12	44	5	—	—	0	—	1	3932	585.5
1986	0	0	0	20	33	—	—	24	12	456	1	51	1280	12	152	5	—	—	0	—	0	2046	303.1
1987	0	0	0	7	6	—	—	18	10	326	8	104	1132	8	221	1	—	—	0	—	0	1841	270.2
1988	0	0	0	5	8	—	—	4	50	276	0	154	2968	29	141	3	—	—	0	—	0	3638	529.3
1989	0	0	0	29	3	—	1	3	76	349	1	50	1540	7	114	3	—	—	2	—	0	2278	328.9
1990	0	0	0	0	2	—	0	3	27	307	0	20	1259	5	100	1	—	—	0	—	0	1754	251.8
1991	0	0	0	0	2	—	0	1	19	339	0	26	1131	2	123	4	140	—	10	—	0	1797	257.0

续表 10-2-3-2

单位：例

病名 年份	灰髓炎	白喉	斑疹伤寒	霍乱	流脑	艾滋病	狂犬病	百日咳	猩红热	菌痢	阿米巴痢疾	伤寒、副伤	急肝	乙脑	出血热	疟疾	淋病	梅毒	麻疹	肺结核	钩体病	合计	发病率(1/10万)
1992	0	0	0	1	0	—	0	2	10	240	0	26	950	0	119	2	86	—	0	—	0	1436	204.7
1993	0	0	0	1	2	—	0	1	17	152	0	35	993	1	93	0	96	—	3	—	0	1394	198.4
1994	0	0	0	85	1	—	0	0	12	336	0	36	776	0	38	1	92	—	1	—	0	1378	196.0
1995	0	0	0	5	0	—	0	0	8	317	0	14	585	0	33	4	145	2	0	—	0	1113	158.4
1996	0	0	0	0	3	—	0	0	1	234	0	18	812	0	16	1	235	8	2	—	0	1330	189.7
1997	0	0	0	1	1	—	0	0	14	155	0	8	571	0	17	2	461	25	1	377	0	1633	233.5
1998	0	0	0	0	1	—	0	0	6	123	0	19	517	0	131	7	619	49	1	301	0	1774	254.7
1999	0	0	0	0	0	—	0	0	11	72	0	15	445	0	94	0	459	55	2	251	0	1404	202.6
2000	0	0	0	4	0	—	0	0	13	75	0	10	477	0	56	0	187	27	9	216	0	1074	155.5
2001	0	0	0	1	0	—	0	0	7	89	0	5	589	0	33	0	241	52	20	230	0	1267	183.5
2002	0	0	0	0	0	0	0	1	1	109	0	6	503	0	21	1	240	92	11	251	0	1236	178.6
2003	0	0	0	0	0	0	0	0	0	126	0	3	342	1	7	1	353	42	47	176	0	1098	157.7
2004	0	0	0	2	0	0	0	0	7	204	0	2	410	0	0	6	440	85	6	172	0	1334	189.6
2005	0	0	0	4	0	1	0	0	22	191	0	2	377	0	0	2	514	204	109	211	0	1637	229.5
2006	0	0	0	0	0	0	2	0	25	155	0	4	297	0	2	5	326	322	6	143	0	1287	177.8
2007	0	0	0	0	0	2	1	0	28	107	0	3	285	0	0	4	338	292	31	171	0	1262	172.6
2008	0	0	0	0	0	6	0	0	33	163	0	0	304	0	0	4	339	590	51	224	0	1714	143.2
2009-06	0	0	0	0	0	8	0	0	15	71	0	0	183	0	1	0	156	272	11	94	0	813	69.0

说明：1996 年前结核病按丙类传染病管理，1997 年起提升为乙类传染病管理。

二、传染病流行和防制

解放后，人民政府高度重视，广泛开展预防接种，医务人员深入第一线做好防病治病工作。南汇县曾几次开展大规模的卫生防疫突击活动。1958年，开展灭四病工作（血吸虫病、钩虫病、丝虫病、疟疾）；1960年，掀起一个以消灭血吸虫病为中心的灭十病（血吸虫病、钩虫病、丝虫病、疟疾、沙眼、牙病、麻风、头癣、精神病、性病）运动。对全县发生的几次较大规模传染病流行采取群防群治，取得较好的效果。

1963年5～10月，全县霍乱大流行。上海市卫生局局长王聿先率医务人员在老港公社卫生院蹲点。上海市卫生防疫站站长柳向光率上海市防疫大队200多人到南汇县扑灭疫情，并同南汇县卫生科、直属单位领导和防疫站人员组成13个小分队，分赴沿海各镇（公社）进行流行病学调查和疫点处理；在南汇县师范学校、南汇县中学开设隔离病区收治病人，上海市传染病医院抽调医务人员支援南汇县收治病人。8月，卫生部卫生防疫司副司长罗冬祥到南汇县指导扑灭霍乱疫情。

1965年春，全县流行性脑膜炎流行，发病率高达560.75/10万，南汇县开展以开窗通风、晒被褥，预防脑膜炎为中心的爱国卫生运动，疫情得到控制。

1980年7月，霍乱爆发流行，中共上海市委、上海市政府领导韩哲一、杨堤、杨恺和上海市农委、上海市卫生局、上海市卫生防疫站领导燕明、王希孟、柳向光、徐辉等到南汇县检查、指导防病工作。7月13日，中共南汇县委召开五千人卫生防病电话会议，提出：(1) 全党动员、全民动手；(2) 主动出击、普查普治腹泻病人；(3) 报查结合、防治结合、抢救治疗病人，重点采样；(4) 刹住办酒风、农村禁止自办酒席；(5) 抓好粪管、水管为中心的五条防治措施，迅速扑灭疫情。7月14日，中共南汇县委、南汇县政府各部、委、办、局、行领导和机关干部63人下乡参加防病工作。7月中旬，疫情控制；下旬，疫情基本扑灭。8月3日，卫生部副部长黄树则、中央爱国卫生运动委员会副主任李九如等一行到南汇县检查防病工作。8月12日，卫生部部长钱信忠肯定南汇县防病工作的五条经验。

1987年11月25日至1988年1月25日，南汇县万祥乡新一村因村办简易自来水厂不消毒而引起的介水型伤寒暴发流行。经流行病学调查，血清学和细菌学检查证实，确诊138例伤寒病人，发病率达12.48%。疫情发生后，上海市副市长谢丽娟到现场督察、指导防病工作，很快控制疫情。

1988年1月中旬，受上海市区甲肝暴发流行冲击波的影响，下旬始疫情波及南汇县，2月份达到高峰，发病672例，病人集中在周浦镇、惠南镇、东海农场3个地区，3月份疫情始下降。7月初，祝桥地区发生甲肝流行，7月份发病114例。经调查，这次流行原因是因上海市区生活垃圾堆放在祝桥地区，未经严格消毒处理，污染水源而引起。

南汇区（县）的传染病防制工作坚持以“政府领导、行业管理、企业负责、卫生监督、联合执法、综合治理”的大卫生管理原则，以肠道传染病和经血传染疾病的防治为重点，认真落实各项疾病预防控制措施。通过半个多世纪的努力，南汇地区消灭和基本消灭的传染病有：1963年，首次使用内服脊髓灰质炎糖丸疫苗以后，脊髓灰质炎发病大幅下降，1980年后，无新病例发生； 20世纪70年代起，急性血吸虫病已经绝迹，14岁以下小年龄组无新发病例；

1978～2009年，南汇区（县）无白喉发生；1985年7月12日，《解放日报》、《文汇报》公布南汇县消灭血吸虫病；1987年11月，基本消灭丝虫病；1990年，基本消灭布氏杆菌病；1991年，基本消灭麻风病。

三、传染病报告和疫情管理

1989年起，执行《中华人民共和国传染病防治法》的规定，按照疫情报告属地管理原则，南汇区（县）防疫站（疾病预防控制中心）负责辖区传染病管理。医疗机构发现相关传染病后按报告时限要求报告。南汇区（县）防疫站负责疫情收集、分析和暴发疫情的调查与处理，对发生的突发公共卫生事件及时进行网络直报，主要收集、整理、统计辖区各级医疗卫生单位的传染病报告；每月对其进行汇总分析疫情，编写简报，分析疫情流行趋势，提出防控措施；冬春季，每日上报上呼吸道感染与手足口病数；夏秋季报告腹泻病人数；每季度开展传报质量抽查和传染病漏报调查工作，并要求辖区内医疗机构实施传染病网络直报工作。南汇区（县）防疫站（疾病预防控制中心）开展业务培训，监控网络报告质量，现场督导。2005年3月，南汇区卫生局下发《关于进一步加强传染病报告管理工作的通知》，为直报单位建立可浏览辖区疫情的用户平台，实行资源共享。

南汇区（县）重点监测传染病：病毒性肝炎、流行性出血热、流行性感冒、霍乱、大肠杆菌O157：H7、细菌性痢疾、伤寒以及不明原因肺炎主动搜索。

每年开展霍乱的健康人群免疫水平监测，按7个年龄组采集210份健康人群血清送上海市卫生防疫站（疾病预防控制中心）检测。

（一）病毒性肝炎监测

分析年度疫情：按地区、时间、年龄、性别、职业分布分析。每月对病毒性肝炎分型，报上海市疾病预防控制中心。冬春季，每日汇总监测点医院（南汇区南华医院、大团镇社区卫生服务中心）疫情，电话报告上海市疾病预防控制中心。各社区卫生服务中心随访病毒性肝炎患者并实施疫点消毒。南汇区疾病预防控制中心开展质量抽查，督导肝炎门诊的开设。

（二）不明原因肺炎监测

2003年，传染性非典型肺炎（以下简称“非典”）流行期间，南汇区执行24小时值班制度。对疑似“非典”病例实施流行病学调查55例。是年11月底，全区发热门诊就诊数5479例。

2004年，南汇区监测具有发热、咳嗽、肺部炎症的呼吸道感染病人，执行零报告制度，做好每日“非典”疫情监测、报告及资料整理工作。每周对南汇区发热病人进行趋势分析，做出预警，写出分析报告22期。对全区30家医疗机构的预检处、发热门诊进行督导。督导内容：工作人员的个人防护、消毒、对发热病人的分诊及登记、“非典”疫情网络直报等工作。

2005年起，停止零报告制度，南汇区中心医院、周浦医院、光明中医医院每两周进行一次不明原因肺炎、“非典”、禽流感预警病例的主动搜索。

2006年，增加泥城、大团、祝桥、航头4家镇社区卫生服务中心（光明中医医院停止）作为监测点，并将搜索结果汇总上报上海市疾病预防控制中心。

2007年，主动搜索内容新增就诊病人总数、发热病人总数、发热伴有肺部炎症的病人总数、不明原因肺炎例数、聚集性不明原因肺炎起数。

2008年，分别开展呼吸内科门诊、儿科门诊，发热门诊、呼吸内科病房、儿科病房、感染科等几个科室就诊数，发热病人数、肺炎人数的收集分析。对手足口病进行监测，同年5月，开展每日托幼机构2例以上监测，每日进行手足口病重症及暴发疫情电话报告，每周进行手足口病疫情分析。2009年1～6月，累计报告手足口病456例，发病较上年同期减少356例，下降43.84%，其中发病居前三位的镇为：周浦镇74例，新场镇60例，万祥镇48例。

（三）流感等监测

2003年，南汇区中心医院被列为区级流感监测点医院，进行类流感病人监测，完成监测数据周报表，南汇区疾病预防控制中心及时汇总上报周报表和月报表。

2004年，新增每日监测数据电话上报工作。

2005年始，南汇区疾病预防控制中心开展禽流感监测：每年采集鸡血、鸡粪、猪血、猪粪各50份，送上海市疾病预防控制中心，进行禽流感监测。同年9月，周浦医院被确定为上海市国家级禽流感样病例监测哨点医院，进行类流感病人监测，完成监测数据周报表，承担类流感样病人咽拭子标本采集工作。

四、肠道、肝炎、发热门诊管理

肠道门诊：南汇区中心医院、光明中医医院、南华医院、泥城社区卫生服务中心4家医疗机构常年开设肠道门诊，还有15家医疗机构在每年5～11月流行季节开设。

肝炎门诊：2006年，由20家调整为17家。

发热门诊：2003年，“非典”发生后，南汇区中心医院、周浦医院，祝桥、航头、泥城、大团卫生院开设发热门诊，设置隔离病房，合理划分三区。

对医疗机构开设的肠道门诊、肝炎门诊、发热门诊进行督导管理。肝炎门诊每季度1次；发热门诊每年冬春季呼吸道传染病防治时期4次。督导内容：预检及门诊基本设施、人员配置、工作制度、消毒隔离、人员防护、传染病报告、门诊及夜门诊登记等。

五、临港新城卫生防病

2002年6月18日，为适应临港新城开发建设和卫生防病工作的需要，南汇区疾病预防控制中心芦潮港分中心成立。2007年4月12日，分中心迁入申港街道。2008年1月1日，南汇区疾病预防控制中心芦潮港分中心更名为南汇区疾病预防控制中心临港分中心。

2002～2006年，对参与临港新城建设的8252名外来人员进行健康检测，筛查出血吸虫病38例（0.46%）、疟疾13例（0.16%）、丝虫病7例（0.08%）、肺结核3例（0.04%）、梅毒1例（0.01%），其中复查3人（0.08%）；2004～2006年，完成《临港新城外来人口传染病防制管理模式探讨》；2005年5月至2008年3月，完成《围海造地建筑工地外来流动人口传染病干预对照研究》等。同时，进行申港街道非传染性疾病防治推进和开展临港新城高校学生防病健康教育。

第三节　消毒隔离　病媒控制

1982年始，南汇县对辖区内医院门诊口腔科、外科、注射室、肝炎及肠道门诊、供应室；血站的体检室、采血室、化验室、血库等使用的医疗器械、消毒剂、工作人员的手、环境物体表面、紫外灯及空气进行消毒效果监测。同时在四大镇的部分托幼、工厂保健站、殡仪馆等机构中进行消毒隔离效果监测。1983年起，开展辖区内霍乱、病毒性肝炎、伤寒和副伤寒、流行性乙型脑炎、流行性出血热等急性传染病的病家规范化终末消毒。

一、医疗机构监测

1982年至2009年6月南汇区（县）医疗机构消毒隔离监测情况表

表10-3-1

年份	医疗机构																																
	环境监测			物体表面			医护人员手			医疗用品			使用中消毒剂			高压锅			福尔马林熏蒸箱			HBsAg监测			污水池监测			空气			紫外灯		
	监测数	合格数	合格率%	监测数	合格数	合格率%	监测数	合格数	合格率%	监测数	合格数	合格率%	监测数	合格数	合格率%	监测数	合格数	合格率%	监测数	合格数	合格率%	样品数	合格数	合格率%	监测数	合格数	合格率%	监测数	合格数	合格率%	监测数	合格数	合格率%
1982	455	434	95.4	—	—	—	—	—	—	200	138	69.0	189	169	89.4	—	—	—	30	19	63.3	155	155	100	8	8	100	—	—	—	—	—	—
1983	350	341	97.4	—	—	—	—	—	—	195	127	65.1	220	180	81.8	—	—	—	30	20	66.7	155	154	99.4	7	7	100	—	—	—	—	—	—
1984	190	180	94.7	—	—	—	—	—	—	195	152	77.9	234	201	85.9	—	—	—	30	18	60.0	155	155	100	8	8	100	—	—	—	—	—	—
1985	367	346	94.3	—	—	—	—	—	—	388	357	92.0	199	178	89.4	—	—	—	31	20	64.5	155	155	100	6	6	100	—	—	—	—	—	—
1986	455	444	97.6	—	—	—	—	—	—	322	278	86.3	198	178	89.9	—	—	—	31	19	61.3	155	155	100	4	4	100	—	—	—	—	—	—
1987	356	345	96.9	—	—	—	—	—	—	540	430	79.6	114	88	77.2	—	—	—	31	18	58.1	155	155	100	4	4	100	—	—	—	—	—	—
1988	691	655	94.8	—	—	—	—	—	—	1248	757	60.7	358	338	94.4	64	54	84.4	31	21	67.7	165	162	98.2	9	9	100	—	—	—	—	—	—
1989	330	327	99.1	—	—	—	—	—	—	402	225	56.0	144	133	92.4	66	60	90.9	31	25	80.6	165	165	100	5	5	100	—	—	—	—	—	—
1990	195	195	100	—	—	—	—	—	—	195	127	65.1	89	88	98.9	68	65	95.6	32	26	81.3	165	165	100	3	3	100	—	—	—	73	48	65.8
1991	195	190	97.4	—	—	—	—	—	—	195	152	77.9	136	124	91.2	66	60	90.9	32	28	87.5	165	163	98.8	4	4	100	—	—	—	240	143	59.6
1992	348	328	94.3	—	—	—	—	—	—	388	357	92.0	319	309	96.9	33	31	93.9	31	29	93.5	160	160	100	6	4	66.7	—	—	—	160	150	93.8
1993	410	397	96.8	—	—	—	—	—	—	421	409	97.1	380	360	94.7	32	32	100	30	30	100	165	165	100	4	3	75.0	—	—	—	233	171	73.4
1994	350	335	95.7	—	—	—	—	—	—	280	269	96.1	312	306	98.1	39	39	100	31	30	96.8	165	162	98.2	4	1	25.0	—	—	—	198	148	74.7
1995	200	191	95.5	—	—	—	—	—	—	495	462	93.3	296	266	89.9	33	33	100	31	31	100	165	165	100	4	4	100	—	—	—	218	184	84.4
1996	165	156	94.5	—	—	—	—	—	—	517	495	95.7	188	66	35.1	33	33	100	31	31	100	175	175	100	10	10	100	—	—	—	271	225	83.0
1997	310	179	57.7	—	—	—	—	—	—	731	714	97.7	231	227	98.3	37	34	91.9	37	34	91.9	162	161	99.4	14	8	57.1	—	—	—	215	200	93.0

续表 10-3-1

年份	医疗机构																																
	环境监测			物体表面			医护人员手			医疗用品			使用中消毒剂			高压锅			福尔马林熏蒸箱			HBsAg监测			污水池监测			空气			紫外灯		
	监测数	合格数	合格率%	监测数	合格数	合格率%	监测数	合格数	合格率%	监测数	合格数	合格率%	监测数	合格数	合格率%	监测数	合格数	合格率%	监测数	合格数	合格率%	样品数	合格数	合格率%	监测数	合格数	合格率%	监测数	合格数	合格率%	监测数	合格数	合格率%
1998	335	318	94.9	—	—	—	—	—	—	960	918	95.6	305	292	95.7	63	63	100	60	55	91.7	165	165	100	24	17	70.8	41	37	90.2	155	135	87.1
1999	348	346	99.4	—	—	—	—	—	—	830	782	94.2	312	284	91.0	69	64	92.8	32	29	90.6	165	165	100	12	2	16.7	32	29	90.6	141	141	100
2000	—	—	—	186	185	99.5	55	54	98.2	284	267	94.0	186	183	98.4	158	148	93.7	24	23	95.8	—	—	—	8	6	75.0	65	46	70.8	62	58	93.5
2001	—	—	—	124	120	96.8	66	61	92.4	63	62	98.4	159	158	99.4	265	248	93.6	42	41	97.6	—	—	—	8	3	37.5	28	16	57.1	62	61	98.4
2002	—	—	—	58	55	94.8	44	38	86.4	67	67	100	145	142	97.9	406	400	98.5	22	20	90.9	—	—	—	8	4	50.0	46	36	78.3	134	118	88.1
2003	—	—	—	58	57	98.3	44	42	95.5	65	65	100	136	134	98.5	334	331	99.1	21	16	76.2	—	—	—	10	7	70.0	32	18	56.3	117	97	82.9
2004	—	—	—	61	60	98.4	37	37	100	64	62	96.9	150	150	100	381	377	99.0	—	—	—	—	—	—	12	9	75.0	29	28	96.6	67	63	94.0
2005	—	—	—	45	44	97.8	26	26	100	59	58	98.3	110	110	100	338	337	99.7	—	—	—	—	—	—	9	7	77.8	20	8	40.0	72	70	97.2
2006	—	—	—	60	59	98.3	30	28	93.3	69	69	100	122	121	99.2	296	293	99.0	—	—	—	—	—	—	21	21	100	23	21	91.3	37	37	100
2007	—	—	—	56	53	94.6	27	25	92.6	74	74	100	122	122	100	288	286	99.3	—	—	—	—	—	—	25	25	100	21	18	85.7	36	36	100
2008	—	—	—	60	59	98.3	30	30	100	76	76	100	95	95	100	268	266	99.3	—	—	—	—	—	—	32	30	93.8	22	22	100	34	34	100
2009-06	—	—	—	39	38	97.4	15	15	100	49	49	100	59	59	100	125	122	97.6	—	—	—	—	—	—	—	—	—	24	24	100	30	30	100
合计	3877	3617	93.3	747	730	97.7	374	356	95.2	7532	6516	86.5	4354	4067	93.4	3462	3376	97.5	518	469	90.5	1982	1808	91.2	200	152	76.0	383	303	79.1	2555	2149	84.1

二、其他机构监测

1982～2009年6月南汇区（县）工厂保健站、私人诊所、幼托机构消毒隔离监测情况表

表 10-3-2

年份	工厂保健站						私人诊所						幼托机构					
	环境监测			医疗用品及消毒剂			环境监测			医疗用品及消毒剂			环境监测			体温计浸泡液		
	监测数（个）	合格数（个）	合格率（%）	监测数（个）	合格数（个）	合格率（%）	监测数（个）	合格数（个）	合格率（%）	监测数（个）	合格数（个）	合格率（%）	监测数（个）	合格数（个）	合格率（%）	监测数（个）	合格数（个）	合格率（%）
1982	100	95	95.0	97	83	85.6	80	72	90.0	44	33	75.0	250	235	94.0	—	—	—
1983	105	97	92.3	92	82	89.1	87	79	90.8	54	34	63.0	350	324	92.6	—	—	—
1984	100	94	94.0	93	80	86.0	88	80	90.9	67	46	68.7	345	333	96.5	—	—	—
1985	105	95	90.5	110	99	90.0	99	90	90.9	43	30	69.8	455	435	95.6	—	—	—
1986	100	96	96.0	98	88	89.8	77	69	89.6	40	30	75.0	325	300	92.3	—	—	—
1987	120	110	91.7	97	83	85.6	74	68	91.9	40	30	75.0	315	299	94.9	—	—	—
1988	99	95	95.5	97	72	74.2	101	94	93.0	87	45	51.7	778	740	95.1	75	53	70.6
1989	270	264	97.7	92	73	73.7	195	180	92.3	66	20	30.3	585	550	94.0	78	10	12.8
1990	105	97	92.4	33	30	90.9	60	48	80.0	12	7	58.3	1140	1040	91.2	—	—	—
1991	180	169	93.8	142	127	89.4	105	100	95.2	77	72	93.5	920	886	96.3	—	—	—
1992	139	122	87.7	113	97	85.8	75	64	85.3	48	41	85.4	680	602	88.5	—	—	—
1993	120	118	98.3	96	94	97.9	80	70	87.5	80	67	83.7	960	942	98.1	—	—	—
1994	75	73	97.3	56	49	87.5	50	44	88.0	39	32	82.1	622	611	98.2	—	—	—
1995	65	60	92.3	57	54	94.7	45	40	88.8	34	29	85.2	825	800	96.9	—	—	—
1996	70	70	100.0	56	56	100.0	45	41	91.1	36	34	94.4	310	290	93.5	—	—	—
1997	75	74	98.6	55	54	98.2	50	34	68.0	40	28	70.0	275	266	96.7	—	—	—

续表 10-3-2

年份	工厂保健站						私人诊所						幼托机构					
	环境监测			医疗用品及消毒剂			环境监测			医疗用品及消毒剂			环境监测			体温计浸泡液		
	监测数(个)	合格数(个)	合格率(%)	监测数(个)	合格数(个)	合格率(%)	监测数(个)	合格数(个)	合格率(%)	监测数(个)	合格数(个)	合格率(%)	监测数(个)	合格数(个)	合格率(%)	监测数(个)	合格数(个)	合格率(%)
1998	50	47	94.0	40	40	100.0	50	50	100.0	40	35	87.5	260	253	97.3	—	—	—
1999	55	53	96.3	44	43	97.7	60	58	96.6	46	42	91.3	250	240	96.0	—	—	—
2000	50	48	96.0	50	43	86.0	66	63	95.5	68	62	91.2	707	683	96.6	83	82	98.8
2001	60	60	100.0	60	58	96.7	65	58	89.2	82	80	97.6	283	201	71.0	35	35	100.0
2002	40	35	87.5	44	40	90.9	47	45	95.7	55	50	90.9	457	418	91.5	41	41	100.0
2003	32	30	93.8	50	46	92.0	33	30	90.9	47	46	97.9	513	478	93.2	56	56	100.0
2004	30	29	96.7	50	49	98.0	30	29	96.7	48	47	97.9	1052	1018	96.8	70	68	97.1
2005	30	29	96.7	33	33	100.0	31	29	93.5	33	33	100.0	828	782	94.4	92	90	97.8
2006	20	20	100.0	32	32	100.0	31	29	93.5	20	20	100.0	841	837	99.5	84	84	100.0
2007	4	4	100.0	6	5	83.3	12	11	91.7	19	19	100.0	657	624	95.0	82	82	100.0
2008	4	4	100.0	7	7	100.0	7	7	100.0	14	14	100.0	711	693	97.5	79	79	100.0
2009-06	2	2	100.0	3	3	100.0	6	6	100.0	13	13	100.0	391	387	98.9	35	34	97.1
合计	1575	1503	95.4	1216	1105	90.9	1244	1130	90.8	1004	836	83.3	14045	13341	94.9	810	714	88.1

三、突发事件消毒处置

1986年7月11日，南汇县境内出现30年以来最大的一次龙卷风，新场、坦直、三灶、六灶等乡镇受灾。灾情发生后，南汇县卫生防疫站立即出动消毒小分队，预防性消毒处置300余口饮用水井，规范化地处置死亡的家禽、家畜，彻底消杀该地区内的有害病媒生物。此外，在受灾地区群众中开展卫生宣教，内容为食品卫生和饮用水消毒基本方法。

2008年5月，四川汶川大地震后，南汇区疾病预防控制中心派员参加上海市援川救灾防疫队，奔赴四川省重灾区汶川县水磨镇，都江堰市安龙镇、漩口镇等，冒着余震和塌方危险，每天上山下乡，对一些还被埋在废墟下的遗体进行处理，开展消毒防疫，卫生宣教，组织当地村民防病培训；指导恢复当地镇村两级防疫体系，建立健全防疫工作网络，为灾区留下一支“永不离开”的防疫队伍。

四、病媒控制

1982年3月始，南汇县卫生防疫站设置病媒消毒科，专门从事除害消毒工作。每年3～11月，在四大镇（周浦、新场、惠南、大团镇）设立蚊、蝇、蟑、鼠季节消长监测点，按旬定期进行蚊、蝇、蟑密度季节消长测定，向上海市卫生防疫站上报有害病媒生物种群数量的异常变化。

1984年始，在四大镇开展鼠害密度测定，在每年的春秋两季突击灭鼠活动中进行灭鼠技术指导、鼠药使用规范培训、灭鼠效果评价等，并动态监测当时的主要虫媒传染病——流行性出血热，统计发病率与鼠密度的动态变化。

1982～2009年6月南汇区（县）病媒监测年平均密度情况表

表10-2-3

年度	项目与方法				年度	项目与方法			
	蚊	蝇	鼠	蟑		蚊	蝇	鼠	蟑
	人工小时或人工面积	笼/日法	夹/夜法	药激目测法		人工小时或人工面积	笼/日法	夹/夜法	药激目测法
1982	11.34	48.12	10.32	0.93	1994	4.00	19.20	0.89	1.02
1983	10.23	44.32	10.12	1.32	1995	5.30	16.80	1.03	1.05
1984	9.80	19.23	9.93	1.12	1996	3.11	9.37	0.94	1.10
1985	10.92	16.15	9.83	0.22	1997	4.39	11.80	2.09	1.18
1986	0.66	17.51	9.61	0.48	1998	3.82	10.46	2.50	0.96
1987	0.35	27.50	3.16	0.40	1999	4.83	17.60	1.38	0.93
1988	0.21	49.87	0.85	9.63	2000	9.19	20.11	1.37	1.07
1989	0.19	28.05	1.22	4.20	2001	14.93	11.36	1.24	1.30
1990	0.86	29.18	1.33	0.62	2002	9.61	7.28	2.39	2.17
1991	7.56	37.38	0.76	0.83	2003	11.59	7.10	2.31	0.34
1992	8.70	17.20	1.66	0.86	2004	43.51	8.62	1.61	0.40
1993	7.29	12.51	0.81	0.83	2005	36.28	10.12	1.52	0.61

续表10-2-3

年度	项目与方法				年度	项目与方法			
	蚊	蝇	鼠	蟑		蚊	蝇	鼠	蟑
	人工小时或人工面积	笼/日法	夹/夜法	药激目测法		人工小时或人工面积	笼/日法	夹/夜法	药激目测法
2006	9.10	8.82	1.41	1.41	2008	9.66	4.71	1.61	0.15
2007	12.40	7.60	1.92	0.41	2009-06	5.53	1.38	0.88	0.04

2004年7月至2009年6月，规范化处置蚊媒传染病（以疟疾、乙脑、登革热为主）病例39例。其中：2004年5例（乙脑2例，疟疾3例）；2005年6例（乙脑2例，疟疾4例）；2006年9例（乙脑3例，疟疾5例，登革热1例）；2007年11例（乙脑3例，疟疾8例）；2008年6例（乙脑1例，疟疾5例）；2009年1～6月2例（疟疾2例）。疫情有回升现象，其原因和外来流动人口的增加以及暖冬情况等因素有关。

第四节　慢性病防制

2000年1月，南汇县疾病预防控制中心成立慢性病防制科，负责对心脑血管疾病、糖尿病等慢性非传染性疾病进行发病监测、干预和随访管理工作。2000年4月，肿瘤防制工作也纳入慢性病防制科进行统一管理。2003年11月，南汇区政府以南府办〔2003〕146号文转发《南汇区预防和控制慢性非传染性疾病中长期规划（2003～2015年）》和《南汇区预防和控制慢性非传染性疾病实施方案（2003～2005年）》及《南汇区有关职能部门预防与控制慢性非传染性疾病工作职责》，要求执行落实有关工作指标和保证措施。

2008年，各社区卫生服务中心以历年的健康体检资料、随访记录、签约合同等为基础资料，为老年人、慢性病人及残疾人等重点人群建立一人一档的健康档案，实行动态管理，全区建立动态健康档案12.1万份，其中老年人11.3万份，老年人建档率82.12%。

一、心脑血管病防制

2001年始，南汇区开展心脑血管疾病发病死亡监测工作，在航头、祝桥两镇设立心脑血管疾病发病监测点，负责调查收集航头、祝桥镇居民心脑血管疾病发病、死亡病例信息，进行统计上报。2002年，新增新场镇心脑血管疾病发病监测点。由于南汇区行政区划调整合并原因，南汇区心脑血管疾病发病监测点的覆盖人口数量快速增长。至2007年，覆盖3个镇的178936人。较之2002年的56207人，监测覆盖人口增长122729人。监测结果显示，南汇区卒中及冠心病发病及死亡率逐步增高，危害程度越来越大。2005年，全区监测点心脑血管疾病发病率达311/10万。南汇区疾控中心继续采用村卫生室报社区卫生服务中心、社区卫生服务中心报南汇区疾病预防控制中心的三级报病网络模式，在新场（示范点）、航头、祝桥3个社区开展心脑血管疾病监测工作。全年发病462人，其中死亡176人，发病率为310.90/10万，死亡率为118.44/10万。

2005年南汇区心脑血管疾病监测点监测情况表

表10-4-1

疾病种类	男性				女性				合计			
	发病例数	发病率(/10万)	死亡例数	死亡率(/10万)	发病例数	发病率(/10万)	死亡例数	死亡率(/10万)	发病例数	发病率(/10万)	死亡例数	死亡率(/10万)
脑梗塞	79	107.94	13	17.76	145	192.28	10	13.26	224	150.74	23	15.48
脑出血	28	38.26	11	15.03	32	42.44	11	14.59	60	40.38	22	14.80
未定型卒中	24	32.80	16	21.86	23	30.50	13	17.24	47	31.63	29	19.52
脑血管病	—	—	22	30.06	—	—	44	58.35	—	—	66	44.41
心梗	51	69.68	17	23.23	80	106.09	13	17.24	131	88.16	30	20.19
冠心病	—	—	2	2.73	—	—	4	5.30	—	—	6	4.04
合计	182	248.66	81	110.67	280	371.31	95	125.98	462	310.90	176	118.44

2001～2008年南汇区监测点卒中、心血管疾病发病死亡率表

表10-4-2

年份＼类别	卒中		心血管疾病	
	发病率（/10万）	死亡率（/10万）	发病率（/10万）	死亡率（/10万）
2001	169.38	96.28	12.48	21.39
2002	160.16	54.55	6.96	4.64
2003	119.37	32.45	3.48	3.48
2004	227.30	87.71	116.95	24.52
2005	263.12	115.74	103.63	32.97
2006	221.09	119.83	188.46	41.07
2007	203.43	115.69	145.86	49.74
2008	236.60	135.30	184.90	71.80

高血压社区综合防治：2001年，南汇区在航头、祝桥镇设立心脑血管疾病监测点基础之上，始对高血压进行社区分级随访管理的试点工作，由乡村医生负责对社区内高血压患者定期进行上门随访。2002年，新增新场镇为高血压病防治示范点。2004年，在各镇逐步推广高血压患者分级随访规范管理工作。至2006年，全区全面开展，高血压患者管理人数快速增长。同年，新场镇心脑血管疾病防治示范点始实行高血压患者分级管理。社区高血压综合防治工作的开展使越来越多的社区高血压患者享受到上门随访服务，获得实惠。

2004～2008年南汇区高血压患者管理情况表

表10-4-3

年份	管理人数（人）	规范管理率（%）	控制率（%）	年份	管理人数（人）	规范管理率（%）	控制率（%）
2004	4033	99.5	43.0	2007	32520	94.1	60.3
2005	16065	74.3	82.8	2008	32149	94.2	66.0
2006	23864	95.4	67.7				

二、糖尿病防治

2004年，南汇区以新场、航头2个社区为试点，安装糖尿病随访管理软件，开展糖尿病的规范管理工作，同时在部分镇逐步推广糖尿病的随访管理服务。至2007年，全区开展糖尿病患者的社区随访服务，纳入管理的糖尿病患者人数也逐步增多。2个监测点糖尿病管理达624人，规范管理率为86.93%，控制率为61.72%；其他各社区糖尿病管理总计4469人，血糖控制率为60.56%。2008年，完成14个社区卫生服务中心糖尿病社区管理软件的安装和基础数据的录入工作，初步实现糖尿病信息化管理。管理糖尿病患者6500余人，比2007年同期增加28.9%，管理覆盖率为16.01%，稍高于全市平均水平。

三、恶性肿瘤防制

2000年4月，南汇区肿瘤病防治纳入慢性病防制工作范畴，全区开展肿瘤发病报告、肿瘤患者存活病例的上门随访、肿瘤防治的宣传、肿瘤高危人群筛查等工作。所有肿瘤发病及随访资料均录入电脑进行处理。1997～2005年，南汇区（县）肿瘤发病率及死亡率均呈上升趋势，肿瘤发病率从1997年的208.6/10万上升到2005年的243.1/10万，发病率增长16.5%；死亡率从1997年的161.5/10万上升到2005年的213.1/10万，死亡率增长32%。危害南汇区（县）居民健康的主要肿瘤，男性为肺癌、肝癌、胃癌和食管癌，依次居男性肿瘤发病和死亡的前四位。女性肿瘤以乳腺癌发病为第一位，而前四位肿瘤死亡顺位为肺癌、肝癌、胃癌和胰腺癌。

1997～2007年南汇区（县）恶性肿瘤发病、死亡率情况表

表10-4-4　　单位：／10万

年份	1997	1998	1999	2000	2001	2002	2003	2004	2005	2006	2007
发病率	208.6	228.2	263.6	252.8	217.1	253.5	274.2	222.9	243.1	287.2	271.0
死亡率	161.5	163.2	172.9	180.1	198.7	165.2	199.5	196.6	213.1	213.1	202.4

第五节　寄生虫病防治

一、血吸虫病防治

1952年始，南汇县开展血吸虫病防治（以下简称血防），经30多年的努力，在各级党政组织的领导下，紧密结合生产，坚持突击与经常相结合，专业队伍与群众运动相结合，采取查螺、灭螺，查病、治病，粪管、水管的综合性措施，有效地控制血吸虫病的流行。至1985年，南汇县宣布消灭血吸虫病。

（一）流行情况

血吸虫病在南汇县流行有着漫长的历史，民间早有“肚胞病”“臌胀病”之类的俗名。清乾隆年间，南汇县沈鲁珍医书上记载着该病的症状与治疗方法。钉螺的最早文献记载是在民国19年（1930年），中国寄生虫病学者陈方之、李赋京两人在中央卫生试验所年报上发表的《血蛭病之研究》，首次报道南汇县钉螺调查情况。陈、李两人“由上海乘轮船溯浦江而上，至周浦塘口上陆，向东步行，过陈家行至苏家桥（属上海县）计程18里，途中芦花如云，周浦塘

岸无钉螺可见，再行二三里，过双浜河始有钉螺散见（属南汇周西乡太平村、梓潼村之间），再5里至周浦镇则大小河岸均能发现（钉螺），其多少之度（密度），虽不如嘉兴，一时间一人能拾得七八十个也。故有无（钉螺）之界线，在距浦江二十里之双浜河”。

《血蛭病之研究》一文中还记录钉螺分布范围，密度及阳性率。

“中部之周浦镇——小河钉螺密度 +++，阳性 3‰；南部之航头市——小河钉螺密度 ++，阳性 2‰；东极之城门外（惠南镇）——小河钉螺密度 ++，阳性 2‰”。

文章中以查见钉螺的多少，把上海市郊县分成“浓厚地”、“稀薄地”、“最稀薄地”和“免患地”四类，南汇县为“稀薄地”。证实南汇县在当时血吸虫病的流行已相当严重，遍及西、中部地区。

1953～1954年，南汇县先后在新南乡、团东乡、新场镇、周浦镇、唐路乡、盐仓乡、长春乡、团西乡、红旗农业生产合作社及祝桥、周浦等地区开展流行病学调查试点。1955年、1956年，全县始流行病学调查。资料表明：钉螺分布：西半县较东半县（以钦公塘为界）有螺面积多而密度高，主流密度高于支流，河边钉螺多于耕地。钉螺阳性率一般在0.07%～0.5%之间。病人分布：西、南部多于东、北部，如西南角之新南乡马桥村感染率为22.76%，钦西村检251人未发现阳性。

解放前，血吸虫病在南汇县蔓延流行，有些地区由于血吸虫病的猖獗流行，给疫区人民带来深重的灾难，造成“千村薜荔人遗矢，万户萧疏鬼唱歌”的悲惨景象。航头乡青龙村患血吸虫病者占半数以上，苏家宅有20户，80余人，除10名妇孺外，均难幸免。解放前夕,病死者12人，其中死绝一户，顾月仙一家四代，均患“肚胞病”，致死者3人。民谣叹曰：“提起肚胞心里跳，面黄肌瘦挺肚腰，廿四根肋骨根根露，六十天不死百廿日难逃”。

航东八队蒋家宅北有块三面环河的低洼田，形似“毛巾”，称为“毛巾田”，租种的几代佃农都死于“肚胞病”，一时无人敢种。1947年，有个蒋友生壮胆租种，结果一头膘肥体壮的黄牛得病，不满一年死去。

海桥一队17户60人，人人得病，7人被夺去生命。周浦乡里仁村一队宋家宅，解放前两年，6户人家，家家有病人，有8人死于血吸虫病。群众称谓：“肚胞、肚胞，实在难熬，睡着只看见肚皮，立着看不到脚尖，蹲下拔不着鞋皮，走起路来大透气，到头来只有断气”。这些民谣俚语，是对南汇县血吸虫病危害的真实写照。

南汇县河流纵横交错，河岸芦苇杂草丛生，气温湿度利于钉螺繁殖，加之河边露天粪缸溢流，马桶下河洗刷，新鲜粪便施肥，粪便污染机会较多，又因人群为生产、生活经常与疫水接触，遂成流行条件。

至1984年底，全县30个镇（乡），347个村，3753个生产队中，有28个镇（乡），311个村，3382个生产队流行血吸虫病，流行区人口576267人。居民感染程度西部地区较东部地区为重。在大团、三墩塘辖地区，数年征兵因该病造成体检不合格，而完不成征兵任务。

1955年南汇县各区（镇）血吸虫病发病情况表

表10-5-1

区（镇）	各区乡总数	总人口数	查到钉螺		估计患病人数	平均血吸虫病患病率（%）
			乡数	占乡总数（%）		
城区	14	55824	14	100.00	6329	11.34
沈庄	14	57418	14	100.00	7793	13.57
祝桥	13	52259	12	92.00	4346	8.30
老港	10	43210	1	10.00	1294	2.99
大团	14	58163	12	85.71	5740	9.87
新场	14	60555	14	100.00	9574	15.81
泥城	11	46465	—	—	1391	3.99
周浦镇	1（镇）	15567	1（镇）	100.00	976	6.27
合计	81	389461	68	83.95	37443	9.61

说明：血吸虫病患病百分率根据各该区内抽样调查平均阳性率计算。

（二）机构与人员

1. 血防领导机构

1955年底，在杭州召开的中央会议上，中共中央和毛泽东发出消灭血吸虫病的号召，决定成立中共中央防治血吸虫病领导小组，加强对防治工作的领导。要求流行血吸虫病的地区各级中共组织相应建立防治血吸虫病领导小组。接着，中共上海市委建立防治血吸虫病7人领导小组。同年，中共南汇县委防治血吸虫病领导小组成立，由中共南汇县委副书记李钧等5人组成，李钧任组长，沈海峦任副组长。

1959年，中共南汇县委防治血吸虫病领导小组更名为中共南汇县委除害灭病领导小组，委员扩大到13人，由中共南汇县委副书记王西平任组长（后由孙尚武接任），严维宸任副组长。

1963年冬，恢复中共南汇县委防治血吸虫病领导小组名称，由中共南汇县委书记李钧等17人组成，李钧任组长，李进民任副组长（后由丁鸿春接任）。

1970年，中共南汇县委防治血吸虫病领导小组又改称为中共南汇县委除害灭病领导小组。

1980年，中共南汇县委除害灭病领导小组成员调整，由中共南汇县委副书记陈凤楼任组长，瞿金娣、吕健民（后由储雪彬接任）任副组长。

1981年，为加强对血防工作的领导，加快南汇县消灭血吸虫病步伐，中共南汇县委决定重新组建血防领导小组，由中共南汇县委副书记瞿德龙等6人组成，瞿德龙任组长，瞿金娣、金少官任副组长。

1982年1月，中共南汇县委血防领导小组成员调整，由中共南汇县委副书记瞿德龙等13人组成，瞿德龙任组长，金少官、马国生、赵慧新任副组长。

1985年1月，中共南汇县委血防领导小组成员调整，由南汇县副县长吴岭等10人组成，吴岭任组长，徐庭昌、朱振天任副组长。此届领导小组最后完成全县消灭血吸虫病任务。

中共南汇县委血防（除害灭病）领导小组下设办公室，配备干部2～3人。

2. 防治机构和专业队伍

中华人民共和国成立初期，南汇县没有专设防治机构，血吸虫病人只有个别西医师用五价锑治疗，效果较差。迫切需要治疗的病人大多介绍到松江专区血吸虫病防治所诊治。

1952年12月，南汇县血吸虫病防治站（以下简称：南汇县血防站）成立后，有了专业防治机构。着手培养基层防治力量，办短期防治学习班。1954年5月，举办血吸虫病短期讲座，学员28人。同年暑期，邀请社会医务人员协助治疗工作。1955年始，委托联合诊所设治疗组，带教业务人员，加快治疗进度。

1964～1965年，南汇县各流行公社、镇，先后建立由2～10人组成的血防组，有144人。1969年“文化大革命”中一度被撤销。

1971年，南汇县各公社卫生院血防组恢复（后合并为防保组），镇设卫生办公室，全县配备血防专业人员99人，负责所在地区的血防业务指导。1979年，先后经上海市、南汇县组织脱产学习，有82人达到血防医士水平。

1963～1964年，南汇县吸收农村基层干部和知识青年充实大队血防力量，部分大队设血防专职副大队长。每个生产队按有螺面积的多少，配备2～3名不脱产血防员，负责查、灭螺工作。

1965年起，各公社、镇先后培训10～20名不脱产化验员，20世纪70年代起，“赤脚医生”配合公社、大队两级治疗血吸虫病。此外，生产队还有血防员、清洁员、卫生员，逐步形成一支庞大的、不脱产的专业队伍，全县有10900多人，在血防战线上发挥很大的作用。

（三）防治阶段

1. 防治准备阶段（1952～1956年）

南汇县血防站拟订出血防工作的初步意见，作为在组织上和业务上指导血防工作的依据。

1953年暑假，在新场乐育中学开设集体病房治疗血吸虫病。第四季度起，南汇县血防站设长期治疗病房。1954年暑假，在惠南、大团、周浦3处设治疗点，邀请30名医生协助治疗，使用中药治疗晚期血吸虫病人，并从中培养技术骨干。1955年7月，中共南汇县委提出“要在两年内摸清血吸虫病流行情况”的要求，在试点乡的基础上，组织力量，对全县91个乡镇进行流行病学调查，初步划分塘西、塘辖、塘东三种类型，为开展血防工作提供重要依据。同年始，委托联合诊所组成治疗组，设5处治疗点。1956年，成立中医中药治疗血吸虫病研究推广组。试用龙虎草、八将平臌散治疗腹水，复方槟榔丸，复方金蟾丸等治疗，挽救部分晚期病人。

各级组织结合各种会议进行宣传发动，突击期间做到逢会必谈，并组织真人真事讲演。仅1953年上半年新场区新南乡会议宣传42次，挂图宣传1次，教唱血防歌曲27次，访贫问苦190人，受教育1585人次。南汇县血防站组织一支宣传队伍，走遍全县宣讲，印贴宣传品、写墙头标语，画宣传图、出黑板报、办小型展览会、搞实物宣传、放映幻灯片、演文艺节目、教唱歌曲等等，宣传血吸虫生活史（即传染过程），害人史及血吸虫病防治知识。

在部分区、乡进行灭螺试点，主要方法是土埋灭螺，部分地区试用过开水浇，火焰烧以及药物等方法。粪管方面采取迁移河边粪缸，取缔破漏粪缸、池，以减少水源污染。

2. 基本消灭阶段（1957～1975年）

1957年，中共南汇县委制订南汇县消灭血吸虫病的10年规划。1957～1959年，为血吸虫病防治群众运动的第一个战役。1958年，在“大跃进”的浪潮中，对规划作修改，由于受浮夸风的影响，提出提前消灭血吸虫病的口号，急于求成，不切实际。曾于1958年10月，宣布“基本消灭血吸虫病"，并在江苏省《新华日报》上发表，助长盲目乐观的情绪。

1963年，根据中共中央批准的“第八次全国血防工作会议报告”和《防治血吸虫病工作条例（草案)》（即“血防33条”）的精神，修改南汇县的防治血吸虫病规划，中共南汇县委提出在各级党组织的领导下，建立防治委员会，把防治血吸虫病工作纳入生产规划，统一部署，统一安排，统一检查，并组织各有关部门的力量协同作战。同年5月，南汇县建立血防工作试点组，在惠南公社城北大队开展试点工作，采取点面结合，以点带面的方法，推动全县的防治工作。

1963年冬至1966年，南汇县组织第二个大战役。建立基层血防队伍，大队建立不脱产血防专业队伍，开展查灭螺，查治病，粪水管理等项防治工作。20世纪60年代初期，血吸虫病防治机构被精简，工作停滞不前。又由于水生青饲料向东部移植，钉螺迅速向东蔓延，全县除果园公社外28个公社、镇均成为流行区。据义务兵役应征公民体检统计：1958年时，粪便血吸虫虫卵阳性率为13.3%；1965年，阳性率上升为32.36%。

“文化大革命”期间，基层血防组织一度被撤销，疫情下降不快，据义务兵役应征公民体检统计：1970年，瓦屑、三墩、大团等公社粪便血吸虫虫卵阳性率仍在20%以上。宣桥公社利民大队1968年的钉螺调查，河道平均密度每平方米0.63只，陆地平均密度每平方米0.84只，阳性感染率0.5%。

1957年起，南汇县积极治疗血吸虫病病人。1964～1966年，治疗病人27881人。

1970～1975年，南汇县组织第三次战役。通过调查，各级防治组织重新制订规划。改变灭螺方法，原用铲土灭螺、干河灭螺改为以药物灭螺为主，采用机械化灭螺船，提高工效40倍。1970年冬至1971年春，全面修筑灭螺带，达到一高、二阔、三光、四结实（离常年水位线上1市尺高，2市尺阔，3面打光，最后要夯结实)。累计出动49.60万人次，修筑灭螺带1000余万平方米。开展群众性的查螺活动，直至1975年，累计灭螺13825万平方米，全县有螺面积压缩到3.31万平方米，比1966年下降99.83%。

3. 完全消灭阶段（1976～1984年）

1975年，南汇县基本消灭血吸虫病以后，采取全面出击、分期消灭的步骤。1978年，血防规划修订为“全面出击、突出重点、先易后难、分期消灭”。

清查螺情：至1982年底，查螺用工65.67万工，查到钉螺725处，有螺面积5.95万平方米。发现钉螺采用合成高水位浸杀灭螺，力争一次歼灭，用工104.89万工，反复灭螺总面积806.69万平方米，实际灭螺面积5.80万平方米，用五氯酚钠200余吨，折合人民币70余万元。

清查病情：1976～1982年，粪检79950人，共312.92万人次，查出血吸虫病人6131人，对历史查出的可疑病人进行复查排除2532人。对遗留病人，1978年前，用F-30066（呋喃丙胺）加敌百虫肛栓或片剂口服治疗；1978年7月始，试用吡喹酮治疗。1976～1982年，前后7年治10588人。1982年底，尚有509人未治疗，占历史病人总数的0.54%。

1979年始，南汇县周西等3个公社、镇，逐年经上海市血防领导小组办公室验收考核，达到上海市消灭血吸虫病指标。

1980年，南汇县根据全国血防工作会议精神和上海市消灭血吸虫病规划的要求，并吸取周西公社等地区首批消灭血吸虫病单位的经验，再次修订规划，提出“从现在起，到1984年止，共用5年时间，在全县范围内分期分批消灭血吸虫病”的具体意见。

至1984年，历经32年的南汇县血吸虫病防治工作取得很大的成效。从20世纪70年代起，急性血吸虫病已经绝迹，14岁以下小年龄组病例不复出现。全县达到消灭血吸虫病的各项指标。

人群感染率明显下降，血吸虫病人亦将治完。1956年时，检查10182人，阳性率为9.13%。至1982年，查30325人，阳性率为0.445%，其中新发现的阳性仅占0.4‰。全县普查血吸虫病25次，累计粪查198763人次，查出病人93840人，治93331人。

中间宿主（钉螺）接近消灭。全县原有螺28个公社、镇，311个大队，3382个生产队，先后查到有螺面积2431万平方米。1984年，仅在南汇县园艺分场找到一个螺点。

耕牛血吸虫病的防治工作达标。与南汇县畜牧兽医部门配合，耕、乳牛通过不断查治，感染率逐渐下降。1958年，全县耕牛20294头，阳性率为1.73%。1979年，查4231头，无阳性发现。1981年，普查亦未发现阳性。

1956～1985年南汇县有螺面积和灭螺面积情况表

表10-5-2

年份	查到钉螺						灭螺总面积（万平方米）
	乡镇数（个）	村数（个）	生产队数（个）	有螺面积（万平方米）			
				合计	河塘	陆地	
1956	—	—	—	—	—	—	34
1957	—	—	—	486	486	—	411
1958	15	—	—	486	486	—	431
1959	15	186	—	552.96	504.64	48.32	450
1960	15	186	2134	553	504.64	48.36	512
1961	15	183	—	675.02	643.01	32.01	448
1962	15	183	—	647.88	635.8	12.08	406
1963	23	247	2162	738.08	738.08	—	462
1964	23	247	2162	721.08	721.08	—	450
1965	28	310	2833	1801.8	1063.5	738.3	455
1966	28	310	2967	1995.62	1107.5	888.12	2260
1967	28	310	—	1612.5	762.5	850	948
1968	28	294	2537	750.06	750.06	0	924
1969	27	284	2264	563.91	530.9	33.01	2035
1970	27	275	1895	2212.2	1902	310.2	4062
1971	27	239	1588	174.9	40.7	134.2	2686
1972	26	235	1026	54.1	10.2	43.9	1316
1973	26	272	1654	63	16.45	46.55	1653
1974	26	261	1358	22.8	7	15.8	2122

续表 10-5-2

年份	查到钉螺						灭螺总面积（万平方米）
	乡镇数（个）	村数（个）	生产队数（个）	有螺面积（万平方米）			
				合计	河塘	陆地	
1975	26	195	622	8.3405	1.6261	6.7144	1984
1976	23	119	221	1.682	0.54	1.142	1793
1977	20	74	127	0.421	0.197	0.224	1269
1978	19	75	148	1.4496	0.409	1.0406	139.4
1979	10	23	28	0.645	0.637	0.008	897
1980	9	14	18	0.157	0.145	0.012	20
1981	9	18	35	0.168	0.168	0	630
1982	10	31	49	1.328	0.082	1.246	2072
1983	2	2	2	0.011	0.004	0.007	1505
1984	2	1	1	0.005	0.005	0	857
1985	0	0	0	0	0	0	169

1953～1985 年南汇县血吸虫病人查治情况表

表 10-5-3

年份	粪便普查			征兵粪检			治疗病人	
	受检人数（人）	阳性人数（人）	阳性率（%）	受检人数（人）	阳性人数（人）	阳性率（%）	病原治疗（人）	切脾（人）
1953	8944	806	9.01	—	—	—	372	1
1954	33571	2438	7.26	—	—	—	1142	—
1955	60928	3609	5.92	—	—	—	1387	—
1956	170866	5291	3.10	—	—	—	1805	—
1957	102067	5141	5.04	—	—	—	1150	—
1958	259177	12621	4.87	—	—	—	12621	—
1959	360273	15638	4.34	1458	239	16.39	13158	—
1960	249985	1409	0.56	1740	155	8.91	1984	—
1961	271904	12181	4.48	3745	291	7.77	11826	—
1962	2745	116	4.23	2999	275	9.17	279	1
1963	20413	854	4.18	5136	637	12.40	673	—
1964	58998	2679	4.54	6721	1074	15.98	2067	—
1965	114874	15772	13.73	6248	2032	32.52	5854	51
1966	143593	21196	14.76	—	—	—	19978	86
1967	—	—	—	—	—	—	6443	1
1968	—	2424	—	6484	1552	23.94	9384	—
1969	181898	21823	12.00	6900	1232	17.86	20787	2
1970	408965	26265	6.42	7803	831	10.65	33327	33
1971	330627	12643	3.82	—	—	—	21380	47

续表 10-5-3

年份	粪便普查			征兵粪检			治疗病人	
	受检人数（人）	阳性人数（人）	阳性率（%）	受检人数（人）	阳性人数（人）	阳性率（%）	病原治疗（人）	切脾（人）
1972	261580	9737	3.72	9285	1097	11.81	5442	58
1973	319363	9206	2.88	689	40	5.81	7582	30
1974	307224	14571	4.74	4025	205	5.09	11188	60
1975	122992	2720	2.21	—	—	—	6183	34
1976	205400	3385	1.65	2972	224	7.54	3870	—
1977	129061	901	0.70	5522	267	4.84	1906	—
1978	145609	917	0.63	6087	155	2.55	3107	—
1979	170149	497	0.29	6160	44	0.71	772	—
1980	7111	162	2.28	804	7	0.87	353	—
1981	48046	133	0.28	427	1	0.23	269	—
1982	30325	135	0.45	1186	0	0	312	—
1983	28281	21	0.07	—	—	—	230	—
1984	29417	14	0.05	—	—	—	41	0
1985	2302	0	0	—	—	—	0	0

1979～1984年上海市对南汇县消灭血吸虫病的乡镇验收考核情况表

表 10-5-4

考核年份	乡镇名称	指标完成情况				市验收考核结果						
		末次有螺年份	查病清查完成率（%）	未治病人人数（人）	占历史病人（%）	查螺	粪便（三检）查病					资料考核
							应检人数（人）	足检人数（人）	足检率（%）	阳性人数（人）	阳性率（%）	
1979	周西	1977	—	5	0.24	无	573	573	100	0	0	合格
	周浦镇	1975	—	3	0.17	无	264	264	100	0	0	合格
	大团镇	1970	—	0	0	无	242	242	100	0	0	合格
1980	东海	1975	96.4	5	0.32	无	781	781	100	0	0	合格
	新港	1974	97.0	0	0	无	312	312	100	0	0	合格
	万祥	1977	98.8	3	0.50	无	773	773	99.9	0	0	合格
	惠南镇	1975	96.8	1	0.10	无	315	315	100	0	0	合格
1981	航头	1978	97.1	30	0.46	无	621	621	97.8	7	1.13	合格
	书院	1978	97.6	0	0	无	363	363	100	0	0	合格
	新场镇	1978	100	1	0.07	无	412	412	100	3	0.75	合格
1982	泥城	1978	97.3	0	0	无	608	605	99	0	0	合格

续表 10-5-4

考核年份	乡镇名称	指标完成情况				市验收考核结果							
		末次有螺年份	查病清查完成率（%）	未治病人人数（人）	占历史病人（%）	查螺	粪便（三检）查病					资料考核
							应检人数（人）	足检人数（人）	足检率（%）	阳性人数（人）	阳性率（%）	
1983	三墩	1979	96.4	11	0.19	无	811	811	100	0	0	合格
	黄路	1980	97.7	0	0	无	851	851	100	0	0	合格
	老港	1980	96.6	0	0	无	815	815	100	0	0	合格
	横沔	1981	95.1	3	0.07	无	809	809	100	0	0	合格
	下沙	1981	97.0	0	0	无	817	817	100	0	0	合格
	坦直	1981	96.8	0	0	无	649	649	100	2	0.31	合格
	盐仓	1981	98.5	0	0	无	610	610	100	0	0	合格
	祝桥	1982	96.5	0	0	无	833	833	100	0	0	合格
	彭镇	1982	95.3	0	0	无	476	476	100	0	0	合格
1984	周浦	1982	97.1	0	0	无	803	803	100	0	0	合格
	瓦屑	1982	97.8	0	0	无	437	437	100	0	0	合格
	六灶	1983	96.4	0	0	无	821	821	100	0	0	合格
	三灶	1983	99.4	0	0	无	648	648	100	0	0	合格
	新场	1982	99.3	1	0.02	无	499	499	100	1	0.20	合格
	宣桥	1982	98.3	0	0	无	607	607	100	0	0	合格
	惠南	1982	98.4	0	0	无	1170	1170	100	0	0	合格
	大团	1982	97.9	2	0.04	无	1038	1038	100	2	0.19	合格
1985	全县	1984	97.5	0	0	无	17958	17955	99.9	15	0.08	合格

说明：航头乡和新场镇，在上海市病情验收考核时，阳性粪检率超过0.5%的消灭标准，根据上海市要求，当年乡、镇对历史病人进行复查复治后，上海市再次补验，没有查出阳性病人。

1984年上海市对南汇县消灭血吸虫病的乡镇验收考核情况表（一）

表 10-5-5

乡镇	历史累计有螺面积（平方米）	末次有螺年份	市验收考核			历史累计病人数（人）	查病清查完成率（%）	未治病人	
			村（个）	生产队数（个）	结果			人数（人）	占历史病人（%）
周浦	1810750	1982	4	38	查不到螺	6394	97.1	0	0
瓦屑	1533042	1982	4	47	查不到螺	2987	97.8	0	0
六灶	1504858	1983	16	178	查不到螺	3294	90.4	0	0
三灶	1196419	1983	12	129	查不到螺	4089	99.4	0	0
新场	3071545	1982	4	34	查不到螺	5915	99.3	1	0.02
宣桥	1364980	1982	4	45	查不到螺	5363	98.3	0	0
惠南	1054336	1982	6	66	查不到螺	5575	98.4	0	0
大团	1165088	1982	6	51	查不到螺	5090	97.9	2	0.04

1984年上海市对南汇县消灭血吸虫病的乡镇验收考核情况表（二）

表10-5-6

乡镇	市验收考核									资料验收考核
	村（个）	生产队数（个）	应检人数（人）	受检人数（人）	其中1～10岁人数（人）	实检人数（人）	三检实检率（%）	查出病人（人）	阳性率（%）	
周浦	4	8	803	803	55	803	100	0	0	符合要求
瓦屑	4	8	437	437	34	437	100	0	0	符合要求
六灶	5	10	821	821	59	821	100	0	0	符合要求
三灶	4	8	648	648	42	648	100	0	0	符合要求
新场	4	8	499	499	24	499	100	1	0.20	符合要求
宣桥	4	8	607	607	44	607	100	0	0	符合要求
惠南	6	12	1170	1170	69	1170	100	0	0	符合要求
大团	6	12	1038	1038	104	1038	100	2	0.19	符合要求

1979～1985年南汇县各乡（公社）、镇消灭血吸虫病情况表

表10-5-7

年份	消灭血吸虫病的乡（公社）、镇
1979	周西公社、周浦镇、大团镇
1980	新港公社、万祥公社、东海公社、惠南镇
1981	书院公社、航头公社、新场镇
1982	泥城公社
1983	祝桥公社、盐仓公社、黄路公社、三墩公社，彭镇公社、下沙公社、横沔公社、坦直公社、老港公社
1984	瓦屑乡、六灶乡、三灶乡、宣桥乡、大团乡、周浦乡、新场乡、惠南乡
1985-07	中共上海市委血防领导小组批准南汇县消灭血吸虫病

4. 后续巩固阶段（1985～2009年）

1985年，南汇县宣布消灭血吸虫病后，继续抓好血吸虫病防治的后续巩固工作。1990年始，按照国务院颁发的《关于加强血吸虫病防治工作的决定》，开展群众性的识螺报螺活动，每年对查螺队员和卫生助理进行识螺报螺培训，组织血防检查，开展查灭螺工作。是年，三灶、坦直乡发现有新的钉螺后，南汇县爱卫办与南汇县卫生防疫站连续5年对这两个镇的有螺村进行复查及综合性药物灭螺工作，加强历史有螺重点村的查螺工作。2001年3月，坦直镇祝桥村查螺时发现新的螺点；4月，又组织对这两点、三处，270平方米的有螺面积进行铲土灭螺，利用喷药浸杀法，对2000米水渠加药，也用浸杀法处理，连续坚持5年，使残存钉螺彻底铲除。

2004年，南汇区贯彻、落实上海市爱卫会《关于印发〈上海市预防控制血吸虫病中长期规划（2004～2015年）〉的通知》精神，印发血吸虫病百问百答宣传资料5000份。同年4月，上海市爱卫办在南汇区、镇两级查螺专业队伍自查的基础上，组织奉贤区查螺专业队伍50人，分6组，对南汇区12镇、28个村进行大范围抽查，均未查到钉螺。

2005年4月，南汇区组织祝桥镇、老港镇两支专业队伍20多人，对祝桥镇东海社区、大团镇三墩社区、万祥镇、惠南镇黄路社区、东海地区朝阳农场及与奉贤区交界地区（大团、航头、宣桥、新场）的部分村进行螺情抽查，均未发现活钉螺。2006年，对河道保洁员130多人进行识螺报螺培训。南汇区爱卫办、疾病预防控制中心联合组织两支队伍，对周浦镇、康桥镇、六灶镇、芦潮港镇及芦潮港农场等地区进行螺情调查，均未查到钉螺。2008年，南汇区开展春季查螺工作，抽查惠南镇（工业园区）、老港镇（滨海）、航头镇的14个村，未查到钉螺。

2002～2009年底，监测44镇次，监测373个村次，查螺412.45万平方米，用工4261天，投入经费36万元。全区连续25年无内源性血吸虫病急性感染、无阳性钉螺，无新病人、无新病畜，全区消灭血吸虫病的成果得以巩固。

2002～2009年南汇区春季查螺监测情况表

表10-5-8

年份	监测镇次数	监测村数（个）	查螺（万平方米）	用工数（工作日）	投入经费（万元）
2002	7	86	86.29	1380	6
2003	6	75	79.17	992	5
2004	7	47	22.79	609	4
2005	9	10	15.32	188	4
2006	4镇1场	35	20.42	193	4
2007	2	32	22.00	213	4
2008	3镇2园	46	7.57	137	4
2009	3	42	158.89	549	5
合计	44	373	412.45	4261	36

二、血丝虫病防制

遵照1956年1月23日中共中央政治局《1956～1967年全国农业发展纲要（草案）》中提出要消灭丝虫病的意见，南汇县丝虫病防治专业大队成立，进行丝虫病的查治工作。1958年，南汇县10个公社的微丝蚴率为1.23%；1959年，第二次普查25个公社（镇）的微丝蚴率为1.49%。除果园公社和滨海地区未查到微丝蚴，南汇县23个公社（镇）有丝虫病流行，占92%。

丝虫病防治遵循以控制传染源为主的防治策略，提出"普查普治、复查复治、补查补治"的防治原则，对查出的微丝蚴血症者全部给予病原学治疗。1958～1960年3年的平均微丝蚴率为1.36%，对微丝蚴血症者采用乙胺嗪1克1天疗法进行普治；1970～1971年的平均微丝蚴率为0.80%，对微丝蚴血症者，用乙胺嗪3克3天疗法进行治疗。

对血丝虫病的防治主要采用翻缸倒罐消灭蚊虫孳生地、室内药熏控制成蚊密度、使用蚊帐和灭蚊剂等减少人蚊接触等预防措施。

1987年11月，南汇县基本消灭丝虫病。

三、肠道寄生虫病防制

20世纪50年代始，南汇县开展肠道寄生虫病查治工作，主要采取在粪便中检到虫卵为确诊依据。1955年，肠道寄生虫病检查2441人，其中蛔虫阳性率89.5%，钩虫阳性率17.56%，鞭虫阳性率45.2%。1956年，新兵体检人数746人，其中钩虫阳性76人，阳性率10.19%。1959～1960年，25个镇（公社）实检人数13300人，阳性率8.29%。1963年，抽查粪检人数20413人，阳性率5.60%。在学生粪检查病中，应检人数7050人，实检人数6286人，受检率89%；钩虫阳性率0.54%，蛔虫阳性率92.1%，鞭虫阳性率7.88%。

1984年，南汇县有9个镇（乡）进行钩虫病的普查，阳性人数120人，阳性率1.48%，对阳性者均进行服药。1986年，钩虫病检查2063人，阳性29人，阳性率1.41%。

1988年，在全国第一次人体寄生虫病调查中，南汇县调查人数为7270人，发现虫种7种，寄生虫病阳性3636人，阳性率50.01%；其中钩虫阳性率0.44%，蛔虫阳性率41.22%；鞭虫阳性率24.11%，蛲虫阳性率1.64%，结肠阿米巴阳性率1.00%，贾第鞭毛虫阳性率0.12%；异形吸虫阳性率0.01%。

2002年，在第二次全国人体寄生虫病调查中，南汇区调查人数为1719人，发现4种虫种，阳性人数62人，感染率3.61%。其中以鞭虫感染率最高，为2.50%，蛔虫感染率0.58%，钩虫感染率0.12%，蓝氏贾第鞭毛虫的感染率0.64%。

2006年，南汇区结合国家级土源性线虫病监测点进行监测，检查1012人，鞭虫阳性18人，阳性率1.78%；在一幼托机构进行蛲虫病调查，蛲虫感染率5%。2007年，检查2044人，鞭虫阳性24人，阳性率1.17%；蛲虫感染率1.64%；在一幼托机构进行蛲虫病调查，阳性率3.95%。

1981～2007年南汇区（县）寄生虫病防治情况表

表 10-5-9

年份	血防巩固工作：螺情监测：查螺人次	血防巩固工作：螺情监测：有螺面积（平方米）	血防巩固工作：螺情监测：灭螺面积（平方米）	病情监测：外来人员监测：调查人数	病情监测：外来人员监测：环卵试验：人数	病情监测：外来人员监测：环卵试验：阳性率%	病情监测：初中学生：皮试人数	病情监测：初中学生：皮试阳性（人）	病情监测：初中学生：环试阳性（人）	疟疾巩固工作：四热病人：血检人数	疟疾巩固工作：四热病人：找到疟原虫	疫点处理：采血人数	疫点处理：确诊病人	疫点处理：捕捉按蚊	疫点处理：解剖阳性	外来流动人员：调查人数	外来流动人员：血片检查	外来流动人员：荧光抗体检测	外来流动人员：确诊疟疾	迁入定居人员：调查人数	迁入定居人员：血片检查	迁入定居人员：抗体检测	迁入定居人员：确诊疟疾	丝虫病巩固监测：外来定居人员：调查人数	丝虫病巩固监测：外来定居人员：双片检查	丝虫病巩固监测：外来定居人员：找到微丝蚴（人）	丝虫病巩固监测：晚期病人复查复治
1981	—	1680	6300000	—	—	—	—	—	—	—	—	—	—	—	—	—	—	—	—	—	—	—	—	—	—	—	145
1982	—	13280	20720000	—	—	—	—	—	—	—	—	—	—	—	—	—	—	—	—	—	—	—	—	—	—	—	145
1983	—	110	15050000	—	—	—	—	—	—	—	—	—	—	—	—	—	—	—	—	—	—	—	—	—	—	—	145
1984	—	50	8570000	—	—	—	—	—	—	—	—	—	—	—	—	—	—	—	—	—	—	—	—	—	—	—	34
1985	16725	0	1692218	3228	3228	0	1378	48	0	3235	10	374	0	18	0	3679	3679	3679	0	1819	1819	1819	0	1846	1846	1	34
1986	16128	20	1577	9194	9194	0	1320	47	0	3575	6	186	0	12	0	5759	987	987	0	3416	3416	3416	0	5003	4831	1	34
1987	7396	0	0	9178	9178	0	1430	0	0	8282	0	243	0	—	—	—	—	—	—	—	—	—	—	22387	22387	0	30
1988	15958	70	2020	505	505	0	1359	39	0	5452	3	171	0	9	0	8887	1523	1466	0	1396	141	141	0	1032	426	0	30
1989	12299	0	0	—	—	—	1343	75	0	5572	4	144	0	5	0	—	5615	5615	0	—	—	—	—	—	—	—	30
1990	11071	1560	148090	224	223	0	1290	0	0	4154	5	298	0	24	0	4697	4697	—	0	224	224	—	0	224	224	0	28
1991	10478	10	15520	4806	57	0	1425	64	0	4019	11	390	0	0	0	4806	4806	4806	0	—	—	—	—	4806	0	0	27
1992	7203	0	0	0	0	0	1383	51	51	2811	3	0	0	0	0	5083	5083	5083	0	380	380	380	0	5083	5083	0	27
1993	5578	0	16000	360	—	—	1451	42	3	2626	4	—	4	—	—	5289	5289	—	—	358	358	—	—	5289	—	—	26
1994	5425	0	11000	260	260	—	1399	27	0	4813	6	—	6	—	—	6060	6060	6060	—	260	260	—	—	260	—	—	26
1995	3401	0	2600	311	0	0	1214	20	0	4724	7	—	—	—	—	5938	5938	5938	0	311	311	311	—	311	311	0	25

续表10-5-9

年份	血防巩固工作·螺情监测·查螺人次	血防巩固工作·螺情监测·有螺面积（平方米）	血防巩固工作·螺情监测·灭螺面积（平方米）	血防巩固工作·病情监测·外来人员监测·调查人数	血防巩固工作·病情监测·外来人员监测·环卵试验·人数	血防巩固工作·病情监测·外来人员监测·环卵试验·阳性率%	血防巩固工作·病情监测·初中学生·皮试人数	血防巩固工作·病情监测·初中学生·皮试阳性（人）	血防巩固工作·病情监测·初中学生·环试阳性（人）	疟疾巩固工作·四热病人·血检人数	疟疾巩固工作·四热病人·找到疟原虫	疟疾巩固工作·疫点处理·采血人数	疟疾巩固工作·疫点处理·确诊病人	疟疾巩固工作·疫点处理·捕捉按蚊	疟疾巩固工作·疫点处理·解剖阳性	疟疾巩固工作·外来流动人员·调查人数	疟疾巩固工作·外来流动人员·血片检查	疟疾巩固工作·外来流动人员·荧光抗体检测	疟疾巩固工作·外来流动人员·确诊疟疾	疟疾巩固工作·迁入定居人员·调查人数	疟疾巩固工作·迁入定居人员·血片检查	疟疾巩固工作·迁入定居人员·抗体检测	疟疾巩固工作·迁入定居人员·确诊疟疾	丝虫病巩固监测·外来定居人员·调查人数	丝虫病巩固监测·外来定居人员·双片检查	丝虫病巩固监测·外来定居人员·找到微丝蚴（人）	丝虫病巩固监测·晚期病人复查复治
1996	72	0	0	227	0	0	1267	0	0	4897	2	61	0	0	0	4177	4177	4177	0	227	227	227	0	227	227	0	22
1997	930	0	0	284	0	0	1252	20	0	4718	4	100	0	50	0	4429	4429	4429	0	284	284	284	0	284	284	0	20
1998	1241	0	0	422	0	0	320	10	0	6229	6	90	0	0	0	—	—	—	—	422	422	0	0	422	422	0	20
1999	919	0	0	275	22	0	320	0	0	6207	0	0	0	0	0	2687	2687	2687	0	275	275	275	0	275	275	0	10
2000	471	0	0	390	0	0	310	0	0	3742	0	0	0	0	0	6190	6190	6190	0	390	390	390	0	390	390	0	10
2001	1369	270	11200	347	0	0	1837	5	0	3755	0	0	0	0	0	4524	4524	4524	0	347	347	347	0	347	347	0	10
2002	1380	0	26200	396	6	0	1002	0	0	2396	1	20	0	0	0	6810	6810	6810	0	396	396	396	0	396	396	0	10
2003	992	0	11545	264	0	0	1601	0	0	3108	1	0	0	0	0	8487	8487	8487	0	184	184	184	0	184	184	0	10
2004	794	0	11545	377	0	0	1487	7	0	3751	10	149	0	0	0	7961	7961	7961	0	265	265	265	0	265	265	0	7
2005	1112	0	0	275	0	0	1266	10	0	3203	9	100	0	0	0	11019	11019	11019	0	275	0	275	0	275	0	0	7
2006	849	0	0	228	0	0	1263	4	0	2849	4	47	0	0	0	5957	5957	5957	0	228	0	228	0	228	0	0	33
2007	310	0	0	250	0	0	0	0	0	2857	5	43	0	0	0	3910	3910	3910	0	250	0	250	0	250	0	0	32

第六节　性病、艾滋病和麻风病防制

2002年5月，南汇区疾病预防控制中心成立艾滋病性病防制科。2003～2004年，结核病、麻风病防治工作划入该科管理，故在2004年改建为性病结核病防制科。其主要职责是：实施性病、艾滋病的监测和检测，艾滋病病人管理，高危行为干预，结核病疫情监测，结核病人督导管理、减免报销，麻风病人管理。

一、性病、艾滋病流行状况

性病何时传入南汇县无从考证。

解放后，在全县范围内取缔娼妓，收容查治，组织各级医疗机构对性病患者实行免费治疗。1957年，基本消灭早期梅毒，急性淋病和软下疳。1962年，消灭孕妇梅毒、新生儿梅毒和其他性病。1979年，上海市区重又发现急性淋病后，南汇县从1991年起，性病病例逐年增加。1997年3月，全县从安徽籍男性献血人员中检出首例艾滋病病毒（HIV）阳性病例。2002年2月，发现首例南汇区户籍艾滋病病毒（HIV）感染者。2005年11月，发现首例南汇区户籍艾滋病病人。至2009年6月，全区累计发现艾滋病病毒感染者102例，艾滋病病人15例，疫情呈上升趋势。

二、高危人群监测

根据要求，南汇区在监管场所（南汇区看守所）羁押的性乱、吸毒人群中开展性病、艾滋病筛查工作。2004～2009年6月，筛查监管人员2759人，查出HIV（人类免疫缺陷病毒）阳性6例，梅毒121例，淋病26例。

2005年，疾病预防控制中心开展“艾滋病免费自愿咨询检测（VCT）”工作。2007年起，增设南汇区中心医院性病门诊、妇幼保健所妇科门诊VCT点。至2009年底，检测3428人，查出HIV阳性9例。

2007年起，对性病病人、人流者、孕产妇及术前病人进行免费检测HIV。至2009年，免费检测65736人，查出HIV阳性15例。

三、健康教育咨询

2005年起，区疾病预防控制中心专设VCT咨询室。2008年起，实施中国—加拿大建筑工人健康促进项目和中国—盖茨艾滋病项目。即中华人民共和国卫生部和国务院防治艾滋病工作委员会办公室与美国比尔及梅琳达·盖茨基金会艾滋病防治合作项目（简称“中盖艾滋病项目”）。至2009年6月，为3207人次免费提供艾滋病知识宣传、咨询服务。同时开展高危行为干预和健康教育工作，针对暗娼、性病病人和吸毒者，采取小媒体宣传、同伴教育、外展服务、安全套推广、规范性病诊疗等措施，对目标人群易感染、传播HIV的行为进行干预，保护易感人群，控制艾滋蔓延。至2009年6月，累计干预8106人次，发放宣传资料22865份、安全套97443个。

四、艾滋病管理

保持与在管感染者及病人联系，每3个月定期随访一次，提供医疗转介服务。及时同上海市公共卫生中心互通信息，掌握辖区内4例在治艾滋病人的治疗情况，为其开具免费治疗证。向经济困难感染者提供经济帮助，2007年，为南汇区一对艾滋病感染夫妇提供500元生活费。

1991～2009年南汇区（县）性病、艾滋病发病情况表

表10-6-1 单位：例

疾病 年份	淋病	梅毒	尖锐湿疣	生殖道衣原体感染	生殖器疱疹	HIV感染者	AIDS病人	性病年发病率（1/10万）
1991	140	—	—	—	—	—	—	20
1992	86	—	—	—	—	—	—	12.3
1993	96	—	—	—	—	—	—	13.7
1994	92	—	—	—	—	—	—	13.1
1995	145	2	—	—	—	—	—	20.9
1996	235	8	—	—	—	—	—	34.7
1997	461	25	—	—	—	—	—	69.5
1998	619	49	—	—	—	—	—	95.9
1999	459	55	—	—	—	—	—	74.2
2000	187	27	—	—	—	—	—	31.0
2001	241	52	—	—	—	—	—	42.4
2002	240	92	284	104	4	4	0	98.27
2003	353	42	366	85	12	1	0	101.35
2004	440	85	554	161	28	4	0	138.94
2005	514	204	733	137	20	5	1	167.58
2006	326	322	363	23	6	6	0	93.53
2007	338	292	616	34	5	12	2	113.83
2008	339	590	424	41	9	47	7	121.76
2009	299	614	415	59	26	32	6	196.46

五、麻风病防制

麻风病在南汇县散在发生。1960年，全县查出麻风病99例，其中28例为瘤型麻风，其余系结核样型麻风，都给予服药治疗。南汇县血吸虫病防治站（防疫站）配备一名专职医生，每年对留家病人进行随访复查治疗。同时，又开展新的线索调查。1960～1984年，南汇县先后发现52例麻风病患者。1982年，除部分患者治愈或死亡外，全县尚存病人107例，其中12例正住院治疗、8例已迁往外地、87例留在南汇县，分布在24个镇（公社）、2个上海市市属农场。

1991年，南汇县宣布消灭麻风病，后无新发麻风病例。至2009年6月，管理65例遗留病人，定期随访。每年对病人及家属进行慰问。2005～2008年，对11731名在南汇区务工的外来

人员进行麻风病疑似症状线索调查，无疑似症状病人。

第七节　学校疾病防制

一、学生常见病防制

1985年前的学校卫生工作主要采取以会代训的办法，与教育部门配合，举办多次对兼职保健老师的培训，讲授学校卫生知识、一般常见病多发病的防治。不定期为学生体格检查，发现头癣、沙眼、龋齿、肠寄生虫病等疾病，给予及时矫治。1960年，检查69106名学生，查出龋齿2873人，患病率占37.2%，矫治25515人。改善学校卫生设施等等也做不少工作。

根据南汇县教育局记载，由于“文化大革命”，学校卫生工作一度停滞，学生体质有所下降，1980年高考体检时，3490人因身体有缺陷而受到专业限制的有2368人，占67%，其中近视眼最多，有1186人。学校对此作宣传教育，并加强对卫生工作的领导，做到各校有一名领导分管，全县中小学生建立健康登记卡。做到学生“1人1口杯”，保证夏季能喝到足量开水，南汇县教育局还支出专款为22所农村小学打井。

每两周一次对保健教师进行业务讲课。对近视眼制订一系列防近保护措施。保健老师的主要工作是抓学生的“二课”、（晨会课、卫生保健课）“二操”（眼保健操、广播操）。“二活动”（课间活动、课外活动）及学校的环境卫生、个人卫生、预防接种、卫生宣传及小伤小病的处理工作。对学生驱蛔、灭头虱以及每学期二次的视力检查等。

1982年初，对390所中小学的学生饮水调查，供应开水和部分消毒水或沙滤水的210所，全部供应沙滤水的21所，供应部分消毒水的有74所，不供应水的59所，究其原因是人员、烧煤和经费不落实。是年夏秋，复查354所学校，供开水62所，供应沙滤水25所，供应消毒水的103所,不供应的6所。1982年，还开展两次驱蛔，两次灭头虱，1次沙眼复查复治，两次视力检查。1982年下半年，全县查中学38所，学生18349名，视力减退4613人，占25.1%。小学282所，学生53862名，视力减退3047人，占5.7%。另外还对课桌椅、教室光照，以及小学生视力减退及个别小学病毒性肝炎流行病学的调查，并作相应的处理。

二、学生健康监测

1990年始，南汇县按照国务院批准、国家教委和卫生部颁发并实施的《学校卫生工作条例》要求，建立学生体质健康卡片，每年对辖区内中小学校学生进行一次体格检查，纳入学生档案，内容主要包括身高、体重、胸围、肺活量、血压、视力、色觉、平足、沙眼、龋齿、心肺听诊、肝脾触诊、脊柱弯曲等，对检查中发现有器质性疾病的学生及时反馈，配合做好转诊治疗；配合教育局对学校保健老师进行不定期技术培训和业务指导，包括常见病、多发病的防治等；每年对中小学生进行伤害事故监测及各种慢性病监测。

2001～2007年南汇区中小学伤害事故监测情况表

表10-7-1

年份	学校数（所）	学生总人数（人）	学生伤害事故（人次）	伤害发生率（%）	原因分类	
					体育（人）	非体育（人）
2001	78	86129	267	0.31	49	218
2002	76	82286	288	0.35	76	212
2003	79	79845	212	0.27	52	160
2004	83	47971	159	0.33	32	127
2005	85	52681	205	0.39	54	151
2006	77	46085	168	0.36	34	134
2007	77	23814	202	0.85	68	134

2001～2007年南汇区中小学生慢性病患病情况表

表10-7-2　　单位：/10万

年份	学生数	肺结核	心脏病	高血压	胃溃疡	哮喘	肝炎	肾炎	伤残	其他	小计
2001	85690	5.8	68.9	5.8	32.7	63.0	15.2	38.5	32.9	101.5	364.1
2002	82803	2.4	66.4	4.8	12.1	85.8	12.1	25.4	36.2	50.7	295.9
2003	79845	—	36.3	—	61.4	68.9	6.3	16.3	31.3	46.3	266.8
2004	75409	—	45.1	9.3	34.5	45.1	5.3	23.9	42.4	63.7	269.2
2005	72127	4.2	102.6	58.2	104.0	252.3	12.5	29.1	15.3	184.4	761.2
2006	66722	3.0	154.4	319.2	91.4	181.3	13.5	34.5	22.5	122.9	942.3
2007	69481	1.4	69.1	70.5	33.1	154.0	7.2	21.6	14.4	61.9	418.9

2001年来，南汇区疾病预防控制中心每年定期抽样调查中小学校学生的视力、营养不良、肥胖、沙眼、龋齿、蛔虫、贫血等学生常见病的发病情况。对于查出异常的学生做好宣传教育并配合进行驱虫、矫治等防治工作。

2001～2007年南汇区中小学生常见病发病率表

表10-7-3　　单位：%

年份	视力不良率	营养不良率	肥胖率	沙眼率	患龋率	充填率	蛔虫阳性率	贫血发病率
2001	20.69	15.3	6.9	1.67	43.2	55.3	6.15	8.60
2002	28.89	17.2	7.2	2.33	29.8	47.2	—	3.83
2003	18.86	50.4	24.0	1.40	30.8	—	10.89	3.30
2004	51.58	31.0	6.9	3.33	40.0	67.8	17.22	3.22
2005	56.15	27.1	9.4	2.94	40.5	36.4	6.32	4.82
2006	58.52	22.2	10.5	1.09	42.9	51.5	2.73	3.08
2007	61.68	22.1	9.6	0.59	40.2	78.0	0.20	1.60

第八节　营养与食品卫生

一、与营养有关的疾病

2001年以来，南汇区在各中小学校持续开展学生营养状况调查。结果显示，2005年学生营养不良率、超重率、肥胖率均高于2001年；女生营养不良率高于男生，而男生肥胖率高于女生；中学阶段营养不良率高于小学阶段，而小学阶段超重率和肥胖率高于中学阶段；营养不良以轻度为主。

2001～2005年南汇区中小学生营养状况比较表

表10-8-1

年份	检查人数（人）	营养不良（%）	超重（%）	肥胖（%）
2001	5952	898（15.09）	334（5.61）	439（7.38）
2005	6687	1814（27.13）	648（9.69）	626（9.36）
x^2		270.86	73.11	16.09
p值		＜0.005	＜0.005	＜0.005

2001～2005年南汇区不同性别学生营养状况比较表

表10-8-2

年份	男				女			
	检查人数（人）	营养不良（%）	超重（%）	肥胖（%）	检查人数（人）	营养不良（%）	超重（%）	肥胖（%）
2001	2915	341（11.70）	232（7.96）	279（9.57）	3037	557（18.34）	253（8.33）	160（5.27）
2005	3368	746（22.15）	376（11.16）	399（11.85）	3319	1068（32.18）	272（8.20）	227（6.84）

2001～2005年南汇区不同学习阶段学生营养状况比较表

表10-8-3

年份	中学				小学			
	检查人数（人）	营养不良（%）	超重（%）	肥胖（%）	检查人数（人）	营养不良（%）	超重（%）	肥胖（%）
2001	2284	376（16.46）	142（6.22）	121（5.30）	3668	522（14.23）	343（9.35）	318（8.67）
2005	3455	1056（30.56）	281（8.13）	277（8.02）	3232	758（23.45）	367（11.36）	349（10.80）

2001～2005年南汇区学生营养不良程度情况表

表10-8-4

年份	检查（人）	营养不良人数（%）	轻度（%）	中度（%）	重度（%）
2001	5952	898（15.09）	775（86.30）	118（13.14）	5（0.56）
2005	6687	1814（27.13）	1561（86.05）	245（13.51）	8（0.44）

2001～2009年南汇区居民户碘盐监测情况表

表10-8-5

年份	样品数（个）	非碘盐率（%）	碘盐覆盖率（%）	碘盐合格率（%）	合格碘盐食用（%）	年份	样品数（个）	非碘盐率（%）	碘盐覆盖率（%）	碘盐合格率（%）	合格碘盐食用（%）
2001	160	0	100.00	98.75	98.75	2006	288	2.78	97.22	94.64	92.01
2002	288	0.35	99.65	99.65	99.31	2007	288	6.25	93.75	91.48	85.76
2003	288	6.60	93.40	98.89	92.36	2008	288	3.47	96.53	98.56	95.14
2004	288	2.78	97.22	93.57	90.97	2009	288	4.51	95.49	93.09	88.89
2005	288	2.08	97.92	97.52	95.49	合计	2464	3.37	96.63	96.14	92.90

2006年，南汇区开展重点人群碘营养监测，了解孕妇、育龄妇女、哺乳妇女、0～2岁婴幼儿、60岁以上老人碘含量水平。结果显示，尿碘中位数为175.82微克/升，尿碘水平小于50微克/升的占3.52%，大于300微克/升的占22.03%，处于基本适宜的碘营养水平。

2006年南汇区重点人群尿碘监测情况表

表10-8-6

重点人群		人数	中位数	20微克/升～（%）	50微克/升～（%）	100微克/升～（%）	200微克/升～（%）	300微克/升～（%）
孕妇	孕早期	20	116.12	0（0）	35.00（7）	30.00（6）	10.00（2）	25.00（5）
	孕中期	28	196.00	0（0）	21.43（6）	28.57（8）	21.43（6）	28.57（8）
	孕晚期	30	215.55	3.30（1）	13.33（4）	30.00（9）	20.00（6）	33.33（10）
	小计	78	174.03	1.28（1）	21.79（17）	29.49（23）	17.95（14）	29.49（23）
育龄妇女		50	231.71	2.00（1）	22.00（11）	24.00（12）	30.00（15）	22.00（11）
哺乳妇女	成熟乳	19	190.78	10.53（2）	26.32（5）	52.63（10）	5.26（1）	5.26（1）
0～2岁婴幼儿	男	15	167.62	6.67（1）	6.67（1）	46.67（7）	20.00（3）	20.00（3）
	女	15	236.21	0（0）	13.33（2）	20.00（3）	40.00（6）	26.67（4）
	小计	30	224.07	3.33（1）	10.00（3）	33.33（10）	30.00（9）	23.33（7）
60岁以上老人	男	25	208.88	4.00（1）	20.00（5）	20.00（5）	36.00（9）	20.00（5）
	女	25	160.07	8.00（2）	8.00（2）	56.00（14）	16.00（4）	12.00（3）
	小计	50	186.66	6.00（3）	14.00（7）	38.00（19）	26.00（13）	16.00（8）
合　计		227	175.82	3.52（8）	18.94（43）	32.60（74）	22.91（52）	22.03（50）

说明：()内数字为人数。

2006～2007年，南汇区采用分层随机整群抽样的方法，从14个镇中抽取惠南、新场、周浦、康桥、大团、泥城、瓦屑、老港8个镇，每个镇随机抽取1个村，每个村随机抽取60户家庭，然后对抽中家庭中的所有常住人口进行问卷调查。按随机抽样原则，再从60户家庭中抽取20户进行膳食调查。结果：南汇区居民膳食虽然是以谷类为主，但谷类提供的能量占各类膳食总能量的45.5%，还是低于中国居民膳食指南提出的50%～60%的合理范围。蛋白质摄入基本满足人群需求，而脂肪摄入量除18～59岁女性外，其他成人均超过最大推荐量，三大营养素中蛋白质平均供能比为15.69%，脂肪平均供能比为32.13%，分别高于2002年居民营养与健康状况调查的比例。从膳食种类看，各类食物的摄入量和构成并不均衡。食盐摄入量过高，不同年龄组均远远超过世界卫生组织的推荐量（6 克 / 天）。蔬菜、水果、奶类等食物的摄入量明显低于推荐摄入量，而腌菜类、肉类和油的摄入量明显超过膳食宝塔的推荐量。维生素摄入量的结果显示，不同年龄组的维生素 C、B_1、B_2、叶酸摄入明显不足。营养相关疾病如高血压、糖尿病的患病比例分别为 21.79% 和 3.38%，分别高于 2002 年全国调查的 18.8% 和 2.6% 平均患病率。从调查数据看，母乳喂养的婴儿其呼吸道疾病和腹泻发生率均低于人工喂养和混合喂养的婴儿，但南汇区母乳喂养率仅为 50%。

2006～2007 年南汇区各年龄组人均食物摄入量情况表

表 10-8-7　　单位：克 / 天

食物种类	2～4 岁	5～17 岁	18～44 岁	45～59 岁	60 岁及以上	合　计
谷　类	126.92	288.47	270.04	356.84	404.72	320.06
薯　类	10.13	26.81	25.44	32.59	25.60	27.18
杂豆类	13.00	8.20	4.84	9.39	20.64	10.47
蔬菜类	10.00	26.65	41.30	44.39	52.64	42.87
腌菜类	69.00	163.54	190.71	183.14	175.45	180.40
水果类	0	6.19	4.38	11.69	21.88	10.78
畜禽肉类	162.73	242.20	119.94	98.49	107.23	126.28
鱼虾类	51.75	60.49	62.03	94.36	115.89	83.30
蛋　类	100.87	169.97	192.90	248.58	231.50	212.42
奶类及奶制品	72.87	104.81	103.12	97.29	116.95	105.11
大豆类	131.92	217.92	243.92	284.64	354.60	277.74
坚果类	91.42	88.88	102.19	112.47	126.52	109.22
油	41.91	44.79	59.34	58.42	51.63	52.74
盐	11.35	13.09	14.39	21.01	22.88	17.97
其　他	20.11	31.24	39.34	42.79	63.30	45.15

2006～2007 年南汇区不同年龄和性别人群平均营养素摄入量（每标准人日）情况表

表 10-8-8

性别	年龄组	能量（千卡）	蛋白质（克）	脂肪（克）	碳水化合物（克）	膳食纤维（克）
男性	2～4 岁	1148.38	51.61	35.18	162.27	6.30
	5～17 岁	2131.15	88.07	79.22	275.86	9.62
	18～44 岁	2319.38	93.47	82.92	305.58	11.99
	45～59 岁	2315.90	86.55	85.30	303.73	9.82
	60 岁及以上	2447.61	88.30	85.67	314.72	11.47
	合　计	2308.12	89.32	82.99	301.44	10.96
女性	2～4 岁	1637.72	54.04	93.59	153.47	8.74
	5～17 岁	1900.92	74.97	70.41	252.78	11.27
	18～44 岁	1910.55	84.79	68.11	253.02	13.59
	45～59 岁	1951.84	72.94	72.93	260.46	9.98
	60 岁及以上	2101.07	78.67	80.93	271.91	9.58
	合　计	1969.57	78.92	73.29	259.08	11.32

2006～2007 年南汇区不同年龄人群维生素平均摄入量（每标准人日）情况表

表 10-8-9

年龄组	维生素 A（μ gRE）	维生素 E（mg α -TE）	维生素 B_1（mg）	维生素 B_2（mg）	维生素 C（mg）	烟酸（mgNE）	叶酸（μ gDFE）
2～4 岁	321.28	11.46	0.65	0.75	39.63	10.58	74.73
5～17 岁	669.66	13.97	0.94	1.08	59.97	17.73	149.80
18～44 岁	754.23	14.82	1.07	1.01	70.30	19.45	167.71
45～59 岁	558.48	16.07	0.99	0.89	65.79	17.72	151.23
60 岁及以上	572.83	18.51	1.03	0.90	71.37	17.54	178.74
合计	645.82	15.93	1.02	0.96	67.93	18.24	163.41

2006～2007 年不同年龄组居民的膳食结构情况表

表 10-8-10　　单位：%

类别	年龄组	2～4 岁	5～17 岁	18～44 岁	45～59 岁	60 岁及以上	合计
能量的食物来源	谷类	38.47	40.04	44.03	47.57	48.54	45.50
	豆类	5.87	3.19	3.52	3.17	5.17	3.85
	薯类	0.37	1.22	0.83	0.90	0.60	0.83
	动物性	31.55	27.51	25.53	22.52	19.76	23.63
	纯热能	12.62	13.34	14.05	15.72	17.84	15.32
	其他	11.13	14.70	12.06	10.12	8.09	10.87
能量的营养素来源	蛋白质	15.68	16.46	16.42	15.06	14.86	15.69
	脂肪	36.15	32.90	32.22	32.49	31.12	32.13
	碳水化合物	48.17	50.64	51.35	52.45	54.02	52.18
蛋白质的食物来源	谷类	23.89	23.70	27.22	30.77	32.01	28.85
	豆类	16.26	6.72	7.63	7.49	12.34	8.80
	动物性	51.78	53.87	52.32	49.39	42.81	49.35
	其他	8.07	15.72	12.83	12.35	12.83	13.00
脂肪的食物来源	动物性	54.25	50.70	50.30	43.54	38.09	45.64
	植物性	45.75	49.30	49.70	56.46	61.91	54.36

2006～2007 年成年人健康状况调查情况表

表 10-8-11

年龄组	调查人数（人）	高血压			糖尿病			高血脂		
		男性（人）	女性（人）	占比（%）	男性（人）	女性（人）	小计（%）	男性（人）	女性（人）	占比（%）
18～44 岁	417	8	3	2.64	2	0	0.48	9	1	2.40
45～59 岁	308	42	38	25.97	3	5	2.60	15	10	8.12
60 岁及以上	312	71	64	43.27	10	15	8.01	15	16	9.94

2006～2007年4月龄内不同喂养方式婴儿呼吸道疾病发病情况表

表10-8-12

喂养方式	未发病（人,%）	发病（人,%）	合计（人,%）
母乳喂养	14（60.87）	9（39.13）	23（100.00）
人工喂养	6（40.00）	9（60.00）	15（100.00）
混合喂养	1（12.50）	7（87.50）	8（100.00）
合　计	21（45.65）	25（54.35）	46（100.00）

二、食源性疾病监测

2007年起，南汇区开展食源性疾病监测和食品污染物监测工作。在全区选点开展临床、社区、学校、药店的食源性疾病监测。临床主要监测肠道门诊、急诊、内科门诊收集到的食源性疾病腹泻病例，社区主要是主动监测居民的食源性腹泻病例，学校主要是监测因腹泻缺课的学生数，药店主要是监测三大类药物的销售情况（止泻药、肠道抗菌药及胃肠粘膜保护剂等其他药）。结果，临床食源性腹泻病例5211例，肛拭采样1082例，检出25例副溶血性弧菌，6例沙门氏菌；社区发生食源性腹泻病例27例，发病率6.80%，就诊率40.74%；学生因腹泻缺课率0.84%；药店销售三大类药物18647盒188364.2元。

食品污染物监测：2007年，有120件食品作化学污染物检测，合格率97.5%；220件食品作微生物污染检测，合格率89.5%。

第九节　职业和环境卫生

一、职业危害防制

解放后，人民政府为预防、控制和消除职业病危害，防治职业病、重视保护劳动者健康和相关权益。20世纪50年代，南汇县主要开展对稻田皮炎、农药中毒的防治，同时进行劳动卫生调查，车间空气监测，矽肺的检查，工伤事故调查等项工作。从20世纪60年代初始，对有关单位开展工作场所中粉尘、化学、物理等职业危害因素的强度或浓度监测。1976年后，增加和恢复对工业企业的厂址选择、设计审查、三废监测处理，接触有害有毒作业职工体检等等。1983～1991年，要求上报职业病发病数，未要求按病种上报。从1992年起，按职业病病种情况由各级医疗卫生部门向南汇县卫生防疫站报告，然后按季度由南汇县卫生防疫站向上海市防疫站上报。

2000年，南汇县疾病预防控制中心成立后，对工作场所中职业危害因素监测合格率进行统计，2001至2009年6月，年平均合格率：粉尘94.8%、化学因素95.6%、物理因素90.1%。

2001年10月27日，《中华人民共和国职业病防治法》颁布后，南汇区对企业进行宣传、培训、摸底调查。2002年5月1日起施行至2007年，南汇区建企业档案2918份，企业职工10190人，有害作业单位1298家，从事有害作业75361人。

对慢性职业病患者（包括尘肺患者）逐年进行随访，尤其对尘肺晋期患者加强随访，及时了解慢性职业病患者转归情况。

1983～1991 年南汇县职业病发病情况表

表 10-9-1　　　　单位：例

年份	1983	1984	1985	1986	1987	1988	1989	1990	1991
发病数	66	33	50	56	15	104	44	51	60

1992～2009 年南汇区（县）职业病按病种发病情况表

表 10-9-2　　　　单位：例

年份	合计	急性职业中毒	慢性职业中毒	尘肺	物理因素所致职业病	职业性皮肤病	职业性眼病	其他	年份	合计	急性职业中毒	慢性职业中毒	尘肺	物理因素所致职业病	职业性皮肤病	职业性眼病	其他
1992	19	1	3	2	0	11	2	0	2001	27	6	4	0	0	9	8	0
1993	8	0	2	0	0	6	0	0	2002	39	12	1	2	0	19	5	0
1994	10	0	8	0	2	0	0	0	2003	47	1	11	0	0	32	3	0
1995	24	3	10	1	0	6	4	0	2004	26	5	10	3	1	6	1	0
1996	11	2	4	0	0	5	0	0	2005	39	0	10	0	0	26	2	1
1997	12	1	2	0	0	8	1	0	2006	21	4	2	1	0	9	3	2
1998	34	1	21	1	0	11	0	0	2007	47	2	4	3	1	15	22	0
1999	7	0	2	0	0	5	0	0	2008	48	3	2	2	0	28	13	0
2000	9	1	0	2	0	5	1	0	2009-06	16	0	2	4	0	4	6	0

2002 年始，在上海德尔福国际蓄电池有限公司开展职业人群健康促进试点，在取得点上工作经验后，以点带面，至 2009 年，完成 69 个健康促进企业创建。

南汇区（县）每年都有农民在使用农药喷洒农作物时发生中毒的情况，以有机磷农药轻度中毒为主，发病呈波动变化趋势，无一例死亡，但严重威胁到群众的生命安全和健康。因此，采取发放宣传资料入户，增强农民自我保护意识，到田头指导农民科学规范使用农药的预防控制措施，降低农药中毒的发生。

二、职业病和中毒事故处理

南汇区（县）防疫站（疾病预防控制中心）接到急性职业病和中毒事故报告后，专业人员 1 小时内赶赴现场，按制订的《急性职业中毒卫生应急救援预案》进行调查，24 小时内书面报告南汇区（县）卫生局、上海市（卫生防疫站）疾病预防控制中心。

2004 年 7 月，南汇区疾病预防控制中心取得上海市卫生局颁发的职业卫生技术服务机构乙级资质证书。至 2009 年，完成工业企业新、扩、改建项目职业病危害预评价报告 92 份，竣工验收控制效果评价报告 29 份，为卫生行政部门对工业企业预防性卫生审核及竣工验收提供技术依据，有力地推动南汇区职防事业持续、稳定、健康的发展。

2004～2009年南汇区职业卫生评价情况表

表10-9-3

年份	预评价报告(份)	控制效果评价报告(份)	年份	预评价报告(份)	控制效果评价报告(份)
2004	25	0	2007	6	7
2005	27	3	2008	12	9
2006	17	6	2009-06	5	4
			合计	92	29

1989年年底始，南汇县卫生防疫站开展放射卫生与放射病的预防和控制工作。2000年1月，防病体制改革后，由南汇县卫生局卫生监督所负责。2005年，划归南汇区疾病预防控制中心管理。2005年起，对全区医疗单位及工业探伤单位的医用X线机和X射线探伤机进行周围环境及工作场所监测，建立健全档案。一年中每两个月对医疗单位放射工作人员和工业探伤人员进行一次个人剂量监测，均符合电离辐射防护与辐射源安全基本标准，对预防放射病的发生起到积极的作用。

1990～1999年南汇县射线装置监测情况表

表10-9-4

年份	拥有射线装置单位（户）		拥有射线装置数（台）		监测合格率（%）		外环境监测合格率（%）
	医疗	工业	医用X光机	工业探伤机	医疗	工业	
1990	37	5	61	8	90.0	100.0	77.0
1991	37	5	60	8	90.6	100.0	89.0
1992	37	5	60	8	91.7	100.0	100.0
1993	37	5	60	8	95.2	100.0	98.1
1994	37	6	62	12	97.0	100.0	100.0
1995	35	6	58	10	98.9	100.0	100.0
1996	35	6	58	11	100.0	100.0	100.0
1997	37	6	54	10	98.1	100.0	99.6
1998	36	6	57	10	100.0	100.0	100.0
1999	36	6	60	10	100.0	100.0	99.4

2005～2009年南汇区射线装置监测情况表

表10-9-5　　单位：个

年份	单位数		建档数		外机房监测				工作场所监测操作			
	医疗	工业	医疗	工业	医疗		工业		医疗		工业	
					监测点数	合格点数	监测点数	合格点数	监测点数	合格点数	监测点数	合格点数
2005	30	5	30	5	34	34	6	6	132	132	8	8
2006	29	6	29	6	245	245	—	—	299	299	—	—
2007	27	10	27	10	353	353	24	24	424	422	6	6
2008	29	12	29	11	590	590	17	17	750	750	16	16
2009	32	17	32	14	196	196	9	9	224	224	1	1

三、环境和饮水卫生监测

2000～2004年，环境卫生监测工作由南汇区（县）卫生局卫生监督所负责，南汇区（县）疾病预防控制中心提供技术支撑。2004年，环境卫生监测工作由南汇区卫生局卫生监督所转入南汇区疾病预防控制中心，先后开展包括对新办证和贴花换证的公共场所、非职业性一氧化碳中毒、非职业性中暑监测及以场所为基础的健康教育与健康促进等工作；开展多项课题研究，包括游泳池水质调查、集中式空调冷却水调查、超市卖场危害因素调查、垃圾处理场所周边地区环境调查等。

2004～2009年南汇区环境卫生监测情况表

表10-9-6

年份	检测户数（户）	微生物指标			现场指标		
		样品数（个）	样品合格数（个）	样品合格率（%）	样品数（个）	样品合格数（个）	样品合格率（%）
2004	1178	2932	2880	98.2	946	917	96.9
2005	804	3957	3777	95.4	2144	2088	97.4
2006	366	1976	1793	90.7	1489	1226	82.3
2007	743	2017	2007	99.5	4720	4670	98.9
2008	725	8106	7963	98.2	12486	12260	98.2
2009-06	564	3978	3944	99.1	12209	12197	99.9

2000～2004年，饮水卫生由南汇区（县）卫生局卫生监督所负责，南汇区（县）疾病预防控制中心提供技术支撑。2004年，饮水卫生由南汇区卫生局卫生监督所转入南汇区疾病预防控制中心。2005年始，南汇区对区内水源水及出厂水每季度进行一次全覆盖采样，在供水所覆盖的各个乡镇布设末梢水监测点24个，二次供水监测点14个，每季度进行一次全覆盖监测。通过对水中与健康相关的有机物的监测，掌握南汇地区饮水中存在的有机物种类和污染水平，了解南汇区有机物污染较严重地区饮用水致突变性情况，为政府实施改良供水水质措施提供依据。至2009年8月，南汇区有水厂18座，其中4座为地面水厂，6座为水库泵站，8座为深井水。日供水能力达到50余万吨。

2005～2009年南汇区水质监测情况表

表10-9-7　　单位：%

年度	季度	水源水合格率	出厂水合格率	二次供水合格率	管网水合格率	年度	季度	水源水合格率	出厂水合格率	二次供水合格率	管网水合格率
2005	一季度	88.33	89.48	90.38	90.11	2006	一季度	100.00	94.65	90.48	93.37
	二季度	96.67	93.52	89.80	91.07		二季度	100.00	93.98	95.83	94.91
	三季度	100.00	92.22	90.66	89.29		三季度	85.71	89.17	91.67	91.33
	四季度	90.00	92.52	90.30	98.81		四季度	88.60	91.70	95.70	96.70

续表 10-9-7　　单位：%

年度	季度	水源水合格率	出厂水合格率	二次供水合格率	管网水合格率	年度	季度	水源水合格率	出厂水合格率	二次供水合格率	管网水合格率
2007	一季度	100.00	94.21	93.88	96.43	2008	二季度	73.33	80.77	78.26	73.91
	二季度	93.75	96.98	94.91	94.06		三季度	86.67	95.83	72.73	72.73
	三季度	93.33	94.44	92.41	93.13		四季度	83.33	97.22	98.05	98.92
	四季度	96.88	93.43	98.21	94.06	2009	一季度	71.43	93.00	94.40	90.00
2008	一季度	81.67	94.53	95.96	94.98		二季度	88.46	93.00	99.50	98.10

第十节　疾病预防和应急处置

一、社区疾病综合防治

2004年3月，《上海市社区疾病综合防治工作方案》（试行）及2006年8月《上海市人民政府关于本市贯彻〈国务院关于发展城市社区卫生服务的指导意见〉的实施意见的通知》下发后，南汇区加快推进社区卫生服务建设的步伐。自2007年始，南汇区疾病预防控制中心对社区卫生服务中心从事疾病预防控制工作人员进行全员培训。针对防保院长、防保科长、社区卫生服务科长、基层各防病条线工作人员分别制订培训计划，每年开展为期12个工作日的常规业务培训以及各种突发公共卫生事件应急业务培训。同时，南汇区疾病预防控制中心各业务条线每年对条线负责人进行培训113～158次、参加人员5460～6280人次。

自2007年始，南汇区疾病预防控制中心建立社区综合防治工作例会，每月25日召开由社区防保科长和社区卫生服务科科长参加的工作例会，通报指导、督导和质控情况，培训学习业务知识。

各业务科室通过例会及时将工作任务下达，点评反馈对基层的督导检查，听取社区意见建议，形成南汇区疾病预防控制中心与社区中心相互交流的平台，社区综合防治理念不断增强。

实行专业条线月指导，综合业务季督导的质控机制，评估社区疾病预防控制的工作过程和操作规范，提高防控质量水平。将专业条线月指导检查和综合业务季督导检查结果计入平时考核成绩。统一社区督导检查表，以便考核科室督导情况以及社区存在问题。自2007年来，每年开展各类督导检查60余次，内容包括中心全部的业务条线工作。

至2009年6月，全区有乡村医生539人，公共卫生服务员440人。

2009年6月南汇区各社区防保科、卫生服务科人员情况表

表 10-10-1　　单位：人

单位	总人数	年龄情况				学历情况				职称情况			
		≤30岁	31～40岁	41～50岁	＞50岁	初中	高中或中专	大专	本科及以上	初级以下	初级	中级	高级
合计	350	129	95	41	85	30	96	117	107	46	264	39	1
芦潮港	12	6	4	0	2	1	5	2	4	4	8	0	0
泥城	25	13	5	5	2	3	4	13	5	9	15	1	0
书院	23	9	5	5	4	3	5	9	6	0	19	4	0

续表10-10-1

单位：人

单位	总人数	年龄情况				学历情况				职称情况			
		≤30岁	31～40岁	41～50岁	＞50岁	初中	高中或中专	大专	本科及以上	初级以下	初级	中级	高级
万祥	15	4	4	0	7	2	1	5	7	0	10	4	1
新场	32	14	8	5	5	3	6	13	10	10	19	3	0
宣桥	22	10	5	4	3	3	4	8	7	3	16	3	0
惠南	38	10	15	5	8	3	14	18	3	4	30	4	0
祝桥	33	7	10	6	10	2	12	9	10	1	24	8	0
六灶	23	16	2	3	2	2	2	4	15	1	22	0	0
老港	22	8	5	1	8	2	8	5	7	9	11	2	0
大团	32	6	9	2	15	6	13	7	6	1	24	7	0
康桥	30	9	10	0	11	0	7	8	15	0	30	0	0
周浦	19	7	4	3	5	0	9	4	6	0	16	3	0
航头	24	10	9	2	3	0	6	12	6	4	20	0	0

二、突发公共卫生事件应急处置

（一）“非典”疫情应急处理

2003年春，传染性非典型肺炎（以下简称“非典”）疫情发生之前，南汇区疾病预防控制中心应对突发公共卫生事件基本由分管主任或中心主任亲自组织相关科室人员进行调查处置。2003年3月，成立突发事件应急处置突击队，每组由流调2人、消毒1人、采样1人，组成10个小组。南汇区疾病预防控制中心处置首诊不能排除“非典”病例51例，其中当场排除26例，留院观察25例（其中1例转为疑似）；疑似病例3例（南汇区报告1例）。对263位密切接触者实施医学观察。为病人采集样本20人次；疫点消毒2.1万平方米，指导日常性消毒5.4万平方米。在处理2003年“非典”疫情期间，中心预案制定和完善及时，措施得当，疫情处理准确，南汇区非典疫情得到有效控制，未发生确诊病例。

（二）“禽流感”疫情应急处理

2004年1月，康桥地区发生家禽禽流感疫情，南汇区疾病预防控制中心组织突击队员对疫点密切接触者进行细致的流调，对疫点扑杀家禽工作进行个人防护指导，随即对疫点密切接触者17人、疫点扑杀人员104人及疫点3公里范围内一般接触者2000余人进行医学观察，对随后临床报告的3例疑似人感染高致病性禽流感病例进行排除。

（三）“手足口病”疫情应急处理

2008年，卫生部将手足口病纳入乙类传染病管理，重点防控。南汇区疾病预防控制中心迅速成立手足口病防控领导小组，第一时间制订完毕并落实防控预案、工作流程、具体措施。5～8月，托幼机构每周全覆盖督导检查计1087次；病房和门诊全方位督导64次，实施日审核、日报告、日追踪防病措施，手足口病防治显成效，全区无重症病例及死亡病例报告；无暴发疫情报告。

（四）"甲流"疫情应急处理

2009年，世界卫生组织（WHO）将甲型流感（以下简称"甲流"）防控级别提升至最高级（六级），卫生部〔2009〕第8号公告将其纳入乙类传染病，实施甲类防控措施。南汇区疾病预防控制系统先后承担或参与上海市首家留观点临港豪生国际酒店、临港锦江之星的集中医学观察、南华医院对入境可疑人员排查、"甲流"密切接触者追踪等防控工作。至7月13日，南汇区医学留验累计315人，其中：口岸直送305人（均来自机场）、自主就诊4人、密切接触者发热送诊6人。中国内地196例，中国香港地区1例，中国台湾地区12例，中国澳门地区1例，外籍105例。南汇区疾病预防控制中心实验室检测甲型H1N1流感病毒核酸阳性44例，可疑1例，确诊44例。累计开展各类医学（留验）观察570人，其中有1名留验者确诊为甲型H1N1流感病例。南汇区完成密切接触者追踪37人，其中3人被送往集中医学观察点，其余人员均进行居家医学观察。居家医学观察由辖区所在社区卫生服务中心开展，南汇区疾病预防控制中心定期指导。

（五）其他疫情应急处理

2003年1月至2008年12月，南汇区疾病预防控制中心及时、准确处理各类传染病突发事件96起，并协助南汇区动物疫病预防控制中心处理动物布鲁氏杆菌病疫情2起。

第十一节　精神病防治和康复

一、管理机构

1980年，南汇县精神病防治康复工作领导小组成立，由南汇县分管卫生工作的副县长任组长，卫生、公安、民政部门领导任组员。1990年，全县完成精神疾病普查及建卡工作（4731人），同时建立南汇县、镇（乡）、村（居）委三级防治网络，逐渐健全各类管理制度；与全县Ⅰ、Ⅱ类重型精神病人与其家属签订"监护责任书"；建立村（居）委看护网398个。1994年，南汇县政府为加强对精神病防治管理工作的领导，充实调整精神病防治领导小组，由南汇县分管卫生工作的副县长任组长，卫生、公安、民政、财政、残联、教育、劳动、精卫中心等单位的分管领导为组员；制定和实施全国残疾人康复工作办公室要求的"九五"精神病防治康复规划与方案，完善各级、各项工作制度，开设社区精神疾病患者家庭病床。经1996～1997年的复查、摸底，南汇县精神卫生中心基本掌握全县人口精神病患病情况：全县有精神病人5205人，患病率由原6.65‰提高到9.34‰，上升2.69‰。1997年底，完成建档立卡和监护管理。

1996年起，每年10月10日"世界精神卫生日"和4月7日"世界卫生日"，南汇区（县）组织开展精神卫生宣传活动，使精神病防治和心理卫生知识逐渐被人民群众所知晓，各级政府、社会各界对精神卫生工作重视程度不断增强，社会对精神病人的偏见和歧视有所消除，精神病患者这一弱势人群受到各方关爱。2002年是宣传、贯彻、落实全国第三次精神卫生工作会议精神、《中国精神卫生规划（2002～2010年）》、《中国残疾人事业"十五"计划纲要》及《上海市精神卫生条例》重要之年，根据上海市、南汇区年初制定的精神卫生工作计划要点，按照"预防为主、防治结合、重点干预、广泛覆盖、依法管理"的工作原则，南汇区精神卫生办、精神卫生中心防治科全体医务人员，历时62个工作日，对全区精神病患者的表卡更新。据统计：全区有各类精神病患者5700人，占全区总人口8.14‰。有Ⅰ类271人、Ⅱ类186人、Ⅲ类624人、Ⅳ类4619人。宣传培训和健康促进工作进一步加强，坚持精神卫生宣传日的专题宣传和平时的宣传咨询活动外，每年还对社区卫生服务中心及农场医院的精防兼职医生进行为期7天的业务培训；根据卫生部下发的精神卫生宣传教育核心信息和知识要点，制作多媒体对各镇防保人员、联村医生、乡村医生、公共卫生干部等进行精神卫生基础知识系统培训；对水产大学、海事大学及中小学生开展学生心理卫生知识讲座。

二、防制措施

1997～2001年，南汇县先后制定《关于贫困精神病人住院费用分级负担的办法》、《关于贫困肇事肇祸精神病人住院费用分级负担的办法》等文件。2004～2009年，有1750人次获得免费服药卡（每位病人每年免费500元）。各镇精防兼职医生每月定期随访指导、免费送医送药上门。如发现患者病情不稳，及时送院治疗。这一系列的措施使贫困精神病人和贫困肇事肇祸精神病人得到减免费治疗，有效地防止重大肇事肇祸事件的发生，维护社会的稳定。

“解锁工程”（精神病患者因贫困未治疗而被关锁，经治疗病情好转或缓解后回归社会），从1990年起，每年进行排摸调查，实行送医送药免费上门治疗。18年间调查出49例，其中9例死亡，38例解锁并在巩固治疗中，有3例难治的关锁病人于1999年在上海武警医院实施脑外科立体定向手术，得以解锁，回归社会。此项“解锁工程”于1999年被评为“南汇县百件好事”之一。2000年，通过全国精神病防治康复评估验收，南汇县成为全国第二批精防康复工作合格县，南汇县精神卫生中心被评为上海市“九五”精神病防治先进集体。2001年，南汇区有解锁病人34人，得到精神病防治兼职医生的定期随访，病情稳定。至2002年，南汇区23名关锁病人全部解锁，无新发关锁或复锁精神病人事件。为确保“创建文明城区”无新发关锁或复锁精神病人事件的发生，制订南汇区创建文明城区精神卫生工作实施方案，落实社区、住院、寄养及康复机构安置的减免治疗及随访监管工作。至2009年3月，全区解锁的23名精神病人全部落实防治康复措施，其中住院治疗5人、在社区监护看管8人；在区寄养院6人；在镇敬老院4人。未发生复锁及新发关锁精神病人事件。

三、防制评估

2004年7月28日，南汇区疾病预防控制精神卫生分中心成立，体现政府在公共职能方面的转变。扩大和调整现有精神卫生专业机构的服务方向和重点，强化治疗、康复方面的技能培训和指导。发放贫困病人减免“慈善医疗卡”583张，完成精神分裂症治疗率调查2697例。经调查，全区精神分裂症病人治疗率53%，比以往调查结果提高27%。

2006年12月底，全区有在册登记各类精神疾病病人5581人，占全区总人口8.57‰，分布于15个中心镇、村。其中：精神分裂症2980人；精神发育迟滞1530人；器质性精神障碍205人；癔症、应激相关障碍268人；心境障碍（情感性精神疾病）473人；精神活性物质所致30人；其他精神障碍和心理障碍95人。精神病人数比2000年增加9.03%。同年11月，出台《南汇区无业贫困精神病人免费服药项目实施办法》，完成全程调查审核发证工作。采取各镇精防兼职医生代配药，联村医生或乡村医生送药到家一条龙服务。南汇区精神卫生中心负责把关、业务指导、质量监控、信息管理等。12月底，有417名贫困无业精神病人列入上海市免费服药名单，165名贫困无业精神病人享受南汇区定点精神科门诊免费治疗。2007年，南汇区有在册精神病人638人（其中：上海市免费服药病人369人，南汇区残联、民政慈善帮困卡服药病人269人）均获得上海市、南汇区两级门诊免费服药。免费门诊基本医疗救助，提高精神病人的治疗率。全区精神分裂症治疗率61.65%，情感性精神病治疗率为61.83%。2008年3月1日，为适应社会需要，提高全区人民的精神卫生保健水平。南汇区精神卫生中心心理咨询门诊开诊。2009年3月10日至15日，南汇区精神卫生中心、疾病预防控制中心（CDC）人员会同全市近百名调查人员在泥城和六灶两个样本镇开展2000人份的居民心身健康调查工作。旨在了解上海市精神疾病和精神卫生问题的现状，为制定上海市防治策略和规划上海市精神卫生服务体系和服务资源，提供有力依据。同年12月7日至28日，南汇精神卫生中心对在册5800名精神病人，以村（居）委为单位开展现场评估，风险评估显示：重型精神病人5616人，2级以上精神病人408人，其中188人已住院，其余220人在复评后落实住院，并在以后的工作中不断进行动态跟踪调查。

1985年至2009年9月，上海市精神病防治办公室、上海市精神卫生中心及南汇区（县）领导先后到南汇区（县）精神卫生中心（精神病防治院）指导、调研，慰问、关爱精神病患者和医务人员，给精神卫生工作及全体精神卫生工作者以支持和鼓舞。

第十二节 结核病防制

肺结核是一种慢性呼吸道传染病，解放前及中华人民共和国成立初期，由于人民群众生活水平低下，缺医少药，肺结核流行十分严重，疫情得不到控制，是造成死亡和社会劳动力下降的主要疾病之一。

一、普查与防治

1958年，南汇县开展结核病防治工作。上海市结核病防治所选派医疗小组在书院乡人民医院筹建疗养院，设简易病床50张，支援100毫安X光机1台，集中收治一批重症肺结核病人。经3年时间，收治病人100多例。

1960年，南汇县中心医院在内科病房开设8张肺结核病人专用床位和肺科门诊，每周门诊3天。是时，肺结核病人较多，每天门诊量数十人，有时多达近100人。同时，在门诊建立肺结核传染病登记制度，为掌握全县肺结核疫情打下基础。

1965年，南汇县中心医院组建肺科，开设床位30张，有肺科医生4人，护士7人，承担全县肺结核诊治工作。同期，还开展卡介苗接种工作，对有肺结核密切接触史者进行接种，南汇县中心医院产科对新生儿进行初种。以后，全县各卫生院也相继始卡介苗初种工作。

1973年5月，南汇县中心医院肺科迁至南汇县工农兵医院，床位增加至46张。1974年起，在上海市结核病防治所帮助下，南汇县结核病的防、查、治、管工作始有系统展开。由上海市结核病防治所和南汇县工农兵医院肺科医护人员组成的结核病防治小分队，深入全县农村、街道，逐村、逐组进行胸透，历时2年多，用随机抽样方法完成X线胸透112117人次。全县查到活动性肺结核病人5706例，非活动性病人1285例，平均患病率为9.72‰。当时条件非常艰苦，胸透暗室是利用空余农舍，由小分队人员自行改建，室内红灯是用红纸裹住一般白灼灯改成，用的是50毫安X线机。随着结防工作的深入，1976年4月，南汇县结核病防治所成立。培训带教一批卫生院肺科医生及大队“赤脚医生”，初步建成以南汇县结核病防治所、卫生院肺科医生和大队“赤脚医生”为一体的肺结核三级防治网络，为有计划、有步骤地实施各项防治措施奠定基础。1978年，南汇县结防所配合宣桥、下沙、航头、新场、黄路等卫生院完成1137个病人的X线复查，新场公社6个大队的普查，惠南公社卡介苗反应的X线复查。

1979年，航头公社果园大队、坦直公社祝桥大队被列为全国流行病学调查点；书院公社团结大队、盐仓公社陆楼大队、三墩公社邵村大队、果园公社二工区、横沔公社高西大队被列为上海市流行病学调查点。全县组建流行病学调查小分队，用半年时间完成15周岁以上常住人口x线的胸透。15周岁以下者接种结核菌素，阴性者接种卡介苗，阳性者亦胸透，透视可疑者均摄胸片，实查10541人，占全县总人口的1.68%。

1982年，南汇县结核病患病率已由1974年的9.72‰，下降到2.45‰。

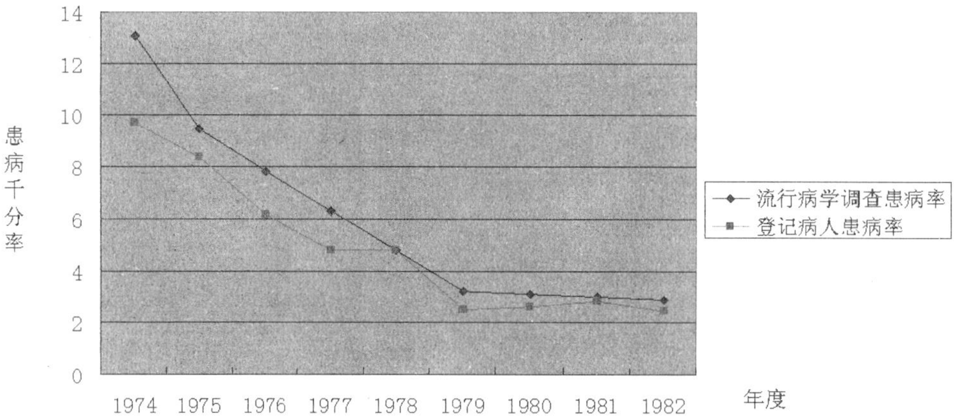

图10-12-1 1974～1982年南汇县肺结核患病率示意图

1979～2000年，根据卫生部及上海市结核病防治所统一布置，南汇县先后开展4次肺结核病流行病学调查及重点人群检查。据调查统计显示，南汇县肺结核发病率较高，且以老年男性为主，肺结核隐匿情况较严重，在已掌握的肺结核病人之外，尚有50%病人散布在全县各村镇，对周围健康人群造成威胁。

1985年，学习上海市普陀区结核病防治所建立肺结核、肺癌早发现网的经验，南汇县各医疗单位始建立以结核病防治医生为主，各相关科室（中西内科门诊、放射科）为辅的肺结核、肺癌早发现网。对有呼吸道症状二周以上的病人作胸部X线检查，发现有可疑阴影作摄片及痰涂片找结核菌检查，肺结核的检出率提高。1992～2001年，全县肺结核早发现网内中西医门诊5466104人次，胸透284530人次，查出肺结核病人1277人，其中菌阳病人435人，菌阴病人842人。

2002年，将全区肺结核X线检查读片会改成全区肺结核化疗管理例会，以规范全区肺结核的诊断、治疗、更改方案及其转组，同时例会又是全区结防工作人员共同学习交流的重要方式。

2003年1月1日起，南汇区结核病防治院的肺结核预防功能转入南汇区疾病预防控制中心。2004年3月，南汇区疾病预防控制中心成立性病艾滋病结核病防治科，全面负责承担全区各基层医疗机构疑似肺结核病人的转诊——肺结核的定诊、肺结核的初报以及菌阳肺结核病人和对症的初治治疗工作，同时加强宣教工作，为病人完成全疗程治疗打下良好基础。

2007年6月起，为调整南汇区卫生系统医疗资源，南汇区结核病防治院的肺结核病诊治功能转移至南汇区南华医院。

经过30多年的辛勤工作，严重危害人民群众身体健康的肺结核得以遏制。

1976～1984年南汇县肺结核病防治情况表

表10-12-1

年份	健康检查（人）	查痰（人次）	门诊（人次）	家庭病床（人）	家访（人次）
1976	7852	1100	15125	—	4811
1977	34440	1922	20992	59	8809
1978	34686	2136	34336	45	4859
1979	57972	2412	27054	—	2216
1980	37110	2813	19078	—	399
1981	53488	3046	18083	—	1741
1982	56684	3830	18965	—	5390
1983	68628	5246	23925	—	6323
1984	64049	7573	14334	—	7113

1984～2007年南汇区（县）肺结核疫情情况表

表10-12-2

年份	发病情况				死亡率（/10万）		
	发病数（人）	发病率（/10万）	菌阳发病数（人）	菌阳发病率（/10万）	总结核	肺结核	肺外结核
1984	417	62.4	154	23.0	11.06	10.62	0.45
1985	407	60.6	178	26.5	7.74	7.74	0
1986	285	42.2	144	21.3	7.70	7.26	0.44
1987	364	53.4	204	29.9	9.89	9.40	0.49
1988	304	44.2	152	22.1	7.42	6.69	0.73
1989	343	49.5	126	18.2	7.10	6.80	0.29
1990	285	40.9	124	17.8	7.61	7.47	0.14
1991	363	51.9	168	24.0	6.86	6.86	0
1992	249	35.5	114	16.2	5.27	5.27	0
1993	267	38.0	111	15.9	4.70	4.55	0.14
1994	255	36.3	88	12.5	6.26	5.69	0.57

续表 10-12-2

年份	发病情况				死亡率（/10万）		
	发病数（人）	发病率（/10万）	菌阳发病数（人）	菌阳发病率（/10万）	总结核	肺结核	肺外结核
1995	181	25.8	73	10.4	3.70	3.70	0
1996	267	38.1	99	14.1	3.57	3.57	0
1997	377	53.9	128	18.3	4.72	4.58	0.14
1998	301	43.2	94	13.5	3.59	3.16	0.43
1999	251	36.2	84	12.1	3.75	3.46	0.29
2000	216	31.3	101	14.6	2.75	2.61	0.14
2001	230	33.3	108	15.6	3.33	3.19	0.14
2002	251	36.3	93	13.4	3.03	2.89	0.14
2003	176	25.3	70	10.1	2.73	2.73	0
2004	172	24.5	88	12.5	2.01	2.01	0
2005	211	29.6	102	14.3	1.93	1.83	0.10
2006	143	19.8	82	11.3	2.32	2.32	0
2007	171	23.4	88	12.0	1.78	1.78	0

2002～2008年南汇区结核病发病情况表

表 10-12-3　　单位：/10万

年份	全人口	本市户籍	外地户籍
2002	39.61	36.27	88.05
2003	25.25	25.28	25.12
2004	23.48	24.45	20.27
2005	26.58	29.58	18.01
2006	18.87	19.78	17.20
2007	21.03	23.40	16.81
2008	22.40	23.95	19.85

说明：结核病从2002年起增加外地户籍人口的发病率统计。

二、减免费治疗

1980年起，上海市结核病防治所下拨专款，对肺结核病治疗时间长，发病人群经济困难，家庭贫困，无力支付医药费的活动性肺结核病人，实行门诊治疗减免。减少因经济问题而自行停药的不规则服药病人，提高规则服药率及治愈率。

1997年，上海市开展肺结核病控制示范区工作。南汇县在示范区试点工作中，对新发现的初治菌阳肺结核病人采用集体和个人共同分担医疗费用方法，由防治科与病人签订结核病控制示范区病人化疗管理督导责任协议书，明确双方义务和权利，医方为患方制订肺结核治疗方案，患方按要求接受治疗，服从督导、按时服药、定期复查、直至完成全疗程。经防治科验收合格，符合治愈标准，给予一次性减免肺结核病药费。

上述方法即为现代控制结核病最有效措施——全程督导化疗（DOTS）。1997～2001年，南汇区（县）有307人纳入示范区，规则服药率及治愈率达95%。2002～2008年，南汇区有1645例纳入DOTS管理，医从性和治愈率提高。

2004年起，实行菌阳病人减免治疗政策，病人与社区卫生服务中心签订治疗协议书，按协议要求，病人规则服药，按时复查，摄胸片，查肝功能及验痰，病人疗程结束，收集资料交化疗管理例会讨论，验收合格，报销全疗程费用。2005年5月1日起，实行疑似肺结核病人首诊免费筛查，使经济困难的病人得到帮助，大大提高肺结核病人的筛选率，至2009年6月，筛查1846人，查出肺结核病人289例，罹患率15.66%。

2006年，对大团、新场镇6个村1164人开展结核病知晓率抽样调查，核心信息总体知晓率为52%。

2007年起，人民政府再次加大肺结核防治经费投入，将免费治疗范围扩大至菌阴肺结核病人。同年起实施第五轮全球基金肺结核项目，对外来流动人口肺结核病人给予交通、营养补贴。使肺结核免费治疗做到全区全覆盖，肺结核病人治疗经费的落实，提高规则服药率和治愈率，为顺利开展防治工作提供有力的保障。2008年，南汇区重点做实疾病预防控制中心（CDC）、结核病定点医院和社区卫生服务中心"三位一体"结核病防治工作模式，加强对流动肺结核病人的全程管理，户籍及外来人口签约管理率分别为95.00%和98.57%，均达到上海市疾病预防控制中心要求。全区由结核病全球基金报销流动人口结核病（菌阳病人23例、菌阴病人20例）的医疗费用39485.50元。至2009年6月，减免上海市户籍和流动人口结核病人727例，向110例流动人口结核病人发放交通营养补贴。

2004～2008年南汇区老年医院（结核病防治院）肺结核病免费治疗情况表

表10-12-4

年度	合计		其中					
	人次	减免金额（万元）	菌阳病人数	减免金额（万元）	菌阴病人数	减免金额（万元）	首诊病人数	减免金额（万元）
2004	96	7.20	96	7.20	—	—	—	—
2005	344	3.69	34	0.50	45	0.55	265	2.64
2006	436	12.00	80	6.50	50	2.20	306	3.30
2007	713	20.49	77	7.93	88	6.26	548	6.30
2008	390	21.34	112	11.40	100	8.11	178	1.83
2009	339	25.16	—	—	—	—	140	1.87

2004～2009年南汇区老年医院（结核病防治院）肺结核病免费治疗情况表

表10-12-5

年份	免费治疗人数（人次）	减免费用（万元）	年份	免费治疗人数（人次）	减免费用（万元）	年份	免费治疗人数（人次）	减免费用（万元）
2004	35	1.50	2006	136	12.08	2008	171	5.70
2005	90	7.56	2007	165	10.27	2009	149	5.79

三、卡介苗接种

南汇区（县）结核病防治所自成立以来，一直承担着全区卡介苗接种及3个月婴儿结核菌素（PPD）试验的工作，防保科定期派专人下基层，督促和把好各产院接种技术关，提高接种质量。至2005年7月，卡介苗接种工作转移至南汇区中心医院。

1976～1984年南汇县卡介苗接种情况表

表10-12-6 单位：人

年度	结核菌素试验数			卡介苗接种人数		
	合计	阳性	阴性	合计	皮内法	划痕法
1976	141016	10256	130760	137110	130760	6350
1977	—	—	—	4245	0	4245
1978	—	—	—	7829	0	7829
1979	125284	15831	109453	114983	107829	7154
1980	—	—	—	7143	0	7143
1981	—	—	—	8161	3954	4207
1982	13919	2494	11425	23225	23225	0
1983	23406	4045	19361	27883	27883	0
1984	17733	3279	14454	19709	19709	0

2002～2004年南汇区各医院卡介苗接种情况表

表10-12-7

年度	3个月婴儿PPD试验		门诊PPD、卡介苗接种人次	
	复查（人次）	PPD阳性率（%）	PPD试验（人次）	接种（人次）
2002	4566	90	1068	5781
2003	4513	98	—	6747
2004	7068	96	—	6929

第十三节 眼病、牙病防治

一、眼病防治

（一）突击性的眼病防治

1960年4～5月，南汇县掀起一个以消灭血吸虫病为中心的“灭十病”运动。其中，全县检查眼病284183人，占应检人数84.6%，查出沙眼52164人，占18.4%，治疗45962人，复查48548人，复治3090人，治愈34018人，治愈率达70.1%（另做白内障手术12例、内翻倒毛手术469人）。

1971年，南汇县内红眼睛病严重流行。7月20日，从上海市区传入，遍及全县。7月23日，中共南汇县委、南汇县革委会向社、镇、场发出《关于积极做好防治急性流行性眼结膜炎的通知》。7月28日晚上10时，召开全县防治红眼病的广播大会，发10000份防治红眼病的材料。7月30日、31日分别召开卫生院负责人，社、镇、场负责人会议进一步部署。至7月31日，全县红眼睛病人有12490人。劳动玻璃厂900人中发病150多人，4个组停止生产。六灶公社新民大队第4生产队80%以上发病。经广泛发动群众，大搞群防群治。周浦卫生院开设红眼病专科门诊，配制“一见喜”眼药水20000支，供应有关单位防治。全县有180多名医务人员深入第一线，中国人民解放军驻祝桥公社血防小分队与当地卫生人员并肩战斗，使该地区病情很快得到控制。

（二）经常性的眼病防治

1. 组织与宣传

1985年，南汇县防盲领导小组成立。1987年，南汇县眼病防治所成立。南汇区（县）逐步建立、完善三级眼病防治网络，即南汇区（县）眼病防治所—各镇卫生服务中心（乡镇卫生院）—村（校）卫生所（室）三级防治网络，并落实眼防季度例会制度。培训队伍，全区（县）眼病防治医生每年进行业务培训两次，让眼防医生掌握白内障、青光眼、沙眼和红眼病等眼病防治知识。各镇负责培训乡村医生和学校保健老师。

1999年，《南汇眼防简讯》创刊。下发到各镇社区卫生服务中心，起到“承上启下，上通下达”的信息纽带作用，以搞好眼防工作，保障人民身体健康。利用多种形式宣传眼病防治知识，每年6月6日，组织开展爱眼日活动。

2. 防盲治盲

1999年起，全县开展防盲治盲的复明工程，为白内障致盲患者施行复明手术，使他们告别黑暗，重见光明。全县做免费复明手术184人。1999年5月15日，香港国际狮子会、上海市卫生局、上海市残疾人联合会等领导到南汇县光明中医医院检查，对南汇县的白内障复明工程予以充分肯定和赞扬。2007年，上海市政府实施“关爱贫困老人的眼睛，让白内障老人重见光明”、免费为白内障老人施行复明手术的实事项目。南汇区成立复明工程实事项目领导小组，下设项目办公室（在南汇区眼病防治所内）。各镇眼防医生对老年人进行视力筛查并办理贫困白内障复明手术申报。全区普查老年人视力52611人（其中70岁以上老人42416人），申报手术766人，参加术前检查579人，手术适应268人，在曙光医院施行复明手术268人，脱残率86.6%，脱盲率99.2%。

1999～2009年南汇区（县）白内障致盲复明手术情况表

表10-13-1

年度	1999	2000	2001	2002	2003	2004	2005	2006	2007	2008	2009
复明手术人数（人）	184	175	294	267	259	328	704	867	268	168	219

3. 创建工作

1998～2000年，老港、新场、惠南、大团、祝桥、黄路、新港、三灶、泥城9个镇先后创建成上海市防盲和初级眼保健先进镇。2001～2007年，六灶、航头、万祥、书院、盐仓、宣桥、芦潮港、周浦和康桥等9个镇先后创建成上海市防盲和初级眼保健先进镇。南汇区（县）、和各镇为创建工作出资10余万元，用于培训乡村医生，添置眼防用品等。全区完成创建任务。

二、牙病防治

1997年2月，南汇县牙病防治所成立，挂靠在南汇县中心医院，负责全县的牙病普查普治、口腔健康教育、专业业务培训等工作。南汇撤县建区后，南汇县牙病防治所改为南汇区牙病防治所。

（一）防治网络与普查普治

南汇县牙病防治所成立后，建立由南汇县牙病防治所—镇卫生院牙防组—村（校）卫生所（室）组成三级牙病防治网络。建立每年两次的牙病防治工作例会制度，做到年初有计划，年终有考核，坚持“预防为主，以防促治，以治养防，防治结合”的指导思想，贯彻“以社区为范围，家庭为单位，口腔健康为中心，儿童少年为重点对象，一生服务为宗旨”的总策略。

南汇区（县）牙病防治所将牙病普查普治作为全县工作的重点，贯彻“保护牙齿从儿童抓起”的原则，与南汇县教育局联合开展牙病防治活动。每年南汇区（县）牙病防治所向各镇卫生院牙防组布置普查普治计划，对各镇学校的学生进行普查普治，建立牙病档案，进行跟踪监测。南汇区（县）牙病防治所每年对惠南镇三所中学、三所小学的学生进行牙病防治监测。学生患龋率从1997年的45%降为2002年的30%，15岁牙龈炎率从1997年的65%降为2002年的31%，龋病充填率从1997年的中学、小学41%、13%上升为2002年的55%、42%，情况明显好转。南汇区（县）牙病防治所还下部队，到敬老院、聋哑学校等，为军人、老年人、残疾人服务。

1997～2007年南汇区（县）三中三小牙病防治监测点情况表

表10-13-2

年 份	1997	1998	1999	2000	2001	2002	2003	2004	2005	2006	2007
学生数（人）	4233	4379	4755	4838	5952	6806	7922	7610	8029	7536	7280
患龋率（%）	45	31.5	32	43.2	33.5	56.5	54.2	51.7	48.7	46.5	43.1
15岁牙龈炎率（%）	65	55	28	29	29.3	28.6	23.3	25.6	27.1	20.2	21.9
充填率：中学（%）	41	56.9	47	43.6	88.1	53.1	48.7	59.8	57.5	56.8	52.3
小学（%）	13	33.8	37	41.4	51	43.5	44.9	47.3	41.5	42.6	45.8

（二）口腔健康教育

1989年，由卫生部、国家教委等部委联合签署，确定每年的9月20日为全国爱牙日。通过爱牙日活动，广泛动员社会的力量，在群众中进行牙病防治知识的普及教育，增强口腔健康观念和自我口腔保健的意识，建立口腔保健行为，提高全民族的口腔健康水平。中国的龋病、牙周病患者众多，而口腔保健的人力、物力、财力十分有限，解决牙病问题的根本出路在于预防。建立爱牙日是加强口腔预防工作，落实预防为主方针的重要举措。

1997年始，由南汇区（县）卫生局、南汇区（县）牙病防治所、南汇区（县）疾病预防控制中心（防疫站）每年组织开展“六一”儿童节上海市口腔卫生宣传日活动；“9·20”全国爱牙日活动，围绕爱牙日主题和中心口号进行口腔健康宣教活动。在全区（县）各镇设咨询服务点，免费咨询检查服务，发放宣传资料，展出宣传版面，拉横幅；深入社区居民点为群众服务，上口腔保健课，提高人民群众的口腔病防治意识；通过电视台、电台、广播站、《南汇报》、《南汇健康教育报》等媒体宣传口腔病防治知识，取得良好效果。

1997～1998年，发放每户1卡的口腔卫生宣传卡140358张。1998年，在惠南镇地区5所学校的四年级学生中开展口腔卫生中队主题班会竞赛，有17个班级910名学生参与，有刷牙操、歌舞、小品、快板、相声、童话剧等，使学生受到一次生动活泼的口腔卫生知识教育。2000年，开展以“我爱我牙”为主题的“儿童口腔卫生绘画”活动，报送上海市卫生局29幅绘画，其中一幅获奖，培养儿童爱牙意识。2002年度，在南汇区举行为期半个月的“爱牙在每一天——口腔健康教育与促进巡回展”活动，使广大群众受到形象化口腔卫生教育。2003～2004年，以“关注牙周疾病”和“口腔健康与生命”为主题，在群众中进行牙病防治知识的普及教育。2005～2006年，关注孕妇和婴幼儿口腔保健。2007～2008年，开展“迎特奥，促进儿童口腔健康”和“我爱我牙，快乐人生”活动，在青少年中，建立口腔保健行为。2009年，以“有效刷牙，促进牙周健康”为主题，增强自我口腔保健意识，以提高全民族的口腔健康水平。

（三）业务培训

1997年始，南汇区（县）牙病防治所对各镇卫生院牙防专兼职人员业务培训一次，并对学校卫生保健老师及乡村医生进行口腔保健知识培训。提倡“爱牙、健齿、强身”，“健康的牙齿伴你终身”，广泛宣传刷牙“三三制”、“早晚刷牙”，“使用保健牙刷，含氟牙膏”，“竖刷法刷牙”等，提高牙病防治业务水平；作口腔流行病调查，撰写论文，有近20篇论文在省市级会议交流或杂志上发表。

第十四节　生命统计

一、出生统计

1973～2008年，南汇区（县）人口增长维持在较恒定的低水平，除少数年份人口自然增长率较高外，大部分年份均较低。2001～2008年，人口持续7年出现负增长。36年间，南汇区（县）人口净增156471人，年均增加4346人。

根据医疗部门的出生报告和户籍部门申报户籍数核实南汇区（县）的出生人口数。1970～1991年，南汇县出生率均在10‰以上。20世纪90年代以后，南汇区（县）出生率均维持在5‰～9‰之间。

1970～2008年南汇区（县）人口自然变动情况表

表10-14-1

年份	年平均人口数（人）	出生数（人）	死亡数（人）	出生率（‰）	死亡率（‰）	自然增长率（‰）
1970	567096	13616	2469	24.01	4.35	19.66
1971	573719	12587	2618	21.94	4.56	17.38
1972	579085	10812	3277	18.67	5.66	13.01
1973	582105	8628	2969	14.80	5.10	9.70
1974	597346	8817	3171	14.76	5.33	9.45

续表 10-14-1

年份	年平均人口数（人）	出生数（人）	死亡数（人）	出生率（‰）	死亡率（‰）	自然增长率（‰）
1975	605206	8823	3400	13.59	5.62	7.97
1976	616580	9879	3472	16.02	5.63	10.39
1977	627713	10219	3614	16.28	5.76	10.52
1978	636223	9463	3657	14.87	5.75	9.12
1979	636802	9687	3562	15.21	5.59	9.62
1980	637545	9499	3598	14.89	5.64	9.25
1981	648285	13897	3641	21.44	5.62	15.80
1982	657504	14425	3792	21.94	5.77	16.17
1983	664845	10090	4376	15.16	6.58	8.53
1984	668788	7398	4001	11.06	5.98	5.08
1985	671525	7150	4011	10.65	5.97	4.68
1986	675119	9513	3824	14.09	5.66	8.43
1987	681376	6666	4188	9.78	6.15	3.63
1988	687278	10038	4073	14.6	5.92	8.23
1989	692327	10478	4206	15.13	6.08	9.06
1990	696530	8992	4040	12.91	5.8	7.11
1991	699359	7441	4172	10.64	5.97	4.67
1992	701543	6762	4371	9.64	6.23	3.41
1993	702618	6305	4384	8.97	6.24	2.73
1994	703071	5882	4400	8.37	6.26	2.11
1995	702455	5461	4622	7.77	6.58	1.19
1996	701015	5068	4472	7.23	6.38	0.85
1997	699275	4888	4387	6.99	6.27	0.72
1998	696558	4336	4702	6.22	6.75	-0.53
1999	693013	6381	4449	9.21	6.42	2.79
2000	690682	5173	4384	7.49	6.35	1.14
2001	690399	4012	4388	5.81	6.36	-0.55
2002	692005	4513	4522	6.52	6.53	-0.01
2003	696297	4082	4723	5.86	6.78	-0.92
2004	703415	4403	4453	6.26	6.33	-0.07
2005	713283	3573	4845	5.01	6.79	-1.78
2006	723085	4473	4494	6.19	6.22	-0.03
2007	730669	4916	4603	6.73	6.3	0.43
2008	738576	4588	4818	6.21	6.52	-0.31

说明：出生率表示某地某年平均每千人口中出生（活产）人数，是一个最基本的出生指标。

二、期望寿命

解放前，南汇地区居民的平均期望寿命只有35岁。

解放后，随着人民的生活质量不断提高，社会医疗保障体系的逐步完善，社区的各项卫生保健服务有很大发展，居民的平均期望寿命有很大提高。2008年，南汇区居民平均期望寿命81.53岁，其中男性78.69岁、女性84.26岁。

1973～2008年南汇区（县）居民平均期望寿命情况表

表10-14-2

年份	平均期望寿命（岁）		年份	平均期望寿命（岁）		年份	平均期望寿命（岁）	
	男性	女性		男性	女性		男性	女性
1973	69.86	75.63	1985	70.12	75.08	1997	73.14	79.02
1974	68.41	73.75	1986	70.95	77.19	1998	72.5	78.13
1975	67.4	74.08	1987	70.85	77.83	1999	73.19	78.57
1976	68.22	73.92	1988	70.35	77.04	2000	73.23	76.14
1977	68.48	74.45	1989	71.04	77.83	2001	73.21	79.2
1978	68.15	73.91	1990	72.29	78.73	2002	72.7	79.15
1979	69.58	74.59	1991	72.05	78.3	2003	73.02	78.36
1980	70.05	75.81	1992	72.77	77.31	2004	77.33	82.62
1981	68.89	74.3	1993	72.48	78.95	2005	76.91	82.91
1982	69.43	73.93	1994	72.38	78.81	2006	77.44	83.03
1983	67.95	73.79	1995	72.31	78.4	2007	77.64	83.46
1984	69.02	74.74	1996	72.57	79.03	2008	78.69	84.26

三、死因统计

（一）参与中国死因报告质量调查项目

2002年，卫生部应用世界卫生组织绩效评价框架对中国死因报告系统的报告质量以及系统的能力进行评估，在全国范围内随机抽取7个大城市和20个农村监测点，南汇区作为其中的一个农村监测点。南汇区卫生局、南汇区疾病预防控制中心具体负责，从死因数据库中整理2002年6月1日至11月30日南汇区户籍的全部死亡资料，填写数据登记表，上报中央项目组（由中央项目组随机抽样后，返回250例病例）。遵照中央项目组返回的农村抽样单，填写表（死亡医学证明书），参照编码原则编写调查编号和死者姓名，根据选取的病例，填写话语解剖量表的编号和相关信息进行调查。2003年初，启动入户调查100多户，调查成功率和调查质量均居全国各调查点前列。同年8月27日，经世界卫生组织（WHO）项目组专家Cha1apatiRao和中国医学科学院有关专家到南汇区实地考察、复查，通过考核评估。

（二）死因顺位

从2002年起，按《国际疾病分类》ICD-第10版，中国现有死亡分类有53项。按照国际疾病分类编码，每年排列出南汇区（县）主要死因顺位。南汇区（县）居民前3位的死因是呼吸系病、恶性肿瘤、循环系病，传染病死因已退居第7位。

1985～2008年南汇区（县）人口主要死因顺位（前10位）情况表

表10-14-3

疾病分类	1985	1986	1987	1988	1989	1990	1991	1992	1993	1994	1995	1996	1997	1998	1999	2000	2001	2002	2003	2004	2005	2006	2007	2008
	各年度死因顺位/（占总死亡数%）																							
呼吸	5	3	3	1	1	1	2	1	1	2	1	3	3	3	3	3	3	3	3	3	3	3	3	3
系病	10	10.52	11.41	27.06	28.93	28.47	26.13	26.08	26.67	25.05	26.35	24.73	23.27	21.27	20.81	19.73	18.12	19.46	18.7	16.71	16.24	13.77	14.77	13.89
恶性	2	2	2	2	2	2	1	3	3	3	3	2	2	2	1	1	1	1	1	1	1	1	1	1
肿瘤	21.07	22.43	22.67	24.18	24.27	23.94	26.51	23.31	23.59	22.68	23.49	24.75	25.12	25.16	26.95	28.4	30.33	29.28	28.35	29.67	30.24	34.6	32.13	31.11
循环	1	1	1	3	3	3	3	2	2	1	2	1	1	1	2	2	2	2	2	2	2	2	2	2
系病	26.4	42.66	39.32	21.61	21.4	22.7	22.82	24.69	23.7	25.09	25.14	26.94	27.47	27.14	25.74	23.93	23.13	24.24	25.15	26.39	26.83	27.3	27.59	30.82
损伤	4	4	4	4	4	4	4	4	4	4	4	4	4	4	4	4	4	4	4	4	4	4	4	4
和中毒	10.42	9.31	10.06	10.43	9.32	9.08	9.04	8.74	9.63	9.6	9.28	9.01	8.89	9.59	7.8	9.47	9.3	8.89	9.78	9.7	9.02	8.12	7.71	7.43
消化	6	6	7	5	5	5	5	5	5	5	5	5	5	5	5	5	5	6	6	5	6	5	6	6
系病	2.67	2.7	2.14	3.44	4.02	3.86	4.12	4.16	4.36	4.66	3.44	3.19	3.69	3.36	3.26	3.3	3.28	2.92	2.37	2.85	3.53	2.94	3.32	3.3
传染	7	5	5	6	6	7	6	6	6	—	6	6	6	6	6	6	6	5	7	7	8	7	7	7
病	1.52	4.45	3.85	2.33	1.74	1.34	3.04	2.56	2.71	—	3.29	2.79	2.55	3.15	3.25	2.85	3.17	2.96	2.27	2.31	2.21	2.18	1.65	1.47
新生儿	—	7	6	7	7	6	8	9	—	—	10	—	—	—	—	—	—	—	—	—	—	—	—	—
疾病	—	2.47	2.84	2.28	1.24	1.76	1.13	1.08	—	—	0.45	—	—	—	—	—	—	—	—	—	—	—	—	—
泌尿	10	9	8	8	8	9	7	8	8	8	8	8	8	8	9	9	9	8	8	9	—	8	8	9
系病	1.02	1.27	1.23	1.3	1.17	1.24	1.22	1.35	1.19	1.07	1.41	1.23	1.34	1.28	1.57	1.28	1.03	1.66	1.4	1.41	—	1.02	1.35	0.73
肺结	8	—	—	9	9	8	—	—	—	—	—	—	—	—	—	—	—	—	—	—	—	—	—	—
核	1.3	—	—	1.13	1.12	1.29	—	—	—	—	—	—	—	—	—	—	—	—	—	—	—	—	—	—
寄生	—	—	9	10	10	10	—	—	—	6	—	—	—	—	—	—	—	—	—	—	—	—	—	—
虫病	—	—	0.78	0.88	0.93	0.69	—	—	—	3.61	—	—	—	—	—	—	—	—	—	—	—	—	—	—

续表10-14-3

疾病分类	各年度死因顺位 /（占总死亡数 %）																							
	1985	1986	1987	1988	1989	1990	1991	1992	1993	1994	1995	1996	1997	1998	1999	2000	2001	2002	2003	2004	2005	2006	2007	2008
精神病	—	10	10	—	—	—	9	7	7	7	7	7	7	7	7	8	8	9	9	8	9	8	9	10
	—	0.87	0.73	—	—	—	0.98	1.42	1.69	2	1.84	1.77	2.21	2.13	1.98	1.85	1.48	1.08	1.14	1.48	1.11	1.02	1.15	0.68
内分泌代谢免疫病	—	—	—	—	—	—	10	—	9	9	9	9	9	9	8	7	7	7	5	6	7	6	5	5
	—	—	—	—	—	—	0.93	—	1.03	0.8	0.91	1.16	1.21	1.21	1.73	2	2.3	2.34	2.73	2.52	2.37	2.89	3.48	3.86
先天异常	—	—	—	—	—	—	—	10	—	—	—	—	—	—	—	—	—	—	—	—	—	—	—	—
	—	—	—	—	—	—	—	0.85	—	—	—	—	—	—	—	—	—	—	—	—	—	—	—	—
神经系病	9	—	—	—	—	—	—	—	10	10	—	10	10	10	10	10	10	10	10	10	10	10	10	8
	1.07	—	—	—	—	—	—	—	0.64	0.6	—	0.54	0.75	0.6	0.7	0.66	0.64	0.69	0.49	0.88	0.97	0.78	0.85	1.22
脑血管病	3	—	—	—	—	—	—	—	—	—	—	—	—	—	—	—	—	—	—	—	—	—	—	—
	16.98	—	—	—	—	—	—	—	—	—	—	—	—	—	—	—	—	—	—	—	—	—	—	—
其他疾病	—	8	—	—	—	—	—	—	—	—	—	—	—	—	—	—	—	—	—	—	5	—	—	—
	—	1.46	—	—	—	—	—	—	—	—	—	—	—	—	—	—	—	—	—	—	4.71	—	—	—

（三）死亡原因

下表是南汇区（县）居民1985年、2001年、2007年按17大类死因统计分类表，每5岁一组统计死亡数，从1985年死亡绝对数分析，各年龄组的死亡数相差很大。0岁组较高，以后随年龄增长而迅速下降，到10～14岁时，死亡数降到最低值。此后略有上升，在40岁以前仍处于较低水平。40岁以后，死亡数随年龄而增高，到老年期达很高水平。2007年与1985年相比，新生儿死亡数有明显下降，与推广新法接生，加强孕产妇保健等工作有关。

1985年南汇县居民病伤死亡原因分类情况表

表10-14-4　　　　单位：人

死因分类	合计	年龄组（岁）																		
		0～	新生儿	1～	5～	10～	15～	20～	25～	30～	35～	40～	45～	50～	55～	60～	65～	70～	75～	80～	85～
总计	4011	143	92	101	40	21	41	59	68	67	85	86	87	181	220	316	378	513	620	985	0
(1)传染病和寄生虫病	185	6	2	3	1	1	3	4	3	5	11	11	7	22	19	22	21	11	18	17	0
其中：结核病	52	0	0	0	0	0	0	0	0	1	1	1	1	6	6	7	8	7	8	6	0
(2)肿瘤	845	1	0	4	3	5	5	12	17	16	20	36	43	77	78	103	120	123	98	84	0
(3)内分泌代谢免疫病	20	0	0	0	0	1	0	0	1	0	0	0	1	1	2	1	2	1	5	5	0
其中：糖尿病	18	0	0	0	0	0	0	0	1	0	0	0	1	1	1	1	2	1	5	5	0
(4)血液造血器官疾病	8	1	1	0	0	0	0	0	0	0	1	0	0	1	1	1	1	1	1	0	0
(5)精神疾患	31	0	0	0	0	1	1	0	1	2	1	1	0	1	2	2	5	3	1	10	0
(6)神经系统疾病	12	1	0	0	0	2	0	1	3	1	0	0	0	1	1	2	0	0	0	0	0
(7)循环系统疾病	1741	9	0	3	3	2	5	8	6	9	10	17	19	43	67	136	152	265	370	617	0
其中：心血管病	1060	9	0	3	3	2	5	8	6	9	9	13	15	26	45	87	90	159	203	368	0
脑血管病	681	0	0	0	0	0	0	0	0	0	1	4	4	17	22	49	62	106	167	249	0
(8)呼吸系统疾病	401	20	7	9	1	0	2	1	1	4	2	3	1	8	12	21	42	56	75	143	0
(9)消化系统疾病	107	4	1	1	1	0	0	1	2	0	2	0	4	7	8	8	13	16	22	18	0
(10)泌尿生殖系统疾病	41	0	0	1	1	0	0	0	3	2	4	1	4	3	4	2	4	2	4	6	0
(11)妊娠分娩产褥症	2	0	0	0	0	0	0	2	0	0	0	0	0	0	0	0	0	0	0	0	0
(12)肌肉骨骼结缔组织	0	0	0	0	0	0	0	0	0	0	0	0	0	0	0	0	0	0	0	0	0
(13)先天异常	13	10	5	1	1	0	1	0	0	0	0	0	0	0	0	0	0	0	0	0	0
(14)新生儿疾病	77	77	72	0	0	0	0	0	0	0	0	0	0	0	0	0	0	0	0	0	0
(15)其他疾病	63	2	0	1	2	0	0	1	0	1	0	2	0	1	1	4	4	10	7	27	0
(16)诊断不明	47	0	0	0	0	0	0	0	0	0	1	0	0	0	0	0	0	5	6	35	0
(17)损伤和中毒	418	12	4	78	27	9	24	29	31	27	33	15	8	16	25	14	14	20	13	23	0

说明：年龄别死亡率，是一地某年某年龄（组）死亡人数与该年龄平均人口数的比值，通常以每千人口为单位。

2001 年南汇区居民病伤死亡原因分类情况表

表 10-14-5　　　　单位：人

死因分类	合计	年龄组（岁）																		
		0～	新生儿	1～	5～	10～	15～	20～	25～	30～	35～	40～	45～	50～	55～	60～	65～	70～	75～	80～	85～
总计	4388	19	11	5	6	8	16	21	32	48	86	107	166	182	220	248	402	530	701	660	931
(1)传染病和寄生虫病	139	0	0	0	0	1	1	1	0	8	3	8	14	10	14	12	16	12	24	9	6
其中：结核病	22	0	0	0	0	0	0	0	0	2	0	0	0	1	0	0	4	4	9	1	1
(2)肿瘤	1333	0	0	1	1	1	3	4	9	13	31	47	70	101	94	140	205	227	185	135	66
(3)内分泌代谢免疫病	101	0	0	0	0	0	0	0	0	0	0	1	2	1	7	5	14	24	22	14	11
其中：糖尿病	99	0	0	0	0	0	0	0	0	0	0	1	2	1	6	5	14	23	22	14	11
(4)血液造血器官疾病	9	0	0	1	0	0	0	0	0	0	1	1	1	1	1	0	1	0	1	0	1
(5)精神疾患	65	0	0	0	0	0	1	0	1	1	2	1	3	3	2	1	5	4	8	12	21
(6)神经系统疾病	28	0	0	0	0	0	0	0	1	0	2	0	1	0	2	4	4	5	2	4	3
(7)循环系统疾病	1015	0	0	0	0	0	1	1	2	1	3	6	13	17	38	35	71	110	211	207	299
其中：心血管病	277	0	0	0	0	0	1	0	0	1	0	1	3	5	11	10	12	26	52	54	101
脑血管病	729	0	0	0	0	0	0	1	2	0	3	5	9	12	27	25	58	84	156	151	196
(8)呼吸系统疾病	795	2	0	0	0	0	0	0	0	3	2	4	4	7	12	25	43	90	158	177	268
(9)消化系统疾病	144	0	0	0	0	0	1	0	0	2	6	4	10	3	12	8	11	25	25	19	18
(10)泌尿生殖系统疾病	45	0	0	0	0	1	1	0	1	3	0	2	1	0	3	2	4	6	8	7	6
(11)妊娠分娩产褥症	0	0	0	0	0	0	0	0	0	0	0	0	0	0	0	0	0	0	0	0	0
(12)肌肉骨骼结缔组织	7	0	0	0	0	0	0	0	0	0	0	2	1	0	0	1	1	1	0	1	0
(13)先天异常	15	5	2	1	0	2	0	1	0	0	2	0	1	1	1	0	1	0	0	0	0
(14)新生儿疾病	8	8	8	0	0	0	0	0	0	0	0	0	0	0	0	0	0	0	0	0	0
(15)其他疾病	36	0	0	0	0	0	0	0	0	1	0	0	0	2	1	0	3	2	4	4	19
(16)诊断不明	240	1	0	0	0	1	0	3	0	1	2	0	2	1	0	2	3	6	14	38	166
(17)损伤和中毒	408	3	1	2	5	2	8	11	18	15	32	31	43	35	33	13	20	18	39	33	47

2007年南汇区居民病伤死亡原因分类情况表

表 10-14-6　　　　单位：人

死因分类	合计	年龄组（岁）																			
		0～	新生儿	1～	5～	10～	15～	20～	25～	30～	35～	40～	45～	50～	55～	60～	65～	70～	75～	80～	85～
总计	4603	14	10	9	4	6	13	17	28	27	55	89	124	209	225	255	351	531	672	854	1120
(1)传染病和寄生虫病	76	0	0	1	0	0	0	0	0	1	1	7	7	8	8	9	9	8	6	8	3
其中：结核病	6	0	0	0	0	0	0	0	0	0	0	0	0	0	0	0	2	1	0	3	0
(2)肿瘤	1479	0	0	0	0	3	2	1	7	9	20	37	65	109	125	139	167	239	244	204	108
(3)血液造血器官疾病	9	0	0	0	0	0	0	0	0	0	0	0	1	1	1	0	2	0	1	1	2
(4)内分泌代谢免疫病	160	0	0	0	0	0	0	0	1	0	1	1	2	5	9	8	16	21	33	27	36
其中：糖尿病	150	0	0	0	0	0	0	0	1	0	1	1	2	5	9	8	16	20	32	26	29
(5)精神疾患	53	0	0	0	0	0	0	2	0	1	1	1	2	4	2	3	1	4	2	10	20
(6)神经系统疾病	39	0	0	1	0	1	1	1	0	2	0	3	1	2	3	3	0	4	7	8	2
(7)循环系统疾病	1270	0	0	0	0	0	0	1	2	1	7	5	10	28	32	31	76	126	205	330	416
其中：心血管病	433	0	0	0	0	0	0	0	2	1	3	1	3	12	11	10	19	37	63	94	177
脑血管病	821	0	0	0	0	0	0	1	0	0	4	4	6	15	19	19	56	88	141	232	236
(8)呼吸系统疾病	680	0	0	0	0	0	0	0	0	0	2	0	3	9	7	19	40	69	104	171	256
(9)消化系统疾病	153	0	0	0	0	0	0	1	0	0	2	3	7	7	9	9	10	15	24	29	37
(10)肌肉骨骼结缔组织	15	0	0	0	0	0	0	0	0	0	1	1	0	1	1	0	2	3	2	2	2
(11)泌尿生殖系统疾病	62	0	0	0	0	0	0	1	0	0	2	1	2	3	2	4	6	9	10	11	11
(12)妊娠分娩产褥症	0	0	0	0	0	0	0	0	0	0	0	0	0	0	0	0	0	0	0	0	0
(13)新生儿疾病	4	4	4	0	0	0	0	0	0	0	0	0	0	0	0	0	0	0	0	0	0
(14)先天异常	18	10	6	1	0	1	1	0	1	0	0	0	0	0	0	2	0	1	0	1	0
(15)诊断不明	39	0	0	0	0	0	1	1	2	1	3	2	1	3	1	4	3	3	2	6	6
(16)其他疾病	191	0	0	1	0	0	0	0	0	0	0	1	0	0	1	0	0	5	8	19	156
(17)损伤和中毒	355	0	0	5	4	1	8	9	15	12	15	27	23	29	24	24	19	24	24	27	65

第十一章　卫生监督　卫生检验检测

20世纪50～70年代，南汇县的公共卫生依据国务院卫生行政部门发布的条例、办法、规定，由各级爱国卫生运动委员会、卫生行政部门和防疫防治机构，以宣传教育、技术指导、相互检查、现场评比、经验交流会等形式实施行政管理，促进公共卫生工作的落实和管理水平的提高，而对个别中毒事故、卫生质量肇事者无法采取行政处罚措施和追究法律责任。1983年《中华人民共和国食品卫生法（试行）》后，食品卫生管理由行政管理走向法制管理轨道。1987年后，公共场所卫生管理、传染病防治、化妆品卫生监督、放射性同位素与射线装置放射防护、职业病防治、食品卫生等法规先后颁布实施，对公共卫生领域中监督管理有法可依，经营者的法制意识也有增强。

20世纪80年代，南汇县仅有食品卫生监督员7人。90年代初，各条线专业卫生监督员达120余人。2003年后，南汇区各条线专业卫生监督员统一为综合卫生监督员，不再分条线执法。

20世纪末至21世纪初，南汇区（县）对卫生监督职能逐步调整：医疗执业监督、血液卫生监督职能、母婴保健技术监督和卫生许可，分别由南汇区（县）卫生局、血液管理办公室、妇幼保健所移交南汇区卫生局卫生监督所。食品、化妆品（流通领域）的监管职能由南汇区卫生局卫生监督所平移至上海市食品药品监督局南汇分局南汇区食品药品监督所；食品、化妆品（生产领域）监督职能移交给南汇区技术监督局管理。2007年后，南汇区卫生局卫生监督所承担生活饮用水卫生、职业卫生、公共场所卫生、学校卫生、放射卫生、传染病防治、医疗执业、母婴保健技术、血液等条线专业卫生的监督管理。

卫生检验检测是为疾病预防控制、卫生监督提供科学依据的技术支持系统。1959年，南汇县防疫站建立化验室。1963年，设置化验组。1980年，设置检验科。2000年，南汇县卫生检验检测所成立，与南汇县疾病预防控制中心实行一套班子两块牌子。2001～2008年，南汇区投入400多万元，添置精密仪器设备。注重检测新技术和新方法的研究开发，不断拓展和扩大检测能力。2004年后，每年开展实验室内部审核和管理评审，改进中心质量管理体系，提高管理质量。2005年，通过国家实验室认可和国家计量认证，成为国家CNAS和MS“双认证”实验室；获准检测能力九大类299项；参加国家和省市间各类能力验证试验及实验室间比对试验，均取得较好成绩。

第一节　卫生监督

一、食品卫生监督

（一）早期监督、管理

解放后，南汇县结合爱国卫生宣传饮食食品卫生，卫生防疫部门主动协助财贸、商业、供销等部门，对食品生产经营单位、食堂等在生产、加工、贮运、销售过程中的卫生状况进行管理、监测，定期和不定期抽样调查，开展奶牛健康检查，发现问题会同有关部门研究处理，防止食品污染和食物中毒发生。

1952年10月22日，南汇县税务局通知，加强对肉品的管理，严格取缔瘟猪肉出售。1953年，南汇县卫生部门在全县10个区推派医务人员26人，严格进行屠宰检验把关，以后逐渐由屠宰部门自行检验。

1954年起，配合有关部门培训炊事员和食品卫生工作人员，进行卫生技术指导，对饮食从业人员、炊事员进行健康检查。凡不宜继续留在工作岗位者，建议暂时停止或调任其他工作。

1963年1月，南汇县卫生科、供销合作社、商业局、粮食局发出关于核发食品行业卫生许可证的联合通知，由南汇县血吸虫病防治站组织力量检查考核，对符合要求者发放合格证。

20世纪70年代起至80年代初，南汇县卫生部门依据《中华人民共和国食品卫生管理条例》、卫生部及上海市颁发的食品卫生标准，对食品生产经营单位、集体食堂进行食品卫生检查和采样检验工作；组织食品从业人员和食堂炊事员开展年度健康体检工作；督促食品生产经营单位和集体食堂对健康体检中患有“五病”〔病毒性肝炎、痢疾、伤寒（包括病原携带者）、活动性肺结核、渗出性或化脓性皮肤病以及其他有碍食品卫生的疾病〕的人员调离接触直接入口食品的岗位或经正规治疗痊愈后复岗的审查工作，预防食物中毒。

1979年后，南汇县卫生部门重点抓食具消毒和“三冷”（冷库保存、冷藏配送、冷柜销售）食品卫生。南汇县水产部门认真检查鱼货质量，落实岗位责任制。

（二）依法监督、检查

1980年5月27～29日，南汇县举办由四大镇卫生办公室、商业站、南汇县饮食服务公司、食品厂、店、购销站等有关公司领导和骨干，宣桥、盐仓、老港公社3个集镇的饭店、点心店负责人60多人参加的食品卫生学习班，学习国务院颁布的《中华人民共和国食品卫生管理条例》，参观上海市区先进单位。

8月12～14日，南汇县供销合作社与爱卫办联合组织有关单位16人突击抽查23个公社集镇，166个饮食食品部门。各部门和门市部订有柜台纪律，商业道德，卫生公约及卫生奖惩制度。被查饮食行业44户中，做到消毒“沸进沸出”的有33户。果品行业34户中，21户备有消毒水。食品部门的酱油缸都加盖，基本上解决生蛆问题。9月22～23日，组织20多人，分3个组，对20个小集镇的饮食食品行业进行第二次抽查，32家饮食店坚持食具消毒的有24家。同时对违反“食品卫生奖惩制度暂行规定”的7个单位、11名个人分别给予罚款。果园饭店停业整顿，航头、彭镇饭店给予限期改进的处理。

1983年7月1日，《中华人民共和国食品卫生法（试行）》实施，南汇县卫生防疫站行使辖区食品卫生监督职责，食品卫生管理从行政管理走向法制管理的轨道。

（三）许可审核、发证

1980年1月始，南汇县对全县饭店、点心店等饮食食品有关的店、厂、作坊等逐个检查，对符合规定的472家发给合格证书。1981年，发证492家；1982年，发证524家。通过加贴凭证，食品卫生和消毒质量提高。1982年1～3月，对县属四大镇的食具、熟食、卤味采样606件，合格513件，合格率比上年上升33.17%。烟糖行业改善仓库保管条件，防鼠防霉，东海、老港等供销合作社建糕点专用仓库；提高牛奶质量，杜绝挤奶用油现象，增添小口奶桶，防止挤奶污染。1982年，从业职工健康检查10276人，受检率95.11%。

1983年7月起，食品生产经营企业和各单位食堂必须自行申请办证，交办证处受理后，经现场审核，凡符合条件者，即予发证，对部分不具备条件者，给予整改，再次现场审核，合格者予以发证。经二次复审未达到要求者不予发证。根据有关法规，对已发证者每年进行复审，符合条件者予以贴花，不符合条件者需整改，符合条件后予以贴花，凡不贴花超过期限者，即予注销。每隔5年，全面进行1次大换证。2001年，南汇区有食品生产经营单位6429户，其中新发证1265户，贴花验证5164户。

1980～2004年南汇区（县）食品生产经营单位新发证、贴花验证情况表

表11-1-1　　单位：户

年份	生产经营户总数	当年新发证户数	验证贴花或大换证户数	注销户数	年份	生产经营户总数	当年新发证户数	验证贴花或大换证户数	注销户数
1980	472	472	—	—	1995	6796	1110	5686	—
1981	492	20	—	—	1996	6026	1478	4548	—
1982	524	32	—	—	1997	6128	1265	4863	—
1988	4019	1481	2538	—	1998	6469	1275	5194	934
1989	5557	1014	4543	—	1999	6201	1028	5173	1296
1990	4307	941	3366	—	2000	6208	1023	5185	—
1991	5585	1429	4156	151	2001	6429	1265	5164	—
1992	8278	2657	5621	—	2002	6954	1522	5453	828
1993	6339	2037	4302	—	2003	8539	1644	5583	972
1994	5636	1289	4347	—	2004	10719	2159	5964	716

（四）健康体检、培训

依据《中华人民共和国食品卫生法（试行）》规定：“凡从事食品生产经营者新上岗前需进行体检和卫生知识培训合格者，每年一次的健康体检（复检）及卫生知识复训合格者，给予发放健康证和培训证”。1992年前，南汇县从业人员健康体检均由当地乡镇以上医疗机构负责体检。1992年后，凡初上岗人员一律在南汇区（县）疾病预防控制中心（南汇县卫生防疫站）进行体检和卫生知识培训，一年一度的健康复检仍在当地镇以上医疗机构，由南汇区（县）卫生监督所（南汇县卫生防疫站）负责卫生知识复训。经培训和体检合格者，在健康证上加盖印章（1996年后，改为每年一卡，原证收回）。

对健康体检查出患“五病”者，必须调离接触直接入口食品的岗位，由南汇区（县）卫生监督所（南汇县卫生防疫站）开具调离通知单，调离率除1982年为83.95%，以及1983～1984年、1994年无统计数据外，其余均达100%。

1982～2001年南汇区（县）食品从业人员健康体检及患“五病”调离情况表

表11-1-2

年份	应检人数（人）	实检人数（人）	检查率（%）	五病人数（人）	检出率（%）	五病调离数（人）	调离率（%）
1982	10804	10276	95.11	81	0.788	68	83.95
1983	11287	11027	97.69	44	0.399	～	～
1984	13986	13845	98.99	92	0.664	～	～
1985	12280	12280	100.00	56	0.456	56	100.00
1986	14498	14498	100.00	53	0.366	53	100.00
1987	16697	16697	100.00	54	0.323	54	100.00
1988	18866	18866	100.00	54	0.286	54	100.00
1989	15902	15902	100.00	17	0.107	17	100.00
1990	20447	20447	100.00	15	0.734	15	100.00
1991	19504	19504	100.00	26	0.012	26	100.00
1992	16468	16468	100.00	18	0.110	18	100.00
1993	23028	22957	99.69	26	0.110	26	100.00
1994	～	～	～	～	～	～	～
1995	11926	11926	100.00	20	0.070	20	100.00
1996	11870	11662	98.10	81	0.690	81	100.00
1997	14271	14271	100.00	65	0.460	65	100.00
1998	14543	14258	98.04	71	0.500	71	100.00
1999	13483	13483	100.00	61	0.470	61	100.00
2000	14233	14233	100.00	65	0.460	65	100.00
2001	14993	14993	100.00	40	0.267	40	100.00

2002～2004年南汇区食品从业人员健康体检发证情况表

表11-1-3

年份	应发单位数（家）	实发单位数（家）	应发人数（人）	实发人数（人）	体检数（人）	合格数（人）
2002	1522	1522	10728	10643	10728	10643
2003	1638	1638	14993	14913	14993	14913
2004	5096	5021	16608	16563	16703	16563

说明：2005年1月起，食品卫生监督由南汇区食品药品监督所负责。

（五）中毒预防、指导

南汇区（县）对食品生产经营单位和集体食堂开展经常性的检查、监测、监督和技术指导，加强从业人员培训和对消费、用膳者的宣教工作，在夏秋季对农村家庭办酒户，落实指导网络，人员经费和药物；对指导人员和有关责任单位列入年终考评的内容，促使防治措施落实。

1982～2004年南汇区（县）集体性食物中毒发病情况表

表11-1-4

年份	中毒起数（起）	中毒人数（人）	查明起数（起）	年份	中毒起数（起）	中毒人数（人）	查明起数（起）	年份	中毒起数（起）	中毒人数（人）	查明起数（起）
1982	7	166	7	1990	1	23	1	1998	3	48	3
1983	4	369	4	1991	1	28	1	1999	1	93	1
1984	4	109	4	1992	3	131	3	2000	6	117	6
1985	3	74	3	1993	0	0	0	2001	6	155	6
1986	2	14	2	1994	4	27	4	2002	0	0	0
1987	2	30	2	1995	3	22	3	2003	0	0	0
1988	1	17	1	1996	0	0	0	2004	0	0	0
1989	1	22	1	1997	4	45	4				

1. 农村家庭办酒户卫生指导

20世纪70年代末80年代初，为防止农村家庭办酒户引起食物中毒和肠道传染病流行，南汇县各公社卫生院防保组（科）人员在国定的“五一”和“十一”节假日，对各办酒户在调查摸底基础上，进行上门指导。南汇县卫生局组织抽查。1999年，因农村办酒户剧增，为严防食物中毒的发生，南汇县卫生局发文：要求各镇组建办酒户指导领导小组，并落实专人和专项经费（指导劳务费10元/户），在镇合作医疗管理委员会预防经费中列支。各防保组（科）责任到人，包队指导。乡村卫生干部或乡村医生为责任报告人，并将工作好差与年终考评挂钩。

2. 黄曲霉毒素检测

1980年起，南汇县对粮食进行黄曲霉毒素B_1检验。是年，稻谷收割期正遇到连续阴雨，致使全县早稻谷严重霉变，霉变后的黄曲霉毒素是极强的致癌物质。经抽样检查阳性率达79.1%，其中，全县有84万公斤稻谷不能食用，稍有霉变的稻谷经精加工（加好谷稀释）或多淘洗和调换面粉以减少社员损失。

1982年，南汇县对粮食、水果、蔬菜、鱼类作检测，未检出黄曲霉毒素B_1。

1982年南汇县粮食、副食品、水果、农药残留检验情况表

表11-1-5

品名			晚稻	小麦	大麦	生梨	桃子	早稻	蔬菜	鱼	合计
样品数（件）			18	23	23	20	19	25	9	10	147
六六六	检出数（件）		18	23	23	20	19	25	9	10	147
	检出率（%）		100	100	100	100	100	100	100	100	100
	其中	超标数（件）	1	0	5	0	0	0	3	0	9
		超标率（%）	5.5	0	21.7	0	0	0	33.3	0	6.1
DDT	检出数（件）		0	2	7	15	9	11	0	10	54
	检出率（%）		0	8.6	30.4	75	47.3	44	0	100	36.7
	超标数（件）		0	0	0	0	0	0	0	4	4

续表11-1-5

品　名			晚稻	小麦	大麦	生梨	桃子	早稻	蔬菜	鱼	合计
汞	检出数（件）		10	4	8	3	6	23	8	10	72
	检出率（%）		55.5	17.3	34.7	15	31.5	92.2	88.8	100	48.9
	其中	超标数（件）	3	0	0	0	0	0	0	1	4
		超标率（%）	16.6	0	0	0	0	0	0	10	27.2
砷	检出数（件）		4	3	2	0	0	19	1	10	41
	检出率（%）		22.2	13	8.6	0	0	76	11.1	100	27.8
	超标数（件）		0	0	0	0	0	0	0	0	0
镉	检出数（件）		0	22	14	6	3	8	9	10	72
	检出率（%）		0	95.5	60.8	30	15.7	32	100	100	48.9
	超标数（件）		0	0	0	0	0	0	0	0	0
黄曲霉毒素B_1	检出数（件）		0	0	0	0	0	0	0	0	0
	检出率（%）		0	0	0	0	0	0	0	0	0

3. 集贸市场卫生管理

1982年11月1日，南汇县食品卫生工作人员在现场检查中发现一起食品人为污染事件：浙江省社员200人在南汇县境内海滩用“六六六”粉毒捕蟛蜞，在上海市、南汇县集市贸易兜售。南汇县卫生部门当即采取紧急措施，会同公安、工商、渔政、广播、联防队等，统一布置，统一宣传，统一行动，对已中毒的蟛蜞一律销毁，剩余农药没收，对专门毒捕蟛蜞人员限期返回，毒蟛蜞事件迅速得到制止。

（六）依法监督、执法

1983年7月1日，《中华人民共和国食品卫生法（试行）》施行后，在南汇县食品卫生领导小组领导下，协调有关委、办、局（爱国卫生运动委员会成员单位），依靠主管局，对下属单位加强宣传教育和培训，加强行业自身管理和建设。着重对重点单位、生产企业、熟食卤味、餐饮、集体食堂监督检查，依靠各卫生院（医院）防保组（科）条线人员开展定期检查，组织全县监督员和检查员分片交叉检查执法，经常开经验交流会、现场会，促进食品卫生水平的提高。对少数违法单位，经多次整改不力的单位或造成一定影响的事件进行行政处罚。随着配套的规章、规范、卫生标准的颁布和实施，监督队伍逐步增加，业务水平提高，监督执法力度、频率逐步加大，执法文书和程序更趋规范和完善。监督检查户次、查处违法户次数，罚款金额逐年增加，南汇区（县）的食品卫生管理水平和卫生质量不断提高。

1985～2004 年南汇区（县）食品卫生监督执法处罚情况表

表 11-1-6

项目	监督户次数(户次)	检查户次数(户次)	行政处罚户次数(户次)	处罚分类								申请行政复议户次数(户次)	向法院起诉户次数(户次)	由法院强制执行户次数(户次)
				警告限期改正户数(户)	没收销毁产品 户数(户)	没收销毁产品 公斤	责令追回产品 户数(户)	责令追回产品 公斤	停业户次数(户)	罚款 户数(户)	罚款 金额(万元)			
1983	—	—	—	—	—	—	—	—	—	6	0.02	0	0	0
1984	—	—	—	—	—	—	—	—	—	15	0.10	0	0	0
1985	—	—	51	—	—	97685	—	—	—	13	0.59	0	0	0
1986	3271	15947	98	26	13	39040	—	—	—	0.50	0.50	0	0	0
1987	20220		92	25	6	83852	—	—	—	67	0.53	0	0	0
1988	23020		421	94	—	—	—	—	43	284	3.32	0	0	0
1989	23653		412	173	—	—	—	—	33	206	1.01	0	0	0
1990	21392		265	160	—	—	—	—	3	102	0.69	0	0	0
1991	27975		191	55	—	—	—	—	2	134	3.34	0	0	0
1992	15220		97	32	—	—	—	—	4	92	3.02	0	0	0
1993	2012		166	102	—	—	—	—	—	166	7.20	0	0	0
1994	9421	39295	191	32	47	3220	1	250	1	140	8.07	6	1	12
1995	4734	30929	258	4	46	1586	1	1000	—	238	17.18	11	0	9
1996	6295	23733	736	60	166	4240	1	50	—	699	35.60	0	0	86
1997	3124	34535	943	133	107	1440	—	—	—	721	35.60	3	0	35
1998	8970	42404	722	27	0	0	3	20.5	—	715	33.34	2	0	15
1999	7950	38739	435	176	54	216.3	—	—	—	205	15.14	0	0	0
2000	9098	41226	590	420	58	1003	—	—	—	352	32.68	2	1	0
2001	9039	35150	772	—	57	14187	—	—	—	415	41.23	2	1	0
2002	4200	—	473	102	2	—	—	—	—	371	47.35	2	0	85
2003	20257		352	—	—	—	—	—	—	352	43.00	0	0	0
2004	18729		679	—	2	—	—	—	—	679	63.66	0	0	188

1981～1991 年南汇区（县）食品监测情况表

表 11-1-7

年 份	1981	1982	1983	1984	1985	1986	1987	1988	1989	1990	1991
样品数（件）	284	586	1023	1017	1666	1903	1525	1052	1605	1330	947
合格数（件）	157	392	614	692	1232	1316	1187	816	1175	1090	758
合格率（%）	55.28	66.89	60.01	68.04	73.95	69.15	77.84	77.57	73.21	81.95	80.00

1997～2004年南汇区（县）食品分类监测检验情况表（一）

表11-1-8

项　目		1997	1998	1999	2000	2001	2002	2003	2004
合　计	检测数（件）	1014	1203	1186	992	1044	177	222	154
	合格数（件）	942	1132	1079	898	999	150	211	143
	合格率（%）	92.9	94.1	91.0	90.5	96.0	85.0	95.0	92.9
粮　食	检测数（件）	13	62	38	57	44	—	10	6
	合格数（件）	13	62	38	57	42	—	10	6
	合格率（%）	100.0	100.0	100.0	100.0	95.5	—	100.0	100.0
食用油	检测数（件）	27	39	43	45	52	10	—	—
	合格数（件）	26	34	42	39	47	10	—	—
	合格率（%）	96.3	87.2	97.7	86.7	90.4	100.0	—	—
肉制品	检测数（件）	87	31	31	68	31	6	16	9
	合格数（件）	60	26	31	52	28	4	15	8
	合格率（%）	69.0	83.9	100.0	76.5	90.3	66.7	94.0	88.9
消毒奶	检测数（件）	81	25	55	33	37	11	—	6
	合格数（件）	81	15	53	29	36	10	—	5
	合格率（%）	100.0	60.0	96.4	87.9	97.3	90.9	—	83.3
乳制品	检测数（件）	27	9	22	28	35	—	10	1
	合格数（件）	25	8	21	28	35	—	10	1
	合格率（%）	92.6	88.9	95.5	100.0	100.0	—	100.0	100.0
罐　头	检测数（件）	24	21	54	47	51	—	—	—
	合格数（件）	24	21	48	47	51	—	—	—
	合格率（%）	100.0	100.0	88.9	100.0	100.0	—	—	—
食　糖	检测数（件）	18	—	8	50	44	—	—	—
	合格数（件）	18	—	7	48	44	—	—	—
	合格率（%）	100.0	—	87.5	96.0	100.0	—	—	—
冷　饮	检测数（件）	45	20	59	4	43	7	9	6
	合格数（件）	44	19	50	4	28	7	9	6
	合格率（%）	97.8	95.0	84.8	100.0	65.1	100.0	100.0	100.0
饮　料	检测数（件）	231	205	136	197	121	80	94	25
	合格数（件）	223	194	127	175	113	70	91	25
	合格率（%）	96.5	94.6	93.4	88.8	93.4	87.5	97.0	100.0
蒸馏酒 配制酒	检测数（件）	33	24	31	52	62	—	—	—
	合格数（件）	27	24	31	50	62	—	—	—
	合格率（%）	81.8	100.0	100.0	96.2	100.0	—	—	—

1997～2004年南汇区（县）食品分类监测检验情况表（二）

表11-1-9

项目		1997	1998	1999	2000	2001	2002	2003	2004
发酵酒	检测数（件）	41	58	48	45	58	—	—	—
	合格数（件）	41	58	47	42	58	—	—	—
	合格率（%）	100.0	100.0	97.9	93.3	100.0	—	—	—
调味品	检测数（件）	16	249	231	71	37	—	—	—
	合格数（件）	16	244	224	71	36	—	—	—
	合格率（%）	100.0	98.0	97.0	100.0	97.3	—	—	—
豆制品	检测数（件）	63	39	77	50	44	15	10	19
	合格数（件）	47	33	31	24	27	10	8	13
	合格率（%）	74.6	84.6	40.3	48.0	61.4	66.7	80.0	68.4
糕点	检测数（件）	147	164	147	67	72	21	29	46
	合格数（件）	139	139	140	63	72	16	29	43
	合格率（%）	94.6	84.8	95.2	94.0	100.0	76.2	100.0	93.5
糖果	检测数（件）	35	111	66	60	96	—	—	12
	合格数（件）	35	111	66	59	94	—	—	12
	合格率（%）	100.0	100.0	100.0	98.3	97.9	—	—	100.0
酱菜	检测数（件）	22	33	34	39	53	—	—	—
	合格数（件）	22	33	34	39	53	—	—	—
	合格率（%）	100.0	100.0	100.0	100.0	100.0	—	—	—
保健品	检测数（件）	20	2	—	—	—	—	—	—
	合格数（件）	20	2	—	—	—	—	—	—
	合格率（%）	100.0	100.0	—	—	—	—	—	—
其他	检测数（件）	51	46	73	33	164	11	34	14
	合格数（件）	43	44	57	25	157	11	29	14
	合格率（%）	94.1	95.7	78.1	75.7	95.7	100.0	85.3	100.0
食品用产品	检测数（件）	33	39	3	—	—	—	—	—
	合格数（件）	33	39	3	—	—	—	—	—
	合格率（%）	100.0	100.0	100.0	—	—	—	—	—
水产品	检测数（件）	—	26	30	46	—	16	10	10
	合格数（件）	—	26	29	46	—	12	10	10
	合格率（%）	—	100.0	96.7	100.0	—	75.0	100.0	100.0

1986～2002 年部分年份南汇区（县）食品卫生环节采样监测情况表

表 11-1-10

年　份	采样数（件）	合格数（件）	合格率（%）	年　份	采样数（件）	合格数（件）	合格率（%）
1986	1494	533	35.7	1995	2868	2496	87.0
1987	1067	447	41.9	1996	3145	2883	91.7
1988	865	172	19.9	1997	2808	2555	91.0
1989	1004	260	25.9	1998	2806	2568	91.5
1990	825	359	43.5	1999	3817	3282	86.0
1992	1703	1476	86.7	2000	4099	3660	89.3
1993	1900	1672	88.0	2001	4334	3918	90.4
1994	2278	2051	90.0	2002	3	3	100.0

（七）监管体系、建设

20 世纪 70 年代始，南汇县卫生防疫站在卫生组内有 1～2 人分管食品卫生工作。1983 年 7 月至 1995 年 10 月前，南汇县卫生防疫站承担着食品卫生监督、监测管理工作。随着经济体制由计划经济向市场经济的过渡，第三产业迅速发展，餐饮业数量剧增，原有隶属关系以商业部门为主的格局逐步被打破，民营、个体经营者剧增，跨行业兴办餐饮单位快速增加。

80 年代，对食品卫生的行政管理由爱国卫生运动委员会成员单位组成的食品卫生领导小组负责；1989 年起，建立由政府分管领导主持的食品卫生联席会议制度，对监督机构的日常管理由南汇县卫生局负责。食品卫生监督员任命原由南汇县食品卫生领导小组办公室（后改由南汇县卫生局办公室）上报南汇县政府审批。1995 年始，改由上海市卫生局审批发证。

1983 年起，每年由南汇区（县）人大办公室、政协秘书处组织一次人大代表、政协委员对食品卫生情况现场视察、考察活动。

南汇县食品卫生监督员由 1983 年的 7 人至 90 年代的 22 人。2001 年，增至 66 人。1983 年起，各镇（乡、公社）卫生院（医院）防保组（科）每单位有 1～2 人专门从事食品卫生检查工作的食品卫生检查员。1992 年，经南汇县政府法制办公室同意，各镇（乡）卫生院（医院）食品卫生检查员被授予简易程序违法户的小额罚款权（200 元以内）。1995 年 10 月 30 日，《中华人民共和国食品卫生法》实施后，该项授权被取消。但各镇卫生院（医院）防保组（科）分管食品卫生条线人员仍以块为主协助做好辖区内基本情况的调查、检查、指导、宣传等工作。

二、公共场所卫生监督

1985 年起，南汇县对公共场所中的影院、浴室等进行微小气候测定，对理发、旅馆、宾馆等工用具（指工作场所的用具）进行采样监测检验，开展宣传教育、检查指导。监测中发现的问题仅提出口头整改，有的向其主管局反映，但无法处罚。1985 年，测微小气候二氧化碳 25 件，3 件超标；细菌检验 96 件，77 件超标；理发、旅馆工用具采样 1570 件，大肠菌群阳性率达 78.86%。

1987 年 4 月，国务院颁布的《公共场所卫生管理条例》施行，国家对公共场所实行卫生许可证制度，各级卫生防疫机构负责管辖范围内的公共场所卫生监督工作。但条例颁布后，缺乏配套性规范细则，直至90年代后，上海市卫生局陆续颁发实施细则和规范，公共场所监督处罚得以执行。

公共场所卫生监督管理对象有：宾馆、饭馆（有空调设施）、旅店、招待所、影剧院、录像厅、音乐厅、舞厅、音乐茶座、游艺厅、酒吧、咖啡厅、公共浴室、理发、美容店、游泳池、体育馆、图书馆、博物馆、美术馆、展览馆、商场（店）、书店、医院候诊室、公交车（船、机场）等候室、公共交通工具等。

由于公共场所涉及范围较广、行业多、经营时间有季节性和昼夜不同的特点，南汇县卫生监督人员经常需利用夜间、白天突击穿插进行。在日常业务计划安排之外，还对有关镇（村）创建市、国家级卫生镇（村）的单位加大宣传、培训、指导、监督检查的频率和力度，使多项创建工作任务圆满完成。

2000年后，南汇区（县）加强对公共场所的宣传、培训、指导和监督执法，并对屡次教育整改不力的单位给予行政处罚，使公共场所的卫生管理水平、卫生质量不断提高。

1988～2008年南汇区（县）公共场所卫生许可证发证与监测情况表

表11-1-11

年份	发证数（张）	监测样品项次数（次）	监测样品项次合格数（次）	合格率（%）	年份	发证数（张）	监测样品项次数（次）	监测样品项次合格数（次）	合格率（%）
1988	71	1362	1204	88.4	1999	356	10862	10449	96.2
1989	288	6540	5224	79.9	2000	295	5383	5093	94.6
1990	487	3341	2695	80.7	2001	375	5128	4785	93.4
1991	238	6633	6120	92.3	2002	281	5833	5794	99.3
1992	679	3929	3158	80.4	2003	627	4808	4785	99.5
1993	137	5806	5054	87.0	2004	411	720	720	100.0
1994	150	3935	3314	84.2	2005	885	309	282	91.3
1995	152	2858	2386	83.5	2006	230	110	86	78.2
1996	166	5902	5034	85.3	2007	293	1088	1055	97.0
1997	447	65644	62625	95.4	2008	311	71	53	74.7
1998	465	26121	25071	96.0					

2000年至2009年3月南汇区（县）公共场所卫生监督、行政处罚情况表

表11-1-12

年份	应监督户次（户次）	监督户次数（户次）	行政处罚户次数（户次）	罚款户次数（户次）	罚款金额（元）	申请复议件数（件）	强制执行件数（件）
2000	1926	8984	80	80	38220	0	0
2001	1765	9533	54	54	22970	0	0
2002	1868	9434	25	25	14150	0	0
2003	2340	980	11	11	6700	0	0
2004	2843	434	37	29	14500	0	4
2005	4523	5185	366	253	95920	1	87

续表 11-1-12

年份	应监督户次（户次）	监督户次数（户次）	行政处罚户次数（户次）	罚款户次数（户次）	罚款金额（元）	申请复议件数（件）	强制执行件数（件）
2006	4183	1898	513	295	106300	0	88
2007	3579	2403	676	512	201700	0	135
2008	2727	2521	693	564	286800	0	253
2009-03	2780	505	68	42	14300	0	0

1994 年 9 月 19 日，上海市政府颁布《公共场所禁止吸烟暂行规定》（1994 年 12 月 1 日起执行）。1995 年起，在调查摸底的基础上，对全区（县）禁烟场所 114 户进行监督检查。其中：警告、限期改正 19 户，罚款 3 户，罚款金额 900 元。2003～2007 年，禁烟场所波动在 290～682 户之间。2004～2007 年，监督检查 164 户次，因制度不健全、禁烟标志不合格、未设置烟具等原因处罚 13 户次，罚款金额 4800 元。

三、饮用水卫生监督

（一）井水监督

南汇县系水网地区，沿海地区水质较咸。解放前，全县城乡人民靠河水或挖潭积水饮用（沿海地区）。据查，解放前南汇县仅有水井 7 口。解放后，部队在驻地曾打少量水井，仅供部队饮用。1958 年始，南汇县逐步开展缸水消毒，由大队保健员或生产队卫生员定时挨家挨户投放漂白粉，实行缸水消毒，始群众不习惯，有的拒绝水缸内放漂白粉，有的甚至倒掉，经各级卫生人员和干部的宣教，群众逐步习惯饮用消毒水。

1962～1963 年，南汇县发生埃尔托霍乱流行。在原有缸水消毒、但效果欠佳的情况下，在上海市、南汇县政府的领导下，积极开展打井工作，并做好井水消毒。70 年代后期起，每年用于井、缸水消毒的漂粉精在 20 吨以上，每年在卫生防疫经费中列支 6.6 万元左右。

1962 年冬季，在黄路公社幸福大队打 3 口土井作为试点。据化验，河水浑浊度比井水高 4 倍，细菌总数井水比河水少 60% 以上，大肠菌群数比河水少 90% 以上，同时消毒管理也方便。

1963 年，上海市卫生局拨款 8 万元，在钦公塘以东地区的泥城、彭镇、果园、新港、老港、东海、祝桥、盐仓、惠南、黄路、三墩、大团、万祥 13 个公社资助打井。南汇县血吸虫病防治站专门成立打井办公室，负责计划安排，审核井址，井材加工，掌握进度，落实钢筋水泥等紧缺物资。13 个打井的公社各配备 1 名打井专职干部，全年打井 500 多口。1964 年，上海市政府又拨款 12 万元，打井 1000 多口。1965 年始，自费打井（也有大队、生产队支出的）数量大增。1968 年以后，逐步向西半县推开。至 1984 年，全县有 164405 户，47.38 万人饮用井水，占全县人口的 71.66%。

（二）自来水监督

1981 年，国务院批转全国爱国卫生运动委员会、卫生部《关于国际饮水和环境卫生十年活动有关问题的请示报告》。同年 9 月，南汇县建立"南汇县农村改水项目办公室"，隶属南汇县爱国卫生运动委员会办公室，办公室设在南汇县卫生防疫站，由南汇县卫生防疫站两管科和南汇县自来水公司的有关人员组成。经试点后，各公社筹建自来水厂和大队简易水厂工作逐步推开。1982年，南汇县率先采用聚乙烯塑料管代替铸、白铁管成功。是年7月，上海市教卫办在南汇县召开“农村改水现场经验交流会”，上海市副市长杨恺对南汇县“以塑代钢”的经验给予充分肯定和赞扬。至1984年，南汇县建有县、乡、村三级水厂36座，其中县级4座、乡级17座、村级15座。其间，由上海市、南汇县二级财政对每座新建水厂给予经费补贴2万元。15座村级水厂的建成，65个村的农民也饮用上自来水，加上农场14座深井水，全县饮用自来水人数达174204人，占总人口的25.6%。

1988年8月30日，南汇县政府同意南汇县农村改水办归口南汇县建设局，从此农村改水职能由卫生口划归建设口。

随着形势的发展，原有小水厂因分散管理，水质质量难以保障，且制水成本高，1995年起，相继有瓦屑、航头、新场、祝桥、盐仓、万祥、六灶、坦直、东海等镇、村级水厂逐步归并给南汇县自来水公司或镇级水厂管理，并逐步并网，自来水质量不断提高。

至2001年，南汇区有水厂50座，其中深井水33座，地面水17座。区级17座，镇级22座、农场10座、单位1座。饮用自来水人数达681700人，占总人口的99.6%，尚有2683人饮用井水，占0.4%。

80～90年代，个别地面水厂经常受到化工污染。80年代，周浦笔化厂因化学物污染周浦水厂水源事件多次；1990年，先后有下沙、盐仓两水厂因受装运化学品货运车事故后倾倒化学品于地面上，因冲刷地面时污染两水厂的取水口源水，造成短暂停水；大团、三墩水厂受三墩农化厂污染多次，有时甚至造成节日停水；1995年，万祥水厂受五洲药厂污染。南汇县卫生防疫站和环保部门多次紧急处理。有时甚至由南汇县政府领导亲自协调和处理事故，确保居民生活饮用水安全和社会的稳定。

90年代中期，根据《中华人民共和国传染病防治法》有关规定，南汇县对各自来水厂（含单位水厂）进行监督管理。1996年7月9日，建设部、卫生部颁布《生活饮用水卫生监督管理办法》和上海市卫生局有关文件精神，南汇县对集中式供水单位实行卫生许可制度。2006年后，南汇区根据生活饮用水卫生标准[GB5749-2006]进行卫生管理和监测检验。

根据上海市、南汇县卫生工作计划，南汇县卫生防疫站每月对各自来水厂出厂水、管网水、源水进行采样检验。从1990年起，按卫生部规定，每年2月、8月对水厂源水、出厂水及8口定点水井水进行理化指标（26项）的检测，按时上报，上海市汇总后报卫生部。

1996年起，为贯彻上海市政府1995年8月24日12号令《上海市生活饮用水二次供水卫生管理办法》，对全县居民住宅及单位的高层水箱展开调查摸底，对高层水箱清洗消毒、清洗人员的健康体检及培训进行监督检查，并抽检10%水箱进行细菌学检测。2001年，南汇区有高层水箱2745座。

从1991年起，南汇县卫生防疫站会同南汇县爱国卫生运动委员会办公室、自来水公司（改水办）（1994年起爱国卫生运动委员会办公室退出），轮流牵头组织每月一次的夜间水厂抽查，并以简报形式，向有关领导、主管部门和被检查单位通报抽查情况，促进水厂自身管理水平的提高，受到上海市有关部门的肯定和赞扬，并要求各郊县（区）仿照实施。

1993年10月，南汇县卫生防疫站两管科被卫生部、铁道部、中国人民解放军总后勤部授予“卫生防疫防治工作先进集体”称号。

1985～2001年南汇区（县）自来水水质监测情况表

表11-1-14

年份	自来水监测																								井水监测			
	出厂水												管网水												乡抽检		南汇县抽检	
	细菌数			大肠菌			余氯			浊度			细菌数			大肠菌			余氯			浊度						
	件数	合格件数	合格率(%)	件数	合格件数	合格率(%)	件数	合格件数	合格率(%)	件数	合格件数	合格率(%)	件数	合格件数	合格率(%)	件数	合格件数	合格率(%)	件数	合格件数	合格率(%)	件数	合格件数	合格率(%)	井次数	有氯率(%)	井次数	有氯率(%)
1985	486	389	83.1	—	—	—	—	—	—	—	—	—	657	545	83	—	—	—	—	—	—	—	—	—	92933	94.4	3760	91.53
1986	—	—	81.7	—	—	—	—	—	—	—	—	—	—	—	—	—	—	—	—	—	—	—	—	—	88873	87.3	1795	73.5
1987	522	463	88.7	—	—	—	—	—	—	—	—	—	710	655	92.6	—	—	—	—	—	—	—	—	—	93679	93.56	1590	92.8
1988	513	463	90.3	—	—	—	—	—	—	—	—	—	598	545	91.1	—	—	—	—	—	—	—	—	—	82865	93.04	1597	86.04
1989	682	617	90.5	—	—	—	—	—	—	—	—	—	758	730	96.3	—	—	—	—	—	—	—	—	—	71696	94.7	1517	87.8
1990	653	515	78.9	—	—	—	—	—	—	—	—	—	809	691	85.4	—	—	—	—	—	—	—	—	—	62484	94.2	1600	90.9
1991	585	548	93.7	—	—	—	463	451	97.4	585	428	73.2	718	677	94.3	—	—	—	704	697	99	718	510	71	54758	95.8	2691	88.4
1992	721	690	95.7	—	—	—	530	492	92.8	721	636	88.2	379	344	90.8	—	—	—	366	345	94.3	379	290	76.5	41600	95.2	1200	95.3
1993	678	666	98.2	—	—	—	481	466	96.9	678	658	97.1	365	312	85.5	—	—	—	339	336	99.1	365	3.16	86.6	27223	96.7	1231	96.5
1994	660	649	98.3	—	—	—	359	359	100	660	648	98.2	345	293	84.9	—	—	—	273	273	100	345	293	84.9	5657	96.3	894	96.6
1995	687	674	98.1	—	—	—	334	334	100	687	682	99.3	353	300	85	—	—	—	270	270	100	314	284	90.5	30053	96.5	1199	90.4
1996	696	695	99.9	—	—	—	327	326	99.7	696	691	99.3	350	321	91.7	—	—	—	266	266	100	350	340	97.1	7696	96.6	1238	96.9
1997	679	667	98.2	679	671	98.8	301	301	100	675	660	97.8	310	296	95.5	310	292	94.2	228	228	100	310	282	91	7314	97.5	3641	97.7
1998	638	631	98.9	638	633	99.2	253	252	99.6	638	636	99.7	286	270	94.4	286	282	98.6	198	197	99.5	286	284	99.3	4143	98.2	1102	97.6
1999	744	742	99.7	744	743	99.9	298	298	100	744	744	100	325	309	95.1	325	316	97.2	234	234	100	325	320	98.5	4878	98.9	1250	97.9
2000	649	649	100	649	649	100	253	253	100	649	648	99.8	288	269	93.4	288	286	99.3	205	205	100	288	287	99.6	—	—	—	—
2001	600	600	100	600	600	100	204	204	100	600	600	100	288	288	100	288	288	100	204	204	100	288	288	100	—	—	—	—

2002年、2004年南汇区自来水监测情况表

表11-1-15

年度	类别		区级水厂		镇水厂		自备水厂
			出厂水	管网水	出厂水	管网水	出厂水
2002	合计	样品数（件）	108	132	230	96	24
		合格数（件）	94	122	219	89	23
		合格率（%）	87.0	92.4	95.2	92.7	95.8
	细菌总数	样品数（件）	108	132	230	96	24
		合格数（件）	108	132	230	96	24
	总大肠菌数	样品数（件）	108	132	230	96	24
		合格数（件）	108	132	230	96	24
	粪大肠菌数	样品数（件）	108	132	230	96	24
		合格数（件）	108	132	230	96	24
	游离余氯	样品数（件）	96	132	39	36	12
		合格数（件）	96	132	39	36	12
	浑浊度	样品数（件）	108	132	230	96	24
		合格数（件）	108	132	230	96	24
	色度	样品数（件）	108	132	230	96	24
		合格数（件）	94	122	219	89	23
2004	合计	样品数（件）	24	28	36	18	5
		合格数（件）	24	28	36	18	5
		合格率（%）	100	100	100	100	100
	细菌总数	样品数（件）	24	28	36	18	5
		合格数（件）	24	28	36	18	5
	总大肠菌数	样品数（件）	24	28	36	18	5
		合格数（件）	24	28	36	18	5
	粪大肠菌数	样品数（件）	24	28	36	18	5
		合格数（件）	24	28	36	18	5
	游离余氯	样品数（件）	21	28	10	8	3
		合格数（件）	21	28	10	8	3
	浑浊度	样品数（件）	24	28	36	18	5
		合格数（件）	24	28	36	18	5
	色度	样品数（件）	24	28	36	18	5
		合格数（件）	24	28	36	18	5

2000～2001年南汇区（县）饮用水卫生监督情况表

表11-1-16

年份	管理相对户数（户）	监督		小计（户次）
		监督员监督（户次）	检查员检查（户次）	
2000	56	675	5376	6051
2001	50	477	4000	4477

2002～2007年南汇区饮用水卫生监督情况表

表11-1-17

年份	应监督（户）	实监督（户次）	取水口符合（户次）	制水人员体检			余氯浊度现场检测	
				应检（人次）	实检（人次）	有证（人次）	样品数（件）	合格数（件）
2002	31	372	371	235	235	235	372	372
2003	27	324	324	225	442	442	324	324
2004	27	215	215	282	282	282	195	195
2005	27	189	189	266	266	266	196	196
2006	27	258	257	162	162	162	118	117
2007	27	106	97	153	153	153	83	78

2002～2008年南汇区涉及饮用水卫生安全产品卫生监督情况表

表11-1-18

年份	应监督户数（户）		实监督户数（户）	产品	
				监督数（件）	有卫生许可批件数（件）
2002	合计	4	20	18	18
	生产单位	1	11	1	1
	使用单位	3	9	17	17
2003	合计	30	24	45	38
	生产单位	9	9	14	14
	使用单位	21	15	31	24
2004	合计	3	2	2	2
	生产单位	3	2	2	2
	使用单位	—	—	—	—
2005	合计	6	5	5	5
	生产单位	6	5	5	5
	使用单位	—	—	—	—
2006	合计	183	4	—	—
	生产单位	6	4	—	—
	使用单位	177	—	—	—
2007	合计	183	20	24	24
	生产单位	6	2	2	2
	使用单位	177	18	22	22
2008	合计	183	3	6	6
	生产单位	6	3	6	6
	使用单位	177	—	—	—

四、化妆品卫生监督

根据上海市人政府沪府发〔1986〕121号文《上海市化妆品卫生监督办法》，南汇县卫生防疫站对全县化妆品生产企业实施卫生许可证办法，定期进行卫生监督监测。

1987年，南汇县有化妆品企业12家，经监测审核合格9家，先由南汇县卫生防疫站初审后，再由上海市卫生防疫站审批发给化妆品卫生许可证。

2001年，南汇区有化妆品生产企业5家，均持有卫生许可证。

根据上海市、区（县）计划，对化妆品生产企业每年进行二次监督、监测采样检验工作。2005年起，将流通领域（销售单位）和生产企业化妆品监督管理职能分别平移给南汇区食品药品监督所和南汇区技术监督局。

1987～2001年南汇区（县）化妆品生产企业持卫生许可证与监测检验情况表

表11-1-19

年份	工厂数（家）	有证数（家）	采样数（件）	合格数（件）	合格率（%）	年份	工厂数（家）	有证数（家）	采样数（件）	合格数（件）	合格率（%）
1987	12	9	112	110	98.2	1995	8	8	10	10	100.0
1988	11	8	—	—	—	1996	12	7	21	21	100.0
1989	9	6	17	17	100.0	1997	6	6	21	21	100.0
1990	6	5	71	70	98.6	1998	6	6	12	12	100.0
1991	6	6	137	137	100.0	1999	6	6	21	21	100.0
1992	6	6	25	25	100.0	2000	6	6	18	18	100.0
1993	6	6	16	16	100.0	2001	5	5	28	28	100.0
1994	9	9	27	27	100.0						

2002～2004年南汇区化妆品卫生监督情况表

表11-1-20

项目 \ 年度		2002			2003			2004		
		合计（家）	生产单位（家）	经营单位（家）	合计（家）	生产单位（家）	经营单位（家）	合计（家）	生产单位（家）	经营单位（家）
应监督数（户次）		98	10	88	125	33	92	152	24	128
实监督（户次）		66	7	59	66	1	65	18	12	6
合计	抽查数（家）	250	8	242	285	36	249	18	12	6
	有证数（家）	250	8	242	285	36	249	18	12	6
	有证率（%）	100	100	100	100	100	100	100	100	100
特殊用途化妆品	抽查数（家）	22	0	22	8	0	8	0	0	0
	有证数（家）	22	0	22	8	0	8	0	0	0
	有证率（%）	100	0	100	100	0	100	0	0	0
非特殊用途化妆品	抽查数（家）	228	8	220	277	36	241	18	12	6
	有证数（家）	228	8	220	277	36	241	18	12	6
	有证率（%）	100	100	100	100	100	100	100	100	100

2002～2004年南汇区化妆品卫生监测情况表

表 11-1-21

类别	年度	2002		2003		2004	
		本市	外地	本市	外地	本市	外地
合计	检测数（件）	8	28	18	15	1	4
	合格数（件）	5	24	18	15	1	4
	合格率（%）	62.5	85.7	100.0	100.0	100.0	100.0
特殊用途化妆品	检测数（件）	—	3	1	3	—	—
	合格数（件）	—	3	1	3	—	—
	合格率（%）	—	100.0	100.0	100.0	—	—
非特殊用途化妆品	检测数（件）	8	25	17	12	1	4
	合格数（件）	5	21	17	12	1	4
	合格率（%）	62.5	84.0	100.0	100.0	100.0	100.0

五、建筑设计预防性监督

依据上海市人民委员会1958年批准的《上海市实施工业企业设计暂行卫生标准细则》，1973年起，南汇县卫生防疫站指派专人参与建筑设计预防性卫生监督，对有关部门的选址、设计方案进行卫生审核、竣工验收。但由于《上海市实施工业企业设计暂行卫生标准细则》无监督处罚规定，只能提出口头建议。对部分建筑项目单位、承建单位任意改变设计方案无法实施具体监督处罚，使建筑设计预防性卫生监督失去应有的权威性。

1983年5月12日，上海市政府批准的《上海市建筑设计预防性卫生监督办法》颁布（1997年12月19日上海市政府第54号令修正并重新发布），同年10月1日起施行后，南汇县卫生防疫站对南汇县新建、扩建、改建的建设项目开展预防性卫生审核监督。对区（县）、镇（乡）、村的建设规划、小区规划；对城镇给水规划、水源保护规划、大气污染防治规划；对城镇生活饮用水设施、排污及污水处理设施、粪便垃圾无害化及废弃物处理设施的设计；对城镇学校及公共场所建筑物的设计；对当地新建、改扩建、续建的工业企业（包括乡镇企业、食品企业等）的设计等5个方面进行卫生审核。

建筑设计预防性卫生监督最大限度避免有害因素造成的环境污染和对人体健康危害的影响，减少不必要的经济损失和规划布局上的被动。但仍有个别建筑设计项目未经预防性卫生监督审核或竣工后验收，即投入使用。

1985～2001年南汇区（县）建筑设计预防性卫生监督情况表

表 11-1-22　　单位：项

年　份	审核数	施工监督	竣工验收	年　份	审核数	施工监督	竣工验收
1985	120	—	14	1990	221	4	13
1986	215	149	11	1991	294	4	16
1987	385	144	14	1992	245	2	18
1988	348	6	18	1993	135	—	22
1989	214	5	14	1994	98	4	33

续表 11-1-22　　单位：项

年　份	审核数	施工监督	竣工验收	年　份	审核数	施工监督	竣工验收
1995	91	2	15	1999	158	4	14
1996	158	2	19	2000	171	2	17
1997	158	2	20	2001	199	—	24
1998	133	—	8				

2002年至2009年3月南汇区建筑设计预防性卫生监督情况表

表 11-1-23　　单位：项

年份	送审项目	设计审核		竣工验收		年份	送审项目	设计审核		竣工验收	
		审核数	合格数	验收数	合格数			审核数	合格数	验收数	合格数
2002	253	253	251	60	57	2006	455	267	267	179	179
2003	334	334	334	137	137	2007	477	275	275	202	202
2004	228	228	228	161	161	2008	402	232	232	170	170
2005	239	239	239	140	140	2009-03	70	40	40	30	30

六、环境卫生监测

大气监测：1973年起，南汇县卫生防疫站在南汇县政府所在地惠南镇设大气监测点1个。每年、每季度监测采样1次，每次连续7天采样（隔2小时采1次），对大气中二氧化硫、一氧化碳、氮氧化物、飘尘等项目进行检验。

飘尘监测：大气被飘尘污染时，透明度降低。南汇县在惠南镇、芦潮港及周浦镇设立3个飘尘监测点。

土壤监测：在惠南镇、大团沙庙、彭镇马厂、三灶项埭、新场杨辉、下沙沈庄、周西三角地、祝桥设8个土壤监测点。

河流源水监测：惠南4个点（东门水闸桥、南门大洋桥、北门城河、西门毛巾厂）；周浦4个点（咸塘港三角地、周浦老水厂、周横一号桥、周南一号桥），共8个点。

土井水监测：周浦三角地、瓦屑红桥、六灶汤店、东海先进、黄路团结、彭镇马厂6个点。

1993年起，环境卫生监测工作职能移交给南汇县环境保护局。

1973～1982年南汇县大气监测情况表

表 11-1-24　　单位：毫克/立方米

年份	飘尘日均		二氧化硫				氮氧化物				降尘（吨/月/平方公里）
			日　均		一　次		日　均		一　次		
	最大	中位数	最大	中位数	95%位数	中位数	最大	中位数	95%位数	中位数	
1973	—	—	0.08	0.05	0.24	0.03	—	—	—	—	7.26
1974	1.61	0.39	0.11	0.01	0.21	0.02	—	—	—	—	8.16
1975	1.09	0.52	0.09	0.03	0.19	0.02	—	—	—	—	6.40

续表 11-1-24　　单位：毫克/立方米

年份	飘尘日均		二氧化硫				氮氧化物				降尘（吨/月/平方公里）
			日均		一次		日均		一次		
	最大	中位数	最大	中位数	95%位数	中位数	最大	中位数	95%位数	中位数	
1976	1.47	0.47	0.10	0.03	0.24	0.02	—	—	—	—	—
1977	0.80	0.24	0.10	0.04	0.23	0.03	—	—	—	—	5.62
1978	3.80	0.94	0.10	0.05	0.25	0.04	0.16	0.02	0.22	0.02	5.16
1979	7.63	0.44	0.11	0.03	0.19	0.02	0.05	0.02	0.07	0.03	7.08
1980	1.44	0.24	0.29	0.04	0.39	0.04	0.09	0.02	0.09	0.03	10.04
1981	0.34	0.18	0.18	0.05	0.34	0.03	0.04	0.01	0.04	0.01	9.56
1982	0.42	0.14	0.32	0.03	0.39	0.02	0.03	0	0.03	0	7.52

南汇县的水质监测工作开展亦久，1977年始监测点逐渐固定，监测项目统一。

1977～1982年南汇县监测点水质污染等级变化情况表

表 11-1-25　　单位：级

单位	1977		1978		1979		1980		1981		1982	
	有机污染	毒物污染	有机污染	毒物污染	有机污染	毒物污染	有机污染	毒物污染	有机污染	毒物污染	有机污染	毒物污染
惠南镇	2	1	3	1	4	1	3	4	3	2	5	2
新场镇	3	1	3	1	4	1	3	4	3	1	2	1
周浦镇	2	1	4	1	4	3	4	4	5	2	5	2
大团镇	4	1	4	1	4	2	3	4	3	1	3	4
瓦屑街	—	—	—	—	—	—	—	—	3	2	4	1
六灶街	—	—	—	—	—	—	—	—	4	1	3	2
祝桥街	—	—	—	—	—	—	—	—	4	2	4	2
盐仓街	—	—	—	—	—	—	—	—	4	2	4	1
老港街	—	—	—	—	—	—	—	—	3	1	2	2
书院街	—	—	—	—	—	—	—	—	3	1	3	4
泥城街	—	—	—	—	—	—	—	—	—	—	2	1
海潮寺	—	—	—	—	—	—	—	—	—	—	3	1

说明：1级：指水质良好，符合饮用、渔鱼水质标准；2级：轻度污染符合地面水标准；3级：较重污染符合农村淡水标准；4级：重污染水；5级：严重污染水、达到或超过工业废水排放标准。

1985～1992年南汇县环境卫生监测情况表

表11-1-26

年份	大气		降尘		水质		土壤	
	件数（件）	项次数（项次）	件数（件）	项次数（项次）	件数（件）	项次数（项次）	件数（件）	项次数（项次）
1985	721	715	—	—	449	2496	38	—
1986	749	—	107	—	64	896	38	—
1987	1176	—	—	—	144	2560	38	—
1988	750	986	132	264	66	972	—	—
1989	189	2268	132	792	202	3434	30	—
1990	756	756	72	144	116	1597	25	25
1991	756	784	72	144	—	—	38	38
1992	336	336	72	144	14	326	0	0

七、职业病与劳动卫生监督

50年代初，南汇县的劳动卫生监督工作主要是宣传、预防农药中毒。60年代初，始对全县有毒、有害工厂进行调查和监测。

经一厂一卡的调查、复核，基本掌握全县基础资料。至1982年底，南汇县排放各类废水的企业有207家，全年排放废水778万立方米；排放烟尘的锅炉231台，各类炉窑450台，全年排放烟尘废气16亿立方米；企业职工接触各类化学物质人数有88124人；企业中接触粉尘的16470人；有高温作业单位205家，有噪声单位95家，接触人数12176人。

1982年，南汇县对11321名高温作业工人进行预防性体检，发现各类禁忌症240人，其中建议调离的45人，减轻工作的95人，加强观察的100人。矽尘作业工人健康检查9家企业、267人，未发现矽肺新病人。汞作业工人检查1家企业、39人，未发现中毒病人。铅作业工人检查3家企业、105人，发现需驱铅治疗的39人，其中20人为慢性轻度铅中毒。苯作业工人体检2家企业、39人，发现4人白血球低于4000/毫升，去上海市化工职业病防治院观察治疗。17个有机磷农药保管人员监护检查，未发现中毒病人。是年，报告各类职业病人和生产性农药中毒134例。

1983年起，根据上海市政府批转的《上海市工厂企业有毒有害作业监督办法》，南汇县对有毒、有害企业的作业环境中矽尘、铅、苯、氯化物、硫化氢、尘毒、粉尘、氮、一氧化碳采样监测及有害物理因素噪声、热辐射等进行定期的监测，实行分级管理。

1983年后，南汇区（县）每年对生产性有毒有害作业环境定点采样监测，并根据毒害浓度分级进行卫生监督。对发生职业中毒的企业发出行政处罚决定书，分别给予停产整顿，限期改正。

开展定期健康监护：对接触矽尘、铅、苯作业的工人开展定期健康体检。对高温作业工人每年进行健康体检。

1984年，建立企业劳动卫生职业病档案。是年，全县有工业企业931家（不包括村办企业），使用各类化学物质522种，接触有毒物质工人46960人，接触粉尘工人16470人，高温作业工人6189人。1991年，全县有工业企业1296家，职工总数192299人，其中生产性有毒有害企业803家，接触有毒有害因素职工34279人。

同时，南汇区（县）做好职业病、职业中毒的报告和卫生学调查，并责令有关违法企业整改，发整改通知书，根据有关法规规定进行一定的经济处罚。

1985年，上海市宝履皮鞋厂下放至南汇县盐仓乡的立新皮鞋厂，因长期忽视作业场所的环境卫生和工人的劳动防护，在74名工人中，有18名工人发生苯中毒，发病率达24.3%，其中6人患再生障碍性贫血。1名23岁女职工王某某死亡。该案经上海市卫生局会同上海市经委对上海市宝履皮鞋厂罚款5万元，对负有责任的厂长进行行政处分。

1986年，根据上海市经委、总工会、建委、劳动局和卫生局的通知精神，南汇县开展对有毒有害企业的全面调查摸底和建档工作，由各主管局专职干部具体负责。

南汇县卫生防疫站在南汇县劳动局、总工会的支持配合下，加强对各企业的监测工作，并按上海市有关规定，对作业环境超标者，经复测后，发出超标通知书，并按有关文件由超标单位将超标费直接汇入建行转上海市专门账户。

1996年5月1日，上海市人大常委会通过的《上海市职业病防治条例》正式实施。

1985～1991年南汇县粉尘、毒物、高温作业工人健康检查情况表

表11-1-27　　单位：人

年　份	1985	1986	1987	1988	1989	1990	1991
粉尘作业体检人数	1063	265	362	419	1913	511	2597
大片复查人数	18	19	—	19	65	134	38
毒物作业体检人数	1304	501	—	—	2201	2553	2486
职业中毒人数	11	11	15	12	11	21	33
高温作业体检人数	6406	6343	7215	5241	5206	5508	6061
禁忌症	144	115	—	77	45	98	72

1983～1991年南汇县生产性农药中毒情况表

表11-1-28　　单位：人

年　份	1983	1984	1985	1986	1987	1988	1989	1990	1991
中毒人数	143	32	27	15	39	17	28	51	61
死亡人数	1	0	0	0	0	0	0	0	0

1983～1991年南汇县职业中毒、职业病发病情况表

表11-1-29　　单位：人

年　份	1983	1984	1985	1986	1987	1988	1989	1990	1991
发生人数	66	—	50	56	15	104	44	51	60
死亡人数	0	—	1	0	0	1	0	0	3

1985～2001年南汇区（县）劳动卫生监督处罚情况表

表 11-1-30

年份	被处罚企业数（家）	停产整顿企业数（家）	限期改正企业数（家）	罚款	
				企业数（家）	金额（元）
1985	2	—	2	1	50000(市罚)
1986	7	—	7	—	—
1987	1	—	—	1	250
1988	2	1	1	1	1000
1989	2	—	—	2	10200
1990	2	—	1	1	600
1991	2	1	1	—	—
1992	16	—	16	16	21200
1993	30	—	30	9	9800
1994	45	—	35	10	10200
1995	33	—	30	3	4600
1996	84	—	65	19	40000
1997	44	—	42	2	4000
1998	6	—	5	1	1000
1999	10	—	7	3	4500
2000	71	—	61	10	20000
2001	41	—	38	3	12000

说明：1986～1995年罚款项是收缴的超标费。

2002年至2009年3月南汇区职业卫生和劳动卫生监督处罚情况表

表 11-1-31

年份	管理相对数（户）	监督检查（户次）	立案处罚（户次）	行政警告（户次）	罚款（户次）	罚款金额（万元）
2002	714	287	42	34	8	14.65
2003	200	588	45	39	6	25.00
2004	850	616	125	110	15	36.90
2005	850	497	124	111	13	22.20
2006	856	587	107	80	27	69.00
2007	856	467	73	61	12	17.90
2008	1397	463	71	66	5	4.60
2009-03	1397	68	3	3	—	—

2002～2008年部分年份南汇区职业卫生监督情况表

表11-1-32

年份	项目		粉尘作业	毒物作业	物理性有害作业	合计
2002	监督	应监督户数（户）	59	119	22	200
		实监督户次数（户次）	41	237	9	287
	监测	监测样品数（件）	172	302	4	478
		合格数（件）	168	272	4	444
		合格率（%）	97.7	90.1	100	92.9
2004	监督	应监督户数（户）	70	750	30	850
		实监督户次数（户次）	116	478	22	616
	监测	监测样品数（件）	4	27	—	31
		合格数（件）	4	25	—	29
		合格率（%）	100.0	92.6	—	93.5
2007	监督	应监督户数（户）	70	750	30	850
		实监督户次数（户次）	66	395	6	467
	监测	监测样品数（件）	—	1082	—	1082
		合格数（件）	—	1053	—	1053
		合格率（%）	—	97.3	—	97.3
2008	监督	应监督户数（户）	149	1013	229	1391
		实监督户次数（户次）	141	300	19	460
	监测	监测样品数（件）	184	528	—	712
		合格数（件）	181	521	—	702
		合格率（%）	98.4	98.7	—	98.6

八、放射卫生监督

从1989年底起，南汇县卫生防疫站开展放射卫生监督监测：掌握使用放射性物质及射线装置的基本情况；对放射工作场所、设施和装置的辐射水平及安全防护性能定期监测；建立放射工作人员的个人剂量及健康档案。是年，对全县37家医疗单位、6家工业探伤工厂的60台医用X线机、8台X线探伤机的工作及周围环境进行监督、监测。对23家、41台医用X线机不合格单位发出限期整改通知书。对从事放射工作人员进行个人剂量监测，有60%人员接受监测。1992年起，对全县6家、10台工业探伤X线机进行监测、监督。对从事放射工作人员，凡经健康体检、放射防护知识培训考试合格，个人剂量监测资料健全者，发给“放射工作人员证”。全县108人中，有100人取得“放射工作人员证”，发证率92.6%。1993年起，要求各医疗单位对X线受检者受检时必须使用防护设施，南汇县卫生局将该项规定列入对医疗单位年终考核的内容之一。

1995年6月，全县开展“创建放射卫生综合监督管理达标区”活动。1996年7月12日，通过“上海市创建放射卫生综合监督管理达标区”专家组验收。1996年12月30日，上海市卫生局授予南汇县“上海市放射卫生综合监督管理达标区”称号。

1996～2001年南汇区（县）放射卫生监督监测情况表

表11-1-33

年份		1996		1997		1998		1999		2000		2001	
监测种类		医用诊断	工业探伤	医用诊断	工业探伤	医用诊断	工业探伤	医用诊断	工业探伤	医用诊断	工业探伤	医用诊断	工业探伤
单位数（户）		35	6	37	6	36	6	36	6	42	—	37	3
持证数（户）		35	6	37	6	36	6	36	6	42	—	37	3
新发证数（户）		—	1	1	—	—	—	—	—	1	—	1	—
建档户数（户）		35	6	37	6	36	6	36	6	42	—	37	3
监督户次数（户次）		52	6	38	6	36	6	36	6	42	—	37	3
处罚户次数（户次）		—	—	—	—	—	—	—	—	—	—	2	—
机器及环境监测	机器台数（台）	58	11	59	10	57	10	60	10	61	—	63	5
	监测台数（台）	58	10	54	10	57	10	60	7	61	—	46	—
	监测点数（个）	1250	50	1091	50	1065	—	1114	30	1530	—	859	—
	合格点数（个）	1250	50	1088	50	1065	—	1114	30	1530	—	857	—
	环境点数（个）	195	60	138	24	280	51	473	39	—	—	686	37
	合格点数（个）	195	60	137	24	280	51	470	39	—	—	685	34
人员管理	总人数（人）	111	14	116	13	124	9	125	7	128	—	124	4
	体检人数（人）	—	—	116	—	106	6	125	7	126	—	121	4
	培训人数（人）	111	14	—	—	16	1	125	7	128	—	121	4
	剂量监测人数（人）	111	14	112	12	118	5	122	7	123	—	121	4
受检者防护	持证人数（人）	111	14	116	13	124	9	125	7	128	—	124	4
	机房数（间）	53	—	69	—	56	—	56	—	58	—	60	—
	防护用品配备数(套)	49	—	64	—	53	—	53	—	58	—	58	—
	机房配备率（%）	92.4	—	98.4	—	94.6	—	94.6	—	100	—	96.7	—

2002、2004年南汇区放射卫生监督监测情况表

表11-1-34

年份	监测种类	应监督户数（户）	实监督户次数（户次）	监测点次数（个）	合格点次数（个）	合格率（%）
2002	医用诊断X线机	37	37	1497	1497	100
	工业探伤X线机	3	3	33	33	100
	其他	—	—	756	756	100
	合计	40	40	2286	2286	100
2004	医用诊断X线机	38	40	129	129	100
	工业探伤X线机	4	2	20	20	100
	其他	—	—	256	256	100
	合计	42	42	405	405	100

2007年至2009年3月南汇区放射卫生监督情况表

表11-1-35　　单位：户

<table>
<tr><th colspan="2" rowspan="3">分　类</th><th rowspan="3">年　度</th><th colspan="5">放射卫生</th></tr>
<tr><th colspan="2">放射装置</th><th colspan="2">放射性同位素</th><th rowspan="2">合　计</th></tr>
<tr><th>医疗机构</th><th>非医疗机构</th><th>医疗机构</th><th>非医疗机构</th></tr>
<tr><td colspan="2" rowspan="3">应监督户数</td><td>2007</td><td>36</td><td>13</td><td>1</td><td>7</td><td>57</td></tr>
<tr><td>2008</td><td>38</td><td>13</td><td>1</td><td>8</td><td>60</td></tr>
<tr><td>2009-03</td><td>38</td><td>13</td><td>1</td><td>8</td><td>60</td></tr>
<tr><td rowspan="3">监督</td><td rowspan="3">监督户数</td><td>2007</td><td>72</td><td>10</td><td>—</td><td>16</td><td>98</td></tr>
<tr><td>2008</td><td>23</td><td>23</td><td>1</td><td>13</td><td>60</td></tr>
<tr><td>2009-03</td><td>2</td><td>243</td><td>—</td><td>2</td><td>247</td></tr>
</table>

九、学校卫生监督

学校卫生监督包括预防性卫生监督和经常性卫生监督两方面。预防性卫生监督，是对新建成或改建学校的建筑和设备，根据国家规定的卫生标准，进行卫生学审查，以保证新建和改建学校各项设备的卫生质量。经常性的卫生监督是指定期或不定期地深入学校，进行全面的或专题的调查和测量，以进一步检查督促学校卫生工作有关规定的贯彻执行。

1982年始，南汇县卫生防疫站会同南汇县教育局每年在暑假期间培训保健老师，开展学生健康教育和学校内卫生保健工作。中学生每周一节生理卫生和青春期卫生课，小学生每周一次晨会卫生保健知识教育。每两周一次对保健教师进行业务讲课。对近视眼制订一系列预防近视眼保护措施。保健老师的主要工作是抓学生的“二课”、“二操”（眼保健操、广播操）、“二活动”及学校的环境卫生、个人卫生、预防接种、卫生宣传及小伤小病的处理工作。对学生驱蛔、灭头虱以及每学期二次的视力检查等。

1986年始，南汇县卫生防疫站对5所中学、5所小学学生开展健康监测工作。1987年始，重新每年在学生中开展普查蛔虫感染率并普服驱蛔药驱蛔，开展查、灭头虱、查、治沙眼等常见病的防治工作。

80年代中期，南汇县卫生防疫站开展对学校教室的光照度、课桌椅高度调查，对不符合要求单位会同教育部门督促整改，同时还开展中、小学生龋齿的调查和学生每天刷牙习惯的调查。

1990年，全县各中学和中心校、村校都有专、兼职保健老师，负责学校学生卫生知识教育和学校卫生工作日常管理。

2002年起，对学生健康监测工作划归南汇区疾病预防控制中心负责。

1988～2001年南汇区（县）学校卫生监测情况表

表11-1-36

年份	基本情况						健康监测			
	学校数（所）			学生数（人）			学校数（所）	体检人数（人）	查出有病人数（人）	患病率（%）
	总计	中学	小学	总计	中学	小学				
1988	322	38	284	101614	30523	71091	10	2579	1915	74.3
1989	307	36	271	104672	30536	74136	203	19627	8833	45.0
1990	279	36	243	105188	31490	73698	10	8242	4459	54.1
1991	261	36	225	104029	33080	70949	10	4957	2644	53.3
1992	231	34	197	102814	34081	68733	10	4218	2577	61.1
1993	212	34	178	107676	66807	40869	10	5700	3565	62.5
1994	298	34	264	101588	60946	40642	10	5935	3523	59.4
1995	189	34	155	100672	42216	58456	10	6698	3489	52.1
1996	168	34	134	99409	41758	57651	10	6649	3376	50.8
1997	165	35	130	98774	39643	59131	165	19096	9218	48.3
1998	144	35	109	94507	34798	59709	6	4560	2219	48.7
1999	144	35	109	90024	34801	55223	6	4755	2960	62.3
2000	144	35	109	90024	34801	55223	10	6356	4125	64.9
2001	118	35	83	86688	35878	50810	10	8057	5894	73.2

1988～2001年南汇区（县）学校卫生监测情况表

表11-1-37

年份	学生常见病普查普治													
	头虱				沙眼			蛔虫				视力		
	普查人数（万人）	患虱人数（万人）	患虱率（%）	灭虱率（%）	普查人数（万人）	有沙人数（人）	有沙率（%）	普查人数（人）	阳性人数（人）	阳性率（%）	治疗率（%）	平均近视率(%)	小学近视率(%)	中学近视率(%)
1988	19.06	5.84	30.65	100	6.24	4769	7.64	8684	2970	34.20	100	13.82	5.97	31.57
1989	20.00	6.09	30.44	100	8.89	6711	7.55	1223	481	39.33	100	12.10	5.7	27.70
1990	10.52	1.96	18.67	100	10.52	6858	6.52	455	46	10.10	100	12.51	8.06	28.20
1991	10.30	1.25	12.14	100	10.28	6381	6.21	1024	294	28.71	100	14.00	6.3	31.70
1992	10.00	0.45	4.51	100	10.26	5348	5.21	—	—	—	—	15.48	6.84	33.66
1993	40.74	0.90	2.21	100	10.02	4098	4.09	840	254	30.24	100	15.73	6.89	32.66
1994	9.52	0.06	0.60	100	9.50	3798	4.00	827	202	24.43	100	16.47	7.24	31.84
1995	8.97	0.09	0.96	100	9.82	3216	3.27	864	159	18.40	100	16.88	6.52	31.19
1996	9.63	0.07	0.76	100	9.32	3132	3.36	1693	157	9.27	100	17.70	6.45	33.39
1997	9.45	0.09	0.96	100	9.59	2693	2.81	1477	306	20.72	100	18.58	6.41	—
1998	9.24	0.07	0.75	100	8.75	2596	2.97	1909	492	25.77	100	19.72	7.41	39.39
1999	8.35	0.05	0.62	100	3.48	805	2.31	1775	427	24.06	100	19.79	6.76	40.66
2000	0.00	0.00	—	—	8.73	1916	2.19	3449	291	8.44	100	19.79	17.19	30.88
2001	0.00	0.00	—	—	8.63	1439	1.67	1806	111	6.15	100	20.69	24.27	36.46

1999年前，学校食堂卫生管理和校内烟糖食品店管理主要由南汇县卫生防疫站食品卫生监督科管理。1999年后，实行综合执法，实施学校卫生监督执法的处罚，归南汇县卫生防疫站学校卫生科管理。2000～2004年，南汇县监督2245校次，责令改正35校次，处罚60校次，罚款62850元。2005年起，对学校卫生监督职能中饮食食品卫生划归南汇区食品药品监督所监督管理。南汇区卫生局卫生监督所主要以学生饮水卫生、传染病管理、教室照度、课桌椅高度等监督管理。2005～2007年，监督374校次，行政处罚1校次。

2000年至2009年3月南汇区（县）学校卫生监督处罚情况表

表11-1-38

年份	管理相对人户数（户）	监督检查户次数（户次）			行政处罚户次数（户次）	行政警告户次数（户次）	罚款户次数（户次）	罚款金额（万元）
		小　计	监督员监督户次数	检查员检查户次数				
2000	100	813	205	608	54	35	19	1.515
2001	99	1071	333	738	7	—	7	1.25
2002	91	808	808	—	23	16	7	1.67
2003	106	496	496	—	11	—	11	1.85
2004	123	403	403	—	—	—	—	—
2005	123	151	151	—	—	—	—	—
2006	129	94	94	—	—	—	—	—
2007	123	129	129	—	1	1	—	—
2008	103	338	338	—	—	—	—	—
2009-03	100	105	105	—	—	—	—	—

十、医疗执业监督

1997年7月1日，《上海市医疗机构管理办法》启动实施。同年12月，南汇县卫生局医疗机构监督管理办公室成立，设在南汇县卫生局医政科内。具体负责《上海市医疗机构管理办法》的实施工作，对南汇县辖区内各级各类医疗机构进行设置审批、执业登记、执业管理、合理配置卫生资源、整顿医疗秩序、规范医疗行为等医疗执业管理工作。2002年4月，南汇区卫生局机构改革时，医疗机构监督管理办公室及职能下放到南汇区卫生局卫生监督所内。

2002年5月10日，南汇区卫生局卫生监督所医疗执业监督科成立，业务工作受南汇区卫生局医政科指导。其主要负责辖区内医疗机构执业、医务人员执业、母婴保健技术、计划生育、血液和医疗广告的监督管理工作；依法取缔辖区内非法行医、非法采供血和打击“医托”工作；负责上级交办的信访、举报投诉案件的调查处理；参与听证、复议、诉讼案件应复、应诉、答辩书起草；对相对管理单位（人）的法律宣传、指导、培训和调研等工作；对违法案件，在调查取证基础上提出处罚意见。

2002年，全区有医疗机构405家，其中市属二级医疗机构1家，区属二级医疗机构7家，一级医疗机构24家，内部医疗机构70家，个体诊所35家，民办医疗机构3家，村卫生所（室）265家。

2007年，全区有医疗机构305家，其中非营利性一、二级医疗机构40家，营利性医疗机构32家，内部医疗机构67家，农村卫生所166家。

2002年起，南汇区对医疗机构有关人员进行法律、法规、知识培训和指导；对各医疗机构、医务人员的执业受理，医务人员执业资格在自愿报名汇总后向上海市卫生局报考、报批并做好注册登记；医疗机构及其内设机构的申办许可，凡直属单位初审后报上海市卫生局审批，对内部医疗机构及村卫生所负责审核，报南汇区卫生局审批。

医疗机构及其人员必须按照相关法律、法规开展业务工作，规范医疗业务行为，对违反法律法规行为依法进行行政处罚。

除对医疗机构加强医疗执业监督外,为规范市场经济秩序和保证正常医疗秩序，维护广大患者利益，南汇区卫生局卫生监督所在有关部门的配合下，加大对非法行医的打击力度。

2005～2007年，南汇区卫生局卫生监督所开展联合执法行动28次，取缔无证行医256户次，收缴医疗器械3506件，药品759箱（袋），立案处罚61户次，向公安部门移交非法行医案1件。

2007年，为加强平安建设，严厉整治“医托”行为，向社会公布南汇区卫生局卫生监督所举报电话，同时在南汇区中心医院门诊大厅和南汇东方电影院前开展大型宣传活动，发放上海主要医疗机构指南图1000份；全区医疗机构、农村卫生所向社会开展宣传，引导市民到正规医疗机构就诊，为保护患者的权益作出努力。

表11-1-39

2002年至2009年3月南汇区医疗执业监督行政处罚情况表

年份	监督执法户次数	行政处罚户次数	罚款户次数	罚款金额（万元）	年份	监督执法户次数	行政处罚户次数	罚款户次数	罚款金额（万元）
2002	615	37	10	3.28	2006	1525	78	75	28.90
2003	671	15	15	6.50	2007	937	52	43	20.48
2004	1301	17	17	6.90	2008	1352	79	61	29.11
2005	554	67	64	21.70	2009-03	105	8	7	2.70

十一、流动人口卫生防疫管理

1994年8月23日，上海市政府发布《上海市流动人口卫生防疫管理暂行规定》。1995年初，南汇县卫生防疫站“外来人口卫生防疫管理办公室（简称外口办）”成立，办公室设在南汇县卫生防疫站寄生虫病防治科内。各乡镇卫生院明确分管人员，对全县流动人员开展调查摸底工作。对使用外来流动人员（居住满3个月以上）的工地、窑厂和企事业单位分别建档，实行分级管理。凡使用流动人员20人以上单位、建筑工地在100平方米以上的工地，由南汇县卫生防疫站外口办负责监督检查，余下单位、工地等由当地卫生院防保组（科）负责检查指导。1996年，南汇县卫生防疫站成立外来人口卫生防疫管理科，规范对外来流动人口的卫生防疫管理工作。1999年后，各类外来流动人口均由南汇县卫生防疫站监督管理。2000年2月起，由南汇县卫生局卫生监督所监督管理。

1995～2007年南汇区（县）流动人口卫生防疫管理监督情况表

表11-1-40

年份		1995	1996	1997	1998	1999	2000	2001	2002	2003	2004	2005	2006	2007
建筑工地	户数(户)	74	468	141	62	85	82	—	92	138	501	129	143	143
	检查户次数	74	493	282	401	442	484	—	367	889	782	36	13	41
	整改户次数	—	296	—	—	35	—	20	—	—	—	—	—	—
	罚款户次数	—	3	—	—	3	3	7	—	—	57	6	7	1
	罚款金额(万元)	0.00	0.12	0.00	0.00	0.42	0.12	1.20	—	—	3.46	2.80	2.50	0.20
窑厂	户数(户)	24	42	42	42	38	27	—	25	25	100	25	—	—
	检查户次数	24	23	62	216	320	168	—	75	100	102	52	—	—
	整改户次数	—	—	—	—	—	—	2	—	—	—	—	—	—
	罚款户次数	—	2	—	—	—	—	—	—	—	—	—	—	—
	罚款金额(元)	—	600	—	—	—	—	—	—	—	—	—	—	—
流动人口体检	应检人数(万人)	0.59	0.65	0.57	0.41	0.50	—	—	—	—	—	—	—	—
	实检人数(万人)	0.51	0.38	0.46	0.30	0.45	0.62	0.63	0.68	0.85	0.37	0.59	0.40	0.39
	体检率(%)	85.6	59.2	81.2	72.8	90.6	—	—	—	—	—	—	—	—
食堂	食堂个数(个)	—	—	141	62	73	—	—	—	—	543	—	—	—
	办许可证数(个)	—	—	112	54	59	—	—	—	—	380	—	—	—

说明：(1) 2000年以后为流动人口“三病”检疫人数；(2) 2005年起食堂监督职能划归南汇区食品、药品监督所。

十二、传染病防治与消毒管理

1989年2月21日，全国人民代表大会常务委员会颁布《中华人民共和国传染病防治法》(2004年8月28日第十届全国人民代表大会常务委员会第十一次会议修订，2004年8月28日中华人民共和国主席令第十七号公布，自2004年12月1日起施行)，同年9月1日实施。根据《中华人民共和国传染病防治法》要求及南汇县卫生防病工作实际情况，南汇县卫生防疫站〔以后的南汇区（县）卫生局卫生监督所〕及有关防治机构，对传染病疫情报告，医疗机构、幼托机构，病家终末消毒处理，医疗单位的肠道、肝炎等专科门诊布局，设施及消毒隔离情况进行定期、不定期的抽查、监督、监测采样检验。对医疗机构的医疗废弃物处置（一次性医疗用品的消毒质量使用单位使用后的毁形消毒处理、医疗机构污水处理装置）进行定期监督执法，减少、杜绝环境污染，医源性传播、医院内交叉感染的发生。

同时，加强对消毒产品生产企业、经营单位的监督检查。2005年后，生产企业的监督管理归南汇区技术监督局。

2001～2008年南汇区传染病防治与消毒管理监督情况表

表11-1-41

年度	户次	处罚户次	罚款（元）	年度	户次	处罚户次	罚款（元）
2001	107	—	—	2005	401	15	52000
2002	832	16	26300	2006	317	16	26300
2003	1156	52	95600	2007	569	15	43000
2004	1343	33	23100	2008	484	8	3500

第二节 卫生检验检测

一、微生物学检验

1959年，南汇县卫生防疫站建立化验室。1963年，设置化验组。1980年，设置检验科。1959～1992年，主要开展化验项目有：霍乱弧菌、沙门氏菌、志贺氏菌、副溶血性弧菌、河弧菌、弗尼斯弧菌、气单胞菌、空肠弯曲菌、致病性大肠杆菌、侵袭性大肠杆菌、产肠毒素大肠杆菌、流脑、溶血性链球菌、金黄色葡萄球菌，菌落计数、大肠菌群、乙肝抗原、抗体、肝功能，麻疹、轮状病毒等。主要从事腹泻病人、水样、环节中各种肠道病原菌监测检验；生活饮用水、环境卫生、医疗机构消毒灭菌效果监测等卫生细菌学检验；食物中毒病原菌检测；食品、药品、公共场所从业人员健康体检；开展卫监所及食品药品监督所委托的环境、水样、食品等各类监督样品的检验；血液中HIV、梅毒、麻疹、流感、禽流感等病毒类抗原抗体和核酸检测。2000年前，所用仪器设备主要有恒温培养箱、720分光光度仪、酶标比色计。病原学检测手段主要靠传统平皿分离和生化试验、诊断血清为主。

2000年1月南汇县疾病预防控制中心成立后，实验室环境设施和实验室检验能力得到改善和提升。同年3月，成立人类免疫缺陷病毒（HIV）初筛中心实验室，添置宝特800酶标仪，开展HIV病毒抗体检测。2002年1月，检出首例HIV感染者。至2009年6月，从高危人群和重点人群近8万人中检测出42例经上海市疾病预防控制中心确证的HIV感染者；建立HIV实验室质控，进行HIV电子化回报。2002年1月，添置ATB半自动细菌鉴定与药敏智能系统，用于疑难菌种鉴定，较以往SWF微量生化板和生化试验相比，生化种类多、菌种库大，检测效率高。2003年3月，开展梅毒RPR初筛和TPPA确认试验。2005年7月始，为一、二级医院提供梅毒确认服务。同年10月，添置首台美国ABI-2900型定性PCR扩增仪。2006年8月，添置水中微生物过滤装置、CO_2培养箱等仪器设备，开展嗜肺军团菌检测；时年9月，改建简易PCR实验室后添置美国Opticon2荧光定量PCR扩增仪，用于体检样本病原菌筛查、食物中毒事件原因分析、疑难菌株定性检测。2006年9月至2007年10月，参加上海市疾病预防控制中心致病性弧菌专项调查。2007年，加入上海市食品污染物和食源性疾病监测网络，开展单核增生李斯特菌新项目。2009年6月，添置DWS/MACSMICS厌氧气体发生器，开展微需氧菌检验。

2003年，在抗击传染性非典型肺炎事件中，南汇区疾病预防控制中心实验室承担现场采样任务。2003年9月始，筹备创建国家级实验室。2005年11月，通过国家级实验室认可委员会的认可和计量认证。2004年，人感染高致病性禽流感事件和“集体发热”事件中，指导采样和现场流感抗原快诊检测。2005年，应用分离培养和乳胶凝集试验开展流行性脑脊髓膜炎病人密切接触者的脑膜炎奈瑟氏菌的检测和鉴定。2006年12月，通过国家认可监督委员会组织的禽流感能力验证项目，开展禽流感A及A/H5亚型核酸实验室检测。2008年7月起，运用RT-PCR法进行手足口病肠道病毒通用型、EV71、柯萨奇A16病毒核酸检测。2009年5月，新甲型H1N1流感全球爆发，实验室承担甲型H1N1流感和季节性流感核酸检测，5～6月检测202件样品，检出新甲型H1N1流感阳性27件。

2007年4月起，南汇区疾病预防控制中心寄生虫检疫实验室由防疫科转入微生物检验科，继续开展血吸虫、疟原虫、丝虫和人体肠道寄生虫病原、抗体检测。2006年起，承担为期5年的人体肠道寄生虫病国家级监测点的检测任务。

二、理化检验

1973年10月，南汇县卫生防疫站开展理化检验工作。1988年，成立理化检验科。1973～1992年，购入气相色谱仪、原子吸收仪等先进仪器，开展水中氯化物、氨氮、亚硝酸盐氮、硬度、耗氧量、铁、铜、铅、汞等项目；空气中的降尘量、苯系物、甲醇、铅、汞等；食品中的理化指标、农药残留、黄曲霉毒素等项目。

2001年8月南汇撤县建区后，南汇区疾病预防控制中心随着防疫设备经费的增加，于2001年12月至2008年9月投入400多万元，更新与添置精密检测仪器与设备。包括美国产火焰原子吸收光谱仪PEAA300、无火焰原子吸收光谱仪PEAA600、气相色谱仪agi1ent6890N、液相色谱仪agi1ent1C1100、气质联用仪（单重四级杆）agi1ent6890N-5975i、离子色谱仪DIONEXICS-90、国产双道原子荧光光度计吉天AFS-930、瑞士产自动电位滴定仪万通T809、丹麦产全自动凯氏定氮仪FOSSKJ2300、岛津苏州产总有机碳分析仪TOC-Vcph、德国产连续流动注射分析仪Bran+1uebbeAA3、微波消解仪BERGO1FMWS-2、韩国产超纯水器HUMANPOWER Ⅰ p1us、美国产超声波清洗机BRANSON2510E-MT、国产陶瓷纤维高温炉TM0610P等。这些仪器设备，使中心理化实验室在金属项目的常量与微量检测、空气中有机毒物检测、无机阴离子检测、毒物定性与定量检测、食品前处理等方面，具备更好检测条件，检测能力和精准度得到较大提升，应对突发公共卫生事件的检测能力进一步提升。

2005年11月，南汇区疾病预防控制中心理化实验室在原计量认证基础上通过国家实验室认可和国家计量认证，成为国家CNAS和CNCA“双认证”实验室。注重开展影响环境、大众健康及与健康相关产品等因素的项目检测，至2009年8月，实验室在食品、保健食品、食品添加剂、食品包装材料和容器；城市生活饮用水；环境与职业卫生；化妆品；消毒产品等方面通过能力认证项目达200余项。2002～2009年，完成各类样品55010件，135427项次的检测；应对全区突发公共卫生事件188起，869项次的检测，准确、及时。完成每年度国家碘盐检测实验室考核，均获“全国碘缺乏监测实验室”资质，并每年负责全区300余件食用盐含碘抽查检测任务。

2002年以来，南汇区疾病预防控制中心注重检测新技术和新方法的研究开发。2002年，运用毛细管柱气相色谱检测技术，开展农药有机磷、有机氯的检测，相对于填充柱气相色谱检测技术，检测精度和准确度都有很大提高。2003年，开发高压液相色谱检测技术，测定食品中添加剂苯甲酸、山梨酸、糖精钠以及人工合成色素，并通过国家CNAS考核认证，从而淘汰之前繁杂的化学检测方法。2004年，利用离子色谱检测技术，开发无机阴离子检测，替代化学比色分析方法，将水质和职业卫生中的无机阴离子用更加灵敏和精准的色谱法进行测定。2005年，开展痕量金属的测定，由原来的mg/1数量级精确到μg/1数量级；同年开展气相色谱—质谱联用检测技术，用于有机污染物、环境激素和生物活性物质、化学毒剂等的定性、定量检测，并建立常见毒物分析、筛选和定性的方法，建立实验室常见毒物的质谱谱库。2007年，利用自动电位滴定仪扩展总硬度、pH等的测定方法；借助全自动蛋白质分析仪提高蛋白质测定的效率等。2008年，采用流动注射分析仪扩展氰化物、挥发酚、阴离子洗涤剂、氨氮等检测方法，实现自动蒸馏、在线稀释、在线分析。同年三聚氰胺突发公共卫生安全事件中，科室及时开发三聚氰胺液相色谱定量、气质联用定性分析方法，并顺利完成苏浙沪共同组织的50余家顶级实验室比对试验；新增并改进水中挥发性卤代烃扩展项目的气相色谱分析方法。2009年始，筹备开展水中的总有机碳（TOC）、总无机碳（TIC）和总碳（TC）的检测。

三、检验质量管理

1992年起，南汇区（县）疾病预防控制中心（防疫站）进行计量认证，制定质量手册5次。2005年起，南汇区疾病预防控制中心参加国家实验室认可，按认可准则的要求，制定质量体系文件，先后制定程序文件33个，同时，各业务科室对检测仪器、检测方法、采样方法分别制定作业指导书。

2004年起，每年开展实验室内部审核和管理评审，对质量管理运行的符合性及有效性进行评价，改进中心质量管理体系，提高管理质量。

南汇区疾病预防控制中心积极参加各类能力验证试验及实验室间比对试验。2005年国家实验室认可前，主要参加上海市疾病预防控制中心组织的实验室间比对试验。2005年国家实验室认可后，每年参加各类能力验证试验。参加国家认可委、国家认监委、国家环保总局、上海市质量技术监督局组织的能力验证试验，参加国家碘缺乏实验室、中国疾病预防控制中心、江浙沪疾控系统、上海市疾病预防控制中心组织的实验室间比对试验及区县疾病预防控制中心协作组组织的比对试验中，取得满意结果。

第十二章　教学　科研

南汇地区的医学教育始于传统人才的培养，以家传、收徒或自学方式进行。西医人员的培养始于1958年。1958年，南汇县护士学校始建。1960年，更名为南汇县卫生学校，先后开设护士、中医士、西医士、助产士、检验士、乡村医士、社区医士等专业。1958～2008年，全日制中专毕业学生2607人。1996～2009年，全日制中专联合办学毕业学生1022人。1995～2005年，全日制自学中专毕业学生659人。

2006年，上海医药高等专科学校、上海交通大学医学院附属卫生学校迁入南汇区的上海国际医学园区内，并对外招生。2007年，上海医疗器械高等专科学校落户上海国际医学园区。

21世纪50年代后期始，南汇县派出医护人员去上级医院临床进修。80年代后期以后，每年采取二级医院的医护人员到上海市三级医院进修学习；一级医院的医护人员到区（县）二级医院进修学习，也有少量人员由单位联系到三级医院进修学习的。

南汇县的业余医学教育工作起步于1959年，由上海第一医学院举办业余医科大学卫生系函授班，设营养卫生、传染病防治、环境卫生、劳动保护、保健组织、少儿卫生等学科。1960年，南汇县业余医学教育委员会成立，负责领导全县业余医学教育工作的开展。

60年代中期至90年代，南汇县对"半农半医"、"赤脚医生"、"乡村医生"有计划地进行培训、复训，提高他（她）们的业务技术水平。1985年，获得乡村医生证书的有322人。1999年，全县乡村医生中认定为执业医师18人，认定为执业助理医师762人。

1978年、1982年，南汇县医务人员参加上海市卫生局举办的两届电视大学医学专业班学习，先后有毕业生96人、75人。1992年，南汇县卫生局培训中心成立。1998年始，南汇县卫生学校与上海职工医学院等联合办学。至2008年底，办班36个，招收学生1240人。同时，举办系统性专题讲座、专题业务培训班，高级专家带教等实施医务人员的业务培训。1982～2009年，南汇区（县）医学会等举办系统性专题讲座、学术讲座453次，参加听讲者28020人次。

1986年始，南汇县卫生系统的科研工作得以蓬勃开展。1986～2001年，南汇县卫生系统获得南汇县以上科技成果奖44项，其中获得县级科技成果奖32项；获得上海市卫生局科技成果奖5项；获得上海市科委科技成果奖5项；获得卫生部科技成果奖2项。2003～2007年，南汇区卫生系统获得区级课题奖3项，区级科技成果奖11项，上海市级、上海市卫生局级科研结题3项，另有1个项目得到上海市级科研课题立项，38个项目得到区级科研课题立项，10个项目得到区卫生局级科研课题立项。2008年4月，全区医疗机构申报科研课题76项，经专家评审，获区级课题立项25项。

1994年始，上海市开展医学领先学科工作。至1995年，南汇县传染病医院的"流行性出血热特色专科"、新场乡卫生院的"探索院村初保工作一体化、稳定乡村医生队伍"南汇县中心医院的"胃肠病特色专科"、周浦医院的"脊柱脊髓损伤特色专科"先后被列为上海市医学领先专业的特色专科和特色项目。2001年，南汇区光明中医医院"中医心律失常特色专科"被列为上海市卫生局特色专科。2004年，周浦医院的"脊柱外科"入选上海市医学重点专科建设规划。1996年，南汇县制定实施《南汇县医学领先学科专业暂行管理办法》，有5项被列为南汇县县级医学领先学科建设项目。各医学领先学科先后获得卫生部科技进步三等奖1项、上海市科技进步二等奖1项、上海市卫生局科技进步三等奖1项、上海市卫生局临床医疗成果三等奖2项。

1998年，“南汇县卫生系统学科带头人培养计划”（即区县百人计划）制订实施，计划用5年，选拔10名45岁以下，德才兼备的优秀青年科技人才，以资助课题研究为主要方式，使之成为县内卫生系统新一代学科带头人。2003年，第一批入选的学科带头人培养计划期满。7名优秀者入选新一轮学科带头人培养计划。2004年，又有10人入选学科带头人培养计划。2005年，有14人列入第二期学科带头人培养计划。

2000年，南汇县实行高级专家带教制度，南华医院主任医师储峰等8名高级专家开始实施带教。2004年，通过终期验收。同年，第二批7对人员入围。2007年，通过终期考评。2008年，3对人员入围。

第一节　学　校

一、南汇区（县）卫生学校

1958年9月7日，南汇县护士学校始建，是一所卫生类中等职业教育学校。校址设在惠南镇西门街天主教堂对门民宅。后搬到原卫星路运河桥西侧航运社（今惠南镇卫星东路、运河路处），再从卫星路运河桥西侧搬到惠南镇沿河泾南路18号今南汇第四中学校址。1960年，南汇县护士学校更名为南汇县卫生学校。1962年，学校停办，至1965年9月1日复办。

1969至1972年8月（“文化大革命”期间），学校又停办。1972年12月，学校再次复办，搬至黄路乡二团顾家宅（今惠南镇六灶湾村）。1973年初，搬至惠南镇人民路53弄1号（今人民东路3028弄18号）。

1987年5月，搬迁至惠南镇城北（今惠南镇拱极路3535号）新建校舍。

1997年9月，经上海市教委批准，南汇县卫生学校与上海第二医科大学附属卫生学校联合办学，第二冠名为上海第二医科大学附属卫生学校南汇分校。2001年8月，南汇撤县建区，南汇县卫生学校更名为南汇区卫生学校。2005年7月，第二冠名上海第二医科大学附属卫生学校南汇分校更名为上海交通大学医学院附属卫生学校南汇分校。

2006年11月，南汇区卫生学校由相当行政正科级事业单位调整为相当行政副处级事业单位。

2009年8月，南汇区撤并到浦东新区。2010年5月14日，上海市浦东新区机构编制委员会明确：原上海市南汇区卫生学校事业单位建制撤销，与原上海市浦东新区卫生学校合并，建立新的上海市浦东新区卫生学校，原第二冠名上海交通大学医学院附属卫生学校南汇分校更名为上海交通大学医学院附属卫生学校浦东分校。

2006年5月，南汇区卫生学校被上海市集邮协会授予“上海市青少年集邮活动示范基地”。2009年始，申报“全国青少年集邮活动示范基地”（2010年9月获批准）。

2007年10月，南汇区卫生学校加入上海现代护理教育集团。

（一）党政领导

1958～2009年南汇区（县）卫生学校行政领导情况表

表12-1-1

姓　名	性　别	职　务	任职时间
陈　容	男	校　长	1958-09～1962-07
林涵之	男	副校长	1958-09～1960-08
陈　容	男	校　长	1965-09～1969-09
蔡　莲	男	书记（主持行政工作）	1972-09～1975-03
张仁湘	男	书记（主持行政工作）	1975-04～1978-02
陈　容	男	校　长	1979-05～1981-01
唐奎龙	男	副校长	1979-03～1985-03
薛　岫	男	副校长	1979-12～1981-02
周新祥	男	校　长	1981-01～1982-12
康雪章	男	副校长	1982-03～1982-11
江　澜	女	副校长	1982-03～1982-12
江　澜	女	副校长（主持工作）	1982-12～1983-08
江　澜	女	副校长	1983-08～1984-06
姚志仁	男	校　长	1983-08～1985-03
顾韵和	男	副校长	1983-12～1987-12
张仁湘	男	副校长	1984-06～1985-03
吴才良	男	校　长	1985-03～1987-09
顾文忠	男	副校长	1987-06～1987-12
贾品芳	女	副校长	1987-12～1991-02
吴锦明	男	副校长	1987-12～1999-03
姚志仁	男	校　长	1988-02～1999-03
严素勤	女	副校长	1998-01～1999-03
蔡云章	男	副校长	1999-03～2003-12
严素勤	女	校　长	1999-03～2003-06
严建军	男	校　长	2003-06～2006-07
郁东海	男	副校长	2003-12～2004-12
邵佩钧	男	副校长	2003-12～2006-06
邵佩钧	男	校　长	2006-07～2009-08
严文英	女	副校长	2006-07～2009-08

1958～2009年中共南汇区（县）卫生学校支部委员会领导情况表

表12-1-2

姓　名	性　别	职　务	任职时间
陈　容	男	书　记	1958-09～1962-07
甘作东	男	书　记	1965-07～1966-07
蔡　莲	男	书　记（主持行政工作）	1972-09～1975-03

续表 12-1-2

姓　名	性　别	职　务	任职时间
周新祥	男	副书记	1972-12～1978-07
张仁湘	男	书　记（主持行政工作）	1975-04～1978-02
黄锡根	男	副书记	1976-10～1977-07
陈　容	男	书　记	1979-05～1981-01
钱筱塘	男	副书记	1978-08～1980-08
赵慧新	女	书　记	1981-01～1985-03
周新祥	男	副书记	1981-01～1982-12
江　澜	女	副书记	1982-03～1983-08
姚志仁	男	副书记	1983-08～1985-03
姚志仁	男	书　记	1985-03～1988-02
吴才良	男	副书记	1985-03～1987-09
孙国华	女	书　记	1988-02～1990-07
姚志仁	男	副书记	1988-02～1999-03
严素勤	女	副书记	1999-03～2003-05
李振国	男	书　记	1990-07～2003-12
倪东清	男	副书记	2002-06～2008-03
严建军	男	书　记	2004-01～2006-07
浦良发	男	书　记	2006-07～2009-08
方　一	男	副书记	2008-04～2009-08

（二）人员情况

1958～2009年部分年份南汇区（县）卫生学校教职员工情况表

表 12-1-3　　　　　　　　　　　　　　　　单位：人

年份	职工总计	按岗位分类													按学历分类		
		教员					行政人员					后勤人员					
		小计	高讲	讲师	助讲	其他	小计	主任科员	副主任科员	科员	其他	小计	技术工人	普通工人	本科	大专	中专以下
1958	6	2	—	—	—	—	2	—	—	—	—	2	—	—	—	—	—
1985	52	26	—	—	—	—	4	—	—	—	—	22	—	—	14	12	26
1998	57	38	3	20	10	5	2	1	0	1	0	17	8	9	23	10	24
2001	50	33	4	15	12	2	3	0	1	2	0	14	8	6	23	7	20
2007	49	33	4	19	7	3	3	1	0	1	1	13	8	5	26	9	14
2008	54	36	5	17	8	6	5	—	—	—	—	13	8	5	31	8	15
2009	53	36	8	12	14	2	5	3	1	0	1	12	8	4	33	6	14

（三）规模设施

1958年学校始建时，学校有大小用房18间，近300平方米。教具甚少，仅备有人体骨骼和各系统解剖图表等。

1967年，在原惠南镇人民路53弄1号建成校舍。

1978年后，学校发展较快，用房建筑面积达1815平方米。

1983年底，学校设有校长室、教导处、总务处，负责全校行政、教学、后勤工作；设有第一、二、三教师办公室，有电化室、化学实验室、解剖实验室和综合实验室等；主要教学器材有：16毫米电影放映机1架（附电影片10箱），光电比色计1台、国产显微镜40架、进口显微镜1架、血压机31具、反射投影幻灯机1架、超声波机1架、录像机1架、电冰箱2台，还有各种骨骼标本，总价值达7.9万余元。

1984年5月，上海市卫生局和南汇县政府共同拨款158万元（后又追拨60万元），在惠南镇城北新建校舍，1986年底竣工。新校舍占地1.9公顷，建筑面积7200平方米；设有教学楼、实验楼、宿舍楼、图书馆、阶梯教室、食堂、操场等，可容纳学生600人。

1988年2月，学校增设学生科。1993年9月，增设教学教育研究室。2006年7月，增设成教科，创设心理咨询室，后勤科分设成总务股和膳食股。

2000至2009年8月，投入资金701.6万元，新建办公楼、男生宿舍、综合用房、电子屏、景观工程，迁建食堂（1835平方米），改建教学楼、实验楼、宿舍楼、校门、传达室，修建塑胶操场、网球场，完成雨、污水分流和污水纳管工程和道路翻建工程，添置护理实验室设备。改善办学条件，增强办学实力。

2009年2月，经南汇区国有（集体）资产监督管理委员会批准，南汇区精神卫生中心搬迁至南汇区医疗卫生中心后的旧址（固定资产103.12万元）划归南汇区卫生学校使用，重建为成人教育等校舍。

至2009年8月底，学校科室设置为：校长室、办公室、教务科、学生科、成教科、后勤科（总务股、膳食股）、财务室、教研室。主要教学器材专用设备355.16万元，其中教学仪器及器械36.16万元，教学模型166.18万元，电化设备60.98万元，体育设备6.35万元，教学一般设备12.70万元，专业电脑72.79万元。

2009年8月南汇区卫生学校现有基本建设规模情况表

表12-1-4

名　称	占地面积（平方米）	建筑面积（平方米）	投入资金（万元）
教学楼	513	2053	157.31
实验楼	626	1880	159.05
宿舍楼	539	2157	118.67
男生宿舍	237	237	42.14
食　堂	932	1889	204.12
阶梯教室	250	250	57.60
图书馆	183	550	38.92
综合楼	240	240	30.63
配电间	88	176	36.80
传达室	38	38	3.41

续表 12-1-4

名　称	占地面积（平方米）	建筑面积（平方米）	投入资金（万元）
行政楼	244	732	152.19
活动房	151	151	4.10
周浦实习点	—	60	24.97
司令台、车棚、厕所等	—	847	65.82
区精神卫生中心转入	36804	3654	103.12
合　计	40845	14914	1198.85

二、南汇区（县）卫生局培训中心

1992年3月，经南汇县教育统筹委员会批准，同意建立南汇县卫生局培训中心。

2001年8月，南汇县“撤县建区”，南汇县卫生局培训中心改名为南汇区卫生局培训中心。培训中心基地设于南汇区（县）卫生学校内（惠南镇拱极路3535号）。

培训中心主要承担南汇区（县）卫生系统在职职工学历教育、继续教育、干部培训等工作。南汇区（县）卫生局培训中心与上海职工医学院、复旦大学医学院、上海交通大学医学院、上海中医药大学等联合办学，完成6期全科医生理论培训664人次，5期全科医生岗位培训290人次，培训技术基础班学员280人，乡村医生中专自学考试班学员74人，中医自学考试大专班学员53人，高考复习班学员1339人，干部培训班学员2期、91人次。

1992～2009年南汇区（县）卫生局培训中心主要领导情况表

表 12-1-5

姓 名	性 别	职　务	任 期
储 峰	男	主 任（兼）	1992-03～1999-08
姚志仁	男	副主任（主持日常工作）	1992-03～1999-08
傅国辛	男	主任（兼）	1999-08～2000-06
严素勤	女	副主任（主持日常工作）	1999-08～2003-06
李荣华	男	主任（兼）	2000-06～2009-08
严建军	男	副主任（主持日常工作）	2003-06～2006-06
邵佩钧	男	副主任（主持日常工作）	2006-07～2009-08

三、上海医药高等专科学校、上海交通大学医学院附属卫生学校

上海医药高等专科学校、上海交通大学医学院附属卫生学校实行的是一所学校两块牌子。

（一）上海医药高等专科学校

2005年9月，经上海市政府批准，上海医药高等专科学校正式建校。新校区坐落于南汇周浦地区上海国际医学园区内（南汇区周祝公路279号），占地面积25.6公顷，建筑面积11万余平方米，可容纳4000余名学生。学生宿舍建筑面积4万余平方米，体育场所2万余平方米。学校前身是上海第二医科大学卫生技术学院，成立于1999年，是上海市培养医学相关类卫生专业技术人才的重要基地。2003年，上海市教委批准为上海市示范性高等职业技术建设院校。

学校以护理学为龙头专业，被教育部确定为上海市医学类高职院校中唯一的国家“技能型紧缺人才培养培训工程”点建设基地。护理学（中美合作）专业也是上海市教委批准的中外合作教学项目。学校隶属于上海市教育委员会，接受上海市教委和上海交通大学医学院双重领导。

学校本着“素质为先、技能为本、医技为主、全面发展”的办学方向和“立足上海、服务全国、走向世界”的服务定位，面向上海及全国各其他省市招收高中毕业生、“三校生”（中专、职校、技校），文理兼收，实施高质量的全日制高等教育。毕业生在取得国家统一颁发的高职学历文凭的同时，拥有多张职业技能证书，成为用人单位欢迎的实用型高级卫生职业技术人才。

至2009年，学校有专职教师111人，其中具有高级职称的教师比例达33.3%，有一支高素质“双师型”师资队伍。学校拥有来自美国、英国、澳大利亚、日本等国常驻外籍教师18人，中美合作护理专业、中日合作口腔医学技术专业、中澳护理研究中心、中荷社区卫生培训中心和其他国际校际合作项目20余项。此外学校还接受来自芬兰、荷兰、挪威、日本等国长期或短期交流学生，并每年派出师生赴以上国家讲学或学习。

学校开设有护理学、护理学（中美合作）、护理学（口腔卫生）、护理学（助产）、医学检验、口腔医学技术（口腔工艺技术）、药学、眼视光技术、医学影像技术、医学营养（食品卫生）、药学、市场营销（医药营销）和计算机技术及应用等专业。

学校秉承原上海第二医科大学“博极医源，精勤不倦”的文化和传统，学科专业齐全，师资力量雄厚，教学设施先进，实验设备精良，拥有全市一流的上海现代护理公共实训中心、上海现代医学检验公共实训中心、上海口腔医学技术公共实训中心、上海现代眼视光技术公共实训中心、上海现代药学公共实训中心等，拥有形态学显微镜双向互动实验室等一系列先进的基础与专业实验室等。

（二）上海交通大学医学院附属卫生学校

上海交通大学医学院附属卫生学校（原上海第二医科大学附属卫生学校）创建于1957年，走过50多年的办学历程，为社会培养了大量的护士、检验士、医士、放射技士、药剂士、口腔医士、口腔工艺技士、生物医学工程技士、医学美容技士、医疗保险技士等各类卫生职业技术人才。历届毕业生中许多已成为各级医疗卫生、科研单位的部门领导或业务骨干。学校作为牵头单位，联合上海市18家护理教育及医疗单位，组成上海现代护理职业教育集团，成为上海市培养护理专业人才的重要基地。

2006年9月，学校新校区正式启用，坐落于南汇区周浦镇上海国际医学园区（周祝公路279号）。上海交通大学医学院附属卫生学校设总校（新校区）、嘉定校区、临床一分部（瑞金医院内）、临床二分部（市九院医院内）、临床三分部（新华医院内）等校区，设有浦东新区、金山、南汇、宝山等4个分校。

学校以就业为导向，设立一批医工、医文复合型特色专业，包括：护理学（含中英合作教育项目）、医学检验、口腔工艺技术、眼视光技术、卫生保健（乡村医士）。其中护理专业为国家级重点示范专业，经上海市教委批准，成为上海市首个卫生类中外合作教育项目；医学检验为上海市重点示范专业；口腔工艺技术为上海市A级专业。

2009年，学校有专职教师108人，其中具有中、高级职称占80%，能进行双语教学的中青年教师达40%，拥有教学经验和临床技能的“双师型”教师达20%；拥有来自美国、英国、澳大利亚、日本等国常驻外籍教师22人，引进国外专业建设带头1人、高级管理人员8人、外籍专职教师等12人。

中英合作护理专业——与英国博恩茅斯国际学院2002年开始合作办学，这是上海首个获得市教委批准的卫生类中外合作办学项目。

四、上海医疗器械高等专科学校

1960年，卫生部创办上海医疗器械高等专科学校，先后隶属国家医药管理局、国家食品药品监督管理局。2000年，划归上海市政府管理。2003年5月，经上海市政府批准，上海医疗器械高等专科学校划归上海理工大学管理，组建上海理工大学医疗器械学院，同年7月正式挂牌，实行“一套班子、两块牌子”的管理模式。2007年7月18日，学校与上海国际医学园区签署落户协议，占地14.8公顷，规划建筑面积14万平方米。至2009年，在筹备建设中。

上海医疗器械高等专科学校是国内唯一一所专门培养医疗器械和药剂设备工程技术人才的高等院校，承担着全国医疗器械行业和制药机械行业专业技术人员的培养和进修任务，是国家食品药品监督管理局授权的全国医疗器械和药剂设备培训中心。

学校专科专业开设医用电子仪器、精密医疗器械、医学影像设备、临床工程技术、医疗器械检测技术、药剂设备、市场营销（医疗器械营销）等18个专业及专业方向。专科在校生规模达4000余人。学校所开设的专业，大都结合了学校独有的医疗器械专长，在国内具有鲜明的专业特色。其中，医学影像设备、医用电子仪器、药剂设备等三个专业属教育部批准的专科教学改革试点专业；临床工程技术专业是中日合作办学专业，填补国内空白。

学校师有教职工302人，专任教师206人，其中高级职称教师占32%，硕士以上学历教师占专任教师的66%，专任双师型教师占专业专任教师的64%，专业兼职教师占专业专任教师的36%；学校常年聘请大批医疗器械产业和医疗器械监管领域的专家、名师、劳模与学校共同进行应用性人才培养。

第二节 教 学

一、全日制教学

1960年，南汇县卫生学校设中医班，有学生19人，前2年学习祖国医药的各门基础课和有关专业课的理论课程。1993年10月，举办1期中西医结合班，学制1年半，有学生54人。

1978年后，南汇县卫生学校师资力量不断加强，教学仪器逐年增添，实行有计划地招生。先后开设护士、中医士、西医士、助产士、检验士、乡村医士、社区医士、药剂士等专业。从1982年始，学校为江苏大屯煤电公司、新疆知青子女、福州、浙江温州、湖州、宁波、江苏宜兴、贵州、湖南、安徽、山东等地培养护士、医士等中专学生。随着教育改革的深入，学校拓展联合办学新模式，形成多层次、多形式办学的新格局。学校全日制和业余教育相结合，中专、大专、本科学历教育相衔接，职前和职后教育并存，并开设网络学历教育专业。为南汇区（县）培养和培训大量卫生技术人员，对充实各医院的医疗、医技、护理力量起到积极作用。2006～2008年，南汇区卫生学校连续3年每年招收全日制药剂中专班2个，每班40人左右，学制3

年，以提高南汇区药剂人员队伍的学历层次和技术水平。

1958～2009年南汇区（县）卫生学校全日制中专办学情况表

表12-2-1

入学年份	招生			在校学生数（人）	毕业学生数（人）
	专　业	学制（年）	人数（人）		
1958-09	护　士	2	45	45	—
1960-09	护　士	3	60	124	42
	中　医	5	20		
1962-12	—	—	—	80	80（肄业）
1965-04	医　士	3	60	60	60
1972-12	医　士	2	98	184	—
	护　士	2	60		
	检　验	2	20		
1974-09	医　士	2.5	60	238	178
1975-03	护　士	2	33	113	—
	检　验	2.5	20		
1976-09	医　士	2	48	161	—
1977-09	护　士	2	30	191	113
1978-11	医　士	3	30	131	48
	护　士	3	32		
	助产士	3	30		
1980-09	护　士	3	50	151	101（含1979年级30）
1981-08	护　士	3	51	101	—
1982-09	助产士	3	47	226	—
	护　士	3	48		
1983-09	助产士	3	41	219	48
	护　士	3			
1984-09	助产士	3	42	207	126
	护　士	3			
1985-09	护　士	3	54	150	95
	医　士	4	54		
1986-09	护　士	3	54	163	41
1987-09	护　士	3	42	136	42
	护　士	4	35		
1988-09	医　士	3	39	180	53
	医　士	4	59		
1989-09	护　士	3	31	154	103
	医　士	4	48		

续表 12-2-1

<table>
<tr><th rowspan="2">入学年份</th><th colspan="3">招 生</th><th rowspan="2">在校学生数（人）</th><th rowspan="2">毕业学生数（人）</th></tr>
<tr><th>专 业</th><th>学制（年）</th><th>人数（人）</th></tr>
<tr><td>1990-09</td><td>护 士</td><td>3</td><td>38</td><td>147</td><td>45</td></tr>
<tr><td rowspan="2">1991-09</td><td>护 士</td><td>3</td><td>50</td><td rowspan="2">123</td><td rowspan="2">74</td></tr>
<tr><td>医 士</td><td>4</td><td>47</td></tr>
<tr><td>1992-03</td><td>乡 医</td><td>2.5</td><td>40</td><td>—</td><td>—</td></tr>
<tr><td rowspan="3">1992-09</td><td>护 士</td><td>3</td><td>50</td><td rowspan="3">130</td><td rowspan="3">90</td></tr>
<tr><td>乡 医</td><td>3</td><td>35</td></tr>
<tr><td>医 士</td><td>4</td><td>45</td></tr>
<tr><td rowspan="3">1993-09</td><td>护 士</td><td>3</td><td>52</td><td rowspan="3">265</td><td rowspan="3">86</td></tr>
<tr><td>乡 医</td><td>3</td><td>39</td></tr>
<tr><td>医 士</td><td>4</td><td>54</td></tr>
<tr><td>1993-10</td><td>中西医结合</td><td>1.5</td><td>54</td><td>—</td><td>—</td></tr>
<tr><td>1994-09</td><td>护 士</td><td>3</td><td>50</td><td>422</td><td>88</td></tr>
<tr><td>1995-09</td><td>护 士</td><td>3</td><td>50</td><td>286</td><td>175</td></tr>
<tr><td>1996-09</td><td>护 士</td><td>3</td><td>51</td><td>204</td><td>134</td></tr>
<tr><td>1997-09</td><td>护 士</td><td>3</td><td>41</td><td>142</td><td>102</td></tr>
<tr><td>1998-09</td><td>护 士</td><td>4</td><td>41</td><td>133</td><td>50</td></tr>
<tr><td>1999-09</td><td>护 士</td><td>4</td><td>31</td><td>113</td><td>51</td></tr>
<tr><td>2000-09</td><td>护 士</td><td>4</td><td>41</td><td>113</td><td>41</td></tr>
<tr><td>2001-09</td><td>护 士</td><td>4</td><td>44</td><td>157</td><td>—</td></tr>
<tr><td>2002-09</td><td>护 士</td><td>4</td><td>54</td><td>170</td><td>41</td></tr>
<tr><td>2003-09</td><td>护 士</td><td>4</td><td>112</td><td>250</td><td>31</td></tr>
<tr><td rowspan="2">2004-09</td><td>护 士</td><td>4</td><td>58</td><td rowspan="2">342</td><td rowspan="2">41</td></tr>
<tr><td>护 士</td><td>3</td><td>74</td></tr>
<tr><td rowspan="2">2005-09</td><td>护 士</td><td>4</td><td>89</td><td rowspan="2">475</td><td rowspan="2">44</td></tr>
<tr><td>护 士</td><td>3</td><td>89</td></tr>
<tr><td rowspan="3">2006-09</td><td>护 士</td><td>4</td><td>134</td><td rowspan="3">689</td><td rowspan="3">54</td></tr>
<tr><td>护 士</td><td>3</td><td>62</td></tr>
<tr><td>药 剂</td><td>3</td><td>74</td></tr>
<tr><td rowspan="3">2007-09</td><td>护 士</td><td>4</td><td>124</td><td rowspan="3">739</td><td rowspan="3">185</td></tr>
<tr><td>护 士</td><td>3</td><td>41</td></tr>
<tr><td>药 剂</td><td>3</td><td>77</td></tr>
<tr><td rowspan="3">2008-09</td><td>护 士</td><td>4</td><td>108</td><td rowspan="3">809</td><td rowspan="3">145</td></tr>
<tr><td>护 士</td><td>3</td><td>27</td></tr>
<tr><td>药 剂</td><td>3</td><td>83</td></tr>
<tr><td rowspan="2">2009-09</td><td>护 士</td><td>4</td><td>106</td><td rowspan="2">749</td><td rowspan="2">222</td></tr>
<tr><td>药 剂</td><td>3</td><td>55</td></tr>
</table>

1996～2009年南汇区（县）卫生学校全日制中专联合办学情况表

表12-2-2

入学年份	招生			在校学生数（人）	毕业学生数（人）
	专业	学制(年)	人数(人)		
1996-09	市场营销	3	42	42	—
1997-09	财　会	3	34	68	—
1998-09	环境专业	3	96	178	—
1998-09	药　学	3	48	—	—
1999-09	环境专业	4	90	286	34
	计算机操作与维修	3	52		
2000-09	环境专业	4	69	438	—
	计算机操作与维修	3	33		
	高级护理	3	50		
2001-09	环境专业	4	66	380	141
	高级护理	3	20		
2002-09	计算机操作与维修	3	—	102	45
	高级护理	3	—	50	—
	环境专业	4	95	320	—
2003-09	计算机操作与维修	3	—	72	27
	高级护理	3	—	—	50
	环境专业	4	124	353	90
2004-09	计算机操作与维修	3	—	—	72
	环境专业	4	222	506	68
2005-09	环境专业	4	217	647	65
2006-09	环境专业	4	125	670	95
2007-09	环境专业	4	93	615	124
2008-09	环境专业	4	97	471	211(环境机电25人转至总校)
2009-09	环境专业	4	93	376	187

1995～2005年南汇区（县）卫生学校全日制自学中专办学情况表

表12-2-3

入学年份	招生			在校学生数（人）	毕业学生数（人）
	专业	学制(年)	人数(人)		
1995-09	社区医士	3	113	113	—
1996-09	护　理	3	68	181	—
1998-09	社区医士	3	108	176	105
1999-09	护　理	3	55	243	65
	社区医士	3	80		
2000-09	护　理	3	41	224	—
	社区医士	3	55		

续表12-2-3

入学年份	招生			在校学生数（人）	毕业学生数（人）
	专业	学制(年)	人数(人)		
2001-09	护理	3	60	340	98
	社区医士	3	50		
2002-09	护理	3	59	160	51
	社区医士	3	45	130	62
2003-09	护理	3	—	119	35
	社区医士	3	—	95	42
2004-09	护理	3	—	59	55
	社区医士	3	—	45	42
2005-09	护理	3	—	—	59
	社区医士	3	—	—	45

1993～2003年南汇区（县）卫生学校联合办班情况表

表12-2-4

类别	联办年度	联办学校	先后开设专业
全日制中专	1993	上海中医大学	中西医结合专业
	1996	南汇农广校	市场营销、财会专业
	1997	上海第二医科大学（2005年7月改名为上海交通大学医学院）附属卫生学校	护理、药剂、检验专业
	1998	上海市环境工程学校（2000年6月改名为上海市环境学校）	环境保护与监测、环境监理、机电维修专业
	1998	上海医药职大	药学专业
	1999	沪东中华船厂校	计算机操作和维修专业
成人教育	1993	上海医科大学（2001年7月改名为复旦大学医学院）	护理自学考试班
	1995	上海职工医学院	医疗大专专业
	1996	上海第二医科大学（2005年7月改名为上海交通大学医学院）	医疗自学考试班
	1998	上海医科大学	预防大专专业
	1999	上海医药职大	药剂大专专业
	2001	上海职工医学院	护理大专专业
	2004	上海第二医科大学	临床医学专升本班
网络教育	2003	上海第二医科大学（2005年7月改名为上海交通大学医学院）网络教育学院	公共事业管理专科、本科，护理专升本班

二、业余教育

南汇县的业余医学教育工作起步于1959年，由上海第一医学院举办业余医科大学卫生系函授班，设营养卫生、传染病防治、环境卫生、劳动保护、保健组织、少儿卫生等学科，学制3年，南汇县参加学习的有88人，领到结业证书的有43人。

1960年，南汇县业余医学教育委员会成立，负责领导全县业余医学教育工作的开展。是年，先后举办医科业余大学卫生系、药剂函授班，中医阴阳五行学说温课班，常见疾病讲习班，中医学习生理解剖等5个业余医学教育班，参加人数有340人。

1966～1976年“文化大革命”时期，业余医学教育工作受到严重干扰和破坏，处于停滞状态。“文化大革命”后，南汇县的业余教育工作掀起高潮，业余教育工作主要以学历教育和医务人员业务培训两方面进行。

1984年，全县各医疗单位医技人员986人参加卫生干部学校复训，获结业证书388人。

三、职后教育

20世纪70年代末到80年代中期，广大职工纷纷参加文化补习，各单位领导热情鼓励，积极支持本单位职工到所在社镇的成人业余学校去补习初中、高中课程，把“文化大革命”期间在文化知识方面遭受的损失补回来。

1978年1月、1982年，上海市卫生局采用电视大学形式提高在职医务人员学历层次，举办两届医学专业班。在在职初级医务人员（医士）和有5年以上实际工作经验并经过“初训”、“复训”的“赤脚医生”中进行招收。经过考试入学，采用业余学习的方式，学制4年，发给大专毕业文凭。上海电视大学医学班在南汇县设6个教学点，每周集中在南汇县卫生学校进行一次辅导。1982年，南汇县有毕业生96人。1986年，南汇县有毕业生75人。

1986年11月，南汇县中医医院派员参加上海市卫生局组织“中医骨伤科函授班”学习，学制3年。

1998年，南汇县卫生学校与上海市卫生系统成人学历教育基地——上海职工医学院合作办学，先后开设各类专业的大专班7个，学员都通过成人高考录取入学。

1999年，南汇县卫生学校与上海医药职工大学联合举办药学大专班，通过成人高考，首届录取34人入学，生源来自南汇县各医疗卫生单位、药品生产和药品经营企业单位。

2001～2008年，南汇区卫生局培训中心举办成人学历教育办班36个（成人中专2个、成人大专20个，成人本科2个、网络大专4个、网络本科8个）、学生1240人。

2008年，南汇区卫生局培训中心新招成人学历班6个，学生260人；毕业班级3个，学生67人。在校成人班15个，学生583人（其中：本科83人，大专293人，培训139人，高复68人）。

2003～2008年南汇区（县）卫生局培训中心成人学历教育办班情况表

表12-2-5

类 别	班级名称	时 间	学生人数（人）
成人中专	2003级药剂中专班	2003-09～2006-07	42
	2005级药剂中专班	2005-02～2008-01	16
成人大专	1995级医疗大专班	1995-09～1999-07	72
	1996级医疗大专班	1996-09～2000-07	47
	1997级医疗大专班	1997-09～2001-07	31
	1998级预防大专班	1998-09～2002-07	35
	1999级药学大专班	1999-09～2003-07	34
	2001级药学大专班	2001-09～2005-07	54
	2001级护理\临床大专班	2001-09～2005-07	25\13
	2001级预防大专班	2001-09～2005-07	39
	2002级药学大专班	2002-09～2006-07	31
	2002级护理大专班	2002-09～2006-07	34
	2004级药学大专班（全脱产）	2004-02～2006-12	43
	2004级药剂大专班	2004-02～2008-01	34
	2005级护理大专班	2005-09～	25
	2005级药学大专班	2005-09～	28
	2006级药学大专班	2006-09～	21
	2006级护理大专班	2006-09～	36
	2007级护理大专班	2007-09～	32
	2008级护理大专班（医高专）	2008-02～	33
	2008级护理大专班（职医）	2008-02～	47
	2008级药学大专班	2008-02～	26
成人本科	2003级临床医学专升本	2004-02～2006-07	84
	2004级临床医学专升本	2005-02～2008-01	44
网络大专	2003级网络公管专科	2003-09～2006-07	18
	2004级网络公管专科	2004-03～2006-12	16
	2008春网络护理专科	2008-02～	26
	2008秋网络护理专科	2008-09～	51
网络本科	2003级网络公管专升本	2003-09～2006-09	30
	2004级网络公管卫生专升本	2004-02～2006-12	30
	2004级网络公管药学专升本	2004-02～2006-12	31
	2005级网络公管专升本	2005-02～2007-07	13
	2005级网络公管专升本	2005-09～2008-01	9
	2006春网络公管专升本	2006-02～	9
	2007秋网络护理专升本	2007-09～	21
	2008秋网络护理专升本	2008-09～	60

四、业务培训

南汇县采取因地制宜、以急用先学的原则举办各类专题业务培训。

20世纪50年代初，南汇县卫生防疫工作紧张，缺少预防接种的技术人员。为缓解防疫工作人手不足的矛盾，1952年5月，南汇县举办防疫训练班，培训15天，受训85人。回去后训练接种员243人，注射员236人。

1951年7月20日，南汇县举办第一期中医进修班。同年11月20日，举办第二期中西医进修班。这两期学习班有学员222人，每期学习3个月。学习的内容为西医基础课和各临床课，教材由各老师摘编讲义。教学采取集中上课，分组讨论，学习结业后，仍回各自的联合诊所工作。

1960年4～5月，南汇县掀起以消灭血吸虫病为中心的灭“十病”运动，在运动前，组织有关医生、化验、统计、牙技和保健员等参加短期培训班。同年，还举办药剂函授教育班，参加人数24人。南汇县先后举办医科业余大学中医阴阳五行学说温课班、中医学习生理解剖等业余医学教育班。

1979年夏天，南汇县有些医疗单位没有建立消毒供应室，或虽有消毒供应室但没有专业消毒员，或虽有消毒员但没有经过专业技术培训，病人输液反应较多。南汇县卫生局委托南汇县中心医院分期分批举办消毒供应人员培训班，各公社卫生院选派一人参加培训。此后，输液反应显著减少。

1985年，南汇县卫生局举办业务技术培训班1个，参加培训的卫生技术人员55人。

1992年3月，南汇县卫生局培训中心成立（设在南汇县卫生学校内）后，与上海职工医学院、复旦大学医学院、第二医科大学、中医药大学等联合办学。承担全县卫生系统在职职工学历教育、继续教育、干部培训等工作。

1992年，南汇县派员参加上海市卫生局举办的县卫生行政机关和卫生机构负责人培训班；上海市卫生局对全市药品、劳动卫生、放射卫生、个体行医监督员和部分化妆品卫生、公共场所卫生监督员进行法制培训；参加上海市卫生局与上海第二医科大学、上海市护理学会联合举办的医院护理人员上岗培训班；参加上海市卫生局与上海市护理学会联合举办的医院消毒供应室管理培训班。学习结束，经考试合格后发给结业证书。

1997年4月12～24日，参加上海市医疗保险局会同有关部门对区（县）医疗保险办公室、区（县）社保中心干部的培训，各医院分管医疗保险的院长与主要职能科室干部参加培训。

1998年，参加上海市卫生局举办的卫生系统管理干部培训班和上海市医疗保险培训中心举办的医疗保险培训班，南汇县医保办干部和二级医院以上管理干部参加培训。

1999年1月，上海市中医药大学函授部与南汇县卫生局在南汇县卫生学校联合开办“中医自学大专南汇培训班”，学期3年，教材和师资来自中医药大学函授部，毕业后由中医药大学发给结业证书。开学时，南汇县有56人参加，一年后，大部分学员未能坚持下去，少数学员归并到中医药大学函授班上课。

2000年，参加上海市卫生局与上海市保险基金结算中心联合举办的培训；2001年，参加上海市卫生局举办的医政执法人员上岗前法制培训班；2002年，为宣传贯彻《中华人民共和国职业病防治法》，上海市卫生系统对卫生监督执法人员、从事职业病防治的专业人员、企业法定代表人和职能部门负责人进行培训。

1993～2009年南汇区卫生局培训中心举办专题业务培训班情况表

表12-2-6

年份	培训班名称	期数	时间	参加人次数（人次）
1993	举办针推伤学习班、护士长上岗学习班、英语和医古文学习班、药学人员学习班等。	584学时	—	180
1999	癌症三阶梯止痛培训班	—	—	30
2001	性病防治专业人员上岗培训班	—	—	114
1998	中医西医治疗培训班	9	—	358
2002	各类医学、继续教育培训班	10	—	500
	中医药学习班	8	下半年	225
2003	抗击“非典”专题培训班、医师Ⅰ类学分培训班、医师Ⅱ类学分培训班医学信息与检索培训班、非精神科医师精神病知识培训班。	10	—	3638
2004	全科医师培训班、医勤工培训班、保健按摩培训班、医疗质量培训班、医师Ⅰ类学分班、残疾工作助理员岗位培训班、会计电算化培训班、居家护理培训班、艾滋病、重点传染病防治知识培训班、非精神科医师精神病知识培训班、药品业务知识培训班。	2～4	—	4338
2005	安全资格证书培训班、特种设备、危险化学品管理、操作人员培训班、医疗卫生机构的系统防控知识培训班、16种重点传染病防治知识培训班、护士继续教育学习班、卫生系统科研知识培训班、名老中医学术经验交流培训班、其他各类岗位培训班。	2～4	—	9200
2006	全科技能	4	2006-02～07	25
	全科技能	5	2006-09	31
2007	全科技能	6	2007-12～2008-04	38
	全科理论	5	2007-02～12	57
	护理药剂高复班	—	2007-02～09	76
2008	临床专升本高复班	—	2008-02～07	68
	全科理论	6	2008-02～2009-01	48
	全科技能	7	2008-09～2009-01	41
	社区医师继续教育培训班	8	2008-01～11	600
	卫生系统地方方言培训	—	—	—
2009	业余高复班	—	2009-02～10	45
	网络专科	—	秋季	33
	网络专升本	—	秋季	7
	全科技能	8	2009-02～07	59

1980～2009年南汇区（县）医学会举办专题业务培训班情况表

表 12-2-7

年份	主办者	培训班名称	期数（期）	参加人次
1980～1984	医学会	各种业务培训班	54	2159
1990	医学会	院长学习班、检验员培训班、中药配方员上岗培训班、精神科兼职医生学习班	280学时	107
2006	医学会	I类学分学习班：慢性病档案的社区应用医患沟通技巧、冠心病的社区治疗和建议	3	120
		II学分讲座：起搏器的适应症、心律失常的新治疗早期肿瘤的认识和诊治、临床抗菌药物的合理应用等	20	1700
2007	医学会	I类学分培训班：禽流感与流感感冒、病毒的耐药性和感冒的合理用药、合理应用抗生素	3	160
		糖尿病系列知识讲座培训班	10讲	120
2008	医学会	心电图诊断技术培训班：提前搏动和逸搏的心电图分析	4讲	37
		I类学分培训班：高血压研究新进展	1讲	100
2009	医学会	I类学分培训班："腹水的诊断与治疗""慢性胃炎与幽门螺旋杆菌"	2讲	90

五、函授讲座

1957年元旦，南汇县卫生科组织举办中医函授进修班，在职中医医生通过温课进修，掌握"认真自学，独立思考，弄清概念、联系实际"的基本精神，以自学为主，定期集中讨论和辅导，有学员138人，预备学员18人，经2年时间的学习，坚持学习的有112人。

1960年8月20～24日，举行南汇县针灸治疗经验交流会议。南汇县中心医院、各公社卫生院推派针灸科医生代表参加，交流材料，交流内容，学习临床治疗心得和创造革新，在各单位发扬、推广运用针灸治疗。1979～1982年，南汇县医学会举办业务培训班34期，参加人员1351人。通过培训达到初级专业水平的93人，相当于中专水平的1077人，相当于住院医师水平的234人，护士晋升为护师的30人。举办的精神病、传染病、皮肤病、骨科等培训班为公社卫生院填补空白；举办各种专业学术讲座508次，听讲人员25040人次；开展科普宣传、义务咨询、诊治疾病，为群众服务。

1982～1990年，南汇县医学会等举办系统性专题讲座和专业学组学术活动332次，参加听讲和活动16375人次。1998年，南汇县医学会等邀请上海市与县内专家，对中草药配方、医疗业务技术、中医护理、各类中医临床等专题组织讲座。

2002年，各医疗单位组织医务人员学习《医疗事故处理条例》和有关医疗卫生法律法规；举办注重建章立制、加强预案处理等系列讲座。

2003年，南汇区医学会举办医院管理、医疗质量管理、内科、精神科、妇产科、皮肤科、药品管理、疾病控制等学术讲座20余次，1000多人次参加。邀请律师王海主讲"如何规避医疗纠纷”，长征、长海、中山医院、第一妇婴、华山医院教授张忠兵、邹大进、鲍克蓉、段涛、王家俊等主讲“胃动力障碍与全身性疾病的关系”、“糖尿病的诊断标准和门诊糖尿病人的胰岛素应用问题”、“急性麻痹症的诊断和鉴别诊断”、“如何避免容易引起医疗纠纷的妇产科并发症”、“临床常见皮肤病的鉴别诊断和治疗”等。同年3月28～29日，南汇区医学会和上海市中西医结合学会在南汇区光明中医医院联合举办国家级医学继续教育项目“中西医结合治疗胰腺病提高班”，邀请6名著名教授到南汇区授课，有100多名临床医生参加学习班。防治非典型性肺炎期间，开展健康教育宣传136次，受教育群众16809人次。

2005年5月18日，南汇区医学会、瑞金医院和大团社区卫生服务中心联合举办“2005年消化病新技术、新知识学术会议”，进行“消化病诊断与治疗新技术”、“胰胆疾病临床新进展”的讲座，有120多名医生参加。是年，南汇区学会举办如艾滋病的诊断和医护人员的防护、络病理论指导心血管病变研究进展、产前诊断与优生优育、PET-CT在临床应用、乙型脑炎及登革热的防治、上腹痛的鉴别诊断等各类专业学术讲座20余次，有1800多人次参加听课。

2006年，南汇区医学会举办“高血压病防治”、“消化不良的鉴别诊断及经验性治疗”、“冠心病的社区治疗建设、慢性病档案的社区应用及医患沟通技巧”、“感冒的合理用药”、“远离艾滋病从我做起”等讲座。组建由南汇区二级医院的中高级医务人员承担的南汇区卫生科普讲师团，主讲“养生保健——走出亚健康”、“糖尿病的防治”、“针灸经络学说与保健”、“心血管疾病的防治”、“如何面对压力”等。

2007年5月20～21日，南汇区卫生局、南汇区医学会在临港举办2007南汇医学论坛。4名专家和领导就医疗卫生改革、社区卫生服务、科研和人才培养、南汇区卫生“十一五”规划作精彩的学术演讲。南汇区医学会举办干眼病的诊治新进展、乳腺和甲状腺疾病、“2005年心肺复苏指南”解读、新生儿复苏技巧、病毒性肝炎治疗新进展等各类专业学术讲座20次，2800多人次参加。

2008年，南汇区医学会举办“宫颈疾病的诊治新进展”、“腹腔镜手术的现状与进展”、“糖尿病系列讲座培训班”、“科研选题与基本思路”、“计划生育高危手术和并发症”、“癔症和焦虑症的诊治要点”、“上海市社区医生心脑血管疾病知识”、“高血压病社区防治规范”、“高血压病研究新进展”等学术讲座26次1600人次参加。

2009年，南汇区医学会举办“糖尿病人的转诊和胰岛素治疗”、“冠心病社区防治规范”、“慢性胃炎与幽门螺旋杆菌”、“心血管内科”、“腹水的诊断与治疗”、“脑卒中的急救流程及预防治疗”、“规范糖尿病人的转诊和胰岛素治疗”、“妊娠高血压疾病并发心衰的诊治”、“针灸发展的概述”、“雄激素源性秃发的鉴别诊断与治疗”、“如何申报科研课题和撰写课题标书”等讲座21次，1800多人参加。3月28～29日，南汇区医学会和上海市中西医结合学会在南汇区光明中医医院联合举办国家级医学继续教育项目“中西医结合治疗胰腺病提高班”，邀请6名著名教授到南汇区授课，有100多名临床医生参加学习班。

六、专家带教

1963年4月，上海市卫生局选派技术水平较高的2名主治医师，到南汇县4个县属镇医院对一批医生进行有关（计划生育）手术示范、带教，为南汇县计划生育手术的开展起到推动作用。同年，各公社卫生院选派人员到南汇县中心医院及周浦医院学习计划生育手术，每期半年，定期轮换。有的采用短期专项进修，以提高技术水平。上海市卫生局还选派“种子医生”到公社卫生院长期蹲点、传授技术。

1998年，南汇县卫生局制订“南汇县卫生系统学科带头人培养计划”（即区县百人计划），该计划培养时间为5年，选拔10名45岁以下，德才兼备的优秀青年科技人才，以资助课题研究为主要方式，使之成为南汇县卫生系统新一代学科带头人。

2000年3月13日，《南汇县人民政府办公室转发南汇县人事局关于在南汇县实施高级专家带教制度的请示的通知》，南汇县实行高级专家带教制度；与具有较高学术造诣、较强研究能力、带教经验丰富的高级专家签订协议，明确目标职责和权利，旨在培养提高中青年专业人才的思维、创造和解决实际问题的能力，营造青年人才不断涌现的环境。

2002年，有17名市级医疗机构的主任医师到南汇区各级医疗单位定期工作，在业务上指导和帮助基层医务人员。

2001～2011年南汇区卫生系统高级专家带教工作情况表

表12-2-8

年度批数	单　位	专　业	带教专家	受教人员	带教课题
第一批南汇县人事局高级专家带教(2001-01～2004-05)	中心医院	消化内科	邱夏地	施建平	内镜下治疗食管静脉曲张出血最佳方法的临床研究。
		血液科	王静恩	蔡振荣	血清转体蛋白受体在慢性病性贫血伴缺铁价值研究。
		泌尿外科	徐根才	郭卫刚	前列腺特异性抗原密度和速度在前列腺癌早期诊断和预后评估中的研究。
	南华医院	传染科	储　峰	裴　彬	肾综合征出血热的血液流变学动态观察。
	疾病预防控制中心	预防医学	朱友才	沈惠平	人工流产艾滋病毒感染状况和行为学研究。
	光明中医医院	中医内科	尚　云	郁东海	黄芪保心汤防治冠心病的临床研究。
		针灸科	戴忠良	沈　乐	针灸结合药物穴位注射治疗类风湿关节炎临床研究。
		中医妇科	王建华	瞿惠珍	益气化瘀调冲方治疗慢性子宫内膜炎的研究。

续表 12-2-8

年度批数	单 位	专 业	带教专家	受教人员	带教课题
第二批南汇区人事局高级专家带教(2004-03～2007-07)	中心医院	中医科	顾文忠	顾勇刚	复方壮阳合剂治疗阳虚证ED的临床研究。
		骨　科	黄建明	李　承	跟骨骨折切开复位内固定术的疗效分析的研究。
	周浦医院	骨　科	王子平	陆耀刚	胸腰椎骨折小关节突植骨后融合状况临床研究。
		普　外	严启明	王伟峰	膀胱内缝扎前列腺动脉对减少前列腺切除术中、后出血的疗效分析。
	南华医院	内　科	朱　福	黄　波	普通电极与漂浮球囊电极床边临时起搏器植入的研究。
		因朱福中途调走，带教终止。			
		传染科	储　峰	胡晨波	血清透明质酸等纤维化指标对慢性病毒性肝炎及肝炎肝硬化的诊断价值。
	光明中医医院	呼　吸	许文清	瞿　梅	活血化瘀止咳汤对改善慢性阻塞性肺气肿肺功能的临床研究。
第三批南汇区人事局高级专家带教(2008-08～2011-08)	光明中医医院	中医内科	尚　云	王清华 郑华琴	宁神护心饮对冠心病患者交感神经兴奋性的影响。
	疾病预防控制中心	公共卫生	陈晓玲	柏品清 奚　磊	城市化农民单纯性肥胖的干预研究。
	中心医院	内　科	施建平	辜新奇 乔春萍	丹参酮ⅡA治疗酒精性肝病的研究。
南汇区卫生局高级专家带教(2008-08～2011-08)	中心医院	检　验	秦良谊	严育忠 杨焕章	阴道乳酸杆菌、加德纳菌半定量多重PCR方法的建立及临床应用研究。
	康桥镇社区卫生服务中心	公共卫生	宋德香	郝政号 吴奕华	生命孕育阶段的健康保护和健康促进。

七、中医带徒

民国时期，医生收授门人，一视学生成绩，二视科目选择，三视医生声望。学习年限一般三年。收银元40元至百元不等，多数医生收取酬金在百元左右。也有从师需委托熟人介绍，得到业师同意，由介绍者作陪，商定“修金”（拜师费），三年大米60石（一石为75公斤）左右，学徒首次进业师门，馈赠“干”“湿”两礼。“干”礼为银元，“湿”礼为鱼肉烟酒等。付师弟、妹贽见费，逢节日要端春节盘、端午盘、七月盘、年夜盘送礼，学业期满要请悬壶满师酒，邀请师弟、妹，师、生两方地区的医生和乡里权威人士赴席，才能行医。祝桥地区老中医吴瑞清从师时写契约一纸，订期三年，每年交付银元160元，盘礼百元，贽见费银元40元，学业期满共付出修金银元700元（折米150多石）。

解放初期，全县有中医385人，通过政府各方面的努力，举办各种形式的中医带徒班有8届，充实加强中医人员队伍。1954年12月7日，按卫生部提出“积极传授中医学徒”的指示，南汇县卫生工作者协会第七次执委兼分会主任会议上作出决议，凡拟收学徒的中医师均需申请批核。至1956年，有141名知识青年学习中医。是年，具有较好理论基础和临床经验的老中医有60人，其中43人带徒弟。

在中医带徒工作中，出现教学无计划，少数不够师资条件的人也带徒，个别医生1人带10～20名学徒，由于业务清淡，以带学徒，收取修金作为收入，在学徒中有的仅有小学文化水平。1957年6月16日，南汇县卫生工作者协会召集全县中医师徒会议，讨论制订《南汇县中医带徒暂行办法》草案，对师资、学徒的条件、带徒手续、教学内容、学习年限、学费、学成开业等问题作出规定。由南汇县卫生科和南汇县卫生工作者协会组成中医带徒工作组，具体负责师徒条件的审核，教学计划的审定和教学上的联系与督促检查，总结交流带徒工作经验，以及组织结业鉴定等。

1958年，中医带徒工作贯彻“整顿巩固，保证质量”的方针，对全县的带徒师生工作开展全面审查，对一些文化低、愿意转业自动弃学的学生分别作出处理：继续学习的153人，转学的6人，退学4人，停业停学3人。

1958年5月13日，南汇县第一次举行中医学徒考试，参加考试108人，考试成绩80分以上46人，占42.6%；60分以上36人，占32.4%；不及格27人，占25%。

1958年5月15日，南汇县卫生科制订《南汇县中医学徒学习考试规则》，凡南汇县卫生科批准的中医学徒，必须每年考试两次，规定一次考试平均分数不满30分，两次考试不及格者，给予延长学习期限或动员退学。

1959年8月5日，南汇县举行中医学徒阶段考试。由于无统一教材，采取学什么，考什么，按照规定，学习满一年考2种课题，满两年考4种课题，满三年考6种课题。其中学习两年以上的，加考临床实习。考试结果：全县54个中医学徒中，参加考试48人，占应考人数的88.9%；考试成绩：能够按照学习进度规定考完课题的18人，平均分数在80分以上的14人；60～79分的3人，不及格1人。

1962年5月，南汇县中医学徒有22名结业。至1963年，全县有中医人员360人。

1962年9月至1965年8月，以中医带徒的形式进行3年的实习。1961～1965年，通过中医带徒结业学员46人。

1962年，上海市卫生局指示在卫生系统内部可以吸收中医子女，以带徒的方式继承父业，根据这一精神，南汇县有18名中医子女当中医学徒，学习期限为5年。

1962年11～12月，根据上海市卫生局颁布的《上海市中医师带徒暂行办法》和1962年10月13日上海市卫生局《中医带徒工作若干问题调整意见（草案）》规定，中医带徒须由中医师申请，单位同意，报请县卫生科审核，进行学徒入学考试，考试符合要求者批准建立师生关系。按此精神，经南汇县卫生科报批，南汇县人民委员会同意，在具有学习中医志愿，初中以上文化程度，语文基础较好，年龄16～25岁的上海市常住户籍人员中，确定37名新生参加政治、语文考试。根据考试成绩和师资条件及适当照顾等情况，在保证质量前提下，经中医教学工作组（聘请有学术理论和一定临床经验的中医师9人组成）研究审核，决定录取26人（包括整顿追认的8人——指1961年底以前中医自己带收的学徒未经卫生行政部门批准的，一律作为新招收学徒来处理）。1962年9月至1965年8月，通过中医传统带徒的形式，进行3年临床实习，中医学徒人员有15名结业。

1964年10月，南汇县中医学徒结业鉴定工作组建立。

1965年，南汇县中医结业学徒18人，其中统一招生15人，内部招生3人。同年2月，南汇县卫生科对全县中医学徒进行整顿和改革教学。整顿后，按半工半读办法给予适当生活补贴。这届结业生是参加上海市第五届结业鉴定的，已经学习中医理论和临诊5年，初步掌握中医基础和本科理论知识，能担任一般的诊疗工作。10月，上海市卫生局在结业鉴定前组织短期培训针灸、推拿两门知识和技术，时间为2个月。这是“文化大革命”前南汇县的最后一批中医学徒结业生。“文化大革命”期间，中医带徒工作停顿。

1978年9月，《中央转发中共卫生部党组，〈关于认真贯彻党的中医政策，解决中医队伍后继乏人问题的报告〉》（中共中央〔1978〕56号）下发后，上海市卫生局决定从集体医疗单位及社会闲散人员中招考一部分中医药全民所有制人员，南汇县报名59人（其中“赤脚医生”15人），经南汇县卫生局审核后，同意参加招考的48人（其中“赤脚医生”10人），经上海市组织考试，录取11人（其中“赤脚医生”1人，免试4人），并对录取的部分人员晋升工资。

1980年10月，上海市卫生局委托上海市卫生干部进修学院举办老中医子女学习班，全市招收老中医子女61人，采取集中上理论课、分散随老中医临诊实践带教的教学方式。南汇县选派卫生系统在职老中医子女倪霞红、沈洪超两人参加，1985年12月毕业后，按大专学历分配在南汇县中心医院中医门诊部工作，后在南汇县中医医院工作。

1991年2月5日，上海市人事局、卫生局、医药管理局根据人事部、卫生部、国家中医药管理局《关于采取紧急措施做好老中医药专家学术经验继承工作的决定》精神，举办首届老中医药专家学术经验继承班拜师大会。南汇县光明中医医院院长、主治医师尚云为首批继承老中医药专家金明渊主任医师的学术经验继承人之一，学习期限3年。继承期满后，经上海市继承老中医药专家学术经验评委会评议和南汇县光明中医医院推荐、上海市卫生系统高级技术职务评审委员会评审，晋升为副主任医师。

1993年12月20日至1996年12月，根据国家中医药管理局及上海市人事局、卫生局、医药管理局关于“做好上海市老中医药专家学术经验继承工作的通知”有关精神，南汇县光明中医医院张逸萍跟随带教老师——本院主任医师杨依方，卫新国跟随带教老师——华东医院主任医师曹馀德，瞿晓竹跟随带教老师——第一人民医院主任医师蔡小荪。3对师生通过3年努力，按期完成各项学业，由上海市人事局、卫生局、医药管理局发证，准予结业。

2006年5月至2008年4月，南汇区为落实《中华人民共和国中医药条例》、《上海市发展中医条例》的要求精神，启动老中医学术经验带徒工作。通过以临床实践学习与总结学术思想相结合的方法，经老中医的传帮带，为社区卫生服务中心培养能够始终坚持中医基础理论和老中医学术思想、专业素质较好的中医或中西医结合的临床接班人。要求导师（老中医）：从事中医或中西医结合工作累计满30年以上，具有中级专业技术职称以上者；具有丰富的学术经验、技术专长，在所在地区内为本专业或专病专科的知名专家，在群众中享有较高的声誉；年龄在70周岁以下，身心健康，能认真完成带教任务，爱护关心学生，坚持参加临床实践（每周三天以上门诊）者。要求学生：具备医学中专（相当）及以上学历，年龄50周岁以下者；热爱中医、有志于中医，尊敬老师，团结同志、医德医风高尚者；能悉心研读、继承老中医的学术思想和临床经验，爱岗敬业、品学兼优、身体健康，如期完成任务者。南汇区中心医院主任医师顾文忠、南汇区光明中医医院副主任医师许文清带教的两对弟子，通过两年时间努力，有计划、有目标地完成“南汇区老中医带徒工作”。有20多篇论文在医药核心期刊上发表，顾文忠的《经典心语》一书编撰出版。

八、临床进修

1959年5～8月，南汇县派出2名医生去南京学习麻风病防治，学习结束返县后，又带10名医生去上海麻风病医院实习诊断与治疗，结束后返回原单位开展工作。1960年，开展麻风病普查，全县查出麻风病99例，都给予服药治疗。

1960年4～5月，南汇县掀起以消灭血吸虫病为中心的灭十病运动，抽调21名防沙人员到上海市沙眼防治所先后学习6个月。

1979年，有40多名医生分别进入南汇县中心医院和上海市级医院临床进修。

1979～1982年，南汇县中心医院送市级医院进修的有52人。

20世纪80年代后期以后，南汇县每年采取二级医院的医护人员到市三级医院进修学习；一级医院的医护人员到区（县）二级医院进修学习，也有少量人员由单位联系到三级医院进修学习的。

南汇区中心医院、周浦医院是南汇区社区全科医生岗位培训基地。为适应社区公共卫生和医疗服务的需要，先后为各镇社区卫生中心相关医生进行为期半年的医疗、预防、保健、康复、健康教育和计划生育为一体的（多面手）培训进修。

九、乡村医生培训

1965年12月，南汇县采用两种方式培训“半农半医”：（1）公社卫生院在上海市卫生工作队的协助下，各公社采取脱产4个月，进行比较系统的集训，培训主要内容有：人体结构与功能、药物学、内科学、外科学、妇科学和预防学等基本知识。再是，在实践中带教。全县培训506名“半农半医”、3625名生产队级卫生员。

1976年8月至1977年10月，南汇县“五七”农业大学举办“赤脚医生”复训提高班，脱产学习1年，招学员46人。1978年3月至1979年2月，南汇县卫生学校举办1年制“赤脚医生”复训提高班”，各公社选派2人，计56名学员。以上两个复训提高班，国家为复训一名“赤脚医生”资助600元经费。

1979年9月，南汇县卫生局为有计划地培训提高“赤脚医生”的业务技术，制订统一的普训教学计划，要求各公社组成领导小组，组织力量，按照教学计划和大纲进行普训。南汇县卫生局组织讲师团，支持力量比较薄弱的卫生院。各公社一般分2期进行普训。按计划完成教学时数500个教时以上的，给予“三费”补贴（讲课金每教时0.35元，学员伙食每天0.30元，培训费每名学员平均6元)。至1980年底，全县普训36期，培训“赤脚医生”1007人，受训面占全县“赤脚医生”总数的84.3%。

在普训的同时，南汇县卫生局对“赤脚医生”进行考核发证工作。凡已满3年临床工作，通过普训考试，各门功课及格，临床考核合格者，给予发证，做到成熟一批，发一批。1980年底，全县发放合格证884份。

1980年9月至1985年3月，南汇县举办8期不脱产的“乡村医生”复训提高班，招生实行择优录取，教学大纲，计划和要求向上海市卫生局备案注册。招收学员1092人。其间，对乡村医生轮流培训，南汇区（县）医学会发挥重要作用。连续5年举办半个月1次的业务专题讲座120次，听讲者达9800多人次。每次讲座，无论刮风下雨，次次座无虚席，不少人还带录音机，回去后向其他“赤脚医生”传达。有的公社还对讲课内容举行测验，加深记忆、理解。有162名“赤脚医生”参加上海中医学院函授大专班学习，参加上海电视大学学习毕业的“赤脚医生”20人，参加上海电视大学第二期学习的有4人。累计受训一年以上的有889人，占“赤脚医生”总数的76.57%，受训6个月以上的有169人。

至1984年底，全县有“赤脚医生”986人，其中获得“赤脚医生”证书的有815人，有388名“赤脚医生”受到相当于中专的培训，其中会接生的女“赤脚医生”238人。经上海电视大学培训一年以上的有333人。1985年，经培训考核，获得乡村医生证书的有322人。

南汇县医学会还组织“赤脚医生”年会活动，“赤脚医生”相互交流年内业务技术开展情况，畅谈心得体会，相互促进，共同提高。1982年，南汇县医学会还邀请郊区其他各县60多人前来参加年会活动。

随着各种专业的培训和工作实践，“赤脚医生”的业务水平有显著提高。有100名“赤脚医生”参加南汇县医学会。经复训提高班学习后，全县有15名“赤脚医生”分别进入10所卫生院工作，并能独立顶班。

1980～1985年南汇县卫生局举办“赤脚医生”复训班情况表

表12-2-9

期数（期）	举办时间	地　区	学　制	招生数（人）
1	1980-09	新　场	一年半（不脱产）	52
2	1981-04	惠　南	一年半（不脱产）	56
3	1981-06	大　团	一年（脱产）	56
4	1982-04	新　场	一年（脱产）	56
5	1982-10	大　团	一年（脱产）	56
6	1983-04	新　场	一年（脱产）	56
7	1984-03	新　场	一年（脱产）	71
8	1985-03	全县4个点	一年（不脱产）	689

1992年3月、9月，40名、39名乡村医生分别参加南汇县卫生学校举办的两期乡村医生班，学制为2年半、3年。

1998年，邀请上海市与南汇县内专家举办中药配方、医疗业务技术、中医护理等各类中医临床的专题讲座，培训和指导全县村卫生室内能中会西的乡村医生。

1999年底始，南汇区（县）卫协对全县的乡村医生以及开业医生凡取得医士以上职称的人员进行执业医师（助理医师）资格认定登记工作，2000年审核，2001年8月下发资格证书，全县有18名乡村医生取得执业医师资格证书，有762名乡村医生取得执业助理医师资格证书。

2002～2005年，南汇区选送优秀乡村医生到专业学校进行学历深造，培养中医药治疗骨干。康桥镇第四卫生所所长吴秀娟参加黄浦区卫校针灸推拿中医士班学历教育后，针灸推拿治疗量不断上升，许多外乡镇的病人慕名而来。利用中医药技术为百姓治病已成该所的特色，并入选上海市农村中医成才规律与临床经验总结及推广项目，上报国家中医药管理局，获“全国农村基层优秀中医”称号。

2003年，南汇区医学会会同南汇区卫生局中医科开办8期中医药学习班，乡村医生291人参加学习；为规范全区村卫生所输液问题，举办4期输液知识培训班，有250名乡村医生参加培训。

2004～2005年，南汇区卫生局举办乡村医生中医中药临床经验学术技术学习班。轮流培训乡村医生71人，乡村医生执业注册考前培训96人。

2008年，完成第一期乡村医生知识更新培训80人次。

十、技能比赛

1999年，南汇县医务工会、共青团南汇县卫生局委员会、会同南汇县卫生局中医科，联合举办“南汇县医疗单位中药技能操作竞赛”，参赛人员30余人，评出优胜者9人。

2002年8月8日，南汇区卫生局与南汇区总工会、妇联联合举办“女职工双文明立功竞赛巾帼建功现场会——护理技术操作大赛”，参赛单位28个，观摩人员200多人次，大赛照片刊登于《上海妇女》杂志。

2003年10月，南汇区卫生局举办主题为“提高护理技能，展示天使风采，营造温馨病房，创造生命奇迹”南汇区青年护理人员技能操作大赛，全区有26个医疗单位60名选手参赛。

2005年6月，南汇区医务工会组织1000多名医务职工参加由上海市安全生产监督管理局和上海市总工会举办的“上海市职工职业安全卫生知识竞赛”。在全市53支参赛队中成为区县唯一一支进入决赛的区县代表队，获得“上海市职工职业安全知识竞赛三等奖”的好成绩。

2007年11月14日，南汇区举办青年职业技能大赛卫生专业竞赛。比赛分设医疗、中药、放射3个专业组，采用现场技能操作和理论知识测试相结合的方式进行。经过初赛、决赛，决出3个专业组18名岗位能手。

2008年7月，南汇区疾病预防控制中心主管检验师叶平在上海市疟原虫镜检比赛中获第一名,入选上海市代表队。10月28～29日，赴无锡参加卫生部首届全国疟疾镜检知识与技能大赛，与来自全国18个代表队的66名参赛选手同场竞技。上海市队以团体总分第四的成绩获大赛三等奖。

2009年3～7月，南汇区卫生系统开展“迎世博、练内功、提素质、展形象”医务职工技能操作大练兵、大比武活动。活动分医疗、护理、医技、公共卫生、结算五大类。设心肺复苏、体格检查、诊断穿刺、气管插管、石膏固定、新生儿窒息复苏术、输液操作、铺床操作、中药识别、称量、抗菌知识、放射读片、显微镜、超声检查、心电图、防疫技能、消毒操作、预防接种、乡村医生、结算操作、应急演练等20个项目，并根据抗击甲型流感等需要，设置一个团体应急演练项目，全系统3000余名医务人员参加。467名选手经过激烈角逐进入南汇区卫生局层面比赛，评选出岗位标兵19名，岗位能手101名、团体项目6名，获“优秀组织奖”单位8个。预赛期间，各医疗单位相继组织参赛选手强化训练，实现“人人参加练兵，人人得到提高”的预期目标。通过“练技术、赛技能、比奉献”，一批优秀人才脱颖而出，也为医务人员提供交流学习的平台。

十一、学术交流

1979年起，南汇区（县）医学会基本每年召开学术交流年会1次，个别年份也有合并召开（1982～1983年）。

1998年11月30日至12月3日，全国中西医结合学会第6届农村基层工作暨学术交流会在南汇县召开。会议由中国中西医结合学会农村基层工作委员会主办，上海市中西医结合分会协办，来自全国30个省、自治区、直辖市的农村基层医务工作者代表242人、特邀代表17人与会。大会收到论文586篇，其中328篇在会上交流。

十二、实习基地

南汇区（县）中心医院是上海市中医药大学和南汇区（县）卫生学校的教学实习基地。周浦医院是南汇区（县）卫生学校及上海交通大学医学院附属卫校等单位的教学实习基地。2000年9月，西藏日喀则地区拉孜县医疗队5名藏族同胞到南汇县中心医院外科、妇科、护理部等科室进修学习。

1995年8月，南汇县光明中医医院成为“上海中医药大学实习医院”。上海市中医药大学社区教学基地揭牌后，承担中医药大学的临床教学任务，接受南汇卫生学校的教学实习。

第三节　医学技术研究

一、特色专科项目

1994年9月，上海市开展医学领先学科工作，上海市卫生局下发《关于加强上海市医学领先专业建设若干意见》。同年12月，南汇县有3项专科1个项目被列为上海市医学领先专业特色专科和项目。2001年12月，通过考核验收，取得阶段性成果。

2001年，南汇区光明中医医院“中医心律失常特色专科” 入选上海市卫生局特色专科。

2004年9月，上海市卫生局下发《上海市医学重点学科建设实施办法》。经3年的重点扶持和建设，造就一批国内领先、国际先进、具有显著特色和优势的重点学科（专科或社区项目）。2004年12月，南汇区有1项入选上海市医学重点专科建设规划。

1996年，南汇县制定并实施《南汇县医学领先学科专业暂行管理办法》，南汇县4所医院的5项内容被列为南汇县县级医学领先学科建设项目。

1998年，为实施科技兴医，加快医学人才培养步伐，上海市卫生局根据区、县卫生系统的实际情况，决定实施“上海市区、县卫生系统学科带头人培养计划”。2003年，南汇区卫生局推出《南汇县卫生系统学科带头人培养计划实施办法》，培养周期为5年，选拔45周岁以下、德才兼备的优秀青年科技人才，以资助课题研究为主要方式，使他们成为上海市内甚至国内的同行竞争者，也是南汇区卫生系统新一代学科带头人。培养期间定期跟踪考核，对进步快、成绩显著者可适当追加经费，对难以完成任务的对象撤销培养计划。

1994～2008年南汇区（县）入选上海市、区（县）医学领先专业（项目）情况表

表12-3-1

<table>
<tr><th colspan="2">类　别</th><th>年　度</th><th>名　称</th><th>负责人</th><th>单　位</th></tr>
<tr><td rowspan="5">上海市医学领先专业</td><td>特色专科</td><td rowspan="2">1994-09</td><td>流行性出血热特色专科</td><td>储　峰</td><td>传染病医院</td></tr>
<tr><td>特色项目</td><td>探索院村初保工作一体化、稳定乡村医生队伍</td><td>李荣华</td><td>新场乡卫生院</td></tr>
<tr><td rowspan="2">特色专科</td><td rowspan="2">1995-07</td><td>胃肠病特色专科</td><td>邱夏地</td><td>中心医院</td></tr>
<tr><td>脊柱脊髓损伤特色专科</td><td>王子平</td><td>周浦医院</td></tr>
<tr><td>重点专科</td><td>2004-12</td><td>脊柱外科</td><td>王子平</td><td>周浦医院</td></tr>
<tr><td>上海市卫生局</td><td>特色专科</td><td>—</td><td>中医心律失常特色专科</td><td></td><td>光明中医医院</td></tr>
<tr><td rowspan="25">南汇区（县）医学领先专业</td><td rowspan="11">特色专科</td><td rowspan="5">1996-07</td><td>外科腹腔镜胆囊切除术专科</td><td>徐根才</td><td>中心医院</td></tr>
<tr><td>口腔颌面外科</td><td>王亚益</td><td>中心医院</td></tr>
<tr><td>肝炎后纤维化中西医结合治疗</td><td>储　峰</td><td>南华医院</td></tr>
<tr><td>絮刺火罐疗法治疗脊椎病变</td><td>杨　蓉</td><td>周浦医院</td></tr>
<tr><td>农村糖尿病防治研究</td><td>李荣华</td><td>新场镇卫生院</td></tr>
<tr><td rowspan="6">2000</td><td>危重病特色专科</td><td>王静恩</td><td>中心医院</td></tr>
<tr><td>高血压病特色专科</td><td>朱　福</td><td>中心医院</td></tr>
<tr><td>絮刺火罐治疗专科</td><td>杨　蓉</td><td>周浦医院</td></tr>
<tr><td>肝炎后肝纤维化专科</td><td>储　峰</td><td>南华医院</td></tr>
<tr><td>社区糖尿病专科</td><td>李荣华</td><td>新场镇卫生院</td></tr>
<tr><td>咳喘病专科</td><td>沈望平</td><td>三灶镇卫生院</td></tr>
<tr><td rowspan="14">重点专科</td><td rowspan="3">2003</td><td>泌尿外科微创治疗专科</td><td>龚　旻</td><td>中心医院</td></tr>
<tr><td>流行性出血热专科</td><td>储　峰</td><td>南华医院</td></tr>
<tr><td>痔瘘专科</td><td>唐一多</td><td>光明中医医院</td></tr>
<tr><td rowspan="11">2005-05</td><td>心血管介入专科</td><td></td><td rowspan="7">中心医院</td></tr>
<tr><td>胃肠病专科</td><td></td></tr>
<tr><td>ERCP微创诊治专科</td><td></td></tr>
<tr><td>危重病专科</td><td></td></tr>
<tr><td>腹腔镜外科专科</td><td></td></tr>
<tr><td>泌尿外科微创专科</td><td></td></tr>
<tr><td>微创脊柱外科</td><td></td></tr>
<tr><td>出血热重点专科</td><td></td><td rowspan="2">南华医院</td></tr>
<tr><td>高血压重点专科</td><td></td></tr>
<tr><td>针灸重点专科</td><td></td><td rowspan="2">光明中医医院</td></tr>
<tr><td>痔瘘重点专科</td><td></td></tr>
</table>

1998～2005年南汇区（县）入选上海市区县学科带头人培养计划情况表

表12-3-2

名　称	期　数	年　度	所属单位	姓　名	时任职称
上海市区县学科带头人培养计划（小百人计划）	第一批	1998	血　站	严秀娟	主管检验师
			中心医院	陈　权	主管检验师
			周浦医院	宋德香	副主任医师
			新场镇卫生院	李荣华	副主任医师
	第二批	1999	中心医院	朱　福	主治医师
				倪建平	主治医师
				张箭平	主治医师
				顾国妹	副主任医师
			周浦医院	顾伟民	主治医师
			南华医院	陈晓玲	副主任医师
南汇区卫生系统学科带头人培养计划	第一期	2003-03	中心医院	段宏伟、蔡振荣、施建平	
			周浦医院	王秀会	
			疾病预防控制中心	朱林英	
			新场镇卫生院	储苏平	
			大团镇卫生院	周成武	
	第二期	2005-06	中心医院	冯　旭、黄　波、蒋庆渊、何家文、余小虎、曾艺鹏、黄红玲、蔡金芳、胡　巍、顾勇刚	
			周浦医院	骆智琴、孙玉海	
			光明中医医院	瞿　梅	
			南华医院	龚邦东	

二、医学科研

1958年，南汇县卫生科根据卫生部“关于继承老中医学术经验”的紧急通知和江苏省卫生厅的指示精神，认真做好继承老中医学术经验工作。召开老中医座谈会，经验交流会，进行思想发动，鼓励老中医相互交流。至1960年，先后召开3次中医代表会，组织18次中医座谈会。在开展子宫下垂、晚期血吸虫病治疗中，邀请老中医会诊，座谈指教；动员有学识经验的老中医写文章，整理病案，把一些有独特疗效的病例、总结、临床经验，相互交流。1960年，写出临床经验总结40多篇。

1959～1961年，编印《南汇县中医研究工作资料汇编》3辑，收集资料、文章88篇。南汇县中心医院老中医顾振呼利用休息时间，精心整理临床学术经验《定庵医话》，有1万字左右，连续登载在第1辑、第2辑上。把收集的“验方、秘方、单方”，经过整理、采编成《祖国医药采风集》第1辑、第2辑，供治验和推广应用。

1959年，南汇县中医师进行经络学说集体备课，推动全市中西医参加经络学说温课学习，南汇县选派杨依方、丁步阶等中医师组成辅导组，以杨依方为组长，参加上海市中医学会集体备课，每周按照地区划片进行讲课、辅导。

1985年前，南汇县卫生系统的科研是薄弱环节。1986年始，南汇县科学技术委员会对南汇县卫生系统的科研工作给予大力支持。南汇县卫生局向全县医疗卫生单位下发“关于申报科研项目”的通知。同时，南汇县医学会和南汇县科学技术委员会联合举办科技干部培训班等。此后，南汇县卫生系统的科研工作得以蓬勃开展。

1986～2001年，南汇县卫生系统获得南汇县以上科技成果奖44项，其中获得县级科技成果奖32项；获得上海市卫生局科技成果奖5项；获得上海市科委科技成果奖5项；获得卫生部科技成果奖2项。

2003年至2007年12月，南汇区卫生系统获得区级课题奖3项，区级科技成果奖11项，上海市级、上海市卫生局级科研结题3项，另有1个项目得到上海市级科研课题立项，38个项目得到区级科研课题立项，10个项目得到南汇区卫生局级科研课题立项。

2004年8月，南汇区卫生人才资金理事会成立，审议通过《南汇区卫生人才发展资金理事会章程》、《南汇区卫生人才发展资金管理使用实施办法》，对南汇区卫生人才队伍建设的投入力度和卫生人才的引进培养及卫生科研创新提供资金保障。南汇区医学会设立面向全区卫生行业的南汇区医学科技奖。

2005年1月，南汇区卫生局、科学技术委员会联合下发《关于上海市南汇区卫生局与上海市南汇区科学技术委员会共同进行医学科研课题立项的通知》，凡南汇区卫生局局属医疗卫生单位申请南汇区科学技术发展基金，由南汇区卫生局与南汇区科委共同审批。所需科研课题经费由南汇区卫生局从南汇区卫生人才发展资金中的医学科技发展资金中支出，每项资助0.5万元～2万元，各申请单位不少于1∶1匹配。南汇区科学技术委员会对个别特殊项目给予不定额资助。2005年，南汇区医学会完成首届南汇区医学科技奖的评审工作。

2006年1月，由南汇区卫生局为第一责任单位、南汇区光明中医医院为第二责任单位，张逸萍负责的《中医药服务在南汇农村合作医疗中现状、需求和对策的研究》被列为上海市卫生局科研课题。课题如期完成，2008年6月，通过上海市专家验收结题。

2007年6月，全区医疗机构申报科研课题65项，经过擂台、专家论证、最终由南汇区卫生局科研领导小组决定，有35项科研课题给予立项。其中：获区级科研课题立项25项，获局级科研课题立项10项，创历年数量之最。申报上海市级科研课题4项，其中南汇区中心医院段宏伟的“改良颈丛阻滞麻醉的临床应用研究”获上海市卫生局局级项目立项。

2008年4月，全区医疗机构申报科研课题76项，经专家评审，获区级课题立项25项。《经“T”管造影螺旋CT胆道成像的临床研究》、《颅内结构与病变的体表投影及其临床意义》、《腰椎间盘切除术后脊柱稳定性影响的临床研究》、《微创内窥镜治疗膝关节结构性骨折和上肢周围神经卡压性疾病》、《幽门螺旋杆菌根除前后血浆VitB12和叶酸纤维蛋白含量的变化》、《复方生精汤治疗男子少精弱精不育症的临床研究》、《钬激光碎石与开放手术治疗输尿管结石的临床对照研究》、《社区老年人尿失禁护理干预的研究》、《他汀类药物对高磷介导血管平滑肌细胞表型转化的影响》、《上海市南汇区非户籍人口以医院为基础的孕产期保健服务研究》等10项科研课题通过上海市级专家评审。

2009年7月25日，南汇区医学会评出第二届南汇区医学科技奖获奖项目：南汇区疾病预防控制中心陈晓玲的“围海造地建筑工地外来流动人口传染病防治干预对照研究”获得一等奖，南汇区中心医院胡春燕的“采取主动固定电极导线行右室流出道间隔部起搏的临床应用”、周浦医院韩江的“胆道结石经T管造影CT成像及肝切除辅以胆道镜治疗肝内胆道结石的研究”、南汇区光明中医医院齐昌菊的“中医适宜技术在社区卫生服务中推广应用的研究”、南汇区中心医院施建平的“汉防已甲素联合内镜疗法预防食管静脉曲张破裂出血的研究”、陈楚红的“输尿管结石镜下钬激光碎石与切开取石术临床对照研究”分别获得二等奖、三等奖。

三、二级医院科研

（一）中心医院

1993年，中心医院成立科技委员会，鼓励医务人员积极参加科研工作，在人力、财力上给予支持。每年投入资金、增添设备、派人员外出学习，鼓励开展科研项目，制订奖励措施。

1995年10月，顾文忠的《刀豆荚治疗顽性呃逆3例研究》论文在第二届世界传统医学大会暨“超人杯”世界传统医学优秀成果大奖赛上获国际奖。1996年10月，顾文忠的《复方杭高饮治疗感染性高热症50例研究》获得第二届世界传统医学优秀成果大奖赛国际优秀成果奖。1999年，倪建平的《电热溶胶器》获得国家发明专利。

1985～2008年部分年份南汇区（县）中心医院科研成果情况表

表12-3-3

年份	单位	1985～1992	1993	1997	2001	2004	2006	2008
区（县）科技进步奖合计	人	22	9	7	6	7	5	—
其中：一等奖	人	—	1	2	1	1	1	—
二等奖	人	—	2	3	2	2	2	—
三等奖	人	—	6	2	3	4	2	—
发表论文	篇	40	59	—	73	91	125	121

1993～2008年部分年份南汇区（县）中心医院科研获奖情况表

表12-3-4

年度	奖项	完成人	课题内容
1993	南汇县科技进步一等奖	邱夏地等	原发性血色病家谱的H1A和铁代谢状态的研究
	南汇县科技进步二等奖	马远嵩等	晚期甲状腺乳头状癌治疗效果的研究
1997	南汇县科技进步一等奖	邱夏地等	川芎嗪预防内镜硬化疗法闭塞食管静脉曲张后复发的研究
	南汇县科技进步一等奖	徐根才等	经腹腔镜胆囊切除术在县级医院推广应用的研究
	南汇县科技进步二等奖	邱夏地等	新三联疗法治疗幽门螺杆菌阳性十二指肠溃疡及预防复发的研究
	南汇县科技进步二等奖	高梅英等	中西医结合治疗单纯疱疹性角膜炎的研究
	南汇县科技进步二等奖	王静恩等	雄激素加强力宁治疗慢性障碍性贫血临床疗效研究

续表 12-3-4

年度	奖项	完成人	课题内容
2001	南汇区科技进步一等奖	朱 福	醋柳黄酮降压及心血管保护作用机制的研究
	南汇区科技进步二等奖	邱夏地	内镜下治疗食管静脉曲张出血最佳方法的临床研究
	南汇区科技进步二等奖	顾文忠	胃炎止痛合剂消除慢性胃炎常见症状的研究
2004	南汇区科技成果一等奖	黄建明	带蒂皮瓣转移与外固定支架联合应用修复小腿严重创伤的临床研究
	南汇区科技成果二等奖	邱夏地	川芎嗪联合内镜下曲张静脉套扎术预防食管静脉破裂出血的研究
	南汇区科技成果二等奖	顾文忠	复方壮阳合剂（汤）治疗阳虚证ED的临床研究
2005	南汇区医学科技奖二等奖	肖伟忠	环孢菌素对大鼠缺血性再灌注损伤保护机制的实验研究
	南汇区医学科技奖二等奖	韩东华	颅内结构的体表定位和临床意义
2006	南汇区科技成果一等奖	黄建明等	跟骨粉碎性骨折切开复位内固定临床回顾性研究
	南汇区科技成果二等奖	王静恩等	成功救治创伤失血性休克并发MODS累及6个脏器功能障碍
	南汇区科技成果二等奖	蔡振荣等	男性高血压患者应用缬沙坦治疗对性生活影响
2008	南汇区医学科技成果二等奖	胡春燕等	采用主动固定电极导线行右室流出道间隔部起搏的临床应用

（二）周浦医院

周浦医院医务人员不断总结临床经验，努力开拓创新，大力开展各项科研活动，涌现出一批科研成果，应用于医疗实践，取得一定的成效。不少医技人员认真学习业务，不断钻研技术，积极撰写各类学术论著、论文，在各类医学刊物和学术会议上发表、交流。据不完全统计，1990年后，被南汇区（县）科委、卫生局科研课题立项60个，在国家、省市级医学杂志和学术会议上发表论文715篇，交流论文340篇。

1990～2009年周浦医院论文发表、交流情况表

表 12-3-5　　单位：篇

年 度	发 表				交 流			
	国 家	省 市	科 普	合 计	国 际	国 家	省 市	合 计
1990	4	7	36	47	1	5	3	9
1991	2	4	34	40	—	3	6	9
1992	5	7	25	37	2	29	11	42
1993	9	3	16	28	—	30	10	40
1994	7	12	12	31	2	42	4	48
1995	5	9	15	29	1	33	2	36
1996	6	4	18	28	—	22	—	22
1997	4	10	11	25	—	20	4	24
1998	10	12	—	22	2	24	—	26

续表 12-3-5 单位：篇

年度	发表				交流			
	国家	省市	科普	合计	国际	国家	省市	合计
1999	11	18	—	29	—	9	—	9
2000	14	15	—	29	—	10	3	13
2001	17	15	—	32	—	4	—	4
2002	6	17	—	23	—	4	1	5
2003	19	16	—	35	—	6	—	6
2004	31	8	—	39	—	7	1	8
2005	25	9	—	34	—	7	—	7
2006	40	4	—	44	—	7	—	7
2007	37	7	—	44	—	9	—	9
2008	24	24	—	48	—	8	—	8
2009	1	29	—	30	—	7	—	1
合计	277	230	167	674	8	286	45	339

（三）光明中医医院

1997 年 11 月，“益气化瘀调冲方治疗慢性子宫内膜炎的研究”列为上海市卫生局科研课题。

2006 年，副主任医师张逸萍的“中医药服务在南汇农村合作医疗中现状、需求和对策的研究”，被列为上海市市级科研课题。

1997～2001 年，全院医护人员发表、交流论文 93 篇。于“针灸结合药物穴位注射治疗类风湿性关节炎的临床研究”于 1999 年列为南汇县县级科研课题。

2002～2009 年，全院有 15 项科研课题获得上海市市级、南汇区科委、南汇区卫生局立项和资助。全院职工撰写论文 351 篇，有 63 篇论文在全国和省市各类刊物上发表。

（四）南华医院

南汇区（县）南华医院（传染病医院）科研获奖项目情况表

表 12-3-6

年份	项目名称	奖项名称	等级	发证日期
1991	流行性出血热的早期诊断、发病机理及治疗研究	上海市科技进步奖	三等	1992.01
1991	流行性出血热的早期诊断、发病机理及治疗研究	南汇县科技进步奖	一等	1992
1993	流行性出血热病毒分型特异性 IgMIgGCIC 所致微循环障碍及治疗研究	上海市科技进步奖	二等	1993.10
1993	流行性出血热病毒特异性 CIC 凝血因子 PcPsTXB26-酮-PgF1a 与微循环障碍的关系及治疗研究	南汇县科技进步奖	一等	1994.06
1995	重型流行性出血热中西医结合治疗成果	上海市卫生局临床医疗成果奖	三等	1995.12
1996	八角莲注射液对流行性出血热发热期的疗效研究	上海市卫生局中医药科技进步奖	三等	1997.03

续表 12-3-6

年份	项目名称	奖项名称	等级	发证日期
1997	八角莲注射液对流行性出血热发热期的疗效研究	南汇县科技进步奖	一等	1998.03
1997	肾综合征出血热病人血液病毒基因检测方法的研究	上海市科技进步奖	二等	1997.11
1997	多种肝癌标志物的临床应用研究及推广应用	上海市科技进步奖	二等	1998.11
1997	肿瘤特殊项目检测在南汇地区推广应用研究	南汇县科技进步奖	二等	1998.03
1997	肾综合征出血热病人血液病毒基因检测方法与治疗研究	卫生部科技进步奖	三等	1997.08
1997	肾综合征出血热病人血液病毒基因检测方法的研究	南汇县科技进步奖	一等	1998.03
2000	免疫滴金技术检测肾综合征出血热特异性抗体及中西医结合治疗的研究	上海市科技进步奖	三等	2000.12

南汇区（县）南华医院发明专利情况表

表 12-3-7

发明名称	发明人	专利号	专利申请日	专利权人	授权公告日	证书号
肾综合征出血热病毒的基因检测方法及试剂盒	储峰 季青 严润明 王霞明	Z196116395.X	1996.06.20	南华医院	2002.03.27	83244
肾综合征出血热汉坦病毒基因扩增产物的克隆及其应用	储峰 季青 严润明 王霞明	Z196116587.1	1996.11.21	南华医院		59911
肾综合征出血热检测方法及检测试剂盒	储峰 季青 严润明 王霞明	Z199113544.X	1999.03.18	南华医院	2002.12.04	97167

（五）老年医院

1988年以后，撰写有关老年护理论文《介绍一所临终关怀医院》、《晚期老年癌症病人的心理状况初探》、《建立“善终”特色医院的研究》、《愿更多老人能享受善终医疗服务》等论文20余篇，其中有些在国际、国内和上海市召开的临终关怀研讨会上交流。1993年，《建立“善终”特色医院的研究》课题，获得上海市科技成果3等奖。2006年，“老年全科护理管理模式的研究与应用”获得南汇区科委立项课题。2009年，《上海市南汇区老年医院的现状问题与对策展望》一文收录入《全国社区老年护理与临终关怀论文汇编》。

第十三章　政党　团体

1958年，中共南汇县卫生学校支部委员会成立；1972年，中共南汇县卫生局委员会建立；至2009年，南汇区卫生局直属单位都建立中共的基层组织。各镇社区卫生服务中心的组织关系仍隶属于中共各镇委员会，实行属地化领导。中共南汇区（县）卫生局委员会及其各基层组织主要抓干部、职工的思想教育、党员教育和发展及干部培养选拔、精神文明建设和统战、知识分子、老干部、综合治理、计划生育、保密、外事以及群团等工作。

南汇区（县）卫生系统中有6个民主党派成员。各民主党派成员发挥人才聚集、社会联系广泛的优势，参政议政，献计献策、联谊海外、招商引资、开展咨询、为民服务，为南汇区（县）的经济发展、社会进步、卫生改革等作出贡献。

南汇区医务工会是南汇区（县）总工会的派出机构。依据有关法律法规，以“组织起来、切实维护”为重点，积极发挥工会“维护、参与、建设、教育”四项社会职能，开展各项工作。

1978年，共青团南汇县卫生局委员会成立，组织团员和青年学习政治理论和业务知识；宣传、贯彻、执行上级党团组织的决议和精神，发挥团员青年先锋突击队作用，为卫生事业改革和发展作出贡献.。

南汇区（县）各个历史时期的医药卫生社团都重视集会和学术活动，开展人道主义救助，创办刊物，办理开业执照，施诊施药，开展咨询服务，组织科研活动，编印论文资料，进行科普宣传，义诊服务，取缔无证行医，医疗事故鉴定，提高社会群众卫生科学知识，推动着医药卫生事业的发展。20世纪90年代后，其社会职能向多功能拓展，在充当政府联系卫生技术工作者桥梁、提供领导决策咨询、加强行业团结、保障人民健康方面，发挥着重要作用。

第一节　中共南汇区（县）卫生系统组织

1949年5月至1958年8月，南汇县卫生系统内没有独立的中共组织。1950年12月至1957年9月，中共南汇县委先后委派朱木良、汤国安、方正元、梁生任南汇县人民医院政治指导员；派汤国安兼任周浦人民医院指导员，加强医院的思想政治工作，贯彻中共上级组织的指示。1958年，中共南汇县卫生学校、人民医院支部委员会成立。1960年，中共周浦公社卫生院支部委员会成立。1970年，中共卫生防疫站、工农兵医院支部委员会成立。1967年1月，造反派对基层党组织非法“夺权”，中共南汇县卫生系统基层组织陷于瘫痪。1969年12月中共南汇县核心小组成立后，中共南汇县卫生系统的基层组织才恢复建立，开展活动。1972年7月，南汇县教育卫生局革命委员会撤销，文教和卫生分开，建立南汇县革命委员会卫生局，同时，单独建立中共南汇县卫生局委员会，直属中共南汇县委领导。1973年，中共南汇县妇幼保健所支部委员会建立；1978年，中共南汇县精神病防治院支部委员会成立，筹建中的南汇县传染病医院设立中共临时支部委员会；1980年，中共南汇县传染病医院支部委员会成立；1987年，中共南汇县中医医院支部委员会成立。至此，南汇县卫生局局属单位都建有中共基层组织。至2009年底，中共南汇区卫生局委员会下属有3个总支委员会、13个支部委员会、16个分支部委员会，有党员729人。各镇医疗单位的中共党的组织关系仍隶属于中共各镇委员会，实行属地化领导。

中共南汇县卫生局委员会和基层组织带领广大卫生工作人员，进行社会主义革命和社会主义卫生事业建设、思想建设、投身卫生改革、抢险、救灾等取得显著成绩。

1985年4月，中共南汇县卫生局纪律检查委员会成立，负责受理举报、控告和申诉，受理有关人员的党纪、政纪处分，组织廉政宣教、建立廉政制度、开展行业纠风，审计监督基层单位财务、基建以及重大经济活动和经济损失行为等工作。

一、中共南汇区（县）卫生局委员会

（一）沿　革

1971年4月前，中共南汇县卫生局委员会尚未建立，南汇县卫生局局属单位内的中共基层组织属中共南汇县县级机关委员会领导。1971年4月，建立中共南汇县教卫局委员会。

1972年7月，南汇县教育卫生局革命委员会撤销，文教和卫生分开，建立中共南汇县卫生局委员会，直属中共南汇县委领导。南汇县卫生局局属单位中共基层党组织归属中共南汇县卫生局委员会领导。

1978年2月。中共南汇县卫生局委员会改为中共南汇县卫生局党组。中共南汇县卫生局党组下属1个总支委员会（南汇县中心医院），8个支部委员会（防疫站、精防院、工农兵医院、妇保所、卫生学校、结防所、卫生局机关、传染病医院等）。中共南汇县中心医院总支委员会下属6个支部委员会。中共各公社卫生院组织隶属于中共各公社委员会，实行属地化领导。

1984年5月，中共南汇县卫生局党组又改为中共南汇县卫生局委员会。

1997年8月，中共南汇县卫生局委员会内设办公室。将中共南汇县卫生局委员会的日常工作、宣传、医务工会和共青团南汇县卫生局委员会的职能归于一室，合署办公，直至2002年4月，南汇区卫生局机关编制“三定”时与行政办公室合并，成立党政办公室。

2001年8月，中共南汇县卫生局委员会更名为中共南汇区卫生局委员会，直至2009年8月南汇区撤并入浦东新区。

（二）中共南汇区（县）卫生局委员会领导

1971～2009年中共南汇区（县）卫生局委员会（党组）领导情况表

表13-1-1

机关名称	姓　名	性　别	职　务	任职时间
中共南汇县教卫局委员会	陈启刚	男	书　记	1971-04～1972-07
中共南汇县卫生局委员会	吕健民	男	书　记	1972-07～1977-07
	周丕璜	男	副书记	1972-07～1973-10
	王兰春	男	副书记	1972-07～1978-02
	储雪彬	男	副书记	1972-07～1978-02
	赵慧新	女	委　员	1972-07～1978-02
	徐步朝	男	委　员	1972-07～1978-02
	倪根娣	女	委　员	1972-07～1978-02

续表 13-1-1-1

机关名称	姓　名	性　别	职　务	任职时间
中共南汇县卫生局委员会	郭绪良	男	委　员	1972-07～1978-02
	龚银龙	男	委　员	1972-07～1978-02
	张晋卿	男	委　员	1972-07～1978-02
	沈龙仙	女	副书记	1974-02～1978-02
	康寄夔	男	副书记	1975-03～1978-02
	唐行莲	女	副书记	1977-07～1978-02
	顾志仁	男	副书记	1977-07～1978-02
	张国祥	男	副书记	1977-11～1978-02
中共南汇县卫生局党组	储雪彬	男	书　记	1978-02～1979-12
	沈龙仙	女	副书记	1978-02～1984-05
	唐行莲	女	副书记	1978-02～1980-02
	顾志仁	男	副书记	1978-02～1984-05
	张国祥	男	副书记	1978-02～1978-11
	赵慧新	女	成　员	1978-02～1984-05
	倪根娣	女	成　员	1978-02～1984-05
	郭绪良	男	成　员	1978-02～1983-12
	龚银龙	男	成　员	1978-02～1984-05
	张晋卿	男	成　员	1978-02～1983-10
	傅文龙	男	成　员	1978-05～1981-09
	顾新泉	男	副书记	1979-02～1984-05
	陈俊安	男	成　员	1979-02～1984-05
	金少官	男	书　记	1980-01～1984-05
	蔡　莲	男	成　员	1981-02～1984-05
	季守平	男	成　员	1982-11～1984-01
中共南汇县卫生局委员会	徐庭昌	男	书　记	1984-05～1987-05
	瞿迎冠	男	副书记	1984-05～1990-01
	金少官	男	委　员	1984-05～1984-11
	倪根娣	女	委　员	1984-05～1987-03
	顾雅根	男	委员、纪委书记	1986-06～1987-05
	顾雅根	男	书　记	1987-05～1990-11
	徐庭昌	男	副书记	1987-05～1992-12
	张君展	男	委　员	1987-10～1990-03
	姚明章	男	副书记	1989-11～2001-08
	张君展	男	委　员	1990-03～1992-12
	周俐平	女	委　员	1990-05～2001-08
	邬喜云	男	委员、纪委书记	1990-05～1995-03
	徐庭昌	男	书　记	1992-12～2001-08
	储　峰	男	副书记	1992-12～1998-05

续表 13-1-1-2

机关名称	姓　名	性　别	职　务	任职时间
中共南汇县卫生局委员会	陈　刚	男	委　员	1992-12～1995-10
	闵华祖	男	委员、纪委书记	1995-10～2001-08
	葛　翔	男	委　员	1996-01～2001-08
	傅国辛	男	副书记	1998-05～2001-08
	叶家恩	男	委　员	1998-09～1999-08
中共南汇区卫生局委员会	徐庭昌	男	书　记	2001-08～2003-08
	傅国辛	男	副书记	2001-08～2003-08
	姚明章	男	副书记	2001-08～2003-08
	闵华祖	男	委员、纪委书记	2001-08～2007-03
	葛　翔	男	委　员	2001-08～2007-03
	周俐平	女	副书记	2002-09～2003-08
	周俐平	女	书　记	2003-08～2007-03
	张　斌	男	委　员	2003-05～2009-08
	李晓明	男	副书记	2004-09～2007-12
	李荣华	男	副书记	2005-01～2009-08
	顾兵兵	男	书　记	2007-03～2009-08
	嵇晨清	男	委员、纪委书记	2007-03～2009-08
	康向清	女	委　员	2007-03～2007-12
	蒋鲁艺	女	委　员	2007-03～2009-08
	康向清	女	副书记	2007-12～2009-08

（三）主要活动

中共南汇区（县）卫生局委员会及其基层组织领导南汇区（县）卫生系统的党员、干部和职工群众围绕卫生事业的发展积极工作；保证、监督党和国家各项方针政策在本单位的贯彻执行，坚持卫生事业的社会主义方向；抓好党组织的思想、组织和作风建设，加强对党员特别是党员领导干部的管理与监督，充分发挥党组织的战斗堡垒作用；领导思想政治工作和精神文明建设，培养和造就一支有理想、有道德、有文化、有纪律的专业技术队伍；遵循党管干部的原则，贯彻执行党的干部路线和干部政策，加强对干部特别是党员领导干部的教育、培养考察和监督工作；对职代会、工会、共青团等群众组织加强领导，支持他们独立负责地开展工作；支持行政领导依法行使职权，协调行政首长与职代会、群众组织之间的关系，保证党、政、工、团互相支持，密切配合，形成合力，围绕共同目标搞好两个文明建设；宣传和贯彻统战政策，关心和积极做好知识分子工作。

中共南汇区（县）卫生系统各级组织紧密结合所在单位业务工作和知识分子的自身特点，进行耐心细致工作，尽量做到以理服人、以情感人，努力把思想政治教育工作与解决知识分子的实际困难结合起来；抓典型、树榜样，充分发挥先进典型的模范带头和示范作用；紧密结合南汇区（县）卫生系统的中心任务开展党的工作，增强党组织工作的时效性；运用各种喜闻乐见、生动活泼的方式开展活动，增强党组织进行思想政治教育工作的感染力。

二、中共南汇区（县）卫生局纪律检查委员会

1985年4月，中共南汇县卫生局纪律检查委员会成立。2001年8月，随南汇撤县建区，改为中共南汇区卫生局纪律检查委员会。

中共南汇区（县）卫生局纪律检查委员会主要工作为：维护党的章程和其他党内法规，监督检查卫生系统党组织和党员对党的路线、方针、政策和决议的贯彻执行情况；协助中共南汇区（县）卫生局委员会加强党风廉政建设，及时提出建议，建立和完善、检查落实党风廉政建设的规章制度；协助中共南汇区（县）卫生局委员会开展党风党纪教育，结合卫生系统实际，采用多种形式，对党员进行经常性的理想信念、宗旨纪律、法律法规、廉洁自律等教育；受理中共南汇区（县）卫生系统的组织和党内外群众对贯彻执行党的路线、方针、政策和决议以及党风廉政建设等方面的反映、举报、控告和建议，保障党员的民主权利，支持群众同违法乱纪行为和不正之风作斗争；加强对党员干部的监督，关注群众关心的难点、热点问题，及时向上级或有关单位反映党员干部廉洁自律、部门不正之风等方面的情况；承办中共南汇区（县）卫生局委员会和上级纪律检查委员会交办的其他事项。

（一）中共南汇区（县）卫生局纪律检查委员会成员

中共南汇区（县）卫生局纪律检查委员会成员情况表

表13-1-2

姓　名	性　别	职　务	任职时间
瞿迎冠	男	负责人	1985-04～1986-06
吴忠华	男	专职干部	1985-04～1986-06
顾雅根	男	书　记	1986-06～1987-05
葛　翔	男	委　员	1986-06～1996-02
康根明	男	委　员	1986-06～1989-12
瞿迎冠	男	卫生局党委副书记兼管纪委工作	1987-05～1990-01
杨震宇	男	委　员	1989-12～1993-01
邬喜云	男	书　记	1990-05～1995-03
姚明章	男	卫生局党委副书记兼管纪委工作	1995-03～1995-10
闵华祖	男	书　记	1995-10～2007-03
杨国标	男	委　员	1996-02～2000-10
赵林芳	女	委　员	1998-01～2002-04
瞿雪映	女	委　员	2002-04～2009-08
袁　伟	女	委　员	2002-04～2006-10
嵇晨清	男	书　记	2007-03～2009-08
王　俐	女	委　员	2007-03～2009-08

（二）廉政建设

1989年4月，南汇县卫生系统被举报有药品采购员收受药品回扣问题。南汇县卫生局、南汇县人民检察院在南汇县中心医院召开关于采购药品收受贿赂问题的专题会议，要求涉案人员限期讲清，争取宽大处理。7月8日，个别药品采购员收受药品回扣，被南汇县人民检察院查处。9月4日，南汇县中心医院成立廉洁行医、查处收受红包领导小组。

1996年12月23日，南汇县医疗单位发生药品回扣案件。中共南汇县卫生局纪律检查委员会协同相关单位对35个医疗单位的有关涉及人员进行查处，查出药品回扣涉及单位21个，涉及人员33人。至1997年12月19日，有15个单位的20人分别被立案，给予党纪处分11人、政纪处分9人、司法处理7人。

1999年4月2日，南汇县卫生局下发《医疗卫生单位基本建设工程施工实行招投标监察审计的规定》。同年7月26日，南汇县卫生局成立采购领导小组，组建南汇县卫生局采购中心。下发《南汇县卫生系统医疗器械设备实施政府采购暂行办法》，以有限竞争性招标和竞争性谈判采购为主，实行医疗设备的集中采购，做到同品位、低价位及售后服务的有限保障。

2001年7月，中共南汇县卫生局纪律检查委员会协同相关单位查处少数医院个别人员在业务交往中收受经销商推销回扣问题，移交司法机关等处理。

2004年3月始，南汇区卫生局特聘一些老干部为义务行风监督员，每两年进行一次轮换。

2006年6月，中共南汇区卫生局纪律检查委员会协同相关单位查处个别医院人员收受他人贿赂问题。同年，成立南汇区卫生局治理商业贿赂领导小组，印发《南汇区卫生局关于开展治理医药购销领域商业贿赂专项工作的实施方案》。

2007年9月13日，南汇区卫生局下发《关于南汇区卫生系统政府采购、药品遴选、新药评审专家库人员的廉洁自律的有关规定》；同年10月15日，制定《南汇区卫生局在医药购销领域组织开展“三个更加注重”工作实施方案》。

2009年2月10日，南汇区卫生局下发《关于认真组织学习“两高”〈意见〉深入开展防治商业贿赂宣传教育的通知》。

（三）纠风建设

从1991年起，南汇区（县）卫生系统一直被上海市、南汇区（县）立为纠风建设工作的重点行业之一。南汇区（县）卫生系统在深化卫生改革中，加强医德医风教育，提高医疗质量，改善服务态度、注重医疗卫生单位精神文明窗口建设，着重组织学习、贯彻《医护人员规范及实施办法》、《医院工作人员守则》，开展各种优质竞赛活动，聘请党风信息员，抓党风廉政建设和行业纠风建设，取得一定成效。

1991～2009年南汇区（县）医疗卫生单位纠风工作情况表

表13-1-3

年份	表扬信（封）	镜框锦旗（面）	拒收、退还、上缴礼金（元）	满意度（%）	年份	表扬信（封）	镜框锦旗（面）	拒收、退还、上缴礼金（元）	满意度（%）
1991	138	19	5510	85.00	2001	77	24	36000	91.80
1992	125	24	4420	86.00	2002	96	113	67000	95.80
1993	147	31	29170	90.00	2003	121	91	42000	92.20
1994	124	20	28000	88.00	2004	109	81	57600	88.30
1995	130	24	25000	90.00	2005	97	72	25700	90.64
1996	157	43	129866	90.80	2006	98	65	239660	90.28
1997	164	49	72467	91.30	2007	154	133	43030	87.20
1998	202	50	70235	92.90	2008	173	160	48800	90.32
1999	134	49	48500	92.30	2009-06	70	75	39900	90.34
2000	81	26	54600	96.70					

三、基层组织

至2009年底，中共南汇区卫生局委员会下属有3个总支委员会、13个支部委员会、党员729人。中共各镇社区卫生服务中心的组织关系仍隶属于中共各镇委员会，实行属地化领导。因各镇社区卫生服务中心（卫生院）的行政关系隶属南汇区卫生局，职工人事、工资关系也在南汇区卫生局，在配备中共各镇社区卫生服务中心（卫生院）支部书记时，一般都经中共南汇区卫生局委员会和中共各镇委员会双方协商确定，再由中共各镇委员会发文任命或换届选举产生。

2005～2007年中共南汇区（县）卫生局委员会基层及党员基本情况表

表13-1-4

年份		2005	2006	2007
组织数量（个）	总计	17	17	33
	党委	1	1	1
	总支部	3	3	3
	支部	13	13	29
党员（人）	总数	589	597	663
	其中：女性	289	290	325
发展新党员（人）		38	41	34
文化程度	博士	2	8	11
	硕士	15	26	45
	大学	133	168	317
	大专	204	191	173
	中专	168	146	70
	高中	19	15	12
	初中以下	48	43	35

续表 13-1-4

年　份		2005	2006	2007
年龄状况	35 岁及以下	171	187	240
	36～45 岁	158	156	189
	46～54 岁	157	139	135
	55～59 岁	78	77	69
	60 岁及以上	25	38	30
入党时间	1937-07-07～1945-09-02	4	2	2
	1945-09-03～1949-09	6	6	6
	1949-10～1966-04	8	5	6
	1966-05～1976-10	88	85	70
	1976-11～1992-09	129	130	—
	1976-11～2002-10	—	—	337
	1992-10 及以后	354	369	—
	2002-10 及以后	—	—	242

2009 年中共南汇区卫生局委员会组织情况表

表 13-1-5

组织名称	党员数（人）
中共南汇区卫生局委员会	729
中共南汇区卫生局机关支部委员会	36
中共南汇区中心医院总支委员会	240
中共南汇区光明中医医院总支委员会	89
中共南汇区周浦医院总支委员会	102
中共南汇区南华医院支部委员会	32
中共南汇区精神卫生中心支部委员会	24
中共南汇区老年医院支部委员会	38
中共南汇区疾病预防控制中心支部委员会	38
中共南汇区卫生局卫生监督所支部委员会	39
中共南汇区妇幼保健所支部委员会	15
中共南汇区血站支部委员会	6
中共南汇区医疗救护站支部委员会	19
中共南汇区卫生学校支部委员会	17
中共南汇区社区卫生管理中心联合支部委员会	13
中共南汇区卫生后勤服务中心联合支部委员会	10
中共南汇区卫生局离休支部委员会	11

说明：中共各镇社区卫生服务中心组织隶属中共各镇委员会领导。

第二节 民主党派

南汇区（县）各民主党派组织是在中共十一届三中全会以后逐步建立和发展起来的。南汇区（县）卫生系统中有中国国民党革命委员会（简称民革）、中国民主同盟（简称民盟）、中国民主建国会（简称民建）、中国农工民主党（简称农工党）、中国致公党（简称致公党）、九三学社等6个民主党派的成员102人，参加各自党派组织的活动。各民主党派成员发挥人才聚集、社会联系广泛的优势，参政议政，献计献策、联谊海外、招商引资、开展咨询、为民服务，为南汇区（县）的经济发展、社会进步、卫生改革等作出贡献。

一、民革南汇区（县）总支（支部）委员会卫生系统成员及活动

1998年6月12日，民革上海市南汇县支部委员会成立。人员主要来自经济界和教育界。2000年12月18日，民革南汇县第一次党员大会召开。会议产生新的支部委员会。2001年8月，随南汇撤县建区，民革上海市南汇县支部委员会改为民革上海市南汇区支部委员会。2006年7月，民革上海市南汇区总支委员会成立。2008年8月，民革上海市南汇区委员会筹备组成立。

至2009年，南汇区卫生系统有7人参加民革南汇区组织及活动。新场镇社区卫生服务中心（新场镇卫生院）副主任医师沈扬曾任民革上海市南汇区支部委员会宣传委员、民革上海市南汇区总支委员会宣传委员、民革上海市南汇区委员会筹备组组员。

二、民盟南汇区（县）委员会医卫支部及活动

1988年12月15日，中国民主同盟南汇县支部成立。1996年10月，民盟南汇县委员会成立，有成员90人。民盟南汇县委员会成员主要分布在南汇县的文教、科技、卫生等领域，下设有民盟南汇县委员会医卫支部。2001年8月，随南汇撤县建区，民盟南汇县委员会改为民盟南汇区委员会，民盟南汇县委员会医卫支部改为民盟南汇区委员会医卫支部。

南汇区（县）卫生系统先后有32人参加民盟组织。南汇区（县）光明中医医院副主任医师余靖（女）曾任民盟南汇区（县）委员会副主任委员，南汇区（县）中心医院主任医师顾国妹（女）、周浦医院医师孟志芳曾任民盟南汇区（县）委员会委员，南汇区（县）光明中医医院肛肠科主任唐一多曾任民盟南汇区（县）委员会医卫支部主委。

民盟南汇区（县）委员会医卫支部与惠南镇荡湾社区是签约单位，连续十多年为荡湾社区进行医疗卫生保健服务。曾会同民盟上海市委医疗专家组为南汇区（县）的教师开展义诊（儿科、眼科、外科、肾脏、内分泌、心血管、五官、神经、中医内科等项目）服务，为老年民盟盟员进行医疗咨询服务。2007年7月，民盟中央副主席李崇庵到南汇区视察，充分肯定民盟南汇区委员会医卫支部的社会活动。2008年，民盟南汇区委员会医卫支部为荡湾社区义诊十多年被评为南汇区精神文明“百件好事”。同年9月，《联合时报》在头版报道“南汇民盟义诊二十载”的事迹。

三、民建南汇区（县）委员会卫生系统成员及活动

1988年，民建南汇县支部筹建。1990年8月，民建南汇县支部成立。1996年12月，民建南汇县委员会成立。2001年8月，随南汇撤县建区，民建南汇县委员会改为民建南汇区委员会。南汇区（县）卫生系统有3人参加民建南汇区组织及活动。

四、农工党南汇区（县）总支（支部）卫生系统成员及活动

1995年12月，农工党南汇县临时支部成立。1996年7月，农工党南汇县支部（筹）成立。1998年7月10日，农工党南汇县支部成立，有党员13人。2001年2月15日，农工党南汇县总支成立，下设2个基层支部（南汇区综合支部、经济园区支部）。2001年8月，随南汇撤县建区，农工党南汇县总支改为农工党南汇区总支，有党员59人。南汇地区党员中，医疗专业人员占67%，其中高级职称占58%。

南汇区（县）卫生系统有26人参加农工党南汇区（县）综合支部活动。南汇区（县）光明中医医院副主任医师瞿晓竹、主任医师尚云先后担任农工党南汇县支部、农工党南汇区（县）总支主任委员。

农工党南汇区（县）总支（农工党南汇县支部）注重参政议政，平时主动与卫生局沟通，及时了解每年卫生事业的总体现状、工作思路、工作重点和需要解决的困难，利用党派优势，在政协南汇区（县）委员会的大会上发言，上报提案、调研报告等，提出意见和建议，得到中共南汇区（县）委、南汇区（县）政府及有关部门的重视。每年有1～2个提案被政协南汇区（县）委员会评为优秀提案。

农工党南汇区（县）总支（农工党南汇县支部）曾多次组织上海市三级医院名、老专家，到南汇进行大型义诊活动和参与“百名专家联手医学咨询活动”。2000年9月，农工党上海市委与光明中医医院联手创办农工党上海市委医疗专家服务基地暨“名医苑”，上海市中山医院、华山医院、瑞金医院、仁济医院、肿瘤医院，第一人民医院、第六人民医院、曙光医院等16名著名专家定期到基地服务，每年诊疗5000人次左右。吕维星被农工党上海市委评为2001～2003年度优秀党务工作者。瞿晓竹被中国农工党中央委员会评为2001～2003年度全国优秀党务工作者，被中共上海市委统战部、上海市人事局评为2003～2005年度上海市统一战线（工作）先进个人。

五、致公党南汇区（县）支部卫生系统成员及活动

1988年6月，致公党上海市委直属南汇县小组成立。1989年12月，致公党南汇县支部成立。2001年8月，随南汇撤县建区，致公党南汇县支部改为致公党南汇区支部。

南汇区（县）卫生系统有24人参加致公党南汇区（县）组织及活动。南汇区（县）周浦医院副主任医师方厚贤、郭建先后任致公党南汇区（县）支部主任委员。

1986年，以周浦医院方厚贤、杨容（1989年12月致公党南汇县支部成立后，成为致公党南汇县支部党员）为主创办“周浦义诊组”，持续义务服务24年，服务人数超过14.2万人次。曾获得上海市侨联制作的“义诊组”红旗。2000年，美国侨领纽约丘穗丰、檀香山陈仕琦、旧

金山吴良一等专程到周浦义诊组就诊，盛赞中医针灸的神奇“魔力”和中国医生的“仁心仁术”。2006年9月28日，“周浦义诊组”现场义诊活动在中央电视台国际频道播出。义诊组多次获得“上海市精神文明建设百件好事”、“全国侨联先进集体”等荣誉。

致公党南汇区支部组织参加“上海侨界名医‘送医下乡’大义诊”、“市侨界名医下厂义诊服务”活动。多次组织党员赴周浦监狱、平板玻璃厂，为狱警提供义诊服务；每年到周浦镇及社区开展义诊活动。为周浦镇敬老院孤老义诊，赠送药品近千元。3次组织医疗队赴安徽大别山革命老区义诊、咨询。

2006年，致公党南汇区支部在政协南汇区委员会会议上的“关于营造良好医患关系的几点建议”的提案被评为优秀提案。致公党党员、政协上海市委员会委员杨容在政协上海市委员会会议上提的“关于发展上海中医药事业的系列提案”（9件）被政协上海市委员会评为优秀提案，诸多建议被上海市政府、上海市卫生局采纳。

六、九三学社南汇支社卫生系统成员及活动

2003年2月，九三学社南汇支社成立。2006年8月，九三学社南汇支社换届选举，产生新一届支社委员会。

南汇区卫生系统有10人参加九三学社南汇支社及活动。疾病预防控制中心主任、副主任医师陈晓玲任九三学社南汇支社副主委。

九三学社南汇支社组织专家参加医学咨询活动，曾与九三学社上海申康医院发展中心委员会合作或协助”九三”学社上海市委参政议政部在南汇中学、祝桥光明学校教师、新场镇社区开展医疗咨询与健康教育活动；为南汇区红十字医院的医生开展业务培训，为住院病人进行义务诊治、防病宣传等。

第三节　群众团体

一、南汇区（县）医务工会

南汇县卫生局工会工作委员会是南汇区医务工会的前身，作为南汇县总工会的派出机构，于1978年全国恢复工会组织后开展工作。1994年3月,南汇县卫生局工会工作委员会更名为南汇县医务工会，并召开南汇县医务工会第一届代表会议，选举产生南汇县医务工会第一届委员会。2001年8月，随南汇撤县建区，南汇县医务工会更名为南汇区医务工会。下设工会经费审查委员会、女职工委员会、劳动法律监督委员会、劳动争议调解委员会、劳动保护委员会等组织。工会经费审查委员会每年对同级工会和所属基层工会的经费收支情况进行检查、审计；女职工委员会积极组织动员医务女职工做好本职工作、提高女职工工作水平、维护女职工的特殊的合法权益；劳动法律监督委员会依照《中华人民共和国劳动法》等有关法律法规，督促行政依法经营，维护劳动者的合法权益；劳动争议调解委员会协调劳动者和经营者的劳动争议，创建和谐的劳资关系；劳动保护委员会维护职工工作生产安全，检查、督促行政做好职工安全和劳动保护工作。

2001年底，南汇区医务工会下辖基层工会29个、工会小组125个，会员4080人，其中女

会员2600人。至2009年8月底，南汇区医务工会下辖基层工会34个、会员4922人，其中女会员3019人。

（一）工会领导

1983～2009年南汇区（县）医务（卫生局工会工作委员会）工会领导情况表

表13-3-1

机构名称	姓　名	职　务	任职时间
南汇县卫生局工会工作委员会	龚银龙	负责人	1983-04～1985-04
	瞿迎冠	主任（兼）	1985-04～1987-08
	许承基	副主任（主持工作）	1985-04～1987-05
	卫美华	副主任（主持工作）	1987-05～1987-08
	吴忠华	主　任	1987-08～1994-03
	卫美华	副主任	1987-08～1990-03
	张　森	委　员	1987-08～1993-09
	姜风云	委　员	1987-08～1990-06
	周俐平	委　员	1987-08～1990-06
	倪东清	委　员	1987-08～1994-03
	杨震宇	委　员	1987-08～1991-12
	张林祥	副主任	1990-06～1992-03
	方海官	委　员	1991-12～1994-03
	赵林芳	副主任	1992-03～1994-03
南汇县医务工会第一届委员会	吴忠华	主　席	1994-03～2001-07
	赵林芳	副主廊	1994-03～2001-07
	张林祥	委　员	1994-03～2001-07
	严　萍	委　员	1994-03～2001-07
	方志军	委　员	1994-03～2001-07
	吕维星	委　员	1994-03～2001-07
	钱建民	委　员	1994-03～1995-07
	刘乃家	委　员	1995-07～2001-07
南汇县医务工会第二届委员会	吴忠华	主　席	2001-07～2001-08
	赵林芳	副主席	2001-07～2001-08
	张林祥	委　员	2001-07～2001-08
	刘乃家	委　员	2001-07～2001-08
	陆雷云	委　员	2001-07～2001-08
	严　萍	委　员	2001-07～2001-08
	方志军	委　员	2001-07～2001-08
南汇区医务工会第一届委员会	吴忠华	主　席	2001-08～2002-07
	赵林芳	副主席	2001-08～2006-10
	张林祥	委　员	2001-08～2003-10
	刘乃家	委　员	2001-08～2006-10

续表 13-3-1

机构名称	姓 名	职 务	任职时间
南汇区医务工会第一届委员会	陆雷云	委 员	2001-08～2006-10
	严 萍	委 员	2001-08～2003-10
	方志军	委 员	2001-08～2006-10
	苏永放	负责人	2002-07～2003-09
	郁铭中	主 席	2003-10～2006-10
	浦良发	委 员	2003-10～2006-10
	沈 扬	委 员	2003-10～2006-10
南汇区医务工会第二届委员会	郁铭中	主 席	2006-10～2009-08
	赵林芳	副主席	2006-10～2009-08
	郑忠新	副主席	2006-10～2009-08
	方志军	委 员	2006-10～2009-08
	陆雷云	委 员	2006-10～2009-08
	沈 扬	委 员	2006-10～2009-08
	徐建红	委 员	2006-10～2009-08
	王 宏	委 员	2006-10～2009-08
	戚万丰	委 员	2006-10～2009-08

（二）主要活动

1985年后，南汇县卫生局工会工作委员会根据《中华人民共和国工会法》、《中华人民共和国劳动法》和《上海市工会条例》等有关法律法规，以“组织起来、切实维护”为重点，积极发挥工会“维护、参与、建设、教育”四项社会职能，开展各项工作。

1994～2006年，先后召开南汇县医务工会第一、二次代表大会和南汇区医务工会第一、二次代表大会，选举产生医务工会委员会和经费审查委员会；加强工会组织建设。及时指导做好基层工会领导班子的充实调整；组织举办工会干部培训班，学习工会知识，提高干部素质；在全系统工会中推行工会领导班子向会员（代表）报告、接受会员（代表）评议制度；开展精神文明建设活动，加强职工思想道德、“创文明单位、建文明班组、做文明职工”，会同南汇区（县）卫生局精神文明建设委员会评选出年度南汇区（县）卫生局文明班组、红旗文明岗，推荐上海市文明班组、红旗文明岗；各基层工会积极参与和组织职工开展单位的民主管理工作，基层工会[除南汇区（县）卫生局机关工会、民营门诊部工会外]健全和完善职工代表大会或职工大会制度，参与单位重大事项包括职工利益的讨论决策，民主评议领导干部和财务监督工作，坚持深化民主理财工作，90%以上的单位坚持每季不少于一次的检查制度并做好上报工作；不断提高职工参政议政能力。各单位都能按规定每年召开职代会，落实职代会各项职权。

配合行政参与“医院管理年”活动，深化院务公开工作。2006年9月20日，南汇区卫生系统院务公开领导小组下发《关于深化南汇区医疗卫生单位院务公开工作的意见》。开展自查、抽查和全面检查的方法，督促检查落实情况；同时按国家的有关法律法规、条例，调查处理在人事制度等方面的纠纷和矛盾，维护职工的合法权益；为职工办实事、做好事，建立帮困基金会，每年对卫生系统的100多名困难职工进行春节帮困送温暖和助学帮困，鼓励职工（包括退休职工）参加医疗住院、养老为主要内容的各类补充保险。至2008年底，90%以上的职工参与各种互助保障；开展医务职工疗休养活动，组织职工文娱活动和体育比赛等。2006年6月，参加“上海市职工职业安全卫生知识竞赛”，1000多名职工参加书面答题和网上答题；代表南汇区参加上海市组织的知识竞赛，获得三等奖；举办“十一五纲要知识竞赛”，有23个单位，25支参赛队参加竞赛。在迎奥运会、迎“世博”活动中，积极开展各类培训和技能操作竞赛等活动。2008年，开展“与奥运同行”的体育活动，全系统半数以上的职工参与活动，组织足球、广播操、田径、乒乓球、象棋、桥牌、扑克等项目竞赛；2009年，开展有20个项目的“迎‘世博’、练内功、提素质、展形象”南汇区医务职工技能操作大练兵、大比武活动，50%以上的职工参与培训、练兵和比武，评出南汇区卫生系统20个标兵和100多名能手。每年根据女职工的特点，开展各类活动，发挥女职工作用。国际“三八”劳动妇女节时，组织女职工干部外出活动、组织举办“南汇区女职工心肺复苏护理操作竞赛”、开展女职工读书活动、举办女职工读书心得交流会等。

2005年2月，根据上级工会关于开展创建合格职工之家活动的要求，南汇区中心医院、周浦医院、老年护理院、疾控中心、卫监所、妇保所、卫生学校，航头、新场、六灶、大团、书院镇卫生院等12个基层工会，经考核验收，创建为南汇区卫生局合格职工之家；同年12月，光明中医医院、南华医院、精神卫生中心、血站、救护站、爱卫办、南汇区卫生局机关，芦潮港、瓦屑、祝桥、黄路、泥城、万祥、老港镇卫生院等14个基层工会，经考核验收，创建为南汇区卫生系统第二批合格职工之家。

开展工会工作理论研究，举办理论研究论文交流会，20多人撰稿；做好劳动模范医疗咨询服务工作，带领有关医学专家上门为结对劳模进行健康咨询服务和送上保健书籍；同时，各级工会紧紧围绕党和政府的中心工作，在国家开展重大活动、发生突发事件中，积极配合支持。基层工会开展凝聚力工程，改善职工福利待遇、丰富职工文化生活。在2003年的抗击“非典”战斗中，南汇区医务工会认真做好宣传发动工作，特别是关心医护人员的身心健康，为一线医务人员实行人身保险及防护用品；在2008年的抗震救灾中，组织职工捐款60多万元及大批衣被支援灾区，并对奔赴四川一线援建的职工及家属进行慰问，帮助解决生活实际困难和后顾之忧。

二、共青团南汇区（县）卫生局委员会

1978年9月，共青团南汇县卫生局委员会成立。设在南汇县卫生局机关内，受中共南汇县卫生局委员会和共青团南汇县委员会领导，主管南汇县卫生局直属单位共青团组织。下设团总支1个、团支部7个，中心医院团总支下设4个团支部。2001年8月，随着南汇撤县建区，共青团南汇县卫生局委员会改称为共青团南汇区卫生局委员会。至2009年，共青团南汇区卫生局委员会下设团委1个（卫生学校），团总支3个（中心医院、周浦医院、光明中医医院）、团支部8个（精卫中心、老年医院、南华医院、疾病预防控制中心、卫生局卫生监督所、妇幼保健所、救护站、血站）。

共青团南汇区（县）卫生局委员会开展的主要工作：组织南汇区（县）卫生局直属单位团员和青年进行学习，学习政治理论和业务知识；宣传、贯彻、执行上级党团组织的决议和精神，

发挥团员青年先锋突击队作用，为卫生事业改革和发展作出贡献；了解、掌握团员青年的思想、要求，维护他（她）们的合法权益，关心他（她）们的学习、工作和生活，结合实际开展丰富多彩的文化、体育、娱乐活动；培养教育适龄青年加入团组织，办理超龄团员的离团手续，收缴管理团费；对团员进行教育和管理，健全团的组织生活，开展批评与自我批评，监督团员切实履行义务，保障团员的权利不受侵犯，表彰先进，执行团的纪律；对团员进行党的基本知识教育，推荐优秀团员作为中共组织的发展对象；发现和培养青年中的优秀人才，推荐他们进入重要的工作岗位；指导基层单位团组织根据《中国共产主义青年团章程》的要求，按时换届选举，协助卫生局直属各单位党组织加强对各级团干部的选拔、培养和管理。

21世纪初，共青团南汇区卫生局委员会工作重点为：争创上海市“共青团号”、南汇区“青字号工程”活动；“推优入党”工作；医务青年职业生涯导航活动；医疗卫生青年志愿者行动。通过实行志愿者登记注册制度，发放“时间储蓄卡”，规范志愿者服务。利用多种途径壮大志愿者队伍，继续坚持扩大服务区域，以共建结对的形式，为敬老院、居委、致立学校提供定期服务。在各项突发事件中，如抗击“非典”、“禽流感”、“5·12”汶川地震及抗击甲型H1N1流感、迎“世博”等，青年志愿者总是出现在第一时间，奉献在第一线。

（一）共青团南汇区（县）委员会领导

1978～2009年共青团南汇区（县）卫生局委员会领导情况表

表13-3-2

团委届次	姓　名	性　别	职　务	任职时间
共青团南汇县卫生局第一届委员会	康根明	男	负责人	1978-09～1978-10
	康根明	男	书　记	1978-10～1983-08
	周俐平	女	副书记	1978-10～1984-07
	金乐惠	女	副书记	1978-10～1984-07
	刘子民	男	委　员	1978-10～1984-07
	刘慧萍	女	委　员	1978-10～1984-07
	朱汉光	男	委　员	1978-10～1984-07
	吴菊芳	女	委　员	1978-10～1984-07
	汪嘉虹	女	委　员	1978-10～1984-07
	张玉静	女	委　员	1978-10～1984-07
	葛　翔	男	负责人	1983-09～1984-07
共青团南汇县卫生局第二届委员会	葛　翔	男	书　记	1984-07～1986-07
	瞿雪映	女	副书记	1984-07～1987-09
	沈　平	女	副书记	1984-07～1987-09
	马创奇	男	委　员	1984-07～1987-09
	汪嘉虹	女	委　员	1984-07～1987-09
	沈惠平	男	委　员	1984-07～1987-09
	周佩芳	女	委　员	1984-07～1987-09
	王凤飞	女	委　员	1984-07～1987-09
	康晴华	女	委　员	1984-07～1984-12
	康向清	女	负责人	1986-08～1987-09

表 13-3-2

团委届次	姓　名	性　别	职　务	任职时间
共青团南汇县卫生局第三届委员会	康向清	女	书　记	1987-09～1990-12
	沈治平	男	副书记	1987-09～1990-12
	戴　隽	女	副书记	1987-09～1990-12
	沈惠平	男	委　员	1987-09～1990-12
	施国平	男	委　员	1987-09～1990-12
	范　冰	女	委　员	1987-09～1990-12
共青团南汇县卫生局第四届委员会	康向清	女	书　记	1990-12～1993-03
	沈治平	男	副书记	1990-12～1993-03
	范　冰	女	副书记	1990-12～1994-03
	吴永明	男	委　员	1990-12～1994-03
	汤培凤	女	委　员	1990-12～1994-03
	施国平	男	委　员	1990-12～1994-03
	吴　亮	男	委　员	1990-12～1994-03
	沈治平	男	副书记（主持工作）	1993-03～1994-03
共青团南汇县卫生局第五届委员会	沈治平	男	书　记	1994-03～1997-05
	朱慧玲	女	副书记	1994-03～1997-05
	李　敏	女	副书记	1994-03～1997-07
	吴　亮	男	委　员	1994-03～1997-05
	朱林英	女	委　员	1994-03～1997-05
	王佩君	女	委　员	1994-03～1997-05
	张培新	男	委　员	1994-03～1997-05
共青团南汇县卫生局第六届委员会	沈治平	男	书　记	1997-05～2001-12
	朱慧玲	女	副书记	1997-05～2001-08
	李　敏	女	副书记	1997-05～1997-07
	吴　亮	男	委　员	1997-05～2002-08
	朱红梅	女	委　员	1997-05～2002-08
	王佩君	女	委　员	1997-05～2002-08
	张培新	男	委　员	1997-05～2002-08
	万历飞	男	负责人	2002-01～2002-08
共青团南汇县卫生局第七届委员会	万历飞	男	书　记	2002-08～2006-11
	傅　英	女	副书记	2002-08～2003-09
	陶燕琼	女	副书记	2002-08～2009-08
	陆维燕	女	委　员	2002-08～2009-08
	马　明	男	委　员	2002-08～2009-08
	樊海军	男	委　员	2002-08～2009-08
	朱红梅	女	委　员	2002-08～2009-08
	朱慧芬	女	负责人	2006-11～2008-08
	周丽娜	女	副书记（主持工作）	2008-08～2009-08

说明：葛翔于1985～1986年在县党校脱产学习期间，由瞿其超、陈磊先后主持团委工作。

第四节 社会团体

一、南汇县中医师公会

民国18年（1929年）2月，民国政府中央卫生部通过了“废止旧医，以扫除医事卫生之障碍案”，受到全国人民的反对。上海中医界以及医药团体也召开代表大会，谴责民国政府扼杀民间医疗事业的倒行逆施。几经周折，迫使民国政府承认中医为国医，保持中药业，并在南京成立中央国医馆。当时，南汇县未成立国医馆。

民国26年（1937年）3月，编印《南汇医报》，张近鸥为南汇医报社社长，方见吾任编辑主任。会务活动刚兴，不意陡遭日军的祸患，公会解体，医报停刊，会址毁于兵乱。

民国30年（1941年），南汇县国医公会成立，会址设在同善堂，由潘守廉、方见吾、张近鸥、朱景溪等主持会务。公推方见吾、张伯良等5人为常务委员。民国34年（1945年），举办中医登记工作。当时进行中医考试，聘任上海名中医秦伯未为主任委员，方见吾为副主任委员，签发会员开业执照400余张，取缔无照医生。

民国35年（1946年）春，倪国兴，杨季藩，王布芳，叶峨璋等成立南汇县国医公会整理委员会，后更名为南汇县中医师公会，隶属于民国政府南汇县民政科领导。南汇县中医师公会选举倪国鑫等理事9人，龚汉声等监事7人。分设各地区中医师公会分会，成立中医研究委员会，恢复办理《南汇医报》周刊。南汇县中医师公会会址设于惠南镇东门外利泰堂。经费来源于中医师入会费2万元（为民国政府储备银行币），以后因入不敷出，调整入会费为6万元，仍然经济拮据，遂以补助或筹募方法弥补不足。1951年，改名为医务工作者协会。

二、药业同业公会

民国18年（1929年）至民国19年（1930年），药业同业公会成立，地点设在新场镇，由陶采章等5人发起筹备，推举陶采章为理事长，郑辅之等3人为常务理事，聘汪燕亭为秘书，负责处理日常会务，办理委员登记，统一药品零售价格，制订“堂簿”，议定原药规格分甲、乙、丙三类。甲等原价、乙等9折，丙等8折。等级各店自认。

每逢农历四月初八为药皇生日（纪念唐代医学家孙思邈），药业同业公会会员于此日在新场镇北郊郭家庙举行例会。民国26年（1937年）“八一三”事变后，药业同业公会停止活动。

抗日战争期间，由祝桥镇的张书文等3人重组药业同业公会，地点设在惠南镇。抗日战争胜利后，药业同业公会改组，由惠南镇的陈新初任理事长，张书文、倪人龙为常务理事。

三、南汇县医师公会

民国36年（1947年）2月，南汇县医师公会成立，选举徐宪成、王道等6人为理事，林郁青等3人为监事，入会会员38人，大多系社会上从事西医业务的人员。南汇县医师公会办理开业执照，组织会员就地举办施诊，大团、周浦、新场镇推举董兆腾、赵书绅、王道等医师担任施诊主持者，同时进行卫生、宣传、防疫等事宜。1951年，并入医务工作者协会。

四、南汇区（县）卫生工作者协会

解放前，南汇县医学群众团体是中医师公会与医师公会。1951年2月25日，南汇县医务工作者协会成立，由左思考为主任委员。同年6月23日，南汇县医务工作者协会改名为南汇县卫生工作者协会（以下简称南汇县卫协）。10月6日，召开第一届第一次会员大会，选举产生执行委员29人，候补执行委员10人。1952年，有会员603人。南汇县卫协下设10个分会、20个支会、29个组。至“文化大革命”，南汇县卫协活动15年，其间举行七届会员大会。南汇县卫协活动期间，发挥其卫生行政的参谋助手作用，协助南汇县卫生科，为南汇县卫生事业的发展做了大量工作。

解放初期，南汇县卫协的主要工作为筹建和管理联合诊所，同时加强对私人开业行医的管理。按照1951年8月4日卫生部颁发的《关于组织联合医疗机构实施办法》和同年9月苏南行署卫生处公布的《关于组织联合诊所、联合医院草案》的规定，组织动员社会医务人员筹建联合诊所、联合医院。1954年9月，南汇县卫协的主要工作为筹建和管理联合诊所，同时加强对私人开业行医的管理，协助南汇县卫生科对联合诊所进行整顿、巩固和大联合，并转化为乡（公社）医院工作。建立修订联合医疗机构的人事、经济、工资、福利规章制度，统一全县卫生医疗收费标准。

受南汇县卫生行政部门委托，对个人开业加强管理，取缔非法行医，对社会医务人员进行技术鉴定，处理医疗事故纠纷；抗美援朝时期，组织发动捐献飞机大炮，认购国家发行的建设公债等；组织中西医进修班、函授班，实习进修，举办学术讲座等；组织交流、推广、总结老中医经验，组织发动中医带徒、辅导、整顿、鉴定、安排工作，发动组织编辑出版中医“三方”书刊。以及中西医结合工作等；推荐去西藏边疆建设5人，推荐录用为南汇县全民所有制卫生医疗单位的中西医务人员有几十人；组织卫生人员为修筑海塘、水利工程服务，为防空救护、兵役体检、卫生防病，爱国卫生、妇幼保健、培训农村卫生骨干等。

南汇县卫协的组织原则是民主集中制，每届执行委员会组成人员都经大会或会员代表大会民主选举产生的。1～4届执行委员中设后补执委；第4届起，总干事为秘书。

南汇县卫协下设分会、支会（或小组）：1952年，设10个分会、20个支会、29个组，会员603人；1962年，设21个分会、7个委员小组，委员582人；1963年3月起，南汇县卫协组织联合医疗机构管理专门委员会，有15人组成，加强对各公社卫生院具体管理工作。

南汇县卫协专职工作人员：1～3人，处理日常会务；先后有：吴菊人、郑少涵、汪正、陆文杰、马良冶、赵善祥等。

第七届执行委员设常务委员13人。执行委员会设组织、学术、服务、监察4个股及经济委员。

“文化大革命”期间，南汇县卫协工作停止。1984年11月，南汇县卫协报请上海市卫协批准后，恢复组织、活动，办公地点设在南汇县卫生局机关内。建立集体医疗机构、开业医务人员、离退休医务人员等3个专门工作组。其工作为：组织学习，当好南汇县卫生行政部门的参谋助手；举办各种学术活动，开展医疗技术咨询服务；关心会员学习、工作、生活；接受南汇县卫生行政部门的委托承办有关工作。全县建立25个乡分会和周浦医院分会，有团体会员单位医护人员1886人，离退休会员62人，开业医务人员会员44人，机关会员8人，共有会员2000人。

1985年6月，南汇县卫协推荐8人参加1986年1月9日召开的上海市卫生工作者协会第四届会员代表大会。1986年，南汇县卫协接受南汇县卫生局委托，对全县卫生院进行医疗质量考核。1987年4月，南汇县卫协组织开业医务人员参加普法考试。同年1月19日，召开南汇县卫协第八届会员代表大会暨南汇县农村卫生协会成立大会，有正式代表150多名出席会议，选举产生新一届执委会和农村卫协理事会。1988年起，承担农村合作医疗、村卫生室和乡村医生管理工作。至1989年底，南汇县卫协有个人会员729人，其中：乡村医生616人，开业医生100人，卫生行政人员13人；团体会员有27个单位的医务人员2073人，收到会费2779元；开业医生领证人数为117人，期末实际开业人数98人，业务工作量为33472人次，业务收入为59313.92元。

1991年，经南汇县卫生局党政领导研究决定：南汇县初保办设在南汇县卫协，负责全县初级卫生保健工作。同年8月30日，南汇县卫协九届暨农村卫协二届会员代表大会召开。1994年，南汇县提前6年成为初保达标县。1996年，出版上海市预防医学杂志第八期南汇专刊，发表论文43篇。同年10月，第四届全国农村医学学术会议召开，上海市卫协向总会推荐的66篇论文中南汇县占57篇。在1997年第五届全国农村医学学术会议上，南汇县推荐、编入论文集的论文有84篇。1998年，南汇县镇村卫生组织一体化管理被列入上海市试点县。南汇县卫协组织实施"一体化管理"的单位每月参加一次例会，互相交流做法和成功经验。2001年10月，南汇撤县建区，南汇县卫生工作者协会更名为上海市南汇区卫生工作者协会。

2002年7月，经南汇区编制委员会同意，南汇区卫协编制单列，为差额拨款相当行政正科级全民事业单位，核定人员编制5人。8月底，迁至惠南镇北门大街5号。9月，南汇区医学会与南汇区卫协合署办公。

2002年11月27日，南汇区卫协假座南汇区中心医院多功能会议室召开第一届会员代表大会。2003年，协助卫生行政做好"非典"防治工作，于5月下旬开展全区医护人员防治非典型肺炎的知识培训，有1700多名临床医生和护士参加，同时还发放《传染性非典型肺炎防治培训教材及相关文件汇编》500多册。

2003年3月2日，南汇区卫协和共青团南汇区卫生局委员会联合组织有关医疗单位10多人在东方电影院广场参加义诊活动。同年4月起，实施民办医疗机构的管理，协助卫生行政、工商、公安等部门取缔无证行医，净化南汇区的医疗市场秩序。

2008年7月，南汇区卫协搬迁至惠南镇北门大街180号。

2009年，南汇区卫协负责全区开业医务人员的日常管理，是年召开4次季度例会，并且布置年内工作和传达会议精神；同时，不定期对开业诊所进行各项检查。还积极协助卫生行政、工商、公安等部门取缔无证行医，净化南汇区的医疗市场秩序。

2004年，南汇区卫生工作者协会被评为全国"先进卫生工作者协会"。

1951～1984年南汇县卫生工作者协会第一届至第七届领导人员情况表

表 13-4-1

届次	换届年月	主任委员	副主任委员	专职秘书
一	1951-10	林涵之	王声扬　金应庚	陆文杰
二	1952-10	林涵之	周　导　王声扬	陆文杰
三	1954-04	王声扬	周　导　杨依方	陆文杰
四	1955-07	戢立权	王声扬　杨依方　周　导　王正章	陆文杰
五	1957-03	王声扬	马良冶　乔永涛　周　导　王正章	陆文杰
六	1962-03	王声扬	马良冶　周　导　乔永涛　唐思义	陆文杰
七	1964-02	赵善祥	马良冶　乔永涛　唐思义　周　导	陆文杰
	1984-11（恢复成立）	王水南	董令波　蒋顺安	—

说明：赵善祥、乔永涛曾任上海市卫生工作者协会第三届执行委员会执委，蒋顺安曾任上海市卫协第四届执行委员会副主任委员。

1963、1964年南汇县卫生工作者协会联合医疗机构管理专门委员会人员情况表

表 13-4-2

年份	主任	副主任	委员
1963	赵善祥	马良冶　沈墨余　赵子龙	谈顺伯　顾唯一　陈旭升　姜永帆　黄石钦　顾颂贤　丁步阶　曹云鹤　陈祥龙　严亚平　姚力田
1964	赵善祥	沈墨余　赵子龙　顾唯一	马良冶　黄石钦　姜永帆　周信祥　曹云鹤　王新生

说明：专职工作人员：王志贤、王永彬、倪伯元、顾娟仙。

南汇县卫生工作者协会第八、九届（南汇县农村卫生工作者协会第一、二届）领导人员情况表

表 13-4-3

届（次）	换届年月	主任委员	副主任委员	秘书长
八（一）	1987-01	傅国辛	苏永放　蒋顺安	苏永放（兼）
九（二）	1991-08	傅国辛	黄志民　方志军　周林新　蒋顺安	黄志民

南汇区卫生工作者协会第十届（南汇区农村卫生工作者协会第三届）领导人员情况表

表 13-4-4

届（次）	换届年月	主任委员	副主任委员	秘书长
十（三）	2002-11	李荣华	瞿其超　诸维祥　顾关良　黄惠泉	瞿其超（兼）

五、南汇区（县）医学会

南汇县医学会始称南汇县科普技术协会卫生医药学组，于1959年8月建立。1961年6月，改为南汇县医药卫生学会，是南汇县医学科学技术工作者的学术性群众团体，受南汇县卫生局、科协双重领导。“文化大革命”期间停止活动。1978年10月，学会恢复重建。1982年，改称为南汇县医学会，办公地点设在南汇县卫生局机关内。2002年9月24日，南汇区医疗事故技术鉴定中心成立，人员编制3人，为全额拨款全民事业单位，挂靠南汇区医学会，南汇区医学会与南汇区卫生工作者协会合署办公。同年8月，南汇区医学会随同南汇区卫生工作者协会从南汇区卫生局机关迁出至惠南镇北门大街5号。2008年7月，随同南汇区卫生工作者协会搬迁至惠南镇北门大街180号。2009年8月，并入浦东新区卫生工作者协会。

南汇区医学会主要工作：开展医学学术交流；开展继续医学教育；评选和奖励优秀医学科技成果（包括学术论文和科普作品等）；开展专科医师的培训和考核；发现、推荐和培养优秀医学科技人才；承担政府委托职能及承办委托任务；组织医疗事故技术鉴定工作。

1959年，南汇县医学会有组员43人。1961年，有会员153人，由31人组成委员会，有主任、副主任委员5人，17个专业学组，4个专题组，订有实施细则草案。1978年，有会员98人，由31人组成理事会，理事长、副理事长为9人，设17个专业学组。1982年底，有会员699人，由45人组成理事会，理事长、副理事长11人组成常务理事会。1980年起，理事会建有学术、编辑、普及与教育、组织人才等4个工作委员会，22个专业学组，34个单位会员小组，订立学会会章。学会设专职工作人员2人，处理日常会务。1984年，南汇县医学会进行换届选举，产生第三届南汇县医学会理事会。1986年、1991年、1997年，换届选举产生第四、第五、第六届南汇县医学会理事会。1991年底，有会员641人，设理事长、副理事长5人，秘书长、副秘书长3人，理事52人，专业学组22个；会员中科技人员577人，领导干部64人；35岁以下385人，36～55岁204人，56岁以上52人；大专及大专以上228人，中专413人；高级职称27人，中级206人，初级408人。2002年，学会有团体会员32个，个人会员850人，会员中有中共党员275人。

2004年，召开南汇区第一届医学会代表会议，选举产生南汇区第一届医学会理事会。2005年，南汇区医学会有团体会员单位24家，会员2449人，设理事70人、常务理事26人。2008年，学会有团体会员单位26家，会员3393人，设理事69人、常务理事31人、23个专业学组和5个工作委员会。

1979年，南汇县医学会首次召开年会。自此以后，每年召开学术年会和组织学术交流活动，并编印年会论文资料。学会还组织蜂疗、磁疗、肿瘤、肝炎、心血管病、老年医学等协作组，开展科研活动；举办学术讲座、培训班、科普宣传、健康咨询、义务服务等活动，提高社会群众卫生科学知识。

1960～1980年南汇县医药卫生学会（医药卫生学组）领导人员情况表

表13-4-5

年 份	名 称	组长（理事长）	副组长（副理事长）
1960～1978	南汇县医药卫生学组	赵善祥	王声扬 马良冶 林涵之 唐思义
1978～1980	南汇县医学卫生学会	张国祥	唐思义 陈 容 王声扬 严庆方 丁雨村 张义勇 邱夏地 唐奎龙
1980～1984	南汇县医药卫生学会	张晋卿	周 勤 严庆方 王声扬 唐思义 董令波 沈英俊 杨依方 张菊英 顾梦生

1984～2004年南汇县（区）医学会领导人员情况表

表13-4-6

届 数	年 份	理事长	副理事长	秘书长	副秘书长
第三届	1984～1986	周 勤	严庆方 王声扬 戚婉英 董令波	王声扬（兼）	沈国柱 张义勇
第四届	1986～1991	周 勤	顾友文 戚婉英 傅振强 周其祥	顾友文（兼）	杨正修
第五届	1991～1997	储 峰	顾友文 周其祥 傅振强 马远嵩	顾友文（兼）	赵雪章 瞿其超
第六届	1997～2004	储 峰	顾友文 诸维祥 傅振强 马远嵩	顾友文（兼）	周巧鹰 赵雪章 瞿其超

2004～2009年南汇区医学会领导人员情况表

表13-4-7

届 数	年 份	理事长	副理事长	秘书长	副秘书长
第一届	2004～2009	李荣华	储 峰 诸维祥 尚 云 瞿其超	瞿其超（兼）	于守让

1979～1984年南汇县医学会年会、论文情况表

表13-4-8

年 份	召开年会学组数和年会数（次）	收到论文数（篇）	交流宣读（篇）	列入年会选编（篇）	参加年会人数（人）
1979	8个学组开6次年会	137	137	46	400
1980	17个学组开14次年会	343	290	86	1047
1981	19个学组开17次年会	392	322	120	1932
1982	22个学组开14次年会	310	285	102	837
1984	17个学组开14次年会	325	213	103	1182

1985～2009年部分年份南汇区（县）医学会编辑出版文选情况表

表13-4-9　　单位：篇

年度	文选名称	论文篇数	年度	文选名称	论文篇数
1985	《南汇县医学会1984年论文汇编》	85	2002	《医学科普自我保健1000问》	
1990	《南汇县医学会1985～1989年医学论文汇编》	245	2006	《1999～2005年南汇医学论文选编》	600
1995	《南汇县医学会1990～1994年医学论文选编》	357	2007	《生活中的科学》	—
1999	《1995～1998年南汇医学论文选编》	125	2009	《2006～2007年南汇医学论文选编》	300

2002～2008年度南汇区医疗事故鉴定情况表

表13-4-10 单位：例

年度	受理案件	中止	终止	鉴定案例	定事故	年度	受理案件	中止	终止	鉴定案例	定事故
2002	5	—	—	5	2	2006	12	—	3	9	3
2003	17	—	2	8	2	2007	16	—	2	10	4
2004	19	2	2	9	4	2008	12	—	2	12	4
2005	17	2	2	16	7						

1985～2006年部分年份南汇区（县）医学会学术交流情况表

表13-4-11 单位：篇

年份	收到论文数	论文交流数			获奖论文数	论文刊登		年份	收到论文数	论文交流数			获奖论文数	论文刊登	
		国际	全国	省市		全国	省市			国际	全国	省市		全国	省市
1985	239	206			—	—	—	2001	300	100			—	—	—
1987	—	2	—	23	8	—	—	2002	—	—	100	60	—	50	
1988	40	—	10	—	—	4	—	2003	200	—	80		—	—	—
1989	131	2	24	18	10	4	8	2004	220	—	90		—	100	
1991	—	—	—	17	—	—	—	2005	150	（学会交流）85			—	45	
1998	728	350			22	—	—	2006	87	（学会交流）56			—	—	
2000	—	—	100	300	—	—	—								

1985～2008年部分年份南汇区（县）医学会举办业务培训班、讲座情况表

表13-4-12

年份	业务培训班		专业学术讲座、活动	
	期数（期）	人数（人）	次数（次）	人数（人）
1985	—	—	23	1557
1989	—	—	128	4428
1990	4	107	81	2240
1992	5	—	—	—
1993	6	180	—	—
1994	1	26	—	—
1996	—	—	60	4860
1997	—	—	60	3600
1998	27	12421	23	1127
1999	—	7799	—	—
2000	—	—	3	—
2001	—	—	55	3750
2002	30	5000	7	1100

年份	业务培训班		专业学术讲座、活动	
	期数（期）	人数（人）	次数（次）	人数（人）
2003	3	1334	20	1000
	防治非典型肺炎培训	1700	—	—
2004	3	671	19	1500
2005	—	—	20	1800
2006	—	—	21	1800
	—	—	I类学分讲座1次	120
2007	3	—	I、II类学分讲座23次	2960
2008	1	40	I、II类学分讲座23次	1700

1980～2008年部分年份南汇区（县）医学会开展科普宣传情况表

表13-4-13

年份	科普宣传		受义务服务人次（人次）	年份	科普宣传		受义务服务人次（人次）
	次数（次）	参加人数（人）			次数（次）	参加人数（人）	
1980	33	2410	—	2001	82	25000	—
1982	35	2471	—	2002	60	10000	1000
1990	—	—	491	2003	10	6000	1468
1993	—	—	1350	2005	21	20000	—
1995	4	600	—	2006	—	—	500
1996	7	1700	—	2007	12	2000	500
1997	3	2900	—	2008	22	3515	1000
1999	17	156448	—				

六、南汇区（县）癌症康复协会

1994年4月15日，南汇县癌症康复协会（简称南汇县康协）成立。南汇县康协是由南汇县的癌症患者和热忱为抗癌事业服务的社会各界人士组成（以前者为主体）、经南汇县民政局批准注册的法人社会团体，是接受上海市癌症康复俱乐部、南汇县卫生局、红十字会业务指导的特殊群体。地址设在南汇县惠南镇北门大街58号南汇县老龄委内。2001年7月，搬迁至惠南镇向阳西路33号。2001年8月，南汇撤县建区，南汇县癌症康复协会改为南汇区癌症康复协会（简称南汇区康协）。2005年6月，南汇区康协搬迁至南汇区惠南镇西北新村31幢60号102室。2008年9月，搬迁至南汇区惠南镇工农北路3号3楼。

南汇区（县）康协的宗旨是："自救互助，群体抗癌"、"服务病友，回报社会"。弘扬人道主义和奉献精神，为癌症患者创造"病有所治、病有所乐、病有所学、病有所为"的康复环境，让癌症患者面对死神的挑战，重新燃起生命的火焰，依靠顽强不屈、坚韧不拔的精神与病魔作斗争，达到提高生活质量，延长生存期直至完全康复的目的。

初创时，南汇县康协有会员31人，团体会员单位6个。至1998年底，有会员156人，团体会员单位31个，分布于全县18个镇。南汇县康协下设周浦、新场、大团、三墩、荡湾、听潮、城东、城西、公园等10个社区活动站（组）。至2009年底，南汇区康协有会员463人，团体会员单位52个，分布于全区各个镇、部门和社区。南汇区（县）康协定期举办知识讲座、专家咨询、医院义诊、康复经验交流、医、药、患三结合研讨等活动。春秋两季，组织会员康复旅游，陶冶情操。逢年过节，举行形式多样的文艺联欢或联谊活动，丰富会员精神生活。寒冬腊月，争取慈善团体和社会各界的资助，向家庭困难的重症会员"雪中送炭"，对病危的会员给予"临终关怀"。从1996年始，南汇区（县）康协广泛、持久地开展"战胜癌症、造福人类"为主要目标的"营造生命工程，兴建康复之家"跨世纪活动。中共南汇县委、南汇县政府领导发出"全社会都要参与生命工程"和"人人都要向康协献爱心"的号召，开创具有南汇县特色的"社会参与，全民抗癌"的癌症康复事业新格局。全县建成由7家县级医院参与义诊的网络，每周为康协会员举办义诊日，使医、患双方经常保持联系。形成地区性的义诊网络，在南汇县中心医院设立康复咨询接待站，确定每周1天接待肿瘤患者及其家属咨询有关康复事宜，在古钟园开设郭林气功辅导站，定期辅导病友。先后与惠南镇小学、南汇县中心医院、浦东发展银行南汇支行、大团中学、惠南税务二所签订公约，确立精神文明共建关系，有效地促进康协自身的精神文明建设，构筑起双向奉献的轨道。1997年春，南汇县康协举办首届运动会，参加会员占会员总数的82%，展现生命强者的精神风貌，开创全国区（县）癌症康复组织的先例。

1998、1999年，南汇县康协被评为上海市癌症康复俱乐部先进集体。

2000年10月，南汇县康协获得上海市区（县）康复特色工作一等奖，并获得“最佳组织者”称号。

2006年，南汇区康协获得上海市民政局、上海市人事局、上海市社会服务局、上海市团体管理局2005年8月组织评比的“上海市民间先进组织”。

2007年，南汇区康协被评为2005～2006年度南汇区文明单位。

表13-4-14

1994～2009年南汇区（县）癌症康复协会领导情况表

届 次	姓 名	性 别	职 务	任职时间
第一届 (1994-04～1997-04)	李忠表	男	会 长	1994-04～1997-04
	叶克义	女	副会长	1994-04～1997-04
	乔美娟	女	副会长	1994-04～1997-04
	金友之	男	副会长	1994-04～1997-04
	周秋霞	女	副会长	1994-04～1997-04
	姚明章	男	副会长	1994-04～1997-04
第二届 (1997-04～2001-04)	李忠表	男	会 长	1997-04～2001-04
	叶克义	女	副会长	1997-04～2001-04
	乔美娟	女	副会长	1997-04～2001-04
	周秋霞	女	副会长	1997-04～2001-04
	姚明章	男	副会长	1997-04～2001-04
	戴维奇	男	副会长	1997-04～2001-04
第三届 (2001-04～2005-06)	李忠表	男	会 长	2001-04～2005-06
	叶克义	女	副会长	2001-04～2005-06
	乔美娟	女	副会长	2001-04～2005-06
	周秋霞	女	副会长	2001-04～2005-06
	戴维奇	男	副会长	2001-04～2005-06
	瞿晓竹	女	副会长	2001-04～2005-06
	邵伯官	男	副会长	2001-04～2005-06
第四届 (2005-06～2010-05)	李忠表	男	会 长	2005-06～2009-08
	周秋霞	女	副会长	2005-06～2009-08
	张玉华	男	副会长	2005-06～2009-08
	赵文卿	男	副会长	2005-06～2009-08
	邵伯官	男	副会长	2005-06～2009-08

说明：南汇区第四届癌症康复协会换届应是2009年5月，因南汇区撤销，并入浦东新区，南汇区第四届癌症康复协会届期延至2010年5月。金友之、周秋霞、姚明章3人系热忱为抗癌事业服务的健康人。

七、南汇区工厂企事业卫生保健管理协会

2004年5月，南汇区工厂企事业卫生保健管理协会第一次会员代表大会召开，南汇区工厂企事业卫生保健管理协会成立。大会选举产生17名理事和9名常务理事，会长、副会长、秘书长。协会下设办公室、工厂企业工作部、学校工作部、学术培训部。

南汇区工厂企事业卫生保健管理协会开展的主要工作为：传达上海市工厂企事业卫生保健管理协会和市、区卫生行政主管部门的有关医疗卫生保健的文件精神；与有关部门共同组织专业知识培训；对企事业单位的医务人员举办专题讲座；与南汇区计量质量检测所共同对内设医疗机构医疗器具实施强制计量检定；做好企事业单位医务人员的卫生专业技术资格评审的有关工作；制定协会工作计划和南汇区工厂企事业内设医疗机构工作要求及协会会费的收取等工作。

2004年12月8～9日，南汇区工厂企事业卫生保健管理协会开展医疗机构压力容器操作员培训，培训学习消毒学、压力蒸汽灭菌器有关基本知识，消毒法律法规，压力蒸汽灭菌器操作规范，消毒隔离工作常规。全区24家内设医疗机构、2所民办门诊部、7所医院的34名学员参加培训，经考核合格后颁发上岗证书。

2005年1月1日始，对所属会员单位内设医疗机构统一使用协会专门印制的新式处方。

同年，受上海市工厂卫生保健管理协会的委托，南汇区工厂企事业卫生保健管理协会负责草拟《上海市中小学内设医疗机构的考核标准》，召开全区中小学内设医疗负责人专题研讨会，经多次研讨、修改，几易其稿，交上海市工厂卫生保健管理协会正式定稿，于2006年度始实施。

协会每年定期召开理事会议，年初制定活动计划，开展活动和举办学术讲座等。2005～2008年，先后举办“产前诊断与优生优育”、“性传播疾病的诊断和治疗”、“高血压病的诊治与新进展”、“高血压病的防治与治疗”、“消化不良的鉴别诊断及经验性治疗”、“冠心病的社区防治和建议、慢性病档案的社区应用及医患沟通技巧”、“远离艾滋病从我做起”、“病毒的耐药性和感冒的合理用药”、“社区综合防治培训”、“禽流感与流感感冒第二期讲座”、“健康与保健”“癔病和焦虑症的诊断要点”、“上海市社区医生心脑血管疾病知识、高血压病社区防治规范”等学术讲座和Ⅰ、Ⅱ类学分学术讲座。

2004～2008年南汇区工厂企事业卫生保健管理协会团体会员情况表

表13-4-15　　单位：个

<table>
<tr><th rowspan="2">年　份</th><th rowspan="2">会员单位数</th><th colspan="2">其　中</th><th rowspan="2">年　份</th><th rowspan="2">会员单位数</th><th colspan="2">其　中</th></tr>
<tr><th>各类学校会员数</th><th>其他企事业单位会员数</th><th>各类学校会员数</th><th>其他企事业单位会员数</th></tr>
<tr><td>2004</td><td>69</td><td>48</td><td>21</td><td>2007</td><td>80</td><td>59</td><td>21</td></tr>
<tr><td>2005</td><td>73</td><td>53</td><td>20</td><td>2008</td><td>78</td><td>59</td><td>19</td></tr>
<tr><td>2006</td><td>84</td><td>62</td><td>22</td><td></td><td></td><td></td><td></td></tr>
</table>

第十四章 精神文明建设

1987年，南汇县卫生局成立精神文明建设领导小组，在全系统开展社会主义精神文明建设活动，并取得丰硕成果。

第一节 创建活动

一、文明单位创建

（一）五讲、四美、三热爱活动

1982年9月，中国共产党第十二次代表大会提出："在建设高度物质文明的同时，一定要努力建设高度的社会主义精神文明"。1983年始，下沙公社卫生院率先开展精神文明创建活动。1984年，下沙乡卫生院被上海市政府命名为上海市文明单位（至1996年，连续八届被上海市政府命名为上海市文明单位）。1986年、1987年，下沙乡卫生院连续两次被卫生部命名为全国卫生文明先进集体。

1987年5月，南汇县卫生局成立精神文明建设领导小组，由中共南汇县卫生局委员会书记任组长；下设办公室，由宣传委员兼主任。在全系统开展"五讲"（讲文明、讲礼貌、讲卫生、讲秩序，讲道德）、"四美"（心灵美、语言美、行为美、环境美）、"三热爱"（热爱祖国、热爱社会主义、热爱中国共产党）精神文明创建活动。

1988年，在南汇县卫生系统开展以"三提倡、三反对"（提倡科学进步，反对封建迷信；提倡健康文化，反对聚众赌博；提倡勤俭节约，反对铺张浪费）为主要内容的"创新风"系列活动，狠煞赌博、迷信等歪风，倡导文明、健康、向上的社会新风。1992年，针对各医疗卫生单位两个文明建设中遇到的热点、难点问题，开展"夺杯"、"创优"、"争标兵"等竞赛活动，开展以"五爱"（爱祖国、爱人民、爱劳动、爱科学、爱社会主义）、"四有"（有理想、有道德、有文化、有纪律）、"三德"（社会公德、职业道德、家庭伦理道德）为主题的医务职工精神文明建设活动。

（二）让病人"放心、称心、舒心"活动

1995～1996年，根据《上海市卫生系统1995～1997年社会主义精神文明建设规划》的要求，围绕规范服务、提高医疗服务质量和病人满意度三个方面开展活动。南汇县卫生系统精神文明建设委员会和各单位抓思想落实、组织落实和措施落实。把改善服务态度，加强医德医风建设，实现文明规范服务和行业达标作为开展精神文明建设的重点，各医院的规范服务和医疗服务质量有明显提高，全县32个医疗单位有31家实现达标，占96.88%。抓党风廉政和行业作风建设，树立"白衣天使"的良好形象。全系统开展让病人"放心、称心、舒心"、"文明在科室，温暖在医院"、"礼仪导医咨询"、"战高温百日竞赛"、"青年迎春志愿服务月"等多项活动。新人新事层出不穷，在社会中树立良好的形象。南汇县光明中医医院的医务人员廉洁行医，拒收红包，受到报界的表扬。南汇县中心医院成功抢救一对重度烧伤又陷入经济困境的农村老年夫妇的事例，被上海市总工会评为"上海市1996年度职工精神文明十佳好事"，《文汇报》作

报道。在上海市组织的对南汇县卫生系统社会满意度的无记名随机问卷调查中，病人对医院的满意率达到90.80%，超过上海市卫生局的统一要求五点八个百分点。

1997～1998年，全系统以巩固规范服务行业达标成果和行风评议为重点开展创建活动。1997年7月，制订下发《南汇县卫生系统文明行业工作计划》。下属各单位制订计划细则，进行广泛宣传，层层发动，全体职工人人皆知，积极参与。1998年1月，精心组织卫生系统的干部和职工学习邓小平理论。认识“两手抓”、“两手都过硬”的重要意义，自觉投身到精神文明的建设中去。坚持把职业道德建设放在首要位置。加强窗口建设，实行规范服务；加强实事建设，力求方便病人；加强典型引路，开展主题活动；加强宣传教育，开展专项治理。通过努力，全县医务人员的职业道德水准日益提高，不正之风基本上得到遏止。坚持开展群众性精神文明建设活动，坚持开展创建文明单位、文明窗口、文明病区、文明科室、文明职工的活动。在创建活动中，各单位做到奖优罚劣，把创建效果同职称评聘、奖金挂起钩，使群众性创建活动不断推向新台阶。建立例会、交流、抽查和考核等四项有效的工作制度。

（三）“21世纪医务人员形象大讨论”主题活动

1999～2001年，在南汇县卫生行业开展以创建文明行业为目标的精神文明建设活动。突出工作重点：规范服务，落实便民措施，树立“质量第一，病人至上”的理念。整顿行业不正之风，净化行业作风，各单位做到敢抓敢批“红包”、乱收费事件；改善就医环境,想方设法,筹措资金,门急诊和住院条件得到较大的改观；美化、绿化院区环境，做到走廊中有花卉，病房中有书画，使病人感到舒适和宁静。仅2000年一年中，全县收到病人感谢信161封、锦旗82面、镜框9个。上缴红包35人次，金额24350元；拒收红包114人次，拒收金额32250元。发放测评表5125份，病人满意率96.7%。高温盛夏期间，开展文明优质服务的“百日竞赛”活动；召开揭批邪教“法轮功”的“科普与健康”报告会；开展“21世纪医务人员形象大讨论”的主题活动，南汇县光明中医医院获得上海市卫生系统“21世纪医务人员形象大讨论”演讲比赛（卫生防病、卫生监督专场）一等奖。

（四）“优化服务质量、优化就医环境”活动

2004～2008年，南汇区继续深化卫生系统精神文明建设。2004年，开展“优化服务质量、优化就医环境”活动。南汇区卫生局成立纠正行业不正之风及加强精神文明建设领导小组，下设办公室，着重开展政风行风建设活动；2005年7月，组织开展“弘扬白求恩精神，做新时期白求恩式医务工作者”宣传教育活动。同年10月，南汇区卫生局分别在惠南、康桥、大团镇举行“党旗下的生命卫士”巡回讲演活动，取得良好的社会评价。2006年6月，组织开展“规范服务标兵”评选活动，有20名医生、护士、医技人员获“规范服务标兵”称号。2007年5月始，南汇区卫生局开展创建文明城区活动；6月，举行迎“七一”党员志愿者活动；9月，开展向陈海新学习“用心服务、创造感动”医患间感人故事演讲赛。2008年3月，召开南汇区卫生系统党建工作暨文明城区创建推进大会，文明城区创建活动在全系统扎实展开。

1984～2008年，南汇区（县）卫生系统在上海市文明单位创建（1～14届）中，下沙镇（乡）卫生院、南华医院、光明中医医院、卫生局卫生监督所、中心医院、疾病预防控制中心等6个单位23次被评为上海市文明单位；13个单位在1991～2002年上海市农口系统文明单位创建（6～11届）中，29次被评为上海市农口系统文明单位；1986～2008年，16个单位在上海市卫生系统文明单位创建中，40次被评为上海市卫生系统文明单位；1984～2008年，37个单位在南汇区（县）文明单位创建中，156次被评为南汇区（县）文明单位。

二、文明行业创建

1999年始，南汇县卫生系统开展创建文明行业的工作。1999年7月，南汇县卫生局按照上海市卫生局下达的创建文明行业的实施意见、《南汇区创建文明行业实施意见》，制订下发《南汇县卫生系统创建文明行业工作计划》。成立以中共南汇县卫生局委员会书记为组长的创建文明行业领导小组，组建工作班子，制定创建计划。将创建任务分解到班子成员，落实到职能科室，党、政、工、团各司其职，形成“党委书记带头抓、党委成员分工抓、行政领导重点抓、职能部门合作抓、基层单位具体抓”的齐抓共管格局。将文明行业创建工作纳入整个行业的工作目标，建立健全创建的目标责任机制、检查监督机制、评价考核机制、奖惩激励机制和创建投入机制。

（一）明确目标，落实机制

1. 目标管理，责任到人

将文明行业创建任务分解落实到南汇区（县）卫生局班子成员、职能科室和各基层单位，实行目标管理，责任到人；开展监督检查，组织季度检查、半年验收、年终考核，确保年度创建目标完成；广泛动员，做到人人皆知，个个知晓；开展创新评奖活动；加大基础建设和软硬件建设，有计划完成部分单位的改扩建工程、社区卫生服务中心标准化建设和村卫生所标准化建设。

重视领导干部、党员和广大职工三支队伍的建设。加强领导干部培训，健全中心组学习制度，做到时间、内容、人员三落实；定期举办党政正职干部教育培训和党员干部培训；组织开展“让人民高兴、让党放心”活动，以先进人物、先进事迹等正面宣传教育，发挥和带动党员干部的先锋模范作用；加强职工教育培训，围绕纠建工作，以《职业道德行为规范》、《执业医师法》、《医疗事故处理条例》等范本教材，组织职工轮训，增强规范服务意识，提高服务质量；在抗击“非典”、抗禽流感时期，组织现场练兵和业务知识培训，提高应对突发事件的能力。

2. 争优创先，弘扬正气

广泛开展职工培训、素质教育、技术练兵、技能竞赛、提合理化建议等活动，开展“塑造南汇新精神，展示文明新形象”系列活动，围绕实现优美环境、优质服务，各基层单位开展争创文明单位、文明窗口、文明班组、文明病区、文明科室等活动，开展争当文明职工、文明标兵、先进工作者、诚信职工、“青年文明号”等活动。广大医务职工积极参与扶贫济困，发挥行业优势，为弱势群体提供志愿服务。

举办庆“五一”、“五四”、“5·12”文艺汇演，表彰先进工作者。建立南汇区（县）卫生人才发展基金理事会，加大引进和培训人才的力度。注重培养职工创新能力，以专业培训、工作锻炼、指定课题、分派任务等方式，培养和造就各类专业型和复合型人才，做到人尽其才，才尽其用。

3. 建章立制，院务公开

规范卫生行业的服务行为，各医疗卫生单位全面推广院务公开制、医德医风责任追究制、职工奖惩制度等工作制度，向社会公布岗位职责、办事程序、服务规范、收费标准、工作纪律、查询办法、赔偿规定、投诉途径、便民措施等；卫生执法实行“五公开”和落实首问负责制、一次告知制、限时办结制、告知承诺制等。

通过《南汇报》、南汇电视台，公开卫生系统政务和向社会承诺的12件便民利民实事，公布举报电话、设立举报箱、实行领导接待日，接受社会监督；聘请卫生系统义务行风监督员，定期组织座谈会，征求意见并逐项整改；不定期强化对医疗卫生机构的监管，通过医疗质量督查、医疗保险督查、医疗收费督查、规范服务督查、卫生执法督查提高医疗卫生服务质量。

（二）改善环境，方便群众

全区（县）各医疗卫生单位把加强服务环境建设作为一项基础性工作，加大投入，完善基础设施。筹资5291万元，用于改造房屋、购买设备、配置电脑和巩固“老三件”抓好“新三件”，更新床单元4290套，添置病员服3281套，安装空调1320台。南汇区中心医院新急诊楼、社区卫生服务中心标准化建设，极大地改善医疗卫生条件。其他医疗单位就方便群众就医、美化院容院貌，整修门诊和病房设施，增设便民项目；3年中，实施医院披绿工程投入资金85万元，绿化面积2.30公顷；用“绿”来美化医院，用“花”来装点病房，用“画”来增添美感，用“字”来激励职工；改变传统服务流程，增加挂号、收费和取药窗口，实行“早上提一提、中午连一连、晚上延一延”弹性工作制；在注射室、B超室、针灸室等有暴露身体部位的治疗项目的科室设置屏风、布帘等遮隔设施；为住院病人和留观病人提供点菜制、小锅菜及代购加工等膳食多样化服务。中心医院针对手术病人多的现象，开展“周六手术日”活动。卫生监督所设立服务大厅，公开办事程序和收费标准，对前来办证和咨询业务的服务对象做到“一问清”，避免往返奔波。

医务员工努力做到服务用语规范、着装仪表规范，行为服务规范。普遍推广医疗服务文明规范用语100句、制定服务忌语，实行挂牌上岗。推行护士的“五声服务”（入院有迎接声、进病室有问候声、操作前有解释声、做错事有道歉声、出门时有欢送声）。全系统始终把医疗护理质量作为文明行业建设的一项主要工作来抓，举办医疗护理质量管理培训班，建立专业质量控制小组，重点对病历书写、三级查房、检验、麻醉、口腔专业及护理质量开展督查，全面落实各项医疗管理制度，各医院都推行“首诊负责制”、“首问负责制”、“病人选医生”制度。

（三）强化管理，便民利民

推行药品集中招标采购制度，堵住药品采购漏洞，降低药品价格。各单位设立收费、药品价格公开栏，实行医疗收费明码标价制度、落实收费价格和查账途径的公示，实施门急诊收费明细账单制、住院费用“一日清单制”。医疗机构的医疗收入实行“总量控制，结构调整”和药品结余收支两条线管理。为杜绝“红包”、“回扣”、“开单提成”现象，南汇区（县）卫生局与39家药械公司签订营销承诺书，严明“5个禁止”，并执行一票否决制。

2004年，南汇区卫生系统向社会承诺的12件亲民、便民、利民好事实事，是年全部落实完成：帮助全区1.03万名农村低保户解决无力缴纳合作医疗投保费用问题；建立特大病、特重病、特困农民医疗救助基金；扩大和提高合作医疗大病统筹报销范围和额度；为60岁以上老年人建立免费医疗保健服务卡；给农村合作医疗投保妇女每人10元的妇女病普查补贴；菌阳肺结核病人减免治疗；家庭病床扩增至400张，为辖区内市民开展上门医疗服务；全面实施老干部保健保偿合同制度；发放精神病患者补偿专卡586张；开展白内障复明工程手术378例；为外来人口儿童提供免费计划免疫；对先天性耳聋患儿免费安装助听器。

开展文明行业创建活动后，各医疗单位医疗护理质量明显提高；行风明显好转；文明单位创建率、文明单位建成率、语言文字工作规范合格率符合规定要求；门急诊、住院病人满意率达到90%以上。

2003～2004年度、2005～2006年度、2007～2008年度，南汇区卫生行业被评为南汇区文明行业。

三、文明城区创建

2006年始，南汇区卫生系统开展文明城区创建工作。2007年6月11日，中共南汇区卫生局委员会、南汇区卫生局制定下发《南汇区卫生局创建文明城区工作实施意见》。成立南汇区卫生局创建文明城区领导小组和工作组，各基层单位相继组建领导小组，明确具体办事机构，形成齐抓共管格局。三年中，南汇区卫生局多次专题召开全系统文明城区创建动员会议和工作会议，邀请相关领导和专家作专题报告，大规模地开展宣传教育和部署相关的年度工作计划，使卫生系统内广大干部职工全面地了解南汇区创建文明城区的重要意义及本职工作要求。

通过三年多的努力，基本达到卫生局机关廉洁高效，党群关系密切；广大医务人员诚信守法，行业管理水平得到提升；基本医疗和公共卫生服务水平整体提高；公共卫生应急体系、疾病预防和医疗救治规范有序；文明创建工作达到上海市文明城区要求。

三年中，基本做到组织领导到位、责任机制到位（每年制定文明城区创建工作计划和主题活动实施方案，与各单位以签约形式明确创建目标任务）、督促协调到位（每年组织对14个社区卫生服务中心及6个二级医疗机构进行医疗质量监控督导，形成月报制度）。

（一）创建措施

1. 按照每3～5个居委会设有一个社区卫生服务站的要求，科学布点、制订规划。先行在城市化程度较高的惠南镇、周浦镇以及申港街道配置卫生服务站和落实标准化建设要求。

2. 2008年初，在全系统开展文明城区创建测评工作，5000多名干部职工接受测评，文明城区创建知晓率达到100%。以推进卫生医疗“六位一体”综合服务功能为要求，组织三次大规模的满意度测评工作。

3. 结合卫生窗口行业要求，制定《南汇区卫生系统关于开展医德医风建设系列主题活动的实施意见》及其活动方案。2007年，突出行业“用心服务创造感动”的职业内涵，开展一系列专题报告和主题性演讲活动，推出一批“十佳护士”先进事迹。2008年，以医德医风为抓手，开展“我想对您说——医务人员致全区人民的一封信”征文活动，以及“南汇因我更美丽——卫生志愿者在行动”等系列活动。通过卫生系统“5·12”汶川抗震救灾英勇事迹的宣传报道，深化职业精神，和谐舆论环境。全面展示卫生及白衣天使的风采，促进医患和谐，营造良好的社会氛围，促使行业满意度提升。

4. 编制印发《南汇健康教育文明城区创建专刊》4期120万份，分发至全区每家每户；在每年9月20日的“全国爱牙日”、10月8日“全国高血压日”、10月10日“世界精神卫生日”等，开展大型宣传日活动，免费发放《健康教育核心知识与行为读本》等宣传资料，展出宣传版面，开展健康知识有奖问答，现场测量血压等。经社会测评，健康知识知晓率和健康行为养成率均保持在90%以上。

5. 不断规范市场“六类行业”卫生状况。六类行业：城区饮食、五金加工、建材加工、娱乐、机动车维修（包括汽车美容和洗车）、废品回收等行业。

6. 以加强对新场、书院、六灶、航头、惠南、万祥、康桥镇等7个创建上海市文明镇卫生工作的指导为重点，促进全区镇、村卫生工作创建。

7. 以南汇区中心医院等二级甲等医院重要场所为重点，落实网格化管理机制，有效推进整改措施。

8. 2008年初，制定、下发《南汇区卫生局关于做好创建文明城区资料工作的实施意见》，将文本和电子档案进行任务分解，科学、有效、及时完成文明城区创建卫生项目的归档工作。

（三）指标任务

经四个阶段，四个进程，南汇区创建文明城区卫生部分工作如期完成（2007年5～6月为宣传发动阶段；2007年7月至2008年8月为组织实施阶段；2008年9～10月为自查验收阶段；2008年11～12月为迎检准备阶段）。文明城区创建卫生部分13项指标达A标。

1. 全区所有社区卫生服务中心均纳入城镇职工医疗保险定点机构，合作医疗行政村覆盖率达到100%；农业人口中无医疗保障人员的参保率达到99.5%（指标：＞95%社区卫生服务中心纳入城镇职工医疗保险定点机构；农村合作医疗覆盖率＞80%）。

2. 2007年无偿献血占临床用血量的比例（16954/16257）×100%，为104.29%（指标：无偿献血占临床用血量的比例≥80%）。

3. 2007年，南汇区市民平均预期寿命为80.60岁，其中男性77.64岁，女性83.46岁（指标：市民平均预期寿命（岁）A>75，B>74）。

4. 建立通畅的突发公共卫生事件信息网络，严格执行疫情通报和信息发布制度。

5. 按全市统一标准建立疾病预防控制体系。

6. 2007年孕产妇保健管理率99.23%；7岁以下儿童保健管理率99.70%（指标：妇幼保健管理率≥95%）。

7. 全区14家社区卫生服务中心均开展“六位一体”服务，实现服务人群的全覆盖。全区14家社区卫生服务中心均开展“六位一体”服务，实现服务人群的全覆盖。

8. 2007年10～12月，3家试点单位的居民满意率为81.33%。2007年11月，14家社区卫生服务中心平均满意率为88.17%（指标：居民对卫生服务中心的满意率≥80%）。

9. 每个镇建立社区卫生服务中心，每个村均有卫生室。完成惠南红光、荡湾、周浦东南、幸福小区、康桥美林、周康、双秀小区、申港街道社区卫生服务站建设，全区社区卫生服务站配置规划完成。每个镇（街道）建有市民健康教育场所，宣传栏定期更换健康教育宣传资料。南汇区疾病预防控制中心每月统一征订下发《人与健康》墙报500份，保证全区各镇（街道）、村（居）委及学校、相关企事业单位的健康教育场所的宣传栏每月更换[(指标：每一个街道、镇拥有1个社区卫生服务中心，每3～5个居委会设有一个社区卫生服务站；每个村有卫生室。每个镇（街道）建有市民健康教育场所，宣传栏定期更换健康教育宣传资料)]。

10.（1）卫生应急指挥组织体系建设：建立南汇区卫生局突发公共卫生事件应急管理领导小组及办公室；各医疗卫生单位建立相应的突发公共事件应急管理领导小组及办公室；各级应急管理领导小组及办公室明确相应的职责；(2）完成南汇卫生局与南汇区政务外网联结；上海市卫生局突发公共卫生信息系统软件建设进行中，疾控中心及卫监部门完成60%～70%，应急系统完成90%；(3）2007年12月，卫生应急指挥分中心硬件建设工程启动（打桩），卫生应急指挥分中心硬件建设于2009年中旬完成、相关设备及配套设施等于2009年底安装完成，并正式启用（指标：政府部门建立统一的突发公共卫生事件应急指挥系统）。

11.南汇区疾控中心健教科于3月5～20日组织开展第二轮全区范围的健康教育应知应会测试。测试15个镇、1个街道（申港）35694户，样本覆盖率达到全区总户数的约10.07%，村/居民的健康知识知晓率为88.07%，健康行为形成率为86.05%，分别达到文明城区创建的指标要求（指标：居民疾病预防、卫生知识知晓率≥80%；健康行为养成率≥70%）。

12.公共场所无乱扔杂物、随地吐痰、损坏花草树木、吵架、斗殴等不文明现象。公共设施得到精心保护，无人为弄脏、功能完好，使用正常。全卫生系统职工都能遵守此项指标内容，但医院属于公共场所，流动人口多，需不断加强管理。

13.至2007年12月底，全区2416家发证公共场所亮证经营率为85%；从业人员持有效健康证上岗率为90.2%；公共用具实行“一客一换一消毒”制度，符合要求数占88.7%，基本达标（指标：经营性公共场所证照齐全，亮证经营；从业人员持健康证上岗；公共用具严格消毒）。

第二节　创建成果

一、文明行业

2003～2004年度、2005～2006年度、2007～2008年度，南汇区卫生行业被评为南汇区文明行业。

二、文明单位

南汇县文明单位创建从1983年开始，定期评选出上海市、上海市农口系统、上海市卫生系统、南汇区（县）文明单位。1983～1986年，每年为一个创建年度；1987年起，每两年为一个创建年度。

（一）全国卫生文明先进集体

1986年、1987年，南汇县下沙乡卫生院连续两年被卫生部命名为全国卫生系统建设文明先进集体。

（二）上海市文明单位

1984～2008年南汇区（县）卫生系统被评为上海市文明单位情况表

表14-2-1

年度		下沙镇（乡）卫生院	南华医院	光明中医医院	卫生局卫生监督所	中心医院	疾病预防控制中心
第一届	1984	√					
第二届	1985	√					
第三届	1986	√					
第四届	1987～1988	√					
第五届	1989～1990	√					
第六届	1991～1992	√					
第七届	1993～1994	√					
第八届	1995～1996	√					
第九届	1997～1998		√				
第十届	1999～2000		√	√			
第十一届	2001～2002		√	√			
第十二届	2003～2004		√	√			
第十三届	2005～2006		√	√	√		
第十四届	2007～2008		√	√	√	√	√

（三）上海市农口系统文明单位

1991～2002年南汇区（县）卫生系统被评为上海市农口系统文明单位情况表

表14-2-2

单位名称＼年度届数	第六届 1991～1992	第七届 1993～1994	第八届 1995～1996	第九届 1997～1998	第十届 1999～2000	第十一届 2001～2002
南华医院（传染病医院）	√	√	√	√		
光明中医医院			√	√		
妇幼保健所				√	√	√
下沙镇卫生院				√	√	√
中心医院				√	√	
周浦医院				√	√	
精神卫生中心				√	√	√
祝桥镇光明医院				√	√	√
血站					√	√
大团镇卫生院					√	√
卫生局卫生监督所						√
疾病预防控制中心						√
盐仓镇卫生院						√

（四）上海市卫生系统文明单位

1986～2008 年南汇区（县）卫生系统被评为上海市卫生系统文明单位情况表

表 14-2-3

年度届数 单位名称	1986	1987～1988	1989～1990	1991～1992	第三届(1995～1996)	第四届(1997～1998)	第五届(1999～2000)	第六届(2001～2002)	第七届(2003～2004)	第八届(2005～2006)	第九届(2007～2008)
下沙镇（乡）卫生院	✓	✓	✓	✓							
大团乡卫生院				✓							
南汇区（县）妇幼保健所				✓	✓	✓	✓	✓	✓	✓	✓
航头乡卫生院				✓							
南汇区（县）精神卫生中心				✓		✓	✓	✓	✓	✓	✓
万祥镇社区卫生服务中心（万祥乡卫生院）				✓							✓
新场乡卫生院				✓							
新港乡卫生院				✓							
祝桥乡光明医院				✓							
南汇县光明中医医院					✓						
南汇区疾病预防控制中心									✓	✓	✓
南华医院					✓						
南汇区卫生局卫生监督所										✓	✓
南汇区卫生学校											✓
南汇区（县）中心医院						✓	✓		✓	✓	✓
周浦镇社区卫生服务中心											✓

（五）南汇区（县）文明单位

1984～2008 年南汇区（县）卫生系统被评为南汇区（县）文明单位情况表

表 14-2-4

年度 单位名称	1984	1985	1986	1987～1988	1989～1990	1991～1992	1993～1994	1995～1996	1997～1998	1999～2000	2001～2002	2003～2004	2005～2006	2007～2008
下沙镇卫生院	✓	✓	✓	✓	✓	✓	✓	✓	✓					
航头镇（乡）卫生院		✓		✓	✓	✓	✓	✓	✓					
新场镇社区卫生服务中心、新场镇（乡）卫生院		✓		✓		✓	✓	✓	✓	✓	✓	✓		
祝桥镇（乡）光明医院			✓	✓	✓	✓	✓	✓	✓					
大团镇（乡）卫生院			✓	✓	✓	✓	✓		✓					
南华（传染病）医院			✓	✓	✓				✓					
精神卫生中心				✓	✓	✓	✓	✓	✓			✓		✓

续表14-2-4

年度 单位名称	1984	1985	1986	1987～1988	1989～1990	1991～1992	1993～1994	1995～1996	1997～1998	1999～2000	2001～2002	2003～2004	2005～2006	2007～2008
妇幼保健所					✓		✓	✓	✓			✓	✓	✓
万祥镇社区卫生服务中心、万祥镇（乡）卫生院					✓		✓	✓		✓	✓	✓	✓	✓
新港镇（乡）卫生院							✓	✓	✓	✓	✓			
盐仓镇（乡）卫生院							✓	✓	✓	✓				
卫生局机关							✓	✓	✓	✓				
光明中医医院							✓		✓				✓	
中心医院								✓	✓		✓	✓	✓	
周浦医院								✓	✓		✓	✓	✓	
卫生学校								✓	✓	✓	✓	✓		
横沔镇卫生院									✓	✓				
三墩镇卫生院									✓	✓	✓			
瓦屑镇卫生院									✓	✓	✓	✓		
坦直镇卫生院									✓	✓	✓			
血站									✓			✓		
结核病防治院									✓	✓	✓	✓		
卫生局卫生监督所										✓		✓		
疾病预防控制中心										✓		✓		
航头镇社区卫生服务中心（卫生院）									✓	✓	✓	✓		✓
六灶镇社区卫生服务中心（卫生院）									✓	✓	✓	✓	✓	✓
泥城镇社区卫生服务中心（卫生院）									✓	✓	✓	✓	✓	✓
黄路镇卫生院										✓	✓	✓		
书院镇社区卫生服务中心（卫生院）										✓	✓	✓	✓	
彭镇镇卫生院										✓	✓			
东海镇卫生院										✓	✓			
三灶镇卫生院											✓			
芦潮港镇社区卫生服务中心												✓	✓	
大团镇社区卫生服务中心												✓		
祝桥镇社区卫生服务中心												✓	✓	✓
康桥镇社区卫生服务中心														✓
宣桥镇社区卫生服务中心													✓	✓

（六）南汇区文明机关

2003～2004 年度、2005～2006 年度,南汇区卫生局被评为南汇区文明机关。

三、规范服务达标单位

1996 年度上海市规范服务达标单位

中心医院	周浦医院	光明中医医院	南华医院
精神卫生中心	结核病防治院	横沔镇卫生院	瓦屑镇卫生院
下沙镇卫生院	航头镇卫生院	新场镇卫生院	坦直镇卫生院
宣桥镇卫生院	三灶镇卫生院	六灶镇卫生院	祝桥镇光明医院
东海镇卫生院	盐仓镇卫生院	黄路镇卫生院	三墩镇卫生院
彭镇镇卫生院	泥城镇卫生院	新港镇卫生院	万祥镇卫生院
老港镇卫生院			

四、文明窗口

（一）1994 年度上海市文明窗口

南汇县光明中医医院外科病区

（二）上海市农口系统文明窗口

1995～2001 年南汇县卫生系统被评为上海市农口系统文明窗口单位情况表

表 14-2-5

获文明窗口单位名称	1995	1996	1997	1998	1999	2000	2001
南汇县妇幼保健所	✓	✓	✓				
南汇区（县）中心医院中医科	✓	✓	✓	✓	✓	✓	✓
南汇区（县）南华医院听潮门诊部		✓	✓	✓	✓	✓	✓
南汇县光明中医医院三病区		✓	✓	✓	✓		

（三）上海市卫生系统文明规范服务窗口

1996 年 10 月，南汇县中心医院电话总机室、检验科、收款处被评为上海市卫生系统文明规范服务窗口。

（四）南汇区文明窗口

2002～2007 年南汇区卫生系统被评为南汇区文明窗口情况表

表 14-2-6

获文明窗口单位名称	2002～2003	2004～2005	2006～2007	获文明窗口单位名称	2006～2007
光明中医医院外科病区	✓	✓	✓	周浦医院骨科病区	✓
南华医院听潮门诊部	✓	✓	✓	区合作医疗管理办公室	✓
中心医院中医科	✓	✓	✓	卫生局后勤服务中心	✓
医疗保险事务中心	✓	✓	✓		

五、文明班组、红旗文明岗、巾帼文明岗

（一）上海市文明班组

1. 南汇区（县）卫生系统获得上海市文明班组情况

1997～2008年南汇区（县）卫生系统获得上海市文明班组情况表

表14-2-7

班组名称＼年度	1997	1998	1999	班组名称＼年度	1999	2000	2001	2005～2006	2007～2008
横沔镇卫生院老镇卫生所	√			光明中医医院内科四病区	√				
精神卫生中心男病区	√			中心医院重症监护病房		√			
光明中医医院外科病区	√			中心医院眼科			√		
南华医院检验科		√		光明中医医院口腔科			√		
中心医院内科二病区		√		医保中心服务大厅				√	
结核病防治院肺科病区			√	中心医院泌尿外科					√
中心医院家庭病床组			√						

2. 南汇区卫生系统被评为上海市卫生系统文明班组情况

2000年南汇县光明中医医院B超室被评为上海市卫生系统文明班组。

3. 南汇区卫生系统被评为南汇区（县）文明班组情况

1999～2006年南汇区（县）卫生系统获南汇区（县）文明班组情况表

表14-2-8

班组名称＼年度	1999	2000	班组名称＼年度	2000	2001	2003～2004	2005～2006
中心医院内二病区	√		卫生局卫生监督所一中队	√			
中心医院外三病区	√		周浦医院中药库		√		
大团镇卫生院内科病房	√		卫生局卫生监督所周浦分所		√		
盐仓镇卫生院护理部	√		精神卫生中心老年康复病区		√		
黄路镇卫生院内科病房医生组	√		下沙镇卫生院妇产科		√		
新场镇卫生院内科病房	√		新场镇卫生院内科病房		√		
中心医院中医科		√	光明中医医院急诊室			√	
中心医院外一病区		√	周浦医院骨科			√	
中心医院内儿病区		√	祝桥镇社区卫生服务中心妇产科			√	
周浦医院防保科		√	中心医院骨科				√
周浦医院骨科病区		√	医保事务中心服务大厅				√
南华医院B超室		√	疾控中心微检科				√
疾控中心预防保健服务部		√	卫生局卫生监督所医疗执业监督科				√
疾控中心环境医学科		√	新场镇社区卫生服务中心妇产科				√
结核病防治院肺科病房		√	书院社区卫生服务中心南分中心病房				√
新场镇卫生院外科		√					

（二）红旗文明岗

1. 上海市红旗文明岗

1997～2004年南汇区（县）卫生系统获得上海市红旗文明岗情况表

表14-2-9

岗位名称＼年度	1997	1999	岗位名称＼年度	1999	2000	2001	2003～2004
光明中医医院中药房	√		光明中医医院急诊室	√			
结核病防治院护理组	√		卫生局卫生监督所审核发证科		√		
泥城镇卫生院妇产科	√		南华医院B超室			√	
中心医院检验科	√		中心医院中医科			√	
血站血液成份分离室		√	中心医院内五病区				√
中心医院理疗科		√					

2. 上海市卫生系统红旗文明岗

2001～2006年南汇区卫生系统获得上海市卫生系统红旗文明岗情况表

表14-2-10

岗 位 名 称	2001	2004	2006
疾病预防控制中心犬咬伤门诊部	√		
中心医院内五病区		√	
中心医院内五病区			√

3. 南汇区（县）红旗文明岗

1999～2006年南汇区（县）卫生系统被评为南汇区（县）红旗文明岗情况表

表14-2-11

岗位名称＼年度	1999	2000	2001	岗位名称＼年度	2001	2003～2004	2005～2006
中心医院眼科	√			南华医院一病区	√		
中心医院产房	√			南华医院三病区	√		
中心医院放射科	√			中心医院外一病区	√		
光明中医医院B超室	√			中心医院收款处	√		
光明中医医院口腔科	√			光明中医医院一病区	√		
光明中医医院放射科	√			光明中医医院食堂	√		
周浦医院中药房		√		光明中医医院西药房	√		
血站血库		√		光明中医医院妇产科	√		
下沙镇卫生院计划生育办公室		√		中心医院内五病区		√	
卫生局机关组织人事科			√	南华医院检验科		√	
卫生局机关医政科			√	周浦医院产科门诊			√
泥城镇卫生院病房内科医生组			√	南华医院B超室			√
周浦医院内一病区			√	泥城镇社区卫生服务中心内科			√

（三）巾帼文明岗

南汇区中心医院获得2008年度全国迎奥运巾帼文明岗称号。

南汇区妇幼保健所获得2005～2006年度南汇区巾帼文明岗称号。

六、军民共建先进集体

上海市军民共建社会主义精神文明活动先进集体

周浦医院——中国人民解放军73171部队56分队获得2001～2002年度上海市军民共建社会主义精神文明活动先进集体称号。

南汇区泥城镇社区卫生服务中心——中国人民解放军73176部队67分队获得2005～2006年度上海市军民共建社会主义精神文明活动先进集体称号。

七、十佳好事、百件好事

（一）南汇区（县）十佳好事

1986年底始，南汇县开始“百件好事”评比活动，在评选“百件好事”基础上，1994年始，每年在百件好事中评选“十佳好事”。1994～2008年，南汇区（县）卫生系统以及有关医疗、卫生方面被评为南汇区（县）十佳好事的有21件。

1994～2008年南汇区（县）卫生系统被评为南汇区（县）十佳好事情况表

表14-2-12

年度	十佳好事
1994	周浦义诊组坚持义诊8年，获得“中国侨联先进集体”称号。
1995	香港同胞王佰生再次捐款80万元，支持南汇县光明中医医院第三期配套工程。
	周浦镇退休“名中医”杨依方连续7年义诊。
1996	张云飞为养老事业作贡献。
	施文元身患癌症坚持办案成绩卓著。
1997	李志挺当兵3年，义务看病千余人。
1998	香港同胞王佰生捐资96万元支持家乡教育、卫生事业。
	南汇县检察院离休干部沈竹英志愿捐献遗体，贡献祖国医学事业。
1999	朱虹夫妇为祖国医药事业，志愿捐献遗体。
2000	香港同胞王佰生慷慨捐资造福家乡。
	退休医师叶克义心系病人解忧。
2001	香港同胞王佰生又捐资90万元，助建光明系列工程。
2002	印尼归侨吴海书为群众义诊。每周两次为老年人义诊，从7月至12月底，累计看病超过2000多人次，受到小区居民的好评。
2003	南汇区籍上海长海医院放射科军医潘军、上海长征医院骨科护士王玉英、上海长征医院感染科护士顾燕萍参加二军大赴京抗击“非典”医疗分队，奔赴抗击“非典”第一线——北京小汤山医院。牢记职责，不辱使命，工作成绩突出，都在小汤山医院加入中国共产党，为南汇区争得荣誉。
	刘丕显发挥余热，服务周浦镇周东社区。

续表 14-2-12

年度	十佳好事
2004	迪赛诺公司向社会捐赠价值200万元的抗艾滋病药物。
2005	青年工人贾赵懿为安徽白血病患儿捐献骨髓。
	青年教师杨艳俊4年8次无偿献血。
2006	南汇区民政局退休干部李忠表带领癌症患者笑对人生，被评为上海市CA俱乐部（癌症俱乐部）“最佳组织者”称号。
2007	南汇区第一中学教师邵纯刚捐献造血干细胞，挽救生命。
2008	9月，身患肝硬化的宣桥镇项埭村39岁村民季玉玲病情突然恶化，必须手术才能保住生命，但此时没有太多时间等待肝脏供体，医生建议直系亲属捐献部分肝脏。季玉玲的大姐和小妹二话不说，争相捐肝。最后，大姐季玉华捐出自己58%的肝脏，将妹妹从死亡线上拉回来。小妹季玉茹辞去工作，成两姐姐的“全职保姆”。三姐妹同“肝”共苦抗病魔的感人事迹，被传为佳话。

（二）南汇区（县）百件好事

1992～2008年南汇区（县）卫生系统被评为南汇区（县）百件好事情况表

表 14-2-13

年度	百件好事
1992	横沔乡卫生院老中医龚九皋8年义务诊治病人1.5万人。
1994	盐仓镇卫生院医生曹宝祥拾到现金3250元交还失主（病人）。
1995	横沔镇卫生院王永彬勤政廉洁，拒收价值4000多元的红包礼金。
	侨联周浦义诊组的先进事迹被国务院新闻办拍摄成《他们共谱一曲歌》录像片，将在海内外播放。
	汇丽集团公司出资组织著名中西医专家、教授开展义诊活动，有近4000名群众接受义诊。
	尼日利亚侨胞李关弟夫妇向下沙镇敬老院和下沙镇卫生院捐资38万元。
1996	侨联周浦义诊组坚持义诊10年，为民服务4万多人次。
	周浦镇个体开业医生张云飞自筹资金创办养老院，为老有所养作贡献。
	惠南镇荡一居民委员会86岁退休医生姚维峰献出1250元积蓄，帮助贫困户。
1997	新场镇卫生院医务人员奋力抢救因服毒昏迷14天的湖南打工妹，转危为安。
	盐仓镇税务所18名干部志愿捐献骨髓，入选上海市“千件好事”。
1998	横沔镇卫生院赵青山受聘镇敬老院医务室特约医生，3年抢救病危人员20多人次。
	周浦镇个体开业医生张云飞免费为贫困区培养少数民族针灸医生。
1999	南汇县南华医院“肾综合征出血热特色专科研究成果”被列为上海医学领先专业建设项目。
	南汇县中心医院杨大可等3名医生以儿女之情，深夜抢救1名危在旦夕的孤寡老人。
	南汇县精神卫生中心坚持8年走村串户，为分布在16个镇的精神病患者免费治疗。
	香港同胞王佰生捐赠96万元支持家乡教育、卫生事业。
	下沙镇儿科诊所87岁高龄杨季藩医师乐为困难病家义务治病。
	万祥镇万祥居委周保清义务护送伤者去医院就医。

续表 14-2-13-1

年度	百件好事
2000	惠南镇侨联义诊组坚持 10 年义诊服务 10000 人次。
	香港同胞王佰生捐款 140 万元，助建祝桥镇光明医院病房大楼。
	南汇县中心医院退休医师、癌症患者叶克义带头捐资 2000 元，筹建“康复之家”。
	南汇县南华医院出血热课题组研究的“免疫滴金法检测特异性抗体快速诊断肾综合征出血热”课题获得 2000 年度上海市科技进步三等奖。
	惠南镇东门居民委员会 13 组离休干部宋文俊将遗体捐献给国家医学事业。
2001	香港同胞王佰生先生又捐资 90 万元，支持祝桥镇光明学校、光明医院病房楼等建设。
	黄路镇卫生院坚持为老人义诊服务，主动出资改善镇敬老院活动设施。
	南汇区侨联周浦义诊组无偿为民服务 15 年，广获好评。
2002	印尼归侨吴海书半年内为澧溪社区老人义诊 2000 余人次。
	惠南镇派出所、南汇区中心医院捐款近 4 万元，资助荡湾新村患病女大学生倪晔做肾移植手术。
	惠南镇荡湾居委 92 岁退休医生姚维峰连续 5 年为社区捐款累计 5000 元。
	南汇区中心医院周新军等 3 人赴滇医疗支边，成绩显著，受当地政府嘉奖。
	73171 部队医院 16 年来为全国首例硫酸毁容案受害者林枫母女减免住院医疗费用约 70 万元。
	南汇区中心医院外一病区成功实施本院首例右半肝叶切除术。
	南汇区医学会理事长储峰编写《自我保健 1000 问》一书，普及医学科普知识。
	南汇区中心医院收款处青年倪敏尉和路边个体业主金祖国合力抓获两名抢钱外来人员，及时追回被抢钱款。
2003	周浦镇周东社区中共老党员刘丕显坚持每周为社区居民进行健康咨询指导，服务人数达 800 余人次。
	惠南镇听潮中学初三学生顾颖莹为赴小汤山护士顾燕萍亲手折叠 500 只千纸鹤，还倾其所有为她家人买去随身听等物品。
	航头镇下沙街道 87 岁离休干部王同山捐赠 1 万元，为抗击“非典”贡献一份力量。
	南汇区中心医院中药房药剂师刘龙敏丧夫后家境日益窘迫，但仍坚持每年拿出 800 元资助大别山区贫困生方晶晶完成高中学业。
	周浦镇澧溪社区离休干部王明光个人捐款 3000 元，支援抗击“非典”行动。
	南汇区籍“白衣战士”潘军、顾燕萍、王玉英奔赴小汤山参加抗击“非典”战斗，赢得人民的尊敬。
	南汇区中心医院外一病区首次抢救心脏外伤病例获成功，技术水平上一新台阶。
2004	上海三景服装公司出资 45150 元，为全厂 645 名员工注射流感疫苗，维护职工健康。
	民营企业上海迪赛诺生物医药有限公司向社会捐赠 200 万元抗艾滋病药物，用于艾滋病患者免费治疗。
	康桥镇怡园村发生禽流感疑似病例后，康桥镇火箭村村民卫根娣舍小家、保大家，含泪带头扑杀自己辛苦饲养的 5000 多羽肉鸡，为阻击禽流感做出贡献。
	六灶镇老年社区志愿服务队热心于社区公益事业，每天上街开展义务宣传、清扫卫生，开展安全教育和为病人服务。

续表 14-2-13-2

年度	百 件 好 事
2004	新场镇退休厂医闵有良利用自己的一技之长，不计报酬为社区居民开展义诊。
	解放军第八五医院新场分院主任冯开端10年来坚持带队给新场镇部分孤寡老人、特困对象送医、送药上门。
	南汇区疾病预防控制中心现场处置队在康桥禽流感疑似病发生区一线，不顾自身安危，及时、认真做好疫点防治工作，确保南汇区的平安。
2005	9月13日，南汇区卫生监督所陈祖明外出工作时路见车祸，徒手扒开被侧翻土方车渣土压住的轿车车门，虽然自己的手严重划伤，但仍不放弃，奋力将已经昏迷的乘车人救出。
	南汇区侨联周浦义诊组4名归侨、侨眷坚持为民义务咨询服务达20多年，服务近10万人次，为数千病人治愈疑难杂症。
	惠南镇东门社区退休中共党员王彩燕从微薄的退休金里拿出1万元，结对资助贫困学生。
	惠南镇北门社区“红十字会”志愿者服务队几年来坚持每星期为社区老年人进行医疗服务和健康咨询，6000多人次接受服务。
	周浦医院退休中共党员唐新根常年坚持为社区居民义诊，4000多人次接受服务。
	南汇区结核病防治院医师张新初两年来坚持为坦直镇敬老院老人开展义诊250余人次。
	泥城镇卫生院医师孙政训远赴北非摩洛哥参加援外医疗队。两年内，他主刀530多例手术无一例意外，摩洛哥《沙温省月报》登载他的事迹。
	新场镇北大居民委员会中共老党员宋海根自费购买血压计等医疗设备，为社区群众服务1万多人次。
	南汇区妇女联合会和南汇区妇幼保健所坚持做好妇女病普查工作，通过配置“母亲健康爱心车”，全年为4万余名妇女开展健康检查，为1200名特困妇女提供免费检查。
	新场镇社区卫生服务中心与2283名农民签订家庭保健合同，开展团队式家庭保健服务，为就医农民免去挂号费4万元。
2006	12月25日，大团镇卫生院徐国荣在上班途中，奋不顾身跳入冰冷的水中，救起奄奄一息的落水妇女。
	11月26日，泥城镇社区卫生服务中心朱良元在回家途中捡到7550元，立刻交给中共汇角村支部，通过村支部找到失主，并婉言谢绝失主酬谢。
	南汇区科普志愿者协会会长储峰年逾花甲，仍奋战在科普第一线，主编52万字的《医学科普自我保健1000问》，向2万多名群众宣传保健知识。
	南汇区退休科技工作者协会医学专业组积极开展为民医疗咨询服务，全年义诊500多人次，医疗咨询300多人次。10月，组织6名退休医生为惠南镇敬老院的37名老人进行体检和医疗咨询。
	原华山医院副院长、南汇区离休干部吴桂明积极奉献社会，多次参加各项帮困捐资活动。11月6日，在得知敬老院床位紧张、资金困难后，拿出5000元支持敬老事业。
	中共芦潮港镇社区卫生服务中心支部书记、主治医生董六弟自2006年8月以来，坚持每周3次到秋胜敬老院为老人义诊服务，送医送药。他的行为和事迹曾被《南汇报》和上海东方电视台报道。同时他在最近十年中无偿献血7次，累计1400毫升。
	南汇区军队离休干部李维才自费购置医疗检测仪，义务为社区居民进行健康检查437人次。

续表 14-2-13-3

年度	百件好事
2006	南汇区中心医院儿科护士们用无私的爱，关怀25位弃婴，使他们得到爱的温暖，并一天天康复。
	南汇区中心医院主治医生蔡振荣医术精湛、品德高尚，具有高度的责任心，他成功实施区第一例“经皮穿刺腔内冠状动脉成型术”，成为学科带头人。
	5月17日，南汇区中心医院启动“绿色通道”方案，以高超的医疗技术、悉心的呵护，使遭遇车祸的上海电缆研究所的19名老干部转危为安。
	南汇区老年护理院护理病区2006年收治老年病人320人次，平均年龄79岁，出院169人次，送终136人。让老人享受子女般的关爱。
2007	南汇区南华医院精心组织，配备医疗技术精湛人员连续奋战6天6夜，攻克一个个技术难关，全力抢救河南籍家庭困难患乙脑垂危的弃孩，使患儿转危为安。
	怀孕8个月的安徽籍产妇产后大出血达3800毫升，生命垂危，泥城镇社区卫生服务中心与南汇区卫生局、妇保所、血站、国际妇保院通力协作，使产妇转危为安。
	南汇区中心医院急诊科启动突发事件处置预案，开启绿色通道，全力救治公交车与集卡相撞而造成的22名受伤群众，使受伤群众得到及时救治。
	南汇区计量质量检测所检定校准站黄文标为南汇区169家卫生室、敬老院开展血压计免费检定、修理和咨询服务，受到基层卫生室、敬老院的好评。
	南汇区城管大队惠南分队负责人彭晓凯全身心投入工作之中，父亲、岳母去世都未能见上最后一面。在他的带领下，全队清除“三乱”262366处，收缴非法小广告1126公斤，为清洁美化家园作出贡献。
	新场镇果园村中共老党员、新场镇卫生院退休职工毛渭春个人出资为村老年活动室购买8只吸顶式新型空气净化器，为保障老年人身心健康做一件实事。
	南汇区第一中学教师邵纯刚成功为安徽一位13岁的小男孩捐献100毫升造血干细胞，并为家境贫困的男孩捐助一笔爱心款。
	南汇区民盟医卫支队在组委唐一多的带领下，连续十多年为荡湾社区老年人义务医疗，2007年举办保健讲座12次，义诊1500多人。
2008	5月21日，南汇区疾控中心医师胡青坡作为上海抗震救灾防疫突击队的一员，奔赴汶川水磨镇。在重灾区的20多天时间里，他冒着余震和塌方的危险，每天工作15小时，走遍牛塘沟村、黄家坪村的每家每户，开展消毒防疫。6月28日，作为南汇区首批对口支援医疗卫生队防疫组组长，他再次入川。在都江堰安龙镇的3个月时间里，他带领医疗队初步恢复当地镇村两级防疫体系，确保2.5万人无一例感染传染病。
	南汇区第二批援建医疗卫生队于9月28日进驻都江堰市安龙镇。援建期间，全力协助安龙镇公立卫生院做好创建达标工作，此工程时间紧、任务重。为确保按时完成，队员们放弃返沪一周探亲的机会，坚守工作岗位。通过3个月努力，安龙社区卫生服务中心作为都江堰市的唯一代表，迎接省里检查，最终免检通过验收。
	5月14日，南汇区医疗救护站接到紧急通知后，立即组建抗震救灾志愿者队伍并先后分3批共4人次奔赴灾区。他们奋战在广元至青川的生命线上，面对危险的工作环境、艰苦的生活条件，他们牵系的不是个人安危，不是家长里短，而是受难的灾区人民。由于组织有序，医疗救护站圆满完成上级部门交给各项任务，受到灾区人民的好评。

续表 14-2-13-4

年度	百件好事
2008	多年来，书院镇新欣居委中共党员、退休老医生蒋瑞华把每个星期五上午定为义务医疗服务日，用自己的医务技术给小区居民提供无偿服务，测量血压、检查身体。她一贯为民服务赢得小区居民的一致好评。
	周浦镇安居社区64岁中共老党员、社区卫生中心退休医生孙仁德自2006年以来，利用专业知识开展医疗咨询、医疗讲座，普及医疗常识，为社区老年人、残疾人等弱势群体送去关爱。
	9月，身患肝硬化的宣桥镇项埭村39岁村民季玉玲病情突然恶化，必须手术才能保住生命，季玉玲的大姐和小妹二话不说争相捐肝。最后，大姐季玉华冒生命危险捐出58%的肝脏，将妹妹从死亡线上拉回来。小妹季玉茹辞去工作，成俩姐姐的"全职保姆"。三姐妹同"肝"共苦抗病魔的感人事迹，在南汇区大地传为佳话。
	周浦镇社区卫生服务中心联合口腔门诊部成立一年多来，坚持终年无休，天天门诊，为病人服务，完成门诊近7000人次，还主动联系，自备车辆及诊疗工具，深入周浦，航头，新场，惠南等社区为孤老上门诊治，为老人诊治牙病，免费诊疗近千人，受到社区居民的称赞。
	7月6日，上海市第一批对口支援都江堰的医疗卫生队队员区医疗救护站司机周国恩，在驾车返回驻地的路上，不辞辛劳驾车勇救孕妇，使母女平安，并婉拒家属的酬谢，体现医务人员"救死扶伤"的良好职业道德。

八、精神文明建设优秀组织者

南汇区（县）卫生系统获得精神文明建设优秀组织者

1994～2008年南汇区（县）卫生系统获得精神文明建设优秀组织者称号情况表

表 14-2-14

获奖年度	姓名	性别	单位	荣誉称号
1994	倪东清	男	大团镇卫生院	上海市卫生系统精神文明建设优秀组织者
1995～1996	张才方	男	下沙镇卫生院	上海市卫生系统精神文明建设优秀组织者
	卫美华	女	妇幼保健所	上海市卫生系统精神文明建设优秀组织者
1997～1998	姚明章	男	卫生局	上海市卫生系统精神文明建设优秀组织者
	王永彬	男	横沔镇卫生院	上海市卫生系统精神文明建设优秀组织者
1999～2000	葛翔	男	卫生局	上海市卫生系统精神文明建设优秀组织者
2000	姚明章	男	卫生局	南汇县精神文明建设优秀组织（工作）者
	康根明	男	光明中医医院	南汇县精神文明建设优秀组织（工作）者
	赵一鸣	男	南华医院	南汇县精神文明建设优秀组织（工作）者
2000～2001	方一	男	区爱卫办	上海市精神文明建设优秀组织者
2001	葛翔	男	卫生局	南汇区精神文明建设优秀组织者
	黄正华	男	疾病预防控制中心	南汇区精神文明建设优秀组织者
	孙铭安	男	万祥镇卫生院	南汇区精神文明建设优秀组织者

续表 14-2-14

获奖年度	姓　名	性别	单　位	荣　誉　称　号
2004～2005	方惠中	男	区爱卫办	南汇区精神文明建设优秀组织者
	严　萍	女	妇幼保健所	南汇区精神文明建设优秀组织者
	郁东海	男	泥城镇社区卫生服务中心	南汇区精神文明建设优秀组织者
	范　冰	女	卫生局	南汇区精神文明建设优秀组织者
2006～2007	潘艳萍	女	区清洁办	上海市精神文明建设优秀组织者
	蒋鲁艺	女	卫生局	上海市精神文明建设优秀组织者
2007～2008	赵惠敏	女	疾病预防控制中心	上海市卫生系统精神文明建设优秀组织者
	康根明	男	光明中医医院	上海市卫生系统精神文明建设优秀组织者

九、卫生文明建设先进工作者

全国卫生文明建设先进工作者、上海市卫生系统文明职工

1986～2006 年南汇区（县）卫生系统获得全国卫生文明建设先进工作者上海市卫生系统文明职工情况表

表 14-2-15

获奖年度	姓　名	性别	荣　誉　称　号	单　位
1986	蒋顺安	男	全国卫生文明建设先进工作者	下沙镇卫生院
1987	严庆方	男	全国卫生文明建设先进工作者	周浦医院
1988	蒋顺安	男	全国卫生文明建设先进工作者	下沙乡卫生院
1988	方道中	男	上海市安全先进文明驾驶员	结核病防治院
2000	项嘉汇	男	上海市卫生系统文明职工	卫生局卫生监督所
	张云妹	女	上海市卫生系统文明职工	新场镇卫生院
	魏良敏	男	上海市卫生系统文明职工	周浦医院
	徐晓芳	女	上海市卫生系统文明职工	新场镇卫生院
2001	王永彬	男	上海市卫生系统文明职工	周浦医院
	姚克平	男	上海市卫生系统文明职工	周浦医院
2002	潘洁萍	女	上海市卫生系统文明职工	结核病防治院
2004	王浩青	女	上海市卫生系统文明职工	周浦医院
2005	沈玉萍	女	上海市卫生系统文明职工	周浦医院
2006	丁华杰	男	上海市卫生系统文明职工	周浦医院

第十五章　荣誉榜

中华人民共和国成立后，南汇区（县）卫生系统涌现出一大批优秀人物，为南汇区（县）的医疗卫生事业和经济社会发展作出了贡献。本章收录国家级先进个人41人次，其中：全国劳动模范1人，全国“五一”劳动奖章获得者3人，全国三八红旗手1人，全国“五四”青年奖章获得者、新长征突击手1人，其他全国条线先进个人荣誉获得者35人次。省（市）级先进个人299人次，其中：上海市劳动模范7人，上海市三八红旗手9人，上海市新长征突击手4人，其他省（市）级条线先进个人279人次。区（县）级先进个人92人次，其中：南汇区（县）三八红旗手11人次，南汇区（县）新长征突击手25人次，南汇区（县）先进生产（工作）者56人次。全国先进集体7个次，上海市先进集体88个次，南汇区（县）先进集体24个次。

第一节　先进个人

一、劳动模范

（一）全国劳动模范

南汇县卫生系统获得全国劳动模范荣誉称号情况表

表15-1-1

获奖年度	姓　名	性　别	单　位
2000	储　峰	男	卫生局

（二）上海市劳动模范

1979～2003年南汇区（县）卫生系统获得上海市劳动模范荣誉称号情况表

表15-1-2

获奖年度	姓 名	性 别	单　位
1979	严庆方	男	周浦公社卫生院
1981	马金花	女	祝桥公社（乡村医生）
1993	顾文忠	男	中心医院
1995	储　峰	男	卫生局
1997	曹忆倩	女	光明中医医院
1998～2000	袁小妹	女	疾病预防控制中心
2001～2003	王静恩	男	中心医院

二、"五一"劳动奖章获得者

1996～2007年南汇区（县）卫生系统获得全国"五一"劳动奖章荣誉称号情况表

表15-1-3

获奖年度	姓　名	性　别	单　位
1996	储　峰	男	卫生局
2004	顾文忠	男	中心医院
2007	王静恩	男	中心医院

三、"三八"红旗手

（一）全国三八红旗手

南汇县卫生系统获得全国三八红旗手荣誉称号情况表

表15-1-4

获奖年度	姓　名	单　位
1979	叶克义	中心医院

（二）上海市三八红旗手

1978～2007年南汇区（县）卫生系统获得上海市三八红旗手荣誉称号情况表

表15-1-5

获奖年度	姓　名	单　位	获奖年度	姓　名	单　位
1978	张霞英	中心医院	1996	王美芬	新港镇卫生院
1979	钟文华	横沔公社卫生院	1997～1998	杨　莹	中心医院
1984	祝品娟	泥城乡（乡村医生）	2001～2002	朱引仙	航头镇卫生院
1986	叶克义	中心医院	2007	宋德香	康桥镇社区卫生服务中心
1994	杨　容	周浦医院			

（三）南汇区（县）三八红旗手

1984～2009年南汇区（县）卫生系统获得南汇区（县）三八红旗手荣誉称号情况表

表15-1-6

获奖年度	姓　名	单　位	获奖年度	姓　名	单　位
1984	傅爱莲	老港乡卫生院	2007～2008	林春颖	中心医院
1986	丁月芳	老港乡卫生院		季国芹	芦潮港镇社区卫生服务中心
1990	杨　莹	中心医院		夏晓霞	瓦屑镇社区卫生服务中心
1991	傅爱莲	老港乡卫生院	2009	顾静华	航头镇社区卫生服务中心
1999～2000	傅爱莲	老港镇卫生院		郭建珍	惠南镇社区卫生服务中心
2001～2002	张　英	老港镇卫生院			

四、“五四”青年奖章获得者、新长征突击手

（一）全国“五四”青年奖章获得者、新长征突击手

南汇县卫生系统获得全国“五四”青年奖章、全国新长征突击手荣誉称号情况表

表 15-1-7

获奖年度	姓 名	性 别	单 位
1988	康向清	女	卫生局

（二）上海市新长征突击手

1987～2008 年南汇区（县）卫生系统获得上海市新长征突击手荣誉称号情况表

表 15-1-8

获奖年度	姓 名	性 别	单 位	获奖年度	姓 名	性 别	单 位
1987	顾国光	男	泥城乡（乡村医生）	2005	万历飞	男	卫生局
1988	康向清	女	卫生局	2007～2008	袁　浩	男	中心医院

（三）南汇区（县）新长征突击手

1994～2008 年南汇区（县）卫生系统获得南汇区（县）新长征突击手荣誉称号情况表

表 15-1-9

获奖年度	姓 名	性别	单 位	获奖年度	姓 名	性别	单 位
1994～1995	朱慧玲	女	中心医院	2005～2006	陈益鸣	男	周浦医院
1996	王国祥	男	老港镇卫生院		陶燕琼	女	卫生学校
1999	施庆红	女	中心医院	2007～2008	任　辉	男	卫生局卫生监督所
2001	潘洁萍	女	结核病防治院		杨晓光	男	
2002	杨燕婷	女	黄路镇卫生院		王　勇	男	
2003～2004	王　勇	男	卫生局卫生监督所		周丽娜	女	周浦医院
	张　俊	男	中心医院		吴　洁	女	
	叶　敏	男			杨燕婷	女	惠南镇社区卫生服务中心
	陶燕琼	女	卫生学校		金伟蓉	女	芦潮港镇社区卫生服务中心
2005～2006	张晓丹	男	卫生局卫生监督所		施洁浩	女	卫生学校
	侯　进	女	中心医院		王芝涵	男	中心医院
	王伟中	男			周美红	女	
	张成晟	男	周浦医院				

五、省、市级以上先进个人

（一）全国条线先进个人

1960～2008年南汇区（县）卫生系统获得全国条线先进个人情况表

〈以获奖年份为序〉

表15-1-10

获奖年度	姓 名	性别	获奖名称	单 位
1960	施云仙	女	全国儿童保健工作先进工作者	妇幼保健所
1983	戚婉英	女	全国卫生先进工作者	中心医院
	陈介明	男	全国优秀乡村医生	万祥公社
1985	顾梦生	男	全国消灭血吸虫病先进工作者	卫生防疫站
1989	王声扬	男	国家红十字会先进工作者	南汇县红十字会
1991	钟育才	男	全国寄生虫病防治先进工作者	卫生防疫站
	倪锦心	男	全国血防工作先进个人	老港乡卫生院
1992	赵慧新	女	全国红十字会先进工作者	南汇县红十字会
1994	方厚贤	男	全国侨联先进个人	周浦医院
	徐祥初	男	全国卫生产业先进个人	老港乡卫生院
	孙国华	女	全国红十字抗洪救灾先进个人	南汇县爱卫办
	孙国华	女	国家红十字先进工作者	南汇县红十字会
1995	方厚贤	男	致公党全国先进党员	周浦医院
1996	倪锦心	男	全国血防工作先进个人	老港镇卫生院
1997	杨 容	女	全国优秀侨界知识分子	周浦医院
	毕彩霞	女	全国敬老好儿女金榜奖	结核病防治院
1998	洪才章	男	全国优秀乡村医生	下沙镇
	王应龙	男	全国优秀乡村医生	芦潮港镇
	赵建国	男	国家卫生部授予无偿献血铜奖	老港镇卫生院
2000	杨 容	女	中国致公党上海市先进党员	周浦医院
2001	孙国华	女	国家红十字会先进工作者	南汇区红十字会
	郁良才	男	全国血防工作先进个人	盐仓镇卫生院
2002	郑时芬	女	全国初级卫生保健先进个人	南汇区副区长
	杨 容	女	中国致公党社会服务工作先进个人	周浦医院
2002～2003	瞿晓竹	女	中国农工党中央委员会全国优秀党务工作者	光明中医医院
	吕维星	男	中国农工党上海市委优秀党务工作者	光明中医医院
2003	孙志伟	男	中华预防医学会先进科技工作者	疾病预防控制中心
2005	杨 容	女	中国致公党上海市先进党员	周浦医院
	吴秀娟	女	全国农村基层优秀中医	康桥镇
2006	方厚贤	男	全国侨务工作20年荣誉证书	周浦医院
	沈元春	男	全国卫生监督先进个人	卫生局卫生监督所
	吴秀娟	女	全国农村基层优秀中医	康桥镇
2007	尚 云	男	全国中医医院优秀院长	光明中医医院
2008	康银官	男	全国优秀乡村医生	祝桥镇
	严建军	男	中华医学会伦理学分会人文管理荣誉奖	中心医院

（二）省、市级条线先进个人

1957～2009年南汇区（县）卫生系统获得省、市级条线先进个人情况表

〈以获奖年份为序〉

表 15-1-11

获奖年度	姓名	性别	获奖名称	单位
1957	顾新度	女	江苏省先进工作者	惠南联合诊所
1958	丁雨村	男	江苏省血防战线先进工作者	血吸虫病防治站
	陈浩如	女	江苏省卫生厅爱国卫生先进工作者	大团乡人民医院
	刘惠炳	女	江苏省血防战线先进工作者	血吸虫病防治站
	顾新度	女	江苏省卫生厅爱国卫生先进工作者	惠中公社医院
	顾仰乔	男	上海市食品卫生先进个人	血吸虫病防治站
	龚雅琴	女	上海市文教体育新闻方面社会主义建设先进工作者	中心医院
1960	顾新度	女	上海市文教卫生社会主义建设先进工作者	惠南公社卫生院
	杨依方	男	上海市文教卫生社会主义建设先进工作者	周浦公社卫生院
1961	龚雅琴	女	上海市爱国卫生先进工作者	中心医院
	杨依方	男	上海市爱国卫生先进工作者	周浦公社医院
	凤新元	男	上海市血防工作先进工作者	惠南公社卫生院
1962	顾新度	女	上海市爱国卫生先进工作者	惠南公社卫生院
1963	方妙兰	女	上海市卫生先进工作者	新场公社卫生院
	顾新度	女	上海市爱国卫生先进工作者	惠南公社卫生院
	凤新元	男	上海市爱国卫生先进工作者	惠南公社卫生院
	刘惠炳	女	上海市文教战线先进工作者	血吸虫病防治站
1964	黄志民	男	上海市爱国卫生先进工作者	祝桥公社卫生院
1966	徐根妹	女	上海市爱国卫生先进工作者	血吸虫病防治站
1976	方志军	男	上海市卫生战线先进工作者	老港公社卫生院
	赵志龙	男	上海市卫生战线先进工作者	惠南公社卫生院
1977	朱大伦	男	上海市卫生战线先进工作者	老港公社卫生院
	张永江	男	上海市农业学大寨先进生产（工作）者	新场公社卫生院
1977～1978	蒋顺安	男	上海市卫生先进工作者	下沙公社卫生院
1978	顾梦生	男	上海市血防工作先进工作者	卫生防疫站
	宣兆昌	男	上海市血防工作先进工作者	瓦屑公社卫生院
	储秀珍	男	上海市血防工作先进工作者	新场公社卫生院
	严庆方	男	上海市卫生计划生育战线先进工作者	周浦公社卫生院
	丁永江	男	上海市卫生计划生育战线先进工作者	大团公社卫生院
	杨妙生	男	上海市卫生计划生育战线先进工作者	下沙公社卫生院
	季守平	男	上海市卫生计划生育战线先进工作者	卫生局
	张义璋	男	上海市卫生计划生育战线先进工作者	新场公社卫生院
	张林芳	女	上海市卫生计划生育战线先进工作者	下沙公社(赤脚医生)
	胡金富	男	上海市卫生计划生育战线先进工作者	工农兵医院
	宣兆昌	男	上海市卫生计划生育战线先进工作者	瓦屑公社卫生院

续表 15-1-11-1

获奖年度	姓　名	性别	获奖名称	单　位
1978	顾根官	男	上海市卫生计划生育战线先进工作者	中心医院
	顾梦生	男	上海市卫生计划生育战线先进工作者	卫生防疫站
	唐福观	男	上海市卫生计划生育战线先进工作者	新场公社(赤脚医生)
	龚雅琴	女	上海市卫生计划生育战线先进工作者	中心医院
	储炎根	男	上海市卫生计划生育战线先进工作者	三灶公社卫生院
	储秀珍	女	上海市卫生计划生育战线先进工作者	新场公社卫生院
1979	朱大伦	男	上海市卫生战线先进工作者	老港公社卫生院
	钟文华	女	上海市先进工作者	横沔公社卫生院
1981	张菊英	女	上海市优秀护士	中心医院
	孙　龙	女	上海市优秀护士	大团公社卫生院
	陈龙官	男	上海市血防工作先进工作者	盐仓公社卫生院
	徐龙章	男	上海市血防工作先进工作者	宣桥公社卫生院
1982	顾云初	男	上海市卫生局工会先进工作者	祝桥公社卫生院
	倪锦心	男	上海市血防工作先进工作者	老港公社卫生院
1983	钟文华	女	上海市精神病防治工作先进工作者	横沔公社卫生院
	方美琴	女	上海市中专系统先进班主任	卫生学校
1985	倪锦心	男	上海市爱国卫生先进工作者	老港乡卫生院
	顾梦生	男	上海市血防工作先进个人（奖励人员）	卫生防疫站
	丁雨村	男	上海市血防工作先进个人（奖励人员）	
	张诚吾	男	上海市血防工作先进个人（奖励人员）	
	钟育才	男	上海市血防工作先进个人（奖励人员）	
	朱国华	男	上海市血防工作先进个人（奖励人员）	
	杨生根	男	上海市血防工作先进个人（奖励人员）	
	阮根桃	男	上海市血防工作先进个人（奖励人员）	
	叶正明	男	上海市血防工作先进个人（奖励人员）	瓦屑乡卫生院
	徐二宝	男	上海市血防工作先进个人（奖励人员）	周西乡卫生院
	储秀珍	女	上海市血防工作先进个人（奖励人员）	新场乡卫生院
	傅顺章	男	上海市血防工作先进个人（奖励人员）	六灶乡卫生院
	傅大龙	男	上海市血防工作先进个人（奖励人员）	
	凤新元	男	上海市血防工作先进个人（奖励人员）	惠南乡卫生院
	朱龙官	男	上海市血防工作先进个人（奖励人员）	大团乡卫生院
	蔡明官	男	上海市血防工作先进个人（奖励人员）	黄路乡卫生院
	陶辉君	男	上海市血防工作先进个人（奖励人员）	
	严明规	男	上海市血防工作先进个人（奖励人员）	彭镇乡卫生院
	倪锦心	男	上海市血防工作先进个人（奖励人员）	老港乡卫生院
	胡金莲	女	上海市血防工作先进工人（表彰人员）	六灶乡
	袁新龙	男	上海市血防工作先进个人（表彰人员）	
	叶文标	男	上海市血防工作先进个人（表彰人员）	

续表 15-1-11-2

获奖年度	姓名	性别	获奖名称	单位
1985	王裕芝	男	上海市血防工作先进个人（表彰人员）	三墩乡
	唐贵龙	男	上海市血防工作先进个人（表彰人员）	
	唐龙官	男	上海市血防工作先进个人（表彰人员）	
	孙永方	男	上海市血防工作先进个人（表彰人员）	周西乡
	王石明	男	上海市血防工作先进个人（表彰人员）	
	华爱光	男	上海市血防工作先进个人（表彰人员）	大团镇
	王顺仙	女	上海市血防工作先进个人（表彰人员）	
	唐大德	男	上海市血防工作先进个人（表彰人员）	新场镇
	朱水珍	女	上海市血防工作先进个人（表彰人员）	
	傅禅智	女	上海市血防工作先进个人（表彰人员）	惠南镇
	奚均明	男	上海市血防工作先进个人（表彰人员）	
	张玲宝	女	上海市血防工作先进个人（表彰人员）	
	吴金林	男	上海市血防工作先进个人（表彰人员）	周浦镇
	陈新华	男	上海市血防工作先进个人（表彰人员）	
	考瑞英	女	上海市血防工作先进个人（表彰人员）	
	傅根仙	女	上海市血防工作先进个人（表彰人员）	
	邱龙官	男	上海市血防工作先进个人（表彰人员）	万祥乡
	赵炳官	男	上海市血防工作先进个人（表彰人员）	老港乡
	周龙祥	男	上海市血防工作先进个人（表彰人员）	
	王惠新	男	上海市血防工作先进个人（表彰人员）	大团乡
	唐首勤	男	上海市血防工作先进个人（表彰人员）	
	张林江	男	上海市血防工作先进个人（表彰人员）	黄路乡
	陈国平	男	上海市血防工作先进个人（表彰人员）	
	庄妙祥	男	上海市血防工作先进个人（表彰人员）	下沙乡
	庄林祥	男	上海市血防工作先进个人（表彰人员）	
	杨才伯	男	上海市血防工作先进个人（表彰人员）	
	汪才根	男	上海市血防工作先进个人（表彰人员）	
	方海官	男	上海市血防工作先进个人（表彰人员）	新场乡
	倪福生	男	上海市血防工作先进个人（表彰人员）	
	何宝林	男	上海市血防工作先进个人（表彰人员）	
	朱灵光	男	上海市血防工作先进个人（表彰人员）	祝桥乡
	冯梅仙	女	上海市血防工作先进个人（表彰人员）	
	顾龙德	男	上海市血防工作先进个人（表彰人员）	
	顾林根	男	上海市血防工作先进个人（表彰人员）	彭镇乡
	陶金山	男	上海市血防工作先进个人（表彰人员）	东海乡
	姚春明	男	上海市血防工作先进个人（表彰人员）	
	黄生斌	男	上海市血防工作先进个人（表彰人员）	坦直乡
	王炜章	男	上海市血防工作先进个人（表彰人员）	

续表 15-1-11-3

获奖年度	姓　名	性别	获奖名称	单　位
1985	龚兆龙	男	上海市血防工作先进个人（表彰人员）	坦直乡
	严志希	男	上海市血防工作先进个人（表彰人员）	三灶乡
	陈秋荣	男	上海市血防工作先进个人（表彰人员）	
	沈正良	男	上海市血防工作先进个人（表彰人员）	
	宋学勤	男	上海市血防工作先进个人（表彰人员）	书院乡
	王大公	男	上海市血防工作先进个人（表彰人员）	航头乡
	陆继荣	男	上海市血防工作先进个人（表彰人员）	
	王惠书	男	上海市血防工作先进个人（表彰人员）	
	陆苏根	男	上海市血防工作先进个人（表彰人员）	
	陈春龙	男	上海市血防工作先进个人（表彰人员）	新港乡
	姚新官	男	上海市血防工作先进个人（表彰人员）	盐仓乡
	郁良才	男	上海市血防工作先进个人（表彰人员）	
	唐全生	男	上海市血防工作先进个人（表彰人员）	
	严炎德	男	上海市血防工作先进个人（表彰人员）	泥城乡
	严文标	男	上海市血防工作先进个人（表彰人员）	宣桥乡
	徐龙章	男	上海市血防工作先进个人（表彰人员）	
	金龙祥	男	上海市血防工作先进个人（表彰人员）	
	唐林生	男	上海市血防工作先进个人（表彰人员）	横沔乡
	徐利官	男	上海市血防工作先进个人（表彰人员）	
	叶东兴	男	上海市血防工作先进个人（表彰人员）	瓦屑乡
	宣兆昌	男	上海市血防工作先进个人（表彰人员）	
	郭新奎	男	上海市血防工作先进个人（表彰人员）	
	马关祥	男	上海市血防工作先进个人（表彰人员）	
	朱金泉	男	上海市血防工作先进个人（表彰人员）	惠南乡
	薛生德	男	上海市血防工作先进个人（表彰人员）	
	倪建初	男	上海市血防工作先进个人（表彰人员）	
	宋梅芳	女	上海市血防工作先进个人（表彰人员）	
	倪秀英	女	上海市血防工作先进个人（表彰人员）	周浦乡
	张洪祥	男	上海市血防工作先进个人（表彰人员）	
	黄志明	男	上海市血防工作先进个人（表彰人员）	卫生局
	张义勇	男	上海市血防工作先进个人（表彰人员）	精神病防治医院
	宋芬玫	女	上海市血防工作先进个人（表彰人员）	
	马娟英	女	上海市血防工作先进个人（表彰人员）	
	左　英	男	上海市血防工作先进个人（表彰人员）	原卫生防疫站
	陈金达	男	上海市血防工作先进个人（表彰人员）	
	秦金华	男	上海市血防工作先进个人（表彰人员）	
	徐敖前	男	上海市血防工作先进个人（表彰人员）	
	瞿锦明	男	上海市血防工作先进个人（表彰人员）	卫生防疫站

续表 15-1-11-4

获奖年度	姓 名	性别	获 奖 名 称	单 位
1985	孙树强	男	上海市血防工作先进个人（表彰人员）	卫生防疫站
	杨师颐	男	上海市血防工作先进个人（表彰人员）	
	许 鸣	男	上海市血防工作先进个人（表彰人员）	
	姚 琪	男	上海市血防工作先进个人（表彰人员）	
	朱崇荫	男	上海市血防工作先进个人（表彰人员）	
	刘惠炳	女	上海市血防工作先进个人（表彰人员）	
	张仁湘	男	上海市血防工作先进个人（表彰人员）	卫生学校
	徐志香	男	上海市血防工作先进个人（表彰人员）	中共南汇县委血防办
1987	叶克义	女	上海市计划生育先进工作者	中心医院
	吴留娣	女	上海市1987年“7·11”龙卷风救灾斗争先进个人	周浦医院
	朱根生	男	上海市优秀（表扬）青年医师	结核病防治院
1987～1988	宋学勤	男	上海市爱国卫生先进工作者	书院乡卫生院
1988	严素琴	女	上海市园丁奖	卫生学校
	康向清	女	上海市优秀团干部	卫生局
1989	李振国	男	上海市园丁奖	卫生学校
	黄治华	女	上海市第二届优秀护士	中心医院
	刘申陵	女	上海市第二届优秀护士	新场乡卫生院
1990	杨 容	女	上海市“巾帼奖”	周浦医院
	毕彩霞	女	上海市开拓老年事业先进个人	结核病防治院
	王良伯	男	上海市预防保健先进个人	卫生防疫站
	刘惠炳	女	上海市预防保健先进个人	卫生防疫站
	钟育才	男	上海市预防保健先进个人	卫生防疫站
	诸土根	男	上海市预防保健先进个人	周浦医院
	孙传玠	男	上海市卫生系统后勤先进个人	周浦医院
	黄佩华	女	上海市卫生系统第二届“银蛇奖”三等奖	泥城乡卫生院
1991	宋学勤	男	上海市爱国卫生先进工作者	书院乡卫生院
	陈祖明	男	上海市抗灾防病先进个人	卫生防疫站
	朱玉堂	男	上海市抗灾防病先进个人	卫生防疫站
	郑忠新	男	上海市卫生系统第三届“银蛇奖”提名奖	中心医院
1991～1992	沈 扬	男	上海市卫生系统先进工作者	新场乡卫生院
1992	顾文忠	男	上海市卫生系统“十佳”中青年医师提名奖	中心医院
	卫绍斌	男	上海市卫生系统“十佳”中青年医师提名奖	中心医院
	倪东清	男	上海市优秀工会积极分子	大团乡卫生院
1993	毕彩霞	女	上海市科技进步奖	结核病防治院
	于骏朔	男	上海市退管工作先进个人	结核病防治院
	于骏朔	男	上海市科技进步奖	结核病防治院
	陆正良	男	上海市科技进步奖	结核病防治院
	沈 扬	男	上海市尊老一条龙服务先进工作者	新场乡卫生院

续表 15-1-11-5

获奖年度	姓 名	性别	获 奖 名 称	单 位
1994	徐祥初	男	上海市卫生产业先进个人	老港乡卫生院
	徐祥初	男	上海市卫生局产业办记大功一次	老港乡卫生院
	傅雪祥	男	上海市精神病防治管理先进个人	老港乡卫生院
	孙国华	女	上海市爱国卫生先进工作者	南汇县爱卫办
1995	孙国华	女	上海市红十字先进工作者	南汇县红十字会
	方厚贤	男	致公党上海市优秀党员	周浦医院
1996	丁华杰	男	上海市第三届军队转业干部先进个人	周浦医院
	周林新	男	上海市征兵工作先进工人	中心医院
	季　青	男	上海市卫生系统第三届“高尚医德奖”	传染病医院
	应仲华	男	上海市卫生系统第三届“高尚医德奖”	中心医院
	孙国华	女	上海市爱国卫生先进工作者	南汇县爱卫办
1997	曹忆倩	女	上海市优秀护士	光明中医医院
	顾文忠	男	上海市卫生系统“十佳医师”提名奖	中心医院
1998	吴菊芳	女	上海市计划免疫先进个人	卫生防疫站
	王应龙	男	上海市优秀乡村医生	芦潮港镇
	傅爱莲	女	上海市防盲及眼保健工作先进个人	老港镇卫生院
	谈国荣	男	上海市“八五”期间实施初级卫生保健先进工作者	宣桥镇卫生院
1996～2000	陶国利	男	上海市卫生系统“三五”法制宣传教育先进个人	卫生局卫生监督所
2000	徐庆红	女	上海市优秀护士	光明中医医院
	杨礼珍	女	上海市优秀护士	周浦医院
	李宇桦	女	上海市从事计划生育工作15年以上作出贡献者	下沙镇卫生院
	陈春龙	男	上海市消灭巩固血吸虫病防治工作先进个人	新港镇卫生院
2000～2001	朱引仙	女	上海市优秀志愿者	航头镇卫生院
2000～2002	陆雷云	男	上海市卫生系统先进工作者	光明中医医院
	张　湘	男	上海市卫生系统先进工作者	周浦医院
	吴菊芳	女	上海市卫生系统先进工作者	疾病预防控制中心
	刘申陵	女	上海市卫生系统先进工作者	新场镇卫生院
2001	顾建芳	女	上海市表扬护士	中心医院
	范　冰	女	上海市家庭教育先进工作者	妇幼保健所
	王子平	男	上海市卫生系统文明职工	周浦医院
	陈维奋	女	上海市“九五”精神病防治康复先进工作者	光明中医医院
2002～2003	刘龙敏	女	上海市“五好文明家庭”	中心医院
2002～2004	李荣华	男	上海市对口支援表扬个人	卫生局
2003	王静恩	男	中共上海市优秀共产党员	中心医院
	傅国辛	男	上海市卫生系统抗击非典模范工作者	卫生局
	季磊明	男	上海市卫生系统抗击非典先进工作者	光明中医医院
	张　湘	男	上海市卫生系统抗击非典先进工作者	周浦医院
	俞关平	男	上海市卫生系统抗击非典先进工作者	结核病防治院

续表 15-1-11-6

获奖年度	姓 名	性别	获 奖 名 称	单 位
2003	陈晓玲	女	上海市卫生系统抗击非典先进工作者	疾病预防控制中心
	朱玉堂	男	上海市卫生系统抗击非典先进工作者	卫生局卫生监督所
	陈贤传	男	上海市卫生系统抗击非典先进工作者	新场镇卫生院
	周成武	男	上海市卫生系统抗击非典先进工作者	大团镇卫生院
	陆建民	男	上海市卫生系统抗击非典先进工作者	泥城镇卫生院
2003～2004	李荣华	男	上海市爱国卫生先进工作者	卫生局
	瞿雪映	女	上海市内部审计先进个人	卫生局
	方惠中	男	上海市爱国卫生先进工作者	南汇区爱卫办
	王建华	女	上海市少儿基金管理工作先进个人	光明中医医院
2003～2005	沈新妹	女	上海市卫生系统先进工作者	光明中医医院
	龚 旻	男	上海市卫生系统先进工作者	中心医院
	朱林英	女	上海市卫生系统先进工作者	疾病预防控制中心
	严 萍	女	上海市卫生系统先进工作者	妇幼保健所
	王文华	女	上海市卫生系统先进工作者	新场镇卫生院
	朱美芬	女	上海市卫生系统先进工作者	卫生局卫生监督所
	王 萍	女	上海市卫生系统先进工作者	周浦医院
	瞿晓竹	女	上海市统一战线（工作）先进个人	光明中医医院
2005	方厚贤	男	上海市归侨侨眷先进个人	周浦医院
	黄治华	女	上海市第六届优秀护士	中心医院
	汪跃娟	女	上海市第六届优秀护士	周浦医院
	高 轶	女	上海市、云南省共青团优秀青年志愿者	中心医院
	严 萍	女	上海市“五一”巾帼奖	妇幼保健所
	宋海红	女	上海市消灭血吸虫病二十年监测先进个人	疾病预防控制中心
	徐梅新	女	上海市消灭血吸虫病二十年监测先进个人	疾病预防控制中心
	叶 平	女	上海市消灭血吸虫病二十年监测先进个人	疾病预防控制中心
2006	黄建明	男	中共上海市优秀共产党员	中心医院
	吕婷婷	女	上海市少儿基金管理工作先进个人	光明中医医院
	成晓林	男	上海市卫生监督先进个人	卫生局卫生监督所
	张福琴	女	上海市卫生监督先进个人	卫生局卫生监督所
	项嘉汇	男	上海市卫生监督先进个人	卫生局卫生监督所
	齐昌菊	女	上海市区(县)残疾人康复中心康复服务先进个人	光明中医医院
2007	沈晓青	女	上海市优秀青年志愿者	疾病预防控制中心
	邵月明	男	上海市征兵工作先进个人	中心医院
	齐昌菊	女	上海市区(县)残疾人康复中心康复服务先进个人	光明中医医院
	齐昌菊	女	上海市扶残助残先进个人	光明中医医院
	赵志龙	男	市政府实事“白内障贫困患者免费实施复明手术”项目先进个人	眼病防治所
	蔡美华	女		眼病防治所
	陆卫琳	女		眼病防治所

续表 15-1-11-7

获奖年度	姓名	性别	获奖名称	单位
2007	肖伟忠	男	上海市卫生系统第十一届“银蛇奖”提名奖	中心医院
2007～2008	王静恩	男	上海市卫生系统第四届“高尚医德奖”提名奖	中心医院
	王爱华	女	上海市用户满意服务明星个人	中心医院
2008	曹雷芳	女	上海市治安保卫工作先进个人	周浦医院
	郁铭中	男	上海市厂务公开工作先进个人	卫生局
	瞿海红	女	上海市卫生系统抗震救灾先进工人	中心医院
	张建伟	女	上海市红十字会抗震救灾优秀志愿者	中心医院
	王爱华	女	上海市用户满意服务明星	中心医院
2009	瞿海红	女	上海市第七届模范护士	中心医院
	桂莉红	女	上海市第七届优秀护士	中心医院
	蔡振荣	男	上海市卫生系统第十二届“银蛇奖”提名奖	中心医院
	陈敏	女	上海市第二十二届“白衣天使”称号	卫生学校
	瞿燕嫣	女		卫生学校
	肖静	女		卫生学校
	蒋芳	女		卫生学校
	毛彩虹	女		卫生学校

六、南汇区（县）先进个人

1961～2006年南汇区（县）卫生系统
荣获南汇区（县）先进生产（工作）者情况表

（以获奖年份为序）

表 15-1-12

获奖年度	姓名	性别	单位	获奖年度	姓名	性别	单位
1961	顾新度	女	惠南乡卫生院	1995	周其祥	男	中心医院
1984	朱蓓英	女	中心医院		徐祥初	男	老港镇卫生院
	倪锦心	女	老港乡卫生院		沈志清	男	卫生防疫站
1986	孙嘉利	男	中心医院	1996	徐根才	男	中心医院
1987	周勤	男	中心医院		朱梅生	男	老港镇卫生院
1988	黄火生	男	中心医院	1997	季青	男	南华医院
	沈正官	男	结核病防治院		曹忆倩	女	光明中医医院
	李振国	男	卫生学校		沈正官	男	结核病防治院
1989	孙国华	女	卫生学校		王正平	男	大团镇卫生院
	倪东清	男	大团乡卫生院		袁小妹	女	卫生防疫站
1991	金秋官	男	书院乡卫生院		王静恩	男	中心医院
	丁华杰	男	周浦医院	1998～2000	王正平	男	大团镇卫生院
1993	邱夏地	男	中心医院		袁小妹	女	疾病预防控制中心
1994	谈国荣	男	宣桥乡卫生院		王静恩	男	中心医院

续表 15-1-12

获奖年度	姓名	性别	单位	获奖年度	姓名	性别	单位
1998～2000	周林新	男	中心医院	2001～2003	金春红	女	祝桥镇光明医院
	刘树义	男	光明中医医院		蔡伯达	男	盐仓镇卫生院
	沈新妹	女	光明中医医院		黄惠泉	男	祝桥镇光明医院
	王子平	男	周浦医院		朱晓红	女	中心医院
	严　萍	女	妇幼保健所		陈晓玲	女	疾病预防控制中心
	顾云初	男	祝桥镇光明医院		谭北京	男	大团镇卫生院
	朱引仙	女	航头镇卫生院	2004～2006	闵志钧	男	中心医院
	蔡云章	男	卫生学校		王才萍	女	周浦医院
	孙铭安	男	万祥镇卫生院		施君瑶	女	妇幼保健所
	陈雍旦	男	中心医院		潘洁萍	女	老年医院
2001～2003	王静恩	男	中心医院		郭建珍	女	惠南镇社区卫生服务中心
	张余胜	男	周浦医院		孙莹惠	女	康桥镇社区卫生服务中心
	沈正官	男	结核病防治院		高莲琴	女	康桥镇社区卫生服务中心
	储林根	男	万祥镇卫生院		谢建明	男	祝桥镇社区卫生服务中心

第二节　先进集体

一、全国先进集体单位

1958～2009 年南汇区（县）卫生系统获得全国先进集体荣誉称号情况表

表 15-2-1

获奖年度	单位	荣誉称号名称
1958	黄路公社同心大队产院	全国“三八”红旗集体
1986	瓦屑乡卫生院	全国计划生育先进集体
1993	卫生防疫站水粪管理科	全国卫生系统先进集体
2004	卫生工作者协会	全国先进卫生工作者协会
2005	妇幼保健所	全国“三八”红旗集体
2008	中心医院	中国红十字会优秀冠名医疗机构
2009	卫生工作者协会	全国先进卫生工作者协会

二、上海市先进集体单位

1978～2009 年南汇区（县）卫生系统获得上海市先进集体荣誉称号情况表

表 15-2-2

获奖年度	单位	荣誉称号名称
1958	黄路公社同心大队产院	上海市“三八”红旗集体
1978	结核病防治所	上海市先进单位
	横沔公社卫生院	上海市先进卫生院
	下沙公社卫生院	上海市血吸虫病防治先进集体

续表 15-2-2-1

获奖年度	单　　位	荣誉称号名称
1979	航头公社卫生院	上海市血吸虫病防治先进集体
	新场镇卫生办	上海市爱国卫生红旗单位
1982	老港公社卫生院	上海市血吸虫病防治先进集体
1983～1985	瓦屑乡卫生院	上海市“三八”红旗集体
1985	卫生防疫站	上海市血吸虫病防治先进集体
1986	中心医院	上海市卫生系统在突发事件抢险救灾中作出重大贡献的单位
	卫生防疫站	上海市卫生系统在突发事件抢险救灾中作出重大贡献的单位
	周浦医院	上海市卫生系统在突发事件抢险救灾中作出重大贡献的单位
	六灶乡卫生院	上海市卫生系统在突发事件抢险救灾中作出重大贡献的单位
	新场乡卫生院	上海市卫生系统在突发事件抢险救灾中作出重大贡献的单位
	医疗救护站	上海市卫生系统在突发事件抢险救灾中作出重大贡献的单位
1989	结核病防治院	上海市模范集体
1990	卫生防疫站寄生虫病防治科	上海市预防保健先进集体
	卫生防疫站计划免疫科	上海市计划免疫先进集体
	老港乡卫生院	上海市公民义务献血工作先进集体二等奖
1992	结核病防治院	上海市开拓老年事业先进集体
	中心医院内一病区	上海市卫生系统青年文明服务竞赛优胜病区
1993	结核病防治院	上海市“善终”特色医院研究科技成果三等奖
1994	光明中医医院	上海市职业道德先进单位
1995	结核病防治院	上海市模范集体
1996～2000	卫生局机关	上海市卫生系统“三五”法制宣传教育先进集体
1996～1998	南汇县红十字会	上海市红十字会系统先进集体
1997～1998	妇幼保健所	上海市三八红旗先进集体
1998	卫生防疫站	上海市科技事业单位档案管理市级先进
1998～1999	周浦医院	上海市人口计划生育管理先进集体
1999	卫生局	上海市拥军优属模范单位
	卫生局	上海市对口支援外省市工作表扬单位
1999～2000	光明中医医院	上海市第六届物价、计量信得过金奖单位
	妇幼保健所	上海市三八红旗先进集体
1999～2001	南汇县红十字会	上海市红十字会系统先进集体
2000	中心医院重症监护病房（ICU）	上海市模范集体
	光明中医医院	上海市防盲和初级眼保健模范医院
	光明中医医院	“九五”上海市残疾人康复工作先进单位
2000～2002	中心医院儿科	上海市卫生系统先进集体
	光明中医医院内科	上海市卫生系统先进集体
	周浦医院骨科	上海市卫生系统先进集体
2000～2003	卫生局	上海市拥军优属模范单位

续表 15-2-2-2

获奖年度	单　　位	荣誉称号名称
2001	芦潮港镇卫生院	上海市防盲和初级眼保健模范医院
	东海镇卫生院	上海市爱国卫生先进集体
	中心医院外一病区	上海市共青团号创建集体
	医疗救护站	上海市“红十字人道救助基金”荣誉证书
2001～2002	卫生局卫生监督所	上海市爱国卫生先进单位
2002	中心医院工会女工委员会	上海市先进女职工集体 上海市三八红旗先进集体
	中心医院儿科病区	上海市三八红旗先进集体
	横沔镇初保办	上海市初级卫生保健先进集体
	新场镇政府	上海市初级卫生保健先进集体
2003	疾病预防控制中心	中共上海市先进基层党组织
	光明中医医院	上海市职业道德先进单位
	光明中医医院	上海市价格协会诚信建设单位
	中心医院内科	上海市卫生系统抗击非典先进集体
	祝桥镇光明医院非典隔离病房	上海市卫生系统抗击非典先进集体
2003～2004	新场镇卫生院	上海市爱国卫生先进集体
	黄路镇卫生院	上海市爱国卫生先进集体
	大团镇卫生院	上海市爱国卫生先进集体
	卫生局	上海市爱国卫生先进集体
2003～2005	中心医院ICU病区	上海市卫生系统先进集体
	老年护理院病区	上海市卫生系统先进集体
	泥城镇社区卫生服务中心妇产科	上海市卫生系统先进集体
	中心医院	上海市禁毒先进集体
2005	光明中医医院	上海市老龄工作先进单位
	中心医院工会	上海市“模范职工之家”称号
	医保事务中心	上海市医保局先进单位
2005～2006	卫生局卫生监督所	上海市爱国卫生先进单位
	新场镇社区卫生服务中心	上海市爱国卫生先进单位
2006	医保事务中心	上海市医保局先进单位
	宣桥镇社区卫生服务中心	上海市先进健康单位
	中心医院儿科病房	上海市卫生系统“双十佳”好事集体
	疾病预防控制中心	上海市三八红旗先进集体
2006～2007	中心医院	上海市禁毒先进集体
2007	卫生局卫生监督所工会	上海市“模范职工之家”称号
	眼病防治所	市政府实事“白内障贫困患者免费实施复明手术”项目先进集体
2007～2008	中心医院	上海市合作交流对口支援先进集体

续表 15-2-2-3

获奖年度	单　位	荣誉称号名称
2008	卫生局卫生监督所	上海市平安单位
	万祥镇社区卫生服务中心	上海市平安单位
	光明中医医院	上海市厂务公开工作先进单位
	中心医院	上海市口腔消毒技术规范示范单位
	卫生局援建四川卫生医疗队	获“上海市工人先锋号”称号
	中心医院消化内科	上海市迎世博窗口服务示范岗
	中心医院外一病区	上海市迎世博窗口服务示范岗
2009	中心医院心血管内科	上海市迎世博窗口服务示范岗
	中心医院泌尿外科	上海市迎世博窗口服务示范岗
	中心医院	上海市卫生系统文化建设先进集体
	中心医院	上海市卫生系统世博服务品牌奖
	中心医院	上海市迎世博优质服务贡献奖

三、南汇区（县）先进集体单位

1978～2006 年南汇区（县）卫生系统获得南汇区（县）先进集体情况表

表 15-2-3

获奖年度	单　位	获奖年度	单　位
1978	瓦屑公社卫生院	1997	中心医院外科一病区
1979	瓦屑公社卫生院		精神卫生中心男病区
1980	瓦屑公社卫生院	1998～2000	中心医院重症监护病房
1981	瓦屑公社卫生院		中心医院外一病区
1982	瓦屑公社卫生院		精神卫生中心男病区
1983	瓦屑公社卫生院		妇幼保健所妇计婚检组
1989	结核病防治院	2001～2003	疾病预防控制中心防疫科
1991	结核病防治院		新场镇卫生院急诊科
1995	结核病防治院护理病区		卫生局卫生监督所周浦分所
1997	南华医院听潮门诊部		医疗保险事务中心服务大厅
	新场镇卫生院内科病房	2004～2006	医疗保险事务中心服务大厅
	盐仓镇卫生院防保组		中心医院内五病区护理组

第十六章 人 物

南汇地区医家荟萃，精英辈出，中西汇集，流派纷呈，诸科兼备。基于此种特点，本章着重收录对南汇区（县）医学科学及卫生事业有过重要贡献和较大影响的历史人物，并以专业技术人员为主。全章收录700人，其中列入人物传略41人，名录的659人。

南汇区（县）卫生系统有离休干部32人；南汇区（县）卫生系统国务院特殊津贴获得者3人；上海市卫生系统医学领先学科特色专科带头人4人；南汇区（县）专业技术（卫生）拔尖人才6人；南汇区（县）卫生系统高级技术职称人员401人；中共上海市、南汇区（县）历次代表大会南汇区（县）卫生系统代表37人；南汇区（县）以上历届人民代表大会南汇区（县）卫生系统代表63人；政协南汇区（县）以上历届委员会南汇区（县）卫生系统委员112人收入名录。

对未入传、录的有名历史人物和在世人物，采取以事系人，在有关章节中加以记述。

第一节 人物传略

徐信之（元代）

四团人，配服和药，并好施予亲属邻里，免费用药，医好万余人，备受百姓爱戴。

闾邱榕（1522—1565）

字慎所，周浦人，名医，性格随和，善待亲邻朋友，医术高超，外科尤为精湛，有“投刀圭立起”之誉。后有名家董其昌、陈所蕴等有诗文赞扬他的医术。

俞必达（清乾隆年间人）

字日孜，号西原，周浦人，金山卫学生员。富学识，且通医理。与同郡范棫士友善。范官御史后延之入都。时有大学士蒋溥之长孙有疾，久治不愈，必达疗之而愈，从此能医之名鹊起。

吴行之（清道光前后人）

周浦人。痘科为其世业，医名很响，影响较广，当时县宰曾赠以“痌瘝关心”匾额。

姚炜楷（清道光、咸丰年间人）

字瑞华，出生于现周浦镇。师从名医吴行之，能得其传，对痘科尤有较高造诣，被誉为“小儿司命”。因医术高明，知县萧翀尝奖以“痌瘝关心”额。

华古愚（清咸丰、同治、光绪年间人）

横沔人，治病探究细微，发现隐秘，辄以应手取效。传侄扫花，举人出身，幼承祖辈的医理熏陶，治内妇科杂病，尊重四诊望、闻、问、切，探微抉隐。对症下药，不但治标，注重治本，多用釜底抽薪方法。医术出众，长于用肉桂，在妇女病中发挥疗效，人称“华肉桂”、“华一贴”，誉满一时。时有南华（华扫花）北庄（庄伯斋）之称。医德高尚，处方盖有华扫花章的可以免费配中药。著有《华氏医案》。扫花传子环伯，秉性耿直，授业门人友桐、仲汀的医术亦高明。

乔助澜（清咸丰、同治、光绪年间人）

清代瓦屑地区名医。清代乔氏医室，系乔助澜创，治内、外科，精于五运六气之理，传侄子衡堂，善用羚羊药，有“乔羚羊”之称；乔助澜自幼习医，潜心研究五运六气之理，研得秘方，获奇效。乔助澜医德高尚，豪富人家重金聘请，他不为心动；对作恶多端者，他也不愿前往出诊。但若为贫困农民诊治，从不取报酬。乔助澜医疗作风严谨，遇到疑难杂症，不轻易处方，必定查阅医书，有时彻夜不眠，确诊后开处方。在瓦屑地区，乔助澜与精于内科的华左愚、精于外科的金颂白、精于儿科的庄贵年齐名，合称“乔、华、金、庄”四名医。

张露香（清同治前后人）

祝桥镇（今星光村8组）人。清同治年间，继承疯科祖业，为民治病，医术高超，闻名遐迩。南汇县知事叶延眷赐“得心应手”匾额。张氏以家传丸、散、膏、丹之验方，结合临床经验，编成秘本，以“天、地、元、黄、宇、宙、洪、荒……”为序号，每一秘方写明药物名称、简明疗法。秘本传子不传婿，现除鹅掌风等浸剂外，皆已失传。

马步先（清同治、光绪年间人）

清代名医，生于清同治年间，弱冠颖悟，然屡试不第，乃致力于岐黄之术，熟读各家医书，颇多心得。步先擅内科大方脉，于乡梓行医20多年，辨证瞭然，疗效显著，辄有濒于凶险患者，经处方服药后得以痊愈。医酬不计，亦有疾病送药者。惜英年早故，享年40多岁。

于尔栋 （约1836—1876）

号松唐（一作松塘），周浦人。县学生员。弃儒学医，师从姚端华。主张调理气机，凭症按脉施药，不计报酬，好为善事。

朱伯裳（清末人）

名芾，早年留学日本，擅长眼科。清末在南汇县周浦镇观音堂本宅挂牌行医，为南汇县西医之先驱。后曾任驻朝鲜新义州领事。1949年前回国，在上海市开设蓬莱医院，任院长。

孙叔伦 （1876—1938）

原籍上海县陈行唐口镇，后建宅于周浦南八灶巽龙庵对面。孙善中医内科，系周浦著名中医孙氏医宗第三代传人。

叔伦年轻时，在周浦镇当学徒，后为三代中医孙承楷青睐，收为门生，学医3年，尽传其术，遂悬壶设诊，深明脉理，精伤寒湿温诸症，病家不远百里而求治。晚年在家应诊、授徒，悠然自得。抗日战争初避居沪上，后遇盗受惊而卒。授门人7人，其子孙电人继其业。

王锦花（1899—1941）

原南汇县五灶乡王家宅（今祝桥镇卫民村4组）人，出身于中医针灸世家，继承父亲王宝卿祖传针灸，造诣颇深，医术精湛，名声远扬，群众誉为“仙针”。相传有“北有张姓疯科，南有王姓医痴”之说。著有《王氏锦花拾录》一书。迄今用于临床，对癫狂一症，具有独到之处。

姚镜人（1909—1941）

乳名根生，又名佐明，泥城镇兴隆村人。民国8年（1919年）至民国14年（1925年），就读于家乡的初小。民国16年（1927年），在沈千祥帮助下，入同文小学高年级读书。民国18年（1929年），入上海敬业中学。民国19年（1930年）暑假返回乡里。此时正值沈千祥领导泥城暴动，他积极上街散发革命传单，张贴标语，宣传中国共产党的政治主张。暴动失败后，被反动派列为通缉对象，被迫离开家乡到奉贤县青村港拜赵惠石医生为师。学医三年，他擅长中医内科和西医外科，开业行医在家乡，由于他医术较高，登门求医者甚众，对贫病者免费医治，深为人民所爱戴。

抗日战争爆发后，姚镜人毅然离乡到上海难民收容所参加抗日工作。民国27年（1938年），回浦东参加奉贤县人民自卫团，任政训员，随后转入南汇县保卫团第二中队，兼任医务工作。同年加入中国共产党。12月16日，在汇角战斗中幸存的戚大均身负重伤，由老百姓将其送到姚镜人家里。姚镜人为他包扎治疗，后又出资掩埋了汇角战斗牺牲的28名烈士的忠骨。民国29年（1940年）5月，中共浦东工委派其和姜文光等一起打入伪军13师50团2营开展策反工作，后因工作需要调往附属50团的守望队任队长，兼任大队秘密中共支部书记。民国30年（1941年）7月，姚镜人奉命率守望队100余人到浙江“三北”（镇海、慈溪、余姚三县北部），充实姜文光领导的苏鲁战区淞沪游击队暂编第三纵队第三大队（简称“暂三纵三大”），任副大队长。在领导抗日武装兼医治伤病员中，一次，战士苏炳生遭致敌人刀砍、弹伤倒在血泊之中，生命垂危，他以中西两法治疗，化险为夷。类似情况，不胜枚举。民国30年（1941年）10月22日，姚镜人和姜文光率部到横河镇伏击路过日军，由于情报被泄露，伏击落空，反遭日军伏击。在敌强我弱的情况下，为保存革命力量，姜文光和姚镜人决定突围后撤。为阻击敌人、掩护战友，姚镜人胸部及左手多处负伤而牺牲。

倪珍贵（1885—1945）

祝桥镇东倪家宅（今金星村13组）人，早年在上海市学中医眼科，师承汤文奎，学成后先于董家渡开业，后返故里设诊。以五轮八廓学说为基础，富有临床经验，医术颇高。

李雪舟（1913—1947）

原名李镇滨，号秋水、白萍，化名李逵，南汇县书院乡人。小学毕业后因家境贫困而停学，就教于书院地区私塾2年多。19岁与尹银珠结婚，后从师大团中医吴友斐，决心用医术造福人民。学医期间，受中共党员鞠耐秋、吴建功等人的教育和启发，开始读中共出版的刊物和进步书籍，接受革命思想。学医回乡不久，时值日本侵略中国，李雪舟目睹百姓深受三座大山的压迫和剥削，觉得医病不能从根本上拯救祖国和人民，他决心以医生职业为掩护，投身到革命斗争中去。从抗日战争初期开始，李雪舟在中国共产党的领导下，秘密组织了抗日文化研究社，被推选为主任，发动和带领进步知识分子和爱国青年学习毛泽东的《论持久战》、《新民主主义论》等著作，传阅浙东抗日根据地的战报，并印发传单，向人民群众宣传抗日救国的思想和主张。同年，李雪舟在中共南汇县东南区委书记兼八区区中队指导员肖方直接领导下，建立了秘密武装小组，并担任组长，开展锄奸活动。他以医生职业为掩护，为中共地下组织收集情报，为新四军筹款，给伤病员治病，掩护战友。他的家是中共组织和新四军的主要联络站。吴建功、肖方等领导经常隐蔽在其家中，共商对敌斗争的大事。他曾经掩护过被通缉的中共地下组织负责人鞠耐秋。李雪舟还在惠东乡组织农民抗日协会，领导当地农民开展抗捐、抗税、抗粮、抗丁斗争。抗日战争胜利后，新四军淞沪支队北撤，李雪舟遵照中共组织的指示留在当地继续以行医为掩护与国民党进行斗争。

作为医生，李雪舟医德高尚，医术精湛，对贫苦农民、渔民他视同亲人，一年四季终日奔波，常到深夜才回家。对贫苦病家，李雪舟不仅不收报酬，还经常代付药费。由于他对病家如同亲人，加之医术高明，因此在南汇县东南沿海一带享有较高的声誉。

1947 年 4 月 6 日深夜，在国民党南汇县保安团“清共”时，李雪舟不幸被捕，县长徐泉亲自审问，施以各种酷刑一昼夜，但李雪舟严守中共组织和游击队活动情况的机密。敌人恼羞成怒，于 4 月 7 日，将李雪舟枪杀在万祥镇金家桥北侧。

1949 年解放后，人民政府授予他革命烈士的光荣称号，他的家乡命名为“李雪村”，乡里的中心小学命名为“李雪学校”。他的忠骨安葬在南汇烈士陵园。

顾伯清（1884—1948）

唐家行西首顾家宅（今祝桥镇三八村 1 组）人，从师朱云洲，熟读古代名医张仲景医理，擅内科大方脉。处方谨慎，用药平稳，治伤寒杂病，疗效较著。徒步出诊，诊金不计，颇受群众欢迎。

林安初（1883—1950）

西医，南汇县横沔人，著内、外，眼科。早年毕业于南洋中学，曾任三育中学英文教师，业余自习医学，后就读于上海博爱医学校。之后，跟随留日汪企张医师学习肺科。学习期间，每逢星期日行医家乡。经数度寒暑临床实践，经验丰富，诊务日趋繁忙，学习期满，回归故里，开业就医。长于中药治眼病，中西两法治内、外科，名声大噪，河港停泊船只近百艘。尤长于治“肚饱病”，对此病能穿刺退腹水，声誉遍及奉、南、川及上海县等地，为本县较早的西医。长子郁青，早年毕业于同德医院，曾任南汇县公立医院院长。次子郁文毕业于同德医学院，历任金融工人医院，虹口区中心医院内科主治医师，上海电力建设局主管医师。林涵之、晖明、林珑、林玮、林琪、曾孙大中都毕业于各医学院。

叶峨璋（1890—1961）

世居祝桥镇西南张家庙北首（今祝桥镇星光村12组），拜舅父顾亮卿为师，擅内、幼方脉，处方谨慎，辨证认真，对肝胃等病善用观音掌药物，疗效显著。热诚培育弟子，先后有门生十余人。民国35年（1946年），与南汇县倪国鑫等医师创建南汇县中医师公会，又建立祝桥区分会，任祝桥分会主任委员。是年，又与地方人士一起举办施医局，造福乡里。

王正章（1907—1967）

又名元林，世居大团镇北街。年及弱冠，受业于同镇中医外科陶德藩门下，历时3年，私人开业在南汇县大团镇北市梢。解放前夕，任南汇县中医师公会常务理事。解放后，任大团镇联合诊所所长，大团镇第二届人民代表，南汇县卫生工作者协会副主任、政协南汇县第一届委员会委员。

王正章擅长中医外科，深摭清末民初四大名医金颂白的医术精华，自立方剂研制疔疮药“立马回疔丹”，治疗疔疮有独到之处。王正章有门下士15人，遍及各地。在带教期间，要求严谨，临床实践循循善诱，悉心造就中医人才。

王正章医术精湛，诊病一丝不苟。出诊每至半夜，时有顶风冒雨，路远迢迢不辞往诊。每遇贫病者不取诊费，且贵重药品也免收。王正章生平善积治疗经验，写下医案20余本，失毁于“文化大革命”中。解放初期，积极筹组联合诊所，让房6间，捐赠病床20套，并献出“立马回疔丹”秘方，受到赞誉。

马圭如（1914—1968）

祝桥长马家宅人（今祝桥镇金星村15组），早年在日本厚生医学族毕业，擅长内、外科，设诊于祝桥镇。抗日战争期间，不避艰险，为淞沪游击第五支队医治伤员。民国32年（1943年）9月，参加淞沪游击队第五支队外围组织“二医抗日兄弟会”。1951年，积极组建祝桥联合诊所。1952年，参加医疗队入藏。数载后，调苏州市第四人民医院，任医务科科长等职。

王　道（1893—1969）

字治平，原籍浙江金华。民国12年（1923年）浙江医专毕业后，到南汇县行医。素以“不作良相，愿为良医，医国医民，异曲同工”自励，教育门生后辈要以医德为第一。每遇贫病乡民，施诊给药从不计较报酬。创立惠南医院，带徒20余人。他平时热心公益事业，主动参加时疫医院等慈善工作。民国24年（1935年），在医院内增设惠南戒烟所，挽救不少沉湎于烟毒中的愚民。抗日战争爆发后，抛弃私人医院，带领学徒，投身于抗日救亡工作，为抢救抗日游击队伤病员日夜辛劳。他冒着生命危险，在奉贤县头桥、南汇县新场等地建立临时伤兵医院，抢救游击队伤病员，只身护送伤员到浙东。浙东沦陷后，重返南汇县。民国31年（1942年），在新场镇重新挂牌行医，与中共地下组织的邱忠民（又名钟铭）等联系，参加抗日工作。民国32年（1943年），他带领学徒到三灶，为抗日游击队干部倪德庚治疗枪伤时，被日军抓去，被关押3个月之久，后经多方营救出狱。解放战争时期，配合中共地下组织人员，以“惠南医院”

为掩护，进行革命活动。解放后，他带头发起新场地区私人开业医生，共同创办“新场联合诊所”。后调到大团懋新纱厂任厂医，工作任劳任怨，多次被评为先进工作者。曾先后担任南汇县人民委员会委员、南汇县人民代表、政协南汇县委员会委员、南汇县卫生建设委员会委员等职。

顾振呼（1900—1969）

字定庵，原名顾正夫，南汇县瓦屑村（现周浦镇瓦屑社区）人。幼年念私塾。民国7年（1918年）中学毕业后，拜奉贤县青村港名中医翁陛成为师学医。民国10年（1921年）学成后，开业于瓦屑镇居所。民国14年（1925年），与瓦屑镇药商沈裕生等创办瓦屑镇施医局。顾振呼秉性豪放，乐善好施，精通医理，立志继承祖国医药遗产。顾正夫27岁时，因国民政府腐败无能，中医得不到应有重视，顾正夫毅然改名顾振呼，决心为振兴中医“振”与“呼”。民国19年（1930年），顾振呼携全家寓居上海南市定市街36号，后迁居花衣街88号，继续施医给药。抗日战争时期，伤寒流行，顾振呼辨证施治，颇积心得，撰写有湿温医案30篇，医室医话数篇，论述伤寒论文数篇，总结了宝贵的医疗经验。“顾振呼治霍乱案”被收入郑怀林编著的《脾胃病/古今专科专病医案》一书。

顾振呼50岁时，适逢上海解放，他欣然返回故里，邀约同行组建瓦屑乡联合诊所，且不顾年过半百，仍收徒3人，一丝不苟、严谨而无保留地传授经验。他擅长内科、妇科产后杂症、虚劳肿胀，前来诊所请他诊治的病家络绎不绝。顾振呼救人无数，誉传四方。1958年，顾振呼受南汇县卫生主管部门之聘，在南汇县中心医院中医科任医师，从此他更专攻于中医事业，不仅诊病耐心细致，对病人体贴入微，且每日数次巡察病房，指导病人服药，受到病家赞誉。1969年11月14日，顾振呼患肺心病逝世。

陈　山（1897—1970）

又名明初，南汇县黄路镇新民村人。擅长妇、疯科。青年时受业于下沙孙干臣门下，三年学成，开业行医于乡里，以所学得的医术悉心为人民医疗疾病，施医舍药，受益于民。

抗日战争爆发时，陈山在新四军淞沪支队影响、教育下投身革命，多次鼓动和策反保安团人员起义，为淞沪支队扩充人员。为了抗日，献出自己的财产，并利用医生职业奔走集资、筹粮和购买枪支弹药，帮助解决部队的供给，还积极为部队伤病员治病。

抗日战争胜利后，他随新四军淞沪支队北撤。解放战争中期，从苏北返沪采购军需品时，被叛徒出卖，不幸被拘捕，受尽折磨，后经多方营救脱险，回乡继续行医。嗣后，在浦东人民解放总队的影响下，重新参加革命，为浦东人民解放总队做联络工作。

中华人民共和国成立后，任南汇县城区副区长。1952年春，带头成立黄路联合诊所。陈山对己则严，秉公无私，生活俭朴，工作勤奋，诚恳待人，医术上精益求精。对产后调理一法，造诣颇深。行医期间，诊务繁忙，誉满奉贤、南汇、川沙三县。他身患胃病，甚至卧床，仍坚持为病员切脉、治病，口授治疗方法，嘱其孙代书处方。“文化大革命”期间，被停发工资，屡遭揪斗，备受折磨。中共十一届三中全会后，给予平反，恢复声誉。

沈仲甫 （1906—1972）

南汇县黄路镇人，中医外科。他弱冠之年，在私塾学习四年，后随堂叔沈银楼习医五年，学业成就，行医黄家路镇上。以外科见长。当时家住红砖墙房屋，故群众誉称“红砖墙里三先生”。

沈仲甫性情爽朗，平易近人，对贫病者施舍医药，远道求医者以便饭相待，誉满川沙及南汇县境内。抗日战争期间，以医生作掩护，任淞沪游击队第五支队联络员，负责传递情报及筹集资金等工作。民国32年（1943年），被叛徒陈书林（已处决）告密，遭敌人逮捕，受尽酷刑，后在新四军淞沪支队的营救下脱离险境。出狱后回归乡里，仍操医业，并继续支持人民革命武装斗争。解放后，积极组织联合诊所，任中医外科医生。1972年4月，因病逝世。

林涵之（1925—1974）

又名林瑞，南汇县横沔镇人。1949年，毕业于上海市同德医学院。解放后，被推荐为南汇县各界人民代表会议代表，后当选为南汇县人民代表，并曾当选人民委员会委员，任政协南汇县委员会委员兼副秘书长，南汇县卫生工作者协会第一、二届主任委员，南汇县中心医院副院长等职。林涵之毕生从事医学卫生事业25年。

他在校时品学兼优，从医时求知欲旺，在医术上刻苦钻研，夜以继日，精益求精，研习医学，阅读医学摘录卡片数以千计，文字10万之多。还为中西医进修班讲课，学生遍及南汇县境，享有盛名。参加南汇县各公社卫生院疑难病例的会诊，不管白天黑夜、路途遥远，从不推诿，深受人民称颂。他抢救危急病人难以胜数，工作极端负责。

1971年，他带领医疗小分队赴宣桥公社开展防病治病工作，博得当地人民的赞扬，赠送镜框、表扬信，小分队载誉而归。

严焕纯（1887—1975）

又名炎兴，世居祝桥镇西严家宅（今星光村10组）。师承族叔严文浩，熟读医书，悉心钻研，擅长中医内、外、幼科，善用温热药品，尤擅擒拿手绝技。存心济世，医德高尚，不论昼夜寒暑，病家有请必到，而医酬不计。遇有疾病，施诊舍药，数十年为一日。

马问吾（1888—1975）

世居祝桥长马家宅（今祝桥镇金星村15组），研读医药经典，精通张仲景伤寒论，擅长男妇大方脉。先在家开业，后迁上海思南路创办“佛光疗养院”，又开设电台医药讲座。民国35年（1946年），捐献土地，于祝桥镇南首曹家港营造“佛光公墓”，泽被桑梓。

俞干宙（1916—1979）

字菊芬，女，江苏省无锡市人。1960年，到南汇县中心医院工作。

民国31年（1942年），俞干宙毕业于上海圣约翰大学医学院，曾在上海宏仁医院（今胸科医院）、重庆市武汉疗养院、沙磁区卫生实验区、沙眼防治所、上海市第九医院及南洋医院等单位任妇产科医师。民国37年（1948年）后，在上海开设私人诊所。解放后，任上海国际和平保健院、交通医院妇产科主治医师。1960年，任南汇县中心医院妇产科医师。1978年，晋升为妇产科副主任医师。毕生从事妇产科工作30余年。

20世纪60年代初期，她参与创建南汇县中心医院妇产科病房，修订一套登计统计制度，开展剖腹产手术、卵巢囊肿摘除术、输卵管结扎术、子宫切除术、盆腔封闭术医治慢性盆腔炎等，造福人民。

俞干宙对学习孜孜不倦，通晓英、法、日三国语言，还关心青年医生成长，执教造就学生7人。她待病人胜似亲人，有日，为抢救危急病人，自己献出鲜血，当时劳累过度，竟晕倒于地，经扶持醒来还继续医治病人，感人肺腑。著有《超声在妇产科的应用》一文，刊登在《上海医学杂志》。曾任上海市第二届各界人民代表会议女代表，上海市联谊会主任委员、上海市民主妇联执行委员、上海市民主妇联医药顾问、中华医学会上海分会会员、政协南汇县第三届委员会委员。1979年，患白血病，几经医治无效而逝世。

杨永璇（1901—1981）

别号静斋，出生于周浦镇西郊里仁村8组，后定居周浦镇中大街，是针灸名医，著名的中医针灸学家。他幼读诗书，长而习医，17岁受业于浦东唐家花园针灸名医王诵愚。三年学成，在周浦镇、三林塘和上海市董家渡等地设诊所，以“针灸疯科方脉”悬壶应诊，并被中华火柴厂和茂新纱厂聘为特约医师。民国26年（1937年），杨迁居上海八仙桥设诊所行医，并定期为特约单位应诊，深为病家称颂。杨永璇诊病周详，讲究针刺补泻手法，重视中药艾灸火罐，针药并用，内外兼治，方法多样，后成为上海杨氏针灸疯科流派的创始人。上海市解放后，杨氏针灸专科特长得到充分发挥。1952年，杨永璇任上海市中医门诊部特约医师。1954年后，历任上海市第十一人民医院针灸科主任、上海市针灸研究所副所长、上海中医学院针灸系副主任、上海中医学院附属曙光医院针灸科主任、主任医师、顾问、中国针灸学会委员、上海市中医学会常务理事、上海市针灸学会主任委员、《上海中医药杂志》编委顾问、上海中医药人员学术鉴定委员会委员等职；并被选为政协上海市委员会第三届、第四届、第五届委员会委员。杨永璇毕生奉献于救死扶伤之道，积60余年的临床经验，曾著有《针灸治验录》，于1965年由上海科技出版社出版、发行。此著在香港曾一再翻印，先后有5～6种之多。又著《杨永璇中医针灸经验选》，于1984年出版，曾获1984年上海市中医、中西医结合科研成果三等奖。1982年，日本针灸医师协会曾举行“杨永璇学术思想专题研讨会”，名扬海外。他的《絮刺火罐疗法治疗脊椎肥大症医案》论文于1977年10月被广州中医学院编入《老中医医案医话选》；1982年8月，由山东中医学院选载于《名老中医之路》第二辑。

孙电人（1910—1984）

又名礼培，系上海县塘口镇人。民国17年（1928年）起，继承家学，随父学医行诊。民国21年（1932年），到周浦镇开业行医。1952年，响应人民政府号召，参加周浦镇联合医院、周浦镇联合诊所工作，曾担任周浦镇联合医院副院长和周浦镇联合诊所副所长等职，不久进入周浦医院。孙电人治学严谨，精研医学经典，涉猎经史百家，广采各流派之精华，医术精益求精，临床经验丰富，对疑难杂症治疗有独到之处，医德高尚，名传四方，成为孙氏世家的又一代名医。孙电人学术建树颇丰，先后撰写《皮硝外敷中西医结合治疗阑尾脓肿的疗效报告》、《大头瘟治验报告》、《紫金粉治疗心脏过早搏动20例临床观察》和《映雪轩医话》等学术论著。孙电人先后受聘为中华全国中医学会上海分会会员、南汇县医学会理事。1979年8月，评定为中医主治医师，是南汇县的名中医之一。先后当选为南汇县第二届人民代表大会代表、周浦镇第二届、第三届人民代表大会代表。

唐思义（1912—1984）

又字子宜，中共党员，副主任中医师，南汇县书院镇人。

幼入书塾，年轻时进入上海中医学院。其间，又投师沪上名医秦伯未门下。民国21年（1933年），毕业于中国医学院。民国24年（1935年）春，在秦伯未处修业期满，在家乡私人开业。未几，应师命回沪，为秦伯未料理诊务，监兼任秦氏中医局编辑，助纂医典。解放后，他响应人民政府的号召，组织联合诊所，1956年，应邀参加南汇县中心医院工作。

其擅长中医内、妇、儿科，注重临床治疗和中医教学工作。他医术精湛，深究内经底蕴，以伤寒为用，对温病有所发挥，对妇科及疑难杂症辨证周详，识中奥窍，法度审慎，处截灵活，能循病机入手，得心应手，往往使病在绝处而回生。

唐思义医德高尚，从不以高超的医技谋私利。他尽管年事已高，有着中医扎实的基础，还能虚心学习西医，结合实践使用。他处世廉洁，生活俭朴，待人真诚，德高望重。在临床诊治中，他总是先考虑病人利益，特别是当发现自己身患顽症时，还坚持查病房，带徒弟。手术后的病休期间，坚持门诊治病，面临生命垂危之际，还向组织表示要为国家作最后贡献的心愿。

他曾任南汇县第七、八届各界人民会议代表，科协南汇县委员会委员及名誉委员，医学会副理事长，南汇县卫生工作者协会第六届、第七届副主任委员，中华全国中医学会上海市分会理事。对祖国的中医事业极其关心，从20世纪50年代起，在上级的支持下，举办多期南汇县中医人员技术培训班，培养许多中医人才，负责中医人员的技术鉴定，办事严格。为建立南汇县中医医院，他积极建议，坚持和发展祖国中医事业具有高度的责任心。他的医技经验遗稿有《内经论要》、《伤寒论要》、《全匮论要》、《青主女科歌括》及诗稿《潮声集》等。

张丙文（1922—1991）

世居祝桥镇西张家宅（今星光村8组），系张氏疯科第九代传人。早年毕业于上海中国医学院，熟读医学经典、研究中西医结合，造诣较深，富有临床经验，擅长风湿、精通内科、治愈偏瘫、手足病残者不计其数，求诊者遍及全国各地及东南亚侨胞。解放后加入联合诊所。退休后就诊者仍门庭若市，对贫困者分文不取。1986～1987年，被选举为祝桥乡人民代表。

濮光星（1908—1997）

又名濮振东，西医，设诊所于大团镇上。他为新四军淞沪支队救护伤病员历时多年，计有数百人次。医治干部有鲍季良、夏筱堂、张耀明等。医治中，一次被人告发，关禁于南汇县城内守备队。出狱后，翌日仍不辞劳瘁，由联络员用船送到农村，为新四军淞沪支队伤病员治疗。

有日被叛徒庄平所纠缠，遭致敌政机关关押2月余。年底，治疗方大刚下肢枪伤开放性骨折，又一次被叛徒王福新告发，遭到敌中统特务拘捕，敌施用酷刑“老虎凳”，多次上刑，凶残逼讯，几濒于死，被关百余天，后得到新四军淞沪支队的营救脱险。

吴炳江（1921—1998）

别名吴杰，南汇县人，擅长中医外科。老港镇横华村（今牛肚村）人。少年时，就读上海南洋中学。民国29年（1940年），高中毕业后顺从父愿，拜顾贯一老中医为师学习中医外科。民国32年（1943年），学成后到老港横华村开业，民国36年（1947年），诊所迁至惠南镇。1952～1956年，任东门联合诊所所长，1956～1958年，任惠南乡联合诊所所长。1958年，惠南乡人民医院成立，任中医内科、外科医师。

吴炳江从医近60年，毕生刻苦钻研，临床经验丰富。1952年，进修西医，创立其独特的中西医诊治疗法，在南汇县中医外科独树一帜。20世纪50～60年代，在缺少影像器械诊断的情况下，吴炳江医师以手指触摸，能准确诊断病灶位置、性质；在治疗中采取“穿刺引流、排除脓液”和局部用药方法，对肺脓疡、肝脓疡、骨髓炎、多发性脓肿等疾病疗效甚佳；运用草药治疗胃溃疡、奶疖、疔疮、病毒性感冒等常见病，疗效更为显著；对当时难治的伤寒、脑膜炎、结核等疾病的治疗上也有独到的见解。

吴炳江行医一生，具有良好的医德医风。一邻居老工人，卧床不起，满身褥疮。是年，吴炳江医师年逾古稀，坚持隔日为其清洗换药直至其去世，不取分文。他还下乡悉心扶持农村合作医疗，到滨海卫生院等新建医院义诊。他的医技医德誉满浦江两岸，众多病家赠予条匾。连续多年被评为南汇县先进卫生工作者。他带教培养众多中医后人，其中有其女惠芳、子展中。

吴瑞清（1909—1999）

世居祝桥镇，拜川沙著名中医顾小心为师，悬壶结业，返乡开业，以辨证论治为原则，处方严谨，疗效确切。解放后，加入联合诊所，对中西医内科理论又有深入研究，对病理和药理也有深入钻研，并富有临床实践经验。

杨季藩（1912—2000）

民国元年（1912年）12月生。杨季藩青年时代与胞姐杨静芳一起，从师于父亲杨步青，继承并发展杨氏中医儿科，同时向皇甫医师学习西医，成为中、西医结合的一位医师。杨季藩于解放前就获得甲字医师执照，个体开业。1958年8月，进下沙乡人民医院工作。他所从事的中医儿科成为下沙镇（乡、公社）卫生院的一大特色专科。杨季藩作为杨氏中医第七代传人，主治新生儿黄疸、败血症、婴幼儿腹泻、高热惊厥、儿童哮喘等。他热心服务，医艺精湛，声名鹊起，慕名前来求医者络绎不绝。

杨季藩曾当选南汇县第一届、第七届人民代表，并参加政协南汇县委员会有关活动，积极参政、议政。他发挥自己医术特长，为下沙镇的离退休老干部、烈军属、贫困病员进行义诊看病，受到社会的尊重。杨氏中医儿科，作为祖国医学瑰宝，载入下沙镇及南汇县的史册。

2000年10月30日，杨季藩因病逝世。

王声扬（1922—2001）

中共党员，南汇县周浦人。解放前，在上海新中国医学院医事人员特种补训班学西医。民国 34 年（1945 年）8 月，在周浦镇开设私人诊所。民国 37 年（1948 年）1 月，创办声扬医院，任院长。1952 年 1 月，并入周浦联合医院。1953 年后，先后在南汇县血防站、南汇县政府、南汇县工农兵医院、南汇县中心医院、南汇县卫生学校、南汇县医学会等担任医师、防病管理、公费管理等多个岗位、多个部门的工作。

王声扬曾 6 次当选为江苏省、上海市人大代表；7 次当选为南汇县人民代表大会代表，4 次当选为南汇县人大常委会常委；南汇县科学技术协会第一、二届委员及名誉委员；南汇县卫生工作者协会第一至六届主任、副主任委员；1952 年至“文化大革命”前，兼任南汇县爱卫委副主任、爱卫办主任。1978 年 6 月至 1984 年 10 月，任南汇县中心医院副院长。

王声扬一生从事卫生工作。解放初，他以一个新社会知识分子的精神和工作热情，积极响应中国共产党的号召，无私奉献自己的资产和专业知识，带领一批私人个体卫生工作者，投入到公立医院的创建工作中。解放初，南汇县是血吸虫病的重灾区，他带领和组织全县医务人员，开展灭钉螺防治血吸虫病，取得显著成效。他积极贯彻上海市卫生局的要求，在全县开展三级医疗网的改革，为建立农村合作医疗而勤恳工作，艰苦创业，为南汇县卫生事业的发展和壮大作出杰出的贡献。

“文化大革命”期间，王声扬受到冲击，曾数次下放劳动。中共十一届三中全会以后，他拥护并执行党的卫生政策和方针，积极靠拢党组织，再三要求加入党组织，在他 63 岁时加入中国共产党。

顾新度（1918—2001）

女，出生于南汇县祝桥镇世医之家。青年时，勤求古训，继承祖业，后从师南汇县名医朱氏世族之鞠振平医师。业成后，悬壶济世，造福桑梓。民国 29 年（1940 年）7 月至民国 35 年（1946 年 12 月），在祝桥区凉亭乡开设儿科诊所。民国 36 年（1947 年）1 月至 1952 年 2 月，在惠南镇开设儿科诊所。1952 年 2 月，参加组建惠南镇联合诊所，成为集体医疗卫生事业机构的骨干成员。1952 年 2 月至 1958 年 10 月，在惠南镇联合诊所任儿科医师。1958 年 10 月至 1984 年 4 月，在惠南乡（公社）卫生院任儿科医师。顾新度医德良好、医术高超，获得病家信任。直至 1984 年 4 月，其 67 岁时才退休。

顾新度一生行医，对医术精益求精，在实践的基础上认真总结了肠套叠诊断法、灌肠疗法、百日咳治疗等中西医结合治疗疑难杂症，取得一定疗效，并在有关杂志上发表专业文章。她为人淳朴、为民排忧解难，即使在“文化大革命”蒙受冤屈期间，她仍坚持下乡为广大农民群众服务，在小儿科领域里形成一定的影响。1957 年，被评为江苏省先进生产工作者；1958 年，被评为江苏省爱国卫生运动先进工作者，出席江苏省劳模大会；1960 年，被评为上海市文教卫生社会主义事业建设先进工作者；1961 年，被评为南汇县先进生产工作者；1962 年、1963 年，被评为上海市爱国卫生运动先进工作者；1964 年、1982 年，被评为南汇县卫生先进工作者；1958 年、1963 年，先后当选为惠南乡（公社）第三届、第五届人民代表；1960 年、1963

年、1981年，分别当选为南汇县第四届、第五届、第七届人民代表；1984年，当选为政协南汇县委员会委员。

朱曾田（1912—2004）

民国元年（1912年）4月，出生于江苏省南汇县一个中农家庭。民国18年（1929年）至民国20年（1931年），在方见吾老中医处学医。民国21年（1932年至1950年，在家开业行医。1951年1月至1951年3月，参加中西医进修班。1951年4月至1956年6月参加盐仓联合诊所。1956年8月，进南汇县中心医院中医科工作，并参加南京中医学院函授进修，使他的中医技术达到了一定水平。1978年12月，晋升为中医科主治医师。1979年3月，光荣退休。

朱曾田热爱中国共产党，热爱新中国，热爱社会主义，积极参加各项各类政治运动，政治思想觉悟不断提高，政治上积极要求进步，乐意接受新生事物，并能在实际工作中融会贯通。他热爱本职，以白求恩精神献身于中医事业，关怀体贴病人，全心全意服务人民，无私地奉献了自己的一生。

朱曾田又是一位受人尊敬的好医师，他把培养接班人作为自己应尽的职责和义务。在带教学生、培养卫生技术人才时，动脑筋想办法，竭尽全力进行传、帮、带，毫无保留地把自己学到的知识传授给他的学生。

朱曾田从事中医工作几十年来，对工作极端认真、负责，事事以主人翁的精神对待工作，对待同志。他自己的生活简朴，勤俭节约，对同事热情帮助，深受大家爱戴。把毕生的精力都贡献给了自己热爱的中医事业。

2004年10月23日，因病逝世。

张积余（1925—2004）

江苏省靖江县人。民国37年（1948年），毕业于上海同德医学院，曾任上海市虹桥疗养院住院医师、南洋医院（后改为卢湾区中心医院，现为瑞金医院卢湾分院）、上海市胸科医院、南汇县中心医院肺科主治医师、南汇县工农兵医院（后改为南汇县结核病防治院，现为南汇区老年医院）肺科副主任医师；1995年，晋升为主任医师。曾任政协南汇县第四届委员会委员，南汇县医学会理事、常务理事和肺科学组组长。

1957年9月，张积余随主任医师徐昌文等筹建上海市胸科医院肺内科，为创建胸科医院作出贡献。1965年9月，响应卫生部“把医疗卫生工作放到农村去”的号召，放弃上海市区优越的工作和生活条件，调入南汇县中心医院，创立肺科病房，为规范诊治南汇县肺结核病人打下良好基础。1973年，随南汇县中心医院肺科病房迁入南汇县工农兵医院。其间，收治大批重症肺结核病人，将许多濒临死亡的患者从死亡线上拉了回来。同时诊治一批重症肺部疾病患者，如慢性阻塞性肺病、支气管扩张、肺部肿瘤等。开展人工气腹、支气管碘油造影等多项技术。南汇县工农兵医院肺科曾经成为远近闻名诊治肺部疾病的专科医院。从1965～1985年的20年中，张积余协助南汇县结防所建立南汇县结防三级防治网络，并学习、运用主任医师郑定竹首创的“一网两用”的先进经验，即防治肺结核病与防治肺部肿瘤相结合。在医疗、教学、培训青年医师以及抢救危重病人等工作中作出突出贡献。

“文化大革命”期间，张积余曾受到迫害。中共十一届三中全会后，张积余更加发愤工作，使南汇县的肺结核和肺部肿瘤防治工作更上一层楼。1978年，被评为南汇县卫生系统先进工作者。1980年，被评为南汇县工会优秀积极分子。1985年5月，加入中国共产党。

张积余一生献给医学事业，尤其是在肺内科专业积累了丰富的经验，发表论文23篇，《肺癌的早期诊断》、《肺脓肿的内科治疗》、《影响肺癌三年生存率的因素探讨》等均具有独特的见解和可靠的数据，曾与主任医师徐昌文等合编《肺癌》（上海科技出版社，1962年7月出版）；与吴绍青教授等合编《实用肺结核病治疗学》（上海科技出版社，1966年8月出版）；校译国外医学文摘155篇，在国内各医学杂志发表。

张积余于1985年退休后，继续发挥余热，曾受聘卢湾区结核病防治所担任技术顾问，任上海市第二肺科医院西区读片会专家组成员，在社区为居民提供医疗咨询，讲授保健知识，多次受到街道党委的表扬，被评为“好党员”。

第二节　人物表

一、南汇区（县）卫生系统离休干部名录

南汇区（县）卫生系统离休干部名录

〈以参加革命时间先后为序〉

表16-2-1

姓　名	性　别	籍　贯	出生年月	离休单位	参加革命年月
蔡　莲	男	山东栖霞	1920-01	卫生局	1940-01
康玉妹	女	河北唐县	1925-07	卫生局	1940-12
郭绪良	男	山西阳城	1916-09	卫生局	1942-01
甘作东	男	安徽含山	1922-12	周浦医院	1942-12
丁宪忠	男	上海南汇	1924-09	中心医院	1943-02
李玉祥	男	江苏泰兴	1918-01	结核病防治院	1943-03
张晋卿	男	山东莱芜	1920-	卫生局	1943-10
唐全荣	男	江苏宜兴	1927-01	周浦医院	1944-02
戚汉铎	男	江苏兴化	1922-10	南华医院	1944-10
戢立权	男	湖南金城	1914-11	中心医院	1945-01
谢一恒	男	江苏南通	1929-12	中心医院	1945-07
张　玉	女	河北宁晋	1928-02	周浦镇卫生办公室	1946-02
陈秉校	男	山东黄县	1930-01	周浦医院	1946-02
陈　容	男	江苏启东	1927-11	卫生学校	1946-10
吴丛谕	男	江苏沭阳	1925-10	妇幼保健所	1946-11
龚银龙	男	上海南汇	1929-11	卫生局	1947-04
周　勤	男	江苏启东	1929-10	中心医院	1947-05
刘宝儒	男	河北唐山	1932-08	周浦医院	1947-06
徐步朝	男	江苏南通	1927-08	卫生局	1947-07

续表 16-2-1

姓 名	性 别	籍 贯	出生年月	离休单位	参加革命年月
高福亚	男	江苏阜宁	1930-05	中心医院	1947-07
于庆远	男	山东滨县	1929-10	中心医院	1947-08
黄进修	男	江苏南通	1922-10	周浦医院	1948-01
左 英	男	河北定县	1925-05	南华医院	1948-02
杨 新	女	山东长青	1930-10	周浦医院	1948-07
王舒庭	男	河南南阳	1930-09	横沔镇卫生院	1948-11
刘德沛	男	江苏丰县	1932-05	泥城镇卫生院	1948-12
王士行	男	上海南汇	1928-06	卫生学校	1949-01
葛练英	女	江苏南通	1927-09	中心医院	1949-01
周祥茂	男	山东平度	1929-12	南华医院	1949-02
赵宏济	男	浙江宁波	1932-04	坦直镇卫生院	1949-02
杨文昌	男	上海川沙	1932-03	中心医院	1949-03
江 澜	女	江苏镇江	1926-02	卫生学校	1949-06

二、南汇区（县）卫生系统国务院特殊津贴获得者

南汇区（县）卫生系统国务院特殊津贴获得者名录

表 16-2-2

姓 名	性 别	技术职称	单 位	获得年度
储 峰	男	主任医师	南华医院	1992
王子平	男	主任医师	周浦医院	2005
王静恩	男	主任医师	中心医院	2009

三、上海市卫生系统医学领先学科特色专科带头人

上海市卫生系统医学领先学科特色专科带头人名录

表 16-2-3

姓 名	性别	技术职称	单 位	特色专科名称	获得年度
储 峰	男	主任医师	南华医院	流行性出血热特色专科	1994
邱夏地	男	主任医师	中心医院	胃肠病特色专科	1995
王志平	男	主任医师	周浦医院	脊柱脊髓损伤特色专科	1995
李荣华	男	副主任医师	新场镇卫生院	初级卫生保健特色项目《镇、村卫生机构一体化管理方式的研究与实践》	1999

四、南汇区（县）专业技术拔尖人才

南汇区（县）专业技术（卫生）拔尖人才名录

表 16-2-4

姓　名	性别	职务（职称）	届　次	单　位
储　峰	男	南汇县卫生局局长，传染科主任、主任医师	南汇县第一、二、三届专业技术拔尖人才	卫生局、南华医院
邱夏地	男	内科主任、主任医师	南汇县第三届专业技术拔尖人才	中心医院
王子平	男	骨科主任、主任医师	南汇县第三届专业技术拔尖人才	周浦医院
王静恩	男	南汇县中心医院副院长，内科主任、副主任医师	南汇区第一届专业技术拔尖人才	中心医院
黄建明	男	骨科主任、主任医师	南汇区第一、二届专业技术拔尖人才	中心医院
韩东华	男	外科主任、主任医师	南汇区二届专业技术拔尖人才	中心医院

五、南汇区（县）卫生系统高级技术职称人员名录

南汇区（县）卫生系统高级技术职称人员情况表

表 16-2-5

姓　名	性别	出生年月	文化程度	从事专业	职称名称	晋升年份	工作单位
胡希强	男	1920-02	大学本科	内　科	主任医师	1963	中心医院
戚婉英	女	1930-01	大学本科	儿　科	主任医师	1987	中心医院
杨依方	男	1924-11	大学本科	中医科	主任医师	1987	光明中医医院
储　峰	男	1939-05	大学本科	内　科	主任医师	1990	南华医院
马远嵩	男	1935-03	大学本科	外　科	主任医师	1991	中心医院
金铁华	男	1930-01	大学本科	公共卫生	主任医师	1991	疾病预防控制中心
孙嘉利	男	1934-09	大学本科	口腔科	主任医师	1992	中心医院
邱夏地	男	1941-05	大学本科	内　科	主任医师	1992	中心医院
沈德方	男	1934-05	大学本科	内　科	主任医师	1993	中心医院
杭维亮	男	1942-04	大学本科	内　科	主任医师	1993	中心医院
唐建华	男	1937-08	大学本科	中医科	主任医师	1993	光明中医医院
吴正良	男	1939-12	大学本科	内　科	主任医师	1994	光明中医医院
张积余	男	1925-01	大学本科	内　科	主任医师	1995	老年医院
王子平	男	1944-12	大学本科	骨　科	主任医师	1996	周浦医院
王永昌	男	1943-01	大学本科	整形科	主任医师	1997	中心医院
李顺利	男	1943-01	大学本科	骨　科	主任医师	1998	中心医院
卢振国	男	1944-01	大学本科	内　科	主任医师	1998	中心医院
顾文忠	男	1945-04	大学本科	中医科	主任医师	1998	中心医院
应仲华	男	1946-03	大学本科	外　科	主任医师	1998	中心医院
古兆辰	男	1938-02	大学本科	内　科	主任医师	1998	中心医院
尚　云	男	1952-01	大学本科	中医科	主任医师	1998	光明中医医院

续表16-2-5-1

姓　名	性别	出生年月	文化程度	从事专业	职称名称	晋升年份	工作单位
杨尔淑	女	1946-01	大学本科	中医科	主任医师	1998	光明中医医院
黄建明	男	1961-06	大学本科	骨　科	主任医师	2000	中心医院
苏建华	男	1957-01	大学本科	中医科	主任医师	2000	中心医院
孙志伟	男	1955-01	大学本科	公共卫生	主任医师	2000	疾病预防控制中心
山椿龄	男	1941-07	大学本科	外　科	主任医师	2001	周浦医院
胡蕴刚	男	1947-04	大学本科	内　科	主任医师	2002	中心医院
郭　伟	女	1954-04	大学本科	内　科	主任医师	2002	周浦医院
严启明	男	1946-11	大学本科	外　科	主任医师	2002	周浦医院
朱　琪	男	1955-01	大学专科	放射科	主任医师	2003	中心医院
肖丽萍	女	1962-04	大学本科	妇产科	主任医师	2003	中心医院
宋德香	女	1957-08	大学本科	卫生管理	主任医师	2003	康桥镇社区卫生服务中心
王静恩	男	1951-09	大学专科	内　科	主任医师	2004	中心医院
李荣岭	男	1961-11	大学本科	急诊科	主任医师	2004	中心医院
卫新国	男	1951-11	大学专科	中医科	主任医师	2004	光明中医医院
王长涛	男	1962-07	大学本科	外　科	主任医师	2005	中心医院
王志娥	女	1966-05	大学本科	老年病科	主任医师	2005	中心医院
王爱华	女	1962-09	大学本科	内　科	主任医师	2005	中心医院
顾国妹	女	1963-11	大学本科	内　科	主任医师	2005	中心医院
袁秀莲	女	1959-11	大学本科	妇产科学	主任医师	2005	周浦医院
顾龙殿	男	1958-01	大学本科	骨　科	主任医师	2006	中心医院
王绍鸣	男	1965-01	大学本科	急诊科	主任医师	2006	中心医院
韩东华	男	1965-01	研究生毕业	外　科	主任医师	2006	中心医院
顾伟民	男	1960-07	大学本科	骨　科	主任医师	2007	老年医院
包　红	男	1964-12	研究生	内　科	主任医师	2007	中心医院
林春颖	女	1959-04	研究生	内　科	主任医师	2007	中心医院
施建平	男	1966-02	大学本科	内　科	主任医师	2007	中心医院
谌鸿玲	女	1959-02	大学本科	妇科学	主任医师	2007	周浦医院
张箭平	男	1964-08	大学本科	外　科	主任医师	2008	中心医院
郑曼韬	女	1964-01	大学本科	内　科	主任医师	2008	中心医院
胡春燕	女	1967-02	大学本科	内　科	主任医师	2008	中心医院
王英保	男	1955-03	在职硕士	内　科	主任医师	2008	周浦医院
韩　江	男	1962-01	大学本科	外　科	主任医师	2008	周浦医院
闵志均	男	1964-05	大学本科	外　科	主任医师	2009	中心医院
王秀会	男	1963-12	研究生	骨　科	主任医师	2009	周浦医院
秦良谊	男	1958-07	研究生	检验科	主任技师	2001	中心医院
沈英俊	男	1929-05	大学本科	外　科	副主任医师	1978	中心医院
沈家仁	男	1932-04	大学本科	外　科	副主任医师	1978	老年医院
俞干宙	女	1916-09	大学本科	妇产科	副主任医师	1978	中心医院

续表16-2-5-2

姓　名	性别	出生年月	文化程度	从事专业	职称名称	晋升年份	工作单位
郁秀宝	女	1922-12	大学本科	内　科	副主任医师	1978	中心医院
唐思义	男	1912-07	大学本科	中医科	副主任医师	1978	中心医院
涂长龄	男	1930	大学本科	外　科	副主任医师	1982	新场镇社区卫生服务中心
王其祥	男	1930-04	大学本科	外　科	副主任医师	1983	新场镇社区卫生服务中心
周　勤	男	1929-01	大学专科	外　科	副主任医师	1987	中心医院
顾根官	男	1935-03	中　专	外　科	副主任医师	1987	中心医院
魏　显	男	1928-08	大学本科	内　科	副主任医师	1987	中心医院
沈龙珍	女	1936-08	大学专科	妇产科	副主任医师	1987	中心医院
郁阶平	男	1929-12	大学本科	外　科	副主任医师	1987	周浦医院
严庆方	男	1930-09	大学本科	内　科	副主任医师	1987	周浦医院
赵根龙	男	1938-01	大学本科	儿　科	副主任医师	1987	周浦医院
傅振强	男	1942-05	大学专科	中医科	副主任医师	1987	周浦医院
王祥生	男	1935-01	大学本科	劳动卫生	副主任医师	1987	卫生局卫生监督所
顾仰乔	男	1927-03	大学本科	食品卫生	副主任医师	1987	卫生局卫生监督所
叶克义	女	1934-01	大学本科	妇产科	副主任医师	1988	中心医院
沈汉勋	男	1928-01	大学专科	外　科	副主任医师	1988	中心医院
丁祖辉	男	1932-02	大学本科	内　科	副主任医师	1988	中心医院
陈国良	男	1941-07	大学本科	放射科	副主任医师	1988	中心医院
周其祥	男	1937-08	大学本科	急诊科	副主任医师	1988	中心医院
张品芳	女	1937-01	大学本科	妇产科	副主任医师	1988	中心医院
朱蓓英	女	1940-06	大学本科	儿　科	副主任医师	1988	中心医院
严润德	男	1928-03	大学专科	中医科	副主任医师	1988	光明中医医院
周文澜	女	1941-04	大学本科	内　科	副主任医师	1988	新场镇社区卫生服务中心
薛　岫	男	1936-08	大学专科	内　科	副主任医师	1989	中心医院
徐振德	男	1919-04	大学毕业	内　科	副主任医师	1989	周浦医院
刘金余	男	1935-11	大学本科	外　科	副主任医师	1989	周浦医院
潘鸿江	男	1941-11	大学专科	内　科	副主任医师	1989	周浦医院
施克忠	男	1941-05	研究生	内　科	副主任医师	1989	光明中医医院
王宗一	男	1933-11	大学专科	内　科	副主任医师	1989	南华医院
卢益富	男	1940-02	大学本科	公共卫生	副主任医师	1989	疾病预防控制中心
顾唯一	男	1928-11	初　中	中医科	副主任医师	1989	祝桥镇社区卫生服务中心
陈芝兰	女	1938-07	研究生	内　科	副主任医师	1990	周浦医院
蒋顺安	男	1941-05	大学专科	中医科	副主任医师	1990	周浦医院
张义勇	男	1930-01	大学专科	内 科	副主任医师	1990	精神卫生中心
唐永士	男	1937-01	大学本科	内　科	副主任医师	1991	中心医院
奚惠清	女	1938-08	大学本科	内　科	副主任医师	1991	中心医院
陶景如	女	1943-06	大学专科	中医科	副主任医师	1991	周浦医院
王永彬	男	1941-01	大学专科	放射科	副主任医师	1991	周浦医院

续表16-2-5-3

姓　名	性别	出生年月	文化程度	从事专业	职称名称	晋升年份	工作单位
陶国利	男	1943-07	大学本科	卫生防疫	副主任医师	1991	卫生局卫生监督所
张永生	男	1940-12	大学本科	儿　科	副主任医师	1992	中心医院
金家远	男	1937-02	大学专科	内　科	副主任医师	1992	中心医院
季　青	男	1945-02	大学本科	内　科	副主任医师	1992	南华医院
陆正良	男	1932-12	大学专科	内　科	副主任医师	1992	老年医院
王良伯	男	1942-04	大学本科	流行病学	副主任医师	1992	疾病预防控制中心
朱友才	男	1944-08	大学本科	传染病学	副主任医师	1992	疾病预防控制中心
倪伯元	男	1940-11	大学专科	流行病学	副主任医师	1992	卫生局卫生监督所
王亚益	男	1939-02	大学本科	口腔科	副主任医师	1993	中心医院
傅国辛	男	1945-11	大学本科	药剂科	副主任药师	1993	卫生局
徐庭昌	男	1945-02	大学本科	内　科	副主任医师	1993	卫生局
顾友文	男	1944-08	大学本科	中医科	副主任医师	1993	卫生局
吴金平	男	1955-01	大学专科	骨　科	副主任医师	1993	中心医院
李顶贤	男	1935-06	大学本科	内　科	副主任医师	1993	周浦医院
赵德坤	男	1941-11	大学本科	内　科	副主任医师	1993	周浦医院
余　靖	女	1942-12	大学本科	中医科	副主任医师	1993	光明中医医院
徐振达	男	1941-11	大学专科	中医科	副主任医师	1993	光明中医医院
周幼雯	女	1942-09	大学本科	内　科	副主任医师	1993	南华医院
王水南	女	1945-11	大学本科	内 科	副主任医师	1993	南华医院
王卫东	男	1941-01	大学专科	放射科	副主任医师	1993	大团镇社区卫生服务中心
陈贤传	男	1946-07	大学本科	中医科	副主任医师	1993	新场镇社区卫生服务中心
杨大可	男	1941-02	大学本科	外　科	副主任医师	1994	中心医院
丁爱芳	女	1941-01	大学本科	内　科	副主任医师	1994	中心医院
韩引芳	女	1944-05	大学专科	中医科	副主任医师	1994	中心医院
蔡文娟	女	1941-02	大学专科	妇产科	副主任医师	1994	周浦医院
姚克平	男	1943-04	大学本科	外　科	副主任医师	1994	周浦医院
杨　容	女	1945-11	大学专科	中医科	副主任医师	1994	周浦医院
许文清	男	1950-01	大学专科	中医科	副主任医师	1994	光明中医医院
张舒冠	女	1943-04	大学本科	中医科	副主任医师	1994	光明中医医院
严润民	男	1942-01	大学专科	内　科	副主任医师	1994	南华医院
李菊仙	女	1953-12	大学专科	妇产科	副主任医师	1994	大团镇社区卫生服务中心
王赣南	男	1956-07	大学本科	骨　科	副主任医师	1994	大团镇社区卫生服务中心
刘木松	男	1961-03	大学本科	卫生管理	副主任医师	1994	泥城镇社区卫生服务中心
姚永昌	男	1942-01	大学专科	中医科	副主任医师	1994	祝桥镇社区卫生服务中心
郑正安	男	1946-01	大学本科	放射科	副主任医师	1995	中心医院
胡惠芳	女	1952-02	大学专科	口腔科	副主任医师	1995	中心医院
濮文虎	男	1949-08	大学本科	行政管理	副主任医师	1995	中心医院
陈雅男	女	1945-01	大学本科	内　科	副主任医师	1995	周浦医院

续表16-2-5-4

姓　名	性别	出生年月	文化程度	从事专业	职称名称	晋升年份	工作单位
叶庆衡	男	1942-11	大学本科	外　科	副主任医师	1995	周浦医院
张爱弟	男	1946-11	大学本科	儿　科	副主任医师	1995	周浦医院
方厚贤	男	1942-12	大学专科	中医科	副主任医师	1995	周浦医院
刘乃家	男	1948-01	大学本科	公共卫生	副主任医师	1995	周浦医院
李荣民	男	1945-11	大学本科	外　科	副主任医师	1995	光明中医医院
赵南征	女	1950-01	大学专科	内　科	副主任医师	1995	光明中医医院
董发超	男	1947-02	大学本科	外　科	副主任医师	1995	光明中医医院
于骏朔	男	1942-06	大学专科	内　科	副主任医师	1995	老年医院
方佩芬	女	1954-09	大学本科	公共卫生	副主任医师	1995	疾病预防控制中心
盛馥娟	女	1941-07	大学专科	中医科	副主任医师	1995	书院镇社区卫生服务中心
沈望平	男	1942-11	大学专科	中医科	副主任医师	1995	宣桥镇社区卫生服务中心
王正东	男	1942-12	大学专科	中医科	副主任医师	1995	宣桥镇社区卫生服务中心
倪正忠	男	1942-01	大学专科	中医科	副主任医师	1995	祝桥镇社区卫生服务中心
唐尚平	男	1942-11	大学本科	内　科	副主任医师	1996	中心医院
张龙泉	男	1944-06	大学本科	口腔科	副主任医师	1996	中心医院
周　刚	男	1948-03	大学专科	中医科	副主任医师	1996	周浦医院
戴忠良	男	1951-01	大学专科	中医科	副主任医师	1996	光明中医医院
李　菲	女	1957-08	大学本科	中医科	副主任医师	1996	光明中医医院
龚凯平	男	1952-08	大学本科	中医科	副主任医师	1996	光明中医医院
张逸萍	女	1951-09	大学本科	中医科	副主任医师	1996	光明中医医院
张伟琦	男	1944-12	大学本科	内 科	副主任医师	1996	老年医院
陈晓玲	女	1960-08	大学本科	传染病	副主任医师	1996	疾病预防控制中心
吴才良	男	1948-11	大学专科	中医科	副主任医师	1996	血站
施正洪	男	1947-09	大学本科	妇产科	副主任医师	1997	中心医院
徐俊民	男	1961-02	大学本科	超声波	副主任医师	1997	中心医院
潘汉匀	男	1963-12	大学本科	儿　科	副主任医师	1997	中心医院
祝桂祥	男	1953-11	大学专科	口腔科	副主任医师	1997	周浦医院
周　翊	女	1956-01	大学专科	病理科	副主任医师	1997	周浦医院
乔居吉	男	1945-11	大学本科	儿　科	副主任医师	1997	周浦医院
刘炳坤	男	1950-02	大学本科	妇产科	副主任医师	1997	光明中医医院
王建华	女	1952-06	大学专科	妇产科	副主任医师	1997	光明中医医院
瞿晓竹	女	1957-05	大学专科	中医科	副主任医师	1997	光明中医医院
杜德林	男	1952-12	大学专科	内　科	副主任医师	1997	南华医院
朱根生	男	1952-01	大学专科	内　科	副主任医师	1997	老年医院
沈志清	男	1946-07	大学本科	公共卫生	副主任医师	1997	疾病预防控制中心
凌丰村	女	1947-12	大学本科	公共卫生	副主任医师	1997	卫生局卫生监督所
顾永祥	男	1945-08	大学专科	内　科	副主任医师	1997	六灶镇社区卫生服务中心
宋利民	男	1952-02	大学专科	内　科	副主任医师	1997	书院镇社区卫生服务中心

续表16-2-5-5

姓　名	性别	出生年月	文化程度	从事专业	职称名称	晋升年份	工作单位
沈美华	女	1953-12	大学专科	妇产科	副主任医师	1997	书院镇社区卫生服务中心
江期遂	男	1964-01	大学本科	内　科	副主任医师	1997	新场镇社区卫生服务中心
储苏平	男	1962-12	大学本科	内　科	副主任医师	1997	新场镇社区卫生服务中心
徐根才	男	1944-03	大学本科	外　科	副主任医师	1998	中心医院
陶根仙	女	1951-12	大学专科	妇产科	副主任医师	1998	中心医院
田众一	男	1962-01	大学本科	外　科	副主任医师	1998	中心医院
沙龙贵	男	1964-03	大学本科	外　科	副主任医师	1998	中心医院
邹志毅	男	1956-11	大学本科	放射科	副主任医师	1998	中心医院
朱晓红	女	1956-06	大学本科	儿　科	副主任医师	1998	中心医院
朱文福	男	1950-11	大学专科	内　科	副主任医师	1998	中心医院
蔡仁忠	男	1955-06	大学专科	外　科	副主任医师	1998	中心医院
张智平	男	1957-03	大学专科	外　科	副主任医师	1998	周浦医院
舒达理	男	1953-05	大学本科	眼　科	副主任医师	1998	周浦医院
赵德明	男	1962-12	大学本科	内　科	副主任医师	1998	光明中医医院
关　雁	女	1963-03	大学本科	内　科	副主任医师	1998	南华医院
鞠婉微	女	1951-02	大学专科	内　科	副主任医师	1998	南华医院
严炎根	男	1948-07	大学专科	内　科	副主任医师	1998	大团镇社区卫生服务中心
华爱光	男	1944-03	大学本科	寄生虫病	副主任医师	1998	大团镇社区卫生服务中心
江荣堤	男	1952-01	大学专科	卫生管理	副主任医师	1998	泥城镇社区卫生服务中心
沈　波	女	1963-01	大学本科	内　科	副主任医师	1998	惠南镇社区卫生服务中心
叶培安	男	1947-07	大学本科	妇产科	副主任医师	1999	中心医院
吴永刚	男	1963-03	大学本科	急诊科	副主任医师	1999	中心医院
陆　诚	男	1953-02	大学专科	麻醉科	副主任医师	1999	中心医院
张　湘	男	1961-08	大学本科	内　科	副主任医师	1999	周浦医院
张晓兰	女	1956-01	大学专科	眼耳鼻喉科	副主任医师	1999	光明中医医院
康永芳	女	1956-05	大学专科	儿　科	副主任医师	1999	大团镇社区卫生服务中心
杨承智	男	1953-09	大学本科	中医科	副主任医师	1999	航头镇社区卫生服务中心
沈妙福	男	1941-01	大学专科	内　科	副主任医师	1999	宣桥镇社区卫生服务中心
陈大鸣	男	1958-02	大学专科	中西医	副主任医师	1999	宣桥镇社区卫生服务中心
张义彬	男	1945-11	大学专科	中医眼科	副主任医师	1999	祝桥镇社区卫生服务中心
戴立争	男	1947-01	大学专科	骨　科	副主任医师	1999	新场镇社区卫生服务中心
洪莉莉	女	1950-08	大学专科	妇产科	副主任医师	2000	中心医院
樊振军	男	1963-11	大学本科	胃　镜	副主任医师	2000	中心医院
包福祥	男	1961-01	大学本科	行政管理	副主任医师	2000	中心医院
陈雅然	女	1956-01	大学专科	妇产科	副主任医师	2000	中心医院
倪建平	男	1960-11	大学本科	口腔科	副主任医师	2000	中心医院
王安龙	男	1951-05	大学专科	外　科	副主任医师	2000	中心医院
朱　福	男	1964-06	研究生	内　科	副主任医师	2000	中心医院
方铭喜	男	1956-03	大学本科	内　科	副主任医师	2000	周浦医院

续表16-2-5-6

姓　名	性别	出生年月	文化程度	从事专业	职称名称	晋升年份	工作单位
朱巧仙	女	1955-08	大学专科	内　科	副主任医师	2000	周浦医院
郭方强	男	1963-11	大学专科	眼耳鼻喉科	副主任医师	2000	光明中医医院
龙厚东	男	1967-07	大学专科	眼耳鼻喉科	副主任医师	2000	光明中医医院
黄惠泉	男	1956-02	研究生结业	临床医学	副主任医师	2000	光明中医医院
刘树义	男	1960-05	大学本科	临床医学	副主任医师	2000	光明中医医院
叶培豹	男	1944-04	大学本科	外　科	副主任医师	2000	大团镇社会卫生服务中心
龚天明	男	1950-05	大学专科	基础医学	副主任医师	2000	康桥镇社区卫生服务中心
李清华	女	1965-01	大学本科	急诊科	副主任医师	2001	中心医院
李占芳	男	1963-07	大学本科	麻醉科	副主任医师	2001	中心医院
孙志文	男	1967-04	大学本科	心电图	副主任医师	2001	中心医院
陈慧华	女	1965-06	大学本科	口腔科	副主任医师	2001	中心医院
张立娟	女	1962-08	大学本科	内　科	副主任医师	2001	周浦医院
高泽立	男	1961-05	研究生毕业	内　科	副主任医师	2001	周浦医院
王志敬	男	1964-11	大学本科	心　科	副主任医师	2001	周浦医院
顾　勤	男	1957-03	大学本科	外　科	副主任医师	2001	周浦医院
丁福浩	男	1957-03	大学本科	综合科	副主任医师	2001	周浦医院
齐昌菊	女	1964-12	大学本科	中医学	副主任医师	2001	光明中医医院
罗艳群	女	1965-12	大学本科	妇产科	副主任医师	2001	光明中医医院
徐洪波	男	1955-05	大学本科	眼耳鼻喉科	副主任医师	2001	光明中医医院
沈惠平	男	1964-03	大学本科	公共卫生	副主任医师	2001	疾病预防控制中心
沈　扬	男	1955-05	大学专科	骨　科	副主任医师	2001	新场镇社区卫生服务中心
刘春平	男	1957-02	大学专科	内　科	副主任医师	2001	新场镇社区卫生服务中心
邹亚君	女	1965-06	大学本科	老年病科	副主任医师	2002	中心医院
李文平	男	1966-08	大学本科	五官科	副主任医师	2002	中心医院
周建华	男	1967-01	大学本科	骨　科	副主任医师	2002	中心医院
尹　伟	男	1961-08	大学本科	内　科	副主任医师	2002	中心医院
龚　昱	男	1960-08	大学专科	外　科	副主任医师	2002	中心医院
朱汉光	男	1954-09	大学专科	骨　科	副主任医师	2002	周浦医院
郭　建	男	1955-04	大学专科	外　科	副主任医师	2002	周浦医院
胡　平	男	1960-04	大学本科	儿　科	副主任医师	2002	光明中医医院
黄耀明	男	1957-12	大学本科	中西医	副主任医师	2002	宣桥镇社区卫生服务中心
郭丽梅	女	1965-06	大学本科	妇产科	副主任医师	2003	中心医院
戴守勇	男	1966-07	大学本科	急诊科	副主任医师	2003	中心医院
杨加友	男	1967-01	大学本科	行政管理	副主任医师	2003	中心医院
乌学真	女	1966-05	研究生毕业	儿　科	副主任医师	2003	中心医院
程英平	男	1961-01	大学本科	急诊科	副主任医师	2003	中心医院
薛　冰	男	1964-08	大学本科	外　科	副主任医师	2003	中心医院
李春生	男	1969-03	研究生	外　科	副主任医师	2003	中心医院

续表16-2-5-7

姓　名	性别	出生年月	文化程度	从事专业	职称名称	晋升年份	工作单位
刘　辉	男	1960-07	大学本科	外　科	副主任医师	2003	周浦医院
吴金芳	女	1957-05	大学专科	妇产科	副主任医师	2003	周浦医院
王才萍	女	1953-01	大学专科	口腔科	副主任医师	2003	周浦医院
王　蓉	女	1970-12	研究生	内　科	副主任医师	2003	光明中医医院
郑丽英	女	1965-08	大学专科	内　科	副主任医师	2003	光明中医医院
罗守颖	男	1962-06	大学本科	公共卫生	副主任医师	2003	疾病预防控制中心
杨建平	男	1966-02	大学本科	外　科	副主任医师	2003	新场镇社区卫生服务中心
郑丽英	女	1965-08	大学本科	卫生管理	副主任医师	2003	卫生工作者协会
覃冬菊	女	1969-12	研究生毕业	眼　科	副主任医师	2004	中心医院
游庆华	男	1964-04	研究生	病理科	副主任医师	2004	中心医院
胡　花	女	1966-02	大学本科	妇产科	副主任医师	2004	中心医院
姜新华	男	1969-07	大学本科	骨　科	副主任医师	2004	中心医院
段宏伟	男	1966-06	研究生	麻醉科	副主任医师	2004	中心医院
郭小倩	女	1957-07	大学专科	外　科	副主任医师	2004	周浦医院
田铭霞	女	1963-04	大学本科	儿科学	副主任医师	2004	周浦医院
沈新妹	女	1951-11	大学专科	口腔科	副主任医师	2004	光明中医医院
崔洪波	女	1969-09	研究生	内　科	副主任医师	2004	光明中医医院
王开勇	男	1968-01	大学专科	麻醉科	副主任医师	2004	光明中医医院
李小宁	男	1970-05	研究生	中医科	副主任医师	2004	光明中医医院
洪尚游	男	1964-01	研究生	内　科	副主任医师	2004	大团镇社区卫生服务中心
黄爱民	男	1967-09	大学本科	中医科	副主任医师	2004	宣桥镇社区卫生服务中心
曹正南	女	1954-01	大学专科	儿　科	副主任医师	2005	中心医院
黄焕斌	男	1972-01	研究生	外　科	副主任医师	2005	中心医院
肖伟忠	男	1968-07	研究生毕业	内　科	副主任医师	2005	中心医院
蒋庆渊	男	1971-06	研究生	心　科	副主任医师	2005	中心医院
潘国良	男	1965-11	大学本科	中医科	副主任医师	2005	中心医院
冯新格	女	1971-02	研究生	中医科	副主任医师	2005	中心医院
顾　蓁	女	1967-11	大学本科	儿　科	副主任医师	2005	周浦医院
刘　松	男	1962-02	大学专科	麻醉科	副主任医师	2005	周浦医院
刘莉君	女	1954-07	大学本科	皮肤科	副主任医师	2005	周浦医院
万庆华	女	1963-07	大学专科	皮肤科	副主任医师	2005	光明中医医院
王富文	男	1971-06	大学专科	内　科	副主任医师	2005	光明中医医院
王明华	男	1966-03	大学专科	中医科	副主任医师	2005	光明中医医院
李仲平	男	1956-03	大学本科	内　科	副主任医师	2005	南华医院
姚　琳	女	1967-12	大学本科	内　科	副主任医师	2005	精神卫生中心
郁东海	男	1971-07	大学本科	卫生管理	副主任医师	2005	泥城镇社区卫生服务中心
乔　剑	女	1968-12	大学本科	医学影像	副主任医师	2005	宣桥镇社区卫生服务中心
毛　晓	男	1967-07	大学本科	中医科	副主任医师	2005	新场镇社区卫生服务中心

续表16-2-5-8

姓　名	性别	出生年月	文化程度	从事专业	职称名称	晋升年份	工作单位
许依群	女	1966-12	大学本科	妇产科	副主任医师	2006	中心医院
李　承	男	1965-01	研究生	骨　科	副主任医师	2006	中心医院
曾艺鹏	男	1971-05	研究生	内　科	副主任医师	2006	中心医院
汪五清	男	1971-01	研究生	皮肤科	副主任医师	2006	中心医院
黄　波	男	1972-011	研究生	心　科	副主任医师	2006	中心医院
陆耀刚	男	1968-01	大学本科	骨　科	副主任医师	2006	周浦医院
杨佩芳	女	1965-01	大学本科	儿科学	副主任医师	2006	周浦医院
施君瑶	女	1971-05	大学本科	妇产科	副主任医师	2006	妇幼保健所
翟迎九	男	1969-01	在职研究生	临床医学	副主任医师	2007	周浦医院
张　韬	男	1972-04	大学本科	医学影像	副主任医师	2007	光明中医医院
裴　彬	男	1972-08	研究生	临床医学	副主任医师	2007	南华医院
裴林惠	女	1972-12	大学本科	医学影像	副主任医师	2007	老年医院
肖绍坦	男	1973-05	大学本科	基础医学	副主任医师	2007	疾病预防控制中心
温朝阳	男	1967-03	大学本科	卫生事业管理	副主任医师	2007	康桥镇社区卫生服务中心
许国祥	男	1972-03	大学本科	卫生事业管理	副主任医师	2007	康桥镇社区卫生服务中心
蔡金芳	女	1970-12	大学本科	临床医学	副主任医师	2007	中心医院
柯青平	男	1969-08	研究生	放射医学	副主任医师	2007	中心医院
计　建	女	1959-01	大学专科	临床医学	副主任医师	2007	中心医院
黄红玲	女	1971-09	研究生	临床医学	副主任医师	2007	中心医院
施继飞	男	1963-03	大学本科	临床医学	副主任医师	2007	中心医院
冯　旭	男	1971-06	研究所毕业	临床医学	副主任医师	2007	中心医院
敖　翔	男	1973-01	大学本科	麻醉学	副主任医师	2007	中心医院
胡　巍	男	1970-03	大学本科	临床医学	副主任医师	2007	中心医院
沈美华	女	1966-12	大学本科	临床医学	副主任医师	2007	中心医院
储新娟	女	1970-03	大学本科	临床医学	副主任医师	2007	中心医院
金怒云	女	1967-11	大学本科	临床医学	副主任医师	2007	中心医院
蔡振荣	男	1971-09	大学本科	临床医学	副主任医师	2007	中心医院
王春芳	女	1968-02	大学本科	临床医学	副主任医师	2007	中心医院
徐成兴	男	1968-02	研究生	临床医学	副主任医师	2007	中心医院
吴素勤	女	1967-07	大学本科	临床医学	副主任医师	2007	周浦医院
瞿　梅	女	1973-03	大学本科	卫生事业管理	副主任医师	2007	大团镇社区卫生服务中心
骆智琴	女	1973-01	研究生	卫生事业管理	副主任医师	2007	航头镇社区卫生服务中心
王嘉漫	男	1967-11	大学本科	临床医学	副主任医师	2008	中心医院
丁晓红	女	1971-12	大学本科	基础医学	副主任医师	2008	南华医院
王宇春	女	1972-07	大学本科	卫生事业管理	副主任医师	2008	医保事务中心
杨小宁	女	1973-11	研究生	临床医学	副主任医师	2008	中心医院
庄　彪	男	1969-04	大学本科	临床医学	副主任医师	2008	中心医院
陈　阳	男	1964-05	大学本科	临床医学	副主任医师	2008	中心医院

续表16-2-5-9

姓　名	性别	出生年月	文化程度	从事专业	职称名称	晋升年份	工作单位
龚　鸣	男	1954-03	大学本科	临床医学	副主任医师	2008	中心医院
蒋晓飞	男	1962-07	大学本科	临床医学	副主任医师	2008	中心医院
金雪梅	女	1965-06	大学本科	口腔医学	副主任医师	2008	周浦医院
叶　耘	男	1965-09	研究生	中医学	副主任医师	2008	光明中医医院
胡建德	男	1969-01	大学本科	基础医学	副主任医师	2008	精神卫生中心
王建国	男	1963-01	大学本科	临床医学	副主任医师	2008	宣桥镇社区卫生服务中心
张　蓉	女	1973-04	大学本科	临床医学	副主任医师	2009	周浦医院
徐　明	男	1968-09	大学本科	临床医学	副主任医师	2009	中心医院
刘　峰	男	1970-12	大学本科	临床医学	副主任医师	2009	周浦医院
傅益飞	女	1973-06	大学本科	预防医学	副主任医师	2009	疾病预防控制中心
赵希畅	男	1975-11	研究生	预防医学	副主任医师	2009	疾病预防控制中心
谷成英	女	1965-07	研究生	临床医学	副主任医师	2009	中心医院
王明辉	男	1973-01	大学本科	临床医学	副主任医师	2009	周浦医院
姚问我	男	1967-04	大学本科	放射医学	副主任医师	2009	中心医院
孙玺媛	女	1970-01	研究生	临床医学	副主任医师	2009	中心医院
查海东	男	1967-07	研究生	中医学	副主任医师	2009	周浦医院
盖红梅	女	1970-09	大学本科	临床医学	副主任医师	2009	惠南镇社区卫生服务中心
龚国光	男	1964-01	大学本科	基础医学	副主任医师	2009	祝桥镇社区卫生服务中心
蔡淑敏	女	1936-02	大学本科	药　剂	副主任药师	1993	南华医院
顾元康	男	1944-02	大学本科	药剂科	副主任药师	1995	周浦医院
卫　英	女	1963-02	大学本科	药剂科	副主任药师	1998	光明中医医院
许秀娟	女	1963-09	大学本科	药剂科	副主任药师	2000	周浦医院
陈伟成	男	1964-11	大学本科	药剂科	副主任药师	2002	中心医院
严亚明	男	1969-01	大学本科	中药剂	副主任药师	2006	周浦医院
李剑锋	女	1971-01	大学本科	药　学	副主任药师	2006	卫生学校
沈　美	女	1975-02	大学本科	药　学	副主任药师	2008	大团镇社区卫生服务中心
朱　红	女	1969-09	大学本科	中药学	副主任药师	2009	光明中医医院
周成武	男	1963-12	大学本科	临床检验	副主任检验师	1996	大团镇社区卫生服务中心
严秀娟	女	1966-07	大学本科	检　验	副主任技师	2001	血站
冯　念	女	1968-11	大学专科	医学检验	副主任技师	2004	光明中医医院
沈　群	男	1960-05	大学专科	医　技	副主任技师	2005	南华医院
朱林英	女	1966-12	大学本科	卫生检验	副主任技师	2006	疾病预防控制中心
戴　隽	男	1964-09	大学本科	临床检验	副主任技师	2008	周浦医院
钱秀贤	女	1941-11	中　专	护　理	副主任护师	1994	周浦医院
唐晓娣	女	1954-12	大学专科	护　理	副主任护师	1999	中心医院
陆忠萍	女	1955-06	大学专科	护　理	副主任护师	2002	周浦医院
袁　勤	女	1965-03	大学本科	护　理	副主任护师	2002	精神卫生中心
顾建芳	女	1962-12	大学本科	护　理	副主任护师	2004	中心医院

续表16-2-5-10

姓　名	性别	出生年月	文化程度	从事专业	职称名称	晋升年份	工作单位
叶佩华	女	1961-12	大学本科	护　理	副主任护师	2005	南华医院
叶钰芳	女	1967-03	大学本科	护　理	副主任护师	2006	中心医院
张梅玲	女	1965-12	大学专科	护理学	副主任护师	2007	光明中医医院
韩明君	女	1966-07	大学本科	护理学	副主任护师	2007	南华医院
朱翠平	女	1961-01	大学本科	护理学	副主任护师	2007	新场镇社区卫生服务中心
周花仙	女	1964-01	大学本科	护理学	副主任护师	2008	中心医院
黄秋芳	女	1964-01	大学本科	护理学	副主任护师	2008	光明中医医院
王雪华	女	1965-11	大学本科	护理学	副主任护师	2008	中心医院
马金娟	女	1963-10	大学本科	护理学	副主任护师	2009	大团镇社区卫生服务中心
顾韵和	男	1934-08	大学本科	内　科	高级讲师	1987	卫生学校
赵建刚	男	1935-01	大学本科	药理学	高级讲师	1987	卫生学校
贾品芳	女	1936-01	大学本科	药理学	高级讲师	1988	卫生学校
姚志仁	男	1940-05	大学本科	内　科	高级讲师	1991	卫生学校
丁无忌	男	1945-05	大学本科	中医科	高级讲师	1993	卫生学校
王　赫	男	1944-09	大学本科	内　科	高级讲师	1997	卫生学校
严素勤	女	1957-03	大学本科	生　物	高级讲师	1998	卫生学校
程　清	男	1950-04	大学本科	英　语	高级讲师	1998	卫生学校
严文英	女	1966-01	大学本科	护理学	高级讲师	2004	卫生学校
徐　敏	女	1974-01	大学本科	基础医学	高级讲师	2008	卫生学校
柏道梁	男	1972-01	大学本科	临床医学	高级讲师	2008	卫生学校
赵春芳	女	1970-02	大学本科	化　学	高级讲师	2008	卫生学校
赖友洪	男	1962-06	大学本科	设备科	高级工程师	1994	中心医院
陆维燕	女	1972-04	大学本科	卫生事业管理	高级经济师	2007	新场镇社区卫生服务中心
宋海红	女	1969-01	大学本科	统计学	高级统计师	2006	疾病预防控制中心
吴忠华	男	1945-08	大学本科	卫生事业管理	高级政工师	1994	卫生局
孙国华	女	1949-07	大学专科	卫生事业管理	高级政工师	1994	爱卫办
浦良发	男	1960-11	大学本科	卫生事业管理	高级政工师	2005	卫生学校
黄正华	男	1951-10	大学本科	卫生事业管理	高级政工师	2006	疾病预防控制中心
严　萍	女	1958-09	大学本科	卫生事业管理	高级政工师	2007	妇幼保健所
陶　红	女	1962-05	大学本科	卫生事业管理	高级政工师	2008	社区管理中心
黄　星	女	1959-07	大学本科	预防医学	副研究员	1997	疾病预防控制中心
王清清	女	1969-06	大学本科	卫生事业管理	副研究员	2003	卫生局卫生监督所
瞿其超	男	1957-08	大学本科	卫生事业管理	副研究员	2003	卫生工作者协会
张建伟	女	1963-05	大学本科	行政管理	副研究员	2005	中心医院
李梅芳	女	1963-01	大学本科	卫生事业管理	副研究员	2008	周浦医院
严建军	男	1969-01	大学本科	卫生事业管理	副研究员	2009	中心医院
周士铿	男	1954-01	大学本科	临床医学	副研究员	2009	中心医院
顾赛珊	女	1969-02	大学本科	卫生事业管理	副研究员	2009	周浦医院

说明：以个人所取得的专业技术职称类别、晋升时间为序。单位以2009年的单位名称为准。

六、中共市、区（县）历次代表大会南汇区（县）卫生系统代表

中共上海市、南汇区（县）历次代表大会南汇区（县）卫生系统代表名录

表 16-2-6

姓 名	性别	名 称	单 位
严庆方	男	中共上海市第五次代表大会代表	周浦医院
储 峰	男	中共上海市第六次代表大会代表	卫生局、南华医院
甘作东	男	中共南汇县第一次代表大会代表	周浦人民医院
黄进修	男	中共南汇县第二次代表大会代表	周浦公社卫生院
赵慧新	女	中共南汇县第三次代表大会代表	中心医院
左 英	男	中共南汇县第三次代表大会代表	血吸虫病防治站
倪祥甫	男	中共南汇县第三次代表大会代表	新场公社卫生院
盛珍莲	女	中共南汇县第三次代表大会代表	新场公社卫生院
周根明	男	中共南汇县第三次代表大会代表	惠南公社卫生院
张雪娟	女	中共南汇县第三次代表大会代表	书院公社卫生院
潘顺兴	男	中共南汇县第三次代表大会代表	万祥公社卫生院
朱玉珍	女	中共南汇县第四次代表大会代表	瓦屑乡卫生院
王卫东	男	中共南汇县第四次代表大会代表	大团镇卫生院
方志军	男	中共南汇县第四次代表大会代表	万祥镇卫生院
戚婉英	女	中共南汇县第四次代表大会代表	中心医院
徐庭昌	男	中共南汇县第四、五、六、七次 中共南汇区第一次代表大会代表	卫生局
赵守康	男	中共南汇县第五次代表大会代表	大团镇卫生院
顾雅根	男	中共南汇县第五次代表大会代表	卫生局
储 峰	男	中共南汇县第六、七次代表大会代表	卫生局
朱慧玲	女	中共南汇县第七次代表大会代表	中心医院
周俐平	女	中共南汇县第七次 中共南汇区第一、二次代表大会代表	卫生局
张君展	男	中共南汇区第一次代表大会代表	中心医院
严素勤	女	中共南汇区第一次代表大会代表	卫生学校
陶 红	女	中共南汇区第一次代表大会代表	新场镇社区卫生服务中心
郭建珍	女	中共南汇区第一次代表大会代表	黄路镇卫生院
沈红芳	女	中共南汇区第一次代表大会代表	书院镇社区卫生服务中心
傅国辛	男	中共南汇区第一次代表大会代表	卫生局
宋德香	女	中共南汇区第一、二次代表大会代表	康桥镇社区卫生服务中心
王静恩	男	中共南汇区第二次代表大会代表	中心医院
朱齐明	男	中共南汇区第二次代表大会代表	周浦医院
王正平	男	中共南汇区第二次代表大会代表	大团镇社区卫生服务中心
严彩华	女	中共南汇区第二次代表大会代表	书院镇社区卫生服务中心
张为民	男	中共南汇区第二次代表大会代表	祝桥镇社区卫生服务中心
郁东海	男	中共南汇区第二次代表大会代表	泥城镇社区卫生服务中心
李荣华	男	中共南汇区第二次代表大会代表	卫生局
李晓明	男	中共南汇区第二次代表大会代表	卫生局、南汇区水务局
顾兵兵	男	中共南汇区第二次代表大会代表	经济委员会、卫生局
康向清	女	中共南汇区第二次代表大会代表	惠南镇、卫生局

说明：以届次为序。

七、区（县）以上历届人民代表大会南汇区（县）卫生系统代表

南汇区（县）以上历届人民代表大会南汇区（县）卫生系统代表名录

表 16-2-7

姓　名	性别	名　称	单　位
王声扬	男	江苏省第二届人民代表大会代表	卫生科
王声扬	男	上海市第三、四、五、七、八 届人民代表大会代表	卫生科、中心医院
叶克义	女	上海市第九届人大代表	中心医院
顾文忠	男	上海市第十一届人大代表	中心医院
许宝英	女	上海市第十一届人大代表	万祥镇金路村卫生所
尚　云	男	上海市第十三届人大代表	光明中医医院
王静恩	男	上海市第十三届人大代表	中心医院
陈晓玲	女	上海市第十三届人大代表	疾病预防控制中心
顾梦生	男	南汇县第一、二、三届各界人民代表会议代表	瓦屑地区其成联合诊所
王声扬	男	南汇县第二、三届各界人民代表会议代表	周浦声扬医院
杨依方	男	南汇县第三届各界人民代表会议代表	周浦人民医院
王　道	男	南汇县第一、二、三、四、五届人民代表大会代表 南汇县第一、二、三、四、五届人民委员会委员	新场联合诊所 大团懋新纱厂
王声扬	男	南汇县第一、二、三、四、五、七、八届人民代表大会代表 南汇县第二、三、四届人民委员会委员 南汇县第七、八届人大常委会委员	卫生科、中心医院
唐祝尧	男	南汇县第一、三届人民代表大会代表	老港铁桥联合诊所 老港乡卫生院
杨依方	男	南汇县第一、三、四届人民代表大会代表	周浦医院
杨季藩	男	南汇县第一、七届人民代表大会代表	下沙联合诊所 下沙乡卫生院
杨应华	男	南汇县第二届人民代表大会代表	中心医院
储乃昌	男	南汇县第二、三届人民代表大会代表	六灶联合诊所 六灶乡卫生院
陈旭升	男	南汇县第二、三、四、五、七、八、九届人民代表大会代表	石皮泐联合诊所 书院乡卫生院
顾唯一	男	南汇县第二、三、四、五、七届人民代表大会代表	祝桥联合诊所 祝桥乡卫生院
沈国柱	男	南汇县第二、三、五届人民代表大会代表	盐仓联合诊所 盐仓乡卫生院
黄友泉	男	南汇县第二、六届人民代表大会代表	下沙联合诊所 下沙乡卫生院
周　导	男	南汇县第一、二、三、四、五届人民代表大会	新场联合诊所 新场乡卫生院

续表 16-2-7-1

姓　名	性别	名　称	单　位
顾新度	女	南汇县第三、四、五、七届人民代表大会代表	惠中乡人民医院 惠南公社卫生院
倪天石	男	南汇县第一、二、三、四、五届人民代表大会	惠南联合诊所 惠南公社卫生院
顾颂贤	男	南汇县第六、八届人民代表大会代表	六灶公社（乡）卫生院
蔡云章	男	南汇县第六届人民代表大会代表	新港乡卫生院
马良治	男	南汇县第七届人民代表大会代表	传染病医院
朱祥清	男	南汇县第七届人民代表大会代表	新港公社“赤脚医生”
赵花娥	女	南汇县第七届人民代表大会代表	泥城公社“赤脚医生”
陈福基	男	南汇县第七届人民代表大会代表	坦直公社“赤脚医生”
郑凤兰	女	南汇县第七届人民代表大会代表	东海棉纺厂“赤脚医生”
殷之瑜	女	南汇县第七届人民代表大会代表	中心医院
倪月仙	女	南汇县第七届人民代表大会代表	老港公社港南大队药工
倪祥甫	男	南汇县第七届人民代表大会代表	坦直公社卫生院
徐善珍	女	南汇县第七届人民代表大会代表	上海第二精神病疗养院
黄琴根	男	南汇县第七届人民代表大会代表	祝桥公社“赤脚瞑生”
潘绘源	男	南汇县第七届人民代表大会代表	三墩乡“赤脚医生”
瞿芹官	女	南汇县第七届人民代表大会代表	三灶乡“赤脚医生”
金少官	男	南汇县第七、八届人民代表大会代表	卫生局
唐思义	男	南汇县第七、八届人民代表会议代表	中心医院
倪潮明	男	南汇县第七、八届人民代表大会代表	黄路公社“赤脚医生”
朱大伦	男	南汇县第六、七届人民代表大会代表	老港公社卫生院
严庆方	男	南汇县第七、八、九、十届人民代表大会代表	周浦医院
周　勤	男	南汇县第七、九届人民代表大会代表	中心医院
盛珍莲	女	南汇县第八届人民代表大会代表	新场乡卫生院
吴才良	男	南汇县第八届人民代表大会代表	黄路乡卫生院
张锦华	女	南汇县第八届人民代表大会代表	上海平板玻璃厂医务室
戚婉英	女	南汇县第八届人民代表大会代表	中心医院
赵守康	男	南汇县第八、九、十届人民代表大会代表	大团乡卫生院
王其祥	男	南汇县第九、十届人民代表大会代表	新场镇乡卫生院
朱玉珍	女	南汇县第九届人民代表大会代表	瓦屑乡卫生院
周其祥	男	南汇县第九、十、十一届人民代表大会代表、 人大常委会委员	中心医院
张宝英	女	南汇县第十届人民代表大会代表	下沙镇卫生院
胡麦琍	女	南汇县第十届人民代表大会代表	周西乡卫生院
徐玉龙	男	南汇县第十届人民代表大会代表	书院乡卫生院
孙传玠	男	南汇县第十、十一、十二届人民代表大会代表	周浦医院
尚　云	男	南汇县第十、十一、十二届人民代表大会代表、 人大常委会副主任、南汇区第一、三届人民代表人会代表	光明中医医院

续表16-2-7-2

姓　名	性别	名　称	单　位
张君展	男	南汇县第十一届人民代表大会代表	中心医院
秦冰莲	女	南汇县第十一届人民代表大会代表、人大常委会委员	精神卫生中心
杨根飞	男	南汇县第十二届人民代表大会代表 南汇区第一届人民代表大会代表	书院镇卫生院
黄治华	女	南汇县第十二届、南汇区第一、二届人民代表大会代表、人大常委会委员	中心医院
吴龙英	女	南汇县第十二届、 南汇区第一、二届人民代表大会代表	万祥镇新路村卫生所
王瑶章	男	南汇县第十二届、南汇区第一、二届人民代表大会代表	黄路镇卫生院
朱文海	男	南汇县第十二届、南汇区第一届人民代表大会代表	泥城镇卫生院
朱齐明	男	南汇区第二、三届人民代表大会代表	周浦医院
闵志钧	男	南汇区第三届人民代表大会代表、人大常委会委员	中心医院
陈晓玲	女	南汇区第三届人民代表大会代表、人大常委会委员	疾病预防控制中心
王　勤	女	南汇区第三届人民代表大会代表	航头镇社区卫生服务中心

说明：以届次为序。

八、政协区（县）以上历届委员会南汇区（县）卫生系统委员

政协南汇区（县）以上历届委员会南汇区（县）卫生系统委员名录

表16-2-8

姓　名	性别	名　称	单　位
诸维祥	男	政协上海市第五届委员会委员	新场乡卫生院
杨　容	女	政协上海市第七、八、九届委员会委员	周浦医院
尚　云	男	政协上海市第十届委员会委员	光明中医医院
王正章	男	政协南汇县第一届委员会委员	大团乡卫生院
储乃昌	男	政协南汇县第一届委员会委员	六灶乡卫生院
杨可俊	男	政协南汇县第一届委员会委员	中心医院
唐祝尧	男	政协南汇县第一届委员会委员	老港乡卫生院
林涵之	男	政协南汇县第一、二届委员会委员 政协南汇县第二届委员会委员常委	中心医院
顾梦生	男	政协南汇县第一、二届委员会委员 政协南汇县第三、四、五届委员会常委	血吸虫病防治站 卫生防疫站
乔永涛	男	政协南汇县第一、三、四届委员会委员	周浦医院
吴南屏	男	政协南汇县第二届委员会委员	卫生科
陈　山	男	政协南汇县第二、三届委员会常委	黄路乡卫生院
龚雅琴	女	政协南汇县第二届委员会委员	中心医院
丁浩春	男	政协南汇县第二、三届委员会委员	新场乡卫生院

续表 16-2-8-1

姓　名	性别	名　称	单　位
倪天石	男	政协南汇县第二、三届委员会委员	惠南乡卫生院
吴瑞清	男	政协南汇县第二、三、四届委员会委员	祝桥乡卫生院
陈洁如	女	政协南汇县第二、三、四届委员会委员	大团乡卫生院
杨依方	男	政协南汇县第二、五、六届委员会委员	周浦医院
丁鸿春	男	政协南汇县第三届委员会委员	卫生科
邓凌仙	女	政协南汇县第三届委员会委员	中心医院
严润德	男	政协南汇县第三届委员会委员	三墩乡卫生院
俞干宙	女	政协南汇县第三届委员会委员	中心医院
丁步阶	男	政协南汇县第三、四届委员会委员	老港乡卫生院
张积余	男	政协南汇县第四届委员会委员	工农兵医院
张林芳	女	政协南汇县第四届委员会委员	下沙乡赤脚医生
沈恩衍	男	政协南汇县第四届委员会委员	大团乡卫生院
沈英俊	男	政协南汇县第四届委员会委员	中心医院
甘作东	男	政协南汇县第四届委员会委员	周浦医院
张晋卿	男	政协南汇县第四届委员会常委	卫生局
张菊英	女	政协南汇县第四届委员会委员	中心医院
殷之瑜	女	政协南汇县第四届委员会常委	中心医院
顾颂贤	男	政协南汇县第四届委员会委员	六灶乡卫生院
黄石钦	男	政协南汇县第四届委员会委员	惠南乡卫生院
郁应六	男	政协南汇县第四、五届委员会委员	三灶乡卫生院
叶克义	女	政协南汇县第四、五、六届委员会常委	中心医院
赵宏济	男	政协南汇县第四届委员会委员、五届委员会常委	坦直乡卫生院
张义勇	男	政协南汇县第四、五、六届委员会委员	精神病防治院
王水仙	女	政协南汇县第五届委员会委员	新场乡卫生院
朱大伦	男	政协南汇县第五届委员会委员	老港乡卫生院
陆正良	男	政协南汇县第五届委员会委员	工农兵医院
赵守康	男	政协南汇县第五届委员会委员	大团乡卫生院
顾唯一	男	政协南汇县第五、六届委员会委员	祝桥乡卫生院
顾新度	女	政协南汇县第五届委员会委员	惠南乡卫生院
蒋云辉	女	政协南汇县第五届委员会委员	周浦医院
马远嵩	男	政协南汇县第五届、六、七届委员会委员	县中心医院
王宗一	男	政协南汇县第五届、六、七届委员会委员	传染病医院
傅正强	男	政协南汇县第五、六届委员会委员	周浦医院
古兆宸	男	政协南汇县第五、六、七、八届委员会委员	中心医院
杨师颐	男	政协南汇县第五、六届委员会委员	卫生防疫站
顾忠义	男	政协南汇县第五、六届委员会委员	泥城乡卫生院
徐乃卓	女	政协南汇县第五、六届委员会常委	卫生局

续表16-2-8-2

姓　名	性别	名　称	单　位
顾韵和	男	政协南汇县第五、六、七届委员会委员	卫生学校
奚惠清	女	政协南汇县第五届委员会委员 政协南汇县第六、七、八届委员会常委	中心医院
胡麦琍	女	政协南汇县第五届委员会委员 政协南汇县第六届委员会常委 政协南汇区第一届委员会委员	周西乡卫生院 周浦医院
丁宪忠	男	政协南汇县第六届委员会委员	中心医院
姚　立	女	政协南汇县第六届委员会委员	结核病防治院
孙嘉利	男	政协南汇县第六、七届委员会委员	中心医院
秦冰莲	女	政协南汇区第六、七届委员会委员	沪剧团、精神病防治院
唐建华	男	政协南汇县第六、七、八届委员会委员	光明中医医院
方厚贤	男	政协南汇县第六、七、八、九届委员会副主席 政协南汇区第一、二届委员会副主席	周浦医院
刘金余	男	政协南汇县第六、七届委员会委员	周浦医院
周保清	男	政协南汇县第六、七、八届委员会委员	万祥镇卫生院
韩引芳	女	政协南汇县第六、七、八届委员会委员	中心医院
沈丽榕	女	政协南汇县第六、七、八、九届委员会委员 政协南汇区第一、二届委员会委员	下沙镇卫生院 航头镇卫生院
唐惊座	男	政协南汇县第七届委员会委员	结核病防治院
程　洁	女	政协南汇县第七届委员会委员	中心医院
施正洪	男	政协南汇县第七、八届委员会委员	中心医院
邱夏地	男	政协南汇县第七、八、九届委员会委员 政协南汇区第一届委员会委员	中心医院
姚明章	男	政协南汇县第七、八、九届委员会常委 政协南汇区第一、二届委员会常委	卫生局
潘鸿江	男	政协南汇县第八届委员会委员	周浦医院
宋明山	男	政协南汇县第八届委员会委员	卫生局
杨晓梅	女	政协南汇县第八届委员会委员	传染病医院
蒋顺安	男	政协南汇县第八届委员会委员	康桥镇卫生院
余　靖	女	政协南汇县第八、九届委员会委员 政协南汇区第一届委员会委员	光明中医医院
张云飞	男	政协南汇县第八、九届委员会委员 政协南汇区第一届委员会委员	周浦民乐康复养老院
卢振国	男	政协南汇县第九届委员会常委 政协南汇区第一届委员会常委	中心医院
吕龙荪	男	政协南汇县第九届委员会委员 政协南汇区第一届委员会委员	航头镇卫生院

续表 16-2-8-3

姓 名	性别	名 称	单 位
沈正官	男	政协南汇县第九届委员会委员 政协南汇区第一届委员会委员	结核病防治院 老年护理院
吴菊芳	女	政协南汇县第九届委员会委员 政协南汇区第一届委员会委员	卫生防疫站 疾病预防控制中心
孟志方	男	政协南汇县第九届委员会委员 政协南汇区第一、二届委员会委员	周浦医院
陈贤传	男	政协南汇县第九届委员会委员 政协南汇区第一、二届委员会委员	盐仓镇卫生院 新场镇社区卫生服务中心
卫绍斌	男	政协南汇县第九届委员会委员 政协南汇区第一、二届委员会委员	中心医院
严启明	男	政协南汇县第九届委员会委员 政协南汇区第一、二届委员会委员	周浦医院
陈晓玲	女	政协南汇县第九届委员会委员 政协南汇区第一、二届委员会委员	南华医院 疾病预防控制中心
吕维星	男	政协南汇县第九届委员会委员 政协南汇区第一、二届委员会委员	光明中医医院 盐仓镇卫生院
应仲华	男	政协南汇县第九届委员会委员 政协南汇区第一、二届委员会委员	中心医院
瞿晓竹	女	政协南汇县第九届委员会常委 政协南汇区第一、二、三届委员会常委	光明中医医院 上海市监狱医院
沈志弟	男	政协南汇县第九届委员会委员 政协南汇区第一、二、三届委员会委员	精神卫生中心、下沙镇卫生院 卫生局卫生后勤服务中心
唐一多	男	政协南汇县第九届委员会委员 政协南汇区第一、二届、三届委员会委员	光明中医医院
赵 玲	女	政协南汇县第九届委员会委员 政协南汇区第一、二届、三届委员会委员	中心医院
周俐平	女	政协南汇区第二届委员会常委	卫生局
王清清	女	政协南汇区第二届委员会委员	卫生局卫生监督所 上海市食品药品监督管理局南汇分局
殷静华	女	政协南汇区第二届委员会委员	精神卫生中心
关 雁	女	政协南汇区第二届委员会委员	南华医院
孟志方	男	政协南汇区第二届委员会委员	周浦医院
王正平	男	政协南汇区第二、三届委员会委员	大团镇卫生院（社区卫生服务中心）
顾国妹	女	政协南汇区第二、三届委员会委员	中心医院
倪建平	男	政协南汇区第二、三届委员会委员	中心医院
沈少英	女	政协南汇区第二、三届委员会委员	盐仓镇卫生院、疾病预防控制中心
尚 云	男	政协南汇区第三届委员会常委	光明中医医院

续表 16-2-8-4

姓　名	性别	名　称	单　位
康向清	女	政协南汇区第二、三届委员会常委	惠南镇、卫生局
郭　建	男	政协南汇区第三届委员会常委	周浦医院
李晓明	男	政协南汇区第三届委员会常委	卫生局
陈素珍	女	政协南汇区第三届委员会委员	中心医院
王　瑛	女	政协南汇区第三届委员会委员	祝桥镇社区卫生服务中心
严　萍	女	政协南汇区第三届委员会委员	妇幼保健所
沈　扬	男	政协南汇区第三届委员会委员	新场镇社区卫生服务中心
赵德明	男	政协南汇区第三届委员会委员	光明中医医院
骆智琴	女	政协南汇区第三届委员会委员	周浦医院
吴金芳	女	政协南汇区第三届委员会委员	周浦医院
张　湘	男	政协南汇区第三届委员会委员	周浦医院
顾兵兵	男	政协南汇区第三届委员会委员	经济委员会、卫生局
盖红梅	女	政协南汇区第三届委员会委员	中心医院

说明：以届次为序。

专　记

“7·11”龙卷风事件中的医疗救护

1986年7月11日下午2时许，一股风带宽40米的龙卷风在奉贤县钱桥乡周陆村形成着地300米后，回空跳跃向东北偏东迅速移动至南汇县。龙卷风划过南汇县仅20分钟，给南汇县4乡1镇人民生命财产带来严重损失。受伤554人，当场死亡25人。

龙卷风袭击南汇县消息立即传开，全县迅速投入抢险救灾斗争当中。灾后5分钟，中共南汇县委书记沈守梅，南汇县县长韩坤林和正在南汇县开会的上海市农委主任逢树春即赶往受灾地区，组织现场抢救队伍。南汇县医疗卫生系统各部门在上海市、南汇县卫生局领导下，紧急启动应急预案，南汇县医疗救护站、中心医院、周浦医院、新场129部队医院及灾区卫生院等迅速投入抢救第一线，出动救护车24辆，医务人员800多人，携带1800袋血液及充足急救药物，在上海市卫生局副局长林发雄的带领下前赴灾区，对受灾民众及时展开急救医疗工作。救灾过程中，120的急救人员不辞辛苦，一遍遍迅速转运伤员，挽救、维持患者的基本生命体征，减轻患者痛苦，预防续发损伤并按伤情安全分流到临近各所医院。南汇县医疗救护站所有职工均各自严守在自己的岗位上，紧张有序地进行着各项调度分配工作，有一名急救医师在救患者时被一铁板砸伤右脚，仍坚持至急救工作结束，踝关节处已肿得鞋都脱不下来。至当晚9时，554名伤员全部得到救治，其中168名重伤员被及时救出，转运至南汇县中心医院等12所医院治疗。

“流动”医院

民国28年（1939年）秋，南汇县抗日自卫团第二大队（简称“抗卫二大”，后改为淞沪游击队第五支队）办起流动医院。流动医院由南汇县六灶地区联络站负责人王渭香筹办。王渭香以其自备的一艘载重百担米的木船为医院，拿出银洋千元为资金，并任流动医院院长。因为以船为病房，故流动医院也称作“水上流动医院”，但有时也随部队流动。此时的流动医院实际上就是一副药担子。

开始时，参加医院工作的南汇县医生有王宝根、陈国祥两人。随着革命队伍的不断发展壮大，民国33年（1944年）5月，三北游击司令部派来俞叔平、俞曼平、陈也男三名女医务人员（是时，浦东地区中国共产党领导的抗日武装为三北游击司令部浦东支队，后改为新四军浙东游击纵队淞沪支队，支队长为朱亚民）。同时，还经常邀请地方上支持和同情抗日斗争的医生协助治疗。主要行医者有濮光星（也叫濮振东）、朱曾田等。参与行医者更多，有张绍基、董兆腾、奚守亚、杨浩奎、王越人、李德胜、严焕纯、董根堂、马圭如等人。负责地方爱国捐征收工作的张磊也是位老中医，有时也参与其中为指战员看病。

流动医院可收治十多名伤病员。常用药品和材料大致具备，但药源相当紧张，购买十分困难。原因是日伪的检问所对进入封锁区的药品严加控制，万一被敌人查出，不仅药品被没收，而且人员还可能有生命危险。但游击队通过种种渠道，还是购买到一些药品。这些药品除一部分由专职医务人员携带外，一部分则储藏于可靠人家。南汇县六灶严桥的冯凤山（流动医院记账员）家踏板下的地洞便是流动医院的药库。

流动医院流动的范围大致为：南到奉贤县的四团镇（俗称南四团），北到川沙县的储家店，西到南汇县的下沙镇，东到南汇县的圩塘港。

流动医院常常由院长王渭香亲自摇船，船身用油布搭棚，以装米贩米为掩护，活动在游击区内，有时则隐蔽停泊于小港小浜之中。流动医院的联络员叶金生以捕鱼为生，四处联络接送伤病员，或转移安置伤病员休养。

流动医院的伙食一般由船上自做，但有时也在岸上人家做好后将饭菜送上船。有时实在开不出伙，就向附近百姓告借，记好账，日后如数奉还。老百姓有时知道流动医院的船只到了，就送来慰问品，但医院都照价付款。

流动医院成立6年，前后收治过的指战员达400余人次。

流动医院有时由两三艘小丝网船组成，船跟船一起行进，一起流动，由交通员引路，既可方便伤员治疗，又能到附近医院或私人诊所补充医疗药品。万一情况有变，则及时隐蔽。

淞沪游击队第五支队支队长连柏生有次患病，连续4天高烧不退，遂住到朱士江家，邀请盐仓朱曾田医师诊治4次而愈。五支队支队副王才林和参谋杜锐等也都在流动医院治过病。浙东部队中队长黄玉在攻打梁弄敌伪据点的战斗中右膝关节负了重伤。由于浙东缺医少药，伤势越来越重。司令部领导决定送他到上海治疗，并由浦东支队负责他在上海的安全和治疗。黄玉到浦东后，经流动医院初步救治，设法转送上海大医院治疗。浦东支队特意指派打入伪南汇县警察局任侦缉组长的苏锦文承担黄玉的治伤任务。在南汇县城，日本宪兵队很快发现苏锦文形迹可疑，突然搜查了苏锦文的办公室。黄玉被迅速转移到上海。可是刚到上海，苏锦文在远东饭店的临时住所就遭到日本宪兵队的突击搜查。经多方联系，最后找到博济医院院长林有泉医生。林当时是上海很有名的骨外科专家，曾是上海著名的宝隆医院骨外科主任。黄玉的腿经林有泉动手术后终于恢复了正常。这所博济医院也就成为新四军伤病员的秘密治疗所，作战参谋杜锐等都在此接受过治疗。

流动医院医生濮光星系日本帝国医疗学校毕业，曾在上海仁济医院工作多年，一贯追求进步。

民国31年（1942年）秋，受指导员张正贤相邀，濮光星到朱家宅替遭受敌人袭击而头部负伤的战士治疗，是濮光星为革命事业作贡献的第一次冒险。那次手术完毕后，他见到了游击队的负责人朱亚民。朱亚民对他讲了当时的斗争形势，指明抗日救国必胜，但又须作坚持长期斗争的准备。朱亚民的话，正如濮光星事后说的那样："一席话如春风拂面，清醒了我的头脑，鼓舞了我的信心，至今铭记不忘"。那伤员尽管伤势甚重，但经濮光星精心治疗，终于获得了第二次生命。

民国32年（1943年）春天，指导员张正贤在奉贤县遭到敌人袭击，子弹洞穿前胸后背。联络员许顺请濮光星火速前往诊治。此时，濮光星正在吃饭，一听这消息，他整理好医疗器械，背上药箱立即搭小船出发。到达目的地后，濮光星看张正贤流血过多，伤势相当严重，当时又局限于环境和条件，不能转送医院或急送上海。在这样的情况下，濮光星竭尽全力抢救，经过10多天的治疗和护理，张正贤终于脱离危险。因怕引起敌特怀疑，濮光星不能久离大团镇，他就邀张正贤一起回大团镇养伤治疗。可是过不了十几天，风声走漏，12名日伪军到濮家搜查，好在张正贤从濮家后门跑掉半个多小时，敌人扑了空。

部队为使伤病员安心治疗和养伤，一般把伤病员安排在偏僻、远离敌人的据点，如坟山屋、祠堂、破庙等，这里环境安静，医生可以从容不迫地替伤病员治疗、换药。坟山屋和破庙经常是濮光星进行战斗的好地方，医术高明，经他治愈的伤员不下二三十人。这些指战员归队后，又活跃在杀敌的战场上。

流动医院一直办到新四军淞沪支队奉命北上时才告结束。

此外，还有一些医生虽然与流动医院并无联系，但也能直接或间接地替游击队指战员们治病。如朱亚民在“牛头”朱林生家养伤时，请的就是奉贤县齐贤镇上的一名姓张的医生。寓居南汇县城的医生王道，浙江金华人，毕业于杭州浙江医专，民国31年（1942年）在新场行医，挂牌南汇惠南医院。通过地下革命者介绍，他曾为新四军伤病员治病，还把青霉素等药物无偿资助抗日大业。民国33年（1944年），王道带领学徒在三灶附近的牛棚里，给新四军淞沪支队中队长倪德庚治弹伤时被日军所捕，关进监狱达3个月之久，虽备受囹圄之苦，但始终保持着坚贞不屈的气概。

王佰生助医

王佰生（1916—2006），民国5年（1916年）10月生于祝桥镇西南王家宅（今祝桥镇光明村3组），13岁时经人介绍到洋泾学裁缝。1950年，赴香港经营服装加工，渐次发家致富。

王佰生年幼时家境贫困，无钱上学，深受不识字之苦，父亲因生病无钱医治而离开人间。这些往事时时揪痛着他的心，使他深深感到发展农村医疗卫生事业的重要性。

1978年中共十一届三中全会后，王佰生获悉祖国大陆改革开放的喜讯，他萌发为故乡医疗事业奉献爱心的愿望。

1985年，王佰生委托在上海的好友周永发与南汇县侨务办公室等单位联系，为家乡祝桥乡卫生院捐款32.98万元，助建门诊大楼1202平方米。1986年7月22日，工程破土动工，1987年9月1日竣工。1987年，捐赠3万元，建造凉亭1座，假山1座；同年，为开展医疗业务和方便医疗下乡，捐赠12.4万元港币（合人民币7.5万元）和4万元的日本产的阿洛卡B超1台、汽车1辆、彩色电视机1台。1988年，捐赠3万元，建造门卫及停车棚74平方米。同年4月，为昭彰爱国同胞王佰生先生捐款助医义举，祝桥乡政府和南汇县卫生局报请南汇县政府和上海市卫生局批准，将祝桥乡卫生院更名为祝桥乡光明医疗院（王佰生原籍为祝桥乡光明村）。1990年5月，改称祝桥乡光明医院。1994年9月，撤乡建镇，祝桥乡光明医院更名为祝桥镇光明医院。1992年，捐赠12万元，为医院征地3356.64平方米。1994年，捐赠13万元，为门诊大楼加层210平方米，装饰大楼屋面。1996年，捐赠8万元，为老病房加屋面、食堂装饰。同年，捐赠价值35万元的德国产经皮胆镜手术器械一台。1998年，捐赠18.33万元，填臭水浜、铺下水道、建污水处理设施和架空院内电路。2001年，捐赠140万元，助建新病房大楼2864.82

平方米、中心供氧房 80 平方米。

1988 年，王佰生访问南汇县中医医院，并向南汇县中医医院表示了捐赠意向。1991 年，南汇县中医医院和惠南乡卫生院合并，在惠南乡卫生院旧址建造新的南汇县中医医院。王佰生捐助 110 万元人民币用于新院门诊大楼建设，为纪念爱国同胞捐款义举，南汇县卫生局报请南汇县政府和上海市卫生局批准，将南汇县中医医院命名为“南汇县光明中医医院”，南汇县县长陈文泉为王佰生授奖杯。1992 年，南汇县光明中医医院在院内建造“佰生亭”，以示纪念。王佰生亲自培土植树。1993 年，王佰生捐助 90 万元用于南汇县光明中医医院病房楼建设；1994 年，捐助 36 万元用于食堂楼建设。

王佰生不仅为家乡的卫生事业出力，还牵挂着家乡的住院病人。在他倡导下，祝桥光明医院对贫困病人给予住院费减免 50%。1985～2002 年的 17 年间，祝桥镇光明医院、南汇县光明中医医院得到王佰生多次关爱。王佰生先后捐赠给祝桥镇光明医院 281.48 万元（其中医疗仪器 50.50 万元），捐赠给南汇县光明中医医院 310 万元。

一次次的捐赠，无不表达王佰生先生的一片故土情；一次次的捐赠，使祝桥镇光明医院、南汇县中医医院日臻完善，快速发展，造福家乡人民。祝桥镇人民、南汇人民永远牢记他的一片深情。

附 录

一、文件摘录

南汇县人民政府印发《关于深化卫生改革，搞活搞好医疗卫生单位的若干意见》

南府〔1988〕34号

各乡、镇人民政府，县府各委、办、局：

现将《关于深化卫生改革，搞活搞好医疗卫生单位的若干意见》印发给你们，请按照执行。

南汇县人民政府

一九八八年四月十四日

南汇县人民政府印发《关于深化卫生改革，搞活搞好医疗卫生单位的若干意见》

根据中央、国务院和市的有关精神，结合我县实际，对深化卫生改革、搞好医疗卫生单位，提出如下意见：

一、卫生改革旨在调动医疗卫生单位的积极性，增强自我建设和自我发展的能力，保证卫生工作任务的落实，加强社会服务，保障人民健康，促进卫生事业的发展。

二、县财政对县卫生局实行卫生事业费包干，以一九八七年卫生事业费支出数递增5%作为包干基数，一定两年不变。卫生局也可对医疗单位实行经费包干。

三、允许卫生技术人员在完成本职工工作的前提下，由单位组织开展业余服务和超额劳动，领取一定的报酬。这部分报酬在一个月平均工资以内的，不作为奖金计算。

四、对专家门诊、专科门诊、特约门诊、家庭病床、新建病房、新置设备等的收费标准可以适当调整。对妇幼保健、药品检验、卫生防疫、计划免疫及接受咨询等工作，根据有关规定实行有偿服务。收费标准由卫生局提出意见后报物委核定。

五、提倡由县、乡及医院多方集资改善医疗卫生条件。各乡要在7%社会性支出中，划出一定数额用于发展医疗卫生事业。

六、医疗卫生单位人员的奖金，可在人员经费结余和创收经费中，按县关于“差额管理的事业单位和有一定收入的行政单位”的奖金发放办法办理。医院院长的全年奖金，经卫生局考核确定，可高于全院职工平均奖金的20%～40%。

七、县各有关部门都要支持医疗卫生单位组织富余人员举办第三产业，发展医办工业、医办副业。其税收享受乡镇企业的优惠政策。

一九八八年四月十四日

南汇县人民政府办公室批转县卫生局、县人事局《关于深化本县医疗卫生改革的几点意见》（试行）的通知

南府办〔1993〕30号

各乡、镇人民政府：

县卫生局、县人事局《关于深化本县医疗卫生改革的几点意见（试行》，已经县人民政府原则同意，现转发给你们，请各乡、镇认真研究，制定符合本地区实际的改革方案和实施步骤，促进我县卫生事业的发展。

南汇县人民政府办公室

一九九三年五月十日

关于深化本县医疗卫生系统改革的几点意见（试行）

为加快卫生改革步伐，加速卫生事业发展，更好地为经济建设服务，现根据卫生部〔1992〕34号《关于深化改革的几点意见》、沪府教卫〔1992〕第144号《关于批转市卫生局（关于进行深化本市医疗卫生单位劳动人事制度综合改革试点的请示）的通知》、沪府教卫〔1993〕第013号《关于转发市卫生局（关于深化本市地段医院、乡卫生院改革的若干意见）的通知》，结合本县实际，并在总结以往改革经验的基础上，对深化本县医疗卫生系统改革提出如下意见。

一、深化改革的指导思想

深化卫生改革必须以党的十四大精神为指导，以为社会提供优质服务为宗旨，以转换内部运行机制为重点，引进竞争和激励机制，充分利用医疗卫生单位的自身优势和特长，对内挖掘潜力，加强经营管理，提高质量、效益，对外拓宽渠道，积极引进资金、技术和人才，壮大卫生事业实力，提高卫生服务整体效能。

各项改革措施必须有利于保护人民健康，有利于保证医疗卫生工作任务的落实，有利于稳定和促进医技队伍建设，有利于促进卫生事业发展。

二、改革卫生管理体制

县卫生局按照“宏观管住，微观搞活”的原则，转变职能，简政放权，通过规划、协调、监督、服务和目标管理等方式，实施卫生行业宏观管理。

（一）扩大医疗卫生单位的自主权，使单位真正拥有劳动人事权、工资奖金分配权、业务建设决策权、经营开发管理权。

允许单位在人员编制结构范围内，根据业务工作的需要，自行确定内部机构设置和科室人员配备。自主吸收、招聘各类所需人员，报局组织人事科核准并办理手续。

有权拒绝接收非统一安排分配的本单位不需要的人员，严格控制非医务人员进入医疗卫生单位。

有权按有关规定对本单位职工进行聘任、奖惩和辞退。

在补助经费包干的基础上，有权自行支配使用资金，有权实行多种形式责任制和内部工资奖金分配形式，包干积余在留取一定的事业发展基金后自主分配。

有权根据本单位实际，确定业务发展重点和开发医疗卫生服务项目。

（二）局对院（站、所）实施目标管理，根据各单位工作任务和服务能力，结合医院等级评审标准，科学制订包括业务技术、服务质量、经济效益和精神文明建设等综合目标，并在单位内部坚持和完善院、科二级负责制。

（三）落实县府〔1992〕11号文，改革乡（镇）卫生院（所）的管理体制，实行乡管为主，分级管理，并结合乡（镇）政府机构改革，建立在乡初级卫生保健委员会领导下，以乡（镇）卫生院为中心的全乡一体化管理体系。

（四）乡（镇）卫生院的管理实行在国家、集体扶持下的“独立核算、自主经营、民主管理，自主支配、集体积累、按劳分配”的原则。

三、改革医疗卫生单位领导体制

实行院、站、所、校长负责制。院、站、所、校长按干部管理权限由上级主管部门考察任命或民主选举产生。行政副职有由行政正职聘任（副处级单位行政副职由行政正职提名、上级主管部门考察任命）。院、站、所、校长实行任期目标责任制。

四、改革人事用工制度

（一）在单位定员定编基础上，实施全员聘任制，对管理人员和专业技术人员实行岗位职务聘任制，对工人实行岗位合同制。

未被聘用人员实行单位内待聘制，通过培训、试聘、转岗、从事医办产业或系统内交流等渠道做好内部消化安置。单位内待聘期限不超过一年，其间工资福利待遇暂由各单位自定，一般不低于社会待业保险金水平。在单位提供上岗机会后仍不胜任或不愿上岗工作的，单位可予以辞退，作社会待业处理，交县人才开发调节中心管理。

（二）对距法定退休年龄五年内、连续工龄十年以上体弱多病难以维持正常工作的老职工，经本人申请，单位批准，可实行内部离岗待退休，按退休职工待遇支付退休费，工龄连续计算。待退休期间要求复职，一般不予办理手续。到法定退休年龄时，办理正式退休手续。离岗待退休人员不能私人开业。

五、改革职称评聘办法

专业技术人员的技术职务评聘实行合理岗位设置和结构比例控制办法，逐步过渡到评聘分离。技术职务聘任可根据需要和人才的不同情况，经一定程序，试行“低职高聘”、“高职低聘”，聘任期间工资可上浮至所聘职务的起点额.低聘者下浮一级工资直至同期同类人员的工资水平。

允许开展“高评交流”、“中评交流”，可先评后流，完成交流后，给予任职资格。

六、改革财务管理制度

（一）差额预算医疗单位的财政补贴（不包括大修大购）按财政体制实行经费包干，以上年度补贴经费为基数，每年按县、乡卫生事业经费增长比例相应递增。全年包干结余，留取40%事业发展基金后由单位作奖励和福利经费自主分配，条件许可的单位可另留一定的发展储备金。

事业发展基金列入下年度预算安排，专项专用，当年积余，接转下年度使用。

（二）县年度卫生事业经费中的设备购置等专项经费和奖励经费由县卫生局、县财政局统一安排专款专用、专项管理。

（三）努力争取社会捐赠，吸收投资，采取单位自筹，个人集资、银行贷款，股份合作制等方法，多形式多渠道筹集资金，用于设备添置更新和基础设施建设。

七、改革内部工资、奖金分配制度

（一）改革试点单位试行工资总额控制和内部自主分配办法，县卫生局根据编制定员核定工资总额基数，每年除按职工工资福利增长率调整工资总额外，增人不增工资，减人不减工资，同时根据综合目标管理指标考核结果，达到或超过考核指标的，允许使用人均每年每月25元～30元的工资额度自主分配，达不到考核指标的核减一定的工资额度。经费自理。

（二）医疗卫生单位内部拉开分配档次，上不封顶，下不保底，有条件的单位也可保留档案工资，试行院内工资分配办法，实行岗位工资、工效工资、职级工资或基本工资加效益工资。

（三）支持和鼓励医疗卫生单位开展超额劳动服务，其收入提成部分由单位自主分配，不计入奖金总额。允许在单位统一安排下有组织地开展业余服务和兼职服务，其参与人员可按规定收取合理报酬。

（四）继续执行和完善卫生防疫，妇幼保健，药品检验等部门有偿服务，其收入部分按南府〔1992〕23号文件，上交县财政5%，余额留给单位自主分配，用于改善工作条件、职工生活待遇。

（五）县卫生局按单位包干结余1%～1.5%提取专项奖励基金，用于对基层领导目标管理考核奖和技术开发，技术引进贡献奖，成绩突出者予以重奖。

八、挖掘内部潜力，加强经营管理

（一）充分利用医疗卫生单位各自优势和特长，积极拓展业务，采取增设特色门诊和早、夜门诊，延伸医疗卫生服务网点；发展家庭病床；开设县、乡挂钩联合病房等措施，大力扩大服务范围，发展服务项目，向社会提供更多的优质医疗卫生服务。

（二）为满足社会不同层次的医疗保健需求，在确保提供基础服务的前提下，增设各种服务。如专家门诊、特约会诊、点名手术、特殊陪护、上门服务、家庭化产房、高级病房等，其收费标准按设备设施条件，服务水平和质量适当放开、超标准部分由患者自理。

允许开展整形美容、正畸、药膳等特需服务，其收费由供需双方商定。

积极引进新技术、新疗法、新设备，开展医疗服务新项目，实行按成本收费。

各种特种、特需服务和新技术、新疗法、新设备、新项目收费标准报上级有关部门批准并经县物价部门核定后执行。

（三）单位后勤等部门可试行各种形式综合承包责任制，实行企业化、半企业化管理，在确保完成本单位工作任务的前提下，对内对外提供服务，自主经营、自负盈亏。

（四）积极组织医疗卫生单位的富余人员，大力兴办医办产业，新办的企业可按规定享受定期免征所得税。个别老企业纳税困难，经企业申请，并经税务部门批准可减免所得税，其减免的所得税大部分要用于企业发展再生产，小部分按一定比例上交主办单位及县卫生局用于助医基金。

医办产业其所得利润，按一定比例上缴主办单位，支持事业发展，补充福利和奖励基金。

（五）全面实施医院分级管理和等级评审，加强全面质量管理，充分发挥医院整体功能，提高医院管理水平和医疗质量，更好地为人民健康服务。

九、开展技术支农，加强农村基层卫生队伍建设

（一）建立县级医院对乡（镇）卫生院业务挂钩支援制度，定目标、定任务、定方式、定时间，有组织地开展技术支农工作，扶助卫生院建设。

（二）积极鼓励县以上医疗卫生单位专业技术人员到乡（镇）卫生院工作，创造条件为“中评交流”、“高评交流”的专业技术人员到乡（镇）卫生院应聘，聘任期间享受相应的职务工资。对非评聘交流，自愿到卫生院服务的主治医师以上（含主治医师）专业技术人员；服务期间（至少一年）工资向上浮动1～3级，可保留原单位编制。离退休（职）人员私人开业期间的待遇由各单位自定。

（三）扩大农村定向招生，定向培养，定向分配的医科大专学生充实乡（镇）卫生院医技队伍；优先引进到乡（镇）卫生院服务的医技人才。

（四）积极关心和改善农村基层卫技人员的工作和生活条件，在条件许可的乡镇应大力支持采取私建公助的办法，解决卫生院无房户、困难户职工住房问题。

（五）创造条件逐步建立乡村医生退休金统筹办法。

深化改革是一项涉及面广、难度大、政策性强的系统工程，既要大胆又要过细。为保证卫生改革健康深入进行，必须大力加强精神文明建设，加强思想政治工作，建立并完善各种约束机制，勇于探索，真抓实干。同时要加强宣传，争取社会各方面的支持，努力给医疗卫生系统改革创造良好的外部环境。

以上意见，如无不当，请予批转。

南汇县卫生局

南汇县人事局

一九九三年三月

上海郊县“八五”期间实施初级卫生保健规划

（上海市政府教卫办、上海市农委批转）

为进一步贯彻全国初级卫生保健工作会议精神，落实卫生部、国家计划委员会、农业部、国家环境保护局和全国爱卫会《关于我国农村实现“2000年人人享有卫生保健”的规划目标》要求，结合上海郊县的实际情况，特制订上海郊县“八五”期间实施初级卫生保健规划：

一、目　标

“八五”期间的目标是：建立政府领导、部门负责、人人参与的卫生保健管理体制，提高村民自我保健能力，养成科学的生活方式，加强卫生基础建设，健全、巩固医疗预防保健网，充分发挥卫生资源作用，使农村享有良好的医疗卫生保健服务，为本市郊县成为全国初级卫生保健先进地区打下扎实基础。

二、指　标

指标共分五大类、三十四项。具体是：

（一）组织管理指标

1．初级卫生保健列入县、乡政府工作日程，一年至少研究二次，并纳入当地社会经济发展规划和两个文明建设计划；

2．市、县、乡建立初级卫生保健委员会，村建立相应的领导小组，实行统一管理；

3．市、县、乡有初级卫生保健发展规划和年度计划；

4．卫生事业经费占地方财政总支出的比例不少于8%；

5．根据规划要求，有关职能部门各司其职，订出工作目标，并动员组织群众积极参与初级卫生保健；

6．设有示范县、示范乡、示范村。

（二）社会、经济、文化指标

1．人口出生率控制在12‰以内；

2．人口自然增长率稳定在6.0‰以内；

3．计划生育率达到98%以上；

4．人均国民生产总值达到800美元以上；

5．人均年收入在1300元以上；

6．15岁及15岁以上人口的扫盲率达到90%以上；

7．调整食品结构，增加蛋白质含量，人均日热量摄入不小于2600大卡。

（三）卫生服务指标

1．每千人口卫生技术人员数在5人以上；

2．每千人口医师数在1.8人以上；

3．每千人口病床数在3.8张以上；

4．村卫生室普及率达100%；

5．村卫生室合格率达95%；

6．卫生村普及率达20%以上；

7．农村人口享有集资医疗制度达90%以上。

（四）卫生保健指标

1．安全卫生水普及率达95%以上（其中自来水普及率达90%以上）；

2．“粪便管理”和“厕所”卫生合格率分别达90%以上；

3．食品卫生合格率达82%以上；

4．健康教育覆盖率达70%；

5．0～1岁儿童四苗覆盖率达95%以上；

6．0～6岁儿童系统保健管理率达70%以上；

7．毒物、粉尘作业场所卫生监测合格率达65%。

（五）健康水平指标

1．出生新生儿体重<2500克发生率控制在5%以内；

2．婴儿死亡率降低到13.5‰以下；

3．新生儿死亡率降低到9‰以下；

4．孕产妇死亡率降低到3.5/万以下；

5．0～3岁儿童佝偻病患者控制在10%以内；

6．传染病总发病率控制在400/10万以下；

7．平均期望寿命>74岁。

三、步　骤

实施“八五”规划为三个阶段进行：

（一）1991～1992年为准备和试点阶段。组建管理机构，制订实施规划，市选择两个县为试点县；各县选择2～3个不同经济水平的乡（镇）作为试点乡（镇）；各乡选择2～3个村作为试点村。1992年初对试点（即示范）县、乡、村进行评估。

（二）1993～1994年为普及和达标阶段。在总结、评估试点乡（镇）经验的基础上，以点带面，推广普及，全面实施，自查验收，抽样评估。

（三）1995年为考核和验收阶段，完善初级卫生保健管理机制，加快步伐。市组织抽查验收，分类指导、重点补课、全面达标。同时制定“九五”规划和确立新目标。

四、措　施

（一）统一认识，加强领导

实施初级卫生保健，逐步实现“2000年人人享有卫生保健”是全社会的事业，是各级政府的职责，社会的职责，是为民办实事的体现。实施初级卫生保健，有利于增进农民健康，改善人民的生活环境和生活质量，提高人口素质，促进社会经济发展。因此，各级政府要把初级卫生保健工作列入政府的议事日程和管理目标，分别建立以分管市长、县长、乡长为主任，有关职能部门领导参加的市、县、乡初级卫生保健委员会，并设立办事机构，使实施初级卫生保健纳入经济发展规划和两个文明建设计划，并作为考核领导政绩的内容之一。

（二）调整卫生投资，改善卫生设施

卫生投资要与国民生产总值的增长同步发展，卫生事业经费拨款（包括卫生事业经常经费、大修大购经费、科研经费等）占县财政总支出不少于8%，改水和粪便管理的经费应予保证；乡、村每年要从乡、村企业提留的10%社会性开支中提取1%～1.5%用于卫生保健事业和卫生基础设施建设。

（三）普及健康教育，增强卫生意识

各县卫生、教育、文化、工会、共青团、妇联等部门，要把普及健康教育列入工作日程；要积极创造条件，建立健全县健康教育机构，要把健康教育纳入幼儿园、小学、中学的教育内容，卫生中专和医学院校要增加初级卫生保健的教育内容；要有计划地对广大在职医务人员进行系统的初级卫生保健知识教育，提高参与意识；要用多种形式和多种宣传工具，对农民进行健康教育，人口意识教育和优生优育意识教育，不断提高群众自身保健的意识和能力。

（四）健全卫生网络，提高队伍素质

进一步健全，巩固县、乡、村三级医疗预防保健网。县级医疗卫生机构要把初级卫生保健列入工作内容，发挥技术指导中心管理，调整充实防保力量，使其成为全乡（镇）实施初级卫生保健的枢纽；每村要按合格村卫生室的标准，设有卫生室；要稳定乡村医生队伍，落实好报酬，并采取系统化、正规化的教育，不断提高乡村医生的业务技术水平，新进乡村医生的培训应纳入县卫生学校定向招生计划；要采取多种形式，对广大医务人员和乡村医生全面进行医德医风教育，学习白求恩，发扬雷锋精神，不断提高医疗服务质量，全心全意为人民服务；要坚持农村合作医疗制度，加快推行多种形式的农民医疗保险制度，并逐步纳入社会保障系统。

（五）严格卫生法规，加强法制管理

工商、公安、司法部门要坚决维护国家和市政府所颁发的卫生法规。把初级卫生保健管理逐步纳入法制轨道，卫生等部门要会同有关部门制订郊县“村民卫生法”，建立健全卫生监督系统，组建统一的卫生执法队伍；乡、村企业建设和村民房屋建筑都应按有关卫生法规的要求，做到同时设计、同时施工、同时交付使用；不符合卫生法规的不准施工、不得生产。

（六）各司其职，各方参与，加快全面达标

初级卫生保健是一项复杂的社会系统工程，必须健全部门责任、发挥整体功能、卫生、教育、人事、计划、财政、劳动、物资、环保等部门要按大卫生观念和城乡一体化要求，各司其职，切实支持郊县实施初级卫生保健。卫生、医学教育、人事部门要优先录取农村考生，实行定向招生、定向培训、定向分配；要加速对在职职工特别是对防保人才培养和业务培训，不断提高技术水平；要调整政策、鼓励医务人员去农村，实行城市住院医师主治医师到农村工作一定时间后，才能晋升的规定。计划、财政、物资、环保等部门要从经费和物资上积极支持郊县医疗卫生事业和粪、水等卫生设施的建设，为郊县提前实现“八五”期间初级卫生保健的各项目标作出贡献。

南汇县人民政府关于印发《南汇县农村合作医疗制度实施细则》的通知

南府〔1997〕27号

各镇人民政府，县府有关委、办、局：

现将《南汇县农村合作医疗制度实施细则》，印发给你们，请认真按照执行。

合作医疗制度是农村社会保障体系的重要组成部分，农村合作医疗制度的实施，有利于增强农民抗大病风险的能力，防止农民因病致贫。为此，各级政府一定要从维护社会稳定的高度来抓好这项工作，确保我县农村合作医疗制度的顺利实施.

南汇县人民政府

一九九七年六月二十四日

南汇县农村合作医疗制度实施细则

为了巩固和完善农村合作医疗制度，保障农村居民的基本医疗，根据沪府〔1997〕13号“关于改革和完善本市农村合作医疗制度意见的通知”，制定本实施细则（以下简称“细则”）。

一、合作医疗制度实施目标和基本原则

（一）本县农村合作医疗制度实施目标是：

在巩固现行的健康保险制度的基础上，通过多渠道筹资，扩大覆盖面，提高保障水平，建立以县为单位，个人、集体、政府参与的社会统筹的农村合作医疗制度，逐步创造条件，向社会医疗保险过渡。

（二）本县农村合作医疗制度实施的基本原则是：

1．合作医疗制度是农村社会保障体系的重要组成部分，是公益性的社会福利事业，系指在国家扶持下，依靠集体和农村居民共同筹集资金，为广大农民群众提供基本的医疗预防保障服务和大额住院医疗费的补偿的医疗保障制度。

2．凡本县范围内的所有农业人口（包括乡镇、村办企业、私营企业、乡镇办的“三资”企业和股份制企业的农民职工、外出工及中小学在校学生），以户为单位参加合作医疗。

3．农村居民有为自身缴纳合作医疗基金与就医时自行负担部分医疗费用的义务。镇、村及农村其他性质企业，有为本单位职工缴纳合作医疗基金的义务。投保对象有按规定享受补偿医疗费用的权利。

4．农村合作医疗制度是现阶段农村医疗制度的新发展，实行三级基金（县、镇、村）、三级核算（县、镇、村）、两级管理（县、镇），建立家庭医疗账户与社会共济医疗账户相结合，分别独立运作的基金管理模式。按照量入为出，风险共担。分段核算，定额补偿的办法管理基金。

二、组织机构

（一）县设立南汇县农村合作医疗基金管理委员会（简称县合管委），由分管县长任组长，卫生、财政领导任副组长，成员由卫生局、财政局、农业局、乡镇工业总公司、计委、税务局、农业银行、民政局、教育局、宣传部、广电局、政研室、计生委、审计局、物委等部门的负责人组成。下设办公室（简称县合管办），设在卫生局内，负责处理日常工作。

各镇相应建立镇农村合作医疗基金管理委员会，由分管镇长任组长，卫生院院长任副组长，其成员由卫生、财政、农业、工业、教育、宣传等部门领导组成。下设办公室，设在镇卫生院，由2～3人组成，人员由当地卫生部门调剂，负责处理日常工作。

（二）农村合作医疗基金管理委员会的职责：

1．制定或修改农村合作医疗实施细则；

2．负责细则的组织实施和检查督促；

3．筹集基金，财务收支和年度结算的审核；

4．讨论制定有关事宜，对下级管理委员会进行检查和指导。

（三）农村合作医疗基金管理委员会办公室职责；

1．负责处理日常工作；

2．负责基金的管理及投保者医疗费用补偿的审核报销；

3．向同级农村合作医疗基金管理委员会报告工作。负责对镇办公室工作的指导与督促；

4．总结经验、交流信息，进行有关宣传教育。

三、投保办法和基金筹集

（一）投保办法及要求：

1．本县实施农村合作医疗制度，是满足农村居民基本医疗需求和减轻因病致贫风险的社会保障体系；

2．凡本县农村在册人口均应参加合作医疗制度；

3．投保必须以户为单位参加，并按规定在下年实施之前缴纳基金者，方可享受本细则的各项补偿；

4．投保者必须在规定日期内办理投保手续，不得中途投保和退保。

（二）基金来源及筹集办法：

1．县级财政拨款扶持，按上年度县本级财政总支出0.2%的比例，在当年第一季度内，一次性划拨县合管办；

2．镇财政拨款按在册农业人口每年每人3元标准，在当年第一季度内，一次性划拨镇合管办；

3．村集体缴纳基金：村集体从公益金中提取5%～7%作为村缴纳的基金；

4．镇、村企业（包括中外合资、独资、私营）的合作医疗基金，按年企业职工上年计税工资标准总额的3%～4%比例，予每年第一季度第一个月和第三季度第一个月由银行或镇财政所负责收缴；

5．个人基金按县上年人均收入2%～3%比例，由村民委员会负责收缴。并按户填发家庭医疗账户卡及年度印花；

6．有条件的村集体经济应积极扶持合作医疗制度，对村民作适当补贴；

7．社会各界的捐助，可按捐助者意愿纳入各级医疗基金。

四、基金的管理

（一）按照合作医疗基金管理原则，即基金分为家庭医疗账户和县、镇二级社会共济医疗账户三个部分。县、镇两级社会共济医疗账户基金分别用于大额住院医药费用的报销，家庭医疗账户基金则用于村卫生所（室）及卫生院门诊参加合作医疗群众的基本医疗支出（光明中医院、周浦医院是本县负有一级医疗机构功能的二级医疗机构。故对上述单位辖区内参加合作医疗居民门诊治疗享受一级医院收费标准）。家庭医疗账户不得提取现金．节余滚存使用。

（二）合作医疗基金分配使用，原则上按镇基金总额（不包括县扶持基金）的5%提取防病费。扣除上述费用后的基金总数中50%～60%为家庭医疗账户基金，40%～50%为社会共济医疗账户基金（其中15%为县级社会共济医疗账户基金，25%为镇级社会共济医疗账户基金）。

1．县级社会共济医疗账户基金：市、县扶持款，镇上交的“县社会共济医疗账户基金统筹款”组成，在全县范围内统筹使用，用于5001元以上按规定报销的医药费。

镇合管办予实施之日起60天内将投保者名册（复印件）上报县合管办。同时一次性交清本镇的县级社会共济医疗基金。

2．镇级社会共济医疗账户基金：40%社会共济医疗账户基金扣除“县统筹款”后，在全镇范围内统筹使用，用于5000元以内按规定报销的医药费。

3．家庭医疗账户基金：为投保户家庭乘以“家庭医疗账户基金人均额”，即为家庭医疗账户卡基金，投保户全家统筹使用，用于（卫生所、室、镇卫生院门诊）医药费报销。

家庭医疗账户基金中亦可提取10%比例作为“门诊互助基金”，在全镇范围内用于超过家庭医疗账户卡基金总额的特困户、烈军属、困难户的药费部分报销。但要实行总额控制，不能超支。

（三）三级基金的运用和核算。县级社会共济医疗账户基金由县合管办负责管理，在全县范围内统筹使用，并接受县财政和合管委的审核监督；镇级社会共济医疗账户基金和家庭医疗账户基金由镇合管办统一管理，同时接受县财政、审计和县合管委的审核和监督。

（四）县、镇合作医疗基金必须做到专户储存，专款专用，严禁任何单位或个人借支挪用和不合理的报销，杜绝各种不正之风。合作医疗基金须存入银行，按个人存款计付利息，银行利息应并入基金。每年年底一次结清合作医疗基金的收缴账目，向县、镇合管委和社会公布。基金结存或超支，可转入下一年度使用或结算。

五、报销比例

（一）凡参加合作医疗的农村居民到村级卫生所（室）、镇卫生院门诊看病，除三费（挂号费、注射费、出诊费）不得报销外，其余可在家庭医疗账户卡中以户统筹使用，用完为止，结余部分可转到下年度家庭医疗账户卡中使用。

（二）凡参加合作医疗的农村居民患病住院的医药费以及被确诊的恶性肿瘤病人的门诊医药费可全年累计相加，费用在5000元以下部分由镇级社会共济医疗账户基金报销，其报销比例由各镇按实际情况自定。也可按以下比例报销：1000元以内的部分报30%；1001元至3000

元的部分报40%；3001元至5000元的部分报50%。

（三）其住院费用全年累计超过5001元以上部分的医药费用可享受县级社会共济医疗账户基金的报销，其报销比例为：5001元至10000元的部分报55%；10001元至15000元的部分报60%；15000元至20000元的部分报65%；20001元以上部分报75%。县级社会共济医疗账户基金的最高报销限额为20000元。

投保率未满70%和未交清县级社会共济医疗账户基金的镇，不能享受5001元以上部分的补偿。

六、限报项目

（一）社会共济医疗账户不予报销范围：

1．凡门诊医药费、属公费医疗规定不予报销的药物（包括辅助检查项目）以及自购药品、自行投医、家属陪住费、手术矫形、镶牙、美容、救护车、产妇生养、计划生育、起搏器、器官移植和核磁共振等高额的特殊检查治疗费；

2．车祸、服毒、自杀、酗酒及工伤事故所用的医药费；

3．未经村、镇、县逐级转诊手续的，自行外出投医者的医药费用都不予报销。因急诊不在指定单位就医应取得村、镇两级的认可，方可按标准给予补偿。

七、报销办法

（一）凡参加合作医疗的农村居民享受大额住院医疗费补偿，则以年计算（全年可累计相加，以入院时间为界限）。

（二）家庭医疗账户（村级卫生所室、卫生院门诊费）每月结报一次；镇社会共济医疗账户每月度结报一次；县级社会共济医疗账户每季度结报一次。

八、附　则

（一）本细则由县卫生局负责解释。

（二）本细则自一九九七年七月一日起施行。

中共南汇县委、南汇县人民政府关于加快南汇县卫生改革与发展的意见

南委〔1998〕234号

人人享有卫生保健，人民健康素质的不断提高，是我县经济建设和社会发展的重要目标，是人民生活质量改善的重要标志，是社会主义精神文明建设的重要内容，是经济和社会可持续发展的重要保障。全县各地区、各部门和各单位都要高度重视卫生事业，保护和增进人民健康。

为认真贯彻党中央、国务院召开的全国卫生工作会议精神和《中共中央、国务院关于卫生改革与发展的决定》，认真贯彻中共上海市委、上海市人民政府召开的上海市工作会议精神和《中共上海市委、上海市人民政府关于加快卫生改革与发展的若干意见》，提高全县人民健康水平和社会文明程度，县委、县政府对加快南汇县卫生改革与发展提出如下意见：

一、南汇卫生事业的成绩与面临的任务

（一）新中国成立以来，特别是改革开放以来，我县的卫生事业为保护和增进人民健康，

促进我县经济发展和社会进步作出了应有的贡献，卫生事业自身也有了长足的进步和发展。一是以有限的卫生资源承担了70多万人民的基本医疗卫生服务。二是农村三级医疗卫生网络得以建立并逐步完善，卫生技术队伍初具规模，基本卫生服务体系初步形成。三是卫生改革逐步深化，卫生的服务功能、服务质量、服务效益不断提高，重点医疗卫生机构和学科的建设得到加强，医疗卫生的服务水平和医学特色专科建设已步入可持续发展的轨道。四是精神文明建设不断推进，医疗卫生单位被命名为市级、市农口级和县级文明单位比例已达40%，涌现出一批市、县卫生行业的先进集体和先进个人。五是爱国卫生运动深入开展，全县城乡卫生面貌明显改善。六是预防保健工作成绩显著，部分严重危害人民健康的疾病已得到控制或基本消灭，人民健康水平显著提高，平均期望寿命由建国初的42岁提高到75.8岁，婴儿死亡率由120‰下降到6.31‰以下，孕产妇死亡率由320/10万到1997年无孕产妇死亡发生。主要健康指标已达到或接近发达国家90年代初的水平。四十多年来，我县的卫生工作对促进南汇经济发展和社会进步发挥了重要作用，全县广大卫生工作者为保护和增进人民健康作出了重大的贡献。

（二）随着县域内工业的发展、城镇人口和外来流动人口的增口和社区人口老龄化，加上基础较差、底子薄弱的县情，使得我县卫生工作面临十分艰巨的任务和更为严峻的挑战。县卫生事业的发展与全县经济建设和社会进步的要求还不相适应，与人民群众日益增长的对提高生命质量和健康长寿的要求还不相适应。一是预防保健工作相对薄弱，一些已控制或基本消灭的传染病死灰复燃，新的传染病在我县存在传入和蔓延的危机，慢性非传染性疾病发病率不断上升。二是卫生资源水平较低，卫生资源配置又不合理，卫生投入不足与卫生发展需求之矛盾突出。三是农村合作医疗制度的全面实施存在诸多制约因素，农村居民享受基本医疗水平较低，抗大病风险能力薄弱，医疗补偿与农民的实际需求不相适应，农民投保的积极性未能充分调动，投保率不高。四是全县卫生事业发展不平衡，县、镇两级实行分级管理的观念未全面确立，区域卫生规划的实施和医疗卫生机构的功能调整受到制约。五是全县医疗卫生单位的服务质量、服务态度和服务设施与人民群众的需求还有差距，卫生监督执法体系有待理顺，城乡卫生管理水平有待提高，实行卫生全行业的宏观调控机制尚未形成。六是卫生工作尚未得到全社会的充分重视，群众的自我保健意识薄弱。

（三）从现在起到下世纪初的十多年，是我县经济建设和社会发展的重要时期。南汇县要建设成为国际大都市的海港新城、经济重镇、农业基地和旅游胜地，这一发展战略目标的确立，使我县卫生事业的改革发展面临机遇和挑战。我县卫生工作必须牢牢把握全县发展机遇，围绕全县发展目标，认真贯彻党中央、国务院和上海市委、市政府所确定的卫生改革与发展的一系列方针政策，并从本县的实际出发，进一步深化改革，振奋精神，扎实工作，开拓前进。

二、南汇县卫生事业奋斗目标和基本原则

（四）我县卫生事业发展的目标是：

到2000年，初步建立起具有上海郊县农村特色，与全县社会经济发展相适应的包括卫生服务、医疗保障、卫生监督执法和科研教育的卫生体系，全县城乡实现人人享有基本卫生保健。

到2010年，建立适应上海国际经济中心城市辅城需要的，满足人民健康需求、功能齐全、布局合理的卫生体系，全县人民健康水平和主要生命质量指标达到或接近世界中等发达国家的水平。

（五）为实现这一目标，必须坚持贯彻党的卫生工作方针，坚持依靠深化卫生改革，坚持遵循卫生事业发展规律，坚持实施可持续发展战略。本县卫生改革与发展的基本原则是：

坚持加强党和政府对卫生工作的领导。卫生事业是政府实行一定福利政策的社会公益事业，政府对发展卫生事业负有重要责任，随着本地区经济的发展，政府要不断增加对卫生事业的投入，并动员全社会积极参与，支持卫生事业的发展，使卫生事业发展与我县经济和社会发展相协调，人民健康保障水平与经济发展水平相适应。

坚持为人民服务的宗旨，正确处理社会效益和经济效益的关系，把社会效益放在首位，努力实现社会效益和经济效益的统一。进一步加强卫生系统的精神文明建设，建立起有利于提高卫生服务质量与效益的激励机制，不断提高卫生队伍的思想道德素质和业务技术水平。

坚持依靠科技进步和人才培养发展卫生事业，提高医学科技和优秀卫生人才在卫生发展中的比重，扩大技术交流与合作，增加卫生科技成果应用，促进医学科技水平和卫生管理水平的提高。

坚持与社会主义市场经济体制相适应。根据“三级政府三级管理”的原则，制定和实施区域卫生规划；改革卫生资源的配置模式和机制，调整存量，优化布局，提高卫生资源的利用效率。

坚持发展卫生事业要从社会主义初级阶段出发，从县情出发，并服从和服务于全县经济建设大局，进一步解放思想，迎难而上，勇于实践。

三、积极推进卫生改革，加快卫生发展步伐

（六）改革卫生管理体制；县卫生行政部门要转变职能，要综合运用行政、经济、法律手段，履行对全社会的卫生管理和卫生监督执法职能，实现从“办卫生”向“管卫生”转变。对全县一、二级医疗卫生机构，由县、镇两级政府实行分级管理。一级医疗机构的规模由各镇依据本县区域卫生规划的要求，在确保预防、保健等社区卫生服务功能正常发挥的前提下，进行合理调整。对具备条件的医疗卫生机构要积极进行办院体制改革的试点，探索卫生机构多种公有制的实现形式。

区域卫生规划是政府对卫生事业发展实行宏观调控的重要手段。本县的区域卫生规划要根据上海市区域卫生规划和卫生资源配置标准、指导原则，结合南汇县城镇规划和社会对医疗卫生服务需求的变化，以满足全县人民的基本卫生服务需求为目标，组织制定和逐步实施。要打破条块分割的现状，统筹调整、合理配置卫生资源，使三级医疗预防保健网络充分发挥效益。

卫生资源配置要从扩大规模、发展外延向注重内涵、提高效益转变。要合理控制医疗机构规模，提高质量和效益。要在确保卫生资源不流失的前提下，盘活存量，其增量产出由卫生行政部门统筹安排，用于卫生事业的发展。

在改造老城区、新建住宅小区时，县、镇两级政府要落实基层医疗卫生机构的配套建设。

（七）改革卫生服务体系。优先保证和发展城乡的社区卫生服务，将加强社区卫生设施建设，实施农村初级卫生保健，发展社区卫生服务，作为改革和完善我县卫生服务体系的重要任务，列为我县卫生事业可持续发展的优先项目。要通过试点，探索郊县农村的社区卫生服务目标模式。在现阶段，要探索多模式、多形式的社区卫生服务。实施社区卫生服务主要是承担一级医疗机构功能的医疗卫生单位。社区卫生服务逐步形成县政府领导、镇政府负责、卫生部门实施指导、管理、居委会和村委会参与、齐抓共管的社区卫生服务新格局。一级医疗机构的功能要实现四个转变，从以医疗为主向预防为主、防治结合转变；从为个体服务为主向为群体服务为主转变；从培养临床医学专科人才为主向培养适应社区服务的全科人才转变；从在医院等候病人向走出医院、进入家庭、服务社区转变。

县级医疗机构主要承担区域内临床诊治任务，结合临床实践开展相应的教学、科研工作。各县级医疗机构要提高现有临床学科诊治水平，并根据人民群众的健康新需求，充分利用人才、技术、设备等优势和特长，不断开设新的医疗诊治项目和特色专科项目，为填补县内医疗空白，满足人民群众的健康需求作出努力和贡献。同时，要加强对社区卫生服务的技术指导，逐步建立有利于病人治疗、康复的与一级医疗机构间的双向转诊制度。

认真贯彻《上海市医疗机构管理办法》，坚持以国家为主的办医方向，加强对社会办医的监督管理。县卫生、工商、公安部门要积极配合，坚决打击和取缔无证行医。

（八）改革卫生机构运行机制。全县各医疗卫生机构实行并完善院（所、站）长负责制。院（所、站）长作为法定代表人，对机构内部行政工作全面负责。同时，必须建立科学的决策程序和有效的监督制约机制，发挥党组织的政治核心作用和职工代表大会民主管理作用，保证院（所、站）长负责制的顺利实施。

积极推进劳动人事制度改革。医疗卫生机构要按照卫生行政部门确定的编制和岗位职数，逐步实行聘用合同制，逐步建立竞争上岗、合理流动的人事管理制度。积极探索分配制度改革。根据“效率优先，兼顾公平”的原则，逐步建立体现卫生劳务价值的分配制度。县卫生行政部门要加强对各级医疗卫生机构内部分配的监督管理和宏观调控。

医疗卫生机构要加强经济管理，推行成本核算。医疗收支和药品收支要分别管理、分开核算。二级综合性医院要逐步实行总会计师制度。卫生机构内部要建立、健全审计监督制度，对院（所、站）长实行任期、离任审计制度。卫生后勤要深化改革，积极探索医院后勤服务企业化和社会化。要继续加强县卫生物资配置中心的建设，扩大配置率和占有率，拓宽服务领域，提高服务能力。

四、实施初级卫生保健规划，加强农村卫生工作

（九）实施初级卫生保健规划是保护农民健康，振兴农村经济的有效保障手段之一。全县各级党委和政府要高度重视，增加投入，实行目标管理，并纳入本地区经济和社会发展规划。合作医疗制度、镇村卫生机构和乡村医生是农村卫生工作的三大支柱，是实现农村初级卫生保健的重要保证。

（十）积极稳妥地发展和完善农村合作医疗制度，坚持民办公助、互助共济和引导参加的原则。要建立“以个人出资为主，集体经济扶持，政府财政适当支持”的筹资机制。全县要建立大病统筹基金，引进保险机制，县政府对大病统筹在财力上予以支持。各镇要结合当地农村居民的健康需求状况和经济发展水平，按照县府〔1997〕27号“关于印发南汇县农村合作医疗制度实施细则的通知”的精神，分别制定符合本地实际的合作医疗制度，并统一参加县大病统筹。县有关部门要制定相关政策，保证镇、村企业的合作医疗扶持资金按比例到位。在进一步完善合作医疗管理体制和监督机制的同时要加强对农村居民的宣传发动，积极引导他们参加合作医疗，使全县合作医疗覆盖率达到100%，农民投保率达80%以上。

（十一）巩固三级卫生服务网络，按服务人口和服务半径调整和加强农村卫生机构；坚持集体办村卫生室的原则，强化镇、村卫生机构的预防保健功能；充分发挥镇卫生院在农村卫生工作中的枢纽作用，逐步在全县实行镇、村卫生机构“一体化”管理模式。

（十二）加强乡村医生队伍建设。卫生教学部门和医疗卫生单位要运用学历培训、业务短训、临床进修等多种形式和方法提高现职乡村医生的业务技术水平。新增人员必须具备卫生中专以上学历，把好队伍进入关。各镇要采取措施，妥善解决乡村医生的实际困难和后顾之忧，要按照南府〔1997〕26号文件精神，确保乡村医生的工作报酬不低于村条线干部水平。同时，要逐步解决村级卫生机构人员的退休养老保险问题。

五、加强预防保健，深入开展爱国卫生创建

（十三）坚持预防为主是控制疾病、节省卫生资源、提高人民健康水平和生命质量的重要方针。实践证明，坚持预防为主，既符合医学科学规律，又具有很高的健康收益。要把有限的卫生经费适当向预防保健工作倾斜、向基本卫生服务倾斜，这是减少卫生经费开支、减轻疾病负担的有效途径。坚持“政府领导、行业管理、单位负责、综合治理”的大卫生管理格局，县、镇两级政府要依法对社会公共卫生和预防保健工作实行目标管理，全面负责，制定并完善疾病控制规划和措施。县建设、工商、公安、环保等部门要认真履行各自职责，加强社会公共卫生管理，确保我县卫生安全，为经济建设创造良好的投资环境。各单位要依法履行法律规定的职责和义务，切实做好自身卫生管理工作，不允许以污染环境，危害人民群众健康为代价追求经济增长。县、镇两级财政对区域内的疾病预防和控制工作保证必需的资金投入。

（十四）改革并逐步完善我县预防保健服务体系。要合理调整我县卫生专业防治机构的功能。县卫生防疫站要在继续加强传染病控制的基础上，逐步承担起慢性非传染性疾病的防治功能，提高对重大疾病的应急控制能力和监测预报能力，逐步向疾病控制中心发展。要加强各级医疗机构尤其是一级医疗机构预防保健科的建设，在发展全科医学、培养全科人才的同时，逐步加强疾病预防监测设备的配套建设。县妇幼保健、结核病防治、精神卫生、医疗急救等专业防治机构要随着医学模式和人民群众生活方式、生活质量的转变，提高机构自身的内涵建设，转变服务方式，在加强对基层业务指导的同时，与基层开展广泛的业务协作，为提高专业服务效能，促进社区卫生服务开辟新的途径，发挥新的作用。有关医疗卫生机构要根据全县人口疾病谱、死因谱的改变和人口老龄化的趋势，合理调整卫生服务功能，要因地制宜地开设康复保健、老年护理、慢性病防治的卫生服务新项目。

（十五）要多形式、多渠道地开展健康教育，普及卫生科学知识。卫生、教育、新闻、文化、科协等部门有积极开展健康教育的义务和责任。爱国卫生运动是我县发动群众参与卫生工作的一种好形式。全县上下应继续贯彻“政府倡导、部门协调、社会支持、个人参与”的方针，结合全县城乡的卫生创建工作，深入开展爱国卫生运动，加强城镇卫生基础设施和道路、绿化建设，加强居住环境的卫生管理，优化生态环境，大力开展卫生集镇、卫生村的建设，形成以路带镇、以镇促村的卫生创建新格局。

六、理顺卫生执法体系，提高依法管理水平

（十六）县卫生行政部门要转变职能，强化法制意识，将依法行政作为卫生行政管理的核心内容和重要手段。当前，要着重抓好公共卫生监督管理、药品监督管理和医疗机构监督管理的工作。

要理顺和健全我县卫生执法体系。建立、健全县卫生局公共卫生监督所、药品监督办公室和医疗机构监督管理办公室。到2000年，我县要初步形成公共卫生监督、药品监督和行医监督管理的三大卫生监督执法体系。要落实卫生执法机构所必需的编制和专项经费，对卫生执法队伍依照公务员制度管理。要加强基层卫生监督机构和队伍的建设，不断完善卫生监督网络。

（十七）要充分认识公共卫生监督执法在我县城乡卫生管理中的重要作用。加强传染病防治、公共场所卫生、饮水卫生、职业卫生、放射卫生、学校卫生和外来流动人口的卫生监督工作，特别要加强与人体健康密切相关的食品、药品、化妆品、保健品等特殊产品的卫生监督工作，加大执法力度，严厉打击和惩处各种违法行为，坚决取缔无证食品加工场所，不断提高我县公共卫生水平，保护人民群众的身体健康。

（十八）药品是保护人民健康的特殊商品。要进一步强化药品执法工作，严厉打击制售假劣药品的违法行为，坚决取缔非法营销点，保障人民用药安全有效。整顿和规范药品流通秩序，坚决制止药品购销活动中给予和收受回扣的违法行为。加强对全县各级医疗机构采购药品的监督管理，卫生行政部门要加强对县药品检验所的建设，探索建立非盈利性的药品配置管理机构。要加强血液和血液制品的监督管理，大力宣传和推广公民无偿献血。

七、贯彻党的中医政策，发展祖国传统医学

（十九）中医药是中华民族的优秀文化瑰宝，是我县卫生事业的重要组成部分。要认真贯彻党的“中西医并重、发展中医药”的方针，加强对中医药工作的领导。

（二十）建国以来，我县已逐步形成了中医、西医两种医学服务格局，传统医学与现代医学相互结合、相互补充，共同承担着保护和促进全县人民健康的任务。在制定和实施区域卫生规划中，对中医药事业的发展，要进行统一规划，合理调整、突出重点。要保证县中医医院和综合性医院中医科的建设，并加大投入。要加强中医药管理的标准化、规范化和现代化建设，积极培养中医药各类专业人才。中西医要加强协作、互相学习、优势互补、共同提高，促进中西医结合。创建全国农村中医工作试点县，2000年前，使我县跨入全国百家中医试点达标县行列，并加以巩固发展。县光明中医医院要在完善基础设施建设、改善技术设备条件的同时，加强中医、中西医结合的特色专科建设，拓展中医药医疗诊治服务项目，充分发挥在创建中医试点县工作中的指导作用和示范作用。其他县、镇两级医疗机构要加强中医科的建设，要继承和发扬传统特色专科，创建和发展符合群众健康需求的中医、中西结合的诊治新项目。

镇卫生院一方面要加快中医药后备人才的培养、引进，提高中医治疗率；另一方面要加强对村卫生室中医药工作的扶持、指导和管理，充分发挥中医药在农村医疗、预防、保健、康复中的作用。

八、加强人才培养，依靠科技兴医

（二十一）依靠科技进步是提高我县医学水平，加速我县卫生事业发展的关键所在。加大科技投入，要突出重点，特别是要加强我县重点学科和具备潜在优势专科的人才、设备建设。各医疗卫生单位要结合临床医疗、预防、保健、教学的实践，不断提高科技在卫生工作中的含量。

（二十二）采取切实有效的措施，加快建设一支高素质的卫生专业队伍和管理队伍。要制订卫生人才培养规划，突出抓好高级人才的引进和现有人才的教育培养，加紧建设一支高水平的医学专家队伍，造就一批跨世纪的学科带头人。要着重于培养和引进各专业中具有副高职以上职称的人才、紧缺专业人才、能作为学科带头人的人才，以及有真才实学和发展潜力的本科学历以上的青年人才，构筑我县高素质和结构合理的卫生人才群体。

县卫生学校和县卫生培训中心要在加强教学基础设施、设备建设的同时，不断提高教育质量，并通过联合办校、定点办班等多种办学模式提高学历教育层次，扩大教育培训覆盖面。

（二十三）县政府有关部门要会同卫生行政部门建立、健全卫生人才引进机制、人才激励机制和人才流动机制，使卫生系统内部形成医疗业务质量和医德医风良性互动的制约激励机制，促进卫生队伍整体素质的提高。县政府每年投入一定数额的资金，扶持县卫生人才培养基金的建立。对我县亟需引进的卫生紧缺人才要在政策上给予优惠。要关心和爱护广大卫生人员，采取积极有效的措施，改善他们的工作、学习和生活条件，切实解决他们的实际困难。县政府将采取多种方式，在逐步改善卫生技术人员住房条件的同时，对副高级以上职称的引进人员，将采取相应配套政策予以统筹解决。

九、完善卫生经济政策，增加卫生事业投入

（二十四）卫生事业是政府实行一定福利政策的社会公益事业。政府要随着经济的发展逐年增加对卫生的投入，其增长幅度不低于财政支出增长幅度，到2000年两级政府（包括县内各工业园区、商业、旅游经济开发区）对卫生事业的投入分别达到《上海市“九五”初保规划》的要求。

（二十五）政府实行分级管理。县、镇两级政府举办的各类卫生机构的基本建设及大型设备的购置、维修等支出由两级政府按区域卫生规划的要求和装备标准给予安排，列入本地区建设和投资计划。近期要完成县卫生防疫站的改建项目，创造条件使其向疾病控制中心发展；要继续改善就医条件，2010年前完成县级医院的改造，其水平达到部颁医院建筑标准。各镇要继续改善当地群众的就医条件，着重建设好全县七所重点卫生院。

县级预防保健机构的人员经费和基本预防保健业务经费由县财政预算安排，其卫生服务收入纳入预算管理，不冲抵财政拨款。一级医疗机构的基本预防保健经费，县、镇财政预算给予保证，1997年每万人口为2万元，以后每年递增2万元，至2000年达每万人口8万元的投入标准。卫生监督执法收入上交财政，支出由县财政核拨。

要逐步提高政府拨款在医疗机构总支出中所占的比例。县、镇两级政府根据医疗机构的不同情况及其承担的任务，对人员经费给予一定比例的补助，对重点学科发展给予必要的支持；各卫生机构的离退休人员经费和卫生人员的医疗保险费由县、镇财政部门按国家规定予以保证。

县政府每年安排卫生发展专项资金，优先解决农村卫生、预防保健、中医药、卫生监测与疾病监测等工作的需要，确保上述重点领域和重点项目资金的落实，并不断提高资金使用效益。符合区域卫生规划的一级医疗卫生机构的专项建设由镇财政负责筹资，县政府予以一定的财力支持。

（二十六）全民和集体医疗卫生机构是非营利性的公益事业单位，在土地存量盘活中，其土地使用费按比例应上缴的部分以及土地增值税和营业税等有关税费，按沪委〔1997〕9号文精神，由财政、税务部门实行“先收后返”的优惠政策。

（二十七）要积极拓宽卫生筹资渠道，采取多形式、多渠道筹措卫生事业发展资金。县政府鼓励企事业单位、社会团体和公民个人自愿捐资，支持卫生事业发展，并按税法规定予以所得税扣除。

十、加强精神文明建设，争创文明卫生行业

（二十八）卫生行业直接关系到人民的生命和健康，加强社会主义精神文明建设在卫生行业有着特殊重要的作用和意义。要把我县卫生行业的精神文明建设工作放到更加突出的位置。卫生行业的精神文明建设要以加强医德医风建设、提高医疗质量、改善服务态度为核心内容，树立救死扶伤、忠于职守、爱岗敬业、乐于奉献的行业风尚，建立起强有力的卫生行业的内外监督制约机制。大力开展以病人为中心、争创文明行业活动。

（二十九）抓好精神文明建设的关键在各级党的组织。要切实加强领导，把精神文明建设列入各级党组织的重要议事日程。各医疗卫生单位要制定好本单位精神文明建设长远规划，做到有目标、有部署、有落实、有检查、有考核。各行政部门和群众团体要在党组织的统一领导下，互相配合、齐抓共管、形成合力。要不断提高文明单位的创建水平，到2000年，县级医疗卫生单位和重点卫生院中90%的单位要达到县级以上文明单位。全县各医疗卫生单位要向门急诊标准化、病区舒适化、管理现代化、窗口规范化、环境优美化、仪表仪容礼仪化的目标迈进。要加大对卫生行业精神文明建设的投入，努力使我县卫生行业的精神文明建设跃上新的台阶。

十一、加强党和政府对卫生工作的领导

（三十）党和政府的领导是发展卫生事业的根本保证。各级党委和政府有关部门要充分认识卫生事业在我县经济建设和社会发展中的重要作用，要把改革与发展摆上重要议事日程，列入经济和社会发展总体规划，及时解决卫生工作中的困难和问题。县计划、建设、财政、物价、税务、公安、工商等部门应继续在各自的分管领域对卫生工作给予支持，为卫生改革与发展创造必要的条件。县、镇两级政府对辖区的卫生工作实行分级管理、分级负责，要把辖区内的卫生工作作为领导干部任期目标责任制和政绩考核的重要内容。县、镇两级政府要定期向同级人民代表大会报告卫生改革与发展的情况，接受监督和指导，并听取政协的意见和建议。

（三十一）加强卫生系统党的建设。要充分发挥卫生系统基层党组织的政治核心作用和共产党员的先锋模范作用。要认真贯彻党的卫生工作方针，积极参与本单位重大问题的决策。要全心全意依靠广大卫生人员，注意发挥卫生人员的积极性和创造性，认真贯彻党的知识分子政策，尊重知识，尊重人才。要坚持党管干部的原则，抓好党政班子的建设。要建立健全培养、选拔、考核、任用、监督干部的管理制度，选拔德才兼备的中青年干部进入各级领导岗位，努力建设一支适应卫生事业发展的管理队伍。

（三十二）卫生行业是一个具有高度科学性、风险性和责任性的行业。县委、县政府号召全县各地区、各部门、各单位和全社会要倡导尊重医学、尊重卫生人员的社会氛围。各级公安机关要采取切实措施，依法保护卫生技术人员和卫生监督执法人员的合法权益，不准任何人以任何借口冲击和干扰医疗卫生机构的正常工作秩序，要以法制手段解决医疗纠纷。

全县各镇应根据本实施意见精神，结合各自的实际情况，制定深化卫生改革，加快卫生发展的计划和措施。县各有关部门应根据本实施意见精神，制定有利于卫生改革和发展的政策，并狠抓落实，不断推进我县卫生事业的改革与发展。

一九九八年七月三十日

南汇县人民政府办公室文件
上海市南汇区卫生局职能配置、内设机构和人员编制规定

南府办〔2002〕55号

（2002年4月8日）

根据《中共上海市委、上海市人民政府关于南汇区机构改革方案的通知》（沪卫发〔2001〕523号）的规定，设置上海市南汇区卫生局。上海市南汇区卫生局是主管全区卫生工作的区政府工作部门。

一、职能调整

（一）划出的职能

将药政、药检的职能，交给市药品监督管理局南汇分局和市药检所。

（二）增加的职能

1．医保定点医疗机构、定点药店监督管理；公务员集中管理医疗补助，特殊对象医疗保障；协调补充医疗保险、医疗救助工作。

2．医院收费行为管理。

（三）转变的职能

将执业医师资格认定、执行注册和机关后勤服务工作交给有关事业单位。

二、主要职责

（一）贯彻执行国家和本市有关卫生工作的方针、政策和法律、法规、规章；根据本区实际，研究制订或起草卫生工作的规范性文件和政策；并组织实施。

（二）根据本区国民经济和社会发展总体规划，组织编制本区卫生事业的发展规划和年度计划，并组织实施。

（三）组织开展全民健康教育；负责制定并组织实施传染病、精神卫生、牙病、眼病、职业病和慢性非传染性疾病的防治规划，依法监测传染病，对重大突发疫情、疾病实施紧急处置；防止和控制疫情、疾病的发生、蔓延；组织开展本区重大突发灾害和事故的应急医疗救护工作。

（四）依法对食品卫生、公共场所卫生、劳动卫生和职业病、饮水卫生、化妆品卫生、放

射卫生、学校卫生、建设项目卫生和传染病等实施监督管理。

（五）组织实施本区医疗机构改革；负责依法实行医疗机构和装备贵重医疗设备许可证制度并实施监督管理；负责医疗质量标准和技术规范的监督实施；依法管理医疗机构内部临床药事工作；加强医院收费管理。

（六）依法动员、组织公民无偿献血，监督管理血站的采血、供血及临床用血质量。

（七）负责制定中医、中西医结合发展规划和工作计划，促进中医和中西医结合医学的协调发展。

（八）研究制定本区社区卫生、农村卫生、妇幼卫生、初级卫生保健工作规划和政策，并组织实施；依法管理母婴保健专项技术；会同有关部门做好计划生育技术指导工作。

（九）执行上级制订的重点医学科技发展规划，落实本区医学科研项目和领先学科建设的攻关，推广适宜医学科技成果及适宜医疗卫生技术的应用：组织开展医学卫生领域的学术交流与合作活动；负责管理本区卫生信息。

（十）负责制订本区医学教育和卫生人才发展规划；会同有关部门实施卫生系列专业技术职务聘任制度，组织实施专业技术执业资格认证制度；贯彻实施医疗卫生工作人员的职业道德规范，组织开展职业道德教育和行业纠风工作。

（十一）负责医疗保险制度有关法规、规章和政策在本区的实施；组织开展农村合作医疗保险工作；承担区爱国卫生运动委员会办公室的日常工作和本区老干部保健的日常工作。

（十二）负责有关行政诉讼应诉工作。

（十三）承办区政府交办的其他事项。

三、内设机构

根据上述主要职责，上海市南汇区卫生局设7个职能科（室），即：

（一）办公室（信息法制科）

（二）组织人事科

（三）计划财务科

（四）监察审计科

（五）医政科（中医科）

（六）医防科（农村初级卫生保健办公室）

（七）医疗保险办公室

四、人员编制和领导职数

上海市南汇区卫生局机关行政编为34人。设局长1人，副局长3人，党委设书记或副书记1人，纪委书记1人，专职委员1～2人。科级领导职数8人。

上海市南汇区人民政府关于印发《上海市南汇区区域卫生规划和三年行动计划》的通知

南府发〔2003〕4号

各镇人民政府，区政府有关委、办、局：

区人民政府同意区卫生局制定的《上海市南汇区区域卫生规划（2001～2010年）》，现印发给你们，请认真按照执行。

特此通知

上海市南汇区人民政府

二〇〇三年四月八日

上海市南汇区区域卫生规划

（2001～2010年）

为满足全区人民群众医疗卫生需求，统筹规划和优化配置卫生资源，构建与南汇区国民经济和社会发展相适应的卫生服务体系，提高卫生综合服务能力和资源利用效益，根据《上海市区域卫生规划（2001～2010年）》，结合本区实际情况，制定本规划。

一、背景

（一）人口发展带来医疗需求变化

人口总量逐步增加，外来人员不断增长，带来医疗需求量的增加。2001年全区常住人口79.11万人，其中外来人口10.06万人左右。预测到2005年，常住人口95万人，其中外来人口20万人左右。

老龄、高龄人口的不断增加，使老年医疗、护理、保健、康复的需求日益增加。预测到2005年，65岁以上老年人将由2001年的80927人增加到83145人，占总人口的11.1%；80岁以上高龄老人占65岁以上人口比重将达到17.4%。

（二）疾病谱的改变要求卫生资源配置和服务模式与之相适应

传染病得到有效控制，但构成发生变化。肠道传染病占50%左右，性病占25%左右，结核病占20%左右。

慢性非传染性疾病成为影响市民健康的主要因素。在南汇区市民的死因顺位中，恶性肿瘤、心脑血管疾病、呼吸系统疾病分列第一、二、三位。同时，精神疾患明显增加。

（三）城镇发展要求对医疗卫生资源的布局和质量予以调整和完善

南汇区城镇建设将向相对独立、功能完善、各具特色的新城、中心镇和一般镇的三个层次布局的城镇新体系发展，这就要求医疗机构布局和规模与之相适应。随着新型城镇体系建设和大型经济园区建设步伐的加快，要求对医疗机构布局作及时、相应的调整。

南汇区现代化建设速度加快，要求医疗机构改善硬件设施和就医环境，为全面增强南汇的综合竞争力提供环境基础。而目前本区大多数医院建筑陈旧，基本设施标准较低，病房和门急诊设施不完善，急需加快改造与新建的步伐。

（四）日益增长的医疗卫生需求对提高卫生综合服务能力提出客观要求

南汇区国民经济和社会发展进入新的发展时期，发展速度进一步加快，对卫生事业也提出了更高的要求。到2005年，本区经济和社会发展水平将有更大提高，人均GDP将达到3.47万元。随着城乡一体化建设进程加快，社会保障体系的日趋健全，城镇职工医疗保险制度和合作医疗制度的日益深化，居民医疗保障条件的逐步改善，医疗卫生保健消费需求将进一步增长。

（五）南汇区卫生事业的发展面临医疗市场竞争新格局的形成

加入世界贸易组织后，南汇区卫生事业发展面临了新的机遇和挑战，南汇区的医疗卫生市场将趋于逐步开放，竞争机制逐步形成，市场对资源配置的基础作用逐步增强。一方面要求卫生行政部门转变职能，运用政府调控和市场运作的双重手段，营造和规范医疗服务领域有序、公平的竞争环境，保障人民群众基本医疗和公共卫生的需求；另一方面要求公立医疗机构加快建设速度，改革运行机制，更新服务理念，提高服务质量和综合竞争力，积极参与医疗市场竞争。

二、现状分析

（一）医疗资源

1．总体分析

2001年，全区共有各类卫生机构133所，其中卫生部门36所、工业及其他部门62所、个体诊所35所。卫生部门机构中，医院29所，其中二级医院6所、一级医院23所。工业及其他部门机构中，医院4所。此外，还有村卫生室（所）287所。全区医院实际开放病床2937张，其中卫生部门2507张，工业及其他部门430张。每千人口拥有床位3.71张。每千人口拥有医生1.79人，每千人口拥有护士1.22人。医护比1∶0.68，床护比1∶0.29。公立医疗机构中，本科及以上学历医生19.52%，大专及以上学历护士12.01%。

现有公立医疗机构能基本满足本区基本医疗需求，特需医疗服务有发展余地，多种所有制医疗机构存在发展空间。本区床位资源低于全市平均水平。二级医院床位利用率较高，2001年实际床位使用率89.78%；一级医疗机构床位利用效率偏低，2001年实际床位使用率81.50%，社区卫生服务功能尚需到位。

2．按区域分析

西部区域（周浦、康桥、航头、新场、六灶）卫生资源配置与全区平均水平基本持平；

中部区域（惠南、宣桥、祝桥、盐仓、黄路、三墩、大团）卫生资源配置高于其他区域，高于全区平均水平；

东部区域（芦潮港、泥城、书院、新港、万祥、老港、东海等）卫生资源配置低于全区平均水平。

3．大型医疗设备配置分析

本区大型医疗设备配置状况与医疗机构布局、功能基本吻合。

（二）预防保健资源

现有预防保健机构基本能够承担本区预防保健任务。但是，预防保健人员总体素质有待提高，预防保健经费投入需进一步增加。每千人口拥有公共卫生人员5.70人，本科及以上公共卫生人员6.23%。

三、指导思想、目标和基本原则

（一）指导思想

坚持以全面提高人民健康水平和生命质量为宗旨，以促进卫生事业发展为主题，以优化资源配置为主线，以人为本，深化卫生改革，加强综合调控，引入竞争，依托市场机制，提高资源利用效率，在保障基本医疗的基础上，努力满足多层次、多样化的医疗卫生需求，全面提高卫生综合保障能力。

（二）目　标

基本实现卫生资源布局合理、结构优化、规模数量适宜；基本达到医疗卫生服务供略超需；构建满足人民群众基本医疗和多层次医疗卫生需求的适合南汇新型城镇体系发展需要的卫生服务体系。

（三）基本原则

1．坚持与国民经济和社会发展相适应；

2．坚持加强预防保健和确保基本医疗；

3．坚持政府综合调控与市场运作相结合；

4．坚持“三医联动”改革；

5．坚持总体规划、适时调整。

四、配置要求

（一）医疗资源配置

1．机构与床位

全区医院数严格控制，只减不增，着重进行布局调整和优化组合。医院床位增量严格控制，全区千人口床位数控制在3.7张左右。全区医院平均病床使用率保持在90%左右，二级医院平均住院天数减少3天。

符合条件的非营利性医院，可在确保基本医疗服务的基础上，按医院核定床位数的10%～20%适量设置特需医疗床位。

适量设置营利性医院，床位数控制在全区总床位数的10%～15%。

各区域机构与床位配置：

（1）西部区域医院床位数原则上保持现有规模，严格控制增量。其中医学园区为增量。

（2）中部区域医院床位数原则上保持现有规模。

（3）东部区域医院床位数适当增量。床位增量主要安排在海港新城。按照海港新城至2010年规划20万人口的发展规模，设置相应规模的医疗机构。迁建光明中医医院至海港新城，新建1～2所社区卫生服务中心。

2．医生与护士

全区医院医生、护士数量配备逐步达到床护比1∶0.6、医护比1∶2的标准。新建医院必须按此标准配备。

控制医生总数，逐步缩减大专及以下学历的医生，但具有大专学历并获得高级职称者除外。到2010年，全区所有公立医院临床医生基本达到本科及以上学历。其中，二级医院临床医生2007年基本达到本科及以上学历。

坚持培养与引进相结合，增加医院临床一线护士总量，提高护士专业素质。到2005年，20%以上的护士达到大专及以上学历。到2010年，30%以上的护士达到大专及以上学历。

3．大型医疗设备

严格按照《大型医用设备配置与应用管理暂行办法》和《上海市医疗机构贵重医疗设备装备管理暂行规定》的标准和条件配置大型医疗设备资源。

4．建设标准

（1）医院建设必须符合国家医院基本标准和建设标准。

（2）基本医疗范围内每病房设置3～6张病床。特需医疗服务根据需求，开设单人、双人特需病房。

（3）医院每床单元基本医疗设施、急救设施符合配备标准。

（4）门急诊、病房和楼层病区的医疗设施、辅助设施和生活设施应当以人为本，尊重病人，方便病人。

（5）新建综合性医院的建筑覆盖率一般不得大于30%，绿化率不得低于35%。现有医院实施改、扩建或迁建，达到建筑覆盖率不超过35%和绿化率不低于35%的标准。

（二）医疗机构配置

本区医疗机构设置和布局，应充分考虑医疗机构的服务半径，体现基本医疗服务的可及性，方便居民就医，根据新城、中心镇、一般镇的不同规模，处理好区域内和区域间的人口分布变化和资源合理布局的关系。重点加强二级甲等综合性医院和社区卫生服务中心的建设。

1．二级医院

二级综合性医院立足于区域内居民常见病、多发病的诊治，科室设置应较为齐全，逐步成为区域医疗中心。

（1）向西扩建中心医院，并将南华医院、结核病防治院医疗功能并入，成为全区的医疗中心；

（2）光明中医医院迁建海港新城，逐步向中西医结合医院转变，成为东部的区域医疗中心；

（3）周浦医院加大建设力度，逐步发展成为西部的区域医疗中心。

2．社区卫生服务中心

社区卫生服务中心立足于为社区居民提供预防、保健、医疗、康复、健康教育和计划生育技术服务。

每个镇或8万～10万社区服务人口设置1所社区卫生服务中心。社区卫生服务中心设置适量的治疗床位。到2005年，完成卫生院的整合以及社区卫生服务中心的标准化建设。到2010年，基本形成以全科医生为骨干的高素质的社区卫生服务队伍。

3．中心村卫生所（社区卫生服务点）

中心村卫生所是新型卫生服务体系的重要组成部分，是社区卫生服务中心的延伸，立足于为社区居民提供就近初级卫生服务。

每个中心村，或5平方公里范围，或服务人口达到10000～20000人，可设立1个社区卫生服务点。到2005年，完成村卫生室的整合和社区卫生服务点的标准化建设，完成乡村医生向全科医生的转变。

4．多元化办医

适度开放医疗市场，按本地医疗需求，鼓励社会资金依法投资医疗机构，鼓励引进先进的技术、设备、管理和服务模式，鼓励举办老年护理、精神和康复等专科，鼓励到医疗资源相对薄弱地区办医，改善当地医疗服务。对有增量额度的区域，应当积极考虑引入多元化办医；对无增量额度的区域，鼓励社会资金参与盘活现有公立医疗资源。依法规范个体诊所设置审批，适度控制总量。

（三）医疗救护和采供血机构配置

加快建设与南汇发展相适应的医疗急救网络，提高院前急救能力和服务质量。完善“120”通讯指挥系统。全区急救网点逐步达到3～4个，服务半径由30公里缩短到15公里，平均反应时间由25分钟缩短到15分钟。

迁建区血站，并加强标准化建设，达到血站建设标准，确保采供血质量。

（四）预防保健配置

依照国家和本市关于加强卫生监督、疾病预防控制、精神卫生、妇幼保健工作的有关要求，建设好区卫生局卫生监督所、疾病预防控制中心、精神卫生中心和妇幼保健机构，加强区、镇、村三级预防保健网络建设。区结核病防治院预防功能并入区疾病预防控制中心。公共卫生技术人员控制在4.8名/万人～6.8名/万人。力争到2005年公共卫生技术人员本科及以上学历达到25%左右。力争到2010年公共卫生技术人员本科及以上学历达到50%左右。

五、政策措施

（一）实行全行业管理

卫生行政部门要适应社会主义市场经济要求，切实转变职能，实行政事分开、管办分离，综合运用法律、经济、行政手段，对本区卫生工作实行全行业管理，推进本区区域卫生规划的实施。严格规范医疗和公共卫生机构、从业人员、医疗技术应用、大型医疗设备等医疗服务要素的许可准入制度。完善卫生执法体系，充实卫生执法队伍，强化医疗市场的监管职能，加强对医疗市场的监管。

（二）加快投融资改革

加大政府对卫生的投入力度，原则上政府对卫生的投入不低于同期同级财政支出的增长幅度，并增加对卫生监督机构、公共卫生事业机构、政府举办的非营利性医疗机构及其他卫生机构的财政补助和基本建设投资。加大对合作医疗资金的投入。

改革卫生投融资体制，在国家财力有限的情况下，依托市场机制，通过注入部分资本金、贴息贷款等方式，多渠道筹集卫生资金，形成政府投入、贴息贷款、单位自筹、盘活存量以及社会投入等多元化投融资格局。

（三）全面实施医疗机构布局调整

结合海港新城、惠南新城和镇域区划调整，全面实施区域卫生规划，对现有医疗卫生资源进行整合。通过调整、合作、合并等形式，对二级医疗机构、一级医疗机构和村卫生室等医疗卫生资源进行优化配置与合理利用，提高资源利用率。加强医疗资源调整力度，对床位使用率低于70%的医疗机构缩减其床位规模。着力提高镇村卫生机构一体化管理运行质量。大力加强区域医疗中心和社区卫生服务中心建设，形成规范、高效的双向转诊制度和新型卫生服务体系。在布局调整的同时，制订并实施卫生人才发展规划，加强人才培养和引进力度，特别要注重高级学科带头人建设。

（四）鼓励社会多元化投资办医

鼓励社会投资发展卫生事业，提供多层次医疗服务，满足群众不同需求，促进多种所有制医疗机构之间的有序竞争。鼓励社会多元化投资举办营利性和非营利性医疗机构，但这些医疗机构均须符合区域卫生规划的要求。

社会投资办医可以采取多种形式。鼓励引进先进的技术、设备、管理和服务理念，推动医疗资源的重组和机构调整，补充和改善区域内的医疗服务。参与多元化办医的社会资金允许依法转让给其他投资者。放开营利性医院医疗服务价格。

军队对地方开放的卫生资源纳入区域卫生规划，接受卫生行政部门的行业管理。

（五）改革内部运行机制

公立医疗机构引入竞争机制，围绕质量和效率，以社会需求和群众满意度为评判标准，确立医疗服务提供主体和医疗市场竞争主体的观念，改革人事和分配制度，建立起重实绩、重贡献，向优秀人才和关键岗位倾斜，自主灵活的分配激励机制，促进社会效益和经济效益的提高。医疗服务量不足的医疗机构，卫生行政部门要压缩其规模或实施联合重组，医疗机构也要积极减员增效，对富余人员可经培训转岗到社区卫生服务点。

上海市南汇区人民政府关于印发南汇区加强公共卫生体系建设三年行动计划（2003～2005年）的通知

南府发〔2003〕304号

各镇人民政府，区政府有关委、办、局：

现将《南汇区加强公共卫生体系建设三年行动计划（2003～2005年）》，印发给你们，请按照执行。

上海市南汇区人民政府

二〇〇三年十一月二十七日

南汇区加强公共卫生体系建设三年行动计划

（2003～2005年）

为贯彻《中华人民共和国传染病防治法》和《突发公共卫生事件应急条例》，落实《上海市加强公共卫生体系建设三年行动计划（2003～2005年），进一步加强本区公共卫生体系建设，全面提高我区应对突发公共卫生事件的能力，更好地保障人民群众身体健康和社会发展，特制定本行动计划。

一、背景情况

近年来，本区公共卫生体系建设取得了重大的进步。2000年1月，本区按照市卫生局统一部署，成立了区疾病预防控制中心（CDC）和区卫生局卫生监督所。2003年起，全区镇卫生院分步实现向社区卫生服务中心的职能转变。目前，本区共有预防保健机构3个，二级公立医院6所，社区卫生服务中心1所，镇卫生院23所。全区公共卫生机构功能正在逐步由传染病防治向传染病和慢性非传染性疾病防治并重拓展，已初步构建起由疾病预防控制体系、医疗服务体系和卫生监督体系组成的公共卫生体系框架。与此同时，本区有效控制了病毒性肝炎、伤寒等6种传染病，甲乙类传染病年发病率降至155.59/10万，血吸虫病、脊髓灰质炎等12种传染病已被消灭；在今年抗击“非典”的斗争中，我区的公共卫生体系发挥了积极的作用。

但是，从我区经济建设和社会发展的要求来看，从应对今后可能出现的各种传染病和慢性非传染性疾病的严峻挑战来看，本区公共卫生体系仍存在明显差距和薄弱环节：一是公共卫生经费投入不足，制约了公共卫生事业的发展；二是公共卫生资源整合和协调性较弱，尤其是三级防保网尚未健全，防控能力有待提高；三是公共卫生人员专业素质和技术水平不高，医护人员的预防意识和预防医学知识培训亟待加强；四是公共卫生基础设施薄弱，信息网络不健全；五是突发事件应急机制不健全，处理和管理危机能力须加强；六是市民群众对疾病预防的重视程度不够等。这些缺陷直接导致了在突发公共卫生事件出现时，应急反应行动迟缓、手段缺乏，效果欠佳。

二、指导思想、主要原则和目标规划

（一）指导思想

公共卫生体系建设工作关系到最广大人民的切身利益。要以党的十六大精神和“三个代表”重要思想为指导，树立全面的发展观，调动政府、社会和个人三方面的力量，以人为本，进一步健全公共卫生组织，加强公共卫生基础设施建设，完善运行机制，提高突发公共卫生事件的应变能力，切实保障广大市民群众的身体健康和生命安全，维护社会稳定和经济发展，促进南汇社会主义现代化建设。要确保和增加政府对公共卫生的投入，调整卫生投入结构；坚持常态运行机制和应急运行机制相结合，硬件建设与软件建设相结合；依托预防控制、医疗救治、卫生监督三大支柱，形成法制、政策、信息、人力等多重保障。

（二）主要原则

1．政府主导，社会参与。既要履行政府责任，明确卫生行政部门作为主管部门的地位，发挥卫生专业机构的核心作用，又要广泛动员全社会参与，充分发挥社区和爱卫会、红十字会等组织及社团的积极作用，加强资源整合，不断提高资源利用效益。

2．预防为主，防治结合。既要切实加强预防网络建设，有效预防各种传染性疾病的发生和蔓延，又要努力改善医治条件，不断提高救治水平，有效防止院内交叉感染。

3．条块结合，以块为主。既要发挥各职能部门的重要作用，更要发挥各镇的主动性、积极性和创造性。要在两级政府的领导下，推进各级公共卫生机构的建设，有效防范各种传染性疾病。

4．平战结合，应急优先。既要着眼于长远建设，实施常态、长效管理，推动可持续的公共卫生事业发展，又要大力增强应对风险和突发事件的能力，经常性地做好应对风险和突发事件的思想准备、预案准备、机制准备和工作准备，做到防患于未然。

（三）目标规划

到2010年，本区将基本建立结构合理、功能完善、机制健全、运行高效、政府主导、社会参与的公共卫生体系，切实保障广大市民群众身体健康和生命安全，维护社会稳定和经济发展。

要围绕上述总体目标，实现阶段性目标：到2005年，完成公共卫生体系主体框架和重点项目的建设，初步建成应急控制系统、信息系统、预防控制系统、医疗救治系统、人才培养系统、卫生监督系统、社会支持系统，显著提高公共卫生机构基础设施建设和必要的技术装备水平，显著提高突发公共卫生事件的应变与控制能力，显著提高公共卫生服务队伍的素质与能力，显著提高社会参与公共卫生事务的程度与能力，努力保障我区公共卫生安全。

三、主要任务

到2005年，本区公共卫生体系要初步建成七个系统：

（一）应急控制系统

公共卫生应急控制系统是应对突发性公共卫生事件、平战结合的指挥控制系统，有三个结口对外连接：对上与市卫生局及区级决策指挥机构连接；对下作为卫生系统的指挥中心，平时做好预案编制和演练，发生突发公共卫生事件时，调动全区卫生资源，及时组织现场处置和医疗救治；横向与多重社会支持保障相衔接。

（二）信息系统

根据“条块结合、以块为主”的管理原则，以信息技术为支撑，突出建设全区疫情信息网络，建立起具有较高水平，功能完善，网路畅通，反应灵敏的区级公共卫生管理系统，覆盖预防控制、医疗救治、卫生监督三大系统，向下延伸到镇、村。平时为本区的公共卫生管理和医疗服务提供信息支持和技术保障；紧急状态时，便捷地转为突发卫生事件应急处置支持系统。信息系统建设主要依托社会公共信息平台和全区医疗卫生单位现有的内部信息网络。

（三）预防控制系统

预防控制系统的主干包括区CDC和各社区卫生服务中心。区CDC在市CDC指导下，实施危险因素监测、开展流行病学调查、采取疾病预防控制措施、负责辖区内疾病预防控制工作的技术培训和指导。社区卫生服务中心由镇卫生院转化，形成全区的社区疾病预防控制网络。要注重依靠政府组织，落实以块为主、条块结合的疾病防治工作。建设的重点是加强系统的监测、预警能力，提高技术水平和控病能力，有效预防和控制各种传染性疾病和慢性非传染性疾病，防范和及时处置各种突发公共卫生事件。

（四）医疗救治系统

该系统由三部分组成：一是区中心医院传染病区；二是区周浦医院、光明中医院及各社区卫生服务中心的传染病门诊；三是区120急救中心和区中心医院急诊科。要完善原有的卫生体系，为各种公共卫生事件提供及时、可靠的医疗救治保障。

（五）人才培养系统

人才培养系统是公共卫生体系建设的重要组成部分。包括学科带头人、预防控制人员、卫生监督人员、医疗急救人员、全科医师、突发公共卫生事件应急处置等6支队伍。建设的重点是不断提高这六支队伍的素质和能力。

（六）卫生监督系统

卫生监督系统是公共卫生疾病预防和控制系统得以有效运作的重要保证。包括区卫生局卫生监督所和4个卫生监督分所，共同完成全区的卫生监督执法任务。卫生监督系统建设要努力实现装备齐全、人员精干、反应迅速、执法有力。

（七）社会支持系统

社会支持系统主要是依靠政府统筹协调和社会各方参与配合，按照平战结合的要求，调动各种资源，确保公共卫生体系建设和运转。要综合利用经济、政治、法律等手段，建立健全组织和动员市民群众参与公共卫生工作的有效机制，建立健全调动全社会人力、物力和财力应对突发事件的有效机制。在应对突发公共卫生事件时，社会支持系统在区应急指挥中心的统一协调下，做好社会各项相关工作。

四、重点建设项目

本区公共卫生体系要建设好四个重点项目、三个网络、二个工程。

（一）四个重点项目

1．区疾病预防控制与应急中心

根据《上海市区（县）疾控机构能力建设及资源配置标准》，新建区疾病预防控制与应急中心。围绕公共卫生能力建设，以保障检验检测及行政、业务办公用房所必需的基本要求，建筑总面积为9500平方米～10800平方米，力争在2004年底前完成中心基本建设。同时，根据《上海市区县疾控机构装备配置标准》，改善装备设施，增强预警能力，确保对公共卫生事件进行紧急处置和实时监控。

2．区卫生局卫生监督所及监督分所

根据《上海市区（县）卫生监督机构能力建设及资源配置标准》，新建区卫生局卫生监督所，在祝桥、新场镇新建二个监督分所。建设规模按人均使用面积不低于30平方米，监督员125～156人计，建设总面积为5182平方米～6467平方米。同时，尽快配齐在日常卫生监督、突发事件现场快速检测、处置所必需的常规基本装备，全面提高卫生监督执法、卫生许可和公共卫生突发事件应急处置等方面的水平和能力。

3．区中心医院传染病区（南华医院）

结合中心医院老病房楼拆建，在原区疾控中心、卫监所、妇保所位置新建区中心医院传染病区，于2005年，将南华医院成建制并入中心医院，将区结核病防治院医疗功能并入中心医院，使之成为区内所有传染病收治医疗机构。

4．区医疗急救中心

根据《上海市区（县）医疗急救中心（站）基本建设标准》，新建区医疗急救中心。建设规模总占地4000平方米，建筑用房1600平方米～1800平方米。结合本区实际，加强中心基本装备和人员配置，进一步提高中心急救水平和服务能力。

（二）三个网络

1．预防控制网络

加强区CDC的建设，提高区CDC在危险因素监测、流行病学调查等方面的能力；加强社区卫生服务中心等预防机构的建设，健全全区的预防控制网络，有效落实各项疾病预防控制措施。

2004年，区政府根据实际情况，按统一标准全面完成区CDC建设。

2003～2005年，根据市委、市政府关于本市贯彻《中共中央、国务院关于进一步加强农村卫生工作的决定》的实施意见，完成全部社区卫生服务中心标准化建设，将工作重点转移到六位一体服务上来。其中，2003年，先完成5所社区卫生服务中心标准化建设，2004年完成8所社区卫生服务中心标准化建设，2005年，全面完成社区卫生服务中心标准化建设。同时，加快村卫生室撤室建所工作，进一步健全三级防保网底，完善公共卫生相关职能，落实以块为主、条块结合的疾病防治工作。

各镇要组织一支比较完善的有一定数量的疾病预防志愿者队伍，不断提高社区居民的防病意识和防病能力。

2．卫生监督网络

重点建设区卫生局卫生监督所，进一步提高公共卫生监督机构和人员的水平和监督能力。

2004年，区政府按全市统一标准完成区卫生局卫生监督所及监督分所建设，落实卫生监督员编制和人员经费，落实日常监督抽检经费。

2003～2005年，各镇组织一支以志愿者为主、由卫生部门负责培训的社区卫生监管员队伍。

3．医疗救治网络

2004年，通过市、区两级财政的补助，完成区中心医院传染病区建设。

已建成的祝桥光明医院隔离病区，平时作为普通病房使用，传染病爆发流行时则作为专用隔离病房。

2003～2004年，区周浦医院、光明中医院和各社区卫生服务中心分批建成相对独立的传染病专用门诊，包括发热门诊、肠道门诊和肝炎门诊。

2003年，区中心医院完成急诊科建设。

2004～2005年，新建区120医疗急救中心并增设周浦、芦潮港救护分站，完成基本救治装备的配置。

（三）二大工程

1．卫生信息工程

2003～2004年第二季度，建成覆盖全区卫生系统的公共卫生信息网络，保留与外部机构通信及数据交换接口，实现信息的资源共享。区卫生局负责建设连接区内相应单位的专用网络。

依托社会公共信息平台和本区各医疗卫生单位现有的内部信息网络资源，至2004年6月底，建设连接区卫生局、区CDC、区卫生监督所和各有关医疗机构的专用网络，并完成数据中心建设，至2004年底，力争与市级网络和市数据中心做到互联互通。

2005年6月底前，在市卫生局信息中心的统一指导和安排下，充分利用已有资源，建成相互关联、资源共享的人口信息、卫生资源、医疗服务、疾病监测、卫生监督、医学情报等六大数据库。

到2005年底，在完善各项应用系统的基础上，初步完成本区公共卫生信息系统建设任务。

2．人才建设工程

到2005年，培养和引进3～5名公共卫生及检验专业学科带头人；逐步培养和引进10名左右公共卫生类优秀青年人才；培养和引进一批医疗急救、信息管理及其他相关类优秀人才。

建立一支30人左右规模的，由区CDC、区卫生监督所以及本区二级综合性医院各有关学科业务骨干组成的区级突发公共卫生事件应急处理队伍。这些人员平时在各自岗位上从事专业技术工作，定期进行应急知识、技能培训和应急演练；发生突发公共卫生事件后，能够按统一指挥，迅速组织开赴现场，及时开展救治和流行病学调查工作。

提高预防控制和卫生监督在职人员的业务水平和专业素质，大力增加志愿者数量，壮大公共卫生人员规模。到2005年，公共卫生人员达到每万人口4.8～6.8人，力争到2005年公共卫生技术人员本科及以上学历达到25%左右。其中CDC公共卫生专业人员达到每万人口1.8～2.2人；卫生监督所及监督分所卫生监督人员达到每万人口1.6～2.0人；各社区卫生服务中心预防保健人员达到每万人口1.4～2.6人。

加快全科医师培养，强化预防医学知识培训，发挥全科医师在公共卫生工作中的作用。到2005年，社区全科医师数量不低于社区医师总数的四分之一。

到2004年，完成全区医疗机构医务人员的预防医学知识与技能的培训，全面提高医疗机构的疾病预防能力。

五、具体措施

（一）加强对公共卫生体系建设的领导

确保人民群众健康和生命安全是政府的重要职责。各级政府要将公共卫生体系建设纳入国民经济和社会发展的总体规划。建立健全公共卫生工作责任制，有关职能部门要切实推进公共卫生体系建设。各有关部门要明确职责，协调配合，确保建设任务按期完成。对未按要求落实措施和完成任务的，要追究有关部门和当事人的行政和法律责任。

（二）强化公共卫生监督执法

加强公共卫生执法装备，确保经费投入和队伍编制。建立对公共卫生违法行为的有奖举报制度，形成公众参与机制。加强执法相对人的法制教育，强化对有关卫生机构和企事业单位的制约机制。加大公共卫生监督执法力度，依法打击违法犯罪行为，推动公共卫生依法治理。

（三）加大公共卫生经费投入

在保证公共卫生项目建设经费的同时，加大疾病监测、传染病治疗、卫生执法等公共卫生核心业务运行经费的投入，努力实现公共卫生技术人员的收入不低于全区医疗机构专业技术人员的平均水平。逐步提高社区预防保健经费，2003年达到每个居民12元，2004年达到每个居民15元，2005年达到每个居民每年20元。

（四）推进卫生资源配置结构的战略性调整。

加大卫生资源结构调整力度，加快存量资源向公共卫生领域的转移，合理配置卫生资源。按照区域卫生规划要求，国有资产可以不同形式、不同程度地退出部分公立医疗卫生机构，将一部分退出兑现的资金集中投入公共卫生体系的建设。

（五）加强公共卫生宣传教育工作

通过各种方式，广泛开展卫生科普知识宣传，提高全社会的公共卫生意识，使广大市民群众增强自我保健意识。深入开展爱国卫生运动，倡导良好的卫生习惯，革除陈规陋习，增强市民群众健康素质。加强全民公共卫生道德教育，普及公共卫生法律知识，使广大市民群众讲究公共卫生，注意公共行为，遵守公共道德，维护公共环境。

二、卫生习俗

南汇区（县）民众在与大自然的斗争中，逐渐形成一些卫生习俗。每逢岁首禳灾除患举行大傩（驱疫）仪式，从事室内除虫、室外除草及清洁水源等活动，使之身体健康。

（一）烟 熏

每逢五月端午，家家户户煨中药苍术、白芷烟熏室内，务求祛除邪气，驱逐五毒（指蜈蚣、毒蛇、全蝎、壁虎、蜘蛛）以防危害。宅前屋后牲畜棚舍，遍洒雄黄水以防五毒孳生。小孩头上点雄黄，脚上涂雄黄水防止五毒咬伤。家门沿两旁倚挂苍艾，藉清香以辟秽解毒。三灶地区，在每逢夏令蚊蝇密集的时候，村上习惯以晒干青蓬作辫，临晚燃点熏烟，焚毁垃圾（称蔓烟）以驱蚊，杀灭苍蝇采用苍蝇笼甏下放馊饭及臊气之物作饵诱捕。

（二）掸 尘

年逢农历十二月二十四日，不论大家小户都进行掸悬尘，清扫室内外垃圾，洗涤蚊帐被单，揩洗门窗家具，干干净净迎新岁。

（三）清 肚

每届夏令季节，民间习惯吃六月素（在此期间不食荤），即农历的六月初四、六月十四、六月廿四的当日不食荤，慎防暑天腹泻伤身。

（四）清 灶

大多数人家都有清理灶头、掸灰尘、洗刷锅盖炊具油垢，揩拭碗橱筷笼的良好卫生习惯。

（五）字 藏

在清朝末年有建造字藏之举。大团镇北大街关帝庙西角场上曾建造过1座，其形未详。清光绪二十九年（1903年），苏炳才自建1座于屋前荒田上，形同现今的焚化炉。在镇的商店柱上，放挂敬惜字纸篓约计30余个，有专人搜集篓内纸屑，放于字藏内焚化。城镇及农村中的学校里亦建有字藏，专供学生抛弃的纸屑焚毁。周浦镇上纯阳殿道徒身背惜字笼专搜纸屑，放于纯阳殿西南隅的小化字塔内焚化。纸灰由沙船上人来购买（此是沙船上的人以备遏风浪时倾入海中祈求平安免难的迷信举动）。

（六）明矾沉淀

沿海地区的人民群众有很多讲究环境卫生和饮水卫生的习惯。群众饮水一般作明矾沉淀（说明：明矾是一种混凝剂，主要成分是硫酸铝。加入水中搅匀后，能和水中的重碳酸盐化合成为一种带正电荷的胶体物质，其可以粘附许多本来不易沉淀的，带负电荷的极小颗粒一同下沉，使混浊的水变得澄清。实践证明，加入明矾沉淀，可去除水中悬浮物70%～95%，减少细菌50%～80%左右）。茶饮用大麦、薄荷，藿香，夏天饮醋冷水等芳香物品。农村很少建水井，大多饮用河水，极少饮天落水（下雨时积存下来的水）与明矾沉淀打清的水。

（七）烧床基

尸体惯用棺木成殓，棺内盛放石灰，穷苦者放草木灰。室内地面撒石灰末，焚毁死者生前使用的床、衣服、被褥之类（俗称烧床基）。入殓时，送殓者各持松香一炷，涵意芳香辟秽祛恶。祝桥地区对尸体的处理习惯上买棺成殓之前脱去尸体旧衣，穿上新装。死者之葬物均在河中浸洗，富贵人家棺木用瓷搪，贫穷人民成殓席子绑。置有毁人滩，如三灶西北隅的龙游港、航头东大桥下边东北方的毁人滩是逝者停厝的集中瘗点（尸体或随葬物的掩埋点）。

（八）搬粪缸

要到大腊，防制瘴气（有毒气体）。

以上有些习俗一直延续下来。

（九）迷信活动

1．“呼灵叫魂”

如迷信驱霍乱（俗称“蟹麻痧”，“瘪螺痧”、“子午痧”）。据《南沙杂志》记载：清光绪二十八年（1902年）夏秋之间，大团镇时疫流行，其势猖獗，真是“谈痧色变”，人人惶恐，但闻屋面到处“叫魂”（南汇县乡下有一俗，在人将死之际，有人爬上屋顶，挥动将死者衣服，呼叫其名字）此起彼落，有一户三四人伤命，一宅数十人死亡者并非少见，晨出探病，晚归毙命者时有所闻；抱烟囱叫魂，拜神求佛驱病；抬出泥菩萨赶“瘟疫”神。民国31年（1942年）秋，下沙油车弄杨家，“疫病流行”，信奉神佛，抬出庙里菩萨杨老爷，安放客堂中，大做“道场”、“三太保”，烧香磕头，求菩萨保佑，结果杨家父女弟全被“瘟神”夺去生命。《南汇医报》曾经登载两首《浦东竹枝词》描述当时的情况：暑气炎蒸直到秋，时行疫疠怕传流；村农自行预防法，抬个泥神作夜游。飓风剽袭损禾棉，气候失和疫病连；珠米桂薪凄苦日，巫医道士大丰年。

2．做道场打醮

民国28年（1939年）六七月间，霍乱流行于周浦镇镇郊农村，后祸及镇上。此时，辅善医院住院者，盐水用光不及自制，医生不及抢救治疗，尤其农村更因治疗不及死亡较多，小云台街聚龙桥堍唐友三传染霍乱病，在6小时内即死去。同年，新场严家仓地区约60户人家，首例霍乱死亡后蔓延死亡10人，搞迷信，抬菩萨，唱太保，赶“瘟疫神”，结果疫情传播猖獗，连住宅附近帮工吊丧者无一幸免，死亡达33人之多。

3．治“岳子”（疟疾）

迷信邪说把“岳子”看作神鬼化身，每当发病以前，用一根芦头量发“岳子”患者的身形长短，再插到粪缸里，算是“送鬼”；有的在手腕上扎几只红辣茄（红辣椒），算是补充人的火气，“鬼”不能近身；有的睡觉时在枕下放一把马桶刷子压邪气，算是驱“鬼”；还有的在发病前逃到别村，想避免鬼来纠缠。

（十）健身谚语

1．生　活

冬练三九、夏练三伏。

生命在于运动。

能行不立，能立不坐，能坐不卧。

饭后百步，基本吃素，遇事不怒，劳逸适度。

烦恼不寻人，人自寻烦恼。

身宽不如心宽。

吃饭防噎，走路防跌。

揩台揩四角，扫地扫壁角。

身静养指甲，心静养头发。

人闲生病，石闲生苔。

锄头能壮筋骨，汗水能治百病。

快快活活过时日，气气闷闷成了病。

每日笑三笑，无毛无病活到老。

吃饭留一口，饭后百步走。

若要小儿安，常带三分饥和寒。

小囡无六月。

出门要防三九月，秋九八月乱穿衣。

六月贪凉畅快，秋后算账难熬。

伤风头上起，寒从脚上来。

2．睡　眠

头顶风，暖烘烘，脚顶风，请郎中。

一夜吃饭，不如一夜歇力。

一夜不睡，十日不醒；吃一斤，不抵睡一更；吃人参，不如睡五更。

3．饮　食

早吃盐汤，好比参汤。

脚里酸汪汪，三日不吃咸菜汤。

吃得清爽，郎中（医生）不忙。

药补不如食补；人是铁，饭是钢。

食不过饱，饮不过多；不饱不饿三碗饭，不冷不热三件衣。

吃饭数着口，活到九十九；热饭冷水淘，爹做郎中医不好。

少吃多滋味，多吃爱哺气（不消化）。

不饮过量之酒，不吃隔夜之食。

炒菜当肉香，豆腐杀猪羊。

早饭吃得好，中饭吃得饱，夜饭吃得少。

芦芽一尺，不要搭河豚攀主客。

病人不忌嘴，大夫跑断腿。

杏吃饱，李伤人，多吃柿子痛煞人，枇杷园里扛死人。

苍蝇六只脚，吃到肚里就要拉。

吃饭先喝汤，肠胃不受伤。

六月六，吃块“焦面”长块肉。

夏日不宜补，荤菜不宜多。

三餐莫过饱，无病活到老。

大饥而食宜饮，大渴而饮宜温。

肉积食楂，米积吃锅巴，面积用麦芽。

4．其他方面

人参杀人无过，大黄救命无功。

无病早防，有病早治。

一根针，一把草，医好疾病真不少。

草药不识时是棵草，识就是宝。

大便不通，心事重重，大便一通，百事轻松。

三、医界轶闻

（一）沈鲁珍轶事

清代名医沈鲁珍出生于大团镇北市二墩，擅长针灸，孜孜好学，曾从师17人之多，医术超凡，民众誉为“地医星”，和苏州名医叶天士齐名。有关他的事迹，群众传说纷纷。

其一，遇仙鹤送金针：一日一鹤飞至沈家，伏而不动，沈往视之，见鹤腿上注金针一枚，取出，鹤即飞去。嗣后，他每天早上将该针在宅前一棵楝树曲枝上进行扎针。日久曲枝伸直，如是他辄以金针用在治病上屡试见效，竟力挽沉疴不辞，从此名誉益著，声播浦东各地，当地人民美称“仙针”。

其二，他在治病中，一次遇到一位农民在吃螺蛳时被螺蛳蝶粘住喉间，用各种方法不能消除喉间螺蝶，医治无效。时隔3天，他走在路上遇见一群孩子在游戏歌唱：“螺蛳蝶、鸭涎液……”，他顿然心领神会，匆匆回家把鸭子倒挂，取鸭涎液数滴，迅即奔到农民家里，只见农民喉咙痛肿，滴水难咽，此时沈鲁珍将鸭涎液渐渐滴入农民喉间，功效立见。

其三，某日路过一桥，时值隆冬，见白发苍苍、银冉飘舞的三叟席地而坐，敬酌羊肉烧酒，这时三叟搭讪说：“先生来迟了，我们已吃过，剩下残杯，请坐下吃酒。”随即各自散去。沈鲁珍细细端详，隆冬时节哪有碧绿生嫩的鲜荷叶包羊肉，骤然生起诧异，他不管如何就捡起鲜荷叶揩揩干净拿回家收藏。往后他在医病中，处方用药每每另加自备荷叶一角渗入药内，效验更显，往往药到病除，名声大噪。日久年长，后人赞谓“仙荷叶”了。

其四，大团北典当有一位老大（经理），患疑难杂症，请沈鲁珍医治，沈确断为实病难医，回生无术。嘱其趁早回家（老家安徽，路途遥远，交通不便），尚可在2个月内到达家中与亲人见上一面，典当老大雇船回家途径苏州时，顺便到苏州探望姑母，谈起回家原委及病况，由其表弟介绍，请苏州有名中医叶天士治病。叶天士细诊明察，亦确认病属险症，但也不是绝症，可有一线希望，叶面授治法，嘱咐老大在晚上用炉火熏炙，待到面红出汗之时立即饮服中药，果真药到病祛，霍然而愈。老大于是在苏州耽搁数天，折回返归大团。沈鲁珍见典当老大重回，心里顿生疑惑不解，询问老大为何？老大述告详情，沈要求老大鼎力推荐，择日鲁珍前往苏州从游到天士门下，化名鲁再生。有日，他随同叶天士出诊医治一位孕妇，叶天士诊后断言“产妇可以无恙，小孩难求成全，母孩仅能求得一生”。叶天士处方毕，师徒两人离别产妇家，回归途中鲁珍思索再三，认为母孩可望同保安全，心生一计，假借遗忘纸伞于病家以返回取伞为由，于处方上另加中药一味，再取金针疗治。翌日，师徒两人前往产妇家复诊，叶天士见母子都安然，可喜之余，疑问不已，检视处方，询问原因，认为如此神术惟浦东沈鲁珍不可为，鲁珍直言不讳，叶天士深感钦佩，从此交往莫逆。沈鲁珍离苏州回南汇继续行医，后为治疗乾隆皇后患的膝盖疽，预料该病在三年内必然复发，彼时无药可救。为避免皇帝问罪，在家虚设灵堂，改名隐姓，从此不复行医。

其五，沈鲁珍前往大团西北隅出诊，途径一座牛车棚，见一位女子年及笄，身体瘦削，端坐于牛车盘纳凉。鲁珍偶然端详女子，直言相告：“你三年之内必有大难临头”，女子瞪目以对，转身径回家去。光阴荏苒，瞬将三年，有一妇女匆促邀鲁珍出诊，十分迫切，因家有产妇三天未能生养。鲁珍立即陪同前往，将临产妇家门，已闻产妇临产呼唤之声不绝于耳，势在急迫无疑，遂直趋卧室诊治，不料产妇貌似当年牛车棚中见到的一位女子，于是重复话过去，意确如实，不再多言。沈先生一面嘱产妇起床，一面告诉其母端椿凳一条，跨房门口安置，扶产妇卧于椿凳上，捆绑以粗绳毕，复令提取料刀一把，砂石一块。其母问及以物作何，鲁珍告知，令爱难产，惟剖腹取孩，别无他法，还故作磨刀以试，产妇愕然，猛力挣扎，终于婴孩呱呱坠地，鲁珍医术高明，可见一斑。

（二）倪大荣轶事

传说在清末民初，南汇县黄家路富强4组（今惠南镇黄路村）有位中医儿科倪大荣者，精究岐黄，医术高超，回生有术，且以朱砂手（红手掌）闻于闾里，博得父老美誉。终日诊务忙碌，他不修边幅，直言不讳，性情怪僻，不合时宜，乡里诨称“白大荣”。他知重病人家的小儿，每每不等病家邀请，毛遂自荐，主动上门医治，戏称好好医生。他不管深更半夜，还是风雨落雪，总是欣然径往病家探望，高声亲热招呼：“我为你们儿病而睡不着，你们父母倒睡得好熟呀！”病孩家属也总是热情接待，并且在诊后必以厚礼酬谢，有的给以银元数枚，他却掷于地，酬以铜钿数文喜而取收。倪大荣一生不考虑生活琐事，终日悉心致力于儿病医治，所以时有近月不思更衣。一日，其媳见翁于河边濯足，媳盛水淋湿其衣，大荣无奈，才始回屋更衣。

（三）潘应源轶事

民国时期，南汇县黄家路（今惠南镇黄路村）有中医潘应源者，擅长内科，求医者终日盈门。亡故后安葬在今老港镇，垒筑坟墓一穴，坟周种植松柏数株。嗣后不知何故，群众中传开潘应源坟上的柏树叶可医百病，且振振有词，列举愈病佐证，奇谈怪论，不胫而走，由此惹起群众往应源坟上采摘柏叶为药者每日络绎不绝。不到期月，柏树叶被剥得秃光，然也不以此而休，相反更有甚者继续剥其树皮，将树皮剥得殆尽，尤有迷信之辈竟然挖取坟上泥土作为医药，直至坟土挖个光平，此风始告渐渐平息，真乃咄咄怪事。

（四）金浪三轶事

南汇县黄家路中医金浪三，聪颖过人，医术出众。为其治酒癖风趣事摘记一则：南汇县县城东门外，有一爿义升兰酱园，店主有位内弟顾义卿在店中任职员。由于近水楼台，嗜酒竟成瘾，每饮辄醉，醉后常肇事，醒来每懊悔，苦于无法戒酒。顾与金有莫逆之交，一日，语及戒酒之事，请他施展神术，金答应治“酒癖”当尽微力，但须约法三章，顾完全应允。择定中秋佳节，邀请友好数人宴于顾家，金说：“今晚特邀各位为义卿即席戒酒作证，务请大家开怀畅饮，席间如有异常，请勿介忌。”言时，神情严肃，无戏谑之状，旋即命人携丈余麻绳至，亲自将顾之手足，牢牢缚椅上，顾微笑，任其所为，诸人见状，异之，亦不便问之。金医生命人烫热高粱酒至，反复向顾作授酒状，顾张口欲饮时，随即移去，不使滴酒沾唇，不断反复多时，馋涎欲滴，垂涎三尺，涕泪交流，始挣扎，要求松绑，不予理睬，仍诱酒不已，此时挣扎更甚，且口出恶言，还是诱酒如故，移时，始恶心，呕吐，继则大吐，冷汗涔涔，面色苍白，颓然瘫软，不复挣扎。审视呕吐物中，一物状似壁儿而小，蠕蠕颤动，须臾即毙，谓之“酒癖虫”。于是松其绑，扶之入室，昏昏入睡，直至翌日晌午方醒，自诉全身乏力，不欲动弹，卧床调息，数日而安。从此不复思饮。“酒癖虫”实非真有其物，引以为戒者，贵在厌酒坚。

（五）储乃昌轶事

南汇县六灶镇储乃昌老中医是乡里有名的中医内科医生，始从事于私塾教学，以后改业习医，从师顾拜言门下，他身材修长清癯，举止温文尔雅，为人谦恭，善于辞令，娴于谐谑，相与谈笑风生，娓娓动听，喜杯中物，有“储吃酒”之浑称，然不因酒误事，是其所长。

20世纪50年代初，他在六灶联合诊所时，终日辛劳，忙于业务，从不计较收入多少。当时联合诊所设在六灶镇西市城隍庙内，储老中医的诊察台椅是城隍老爷的“宝座”。某晚值班，出诊归所，入室闭门时后门忽启，回顾未见有人入门，但觉寒气袭人，不禁毛发悚然。翌日，与同道言及昨夜之事，并做了一次示范动作，前门闭而后门又启，是室内气压负于室外的缘故，非鬼神作祟，做得逼真之至，引人发噱。同道们深受启发。家中祭祀周年忌日，桌上香烟缭绕，两旁陈列杯酒，乃昌面南入席独酌，且频频举筷敬酒：“一日不见，请、请”，嘻嘻动人，风趣之极。出诊乘舟船，天热喜赤足，扶坐船首，以足浸河间濯之，取其凉快。

（六）“义犬”一事

盐仓地区有名中医方见吾，字刚，早年从事教育工作，后来从师习医授业中医朱丽赓门下，开业应诊于盐仓勤乐村。对中医内科方面医术高明，治病屡起沉疴，尤其于祖国经典医学“伤寒论”一门科学，造诣益深，有独特研究的一面，善用大剂寒凉药品，故有“寒凉派”之称，在群众中载有盛誉。后不幸身罹痢疾病，不治亡故。当时柩停于堂，生前养有家犬一条，见主人亡故，犬卧于柩下，淌泪不食，族人见之，赶其不走，喂其不食，竟饿死于柩下。相传所说的“义犬”。

编后记

南汇区（县）有史以来第一部整合古今的专业志《南汇卫生志》即将付诸出版、发行了，这是一件值得庆贺的事。《南汇卫生志》的出版、发行有助于广大卫生工作者和各界人士了解南汇卫生事业从古到今、从小到大发展的历史进程及其特点、特色。但愿此书能发挥其应有的资政、教化、存史功能，为南汇卫生事业留下一笔宝贵的历史文化遗产。

《南汇卫生志》的编写历史可追溯至1983年6月开始编纂的《上海市南汇县卫生志》（解放前至1984年），历经4年，于1987年6月内部印刷。2001年8月南汇撤县建区后，为把南汇县建区前17年卫生改革和医疗卫生单位现代化建设的情况记述下来，在参加《南汇县续志·卫生篇》编写的同时，南汇县卫生局领导决定编写《南汇县卫生续志（1985～2001）》。2002年4月，南汇区卫生局发文，建立《南汇县续志·卫生篇》、《南汇县卫生志续志》编纂领导小组和编写小组。至2004年10月，初稿形成。但《南汇县卫生志续志》未正式出版。2006年10月，《南汇卫生志》的编纂工作正式启动，上限随史实上溯，下限至2007年，后因南汇区建制撤销，整体并入浦东新区，下限延伸至2009年8月。《南汇卫生志》的编纂正是在前人工作的基础上以及在各参编单位党政领导的支持和撰稿人员的共同努力下，历经5年余，数易其稿，志书才得以完成。

编修《南汇卫生志》是一项系统的文化工程，其间，得到了南汇区（县）卫生局历届党政班子和浦东新区卫生局党政班子的重视与支持，在经费、人员、办公条件等各方面给予保障。《南汇卫生志》的编纂工作自始至终得到南汇区地方志办公室和浦东新区地方志办公室领导和有关方志专家的悉心指导，并进行业务培训和多次研讨、审稿，在此致以真诚的谢意！

《南汇卫生志》初定稿形成后，《南汇卫生志》编纂委员会办公室又先后召开了南汇区（县）卫生局老领导、老同志座谈会和部分基层单位老领导、老同志座谈会，广泛听取对初定稿的意见；各参编单位也对初定稿进行反复修改、补充；编纂委员会内部又召开评审研讨会等，进一步提高志书的质量。各单位和有关人员为《南汇卫生志》提供了许多宝贵意见和有价值的文字、图片资料。在《南汇卫生志》初审会上，有关专家认为：该志详细记录了南汇自明清以来医疗卫生的史实，资料丰富，数据精确，为南汇保留了一份珍贵的医疗卫生史料，具有极好的育人价值、存史价值和实用价值。

《南汇卫生志》所述内容的时间跨度约1000余载，涉及机构、医疗、卫生、初级卫生保健、教学、科研、人物、政党、团体、精神文明建设等方方面面，这对我们这些初次涉足史志编纂者来说，难度确实较大。但编纂人员能遍查历史文献，广泛开展调查研究，同时也得到了领导和同行支持和指导，《南汇卫生志》的出版、发行，确实是集体智慧的结晶。囿于有关资料不全，搜集困难，加之编纂人员水平有限、缺乏经验，《南汇卫生志》定有不足之处，恳请领导、修志同仁和读者指正。

编　者

2011年12月